A Linguagem do Toque
Massoterapia
Oriental e Ocidental

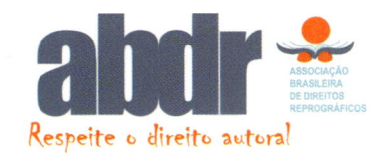

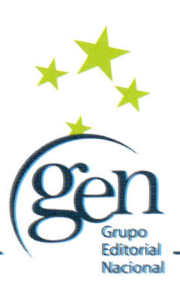

O GEN | Grupo Editorial Nacional reúne as editoras Guanabara Koogan, Santos, Roca, AC Farmacêutica, Forense, Método, LTC, E.P.U. e Forense Universitária, que publicam nas áreas científica, técnica e profissional.

Essas empresas, respeitadas no mercado editorial, construíram catálogos inigualáveis, com obras que têm sido decisivas na formação acadêmica e no aperfeiçoamento de várias gerações de profissionais e de estudantes de Administração, Direito, Enfermagem, Engenharia, Fisioterapia, Medicina, Odontologia, Educação Física e muitas outras ciências, tendo se tornado sinônimo de seriedade e respeito.

Nossa missão é prover o melhor conteúdo científico e distribuí-lo de maneira flexível e conveniente, a preços justos, gerando benefícios e servindo a autores, docentes, livreiros, funcionários, colaboradores e acionistas.

Nosso comportamento ético incondicional e nossa responsabilidade social e ambiental são reforçados pela natureza educacional de nossa atividade, sem comprometer o crescimento contínuo e a rentabilidade do grupo.

A Linguagem do Toque

Massoterapia
Oriental e Ocidental

Sidney Donatelli

Ator e Bailarino. Arte-educador. Instrutor de Movimento Consciente. Massoterapeuta.
Fundador da Escola Amor. Coordenador do Curso de Formação em Massoterapia na Escola Amor.
Especialista em Liberação Miofascial pela Associação Brasileira de Rolfing e em Acupuntura pela Casa da Terra.
Iniciação no Taoismo pelo Mestre Wu Jyh Cherng. Colegiado do Conselho Brasileiro de
Autorregulamentação da Massoterapia (CONBRAMASSO).

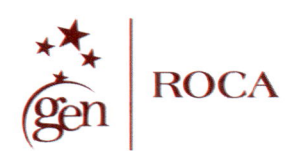

ROCA

- Direitos exclusivos para a língua portuguesa
Copyright © 2015 by **EDITORA GUANABARA KOOGAN LTDA.**
Publicado pela Editora Roca, um selo integrante do GEN | Grupo Editorial Nacional
Travessa do Ouvidor, 11
Rio de Janeiro – RJ – CEP 20040-040
Tels.: (21) 3543-0770/(11) 5080-0770 | Fax: (21) 3543-0896
www.grupogen.com.br | editorial.saude@grupogen.com.br

- Capa: Fábio Oliveira

- Editoração eletrônica: Adielson Anselme

- **Ficha catalográfica**

D731L

    Donatelli, Sidney
      A linguagem do toque: massoterapia oriental e ocidental / Sidney Donatelli. - 1. ed. -
Rio de Janeiro : Roca, 2015.
      488 p. : il. ; 28 cm.

      Inclui bibliografia e índice
      ISBN 9788527727853

      1. Massagem terapêutica. 2. Medicina ayurvédica. I. Título.
15-24227   CDD: 615.822
                                  CDU: 615.821

Colaboradores

Armando Sergio Bezamat Austregésilo

Massoterapeuta. Fundador da Associação de Massagem Oriental do Brasil (AMOR). Mestre em Educação pela Universidade Cidade de São Paulo (Unicid). Ex-professor Universitário na Universidade Anhembi Morumbi. Assessor de Desenvolvimento de Metodologia de Treinamento e Qualidade de Vida na Academia Hype Fitness, Curitiba/Paraná.

Claudia Regina Passos

Pedagoga, Psicopedagoga e Massoterapeuta. Psicomotricista com Especialização em Coordenação Motora pela Escola do Movimento – Método Bertazzo.

Priscila Mayumi Kiguchi

Fisioterapeuta, Acupunturista, Radiestesista e Astróloga. Aperfeiçoamento em Técnicas de Massagens pela Australasian College of Natural Therapies, Sidney, Austrália. Curso de Massagem Tailandesa em Chang Mai, Tailândia. Pós-graduação em Fisiologia do Exercício pela Universidade Federal de São Paulo (Unifesp). Especialista em Reeducação Postural Global (RPG) pelo Instituto Barreiros e em Microfisioterapia e Leitura Biológica pelo Instituto Salgado de Saúde Integral.

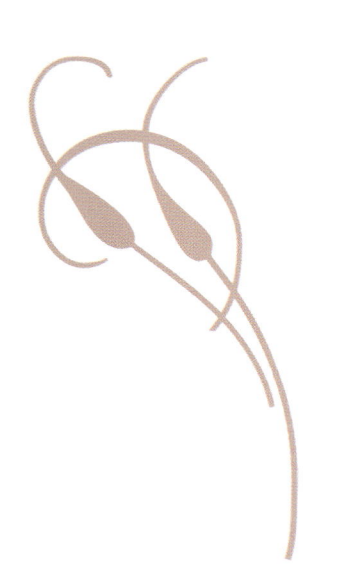

Agradecimentos

Aos meus companheiros de jornada e colaboradores nesta obra:
Armando Sergio Bezamat Austregésilo, Claudia Regina Passos,
Priscila Mayumi Kiguchi e Plínio Cutait.

Aos modelos das fotos: Patricia Martins C. Lima,
José Miguel dos Santos Manuel, Augusta Michaela;
aos modelos crianças: Alice Pinsard Golveia,
Arthur Donatelli Golveia, Gabriela Vargas Pamella,
Luiza Vargas Pamella; e às suas mães:
Anahi Pinsard Donatelli e Ana Carolina Comin Vargas.

Aos que ajudaram na revisão de textos e figuras:
Maria Amélia Fernandes, Rosely Cisotto,
Marilda Donatelli e Cilene Matano.

À consultora editorial Angela Adriana de Souza;
aos fotógrafos Dene Sampaio, Marcos Lobo e Roberto Stajano;
e aos ilustradores, Gáu, Laís Dias e Felipe Troleis.

Aos caros pacientes que colaboraram com depoimentos:
Eliane Bambini Gorgueira Bruno, Maria João D'Orey,
Ademir Eder Brandassi, Vera Irene Bekin, Luiz Gorgueira,
Maria Amélia Kuhlmann Fernandes, Maria Luiza D'Orey,
Laís Dias e Gisele Kruchin.

Aos meus mestres (in memoriam) Wu Jyh Cherng,
pela iniciação no Taoismo e por todo o aprendizado, e
Klauss Vianna, pela vivência prática e pelo embasamento
no conhecimento do corpo e do movimento.

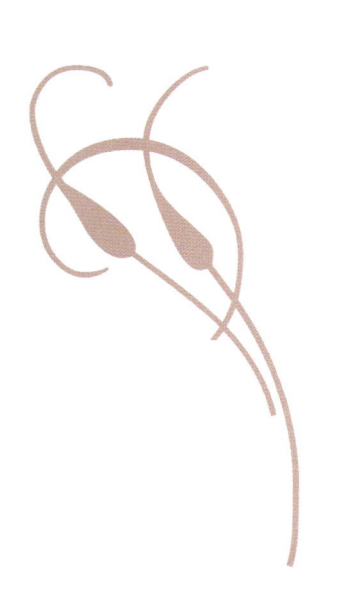

Apresentação

Na *Introdução* desta obra são abordadas as premissas da massagem: a sensibilidade, o toque e a linguagem tátil.

Os Capítulos 1 a 4 apresentam a massagem como linguagem inerente à interpessoalidade e sua aplicação para todas as pessoas.

O *Capítulo 1 | Histórico e Fundamentos da Massoterapia* descreve a história e os fundamentos do método massoterapia oriental e ocidental, bem como sua introdução no Brasil.

O *Capítulo 2 | O Corpo e suas Camadas* apresenta o estudo das estruturas físicas e de suas funcionalidades nas camadas em que a massoterapia atua (pele, tecido adiposo, fáscias, músculos, articulações e ossos) e na camada extrafísica (eletromagnetismo e as estruturas energéticas).

O *Capítulo 3 | Prática da Massagem* aborda a técnica de massagear para iniciantes e estudiosos, com descrições e fotos dos movimentos das mãos, da mecânica corporal do massoterapeuta, da sequência de automassagem, das técnicas complementares e da sequência profilática de massoterapia.

O *Capítulo 4 | Educação Somática e Práticas Corporais* descreve o trabalho educativo postural e as práticas para a manutenção do corpo, indicados a qualquer pessoa.

O *Capítulo 5 | Anatomia* apresenta as estruturas do sistema musculoesquelético e sua funcionalidade. Esse estudo é necessário para o aprofundamento do toque nas aplicações da massoterapia como processo terapêutico, considerando as situações diferenciadas, como o uso inadequado das funções dessas estruturas, que provocam desarranjos e dores.

Nos Capítulos 6 a 8 são abordados os aspectos terapêuticos, para aplicação de estudantes e profissionais da área de saúde.

O *Capítulo 6 | Avaliação Física e Energética do Massageado* apresenta a abordagem terapêutica. Para isso, é necessário ter referências dos estudos para avaliar o estado físico, anímico e energético do paciente, assim são aprofundadas a leitura corporal com base na psicossomática e a avaliação energética da Medicina Tradicional Chinesa. Há também as fichas de histórico do paciente, das anotações de cada sessão e de estudo de caso.

O *Capítulo 7 | Manobras e Liberação Miofascial* aprofunda, a partir do conhecimento do corpo e da construção da linguagem do toque, a abordagem terapêutica, por meio das manobras em posições variadas e da liberação miofascial, descritas com fotos ilustrativas, além das manobras de massagem em cadeiras especiais.

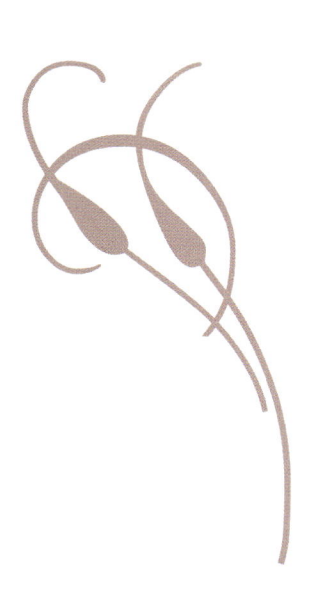

O *Capítulo 8 | Tratamentos Específicos* apresenta os tratamentos direcionados para os sistemas orgânicos, osteoarticulares e de tecidos moles, bem como os procedimentos para massagem em idosos, bebês e crianças – tópicos desenvolvidos com a colaboração da massoterapeuta e professora Claudia Regina Passos. Esses temas são abordados a partir da avaliação do paciente, descrita no Capítulo 6, e do aprofundamento do toque, discutido no Capítulo 7.

O *Capítulo 9 | Medicina Tradicional Chinesa e Chakras* aprofunda a visão energética do Oriente, com a descrição dos meridianos, pontos de energia e centros energéticos, ou *chakras*, segundo a visão cultural da Índia.

Nos Capítulos 10 e 11 há um panorama social da massoterapia e de sua ação no sistema de saúde, por meio da colocação profissional, dos depoimentos individuais dos pacientes e das experiências profissionais coletivas.

O *Capítulo 10 | Profissional Massoterapeuta* aborda o perfil do profissional, a legislação e as referências do Código de Ética para a prática profissional.

O *Capítulo 11 | Relatos de Experiências Profissionais, Institucionais e de Pacientes da Massoterapia* apresenta relatos e depoimentos de pacientes e experiências no atendimento profissional e institucional de massoterapia.

Por fim, há as *Considerações Finais* do autor; a *Bibliografia*, com a relação dos livros consultados e de referência para a elaboração desta obra, sugestões para o aprofundamento dos temas; além da *Lista dos Pontos* para Massoterapia.

Sidney Donatelli

Prefácio

Nas últimas décadas, muitos conhecimentos relacionados ao caminho do ser humano em direção a si mesmo tornaram-se mais disponíveis e familiares ao grande público. Filosofia, espiritualidade, práticas de cura, técnicas de meditação e tradições orientais são temas frequentes em livros e cursos, procurados por um número crescente de pessoas que despertaram o interesse por ampliar o sentido de suas vidas. O que antes era do universo dos sábios e sacerdotes, das escrituras herméticas e dos templos, hoje está nas estantes das livrarias e em centros espalhados mundo afora. Por um lado, esse fenômeno expressa um valioso e magnífico sentido de democratização do saber. Por outro, à medida que a quantidade de publicações e leitores cresce, a qualidade é proporcionalmente ameaçada. Afinal, com qual consciência esses livros são escritos? Com qual atitude são lidos?

Jean-Yves Leloup, filósofo francês, ajuda nessas questões com uma reflexão fundamental: "Quando me sento para comer, consumo a comida que está diante de mim ou comungo com ela?". Essa é uma pergunta que traz outras: "Eu como de maneira automática e desatenta ou estou presente e desfruto do meu alimento, comendo com meu corpo, minha mente e meu espírito?", "Qual valor dou ao que é parte da minha vida?", "Coleciono conhecimentos de forma consumista e superficial ou comungo com eles, aprofundando-me com respeito e compromisso na minha jornada de autoeducação?".

A cultura ocidental é muito consumista frente aos saberes tradicionais. Muitas vezes, sem perceber, afronta-se um verdadeiro patrimônio da humanidade. Uma tradição é um patrimônio da humanidade. A Medicina Tradicional Chinesa, a *Ayurveda*, a *Yoga*, entre outras tradições, não pertencem a ninguém; elas são de todas as gerações que nos precederam, assim como das futuras. A nossa geração é a atual guardiã desse patrimônio, e é importante dizer que uma tradição não é uma caixa blindada e imutável, mas um saber vivo que se expande infindavelmente em sua forma, em concordância com sua essência original e com os tempos que atravessa. Quando o praticante é comprometido consigo mesmo e com o que faz, suas descobertas dão vida e continuação à tradição, enriquecendo e atualizando seus princípios fundamentais para servir e acompanhar nossa aventura humana em direção a nós mesmos, em cada momento da história.

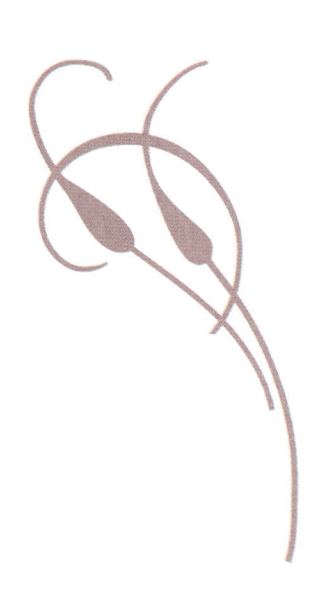

Mudanças na forma de uma tradição não significam necessariamente uma evolução. Esse é um equívoco comum nos dias de hoje, em que há muitos livros, sites e cursos. Para que haja evolução em uma tradição, é necessário conhecê-la profundamente, praticar seus princípios com disciplina e respeito pelo tempo de uma vida, ser fiel ao seu próprio caminho espiritual e, sobretudo, ter amor e generosidade sinceros para entregar ao mundo as próprias descobertas.

Esse é o Sidney. No Xamanismo norte-americano, ele seria considerado um lobo, o professor, o *pathfinder*, aquele que encontra o caminho e, em um ato de imensa compaixão, volta para ensiná-lo aos outros. Em um texto abrangente e esclarecedor, ele reúne Oriente e Ocidente, tradições milenares e ciência, liberdade e respeito, a experiência ancestral e a sua própria, as asas de quem voa alto e vê longe e os pés de quem anda no mundo dos homens, compartilhando a sua visão.

De maneira profunda e organizada, este livro apresenta um dos gestos mais humanos, naturais e antigos que se conhece: o toque. Esse gesto percorre a história desde quando era uma manifestação instintiva para aliviar dores, aquecer e proteger companheiros ou estancar o sangue das feridas do ataque de uma fera. Com o tempo, ele passou a ser usado com consciência para fins terapêuticos, movimentar e organizar a energia vital, aliviar todo tipo de sofrimento, lembrar o corpo de si mesmo e de sua condição original, restabelecer o contato do indivíduo consigo, equilibrar suas múltiplas dimensões e aproximá-lo de um estado de ordem natural. Do instinto à consciência, o toque narra milênios de história humana.

Esta obra resgata e valoriza o toque como um elemento essencial e intrínseco da ciência dos cuidados humanos e terapêuticos. O toque na pele, no corpo, energético e amoroso; o toque que cuida, cura e educa. Como diz Phyllis Lei Furumoto, Grã Mestre de Reiki, há uma qualidade no toque que leva as pessoas ao reino da união e comunhão com o Self, com os outros e com a essência da vida.

Quando o conheci, há quase 40 anos, Sidney Donatelli era bailarino, luminoso, cheio de alegria, naturalmente ético, agregador, contagioso e inspirador, com seu entusiasmo e sua ligação com a vida. Nada mudou. Ele continua dançando a vida com vigor e beleza, clareando nossas consciências e nos reunindo em torno do serviço pela humanidade. Muito mais que um autor que senta para escrever, ele é um praticante que comunga com sua prática e que a relata com a naturalidade de um homem experiente.

A Linguagem do Toque | Massoterapia Oriental e Ocidental é mais que uma impressionante organização de saberes: carrega a vitalidade e a alegria do diário de bordo de um navegador inspirado. É um livro que vai enriquecer a prática dos profissionais e iluminar o caminho de pessoas comuns em direção a si mesmas.

Plínio Cutait
Mestre de Reiki. Coordenador do Núcleo de
Cuidados Integrativos do Hospital Sírio-Libanês.

Sumário

Introdução

Os estudos cosmológicos, energéticos, fisiológicos e emocionais buscam o substrato para a preservação da vida. Inicialmente, foi publicado o livro *Macro e Microcosmos* (Ssua, 2007), que aborda a visão filosófica do Taoismo e os conceitos da Medicina Tradicional Chinesa (MTC); em seguida, o livro *Caminhos de Energia – Atlas dos Meridianos e Pontos para Massoterapia e Acupuntura* (Roca, 2011), que aborda a vasta e profunda terminologia dos canais de energia; e, posteriormente, o livro *Massagem para Gestantes* (Ícone, 2013), que engloba um sistema de cuidados e práticas para esse momento tão especial da vida: a gestação. Agora, nesta obra, são abordados o entendimento e a prática da massagem como linguagem e terapia profilática e de tratamentos, a partir da experiência do autor, desde 1983, no atendimento de massoterapia e na coordenação do curso de formação em Massoterapia Oriental e Ocidental.

Em todas as palavras chinesas, será utilizado o sistema **pīnyīn** em negrito. Esse sistema ortográfico faz a transliteração para os idiomas ocidentais do som dos ideogramas e caracteres da língua chinesa. Foi adotado oficialmente em 1972 pela Organização das Nações Unidas (ONU). Utiliza símbolos, como os acentos ocidentais, que indicam a pronúncia da fala original, baseada no acento verbal do dialeto do mandarim do norte – Pequim. As palavras que estão ligadas aos conceitos da MTC estarão com a primeira letra maiúscula. Por exemplo, Pulmão → meridiano e pulmão → órgão.

Massagem

As origens da massagem remontam às mais remotas épocas da vida humana. A massagem é, em primeira análise, o ato intuitivo de tocar o corpo; um gesto de despertar, acariciar, proteger ou aliviar algum incômodo. Esse gesto desenvolveu uma linguagem: *a linguagem do toque*.

Massagear é cuidar; ser massageado é ser cuidado. Cuidar é algo *essencial*; não surge por meio da vontade ou razão, mas no nosso interior.

> *No ponto de vista existencial, o cuidado se acha* a priori, *antes de toda atitude e situação do ser humano, o que sempre significa dizer que ele se acha em toda atitude e situação de fato. (Martin Heidegger)*

Massagear é entrar em sincronia com a vibração do outro, sentir o que está faltando e o que está em excesso, perceber onde o corpo está fragmentado e torná-lo integrado. Por isso, a massagem é uma arte muito sutil – requer sensibilidade, e a potencializa. A sensibilidade possibilita tocar no outro nos limites da dor produtiva, que libera os resíduos e as emoções estagnadas, e no limite do prazer produtivo, como um ato de amor universal e integralidade, e não como uma intenção sexual.

Infelizmente, a massagem passou a ter uma conotação sexual, e o toque foi esquecido como linguagem de aprimoramento do ser. O ser humano se tornou quase desconfortável e amedrontado mediante o toque. Quantas pessoas nós permitimos tocar em nosso rosto? E no corpo todo? E quantas nós tocamos? Nós nos permitimos um toque de carinho?

Se cultivarmos a percepção de que o corpo é um templo que abriga a vida, tocaremos no outro com o respeito que gostaríamos de receber ao sermos tocados, dissipando, assim, nossos temores e traumas e desenvolvendo a reciprocidade inerente à interpessoalidade. Muitas vezes, nos momentos das nossas carências, o toque de carinho nos confortaria, em vez de nos projetarmos em fantasias, imagens e/ou na própria amargura.

Com a reciprocidade interpessoal, podemos ser tocados sem receio, sem desconfiança e fisicamente sem reações voluntárias ou involuntárias de retrações, totalmente conscientes e presentes no momento do toque e sem a urgência que se manifesta nos extremos da dor ou do prazer, que são nossas defesas e projeções. Atingimos um estado de receptividade física e atividade sensorial que propicia a oportunidade de ressignificarmos os nossos apegos, as nossas mágoas, culpas e raivas, e de realinharmos nosso corpo e nossa alma.

Os humanos, como todos os mamíferos, têm o sistema límbico no seu cérebro; essa estrutura está ligada à afetividade, e, com esse potencial, desenvolve uma linguagem interativa: o toque. Os animais usam diversas partes do corpo e até a língua para interagir por meio do toque, e nós, humanos, geralmente nos restringirmos ao uso das mãos.

Assim, o toque com as mãos é o instrumento principal da massagem – ele potencializa o fluxo das redes neurais, possibilitando tanto o estímulo como o relaxamento. A sensação de ser tocado transita entre o acolhimento e a resistência e entre o prazer e a dor. Sempre preferimos o acolhimento e o prazer, mas, no contexto da massagem, resistência e dor são sinalizadores dos nossos padrões estagnados, que devem se transformar para a nossa evolução. A função da dor é atrair a nossa atenção para o que não está equilibrado no organismo físico, na psique, nos canais de energia (meridianos) e nos corpos extrafísicos.

A massagem pode ser feita em qualquer pessoa e em qualquer circunstância: gestantes, bebês, crianças, adolescentes, adultos e idosos, independentemente do seu estado de saúde, no pré e no pós-operatório, com caráter profilático ou, profissionalmente, com caráter terapêutico.

Linguagem tátil

O tato é o primeiro sentido que se desenvolve na formação do organismo. A funcionalidade do sistema tátil já se manifesta no período intrauterino, quando o embrião, de 2,5 cm de comprimento, por volta das 6 semanas de vida, a partir do leve movimento do lábio superior ou das abas do nariz, promove o curvar do pescoço e o afastar do tronco. E também é "tocado" pela placenta e pelos tecidos e, assim, recebe essa informação tátil, que ficará gravada na sua memória somática ou na "mente" da pele.

Após o nascimento, o bebê busca a linguagem do tato tanto no sentido de ser protegido e cuidado como na relação com a mãe e, posteriormente, com o mundo. Se, no início da vida, o toque for fluente (incluído o período intrauterino, em que a mãe pode dar o tempo e a atenção para o próprio organismo "tocar" o feto), há um resultado na formação comportamental ao longo da vida: estabilidade psicossomática, segurança e fluência na comunicação.

Na infância, exploramos o toque como carinho ou como luta na busca do nosso espaço; e os adultos, em relação à criança, ainda se expressam com o toque, muitas vezes desajeitados, com carinhos no rosto, na cabeça e até uns "chacoalhões".

Na pré-adolescência, com as transformações características dessa fase, com o despertar da sexualidade, pode começar a aparecer a recusa do toque. As meninas, entre si, ainda exploram algum toque durante as brincadeiras e demais interações; e os meninos exploram o toque, em grupo, simulando brigas amistosas e em brincadeiras "maliciosas", como passar a mão na região glútea. Essa fase da vida é fundamental para não montar o tabu do toque como intenção sexual. Entre outros recursos, destacamos o trabalho de educação somática com ênfase no aspecto lúdico, que pode ser encontrado nas práticas do teatro, da dança e do circo, permitindo a relação tátil e respeitando o momento específico dessa idade.

Na adolescência, continua a recusa do toque dos adultos, e o toque já é explorado com intenção sexual, na masturbação e na exploração do corpo na relação com o outro (ou não, graças à circunstância), o que seria natural nesse período, embora os valores sociais, culturais e religiosos já passem a interferir. Nessa fase, também seria fundamental o trabalho de educação somática para desenvolver a consciência e boa funcionalidade corporal e a prática do teatro, que permite a visão colaborativa, de responsabilidade e a vivência de outros papéis em personagens de idades e circunstâncias variadas.

Na maturidade, já existe o trânsito sexual e a ciência da violência da nossa cultura. Se, durante as fases anteriores, a linguagem tátil teve sua amplitude explorada na convivência familiar, afetiva e nos trabalhos corporais e lúdicos, o toque passa a ser o instrumento de fluência interpessoal. Por outro lado, se não foi possível se desenvolver nesse sentido, o toque tende a ser evitado, por temor e desconfiança.

Na nossa civilidade, quando estamos em um local público, como no metrô ou no ônibus, evitamos ao máximo ser tocados e tocar no corpo do outro, pois isso indica um perigo. Se não desenvolvemos a linguagem tátil em outras ocasiões, ficamos com essa memória nas nossas células: o toque implica perigo. Assim, evitamos, tocar e ser tocados, ainda que estejamos interagindo com pessoas que convivemos, gostamos e amamos. Nas pessoas que tiveram experiências de toque traumáticas, como surras e abusos, a aversão ao toque fica ainda mais acentuada.

Ashley Montagu (1971), a partir da sua pesquisa descrita no livro *Tocar*, chega à seguinte conclusão: "O toque é uma necessidade comportamental básica, na mesma proporção que respirar é uma necessidade física básica".

A vivência de ser tocado nos propicia a estabilidade psicossomática necessária para o aperfeiçoamento do nosso comportamento social.

A linguagem do tato acompanha o processo de formação do ser em relação ao seu meio físico e social. Em uma visão clara do homem na sociedade, citamos a colocação de Carol Kolyniak Filho, no livro *Educação Física – Uma Introdução*:

> *O homem é concebido como ser eminentemente histórico, cujas identidade e consciência se constroem nas interações sociais. Assim, cada indivíduo é considerado como fruto da interação entre suas características biológicas, geneticamente determinadas, o meio físico e a cultura em que o mesmo nasce e se desenvolve. Corpo, mente e espírito não são considerados aspectos separados e distintos, visto que o homem é concebido como unidade biopsicossocial. Sendo assim, busca-se a compreensão do indivíduo no quadro de suas relações concretas com o meio físico e sociocultural, vale dizer, no quadro de suas condições objetivas de existência e das formas simbólicas (língua, expressão gestual etc.) das quais este indivíduo se utiliza para refletir a realidade e comunicar-se com outros. (Kolyniak Filho, 1996)*

Entendemos que a linguagem tátil desempenha um papel de profundidade na comunicação interpessoal, não se limitando a um ato de intenção sexual, mas servindo como uma ferramenta natural para o estímulo à solidariedade, à responsabilidade, ao espírito de curiosidade e prudência, ao compromisso pessoal e coletivo, à afetividade e à suavidade. Fatores fundamentais do ponto de vista da estética da sensibilidade.

> *Falar é superficial, por mais profunda que seja a fala, tocar é o mais profundo, por mais superficial que seja o toque. (Gaiarsa, 1984a)*

Lei da dor

O canal de diálogo, tanto para a leitura do que o corpo apresenta como para o seu estímulo, é a dor. Chamamos de "Lei da Dor" o parâmetro no contato com o ponto ou a região dolorida, com a pressão e expressão no limite dentro do qual o receptor possa assimilar o estímulo.

Nas culturas ocidentais e contemporâneas, a tendência é ver a dor como algo ruim; fugimos e tentamos aniquilá-la sem entrar em contato com ela. Dessa maneira, porém, nos privamos de entender o que significava aquela dor naquela região do corpo e naquele momento de nossas vidas.

Nas culturas antigas milenares, a dor era bem-vinda, sem a menor propensão ao masoquismo, pois, quando era detectada, tinha-se a consciência de que ela estava "avisando" que algo no organismo precisava ser melhorado antes de se apresentar como doença, por isso a satisfação em perceber a dor, pois, desse modo, evitava-se um mal mais aprofundado. Podemos, assim, imaginar que nessas culturas, e mesmo constatar nos orientais que trabalham com a medicina tradicional oriental, que a dor é tratada sem pudores, indo-se direto ao ponto ou região dolorida e exercendo-se um estímulo bem objetivo e profundo. Em nossa cultura atual, tal procedimento pode provocar defesa ou recusa somatopsíquica do receptor ao sentir que o toque ultrapassou seu limite suportável; por isso, o ato de tocar requer o desenvolvimento da sensibilidade, no sentido de perceber as necessidades e atuar nos limites acessíveis do corpo do receptor.

A função da dor, independentemente da época, é atrair a consciência para o que vai mal e tende a piorar no organismo; podemos então "ouvi-la" e procurar contato com a região dolorida. Por exemplo, quando estamos tocando ao longo de um meridiano ou parte do corpo e a pessoa tocada sente dor, devemos diminuir a pressão e dar mais tempo de atenção à região até que a pessoa assimile o contato e, assim, a dor diminua ou desapareça. Logicamente, esse procedimento não se aplica a doenças degenerativas e enfermidades graves da pele ou sobre áreas com lesões do tipo contusão, estiramento, feridas abertas, infecções e cicatrizes recentes.

Devemos lembrar que a cócega e as aflições são também formas de resistência com o intuito de evitar ser tocado em certas regiões, portanto o procedimento de aproximação gradativa deve ser o mesmo usado para dor. Ao detectarmos cócegas ou aflições devemos imediatamente mudar a forma de tocar ou a superfície de contato da mão com o corpo, ou simplesmente depositar as mãos sem movimento, ou ainda, em caso de extrema sensibilidade, aproximar as mãos da área, sem o toque físico.

Podemos também procurar discernir os tipos de dor ou aflições que se apresentam, não generalizando a sensação do incômodo. Por exemplo, temos a dor pontiaguda, a dor que se reflete, a dor de um músculo, de um órgão, a dor em uma articulação, a dor de um ponto, a dor que não se sabe onde está, a dor que "anda", a dor do medo, a dor "gostosa", a dor insuportável, a dor que alivia, a dor que asfixia, a dor crônica, a dor que coça etc.; pelo local e pela característica da dor, obtemos as referências de como trabalhá-la no ato do toque, estabelecendo um diálogo próprio com cada pessoa e em cada momento em particular.

Uma pessoa pode ser tocada em todo o corpo sem receio, sem reações voluntárias ou involuntárias de contrações, totalmente consciente e presente ao momento do toque com uma sensação de dor e/ou de prazer não extremada. Ou seja, atinge-se um estado de receptividade com passividade motora e atividade sensorial, propício à assimilação do estímulo tátil nas diversas "camadas" corporais.

Histórico e Fundamentos da Massoterapia

Massoterapia

A massoterapia é um grupo de técnicas e procedimentos terapêuticos naturais, não invasivos, tradicionais e contemporâneos, que têm como objetivo manter a saúde e prevenir desequilíbrios, contribuir com a promoção do bem-estar e da melhor qualidade de vida, assim como, em ação conjunta e complementar com as técnicas terapêuticas da medicina oficial, propiciar uma prática de cooperação em níveis e estágios diferenciados, visando à maior eficácia nos tratamentos de saúde.

A massoterapia se enquadra na área de abrangência da integração terapêutica preconizada pela Organização Mundial de Saúde (OMS). Seus objetivos primordiais são prevenir doenças e promover saúde, maximizar a circulação da energia vital pelo corpo, estimular a circulação, favorecer o autoconhecimento e a autoconsciência e contribuir para a organização do tônus muscular e para a normalização das funções fisiológicas, auxiliando no combate a dores, tensões, desequilíbrios, disfunções e estresse.

Todos os métodos e técnicas usados pela massoterapia se destinam àqueles que necessitam do toque direto no corpo para manter o estado de equilíbrio. O toque utilizado pela massoterapia pode ser profundo ou sutil, de acordo com o objetivo da técnica, como atuar na estrutura mecânica do corpo, estimular ou sedar algum estado energético e/ou fisiológico e conduzir à autoconsciência.

Massagem no Brasil

O termo *massoterapia* é utilizado no Brasil desde a década de 1990 e representa a convergência na atualidade dessa prática tão antiga quanto a humanidade. Anteriormente, o termo empregado era apenas *massagem*, ou massagem seguido de um termo que define sua natureza (p. ex., massagem terapêutica ou estética) ou seu método (massagem chinesa).

No Brasil, no início do século 20, ocorreu a imigração dos orientais, que atingiu o seu ápice por volta de 1950. Dessa maneira, médicos e práticos chineses, japoneses e coreanos inseriram na sociedade brasileira a massagem oriental como atendimento terapêutico, paralelamente à massagem ocidental já praticada na área desportiva, em reabilitação e em casas de banho.

Nas décadas de 1960 e 1970, diversos movimentos psicológicos, filosóficos e espirituais com novas concepções vieram à tona e encontraram campo no Brasil, um país sabidamente aberto ao "sincretismo cultural". A bioenergética (fundamentação psicossomática) e a Gestalt (psicologia da forma) tiveram papel fundamental na transformação dos conceitos comportamentais e terapêuticos. Assim, as práticas e medicinas milenares encontraram terreno propício para se proliferarem, em um cenário de implementação de novas terapias que integravam o Oriente e o Ocidente ao aspecto cultural, e com uma linguagem terapêutica, propunham uma reunificação da mente e do corpo.

Ao longo da década de 1970 e no início da década de 1980, essas novas terapias encontraram muitas dificuldades de inserção social, sofrendo resistências e até mesmo cassações e prisões de práticos, promovidas por profissionais e instituições já estabelecidas no quadro social.

No decorrer das décadas de 1980 e 1990, com a crescente procura da população por essas alternativas, as "terapias naturais" ou "terapias holísticas" tiveram um grande amadurecimento por parte dos profissionais, que foram em busca de aperfeiçoamento e de instituições representativas.

Nesse quadro social, as massagens oriental e ocidental e as novas linhas "globais" passaram a ser ensinadas no Brasil, por meio da publicação de livros e do desenvolvimento de cursos, desde o final da década de 1970, e vêm se proliferando amplamente e se estruturando em termos de atendimentos, cursos, publicações, mídia e entidades representativas.

Essa estruturação resultou em uma atividade terapêutica regular, a massagem terapêutica ou massoterapia (Tabela 1.1). A palavra terapia vem do grego *therapeia*, que significa dar assistência ou cuidar. Assim, o ofício da massoterapia é dar assistência por meio da massagem. Calcula-se em 60 mil os profissionais atuando no Brasil nos dias de hoje, dado que indica a aceitação da população e da sociedade.

Atualmente, há à disposição muitos métodos e técnicas, que usam o toque para as mais diversas finalidades. Entre elas, destacam-se: massagem chinesa (**àn mó**, *do-in* e **tuī ná**), massagem japonesa (*an ma* e *shiatsu*), massagem tailandesa, massagem indiana, massagem rítmica (Antroposofia), massagem integrativa, massoterapia clínica, eutonia, calatonia, Rolfing, RPG, massagem craniossacral, massagem espiritual, Reiki, Watsu,

Tabela 1.1 Massoterapia.

Terapia	Do grego *therapeia* (dar assistência, cuidar)
Massoterapia	Dar assistência por meio da massagem
Definição	Terapia complementar ao sistema de saúde que atua por meio das técnicas de massagem
Objetivos	Manutenção da saúde Prevenção de desequilíbrios (profilaxia) Auxílio para tratamentos
Caráter educativo	Desenvolvimento de consciência corporal, autoconhecimento e educação somática Conhecimento de métodos terapêuticos naturais e tradicionais Aprimoramento da relação com o meio ambiente
O que promove	Emancipação e valorização individual do ser humano Resgate dos valores humanísticos
Qualificação	Massoterapeuta

drenagem linfática, massagem desportiva, massagem para reabilitação, massagem estética, além dos termos mais gerais, como massagem de relaxamento, massagem energética, massagem terapêutica e massagem holística.

Massagem ocidental

A massagem já era praticada no Oriente Médio pelos egípcios e persas, conforme mostra a arqueologia com desenhos de figuras humanas que praticavam exercícios corporais em si próprios ou em outros. No Ocidente, a massagem foi difundida pelos gregos como programa à boa forma física e à beleza, e, na área médica, Hipócrates proclamou, por volta de 400 a.C., que a massagem podia melhorar a função articular e aumentar o tônus muscular.

Os romanos praticavam a massagem nos banhos públicos por seus efeitos benéficos sobre os músculos e no auxílio de tratamentos, como cefaleia e até paralisia, como afirmou *Celsus*, médico romano que viveu durante o reinado de Tibério (42 a.C. a 37 d.C.).

Não há relatos de investigações significativas na área da massagem durante a Idade Média, mas sabe-se que foi utilizada, mesmo que em pequena escala. No século 16, os avanços da medicina possibilitaram aos ocidentais explicar os efeitos benéficos das técnicas ancestrais de massagem. Assim é o caso de Ambroise Paré, um cirurgião e médico pessoal de quatro reis da França, que descreveu, em uma de suas publicações, a importância da massagem nos processos de cura.

No século 17, os jesuítas enviados à corte de Pequim tiveram o primeiro contato com a religiosidade e a filosofia chinesa, principalmente por meio do *I Jing – Livro de Sabedoria e Oráculo*; não houve, porém, nenhuma apreensão das técnicas da medicina chinesa, tampouco da massagem.

No século 18, no Reino Unido, John Grosvenor, cirurgião e professor de Medicina na Universidade de Oxford (Inglaterra), citou os benefícios da massagem em casos de gota, reumatismo e rigidez articular.

Foi no século 19, na Suécia, que o Dr. Henry Pahr Ling reintroduziu a massagem em sua abordagem ocidental, como recurso terapêutico na comunidade médica, disponibilizando a prática à sociedade – daí o termo *massagem sueca* ter se difundido como sinônimo de massagem ocidental ou "clássica".

Os princípios básicos da massagem ocidental desse contexto são: a reabilitação dos sistemas ósseo, articular e muscular, a preparação desportiva e a estimulação dos sistemas circulatório e linfático.

A partir desses princípios, no século 20 houve um aprimoramento de técnicas, desenvolvendo-se o conceito de reorganização das estruturas físicas e sua relação com o aspecto psíquico (Tabelas 1.2 e 1.3). Tecnicamente, foram valorizados o toque no tecido conjuntivo, a atuação no sistema nervoso e a consciência do corpo e dos movimentos.

Tabela 1.2 Efeitos fisiológicos da massagem ocidental.

Pele	Aumento da temperatura, desobstrução dos poros, vasodilatação no local, ação esfoliante, remoção das toxinas e das células mortas, estímulo do fluxo sanguíneo
Fáscias	Promove a tixotropia, que é a hidratação e solubilidade dos tecidos
Músculos	Estímulo na nutrição celular por meio do fluxo sanguíneo, melhora nas propriedades de contratilidade, elasticidade e tonicidade das células Funcionalmente, alonga e organiza a direção das fibras musculares
Tecidos	Tem ação anti-inflamatória
Circulações sanguínea e linfática	Estimula o fluxo do sangue e a circulação da linfa, que contribui para a remoção de restos metabólicos e líquidos intersticiais
Sistema nervoso	Excitação das terminações nervosas e efeito calmante
Metabolismo	Remoção dos resíduos celulares, possibilitando a chegada do sangue, repleto de nutrientes
Vísceras	Por efeito reflexo, atua na funcionalidade visceral
Aspecto psicológico	Promove conforto, bem-estar e percepção sensorial, o que possibilita a ressignificação das memórias traumáticas

Tabela 1.3 Histórico e técnicas da massagem ocidental.

Persas/egípcios	Arqueologia com figuras em movimentos e toques
Gregos	Massagem como preparação física e estética Hipócrates: massagem para melhoria das funções articular e muscular
Romanos	Massagem em banhos públicos *Celsus*: massagem no auxílio de tratamentos
Idade Média	Europa – socialmente, utilização em escala restrita perante o sistema vigente, algumas indicações médicas
Século 19	Suécia – Dr. Henry Pahr Ling: reintrodução da massagem na comunidade médica e desportiva
Século 20	Fusão do Ocidente e do Oriente somada aos movimentos científicos psicológicos, filosóficos e espirituais; embasamento de diversos sistemas e métodos de massagem
Atuação	Toques e movimentos nos ossos, articulações, músculos, tecido conjuntivo e pele
Finalidade	Forma física, preparação desportiva, estética, reabilitação física, relaxamento, auxílio nos tratamentos fisiológicos e somatopsíquicos
Efeito	Fisiológico e psicológico – de repercussão geral Mecânico e funcional – de repercussão nos tecidos epitelial, muscular, conjuntivo, adiposo e nos sistemas circulatório e linfático, além de flexibilização articular e organização óssea

Massagem oriental

A massagem oriental desenvolveu-se, principalmente, na civilização ancestral da China e é uma das vertentes da Medicina Tradicional Chinesa (desde 2.800 a.C.), que, por sua vez, é uma das práticas do Taoismo, o qual tem conceitos escritos desde 5.500 a.C (Tabela 1.4). O Capítulo 9 aborda os conceitos do Taoismo.

Tabela 1.4 Histórico e técnicas da massagem oriental.

Àn mó	Origem da massagem chinesa
Tuī ná	Massagem chinesa com pontos da acupuntura
An ma	Sistema da massagem chinesa no Japão
Shiatsu	Sistema da massagem chinesa no Japão, com pontos da acupuntura e fusão de conceitos ocidentais
Do-in	Inspirado no **dáo yīn** chinês, inserido nos sistemas de massagem do Japão, difundido no Ocidente
Atuação	Toques e movimentos nos trajetos de músculos, nervos, meridianos e pontos de energia
Finalidade	Regulação da energia (**qi**) e fluidos no corpo, com finalidade profilática e terapêutica
Efeito	Estimula o fortalecimento das defesas naturais do organismo

Na Índia, inserida na Medicina Ayurvédica, há a massagem ayurvédica, praticada até hoje no Oriente e no Ocidente, além de outros métodos com base nessa cultura. No século 20, o obstetra Frédérick Leboyer difundiu uma técnica indiana de massagem em bebês, denominada Shantala (Leboyer, 1986).

Nas diversas regiões da China e posteriormente na Coreia e no Japão, foram desenvolvidas particularidades nas formas de aplicação de massagens, acupuntura, moxabustão e plantas medicinais, de acordo com as características geográficas, climáticas e socioculturais da região.

O termo **àn mó**, que remonta às origens da massagem chinesa, significa o ato de pressionar e esfregar suavemente com as mãos, e utiliza também vibrações e balanços. Sua atuação se dá ao longo dos trajetos dos músculos, nervos e meridianos (Figura 1.1).

O termo **tuī ná** compreende uma ação mais dirigida (mais técnica) do ato de massagear sugerido no **àn mó**. Além de pressionar e esfregar, incorpora o movimento de agarrar e comprimir (no ideograma, o caráter* do fechar) e seguir determinado sentido (governar) com a mão. Com o passar do tempo, o **tuī ná** incorporou os pontos de energia estudados pela acupuntura.

No Japão, foi incorporado o sistema de massagem chinesa, denominando-se *an ma* o conjunto de técnicas de atuação no corpo e nos pontos da acupuntura chinesa.

No início do século 20, foi cunhado o termo *shiatsu*, que se desenvolveu em "estilos" variados e em determinados segmentos; foi acrescida também a visão da fisiologia e medicina ocidental.

Atualmente, a definição oficial dada pelo Ministério da Saúde e do Bem-Estar do Japão é a seguinte:

> *A terapia* shiatsu *é uma forma de manipulação executada com os polegares, com os dedos em geral e com a palma das mãos, sem empregar nenhum instrumento, mecânico ou não, para exercer pressão sobre a pele humana, visando a corrigir o mau funcionamento interno, promover a saúde e tratar de doenças específicas. (Jarmey e Mojay, 1991)*

No Japão e no Ocidente, foi difundido o *do-in* (Kushi, 1985), nome japonês com origem no **dáo yīn** (*tao yin*), uma prática milenar chinesa do desenvolvimento físico e espiritual (semelhante ao **qì gōng**, pronuncia-se *tchi cun*), não exatamente de massagem. Utiliza movimentos e toques individualmente para o "dirigir da energia interna".

O *do-in* enfatiza o toque nos pontos de acupuntura somado a exercícios. No Ocidente, foi denominado também acupressura ou pressão digital. Alguns segmentos difundiram o *do-in* como automassagem (De Langre, 1974; Cançado, 1993), inspirados no antigo **dáo yīn** como autoprática, mas usa-se o termo também como aplicação de massagem, apesar de não haver um sistema terapêutico organizado, como no caso do *shiatsu*.

A massagem oriental visa à regulação da energia (**qì**) no corpo e, para tal, tem como referência a avaliação e o direcionamento das forças **yīn** e **yáng** no organismo humano. Como todas as artes com origens no Taoismo, não separa as experiências científicas, filosóficas e espirituais.

> *O* yīn *acumula essência e prepara para ser usada, o* yáng *atua como protetor contra os perigos externos, e deve, portanto, ser forte.*
> *O* yáng *de uma pessoa pode ser forte, mas, se não for perfeitamente preservado, a exalação de* yīn *se esgotará. Quando o* yīn *se encontra em um estado de tranquilidade e o* yáng *perfeitamente preservado, o espírito de uma pessoa está em perfeita ordem. (Nèi Jīng)*

Há informações detalhadas dos conceitos do Taoismo e da Medicina Tradicional Chinesa no livro *Macro e Microcosmos* (Donatelli, 2007a).

Os efeitos da massagem oriental são:

- Fortalecimento das defesas naturais do organismo (imunologia)
- Circulação e regulação da energia (**qì**), que nutre, reserva e transforma as substâncias fundamentais vitais
- Tratamentos de desarranjos nos sistemas fisiológico e musculoesquelético
- Estabilidade no sistema nervoso e emocional.

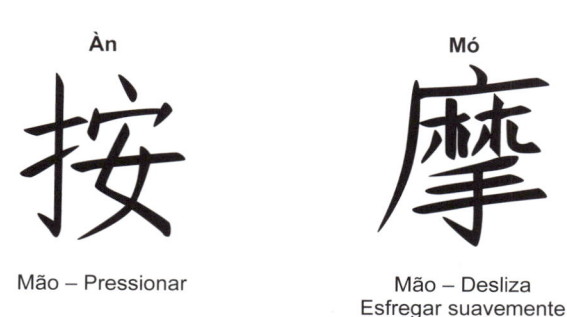

Àn

按

Mão – Pressionar

Mó

摩

Mão – Desliza
Esfregar suavemente

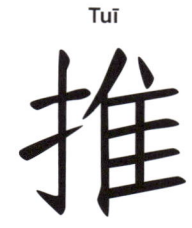

Tuī

推

Mão – Esfregando, deslizando
com pressão em certo sentido
(combinação do **àn mó**)

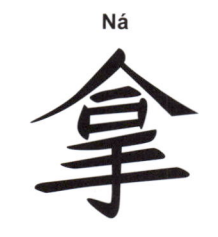

Ná

拿

Mão – Caixa fechada.
Movimento de fechar,
agarrar com a mão

Figura 1.1 Ideogramas de **tuī ná** e **àn mó**.

---

* Caráter: sinais ou figuras usados na escrita.

Método massoterapia oriental e ocidental

Frente a essa habilidade tão antiga e diversificada da massagem, inerente à comunidade humana, não há uma técnica específica que abranja e determine a massoterapia, monopolizando-a. Um sistema com fundamentação técnico-filosófica clara, pesquisas, resultados e assimilação sociocultural do seu exercício pode embasar um método no amplo universo da massoterapia e estar à disposição da comunidade.

Dessa maneira, o usuário pode recorrer à massoterapia como recurso da área de saúde e optar por método, técnica ou sistema da sua preferência.

A Associação de Massagem Oriental do Brasil (Amor), de 1982 a 2002, desenvolveu um sistema terapêutico de massagem e uma metodologia, por meio de atendimento particular, atendimento ambulatorial em instituições, palestras, elaboração de material didático, publicações, pesquisa científica e cursos. Esse sistema é denominado massagem oriental e ocidental, outrora massagem e sensibilidade ou massoterapia.

Desde 1983, a Escola Amor atua com esse sistema de massagem terapêutica e vem elaborando um método que integra os princípios filosóficos orientais do Taoismo e os conceitos da Medicina Tradicional Chinesa com os princípios ocidentais contemporâneos da visão sistêmica (holística) do ser humano e da inter e transdisciplinaridade, unindo as técnicas de massagear ancestrais e atuais, denominando esse método massoterapia oriental e ocidental (Tabela 1.5).

As técnicas utilizadas não são aleatórias ou uma panaceia de práticas, mas uma composição de recursos constituindo um corpo terapêutico sólido, que dá assistência ao usuário nos aspectos físico (universo corporal individual), anímico (universo dos sentimentos e a

Tabela 1.5 Método massoterapia oriental e ocidental.

Área	Saúde
Formação	Massoterapia
Método	Desenvolvido pela Escola Amor com a coordenação de Sidney Donatelli
Princípios	Orientais (Taoismo, Medicina Tradicional Chinesa) Ocidentais (inter e transdisciplinaridade e psicossomática)
O que desenvolve	Conceitos filosóficos Recursos técnicos Sensibilidade
Onde atua	Pele (terapêutica do toque), sistema linfático Camada subcutânea (tecido adiposo e meridianos de energia) Sistema miofascial (fáscias e músculos) Sistema osseoarticular Camada extrafísica (campo eletromagnético)
Técnicas	Meridianos e pontos de energia: **àn mó**, *do-in*, **tuï ná** e *shiatsu* Alongamento, organização postural, reflexologia, pontos-gatilho e liberação miofascial Polarização e realinhamento dos *chakras*

expressão no corpo – psicossomática) e energético (universo interior essencial e consciência macrocósmica). A base para a composição dos recursos técnicos é a atuação do toque nas camadas do corpo: pele, camada subcutânea (fáscias e meridianos), camada muscular e tecido conjuntivo, sistema musculoesquelético e camada extrafísica (campo eletromagnético).

Concomitante aos princípios filosóficos e aos recursos técnicos, o método enfatiza a terapêutica do toque, ou seja, o diálogo tátil inerente ao evento da massagem. O aprimoramento da sensibilidade na linguagem tátil é premissa para a aplicação das técnicas e o desenvolvimento do processo terapêutico.

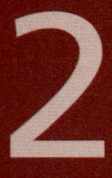

O Corpo e suas Camadas

As cinco camadas do corpo

Todo tipo de toque e imposição das mãos atua nas cinco camadas no corpo:

- Pele
- Subcutânea
- Sistema miofascial (fáscias e músculos)
- Ossos e articulações
- Extrafísica.

As mãos do massageador transitam nessas camadas, no corpo do massageado, na busca da sua integração e fluência.

Na visão da ciência moderna ocidental, o organismo humano, apesar de sua complexidade, é constituído por apenas quatro tipos básicos de tecidos: o nervoso, o epitelial, o muscular e o conjuntivo (Figura 2.1). Esses tecidos, formados por células e moléculas da matriz extracelular*, não existem como unidades isoladas, mas associados uns aos outros em proporções variáveis, formando os diferentes órgãos e sistemas do corpo. As características principais desses tipos básicos de tecidos estão descritas na Tabela 2.1.

Na visão da ciência ancestral oriental, o substrato do corpo físico são centros e canais de energia, responsáveis por reserva, abastecimento e transformações das substâncias vitais ou fundamentais.**

---

* *Matriz extracelular*: as células que compõem todos os tecidos secretam componentes, como proteoglicanos e colágeno, que são liberados ao seu redor, possibilitando adesão, comunicação e proteção das células. A esse conjunto dá-se o nome de *matriz extracelular*. A matriz é importante por suportar as células de defesa que migram através dela e para promover o reconhecimento das células que compõem um tecido. A *substância fundamental*, na ciência ocidental, é um dos componentes da *matriz extracelular*. Esse termo designa os componentes não celulares da matriz, contendo as fibras. Tradicionalmente não inclui o colágeno, mas inclui todos os outros componentes proteináceos. Pode ser viscosa e hidrofílica, ou seja, é capaz de atrair água, e é composta por moléculas carregadas eletricamente. É na substância fundamental em que o tecido conjuntivo e as células estão envoltos e na qual ocorre o seu desenvolvimento. É o seu ambiente *metabólico*.

** As *substâncias vitais ou fundamentais na Medicina Tradicional Chinesa:* energia ancestral ou essência (**jīng**), energia adquirida do ar pela respiração e da alimentação (**gú qì**), a vitalidade do sangue (**xū**), os líquidos orgânicos (**jīng qì**) e a consciência (**shén**).

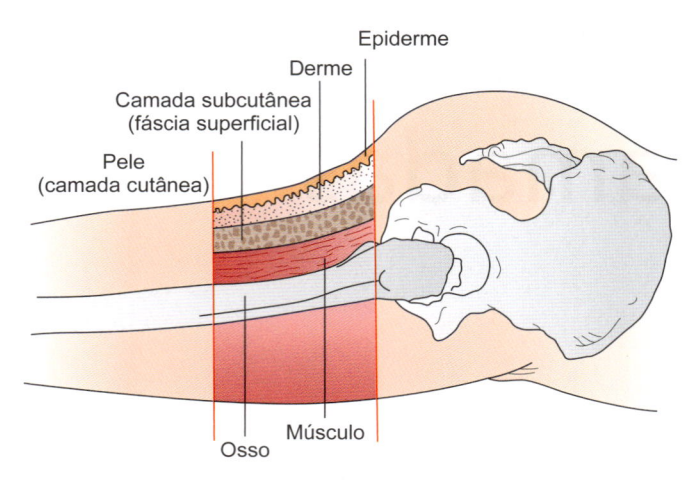

Figura 2.1 Camadas dos tecidos.

Tabela 2.1 Características dos tipos básicos de tecidos.

Tecido	Células	Matriz extracelular	Funções principais
Nervoso	Longos prolongamentos	Nenhuma	Transmissão de impulsos nervosos
Epitelial	Células poliédricas justapostas	Pequena quantidade	Revestimento da superfície ou de cavidades do corpo, secreção
Muscular	Células alongadas contráteis	Quantidade moderada	Movimento e sustentação
Conjuntivo	Vários tipos de células fixas e migratórias	Abundante	Apoio (sustentação) e proteção

Pele

A pele é o instrumento de ligação entre o tato como sentido e o tato como linguagem expressiva. É a estrutura de proteção e comunicação do mundo interno com o externo. A pele tem duas camadas, a epiderme e a derme (Figura 2.2).

Como esclarece Ashley Montagu, a pele é o mais antigo e sensível dos nossos órgãos, representando cerca de 12% do peso total do corpo. Algumas de suas funções são:

- Base dos receptores sensoriais
- Mediadora de sensações
- Barreira entre organismo e ambiente externo
- Responsável por um papel de destaque na regulação da pressão e no fluxo do sangue
- Órgão regenerativo e autopurificador
- Órgão da respiração
- Órgão implicado no metabolismo e no armazenamento de gordura e no metabolismo de água e sal por meio da transpiração.

Com referência aos dois primeiros tópicos das funções da pele (base dos receptores sensoriais e mediadora de sensações), pode-se sugerir que as células cutâneas atuam como cérebro e como coração: por meio dos receptores nervosos, ficam gravadas nas células as memórias das sensações somáticas vividas, incluindo todas as nuances entre prazer e dor. Por outro lado, as vivências emocionais também se expressam na pele; por exemplo, ao ficarmos vermelhos ou nos arrepiarmos em algumas situações.

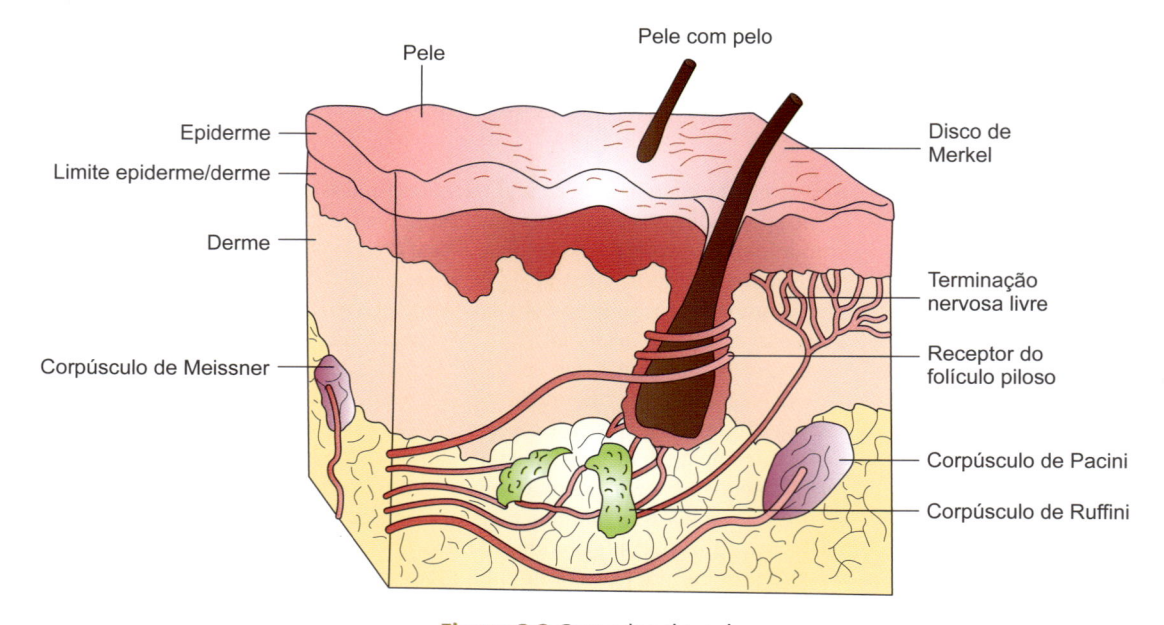

Figura 2.2 Camadas da pele.

Uma única célula, de certo modo, é um cérebro. Ela pulsa, expande e retrai, e reflete sobre a natureza da resistência que encontra no exterior e sobre os tipos de pressão que tem que gerar em seu interior. Assim ela pensa sobre sua própria forma, gera sensações e responde ao mundo. Se há um conflito entre a pressão interna e externa – deve-se expandir ou contrair? –, cria-se uma pausa ou sinapse, como inibidora da ação. Essa formação do organismo em camadas internas é uma forma de memória – parar, esperar, expandir. (Keleman, 1992)

A pele e o sistema nervoso originam-se na camada externa das células embriônicas, o ectoderma. A camada intermediária, o mesoderma, contém a estrutura de sustentação – músculos, tecido conjuntivo, cartilagens, ossos e vasos sanguíneos. Já a camada interna da célula embrionária, o endoderma, forma as paredes dos órgãos e vísceras.

O sistema nervoso desenvolve-se como a porção da superfície geral do corpo embriônico que se vira para dentro. O restante do revestimento de superfície, após a diferenciação do cérebro, da medula espinal e de todas as demais partes do sistema nervoso central, torna-se pele e seus derivados: pelos, unhas e dentes. Portanto, o sistema nervoso é uma parte escondida da pele, ou, ao contrário, a pele pode ser considerada como a porção exposta do sistema nervoso. (Montagu, 1971)

Assim, ao tocar a pele, dialoga-se com o sistema nervoso.

Em razão das memórias táteis, tanto de trauma como de prazer, somadas aos padrões sociais, é comum as pessoas evitarem tocar e serem tocadas, pois o toque pode implicar ameaça, mesmo entre as pessoas de convívio próximo, que se gostam e se amam, já que mobiliza o contato com as dores e também pode ser associado a uma intenção sexual. O termo aqui utilizado, *terapêutica do toque*, é a expressão tátil direcionada a uma intenção terapêutica que busca desconstruir as memórias fixadas e impeditivas na interpessoalidade e remeter às sensações de abrigo, acolhimento e aceitação, por meio das vias pele/sistema nervoso/sensações.

O tópico três – barreira do organismo e ambiente externo – está no legado da Medicina Tradicional Chinesa (MTC), no estudo da etiopatogenia (estudo das causas das doenças), que menciona os fatores exógenos, ou seja, os climas – vento, frio, calor, umidade e secura – que penetram na pele e se difundem nos meridianos de energia, alterando os órgãos e as vísceras.

A circulação sanguínea, citada no tópico quatro, é estimulada no toque na pele, seguindo o fluxo de retorno do sangue, da periferia para o coração; o toque pode ser mais rápido e pode-se usar escovas para friccionar a pele (Figura 2.3).

As escovas, além do seu uso na direção da periferia para o centro para o estímulo venoso do sangue, também podem ser usadas na direção das fibras de um músculo ou em uma cadeia muscular; por exemplo, nos músculos posteriores da coxa e da perna, onde fricção é mais profunda e intensa. Também podem ser usadas na direção dos meridianos, estimulando seu fluxo, e ainda na direção dos vasos linfáticos para os linfonodos; para esse objetivo, a fricção é suave, contínua e lenta.

A drenagem linfática com o toque é feita com pressão superficial, que deve atingir a camada da pele e do tecido adiposo, sem atingir a musculatura, no sentido dos vasos linfáticos para os linfonodos.

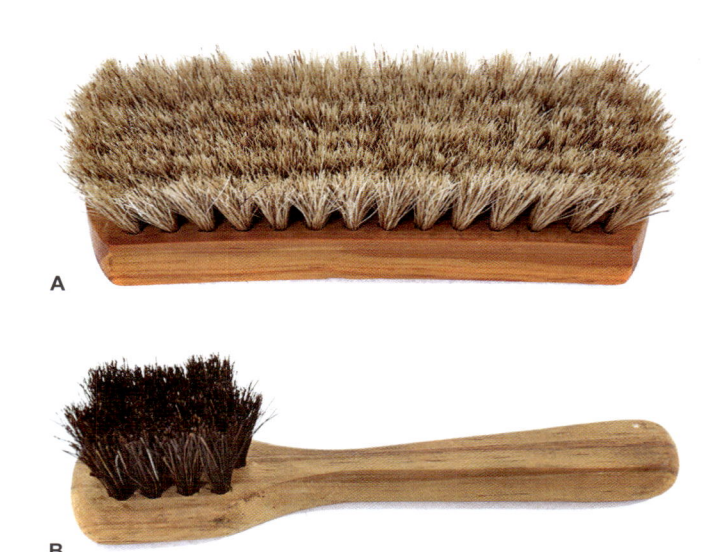

A

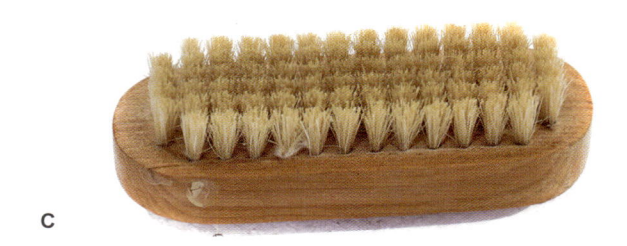

B

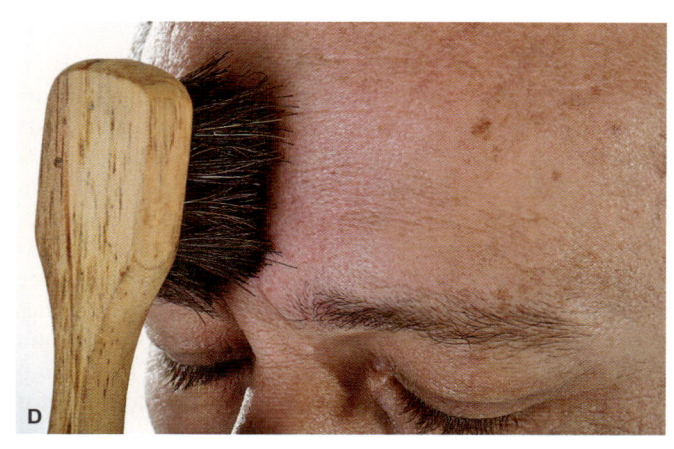

C

D

Figura 2.3 **A** a **D.** Escovas para a fricção da pele.

Na massoterapia, a pele é também um instrumento de leitura e diagnóstico – ela é a última a receber os nutrientes do corpo e a primeira a mostrar sinais de deficiência e desidratação. Na observação e palpação na pele, obtêm-se a sinalização de temperatura, texturas, linhas que mostram a pulsão do corpo e o direcionamento das fibras dos tecidos, bem como a coloração. Segundo a MTC, as cores acentuadas da pele expressam sinais de desequilíbrios nos meridianos, correspondentes aos estados internos (Tabela 2.2).

Tabela 2.2 Relação entre a cor da pele, o meridiano e o sentimento.

Cor	Meridiano	Sentimento
Verde	Fígado/vesícula biliar	Cólera/raiva
Vermelho	Coração	Euforia/sensações exacerbadas ou reprimidas
Amarelo	Baço/estômago	Ansiedade/apatia
Branco	Pulmão	Angústia/melancolia
Preto	Rim/bexiga	Medo/falta de vitalidade

Serão vistas, no Capítulo 7, as avaliações física e energética.

Estudos com ocitocina

O toque sempre estabeleceu vínculos sociais. Um abraço caloroso expressa confiança – foi isso que levou Paul Zak (2012), neuroeconomista, professor da Universidade de Claremont, Califórnia (EUA), a realizar um experimento com ocitocina*, antes conhecida por ser produzida predominantemente em mulheres lactantes e em trabalho de parto; hoje, graças a essa pesquisa, sabe-se que também é produzida por mamíferos do sexo masculino, e sua produção pode ser estimulada pelas interações sociais. Zak chegou a essa conclusão após realizar vários experimentos e verificar a relação com empatia, moralidade e prosperidade.

---

* A ocitocina é um hormônio produzido pelo hipotálamo e armazenado na hipófise posterior. Está presente no corpo do homem e da mulher e é popularmente conhecida como hormônio do amor, pois está intimamente ligada à sensação de prazer e ao bem-estar físico e emocional. Tem a função de promover as contrações musculares uterinas, reduzir o sangramento durante o parto e estimular a liberação do leite materno. Desenvolve o afeto e a empatia entre as pessoas, atuando inclusive no prazer do orgasmo, mas também produz o medo do desconhecido. No organismo masculino, é capaz de reduzir a agressividade, tornando o homem mais amável e generoso e com comportamentos sociais mais adequados, embora sua atuação seja, muitas vezes, bloqueada pela ação da testosterona.

No seu laboratório, Zak notou que, ao massagear a barriga de um rato, induzia a liberação de ocitocina e acalmava o animal. Ao se fazer isso com o ser humano, quando os dedos são passados entre as costelas, o nervo vago, rico em receptores de ocitocina, é estimulado, emitindo impulsos nervosos que levam as pessoas a relaxar e a se sentir mais seguras.

Zak realizou um trabalho com oito a doze voluntários, que receberam 15 min de massagem e, em seguida, tiveram seu sangue coletado. No resultado, os indivíduos que receberam a massagem tiveram 9% de aumento no nível de ocitocina.

Na prática da massagem na pele, que é a primeira camada externa do corpo, são usadas as técnicas dos deslizamentos superficiais, com a intenção terapêutica de acolhimento e carícia, somada ao deslizamento de profundidade média, que atua na linfa, no sangue e na fáscia superficial. São instrumentos valiosos para a preservação, nutrição e integração do organismo.

Os efeitos da massagem na camada da pele são:

- Despertar da sensibilidade
- Aumento de temperatura no local da aplicação
- Desobstrução de poros
- Remoção de células mortas
- Estímulo do fluxo sanguíneo
- Vasodilatação
- Drenagem linfática
- Fortalecimento do sistema autoimune
- Redução de estrias, principalmente com a utilização de escovas
- Terapêutica do toque.

Camada subcutânea

Esta camada, a hipoderme, contém a fáscia superficial e é por onde circulam os canais de energia (meridianos chineses).

Aprofundaremos a compreensão do tecido conjuntivo e fáscias no tópico Sistema miofascial, adiante, porém, a fáscia superficial está localizada diretamente sob a pele e contém o tecido adiposo, fascículos de tecido muscular, capilares sanguíneos e nervos cutâneos.

Tecido adiposo

O tecido adiposo é uma variedade especial de tecido conjuntivo, em que predominam os adipócitos, um tipo de célula que acumula gotículas de lipídios (biomoléculas caracterizadas pela insolubilidade em água) em seu citoplasma (espaço intracelular).

Esse tecido constitui a maior reserva de material energético do organismo. Em um ser humano de peso médio, o tecido adiposo corresponde de 20 a 25% do peso corporal nas mulheres e de 15 a 20%, nos homens, com as funções de:

- Modelar a superfície do corpo
- Preencher espaços entre outros tecidos
- Auxiliar a manter certos órgãos em suas posições normais
- Promover isolamento térmico
- Reservatório de energia
- Formar coxins absorventes (p. ex., planta dos pés e das mãos).

O excesso de tecido adiposo aumenta o volume corporal e sobrecarrega o coração e os pulmões, responsáveis pela oxigenação do organismo. Isso pode acontecer no sedentarismo, quando as atividades diárias são menores e desproporcionais em relação à ingestão, pois o organismo o transfere para a formação de lipídios.

Na prática da massagem na camada subcutânea do corpo, na visão ocidental, são usadas as técnicas de deslizamentos com profundidade média, os pinçamentos na pele, com movimentos lentos. A massagem é feita da periferia do corpo em direção ao coração.

Os efeitos da massagem são:

- Mobilização dos líquidos corporais, possibilitando a diurese e o trabalho intestinal
- Hiperemia (aumento da quantidade de sangue circulante), que ativa a liberação da energia dos glóbulos de gordura
- Drenagem linfática, mesmo com obstrução nos vasos linfáticos profundos, ainda é possível drenar os vasos superficiais, permitindo que a linfa se mova nos seus canais.

Meridianos de energia

A ciência da MTC descreve os meridianos (**jīng**) no livro *Tratado do Interior* (**Nèi jīng**), escrito pelo Imperador Amarelo (**Huáng Dì**), aproximadamente, em 2697 a.C. Os meridianos são usados na prática de acupuntura (**zhēn**) e na massagem (**tuī ná**, *do-in* e *shiatsu*).

O embrião recebe as cargas energéticas rotacionais do planeta e, de maneira concomitante, emite, a partir do seu movimento rotacional, um fluxo de energia para o espaço. Essa interatividade centrífuga e centrípeta desenvolve doze centros energéticos no arcabouço embrionário. Esses centros fluem em espiral e desenvolvem os canais de energia (meridianos) que darão origem aos órgãos e vísceras, conceito este chamado de **zàng fǔ**.

Os **zàng** (órgãos) são os meridianos Pulmão, Baço-Pâncreas, Coração, Rim e Fígado, os quais acumulam as substâncias vitais e as preparam para ser usadas.

Os **fǔ** (vísceras) são os meridianos Intestino Grosso, Estômago, Intestino Delgado, Bexiga e Vesícula Biliar, que recebem, movem e transformam as substâncias vitais e excretam os produtos decompostos.

Existem mais dois canais que são sistemas e não se solidificam em órgãos ou vísceras: meridiano Circulação-Sexo ou Pericárdio, cuja função é proteger o Coração e a fluência da libido (energia sexual), e o meridiano Triplo Aquecedor, que engloba o sistema térmico do organismo e se subdivide nos sistemas respiratório, digestivo e excretor.

Esses doze canais de energia são denominados Meridianos Principais ou Regulares, ou Grande Circulação de Energia, e percorrem no corpo em linhas verticais e pares, ou seja, são duas linhas simétricas de cada meridiano.

São seis meridianos de natureza **yīn** (**zàng**), que transitam no sentido do solo para o céu: três iniciam nos pés e terminam no tronco e os outros três iniciam no tronco e terminam nas mãos.

Os outros seis meridianos são de natureza **yáng** (**fǔ**), transitam no sentido céu para o solo: três iniciam nas mãos e terminam na cabeça; e os outros três iniciam na cabeça e terminam nos pés, fechando um ciclo que une terra (solo), corpo e céu.

Além dos doze canais da Grande Circulação de Energia, existem mais dois meridianos (Figura 2.4). Cada meridiano está detalhado no Capítulo 9. Maior aprofundamento dos meridianos, pontos e conceitos da MTC, encontram-se no livro *Caminhos de Energia – Atlas dos Meridianos e Pontos para Massoterapia e Acupuntura* (Donatelli, 2011).

A Pequena Circulação de Energia é composta por dois meridianos ímpares, que percorrem na linha média do corpo anterior e posterior. São o Vaso da Concepção (**rèn mài**), que governa a potencialidade da procriação e regula o sistema endócrino e o útero, e o Vaso Governador (**dú mài**), que governa o sistema nervoso e o cérebro. Nesse sistema, o percurso da energia se encerra no próprio corpo, subindo pela linha média anterior até a boca (VC), descendo internamente no corpo (onde não se acessa), subindo pela linha média posterior, passando pela cabeça e chegando à boca (VG) e novamente descendo internamente no corpo (Figura 2.5).

As figuras detalhadas de cada meridiano são apresentadas no Capítulo 9.

Entre uma vasta circulação de canais no corpo com vários meridianos, esses catorze são os mais usados na massoterapia, pois estimulam e mantêm a sua fluência e, assim, permitem a sustentação e o fortalecimento das defesas naturais do organismo.

O *shiatsu* enfatiza o toque no trajeto completo dos meridianos e movimentos que abrem espaço corporal para fluxo dos canais.

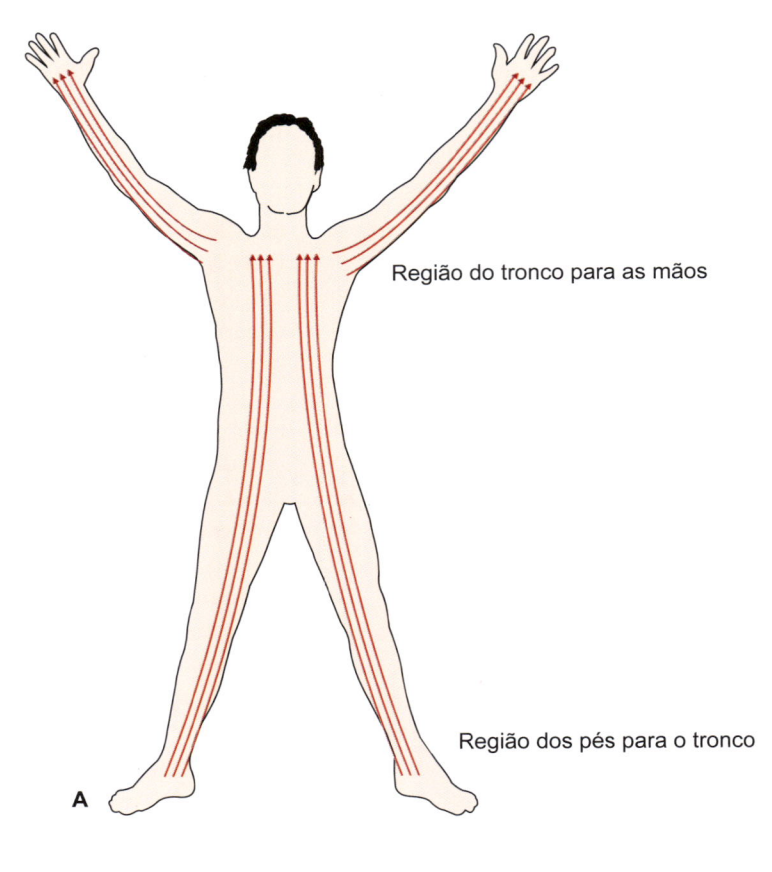

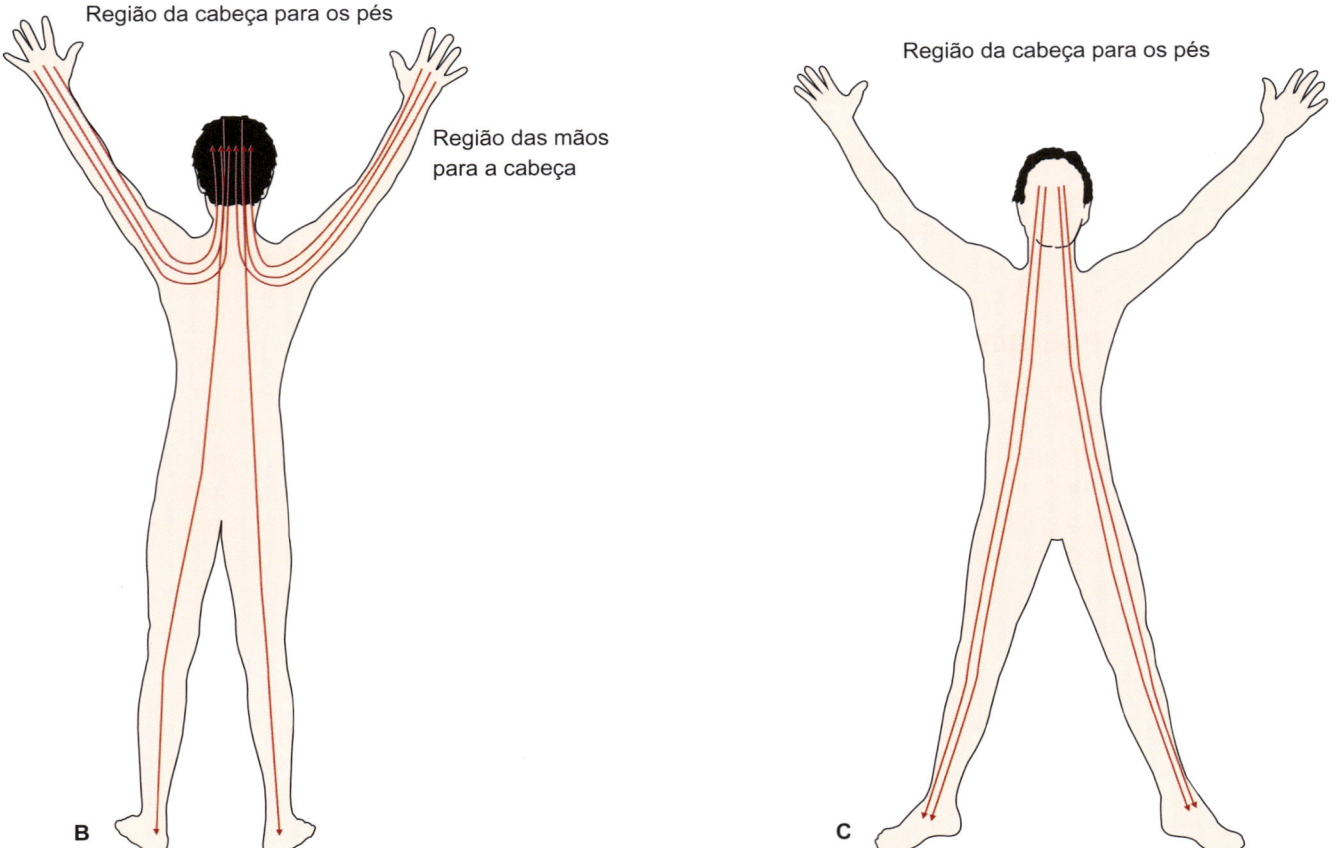

Figura 2.4 Grande circulação. **A.** Meridianos de natureza **yīn (zàng)**. **B** e **C.** Meridianos de natureza **yáng (fǔ)**.

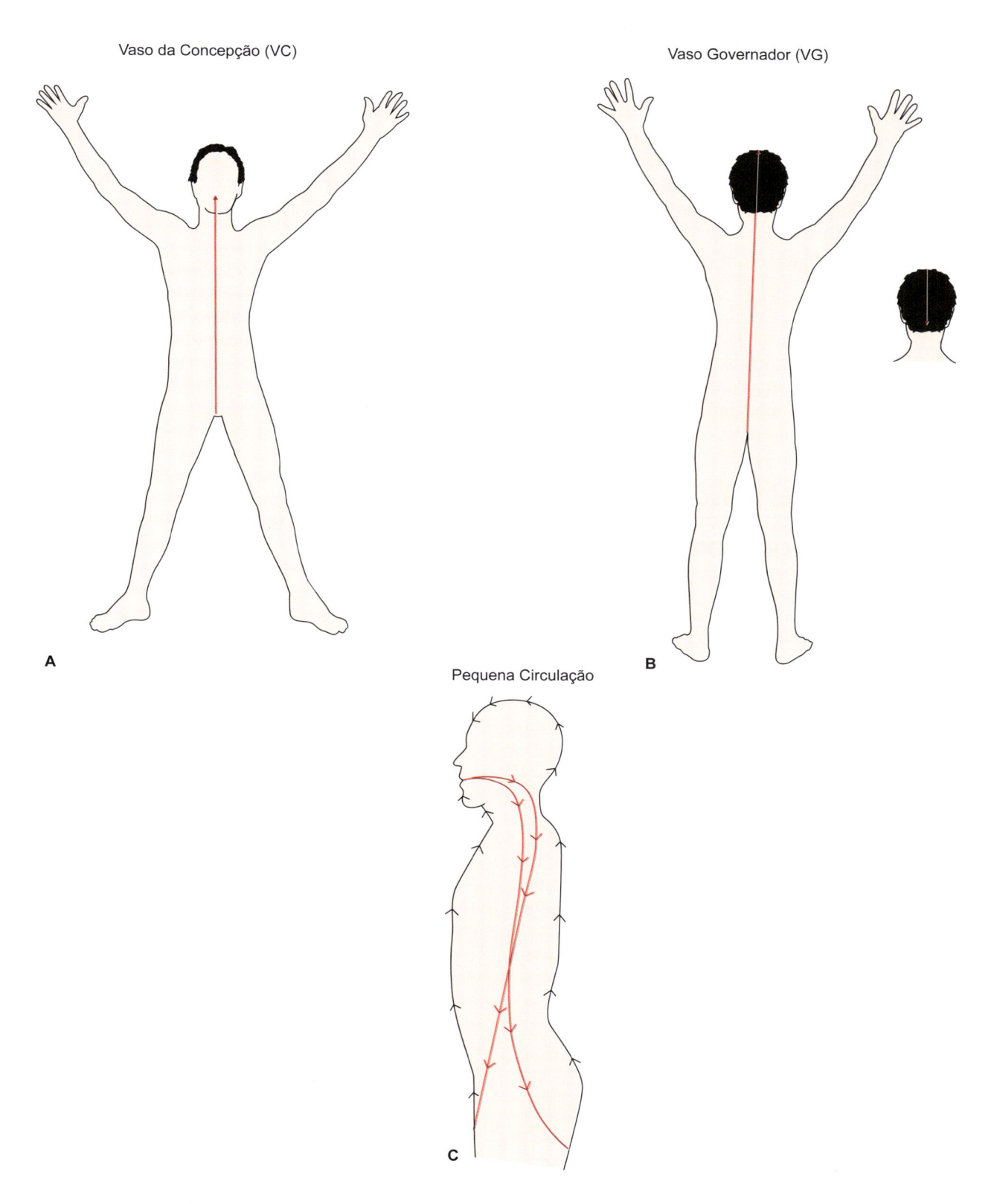

Figura 2.5 A. Vaso da concepção. **B.** Vaso governador. **C.** Pequena circulação.

O *do-in* enfatiza pontos específicos dos meridianos para autotratamento e manutenção do fluxo.

O **tuī ná**, também chamado de digitopuntura, utiliza todos os pontos dos meridianos em um complexo das funções energéticas de cada ponto, pontos tópicos e pontos reflexos. São os mesmos recursos da acupuntura.

A massoterapia engloba esses recursos ancestrais da massagem, com a visão de criar um diálogo terapêutico, lembrando que *terapia* significa cuidar do outro.

As técnicas mais usadas para o estímulo nos meridianos e seus pontos são o deslizamento, a pressão, a fricção e a vibração.

Os efeitos da massagem nos meridianos e pontos são:

- Profilaxia
- Equilíbrio no fluxo de energia dos meridianos, que estão ligados à preservação da força ancestral, à nutrição energética para os órgãos e vísceras e às emoções
- Tratamentos de desarranjos nos sistemas fisiológico e musculoesquelético.

Sistema miofascial | Fáscias e músculos

Tecidos moles | Tecido conjuntivo

As principais características dos tecidos moles se originam nas substâncias da matriz extracelular, que são: o colágeno, a elastina e a substância fundamental – esta mantém os tecidos moles hidratados. Na dinâmica dos tecidos moles existe a relação: tensão-deformação-relaxação, eles têm capacidade de realizar grandes deformações e voltar para a configuração inicial, ao serem descarregados.

Em uma analogia dos tecidos moles com uma meia de náilon, a elastina tem o papel do elástico, e o colágeno, do náilon: a elastina confere rigidez ao tecido e armazena a deformação, já o colágeno limita a deformação e protege os tecidos contra lesões. As fibras colágenas são comparativamente inextensíveis e ficam normalmente frouxas. Com o aumento da deformação do tecido, o colágeno é esticado gradativamente na direção da deformação, quando esticadas, essas fibras causam um aumento acentuado da rigidez do tecido.

Em uma visão funcional, ainda na analogia da meia de náilon, quando ela está torcida ou fora da posição, torna-se incômoda e impede a movimentação. No caso do tecido deformado, limita o movimento dos músculos e das articulações e exige dos músculos uma força para contrapor a direção deformada, provocando desorganização na transmissão de forças dos tecidos ao longo do corpo.

O tecido conjuntivo conecta e dá suporte, tem a função organizacional; forma a estrutura em uma rede que une todos os segmentos do corpo: na fibra muscular (célula), no revestimento das artérias e veias, na medula (meninge), nos órgãos (pericárdio no coração), nos ossos (periósteo), no revestimento da cavidade abdominal (peritônio), nos tendões e ligamentos, no tecido adiposo e no revestimento nos músculos, onde é chamado de *fáscia*. Esse conjunto de músculos envolvido pela fáscia é o *sistema miofascial*.

A fáscia é o tecido mais difuso no corpo, é uma grande rede que dá o formato do corpo, interno e externo, e fornece a armação para todos os outros sistemas.

Entre outras funções desse sistema, destacam-se:

- Possibilita a transmissão de força
- Atua na limitação da força externa do músculo contraído para direcionar e aumentar a força contrátil
- Torna possível a manutenção do movimento interno entre os tecidos moles
- Dá a forma do corpo
- Mantém as estruturas corporais no lugar e canaliza os líquidos corporais, ajudando a impedir a disseminação de infecções.

Pode-se dividir a fáscia em três tipos:

- *Superficial*: composta por células adiposas e se localiza bem abaixo da pele. Rica em tecido frouxo e adiposo, embebida em linfa intersticial, de espessura variável, rica em vasos linfáticos e periféricos, estica em qualquer direção
- *Profunda*: localiza-se abaixo da superficial, desdobra-se fundindo-se com os tendões, ligamentos, ossos. Não há linfa, é um tecido denso e sem gordura, de espessura variável, firme e rígida
- *Visceral ou subserosa*: localiza-se profundamente, envolve as membranas serosas que recobrem vísceras (pleura, peritônio e pericárdio), nervos e vasos.

Jean-Claude Guimberteau, cirurgião plástico francês, fez um experimento (2002) *in vivo* durante uma cirurgia de mão, demonstrando o funcionamento saudável da fáscia e revelando como as suas camadas deslizam umas sobre as outras, não havendo descontinuidade entre o tendão e seus arredores. Trabalhos recentes de J. Oschaman, Ph.D., biofísico e biólogo da Universidade Energy Medicine, mostram a fáscia como uma matriz viva – uma rede que se estende pelo corpo cobrindo cada célula e conectando músculos, tendões e ligamentos ao cérebro. Essa teia alcança toda e qualquer célula. Ela é um semicondutor, capaz de sustentar uma atividade elétrica em alta velocidade (cristal líquido). Possibilita o fluxo de informação que une o organismo inteiro para uma reorganização sistêmica, ou seja, quando se libera uma fáscia ocorre um processo de cascata, alcançando-se outra face da mesma fáscia e continuamente em rede.

O movimento do nosso corpo é o resultado da ação do tecido muscular envolto pelo tecido conjuntivo. Tudo isso ocorre graças a um fenômeno denominado *tensegridade*, que é a necessidade do sistema tensional de integrar e suportar o corpo, ou seja, os ossos (substância sólida) não se tocam entre si, mas estão no espaço em decorrência de uma tensão provocada pelos músculos e tecidos moles (Figura 2.6). Dessa maneira, pode-se observar os ossos como espaçadores, que distribuem e ligam os músculos (tensores).

Quando os tecidos fasciais estão restritos ou aderidos, envolvem as estruturas que deveriam estar livres, ficam colabados (colados), limitam a funcionalidade do músculo e impedem a movimentação do corpo. Esse tecido aderido endurece e se contrai com o tempo, fixando um padrão postural desarranjado e minimizando o movimento natural corporal, nas estruturas internas e externas. Assim, os tecidos moles encurtados e restritos não funcionam.

O toque gera o calor e o estímulo nos mecanorreceptores nas células, o sistema nervoso responde promovendo a hidratação do tecido restrito: a substância fundamental, que se encontra em um estado gel (sólido ou semissólido, ressecado), torna-se mais solúvel (estado líquido, hidratado); há um rompimento nas ligações moleculares entre os componentes da substância fundamental e entre esses componentes e as fibras colágenas. Essa mudança de estados chama-se *tixotropia*. Assim, a transformação da substância fundamental de gel em solúvel possibilita melhor direcionamento e distribuição das fibras de colágeno, deixando-as mais elásticas e maleáveis.

A aplicação do toque com esse objetivo chama-se *liberação miofascial*. A precursora desse método, que centralizou a atenção na fáscia, é Ida Rolf (1999), bioquímica de formação, que defendeu Ph.D. em 1920 e instituiu o método Rolfing. Existem também outros métodos nessa abordagem, como terapia miofascial, massagem do tecido conjuntivo (em alemão, *Bindegewebsmassage*), terapia neuromuscular (na Inglaterra e nos EUA).

O estudo laboratorial da fáscia é recente e é um universo a ser descoberto; na prática, porém, sempre foi usado na massagem: o terapeuta, ao encontrar uma nodulação nos tecidos, sempre procura dissolvê-la.

Atualmente, considera-se que, além da teoria da tixotropia, ocorrem outros fatores que promovem a transformação do estado do tecido e, por essa razão, existem críticas de alguns autores quanto à teoria da tixotropia, mas a ciência funciona nas transformações das teorias, e é fundamental usufruir na clínica o conhecimento já experimentado e também abrir o campo do estudo prático e dos novos conhecimentos, como a seguir:

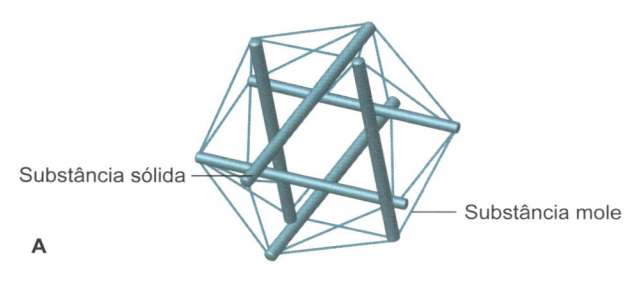

- Substância sólida
- Substância mole

A

- A fáscia é um órgão altamente sensorial, apresenta alguns mecanorreceptores (terminações nervosas sensoriais que respondem ao estímulo mecânico), que, além de respostas do sistema muscular, interagem com o sistema nervoso e endócrino. Mitchell e Schimidt consideram os receptores intersticiais fundamentais, pois se encontram em quantidade muito maior do que os outros mecanorreceptores (Tabela 2.3)
- Presença de integrinas: são proteínas (mecanorreceptores) presentes na membrana celular que comunicam a tensão e compressão a partir do entorno da célula. Bruce Lipton (2007) costuma chamá-la de "membrana mágica", pois, até 1950, essa membrana não era vista nas células, porque não havia um microscópio eletrônico, e, atualmente, a epigenética (novo campo da biologia que desvenda os mistérios de como o ambiente

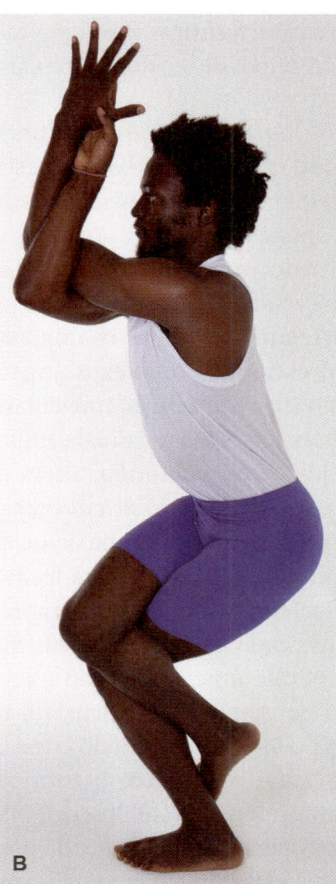

B

Figura 2.6 A e B. Tensegridade.

Tabela 2.3 Características dos receptores.

Tipo do receptor	Local encontrado	Responde a	Resultado quando estimulado
Golgi	Articulação miotendínea, aponeurose, ligamentos de articulações periféricas, cápsula articular	Alongamento lento	Diminui o tônus muscular
Pacini	Tecido conectivo (ligamento, tendão, músculo, cápsula articular)	Vibração e pressões rápidas	Senso de cinestesia – propriocepção
Ruffini	Dura-máter, ligamento de articulação periférica	Pressão profunda e lenta	Inibe a simpaticotonia
Intersticial	Quase em todo lugar, inclusive dentro de ossos	Pressão rápida e lenta, toque sutil (Schleip, 2012)	Função autonômica (mudança em frequência cardíaca, respiração e pressão arterial)

e a natureza podem influenciar o comportamento das células, sem modificar o código genético) tem reconhecido a sua importância, considerando a membrana como "cérebro" da célula, já que esta tem papéis importantes funcionando como "antenas" prontas a reagir aos sinais do ambiente (a moléculas físicas como a penicilina, mas também a uma força invisível, como o pensamento), vibrando como diapasões. Isso quer dizer que essas proteínas, juntamente com as informações captadas pelo meio ambiente, decidem qual é a melhor reação e comportamento para sua sobrevivência, remodelando o formato e a mobilidade das células. Elas são chamadas de unidade de "percepção", pois têm uma consciência e criam sua sensação física.

- Contratilidade da fáscia: a fáscia não é apenas um tecido inerte que responde aos estímulos externos; ela tem a habilidade de modificar seu tônus autonomicamente, independentemente da força exercida pelo músculo. Schleip (2012), em seu laboratório na Universidade de Ulm (Alemanha), realizou um experimento e verificou a presença de miofibroblastos (tecido que tem uma alta propriedade contrátil) em todos os tecidos testados.

Para a liberação miofascial, a técnica do toque mais usada é a pressão constante, em uma direção diagonal ao tecido, para atuar nas interfaces das camadas dos tecidos, desde a pele até o osso; permanece-se alguns segundos com uma pressão leve, observa-se o estado do tecido, sente-se a barreira ao movimento da manobra e, depois de algum tempo, ao perceber um amaciamento, lentamente, aprofunda-se a pressão, de acordo com o "bom diálogo" com o massageado, e mantém-se a pressão durante o tempo necessário para a hidratação do tecido. Podem-se promover pequenos movimentos (cisalhamento), ajustando-se à circunstância local com o objetivo de possibilitar um deslizamento entre os diferentes planos dos tecidos. Os toques de deslizamento profundo lento, pinçamento e fricção lenta também são usados para a liberação miofascial.

O trabalho terapêutico da liberação é priorizado nas regiões que apresentam mais aderências, mas pode ser feito em qualquer região; como a fáscia é contínua em todo o corpo, o efeito difunde-se na reorganização corporal.

No Capítulo 7, são descritas as manobras de liberação miofascial, ilustradas com fotos.

Os efeitos da massagem no tecido conjuntivo são:

- Liberação miofascial (hidratação das fáscias aderidas)
- Deslizamento nas interfaces dos tecidos moles
- Maximização na movimentação das articulações.

Tecido muscular

A partir de suas características morfológicas e funcionais, distinguem-se três tipos de tecidos musculares (Figura 2.7):

- *Músculo estriado cardíaco*: é constituído por células alongadas que também apresentam estriações transversais semelhantes às do músculo esquelético; possui, porém, apenas um ou dois núcleos centrais. Uma característica do músculo cardíaco é a presença de linhas transversais eletrodensas que aparecem em intervalos irregulares, são os chamados discos intercalares. Representam complexos juncionais encontrados na interface de células musculares adjacentes. O *tecido muscular* forma a camada muscular do *coração*, conhecida como *miocárdio*, e tem contrações involuntárias controladas pelo *sistema nervoso autônomo*
- *Músculo liso*: é formado por uma associação de células fusiformes (células delgadas com a forma tridimensional de um fuso, isto é, com um corpo aproximadamente cilíndrico, mas cujas extremidades são alongadas e afiladas), com núcleo único, alongado e central. No corte transversal, nem sempre se evidencia o núcleo central, por causa da posição excêntrica do corte histológico
- *Músculo estriado esquelético*: é formado por feixes de células muito longas (até 30 cm), cilíndricas, com estriações transversais, em virtude da presença de *miofibrilas* organizadas em *sarcômeros*, e com muitos núcleos em posição periférica, chamadas *fibras muscula-*

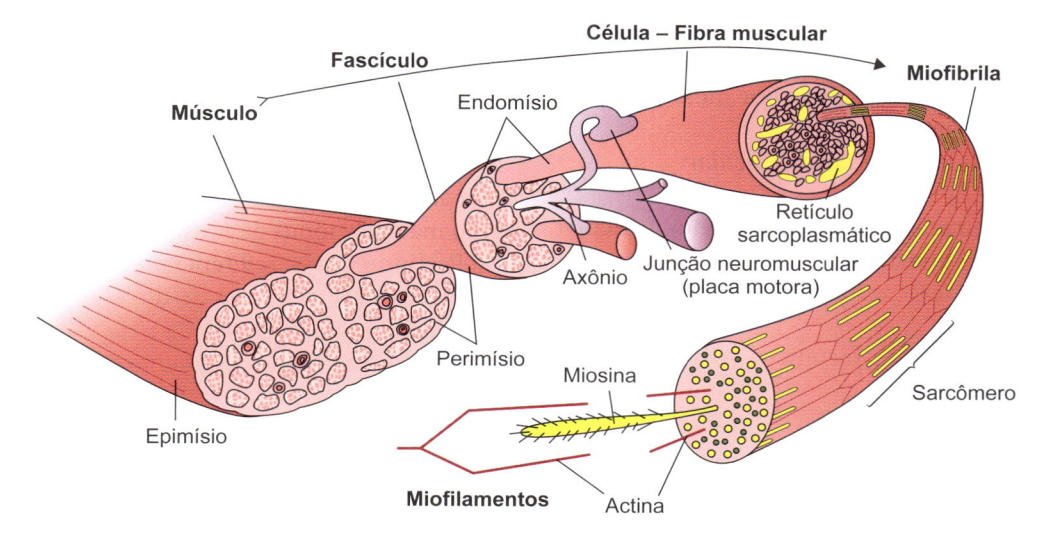

Figura 2.7 Tecido muscular estriado.

res estriadas. Envolvendo cada fibra muscular, há uma fina camada de feixes de fibras reticulares, chamado *endomísio*. Várias fibras musculares formam o *fascículo*, envolvido por uma camada de tecido conjuntivo denso, que é o *perimísio*. O músculo todo, por sua vez, é envolvido por uma resistente membrana de tecido fibroso, o *epimísio*.

O tecido muscular estriado é constituído por células musculares, também chamadas de *fibra muscular*, altamente especializadas para a contração, por isso contêm grande quantidade de *miofibrilas* que realizam o trabalho contrátil.

São dois tipos de *miofilamentos*: um grosso com "cabeças", denominado *miosina*, e o outro mais fino, a *actina*. Esses filamentos são paralelos uns aos outros, a actina adjacente se sobrepõe entrelaçada às cabeças da miosina, fazendo pontes para realizar a contração. Vários desses filamentos formam um sarcômero, a unidade de contração em uma célula muscular (Figura 2.8 A). Ao redor dos miofilamentos, e atravessando-os, estão os túbulos transversos e o *retículo sarcoplasmático*, tubos que transportam o cálcio, que é o ativador químico para ocorrer a contração, estimulado pelo impulso nervoso, que chega na *placa motora*. Esse processo neuroquímico causa uma resposta molecular, ativando a ação da actina na miosina, encurtando o sarcômero, onde ocorre a contração muscular (Figura 2.8 B).

O encurtamento do tecido muscular pode chegar até, aproximadamente, 40% de seu comprimento.

Os músculos estriados estão unidos aos ossos, por isso são chamados de esqueléticos e são voluntários, ou seja, respondem à vontade do indivíduo. Podem ser:

- *Tônicos*: geram pouca força, mas podem permanecer contraídos mais tempo, sendo resistentes à fadiga. São encontrados, predominantemente, nos músculos posturais, como ao longo das costas (eretores)
- *Fásicos*: produzem muita força por pouco tempo, tornando-se facilmente fatigáveis. São encontrados nas regiões que promovem movimentos principalmente nos membros, em especial os flexores; por exemplo, o bíceps braquial.

O músculo esquelético é formado por um ventre; e suas extremidades, pelo tecido conjuntivo denso, fixando o músculo a uma parte do esqueleto, seja um osso, seja cápsula ou cartilagem (Figura 2.9). Quando se fixa a um osso, chama-se *tendão*, mas, quando se fixa em grandes áreas do esqueleto, chama-se aponeurose; por exemplo, a aponeurose epicrânica, que reveste a parte superior do crânio.

O conhecimento e a conscientização da funcionalidade da musculatura são fundamentais. Na postura vertical, a função tônica está predominantemente mais

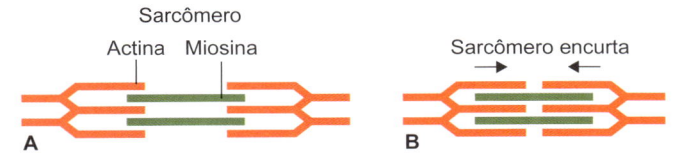

Figura 2.8 A. Sarcômero formado por actina e miosina. **B.** Sarcômero encurtado.

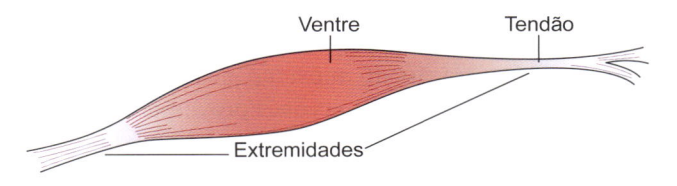

Figura 2.9 Músculo esquelético.

presente; e a função fásica, predominantemente em relaxamento. Já na ação do movimento, a função fásica prevalece, minimizando a ação tônica, por meio da soltura do peso com a força gravitacional.

Existem possibilidades de *ação muscular*:

- *Isotônica*: a contração causa movimento articular, mantendo o tônus constante
- *Isométrica*: a contração produz força sem mudar o ângulo da articulação
- *Isocinética*: a contração acontece em velocidade constante.

A força pode ser:

- *Concêntrica*: o músculo se encurta durante o movimento
- *Excêntrica*: o músculo se alonga durante o movimento.

Na ação:

- O músculo *agonista*: é o que produz um movimento articular ou mantém o movimento
- O músculo *antagonista*: é o que produz a ação oposta à do agonista – alongando ou encurtando, regula o movimento promovido pelo agonista. Por exemplo, na ação do bíceps braquial, agonista, ao se levantar um objeto, o tríceps braquial, antagonista, atua regulando a força necessária a essa ação
- O músculo *sinergista*: contrai-se de maneira concomitante ao agonista, sua ação pode ser idêntica ou próxima. Em geral, age isometricamente para estabilizar ou fixar articulações envolvidas na ação muscular.

O movimento espontâneo, as práticas corporais e os exercícios planejados devem partir da consciência da força e ação muscular para haver um equilíbrio no sistema muscular e, consequentemente, em todos os tecidos moles. Como exemplo, o uso excessivo de força concêntrica e ação isotônica, sem compensações proporcionais, passíveis de ocorrer na musculação, pode causar músculos demasiadamente encurtados (o encurtamento pode chegar a 40% do seu comprimento). Dessa maneira, músculos volumosos, que, na cultura vigente são vistos como algo belo, estão diretamente relacionados com o seu encurtamento, o que minimiza a fluência das articulações e o movimento natural.

Tônus muscular é o grau de contratilidade que o músculo apresenta em estado de repouso. Esse grau residual de contração do músculo esquelético resulta inteiramente de impulsos nervosos provenientes da medula espinal. Cada pessoa tem o seu nível médio de tônus diante da sua faixa etária, das atividades que exerce e do estado psicoemocional em que se encontra.

Considerando um estado não patológico, a pessoa deveria ter, no mínimo, uma capacidade de força muscular (grau de tônus) suficiente para cumprir as suas necessidades biológicas, desde o funcionamento orgânico interno até a sustentação e locomoção dos ossos. Já a pessoa que tem atividades específicas de utilização do corpo terá um grau maior de tônus da musculatura esquelética.

Partindo dessa referência, em casos extremos com tendência patológica, há de um lado uma pessoa totalmente sedentária, sem "força para viver" biologicamente, que se torna emocionalmente dependente dos outros; e, do outro lado, uma pessoa que trabalha muito sua força ativa, a ponto de restringir seriamente o seu potencial de percepção interna, de sutileza e receptividade e de "ir na correnteza da vida".

O desenvolvimento do tônus equilibrado da musculatura fixará os espaços conquistados no sentido somatopsíquico, ou seja, no aspecto físico pela sustentação do corpo e da abertura dos espaços articulares; e, no aspecto psíquico, a sustentação da integridade do *self* e a disposição para o relacionamento com o exterior. O trabalho de tonificação é uma forma de canalização da energia **yáng** no corpo para a manutenção da sua amplitude **yīn**.

A complementação do tônus (**yáng**) se dá com o alongamento (**yīn**) no prisma da atividade muscular, da mesma forma que esse prisma de atividade muscular (**yáng**) tem sua complementação no trabalho de relaxamento ou quietude (**yīn**).

No Capítulo 4, são abordadas as práticas de relaxamento, micromovimentos, alongamento e direções ósseas (tônus muscular), prevenção física das costas e posturas para a manutenção do corpo no dia a dia.

A maioria das técnicas de movimentos das mãos pode ser usada para o trabalho do toque na musculatura: o deslizamento médio e profundo, as fricções, os pinçamentos, os amassamentos, as percussões e as vibrações.

Os efeitos da massagem no tecido muscular são:

- Nutrição celular, por meio do fluxo sanguíneo
- Melhora das propriedades de contratilidade, elasticidade e tonicidade das células
- Alongamento e organização da direção das fibras musculares
- Efeito anti-inflamatório.

Ação anti-inflamatória

A publicação na revista *Science Translational Medicine* (2012) conclui que a massagem tem uma ação anti-inflamatória e é eficaz na reabilitação de músculos que sofreram lesões. "Há consenso de que a massagem produz bem-estar. Agora temos base científica para explicar como ela atua", afirma Simon Melov, do Instituto Buck, nos EUA.

Os cientistas concluíram que a massagem estimula a produção de sinais químicos que diminuem a inflamação e estimula a geração de mitocôndrias, pequenas estruturas que funcionam como verdadeiras usinas de energia dentro da célula. Assim, a prática de massagem também contribui para acelerar a reconstrução de tecidos musculoesqueléticos, afetados por exercícios físicos ou doenças. "Os benefícios da massagem podem ser úteis para um amplo grupo de indivíduos que inclui idosos, pessoas que sofrem de lesões musculoesqueléticas e pacientes com doença inflamatória crônica", pondera Mark Tarnopolsky, principal autor do estudo e cientista do Departamento de Pediatria e Medicina da Universidade de McMaster, em Ontário (Canadá). "Apesar de não ter efeito sobre os metabólitos musculares (como o ácido láctico), a massagem diminui a produção do fator inflamatório, mitigando o estresse celular da fibra muscular." Dez minutos de massagem bastariam para produzir um efeito benéfico perceptível, aponta o artigo, que contou com a participação de 11 atletas voluntários.

No Capítulo 5, são descritos e ilustrados os principais músculos e suas ações.

Ossos e articulações

O sistema esquelético é o conjunto dos ossos, cartilagens e articulações. O esqueleto é o suporte rígido do corpo; móvel, porém possui e serve de alavanca para a tração dos músculos. Os ossos são o tecido mais duro entre todos, mas são órgãos vivos e dinâmicos e, como os demais, possuem vasos sanguíneos e nervos.

Algumas funções do sistema esquelético:

- Sustentação e conformação do corpo: os ossos constituem uma estrutura que sustenta o peso do corpo em todas as regiões e dão forma a elas
- Movimentação: as articulações possibilitam a mobilidade por meio da ação dos músculos que estão fixados nos ossos
- Proteção: os ossos protegem órgãos nobres, como o cérebro, o pulmão e o coração, que ficam dentro de estruturas ósseas
- Produção de células do sangue: ocorre na medula óssea
- Armazenamento de minerais: como cálcio e fósforo.

O esqueleto é dividido em duas partes (Figura 2.10):

- Esqueleto axial: é a principal estrutura de sustentação e é constituído por ossos ao longo do eixo longitudinal mediano. Inclui crânio, coluna vertebral, costelas e esterno
- Esqueleto apendicular: constituído por dois apêndices, o cíngulo pélvico (ou cintura pélvica) e o cíngulo peitoral (ou cintura escapular). Os seus ossos formam uma estrutura que possibilita a liberdade de movimentos para os membros superiores e inferiores unidos ao esqueleto axial. Inclui o cíngulo pélvico (ossos ílio, púbis e ísquios), os membros inferiores (ossos do pé, a tíbia, a fíbula e o fêmur), o cíngulo peitoral (escápulas e clavículas) e os membros superiores (ossos das mãos, o rádio, a ulna e o úmero). A soma dos dois esqueletos proporciona um corpo com sustentação vertical e mobilidade em si e no espaço.

No Capítulo 5, são descritos os ossos por regiões.

Mais de 90% do trabalho do cérebro está direcionado a manter seu corpo no campo gravitacional. Portanto, quanto menos energia uma pessoa gastar com sua postura, mais energia terá disponível para a cura, a digestão e o pensamento. (Sperry, 1986 – Prêmio Nobel de Medicina em 1981)

A postura em pé normalmente é tratada como se já estivesse solucionada, ou seja, basta ficar em pé, mas a realidade é outra. O *Homo sapiens*, na sua evolução de quadrúpede para bípede, está na busca desse equilíbrio, e, para isso, é necessário conscientizar-se desse processo e ter a percepção do peso dos ossos.

A gravidade age continuamente sobre o nosso corpo e exerce uma força descendente, que comprime os espaços entre os ossos. O primeiro passo para se gastar menos energia na sustentação do corpo, na relação com a força gravitacional, é ter bons apoios; na posição em pé, são três apoios na planta do pé: no calcâneo e no 1º e 5º metatarsos, acolchoados com uma camada de gordura; na posição sentada, os apoios são nos ossos ísquios. Com os apoios aterrados e bem distribuídos, obtém-se uma base que possibilita um eixo de equilíbrio no centro do corpo (Figura 2.11), que resultará em menos esforço para a sua manutenção vertical ascendente e a natural descompressão dos espaços dos ossos, já que na anatomia corporal constam as curvas na coluna vertebral. A única região que deve ceder à gravidade são os ombros, possibilitando que as escápulas deslizem para baixo, e os membros inferiores.

Mas a gravidade também pode ser uma aliada ao movimento corporal, pois a maneira mais econômica para iniciar um movimento é pelo relaxamento muscular, ou seja, a gravidade atua iniciando o movimento: a energia gravitacional é transformada em energia cinética e, a partir dessa ação, mobiliza-se a força muscular adequada ao objetivo do movimento.

No movimento da marcha, são importantes a dissociação dos cíngulos pélvico e peitoral e a contralateralidade que envolve os membros, possibilitando um padrão mais fluido de movimento e não um movimento em bloco. Dessa maneira, ocorre a boa funcionalidade na conexão das estruturas ósseas e miofasciais.

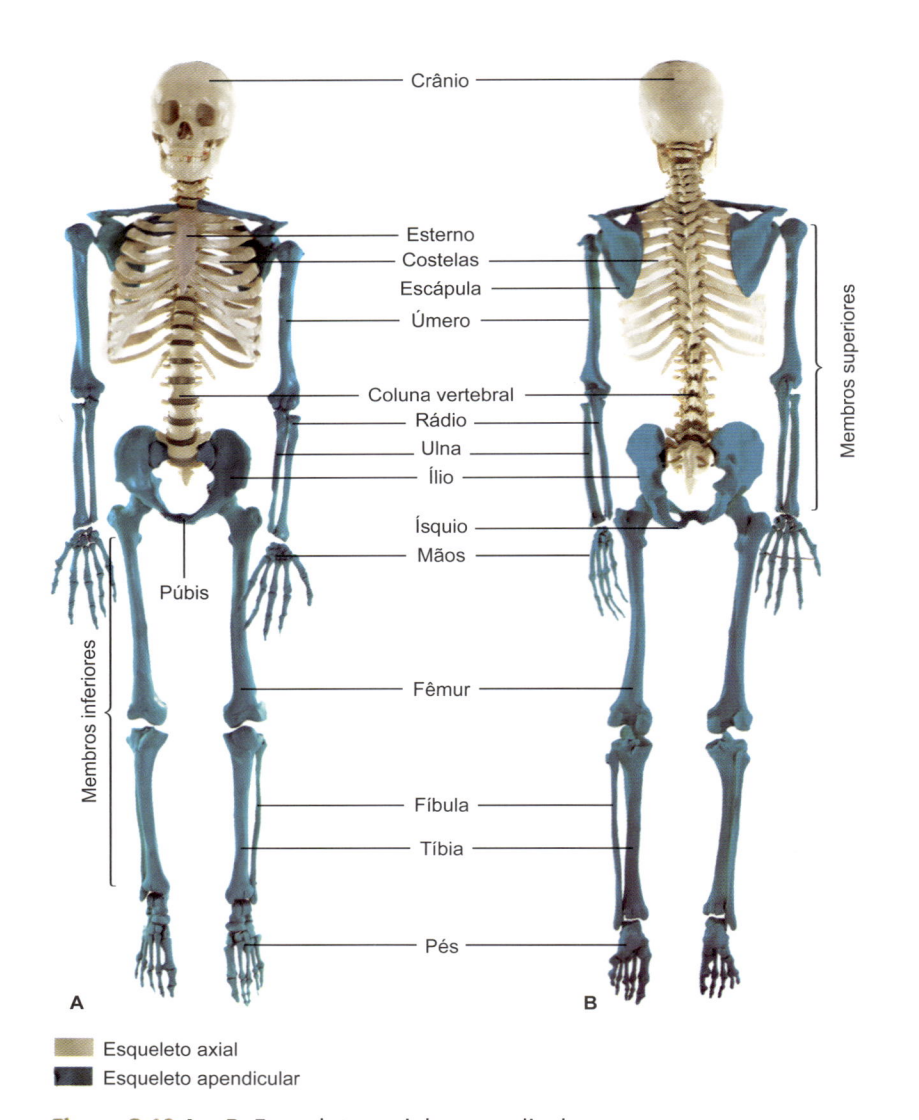

Figura 2.10 A e B. Esqueletos axial e apendicular.

Figura 2.11 Eixo de equilíbrio do corpo na posição em pé.

As sessões de massoterapia devem proporcionar não só o toque diretamente, mas também a educação somática. No início da sessão, com o massageado na posição em pé e/ou sentado, o terapeuta acompanha a percepção do peso, da relação com a gravidade e os apoios do massageado. Existem algumas manobras, que enfatizam essa percepção, descritas no Capítulo 7. Há também manobras que se referenciam na mobilidade dos ossos como a rotação das vértebras e o deslizamento da patela; constam no Capítulo 8.

Nas técnicas dos amassamentos, há a compressão óssea: com a referência dos ossos dos membros, movem-se os tecidos adjacentes.

No Capítulo 4, são abordados os conceitos da Educação Somática, a organização do corpo em pé e a prática de direções ósseas e, no Capítulo 5, a descrição dos ossos por regiões do corpo.

As *articulações* são as conexões entre duas ou mais partes rígidas do esqueleto (ossos ou cartilagens), tendo ou não mobilidade, formando uma estrutura ordenada. São classificadas de acordo com suas características morfológicas e teciduais em:

- Articulações fibrosas: unem os ossos por um tecido fibroso, uma lâmina de tecido conjuntivo, não havendo movimentos entre seus componentes. É o caso das suturas, como as do crânio (Figura 2.12)
- Articulações cartilaginosas: unem os ossos por meio de cartilagem, como a sínfise púbica, ou podem conter um disco cartilaginoso, como as intervertebrais (Figura 2.13)
- Articulações sinoviais: unem os ossos com uma cavidade articular que contém uma cápsula, a parte interna dessa cápsula é recoberta pela membrana sinovial, cuja função é possibilitar o melhor deslizamento dos componentes articulares. Podem existir discos de cartilagem (como os meniscos), ligamentos ou faixas de tecido que reforçam a sua resistência (Figura 2.14)

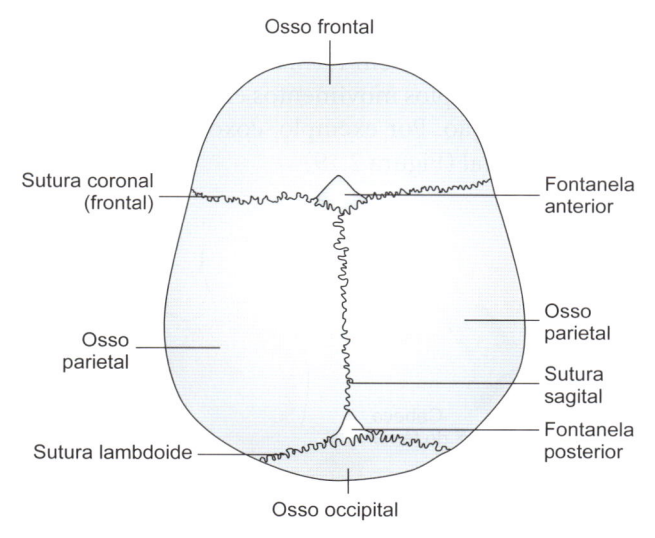

Figura 2.12 Articulações fibrosas.

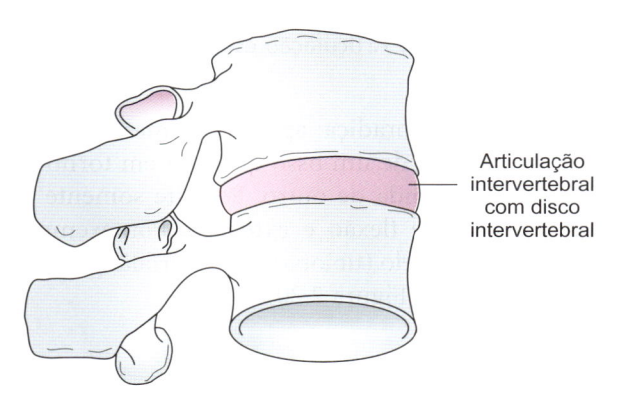

Figura 2.13 Articulações cartilaginosas.

As articulações sinoviais se dividem em:

– Plana: é a menos móvel, permite somente o deslizamento em superfícies planas dos ossos. Por exemplo, articulações intercárpicas e intertársicas (Figura 2.15)

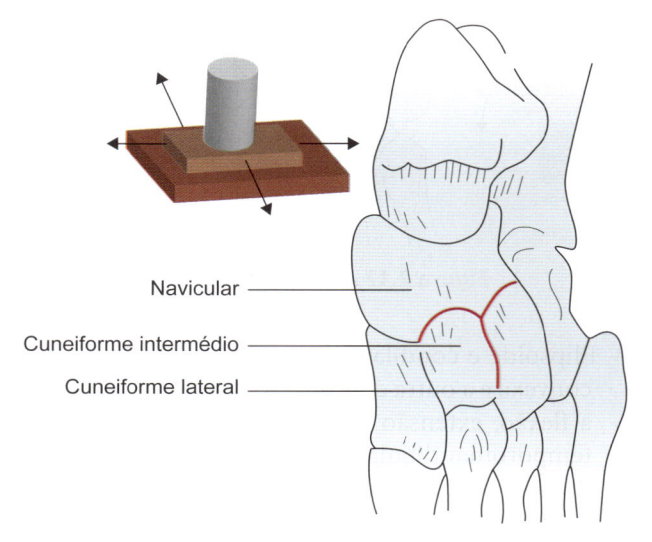

Figura 2.15 Articulação plana.

– Trocoide ou pivô: um anel ósseo gira em torno de um processo ósseo. Torna possível a rotação em torno de um eixo. Por exemplo, a cabeça do rádio ou a articulação atlantoaxial (Figura 2.16)

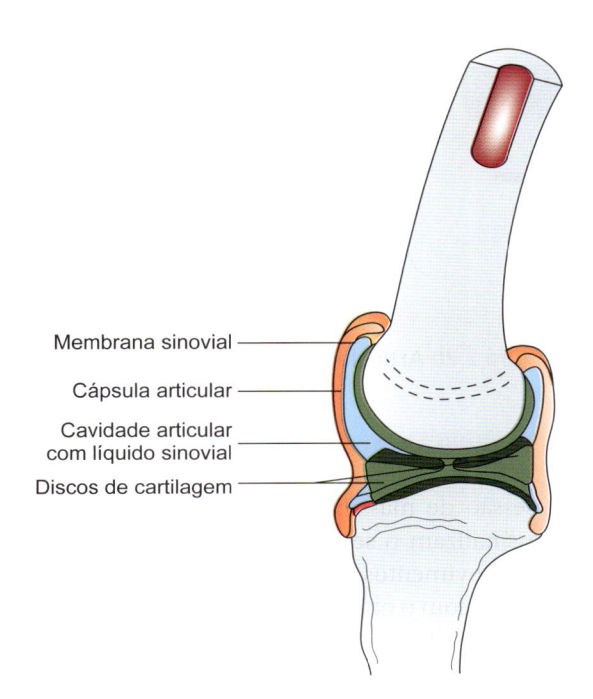

Figura 2.14 Articulações sinoviais.

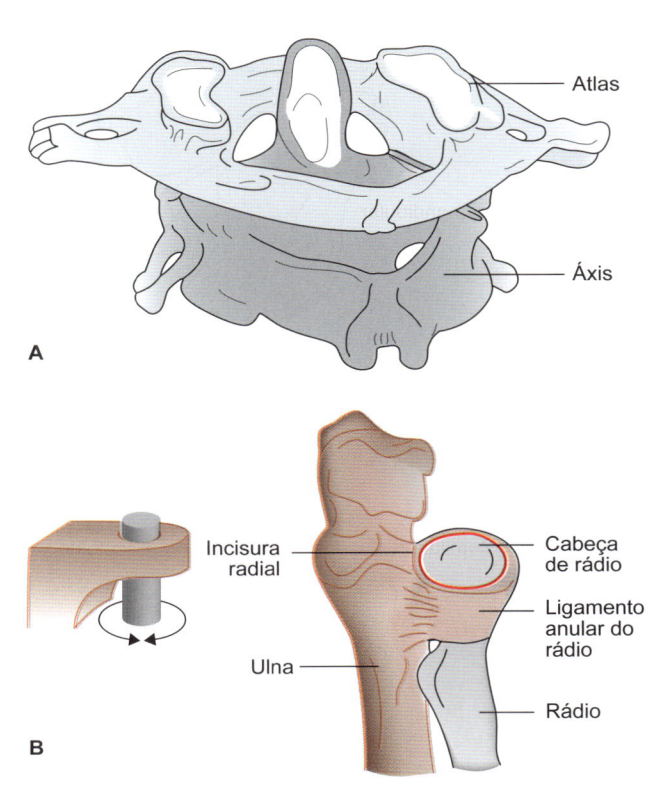

Figura 2.16 **A** e **B.** Articulação trocoide ou pivô.

– Selar: apresenta superfícies côncavas de ossos que se articulam uma com a outra. Por exemplo, a articulação carpometacárpica do polegar (Figura 2.17)

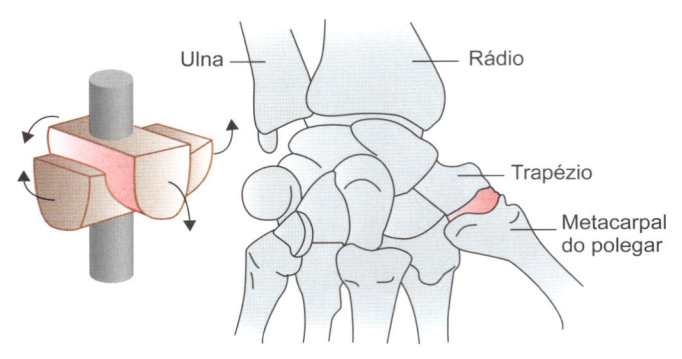

Figura 2.17 Articulação selar.

– Elipsoide e condilares: apresentam uma superfície convexa e a outra côncava. As condilares permitem a flexão, extensão e sutil rotação. Por exemplo, a temporomandibular, atlanto-occipital ou o joelho. As elipsoides em forma de elipse. Possibilitam a flexão, extensão, adução e abdução. A rotação não é possível. Por exemplo, radiocárpica (punho), metacarpofalangianas (Figura 2.18)

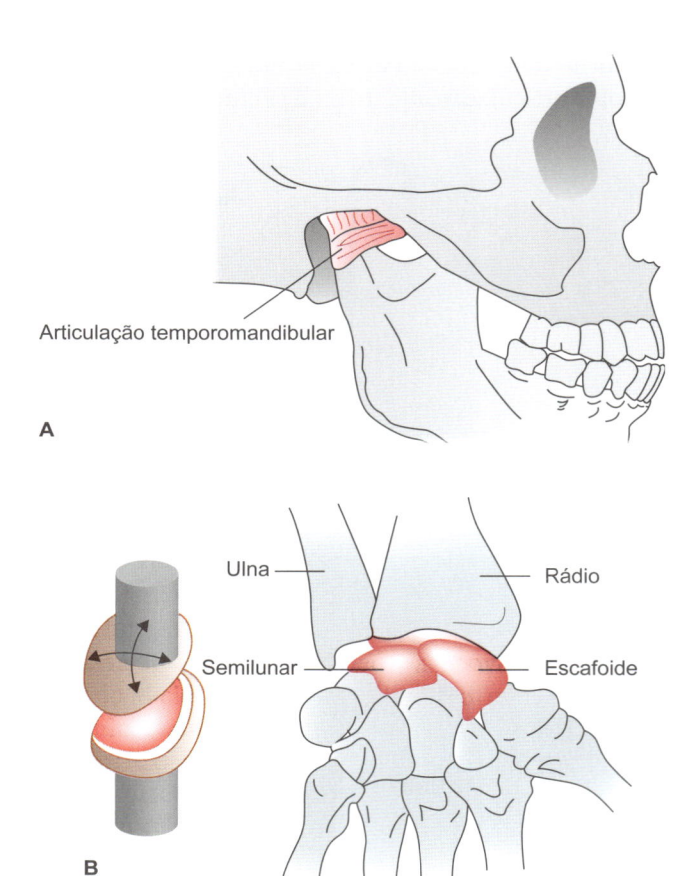

Figura 2.18 A e **B.** Articulação elipsoide e condilares.

– Esferoide: apresenta uma superfície convexa e a outra côncava, mas em forma de esfera, o que torna possíveis amplos movimentos em todas as direções e em rotação. Por exemplo, coxofemoral ou escapuloumeral (Figura 2.19)

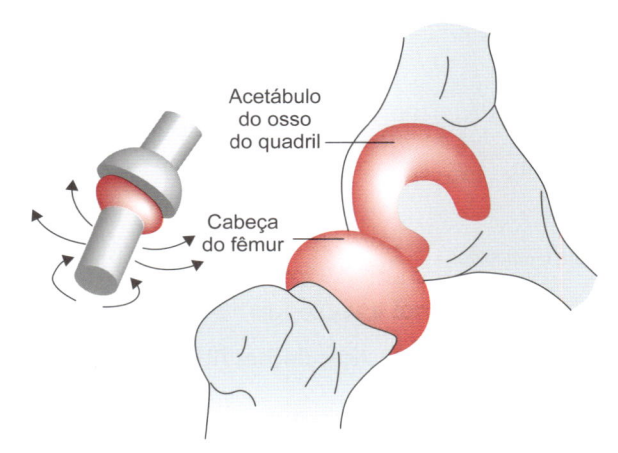

Figura 2.19 Articulação esferoide.

– Gínglimo ou dobradiça: apresenta uma superfície em forma de C de um osso que gira em torno da superfície redonda de outro. Permite somente os movimentos de flexão e extensão. Por exemplo, cotovelo, tornozelo (tibiotársica), interfalângica dos pés e nas mãos (Figura 2.20).

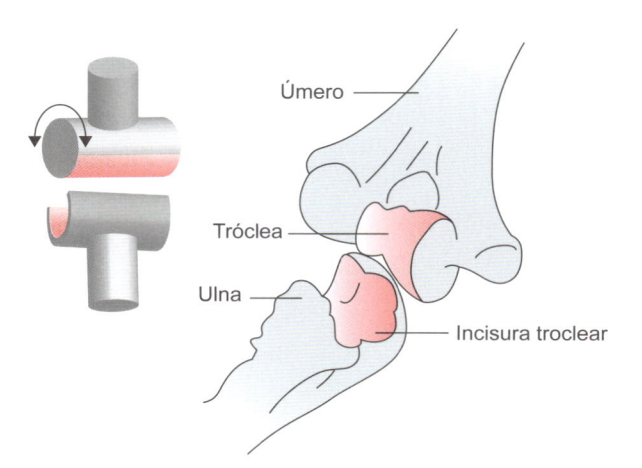

Figura 2.20 Articulação gínglimo ou dobradiça.

No Capítulo 5, são descritas as articulações e os seus movimentos.

Na sessão de massoterapia, as articulações do massageado sinalizam o seu estado de entrega. O terapeuta promove movimentos nas articulações, sem a ajuda do massageado, com o objetivo da passividade articular. Essa é uma premissa fundamental para que qualquer toque tenha resultado, pois, se não há a passividade articular, existe uma força de resistência à linguagem do toque.

Enfatiza-se também nas manobras, a mobilidade de todas as articulações, estimulando a sua lubrificação. Nos idosos, essa estratégia é fundamental.

Os movimentos e manobras que promovem a mobilidade das articulações são variados e serão vistos no Capítulo 3, no tópico Alongamento passivo e na sequência profilática, e no Capítulo 7, Manobras e liberação miofascial.

Camada extrafísica

A camada extrafísica é o ambiente em que o corpo físico está alojado. Na visão ocidental da ciência exata, há o estudo do eletromagnetismo e também um ramo teórico da radiação eletromagnética, chamado eletrodinâmica. Duas forças básicas regem o nosso planeta, a gravitacional e a magnética. O Sol e a Terra são as duas principais fontes naturais de energia eletromagnética, mas o campo magnético está também no ar e na água e atua diretamente na manutenção da vida de todos os seres no planeta.

No passado, as pessoas tinham maior contato com ambientes naturais não modificados, andavam descalças no solo, as crianças brincavam em quintais, tomavam sol, sua relação com as forças naturais e magnéticas eram mais próximas. Hoje, nos ambientes urbanizados, as pessoas usam calçado sobre piso isolante, a rua é pavimentada, as moradias possuem estruturas metálicas, há muitos carros nas ruas etc. Esses elementos desviam e absorvem o magnetismo, contribuindo assim para uma redução da energia vital e, consequentemente, deixando as pessoas mais vulneráveis às doenças.

A "síndrome da escassez magnética" causa cansaço, dores no corpo, nervosismo, insônia, rigidez nos ombros e na nuca, depressão, problemas circulatórios, cãibras, dormências, enxaqueca, desânimo, falta de vontade e disposição, entre outros sintomas.

Na visão das escolas orientais, estudam-se os centros energéticos no ambiente extrafísico, que sustentam a preservação do corpo físico.

No Capítulo 9, serão vistos os meridianos e os *chakras*.

As escolas ocidentais, como a Teologia e a Antroposofia, estudam o corpo plasmático e a suprassensibilidade, ou seja, um sentido extrafísico. Já o *johrei*, de origem japonesa, 浄 *Joh* (purificar) e 霊 *Rei* (espírito), significa purificação do espírito, e, em todas as frentes mundiais espiritualistas, faz-se uso da *imposição das mãos*, que tem o potencial da irradiação eletromagnética e de alteração no campo suprassensível, usando-se de maneira adequada, é mais um eficaz instrumento terapêutico.

No Capítulo 3, em que são abordadas as técnicas complementares, é descrita a técnica da polarização.

Na massoterapia, a imposição das mãos, ou seja, a aproximação das mãos no corpo do massageado sem o toque na pele, é um recurso para alguns momentos específicos na sessão, para ser mais específico, no seu final e em situações em que clinicamente não seria adequado tocar o corpo de maneira direta.

Os efeitos da massagem na camada extrafísica são:

- Polarização eletromagnética no corpo
- Alinhamento dos centros energéticos e *chakras*
- Desenvolvimento da suprassensibilidade
- Acolhimento.

As cinco camadas descritas são o campo de atuação da massagem. Existem vários métodos e técnicas focados em uma ou algumas camadas, apresentando bons resultados, mas se o massageador tiver o entendimento e a percepção na prática de todas as camadas, enriquecerá a linguagem do tato.

3

Prática da Massagem

Técnicas de movimentos das mãos da massagem oriental e ocidental

O aperfeiçoamento da linguagem do tato requer desenvolvimento de sensibilidade e técnica, no sentido de perceber os limites acessíveis do corpo do massageado e tocá-lo de maneira adequada, para haver uma resposta produtiva e um diálogo fluente.

Os movimentos das mãos são o instrumento para "ler" o corpo do massageado e expressar o estímulo adequado, dosando:

- Profundidade
- Tempo
- Ritmo
- Velocidade.

De modo geral, os movimentos lentos têm efeito calmante ou sedativo; e os rápidos, estimulante ou tonificante.

O massoterapeuta atua conscientemente conforme os seus objetivos terapêuticos, ou seja, o seu toque tem uma intenção estratégica e, concomitantemente, mantém a fluência no diálogo tátil no decorrer da massagem. No entanto, alguns cuidados devem ser observados, por exemplo:

- Não tocar em lesões e feridas abertas (úlceras) na pele
- Em cicatrizes recentes e lesões na pele sem feridas abertas, somente tocar com leveza, usando o deslizamento superficial (podendo aplicar algum produto adequado).

Há uma grande variação nos métodos desenvolvidos por mestres e escolas específicas. Na busca por uma linguagem clara e uma técnica precisa, elaboramos um método baseado nos métodos básicos da massagem chinesa em conjunto com os movimentos da massagem clássica ocidental, a partir da experiência prática em atendimento de massoterapia.

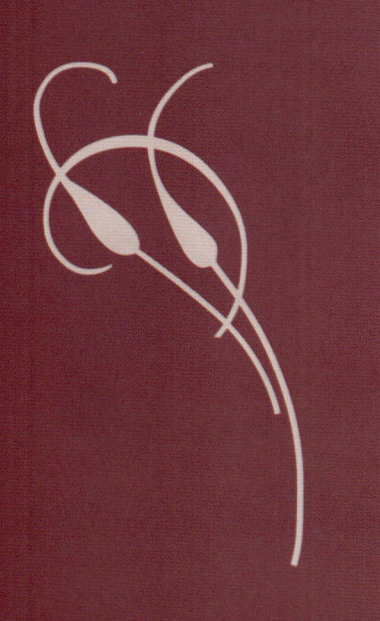

Deslizamentos

1. Com a mão espalmada, deslizamento:

- Superficial: sensibilização, leitura da temperatura e textura (variação: com o dorso das mãos), efeito na integração neurossensorial. Movimento indicado para o início e o final do diálogo tátil e para a integração das áreas do corpo
- Médio: leitura da condição ósseo muscular, contato em busca de intimidade das mãos do massoterapeuta com o corpo do massageado. As mãos devem procurar se amoldar à parte tocada
- Profundo: terapêutico, remove concentrações de toxinas, aumenta a circulação sanguínea, equilibra o tônus da massa muscular e dissolve as restrições teciduais. No deslizamento profundo, com a mão espalmada, as eminências tenar e hipotenar da mão são mais usadas.

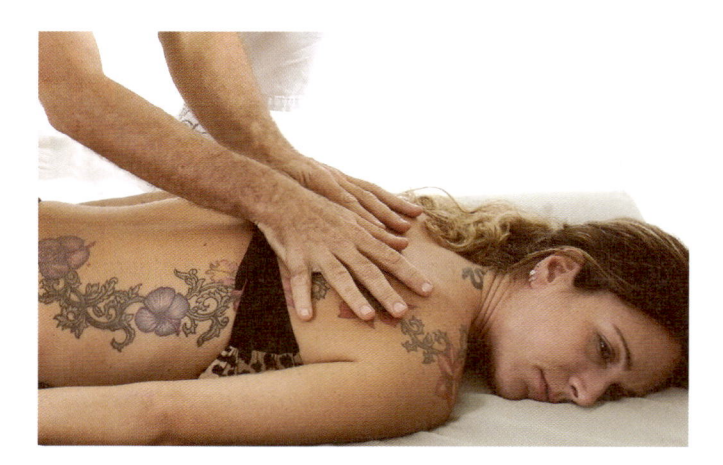

2. Com a polpa dos dedos, o deslizamento é feito com pressão de média a profunda. Nos trajetos de meridianos, no sentido da energia, tem ação tonificante; e, no fluxo contrário da energia, tem ação sedativa do meridiano:

- Deslizamento em linha longitudinal com a polpa do polegar ou outro dedo, repetidas vezes (em média 20 vezes) sobre um mesmo trajeto na mesma direção. Usado em trajetos de meridianos (p. ex., no meridiano da Bexiga nas costas)

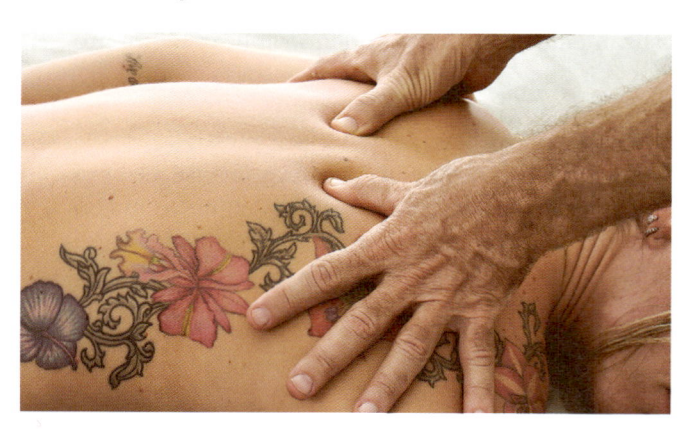

Também usado em bordas ósseas, tendinosas e musculares com ação de descolar o tecido conjuntivo e ordenar as fibras musculares

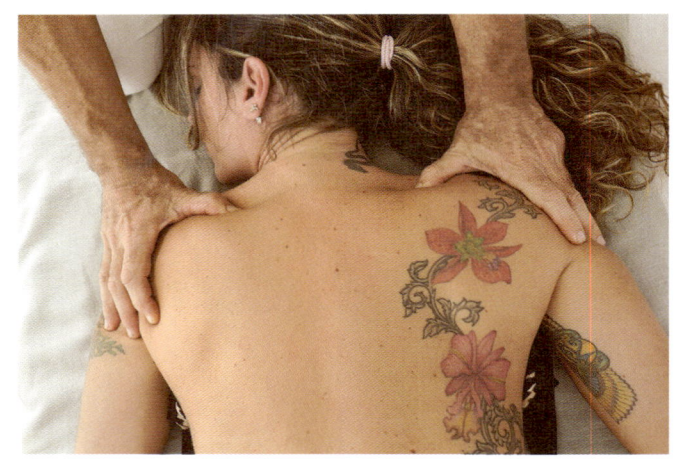

- Deslizamento em linha lateral na mesma direção (p. ex., na cintura do centro para as laterais)

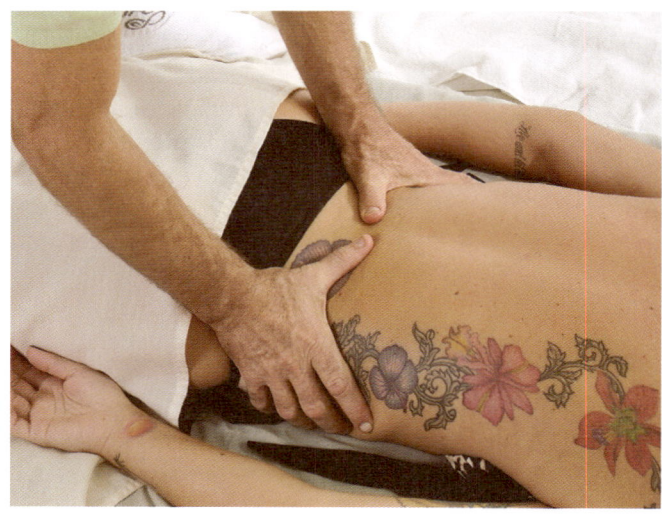

- Deslizamento vai e vem, como uma fricção. Em qualquer segmento dos meridianos e sobre ossos e músculos.

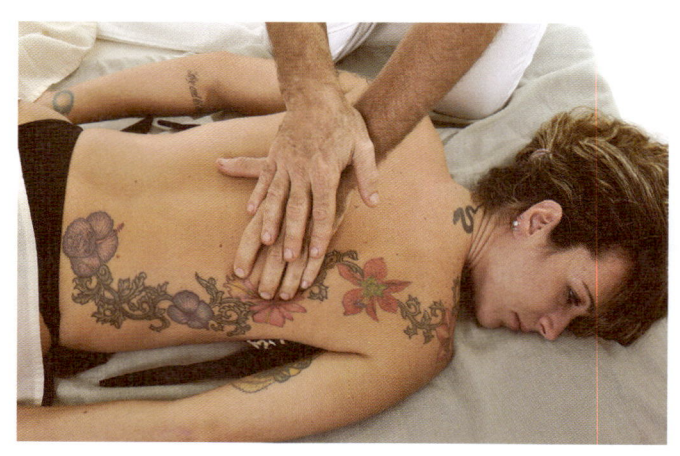

3. Com o punho ou antebraço: sobre articulações (de superficial a médio) ou em grandes massas musculares (de médio a profundo). Efeito desenrijecedor de articulações e músculos, de remoção de toxinas e de estimulação do fluxo de energia naquele segmento do meridiano.

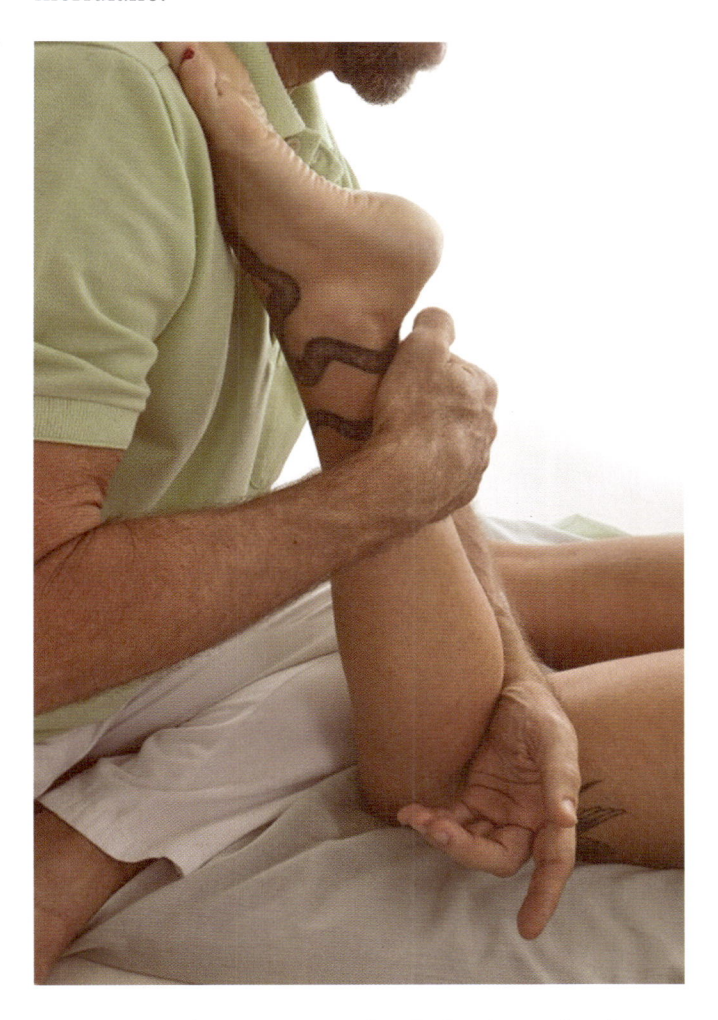

4. Com as unhas ou pontas dos dedos (varredura), para sensibilizar a pele (terminais nervosos), ordenar as fibras do tecido conjuntivo e trazer a energia para a superfície.

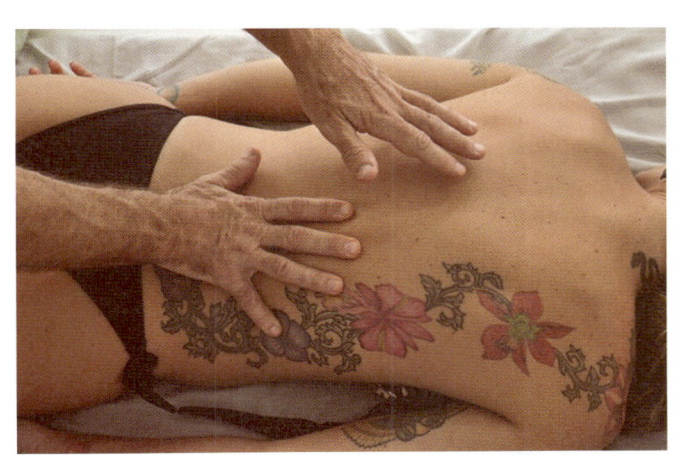

Pressões

Deve-se atentar à proporção do corpo do massageado e ao seu tônus muscular para determinar a intensidade da pressão. O movimento pode ser de permanência no local ou ponto, intermitente ou subsequente, seguindo um trajeto. Não se deve aplicar em regiões com qualquer tipo de lesão osseoarticular.

As pressões têm efeito geral analgésico de dores mais internas e relaxamento muscular.

1. Pressão com o dedo indicador, médio ou polegar. Tem efeito analgésico local e de regulação da energia dos meridianos, é usada nos pontos dos meridianos em todo o corpo e pontos-reflexos. A pressão pode ser contínua durante alguns instantes (de 20 s a 5 min) para sedação ou intermitente para tonificação. Pode também ser aplicada em direção diagonal: no sentido do fluxo do meridiano, tem efeito de tonificação; e, no sentido contrário do fluxo, tem efeito de sedação.

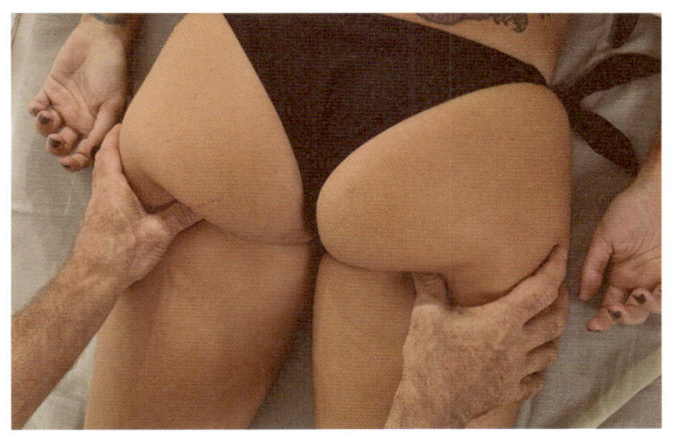

2. Pressão com os dedos: indicador e médio, indicador, médio e anular ou com os quatro dedos:

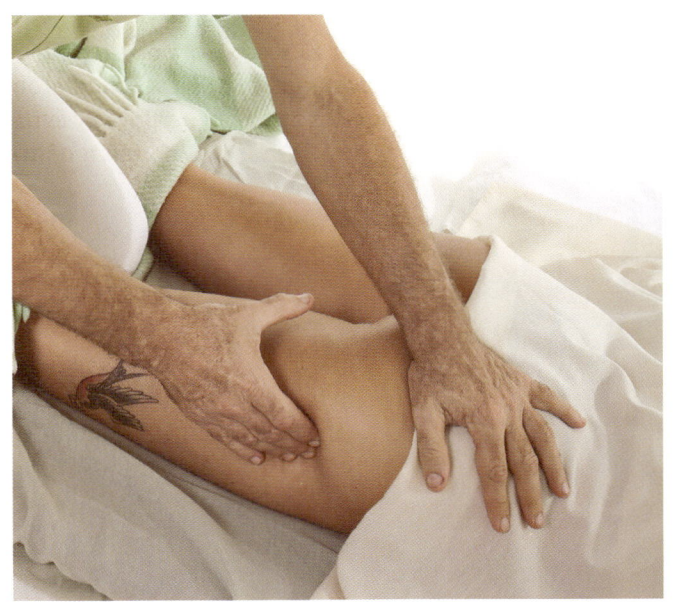

- Pressão com os dedos polegares juntos

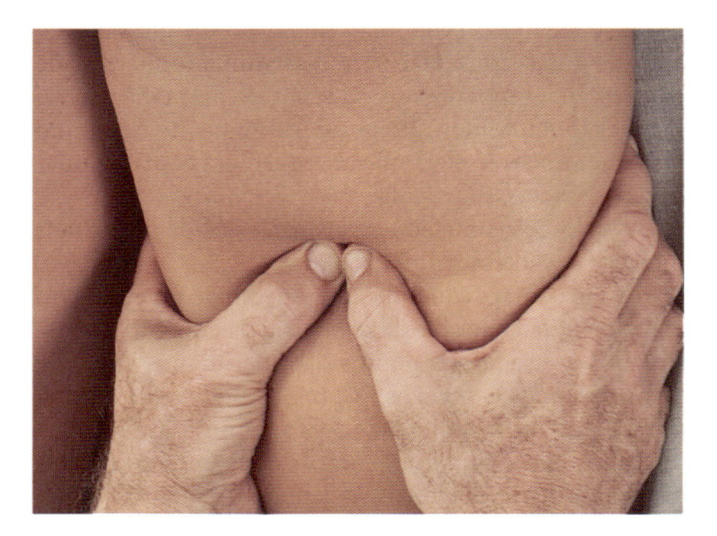

- Pressão com a(s) eminência(s) da mão

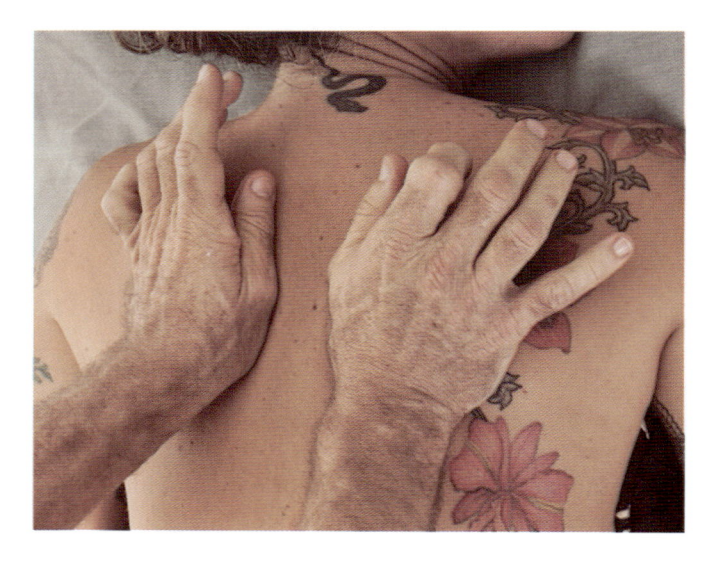

- Pressão com uma das mãos apoiada sobre a outra

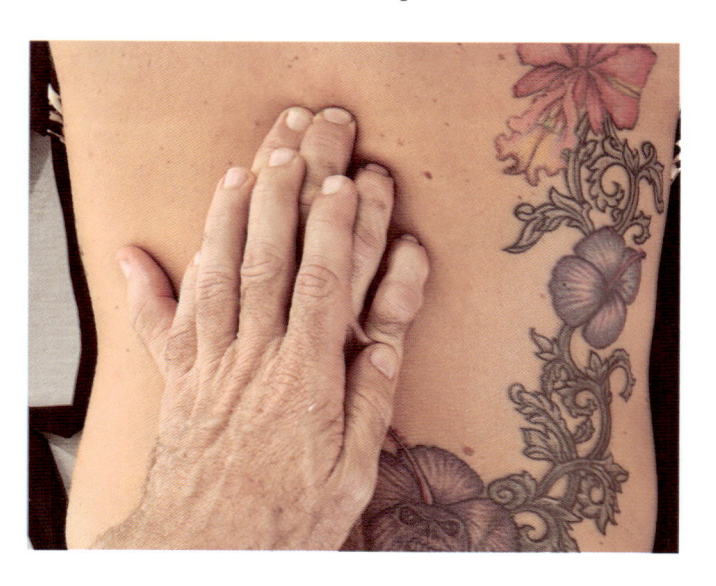

- Pressão com os nós dos dedos

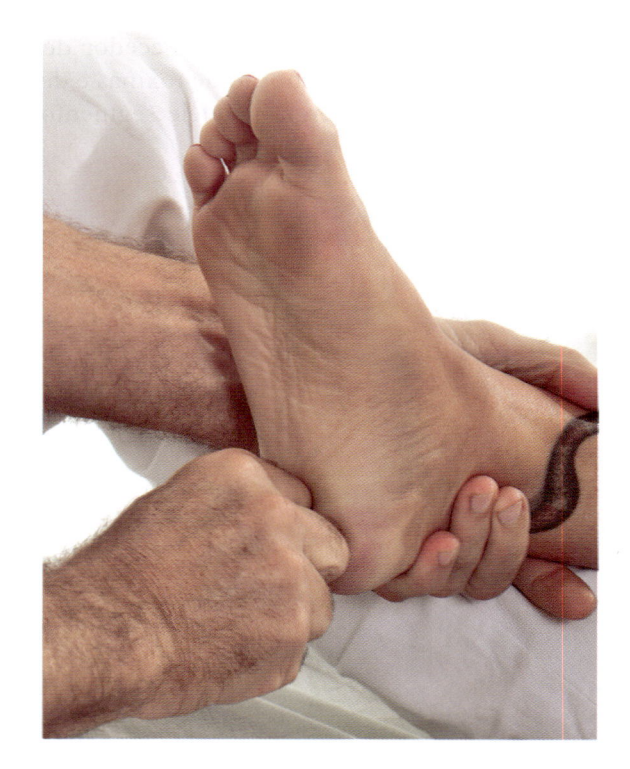

- Pressão com o(s) cotovelo(s)

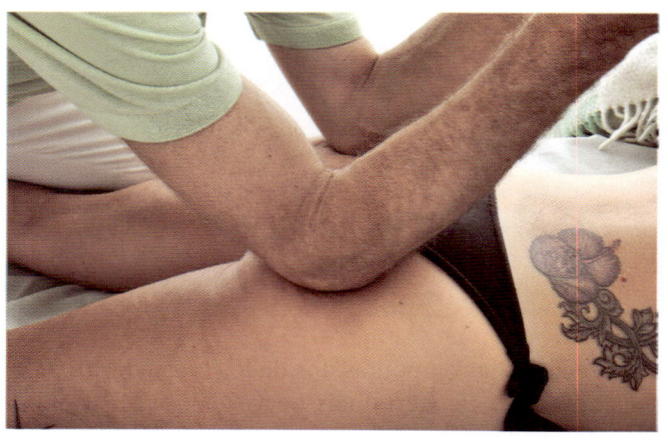

- Pressão com os joelhos.

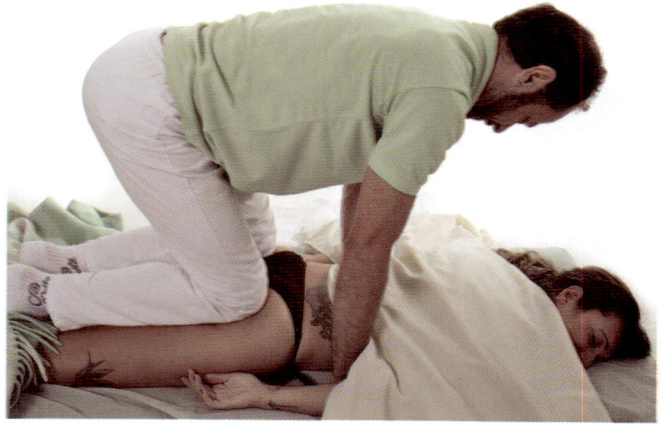

3. Liberação miofascial: toque de pressão contínua na direção diagonal nos tecidos, promovendo a hidratação do tecido restrito, que inicialmente se encontrava em estado gel, tornando-se mais solúvel – essa mudança chama-se tixotropia. Tem efeito na redução das restrições ou aderências das fáscias musculares. A pressão se mantém, no mínimo por 10 s, até o tempo necessário para a liberação do tecido detectada pelo massoterapeuta, sempre respeitando os limites possíveis do massageado.

- Com o(s) dedo(s)

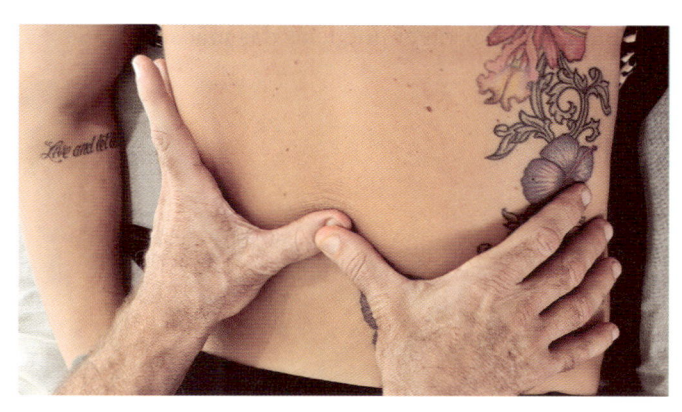

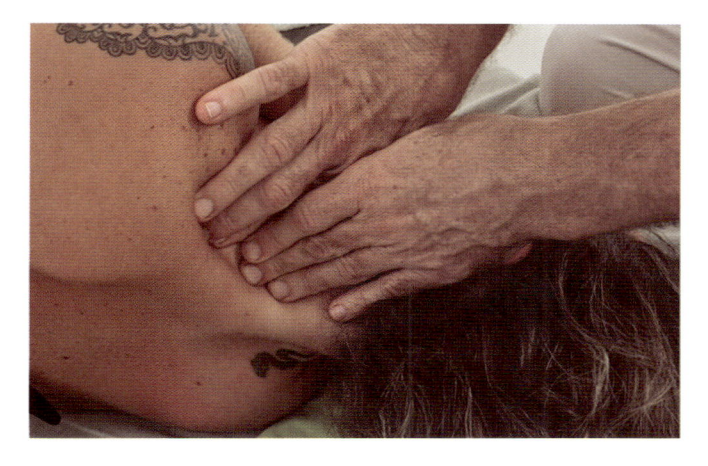

- Com o cotovelo.

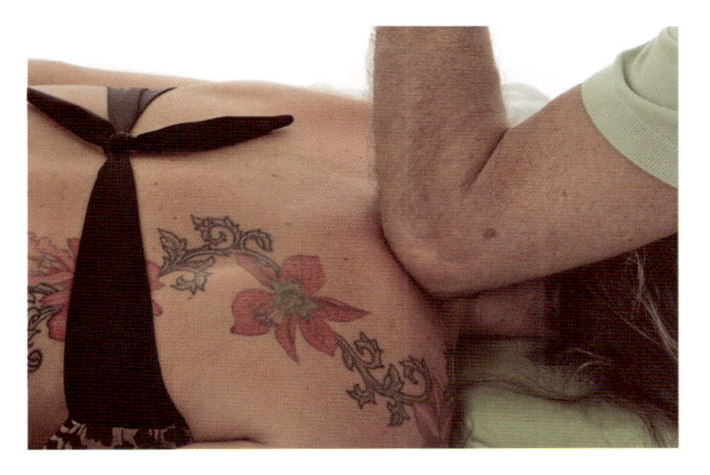

Empurrar

Esse movimento é uma combinação da pressão com o deslizamento profundo.

É eficaz ao mobilizar o fluxo de energia nos meridianos: quando a direção do empurrar está na direção do fluxo do meridiano, promove a sua tonificação; se o empurrar for feito no contrafluxo do meridiano, promove a sua sedação.

É usado também para direcionar os ossos, abrindo os espaços articulares e reorganizando o conjunto dos ossos. Não se deve aplicar em regiões com qualquer tipo de lesão osseoarticular.

Fricções

Deve-se massagear os pontos ou regiões nodulados e/ou doloridos (passíveis de toque) com profundidade, de acordo com a sensibilidade do corpo do massageado. O efeito é de dispersão nas concentrações musculares, remoção dos resíduos celulares nas áreas acumuladas e desbloqueio das articulações.

1. Com a polpa de um dedo, fricção circular partindo de uma pressão. É um movimento muito eficaz para abrir os pontos dos meridianos; feitas lentamente, as fricções promovem sedação; e, com rapidez, tonificação da energia. O movimento no sentido horário e centrípeto promove a tonificação; e, no sentido anti-horário e centrífugo, a sedação.

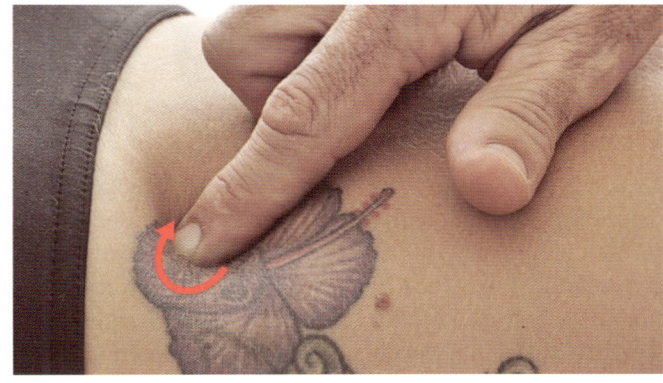

2. Com os dedos, descolando a pele.

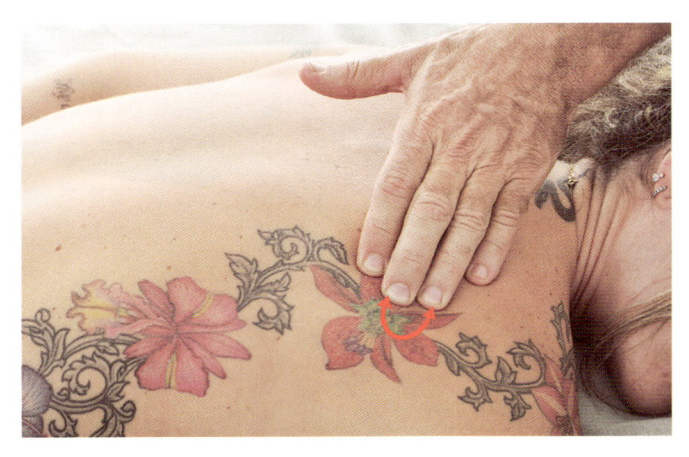

3. Com as palmas ou eminências das mãos.

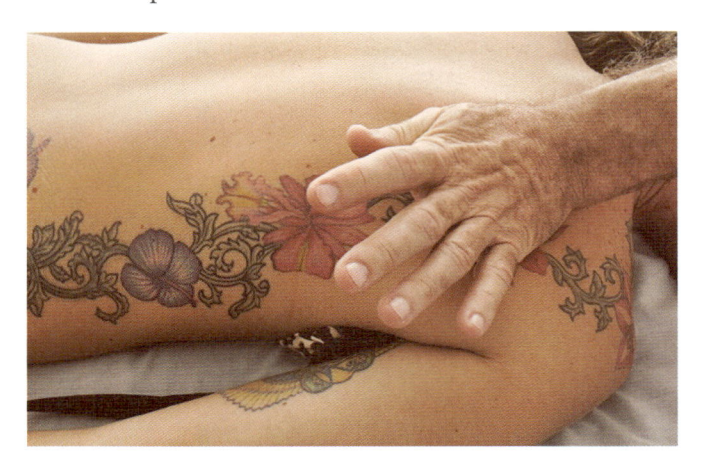

4. Fricção vai e vem rápida, deslizando sobre a pele.

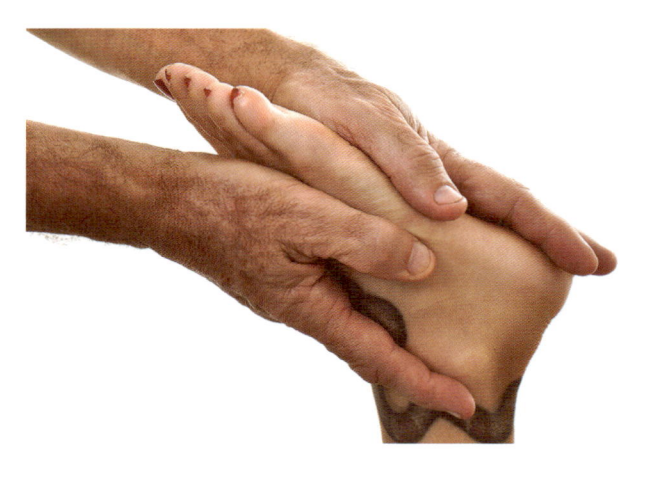

Pinçamentos

Usa-se a mão como uma pinça sobre uma massa muscular ou pele. Tem efeito de descolar as fibras aderidas do tecido conjuntivo e do músculo, além da pele. Aumentam a circulação sanguínea na área e, aplicados nos meridianos, abrem a área para a livre circulação da energia.
1. Pinça-se o músculo ou a pele com permanência.

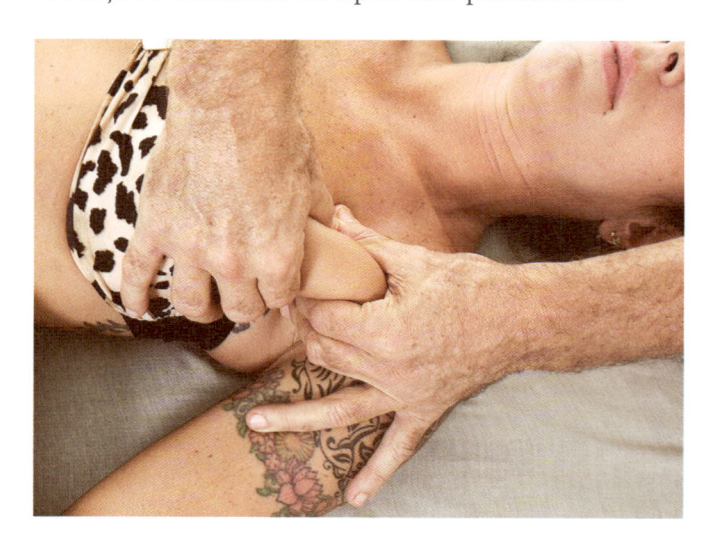

2. Pinça-se o músculo ou a pele e pregueia-se para frente e para trás.

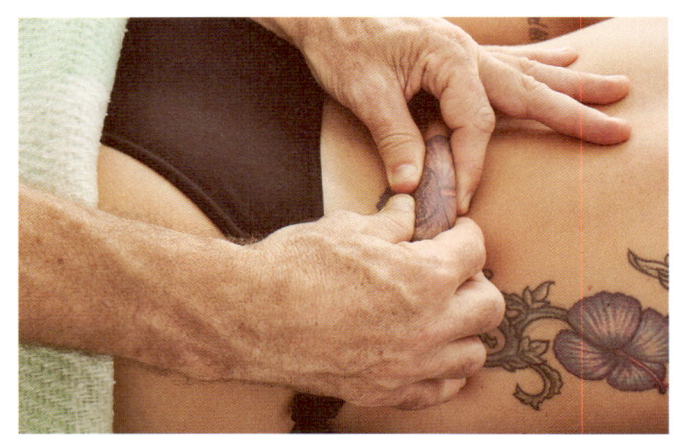

3. Pinça-se a pele e segue-se um trajeto, caminhando com os dedos indicadores e médios, enquanto os polegares mantêm o pinçamento. É como o rolar de uma onda. Bastante usado no meridiano da Bexiga nas costas.

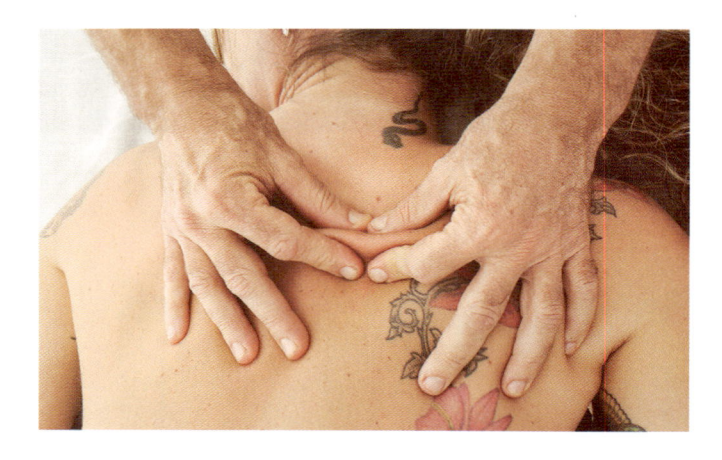

4. Pinçamento vibratório: pinça-se o músculo ou a pele e promove-se uma vibração. Tem efeito analgésico na área e promove uma onda vibratória ao longo do músculo e do meridiano.

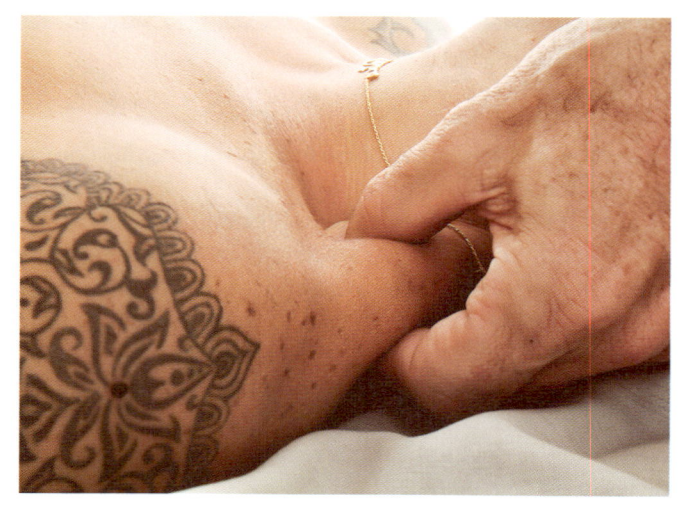

Amassamentos

As várias formas de amassamento têm como efeito geral o desenrijecimento da musculatura, o aumento das circulações sanguínea e linfática, assim como a eliminação das toxinas no músculo, propiciando a estimulação da sua nutrição.

1. Repitante: faz-se uma prega no músculo e segue-se com movimentos subsequentes.

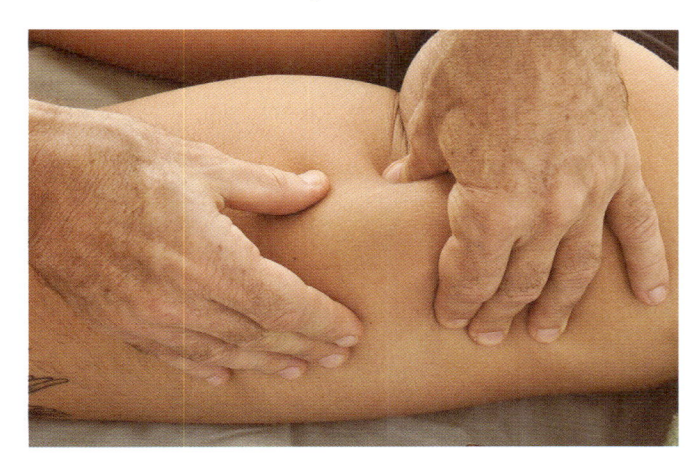

2. Rolante: usam-se as mãos abertas paralelas, transversais ao osso, e faz-se um rolamento sobre os músculos.

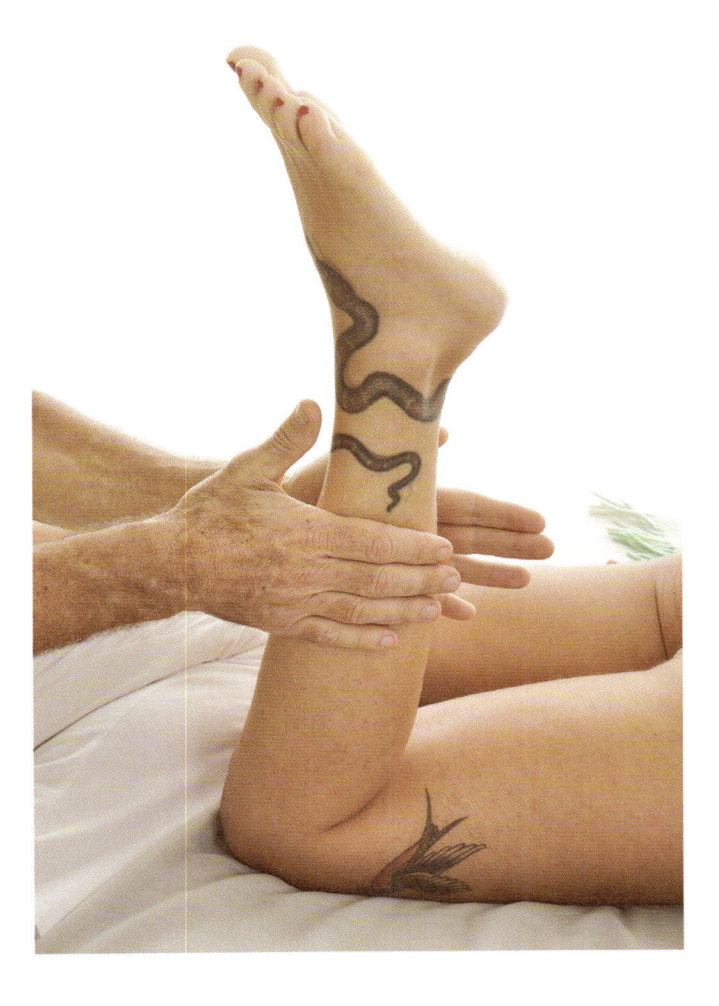

3. Compressão óssea: usam-se as mãos em forma cilíndrica e gera-se uma compressão com movimentos subsequentes, seguindo o sentido da circulação de retorno do sangue.

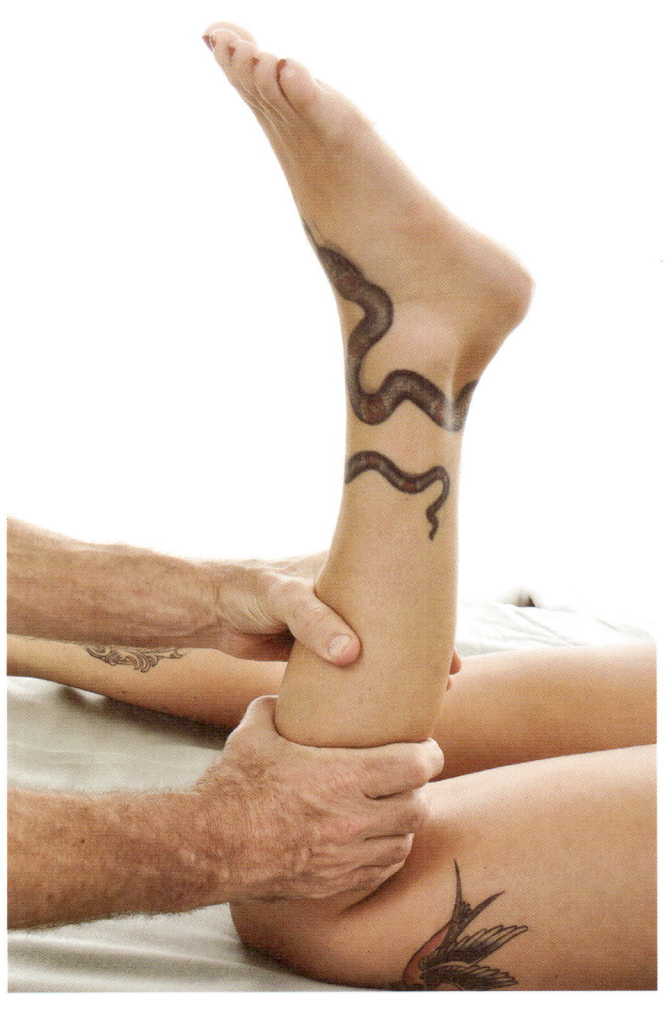

4. Dedos entrelaçados: com os dedos entrelaçados, as palmas das mãos pressionam a massa muscular seguindo o sentido da circulação de retorno do sangue.

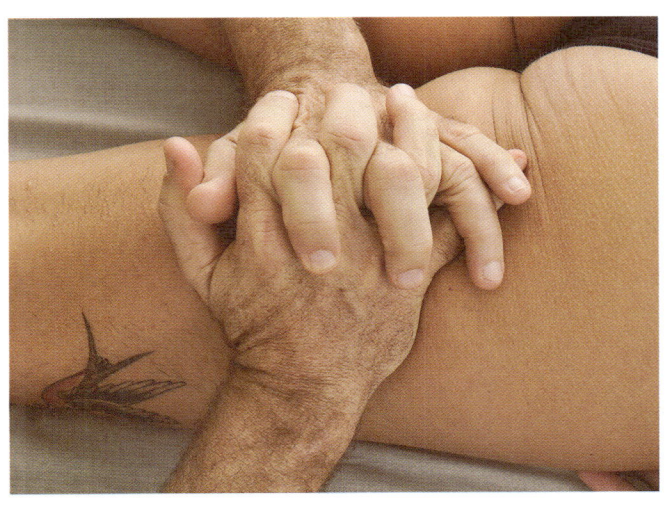

5. Indicador e polegar: prende-se uma massa muscular entre o indicador e o polegar. O movimento consiste em preguear, pinçar e soltar a massa muscular em várias sequências, seguindo o trajeto de um músculo (de um tendão a outro) ou de um meridiano.

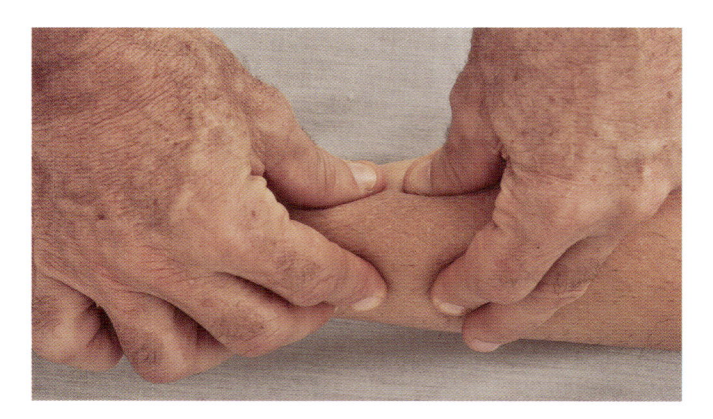

Vibrações

Esses movimentos geram estímulos, promovem uma onda vibratória através dos meridianos e nervos. Têm efeito anestésico local, analgésico e relaxante muscular.
1. Apoia-se um a vários dedos ou então toda a mão em um ponto ou região do corpo do massageado e faz-se vibrar a mão com origem no braço do massoterapeuta.

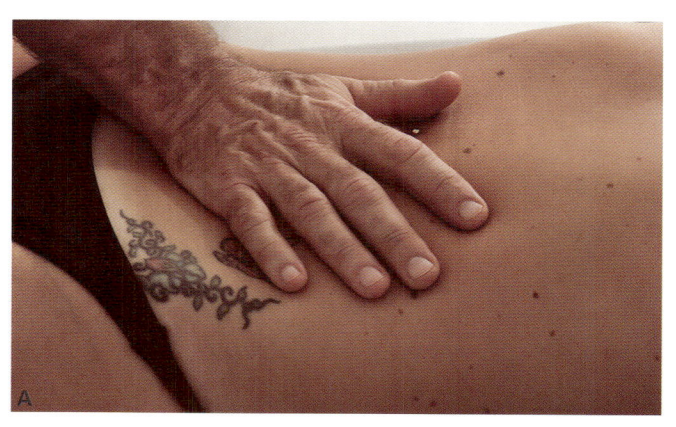

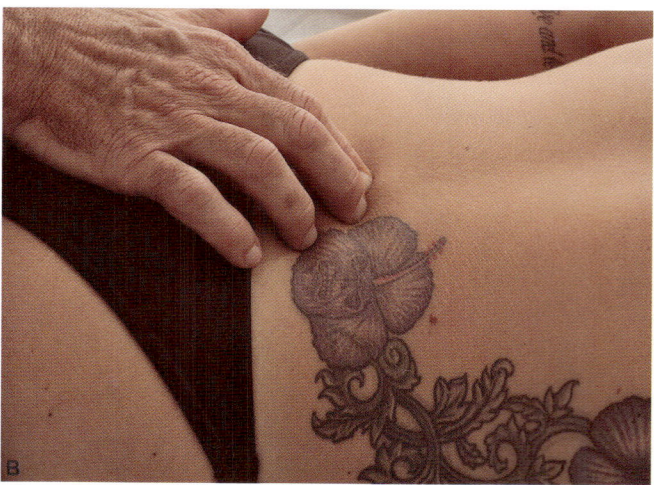

2. Segura-se na extremidade de um membro com a(s) mão(s) fazendo-a vibrar. O efeito ocorre ao longo do membro e em sua raiz no tronco.

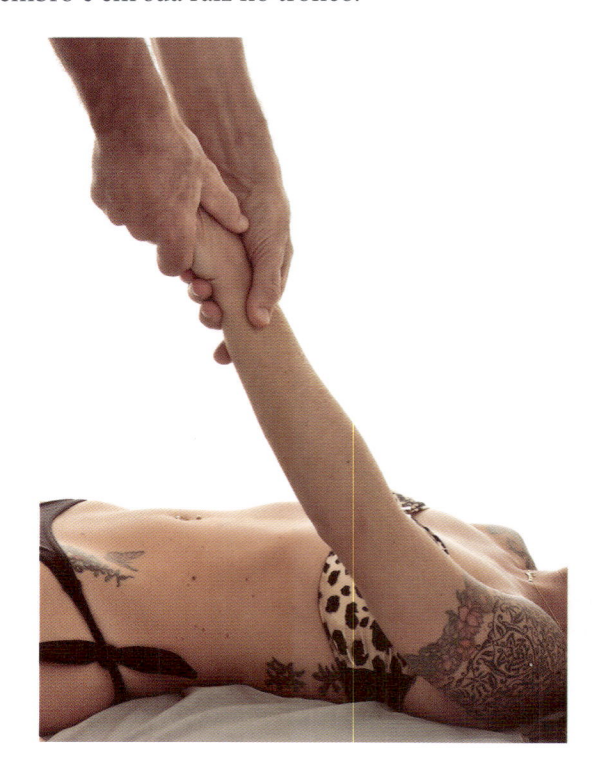

Pode-se trabalhar de maneira inversa: o massoterapeuta somente deposita os dedos ou a mão e sente a vibração do corpo do massageado, deixando sua mão vibrar junto. Promove um circuito de polarização.

Percussões

Percute-se uma região de várias formas, o movimento tem efeito estimulante da circulação sanguínea periférica, das terminações nervosas e do tônus muscular (ou seja, aumenta a capacidade de resposta do músculo ao impulso nervoso). Na ótica da massagem oriental, causa uma descontração da musculatura propiciando o realinhamento ósseo.
1. Ulnar: com a borda ulnar das mãos.

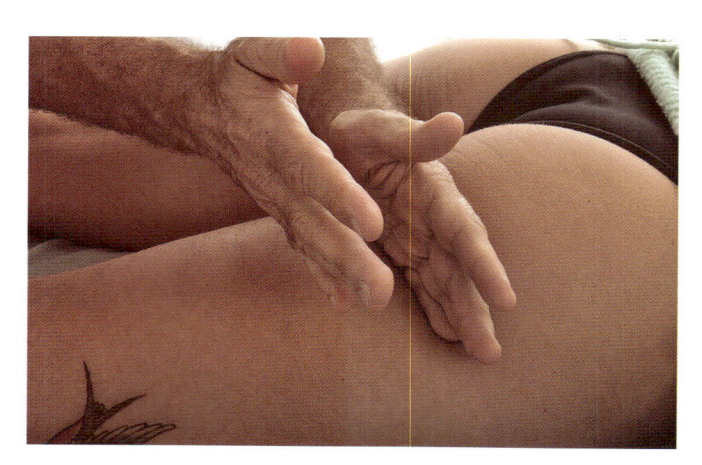

2. Palmar: com a palma das mãos.

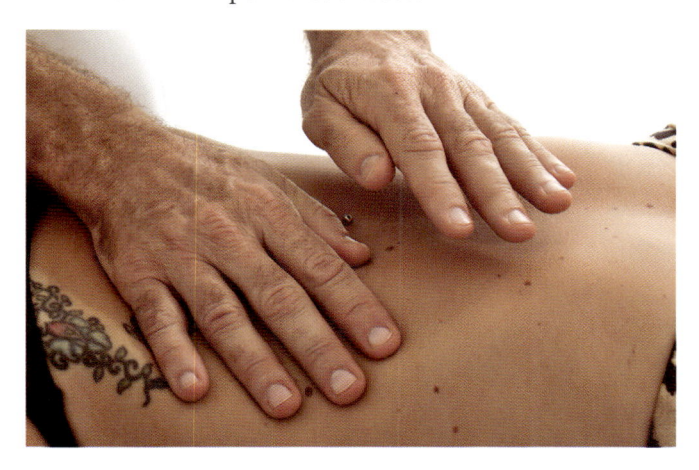

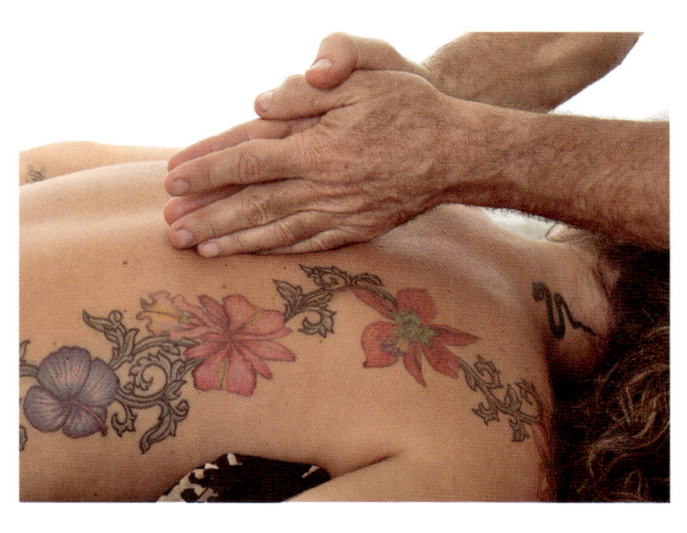

3. Tapotagem: com as mãos abertas ou em concha, usado na caixa torácica para liberar mucosidades.

6. Com os dedos: as mãos em movimento, a percussão ocorre com a polpa ou a ponta de um ou vários dedos.

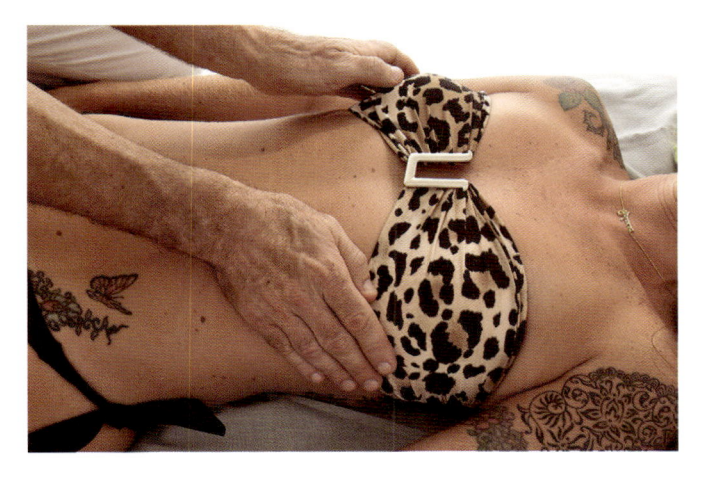

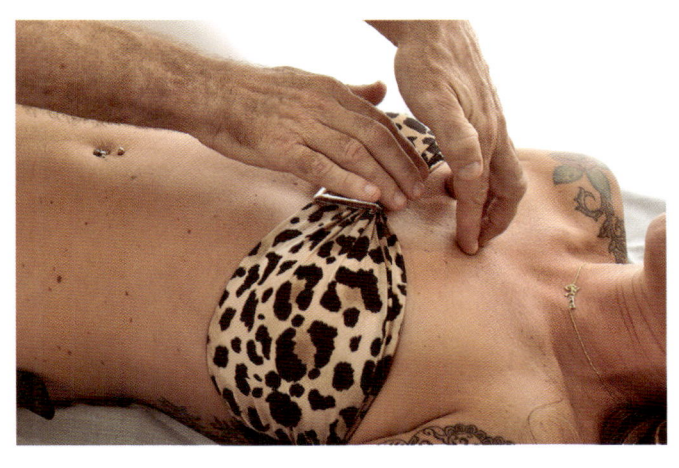

4. Mão fechada: "martelinho" com a parte ulnar das mãos com os polegares relaxados. Variação: percutindo com a região dos dedos flexionados.

7. Tamborilamento: com a mão parada, só os dedos se movimentam. Indicado para regiões muito delicadas, como pálpebras e mamas.

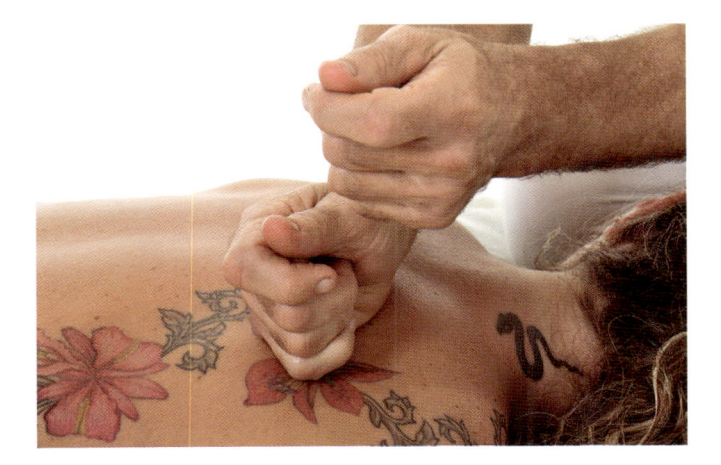

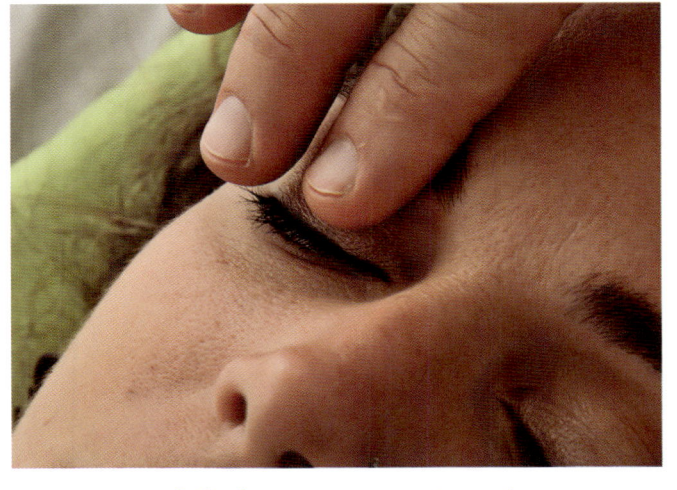

5. Com os polegares entrelaçados, as palmas das mãos unidas e os dedos separados, o movimento ocorre nos punhos, percutindo-se com os dedos, e são os dedos mínimos que tocam no corpo. Esse movimento atua na musculatura mais profunda.

Essa variedade de movimentos são os instrumentos terapêuticos do toque. A Tabela 3.1 apresenta uma síntese dos movimentos específicos da massagem chinesa, que estão incluídos neste capítulo.

Tabela 3.1 Oito métodos (Fǎ) básicos da massagem chinesa.

按	Àn	Pressão
摩	Mó	Deslizamento superficial sobre a pele (esfregar)
推	Tuī	Empurrar (pressão combinada com deslizamento profundo)
拿	Ná	Pinçamento
揉	Ró	Fricção circular com pressão (profundidade do músculo)
捏	Nī	Amassamento (pinçamentos subsequentes)
顫	Chàn	Vibração
打	Dá	Percussão

Mecânica corporal do massoterapeuta

A organização do corpo do massoterapeuta é fundamental para manter a sua integridade e para a eficiência da terapia. A mecânica implica a percepção do posicionamento e o movimento do terapeuta, assim como a utilização adequada de seu peso em relação à gravidade.

A massagem é feita, principalmente, com a mão e os dedos; todo o corpo do terapeuta, porém, deve estar direcionado para a ação do toque, além de sua concentração e atitude terapêutica.

A massagem pode ser feita no chão sobre um colchonete ou uma maca.

A seguir, os tópicos fundamentais para uma boa organização postural durante o atendimento:

1. Mantenha uma base estável e flexível, com os pés (ou joelhos ou ossos ísquios) bem apoiados, articulações flexíveis e quadril alinhado. Mantenha o centro de gravidade no centro do seu corpo (abaixo do umbigo).

2. Considere a força da gravidade, use o seu peso, dosado, para não forçar a musculatura no ato do toque.

3. Mantenha as articulações organizadas e estáveis em relação ao eixo do seu corpo, de maneira que a transmissão de força passe pelo máximo de articulações, em uma linha relativamente reta. Evite a hiperextensão ou hiperflexão de todas as articulações, inclusive dos dedos das mãos.

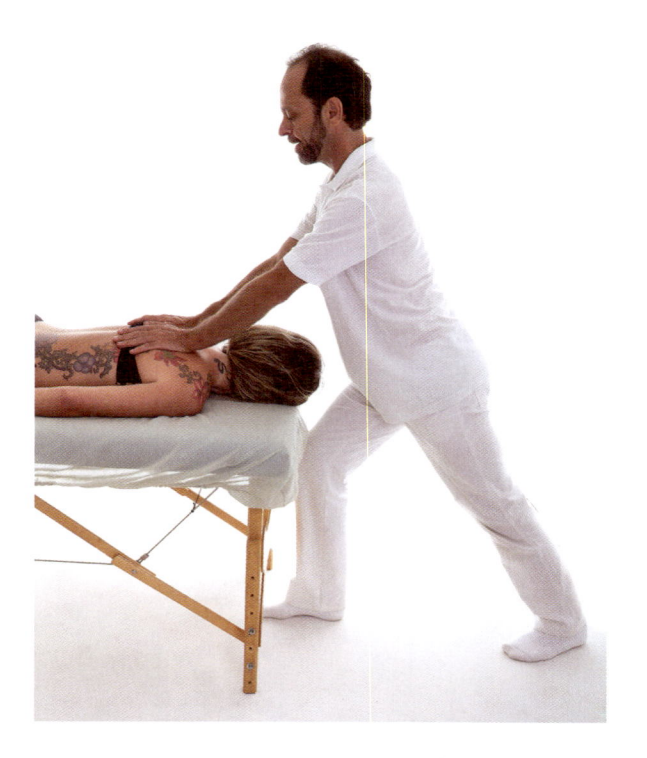

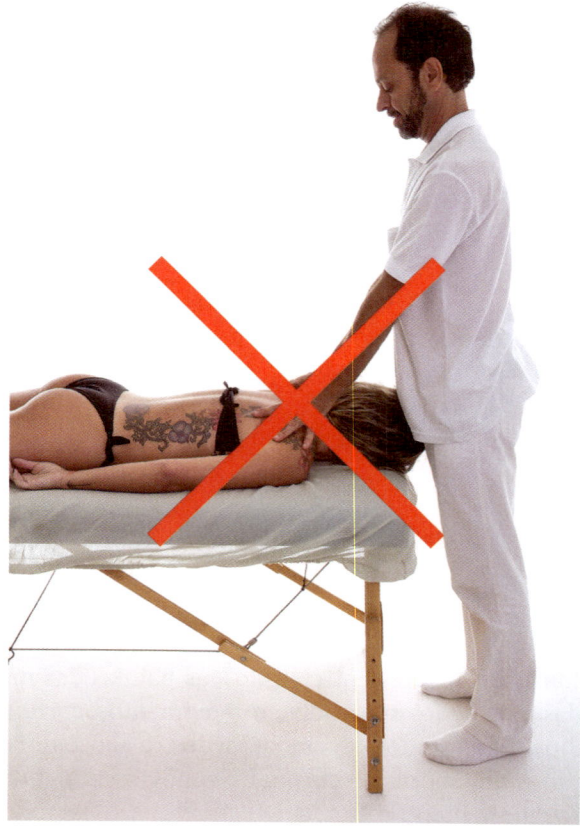

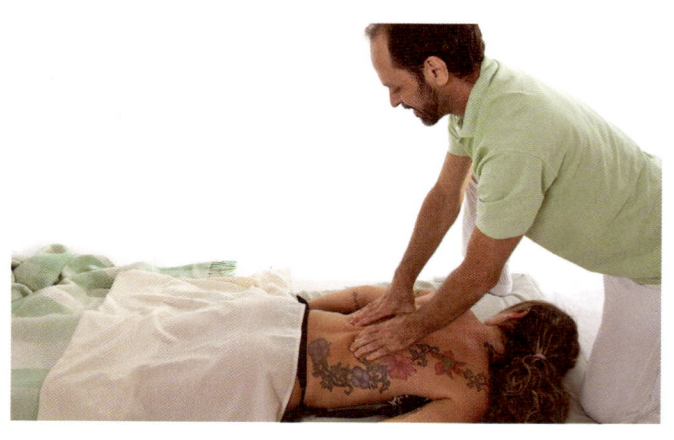

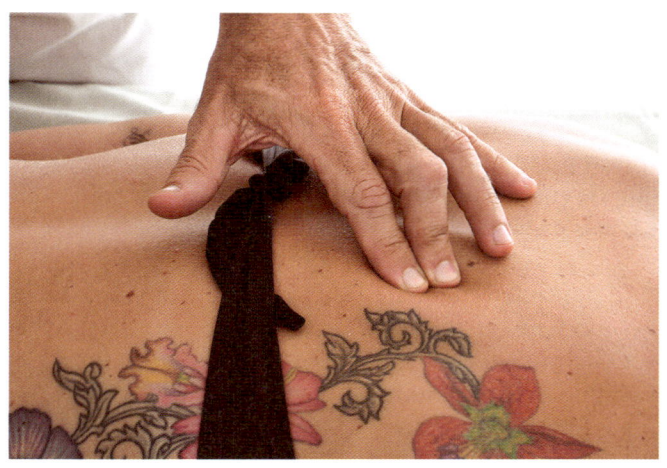

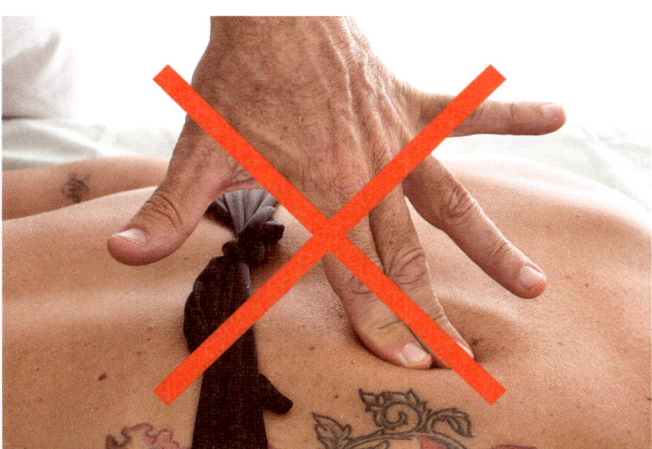

4. No trabalho na maca, deixe uma perna para a frente e outra para trás e encontre a posição adequada em relação ao corpo do massageado, procurando manter o esqueleto axial alongado e não trabalhar com a sua coluna em rotação.

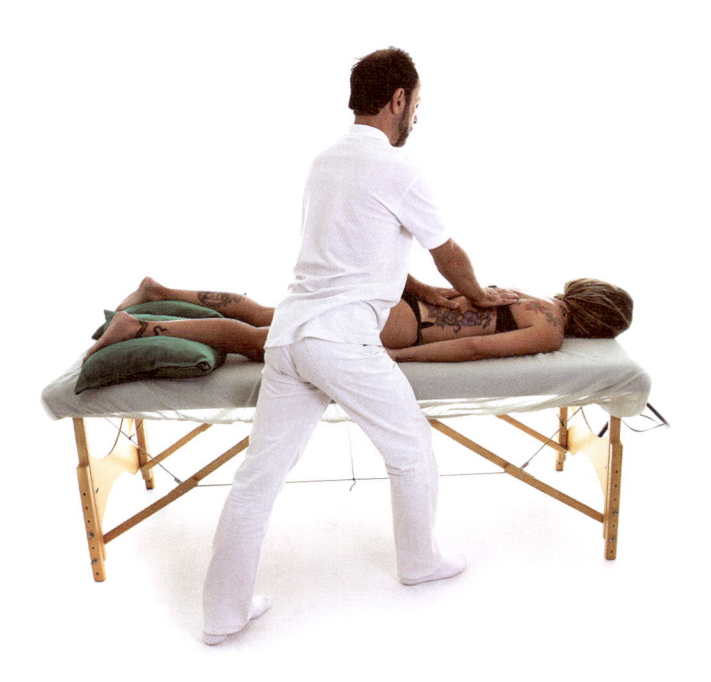

5. No trabalho no chão, em vários movimentos, use o apoio dos joelhos e pés.

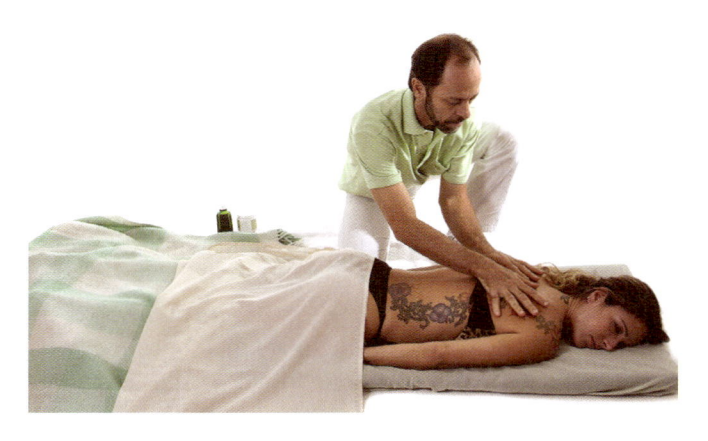

6. Observe a alavanca que ocorre na face posterior do corpo, quando se exerce um movimento de tração de alguma região do corpo do massageado. Fixe bem nos seus apoios, flexione o joelho e não deixe os ombros subirem.

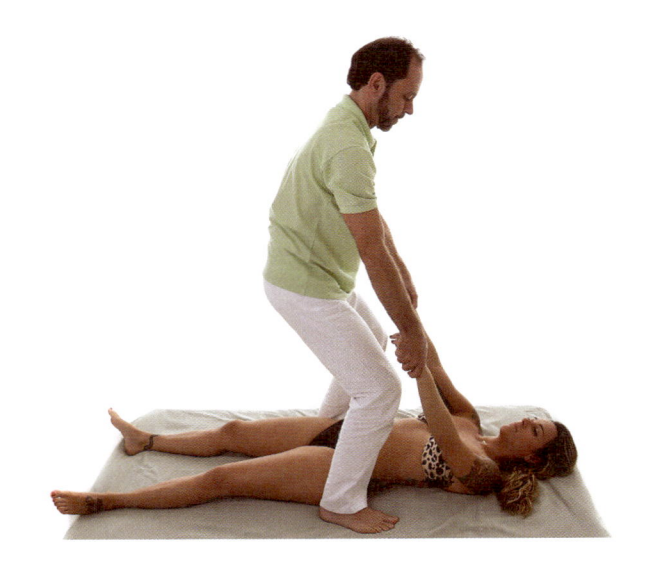

7. Use os dois braços e as mãos na massagem. Quando a manobra é feita com apenas uma das mãos (mão ativa), a outra é usada como apoio e ponto de conforto (mão mãe).

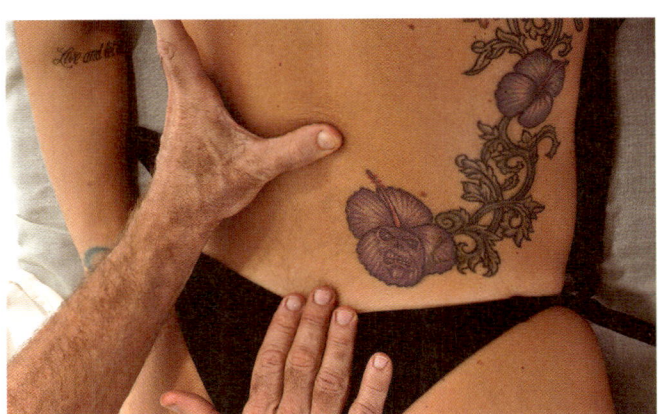

8. Mantenha suas escápulas projetadas para baixo.
9. Observe sua respiração e sincronize-a com os movimentos aplicados.

Alongamento passivo

São manobras que promovem alongamento na musculatura e fáscias, mobilizam e estabilizam as articulações, além de promover a organização osteoarticular, em razão do direcionamento e das oposições dos movimentos (Tabela 3.2).

É um recurso valioso para o desenvolvimento da consciência corporal, por meio da percepção das limitações articulares e de movimentos, das retrações musculares, das diferenças entre lateralidades e das regiões do corpo com excesso ou falta de energia.

Na manipulação, o massageado deve estar em uma condição receptiva, desenvolvendo assim sua capacidade de relaxamento muscular e passividade articular; a partir daí, o manipulador promove o alongamento.

Em situações em que a pessoa tenha a capacidade de relaxamento muscular bem desenvolvida, é possível trabalhar manipulando em alongamento, enquanto o massageado promove um tônus muscular em fixação ou oposição à parte manipulada, combinando uma atitude parcialmente ativa dentro de uma situação global de passividade.

O alongamento se dá por meio de oposições ósseas, com um ponto fixo e um ponto móvel, ou dois pontos móveis em oposição. As manobras podem ser realizadas em três instâncias:

- O ponto fixo na parte do corpo que fica relaxada na superfície
- O ponto fixo com apoio do manipulador
- O ponto fixo mantido por meio de força muscular ativa do massageado.

Os movimentos que envolvem a musculatura posterior do tronco devem ser executados em sincronia com a expiração do massageado, por causa da liberação das vértebras lombares por parte do músculo diafragma, que é inspiratório, além da liberação da caixa torácica pelos outros músculos inspiratórios.

Nos movimentos de áreas específicas, deve-se manter um ritmo sincronizado à respiração, podendo ser o próprio momento da expiração, salvo alguma intenção terapêutica específica de se trabalhar em inspiração.

Tabela 3.2 Movimentos de alongamento passivo.

Parte mais alongada	Atua nos meridianos	Apoio da(s) mão(s): 1. Mão que gera o movimento 2. Mão que mantém a oposição	Movimento	Região de oposição	Figura
Peitoral	P	Ombros	Elevação do ombro em direção ao céu	Costelas inferiores no chão	
Torácica/ intercostal	ID VB TA	Rádios	Tração dos membros superiores ao longo do corpo para cima, no plano do chão	Todo o tronco no chão	
Quadríceps	E	1. Tíbia 2. Sacro	Flexão no joelho, com oposição no sacro em direção ao chão	Sacro	

(continua)

Tabela 3.2 Movimentos de alongamento passivo (*continuação*).

Parte mais alongada	Atua nos meridianos	Apoio da(s) mão(s): 1. Mão que gera o movimento 2. Mão que mantém a oposição	Movimento	Região de oposição	Figura
Quadríceps/ face anterior do quadril	E R	1. Tíbia 2. Sacro	Elevação do membro inferior com o joelho solto, e oposição do sacro em direção ao chão	Sacro	
Tendão do calcâneo	B R	1. Calcâneo 2. Tíbia	Tração do calcâneo ao longo do corpo para baixo, com oposição da tíbia e fíbula	Tíbia	
Posterior das pernas e quadril	B	Deixam-se as pernas apoiadas no corpo do aplicador e apoiam-se as mãos nos calcâneos	Elevação dos membros inferiores até o limite acessível do massageado com os pés em flexão dorsal e manutenção da posição	Osso sacro e tronco no chão	
Sacro/lombar	B	Joelhos	Flexão das pernas em direção ao tronco	Sacro no chão	
Lombar	B	Joelhos	Flexão dos membros inferiores em direção ao tronco	Vértebras torácicas no chão	
Lombar/ lateral do quadril	B/VB	Lateral do joelho	Com os pés apoiados no chão, rotação do cíngulo pélvico junto com os membros inferiores flexionados	Cintura escapular no chão	

(*continua*)

Tabela 3.2 Movimentos de alongamento passivo (*continuação*).

Parte mais alongada	Atua nos meridianos	Apoio da(s) mão(s): 1. Mão que gera o movimento 2. Mão que mantém a oposição	Movimento	Região de oposição	Figura
Torácica/lombar/lateral do quadril	VB	1. Quadril 2. a) Ombro oposto ao movimento b) Caixa torácica do lado oposto ao movimento	Com os joelhos flexionados na direção do peito, rotação do cíngulo pélvico e área lombar	Escápulas no chão	
Costas/lateral do quadril	VB	1. Região lateroposterior do quadril (pode ser o antebraço) 2. Ombro oposto ao movimento	Rotação do cíngulo pélvico com uma perna cruzando o tronco	Escápulas e ombros no chão	
Parte interna da coxa	R	1. Na região do joelho flexionado 2. Ílio oposto à perna flexionada	Rotação externa da coxa com o joelho flexionado	Quadril todo no chão	
Ombro/escápula	ID/IG/TA	1. Em volta do rádio e na escápula 2. Ílio oposto ao lado do movimento	Tração do braço em direção ao céu	Cabeça no chão	
Braço/ombro/escápula	ID	1. Em volta do rádio e na escápula 2. Ílio oposto ao lado do movimento	Rotação do cíngulo peitoral (cintura escapular) com o braço cruzando o tronco	Quadril todo no chão	

(*continua*)

Tabela 3.2 Movimentos de alongamento passivo (*continuação*).

Parte mais alongada	Atua nos meridianos	Apoio da(s) mão(s): 1. Mão que gera o movimento 2. Mão que mantém a oposição	Movimento	Região de oposição	Figura
Peitoral/intercostais	P/C/CS	1. a) Rádio b) Úmero 2. Costelas lateralmente	Tração no braço ao longo do corpo para cima com oposição nas costelas para baixo	Caixa torácica	
Cervical	B/VB	1. Cabeça	Flexão da cabeça em direção ao peito	Escápulas no chão	
Lateral do pescoço/ombros	IG/TA/VB	1. Occipital 2. Pescoço e ombro opostos ao lado do movimento	Flexão lateral da cabeça em direção ao ombro	Ombro oposto ao lado do movimento	
Cervical/pescoço	B/E	Occipital	Tração da cervical ao longo do corpo para cima, pelo chão	Costas no chão	
Cervical/pescoço/ombros	E/VB/IG/TA	1. Cabeça 2. Ombros	Rotação da cabeça	Ombros no chão	

(*continua*)

Tabela 3.2 Movimentos de alongamento passivo (*continuação*).

Parte mais alongada	Atua nos meridianos	Apoio da(s) mão(s): 1. Mão que gera o movimento 2. Mão que mantém a oposição	Movimento	Região de oposição	Figura
Parte posterior do corpo	B	Tíbias	Inversão do corpo	Escápulas no chão ou, por conta da mobilidade do massageado, a cabeça no chão	
Relaxamento geral	Geral	Parte lateroposterior do tronco e membros	Balanço (rotação) do tronco e dos membros	Face posterior do corpo	

Polarização

O toque manual tem uma atuação explícita nos seres vivos, seja nas plantas, seja nos animais. Em particular no ser humano, a receptividade ao toque tem efeito aplicado em diversos níveis: desde o toque firme na camada osseoarticular e muscular, passando pelo toque suave na pele, pelos pontos subcutâneos da massagem oriental, até a simples aproximação das mãos ao corpo (sem toque físico) atuando na camada extrafísica, denominada *imposição das mãos*.

A imposição das mãos pode ser encontrada em diversas culturas e religiões orientais e ocidentais como recurso de atuação para transformação do estado interior e físico das pessoas.

A polarização é uma técnica ocidental, de imposição das mãos, criada no século 20, tendo como um dos seus grandes precursores o austríaco Dr. Randolf Stone (1999). O princípio dessa técnica tem suas bases no estudo do campo eletromagnético, que envolve todos os fenômenos do universo, como o Sol, a Terra e os corpos vivos, como o humano, que têm polos magnéticos positivo e negativo.

Da mesma maneira que ocorre com os polos positivo e negativo de magnetos, que, ao serem postos juntos, há uma corrente de atração, a energia de polaridade do corpo é dirigida magneticamente ao longo de uma das linhas de força – positiva ou negativa –, de acordo com a sua condição.

Assim como o planeta Terra tem polos norte e sul, encontramos no nosso corpo o polo positivo na parte superior e à direita, e o polo negativo na parte inferior e à esquerda.

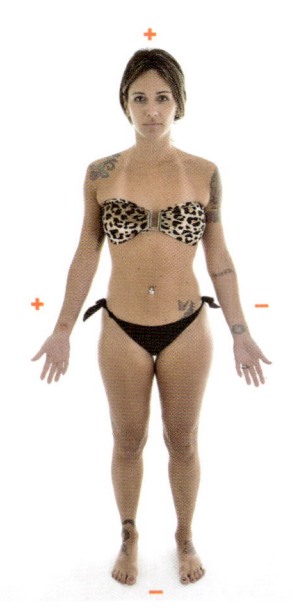

O objetivo da polarização é incentivar o fluxo de energia da pessoa, a partir da formação de uma corrente eletromagnética, através do corpo do condutor, liberando assim os bloqueios energéticos das diversas áreas.

Aplicação e efeitos da polarização

A polarização é uma técnica que pode ser usada no cotidiano com o objetivo de acalmar e harmonizar pessoas necessitadas, e não implica nenhum misticismo ou poderes especiais de quem a aplica.

Existem muitas formas de polarizar uma pessoa. Todas se propõem, como já foi dito, a juntar os polos positivo e negativo, encostando a mão do condutor ou simplesmente aproximando-a do corpo do massageado.

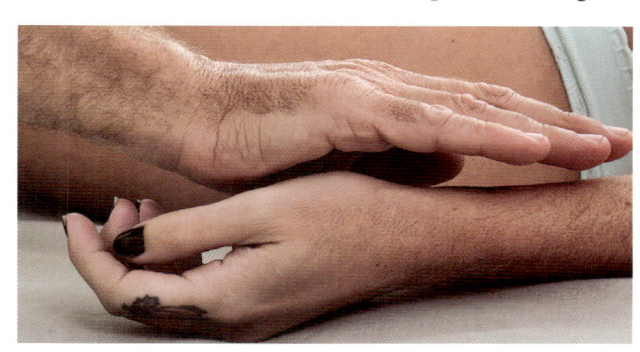

Sequência básica individual

Cuidados necessários:

- O condutor e o massageado devem estar com roupas confortáveis e folgadas, evitando também o uso de metais (brincos, relógio, pulseiras etc.)
- O condutor deve estar relaxado, com a respiração tranquila e em posição agradável
- Após cada movimento, chacoalhar as mãos para os lados, dispersando qualquer energia estática remanescente
- Se, mesmo com os cuidados mencionados anteriormente, o condutor se sentir "pesado", após a aplicação, deverá tomar um banho com água em abundância.

Posição em decúbito dorsal:

1. Mão esquerda pairando próxima ao osso frontal, entre as sobrancelhas (6º *chakra*). Inicia-se com a direita, apoiada sobre o baixo-ventre, promovendo um balanço ritmado que crescerá em amplitude e depois diminuirá até parar. Deve-se permanecer com as duas mãos próximas ao corpo.

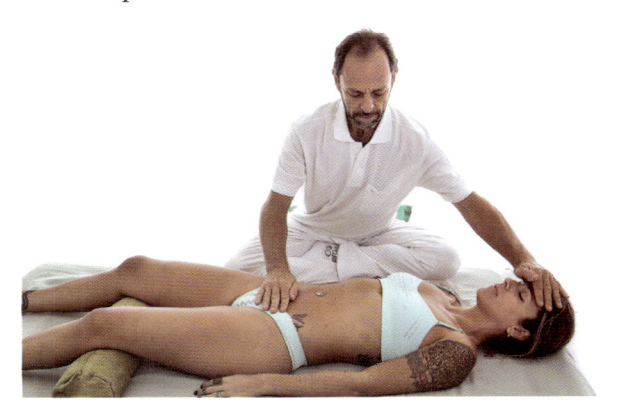

2. Mão esquerda pairando próxima ao ombro direito; e a direita, ao ilíaco esquerdo.

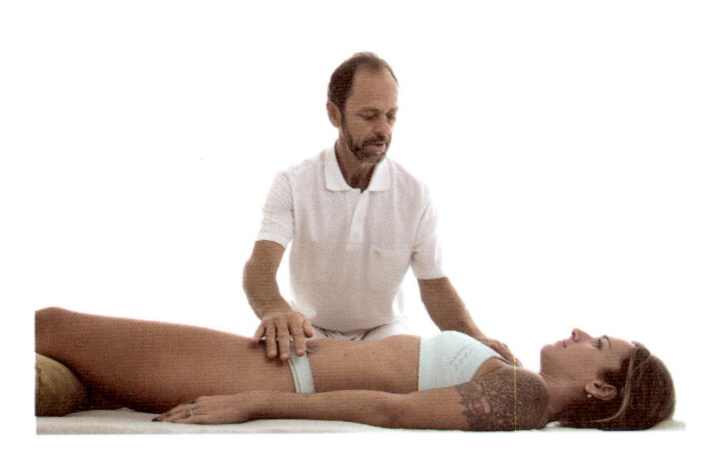

3. Mão direita pairando próxima ao ombro esquerdo; e a esquerda, ao ilíaco direito.

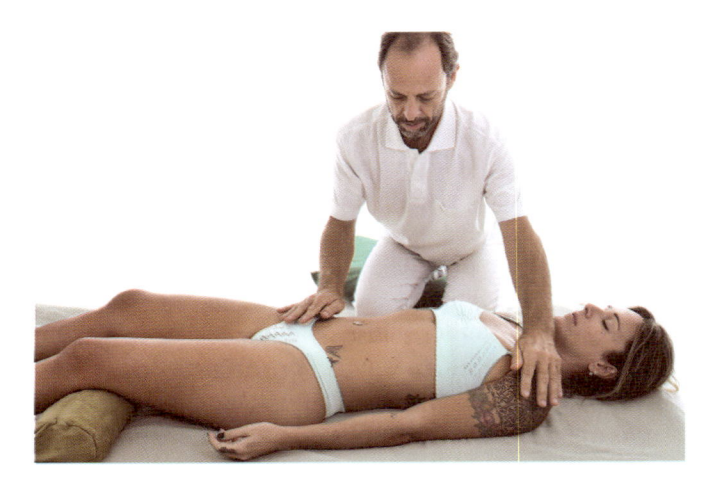

4. Mão esquerda pairando próxima ao pulso direito; e a direita, na articulação do pé esquerdo.

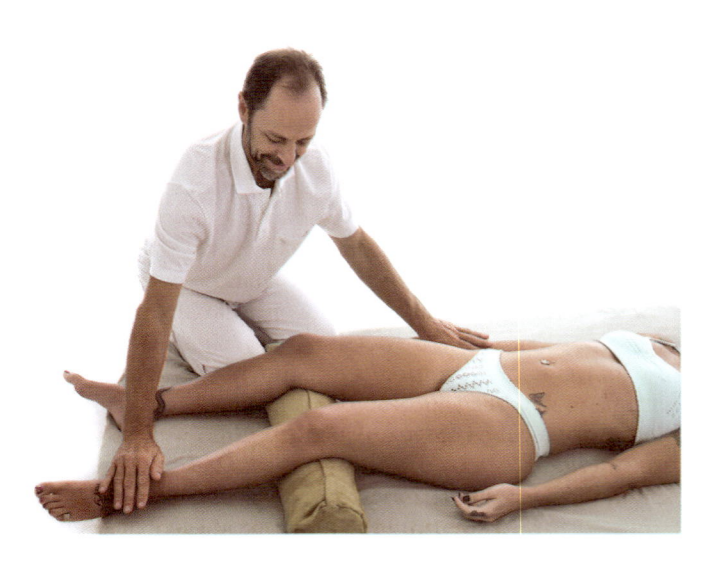

5. Mão direita pairando próxima ao pulso esquerdo; e a esquerda, na articulação do pé direito.

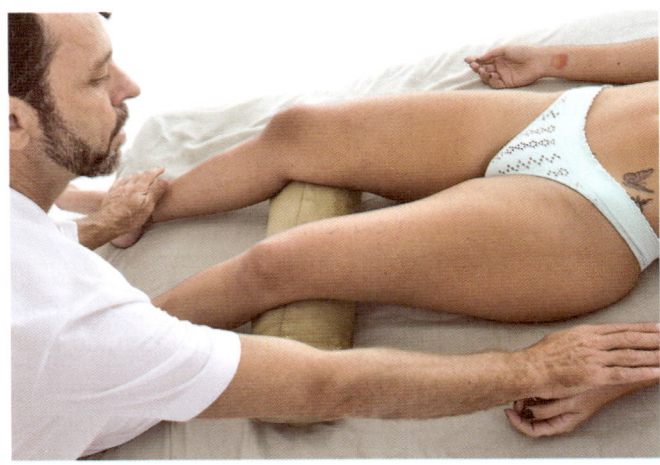

6. Polegar esquerdo pairando próximo ao centro do osso frontal, onde as sobrancelhas se encontrariam; e mão direita pairando ou apoiada sobre o osso esterno (4º *chakra*).

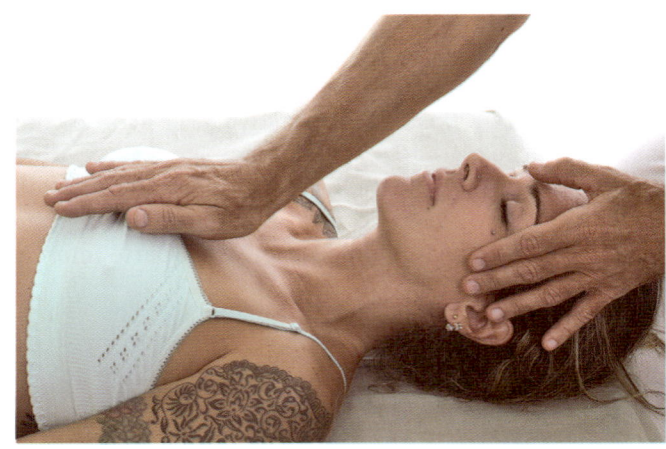

7. Dedos da mão direita tocando a 7ª vértebra cervical, enquanto a mão (ou polegar) esquerda paira próxima ao centro do osso frontal.

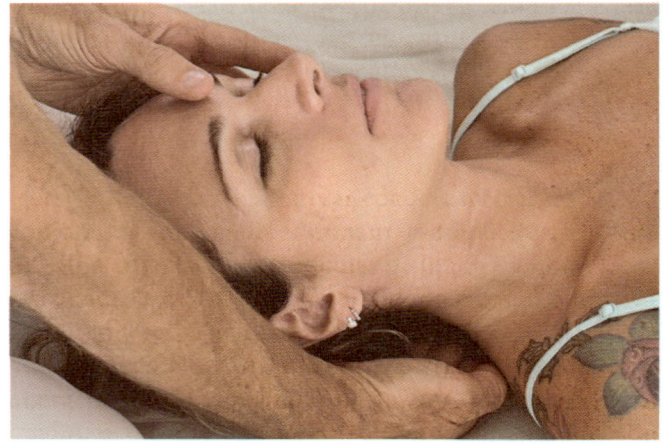

8. Posição com seis condutores, pode ser feita com dois ou quatro condutores.

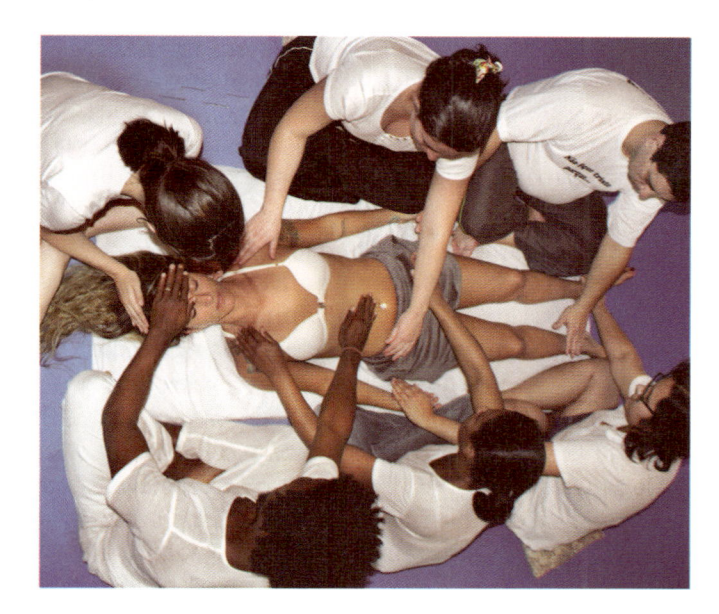

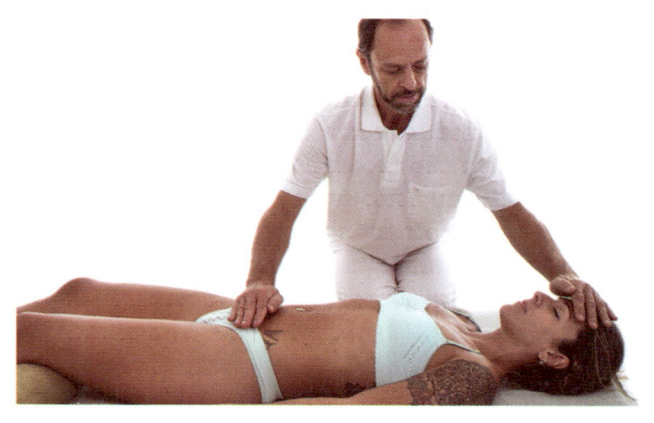

Polarização aplicada na massoterapia

No contexto da massoterapia, a técnica da polarização é um recurso do toque na camada extracorporal (campo eletromagnético) que atua por meio da suprassensibilidade da pessoa. É utilizada dentro da sessão de massoterapia nas seguintes situações:

- Em locais ou regiões onde o toque físico não é possível, seja por lesões, seja por rejeição do massageado
- Com o objetivo de equilíbrio dos polos magnéticos direito/esquerdo, em cima/embaixo e diagonais do corpo
- Com o objetivo de tranquilização dos sentimentos e das emoções
- Com o objetivo de harmonização do estado de espírito.

Podemos utilizar a polarização em qualquer momento da sessão de massagem, lembrando que, por ser uma técnica que atua na camada extrafísica, irá completar todo o trabalho realizado com os toques mais manipulativos (manobras, alongamentos, pressões, percussões etc.). Muitas vezes é aplicada no final da sessão, com o intuito de sutilização e interiorização do massageado.

É possível aplicar toda a sequência descrita de polarização na sessão de massoterapia ou somente em partes dela, dependendo do propósito terapêutico. É importante estar atento ao que a pessoa procura no atendimento de massoterapia – em princípio, ela busca o "com-tato", assim deve-se dosar essa técnica, na totalidade do trabalho em todas as camadas do corpo, a não ser no caso em que o toque direto seja inviável.

O tempo de pausa na manobra é de no mínimo de 18 s, e pode chegar a até alguns minutos.

Reflexologia dos pés*

Segundo Valéria Pasta,

A reflexologia é uma terapia holística e absolutamente não invasiva. É baseada no princípio de que existem áreas e pontos-reflexos nos pés, mãos e orelhas, que configuram um perfeito microcosmo do corpo, com sistema energético de correspondência relacionado com cada órgão, glândula, osso ou músculo. Por meio da palpação, massagem e pressão nesses pontos, contribui-se para o equilíbrio orgânico geral, tanto em termos de saúde física como de bem-estar emocional.

Histórico

Ao se observar a história da Reflexologia, percebe-se que foi desenvolvida por vários povos distintos em todo o mundo, não havendo nenhuma cultura específica que a tenha descoberto.

Na Idade Antiga (2.500 a.C.), encontramos a mais remota documentação sobre o assunto no Egito, difundindo-se na Grécia, no Império Romano, na Arábia e na Europa.

No Oriente, essa arte teve início na Índia, há 5.000 anos, sendo levada para a China por monges budistas e, em seguida, para o Japão. O Hinduísmo e o Budismo exerceram forte influência nessa propagação.

Os pés simbolizam a unidade do universo inteiro. Todos os elementos do universo são representados pelos sinais, que também indicam os inúmeros aspectos do Ser Único Supremo. Como, fundamentalmente, todas as coisas são uma só, uma vez que são apenas fragmentos da Unidade Suprema, elas são vistas como símbolos ou emblemas de uma realidade superior. (Hinduísmo – Padas Mookerjee)

Na Idade Média, ou Idade das Trevas (400 a 1.400 d.C.), o trabalho criativo não teve expressão, uma vez que a Igreja dominava a educação e a vida secular. Há indícios de que nessa época duas correntes de estudo e aplicação da Reflexologia – Oriente e Ocidente (Egito) – convergiram na Europa.

---

* Os textos sobre Reflexologia a seguir são baseados nos estudos da reflexologista Valéria Pasta.

No final desse período, uma forma de Reflexologia era conhecida e praticada na Europa, denominada Terapia de Zonas, que visava ao alívio da dor e do cansaço, por meio de pressão aplicada em zonas do corpo.

A Idade Moderna (1800 d.C.) foi marcada por grandes descobrimentos científicos (Revolução Industrial), ampliando profundamente os estudos e as descobertas sobre sensação, percepção, associação (Darwin) e ação reflexa (Marshall Hall).

Pesquisas indicam que a base científica da Reflexologia tem suas raízes em estudos neurológicos iniciais, datados de 1890, conduzidos por *Sir* Henry Head, de Londres, em *O Reflexo da Reação Humana ao seu Meio Ambiente*.

Encontra-se na Alemanha a especialização no tratamento de doenças por meio de massagens, posteriormente conhecida como "massagem reflexa". Foram os alemães, provavelmente, os primeiros a aplicar a massagem "zonas de reflexos". Dr. Cornelius descobriu que áreas de sensibilidade específicas não apenas respondiam à pressão, como a aplicação de pressão também levava à ocorrência de outras mudanças no organismo.

Atribui-se o desenvolvimento da Reflexologia, nos EUA, ao Dr. William Fitzgerald (1872-1942), o qual, dentre vários estudos, observou que a pressão sobre várias partes do corpo, principalmente em mãos, dedos das mãos, boca e pés, podia ser usada para ocasionar um efeito de amortecimento em alguma outra área.

É interessante notar que as zonas de reflexo nos pés, tão importantes para a terapia da Reflexologia moderna, não foram destacadas de nenhuma maneira especial por Fitzgerald. Ele desenvolveu a teoria de que o corpo pode ser dividido em dez linhas ou zonas longitudinais, e ensinou a terapia de zonas ao Dr. Riley, que fez os primeiros diagramas e desenhos detalhados de pontos-reflexos localizados nos pés.

Em 1930, Eunice Ingham trabalhou com o Dr. Riley, resultando em profundas contribuições para a Reflexologia. Ela separou os trabalhos sobre reflexos nos pés da terapia de zonas em geral, introduziu a pressão alternada que, em vez de um efeito de amortecimento, estimulava a cura, e levou todo o trabalho ao público e aos terapeutas em geral. Também fez o mapeamento dos pés tal como conhecemos hoje.

Zonoterapia

Para construir a rede zonal (onde ficaram definidas áreas reflexas de todo o corpo), o desenvolvimento da prática da Reflexologia foi traçando parâmetros cada vez mais precisos.

Desenvolveu-se no Ocidente um estudo das zonas reflexas verticais no corpo, denominado zonoterapia, utilizando-se o gráfico para marcações de áreas, com a finalidade de localizá-las por meio de dez zonas.

A partir dos dez dedos e dez artelhos, temos todo o organismo dividido em dez zonas. Cada linha passa através do centro de sua respectiva zona, e a mesma inclui todas as partes e órgãos do trajeto.

Os lados direito e esquerdo do corpo têm a sua correspondência no pé e na mão do lado correspondente. Por exemplo, o fígado se localiza no lado direito do corpo, assim a sua correspondência será na mão e no pé direito.

Zonas reflexas verticais ou longitudinais

Considerando qualquer dos órgãos internos do corpo, é possível determinar que linhas de zona passam através dele, figurando em que parte do pé ou da mão essa linha será encontrada.

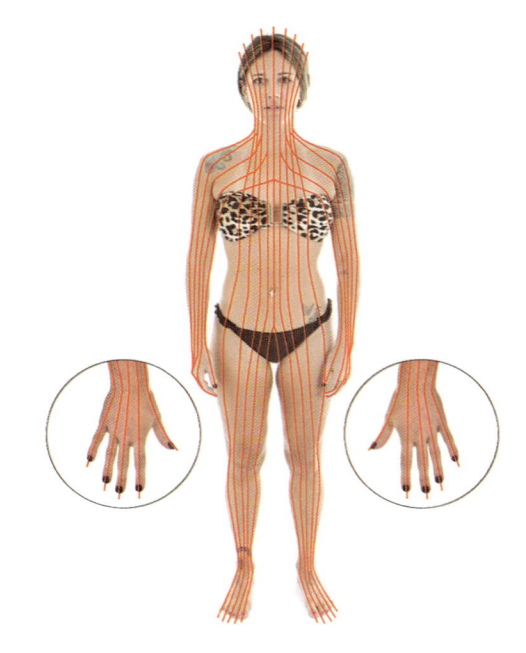

Zonas reflexas horizontais

O pé em seu estado de repouso, visto em seu perfil interno, apresenta a forma de uma figura humana sentada: o dedo corresponde à cabeça, o peito do pé corresponde ao tórax, o calcanhar à bacia e o tornozelo às pernas estendidas para a frente. A semelhança da curvatura da parte interna do pé é a seguinte: a curva cervical correspondendo à curva interna do hálux e, na sequência, torácica, lombar, sacro e cóccix, chegando ao calcanhar.

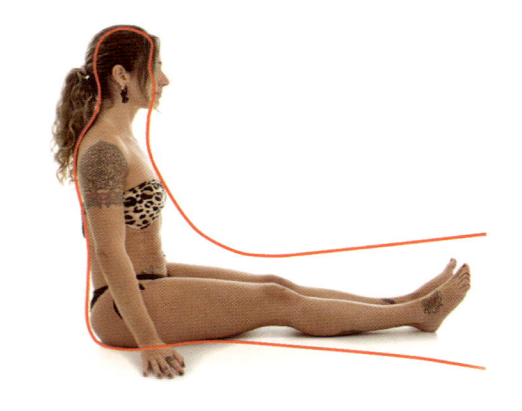

A região dos dedos, zona I, corresponde aos órgãos da cabeça e pescoço; a zona II, aos órgãos do peito e abdome superior; a última, zona III, aos órgãos da pélvis e abdome.

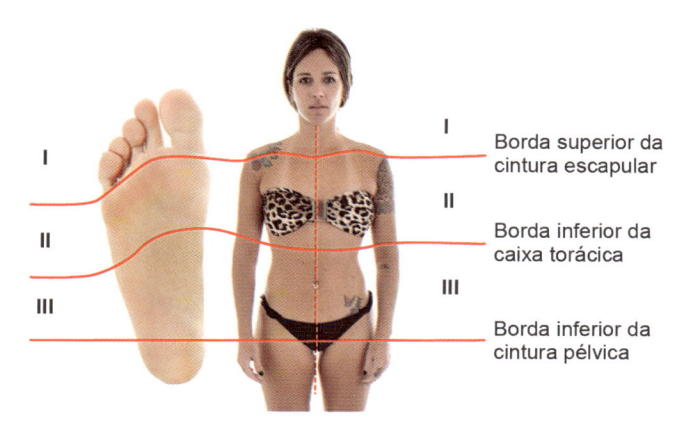

Borda superior da cintura escapular

Borda inferior da caixa torácica

Borda inferior da cintura pélvica

Correspondência das zonas reflexas horizontais e verticais

Sobrepondo nos pés as linhas longitudinais às transversais, obtemos uma trama na qual encaixamos, com razoável precisão, a posição de cada área reflexa de cada um dos órgãos, músculos, ossos ou articulação do corpo.

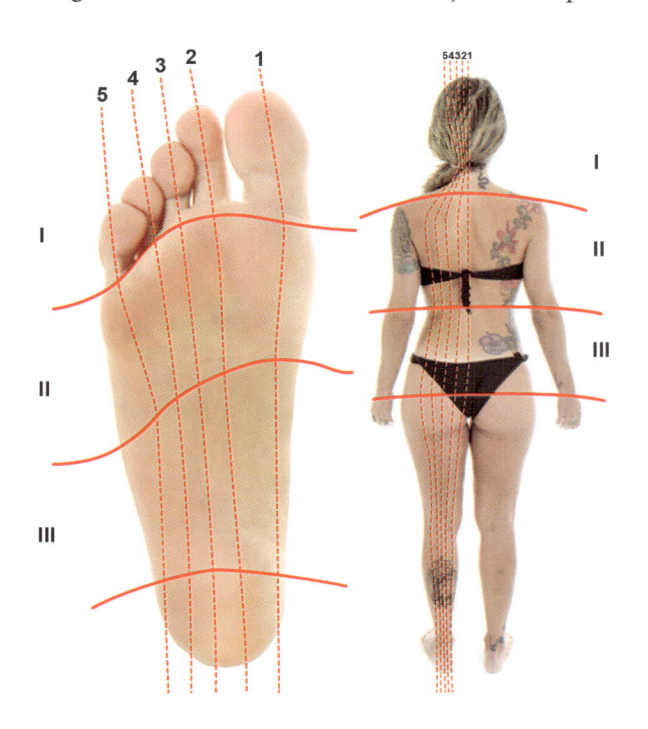

Zonas reflexas horizontais e sua correspondência com mãos, pés e rosto

Os mesmos reflexos existem em nossas mãos, na mesma posição, localização etc., que em nossos pés. Apenas é mais difícil localizá-los, porque não são tão pronunciados e porque a quantidade adicional de exercícios que damos às mãos elimina a sensibilidade que, do contrário, seria encontrada.

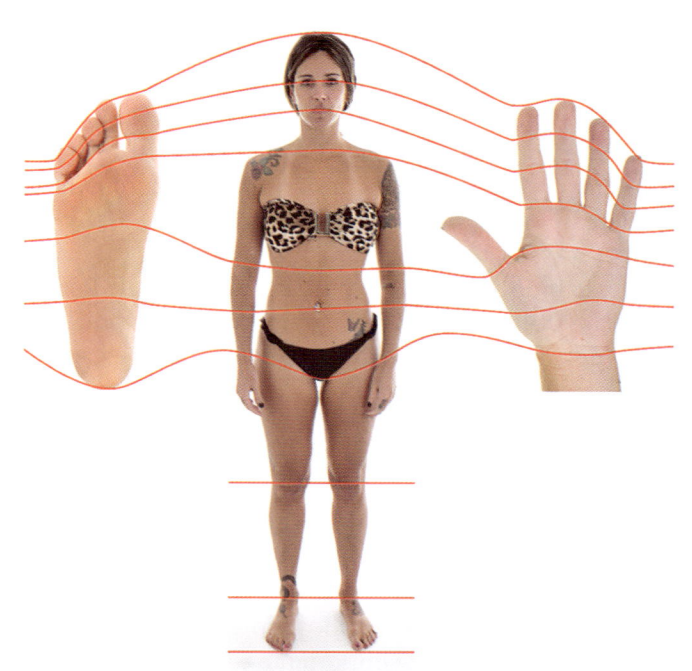

Efeitos da reflexologia nos pés

A massagem nos pontos-reflexos específicos nos pés promove a melhora na circulação sanguínea e energética dos órgãos correspondentes, sendo especialmente indicada para tratamentos preventivos.

À medida que a circulação do corpo é estimulada, o processo de eliminação de impurezas do sistema acontece. Os órgãos excretores e a febre são os primeiros veículos para a desintoxicação e limpeza do organismo. Por vezes, dá-se o aumento da sudorese, diurese e das reações das mucosas do nariz, faringe ou brônquios.

É importante lembrar que toda técnica corporal requer prática e vivência por meio do tato para a percepção dos pontos e da realização de cada pessoa. É essa atenção às reações individuais de cada um que irá nortear a intensidade da pressão do toque, que deve respeitar a tolerância e o limite de dor da pessoa.

Aplicação da reflexologia no contexto da massoterapia

Existem duas maneiras de trabalhar com a Reflexologia dos pés. Uma é aquela em que todos os sistemas são trabalhados, ou seja, todas as áreas dos pés são estimuladas (ambos os pés integralmente); outra é aquela em que os pontos específicos são massageados, escolhidos a partir dos sintomas de cada pessoa.

Dentro de uma visão holística, somente estimular "um ponto" não produz resposta eficiente. A pessoa inteira deve passar pelo processo, não apenas o "seu fígado ou o seu nariz".

Agora, na realidade da massoterapia, na sessão de massagem, uma das prioridades é a atuação no corpo inteiro da pessoa, pois partimos do princípio de que qualquer distúrbio manifestado está relacionado com a totalidade do organismo. Essa postura também se mantém quando enfatizamos a prescrição no atendimento; massageamos o corpo todo da pessoa na intenção de fortalecer o seu sistema imunológico.

Desse modo, no contexto da massoterapia, a Reflexologia é utilizada de forma complementar, e pode-se atuar nesse propósito, tanto na região que estamos priorizando no atendimento (digestório, urogenital etc.) quanto nos pontos relacionados com os órgãos e vísceras. Assim, pelo fato de já trabalhar de forma integral com a pessoa na massagem, é possível aplicar a Reflexologia de forma pontual (massagem em pontos e zonas), sem perder o caráter holístico essencial no atendimento.

Pode-se atuar nos pés, colocando a pessoa em decúbito ventral ou dorsal. O importante é o massoterapeuta e o massageado estarem bem posicionados.

Antes de tocar diretamente nas regiões e nos pontos dos pés que serão trabalhados, é interessante sensibilizar o pé como um todo; com uma prévia massagem, enfatizando movimentos articulares e toques que atinjam as fáscias, músculos e ossos. A partir daí, inicia-se com pressões e fricções nas regiões e pontos dos pés no enfoque do atendimento, percebendo-se a sensibilidade da pessoa em relação à dor e prazer.

Outra maneira de atuar é quando se massageia o pé sem intenção específica. Durante o toque surgem as áreas e pontos mais sensíveis, ou seja, a região ou o ponto anuncia que precisa ser trabalhado, o que caracteriza a Reflexologia como uma técnica de avaliação energética, além da aplicação da massagem.

A atuação com a Reflexologia pode se dar no meio da sessão de massoterapia, como um recurso a mais dentro da estratégia terapêutica; no final da sessão, como um assentamento do trabalho realizado, ou no início da sessão, no caso de o massageado apresentar muita resistência ao toque no corpo, ou mesmo como recurso de avaliação energética. O tempo de trabalho no ponto pode durar até 5 min, sendo longo este tempo dentro da realidade da massagem, o que nos faz ter a referência de aplicarmos o toque por no mínimo 18 s (aproximadamente três respirações completas).

Esta técnica pode ser bem utilizada com pessoas que estão acamadas, presas ao leito, e que não podem ser manipuladas integralmente. Dessa maneira, passa a ser fundamental o trabalho no pé como um todo.

Convém evitar massagear os pontos-reflexos do útero e dos ovários durante a menstruação, assim como em gestantes.

Posições do terapeuta

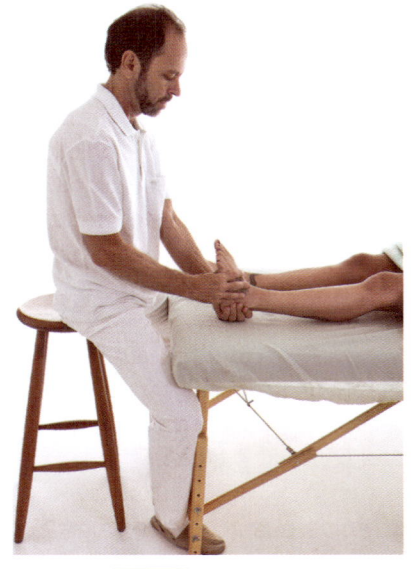

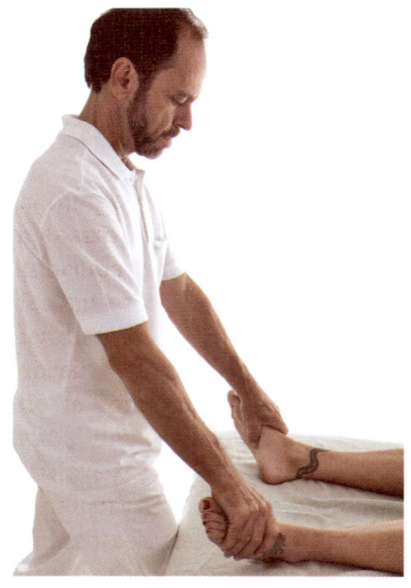

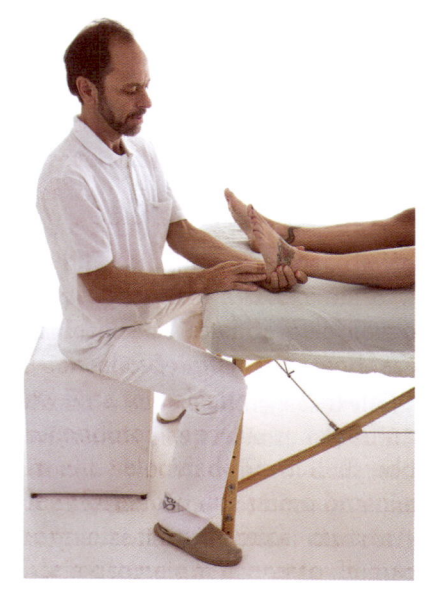

Posições das mãos

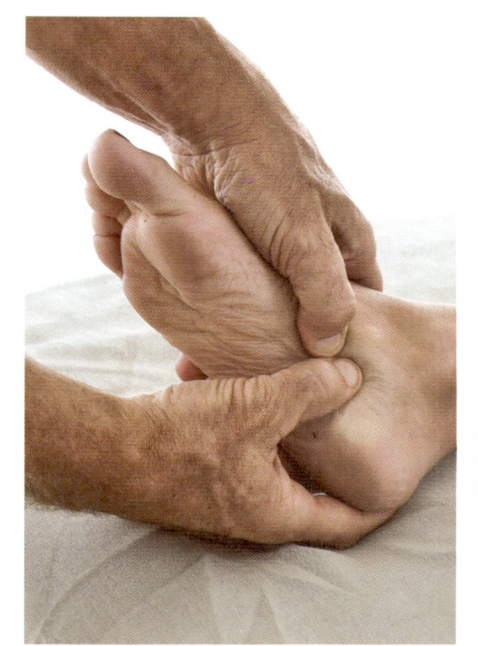 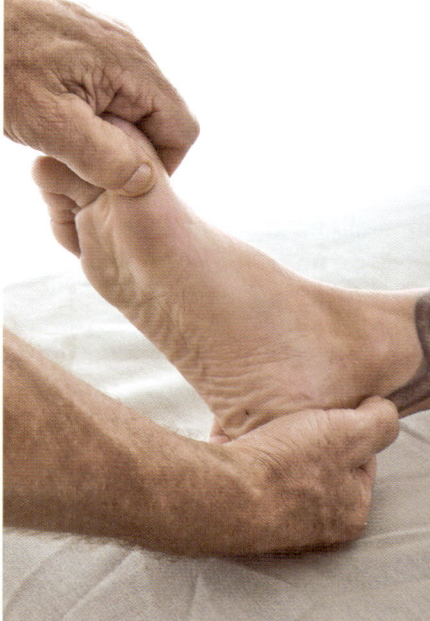 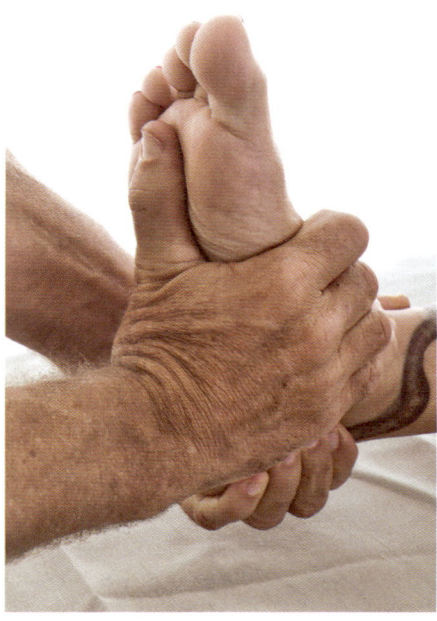

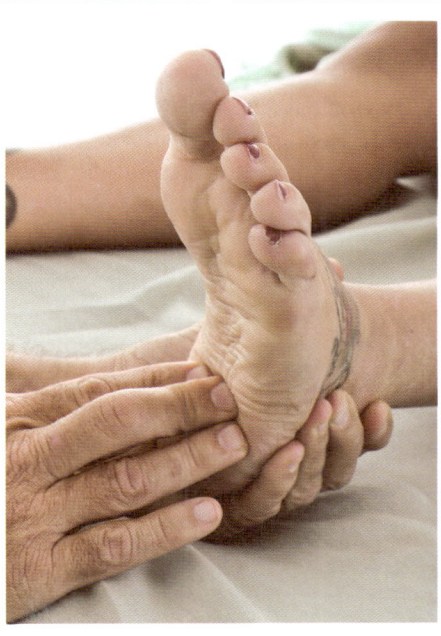 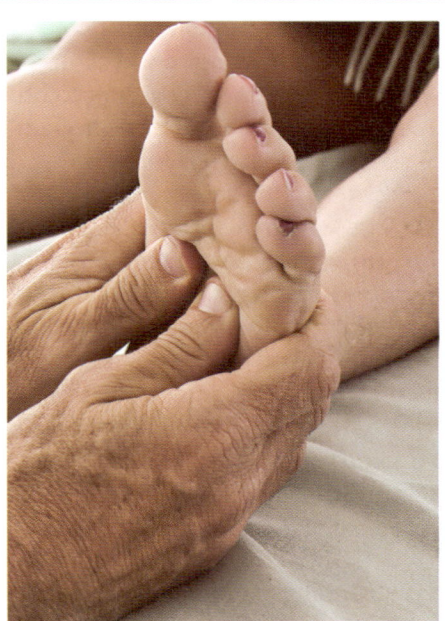

Sequência inteira sintetizada nos pés

Essa massagem pode ser aplicada no outro ou como automassagem.

1. Aproxime suas mãos aos pés massageados, sentindo a temperatura e textura, e promova movimentos das articulações do tornozelo, do pé e dos dedos.

2. Faça uma massagem com deslizamentos por toda a planta e o dorso do pé, incluindo o espaço entre os dedos.

3. Usando seus polegares, faça pressões por toda a planta, iniciando no calcanhar e terminando nos dedos.

Se houver um ponto mais sensível, permaneça por mais tempo massageando.

4. Com o polegar, faça um movimento circular que vai caminhando na borda interna da planta, a qual corresponde à coluna vertebral. A outra mão somente apoia o pé.

5. Usando o nó dos dedos, pressione desde o calcanhar até a ponta do pé.

6. Usando os quatro dedos, promova um deslizamento lento e profundo, do calcanhar até a ponta do pé.

7. Usando as duas mãos, promova uma abertura do pé, tanto na planta como no dorso, separando os ossos do pé (metatarsos).

8. Usando o dedo indicador, massageie entre os dedos; se for possível, entrelace os dedos da mão com os dedos do pé e movimente-os.

9. Com o polegar, pressione a polpa (a parte mais gordinha) de cada dedo do pé.

10. Massageie entre os ossos no dorso do pé (metatarsos), pressionando e friccionando, subindo pelo peito do pé, até chegar ao tornozelo.

11. Termine a prática nesse pé, fazendo um deslizamento com as suas mãos inteiras por todo o tornozelo e o pé.

12. Repita a mesma sequência no outro pé.

Sequência inteira sintetizada nas mãos

Essa massagem pode ser aplicada no outro ou como automassagem.

1. Aproxime sua mão da mão massageada, sentindo sua temperatura e textura, e promova movimentos das articulações do punho, da mão e dos dedos.

2. Promova deslizamentos na palma e no dorso da mão, incluindo os espaços entre os dedos.

3. Usando seu polegar, faça pressões por toda a planta, iniciando próximo ao punho e terminando nos dedos.

Mapa de reflexologia dos pés

Olhos — Olhos
Seio frontal
Seios nasais — Pituitária — Seios nasais
Pescoço
Ouvido — Coluna cervical — Ouvido
Tireoide
Plexo solar — Plexo solar
Ombro — Coluna torácica — Ombro
Estômago
Pâncreas — Coração
Fígado — Baço
Vesícula biliar — Cólon transverso
Suprarrenal — Coluna lombar — Suprarrenal
Rim — Rim
Intestino delgado — Cotovelo
Cotovelo
Sacro
Cólon ascendente — Bexiga — Cólon descendente
Cóccix
Cólon sigmoide — Nervo ciático — Cólon sigmoide
Joelho — Região pélvica — Joelho

Planta do pé direito   Planta do pé esquerdo

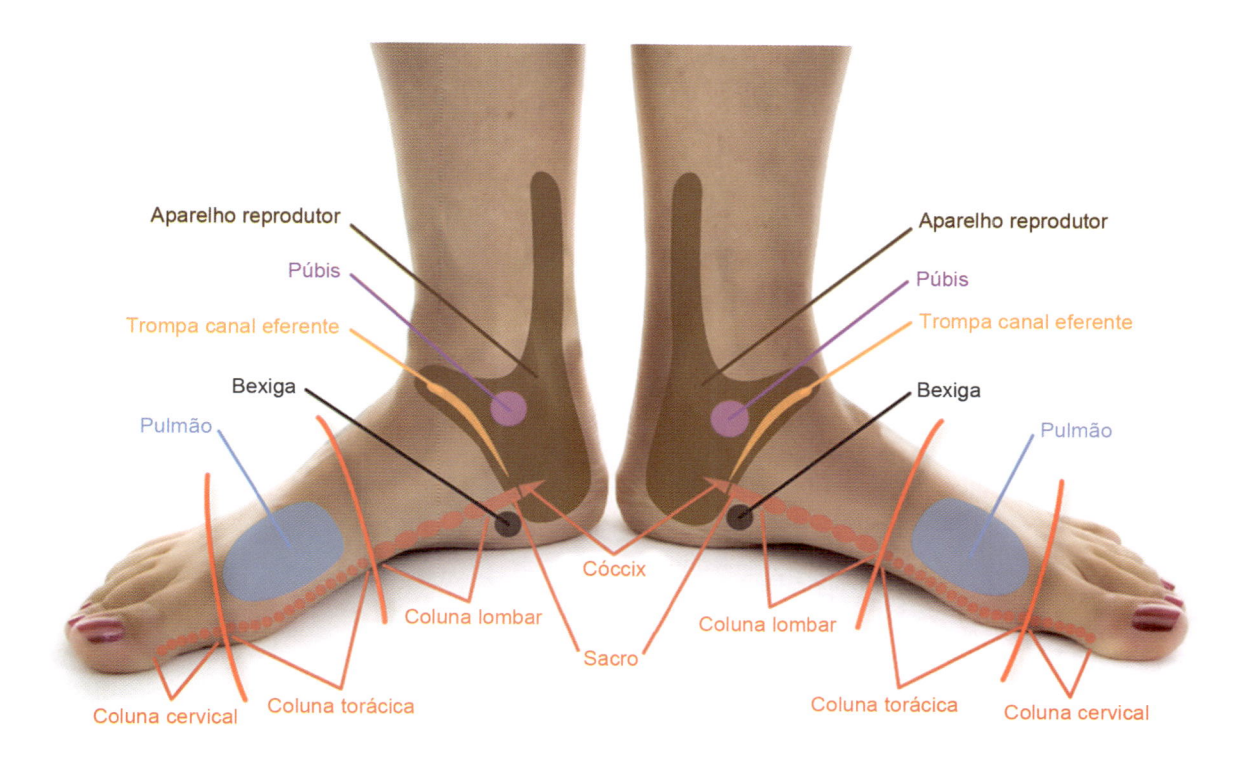

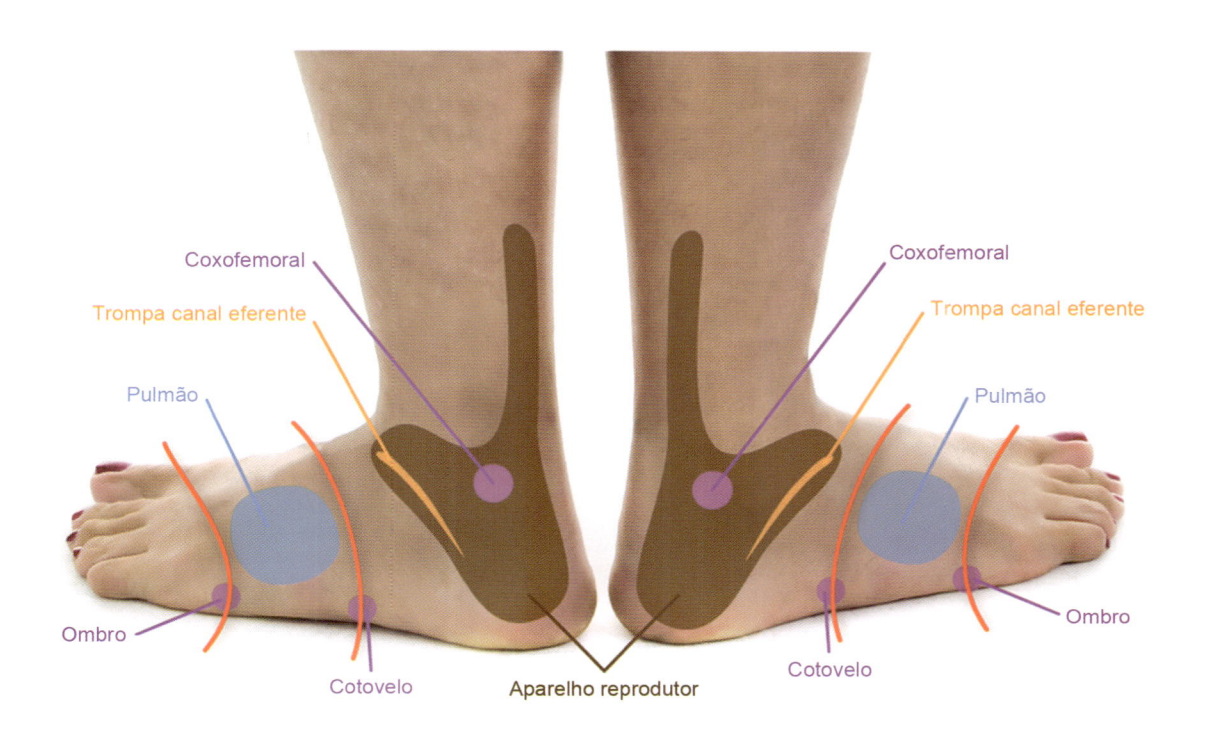

Se houver um ponto mais sensível, permaneça por mais tempo massageando.

4. Com o polegar, faça um movimento circular que inicia próximo ao punho e termina na raiz dos dedos em seis linhas, entre os ossos da mão (metacarpos) e nas bordas da mão.

5. Pinçando e pressionando, massageie cada dedo, enfatize a pressão nas laterais das unhas e na polpa de cada dedo.

6. Massageie cada dedo, pinçando e pressionando, enfatize a pressão nas laterais das unhas e na polpa de cada dedo.

7. Faça deslizamentos e pressões no dorso da mão, entre os ossos metacarpos. Continue pelos ossos carpos até o punho.

8. Com o polegar, pressione o espaço entre o segundo (indicador) e primeiro (polegar). Esse ponto, além da ação da Reflexologia, é um ponto importante da massagem chinesa: IG4.

9. Termine a prática com deslizamento geral no punho, mão e dedos.

10. Repita a mesma sequência na outra mão.

Óleos e cremes para massagem

Os óleos e cremes são de uso externo, preferencialmente os vegetais, como rosa (Figura 3.1) e lavanda (Figura 3.2), auxiliam a manipulação no corpo e também são empregados como complemento terapêutico, por meio dos seus princípios ativos (Tabela 3.3).

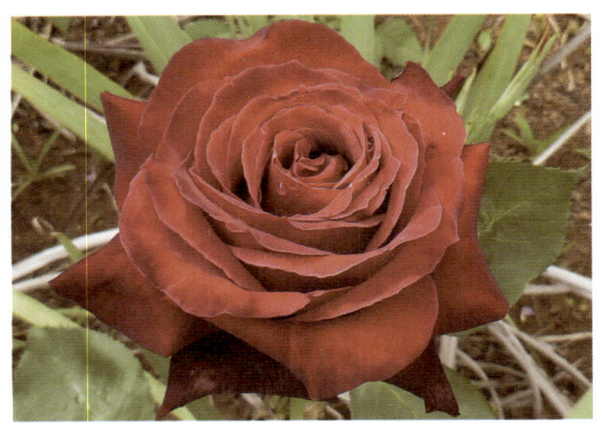

Figura 3.1 Rosa.

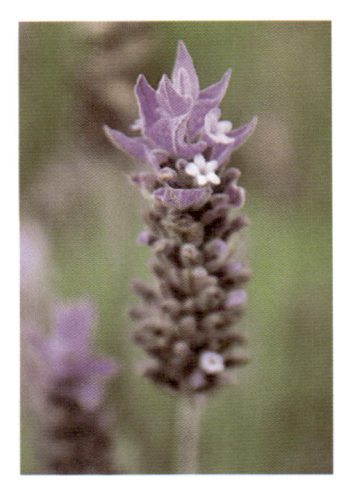

Figura 3.2 Lavanda.

Tabela 3.3 Efeitos dos óleos para massagem e regiões do corpo indicadas para sua utilização.

Óleo	Efeito	Regiões do corpo
Alecrim	Analgésico, antirreumático, antisséptico, pulmonar, estimulante da circulação periférica	Membros e abdome
Amêndoa doce	Emoliente, suavizante, tonificante	Todo o corpo
Artemísia	Analgésico, calmante, antirreumático, estimulante da circulação periférica	Todo o corpo
Bétula	Estimulante da circulação periférica, tonificante, relaxante muscular	Todo o corpo
Calêndula	Adstringente, bactericida, calmante, refrescante	Todo o corpo
Camomila	Calmante, refrescante, suavizante	Todo o corpo
Cânfora	Analgésico, antisséptico, antinevrálgico	Regiões doloridas, contusões, dores reumáticas, nevralgias. Não se usa em pessoas que estão tomando medicamento homeopático
Eucalipto	Antisséptico, pulmonar, expectorante, analgésico em dores articulares	Região torácica e articulações
Gergelim	Dissolvente, emoliente, estimulante da irrigação sanguínea em casos de disfunções articulares	Articulações
Jasmim	Antisséptico, antiespasmódico, parturiente, sedativo	Todo o corpo
Lavanda	Analgésico, estimulante da circulação periférica, relaxante muscular	Todo o corpo
Rosas	Adstringente, calmante, hidratante, refrescante	Todo o corpo

Também são recomendados os *cremes de massagem* de algas marinhas, gérmen de trigo e centelha asiática com efeitos de revitalização e renovação da pele.

As *pomadas* também podem ser usadas como complemento de tratamentos de uso tópico (Tabela 3.4).

Tabela 3.4 Tipos e efeitos das pomadas para uso tópico.

Pomada	Efeito
Arnica	Anti-inflamatório, antisséptico e analgésico
Calêndula	Antialérgico, suavizante, refrescante, anti-inflamatório, cicatrizante, antisséptico, bactericida e antifúngico
Camomila	Cicatrizante, emoliente, antisséptico, refrescante, antialérgico e anti-inflamatório
Cravo	Analgésico, antisséptico, cicatrizante e antinevrálgico
Própolis	Anti-inflamatório, antisséptico e cicatrizante

Sequência básica profilática de massoterapia

A sequência de massoterapia, a seguir, é fruto de pesquisa e aplicação dos conceitos e técnicas da massagem oriental e ocidental e foi elaborada no método da Escola Amor, fundada em 1983. Essa sequência inclui o que foi abordado nos capítulos anteriores.

A aplicação dessa prática tem objetivo profilático, ou seja, visa à manutenção da saúde e à prevenção de doenças, por isso pode ser aplicada também por iniciantes, mas sempre com a concentração necessária e a sensibilidade da percepção do estado físico e emocional do massageado.

Em alguns tópicos, serão citados trajetos dos meridianos, indicados pela sua inicial, por exemplo: B (Bexiga). No Capítulo 7 é feita a descrição de todos os meridianos.

A sequência pode ser aplicada no chão ou sobre um colchonete (Figura 3.3) ou uma maca (Figura 3.4). O tamanho ideal para a maca na massoterapia é de 80 × 190 cm, mais o material complementar: bancos para algumas manobras, lençol, cobertor, apoios para o corpo do massageado (rolinhos, almofadas, travesseiros), toalhas, papel-toalha, lenço de papel, lençol térmico, cremes e óleos.

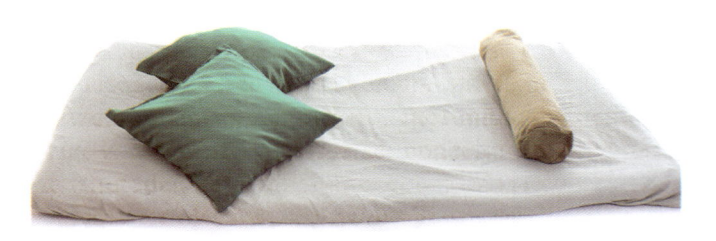

Figura 3.3 Colchonete para massoterapia.

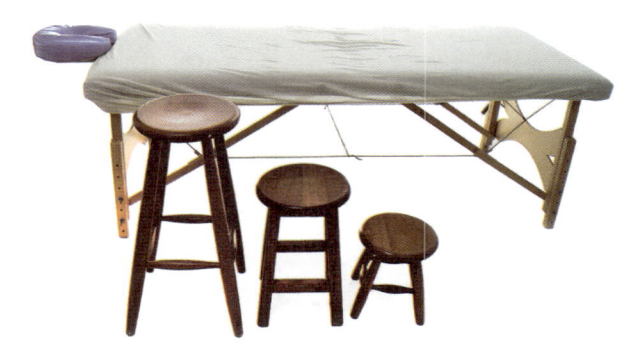

Figura 3.4 Maca para massoterapia.

Preparativos

1. Massageado deitado em decúbito ventral, com apoio (rolinho ou almofada) sob as tíbias (canelas), braços para baixo ao longo do corpo, procurando soltar o peso na superfície.

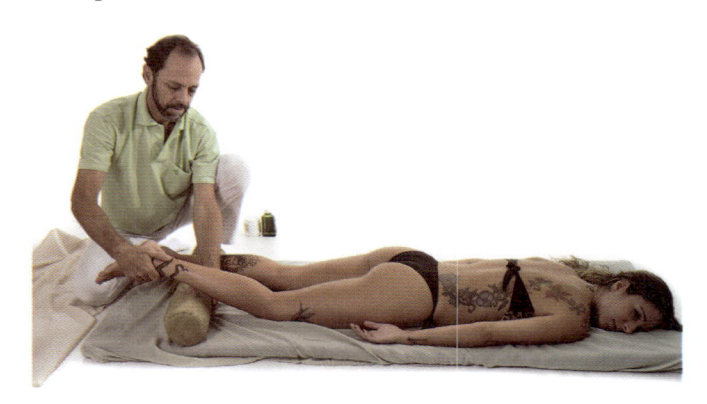

2. O massoterapeuta situado lateralmente ao massageado, de maneira que sua mão esquerda esteja na direção da cabeça da pessoa. Concentração. Fricção das mãos. Mantém-se o corpo do massageado coberto nas áreas que não estão sendo tocadas.

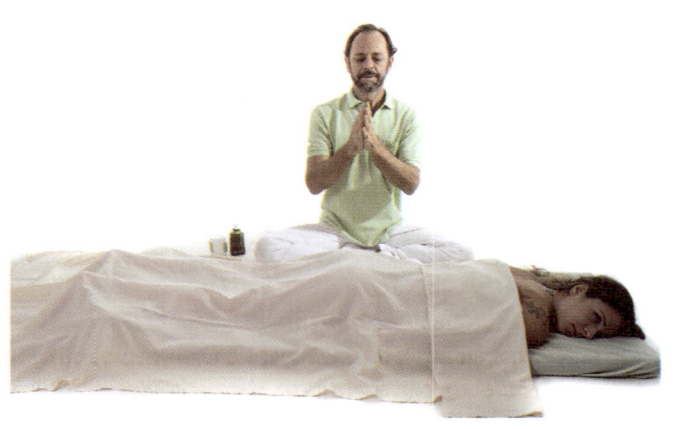

3. Após os primeiros contatos, observa-se se há a necessidade do uso de óleos ou cremes, de acordo com a situação do corpo do massageado. Coloca-se um pouco de óleo ou creme nas próprias mãos para aplicar na região que será trabalhada.

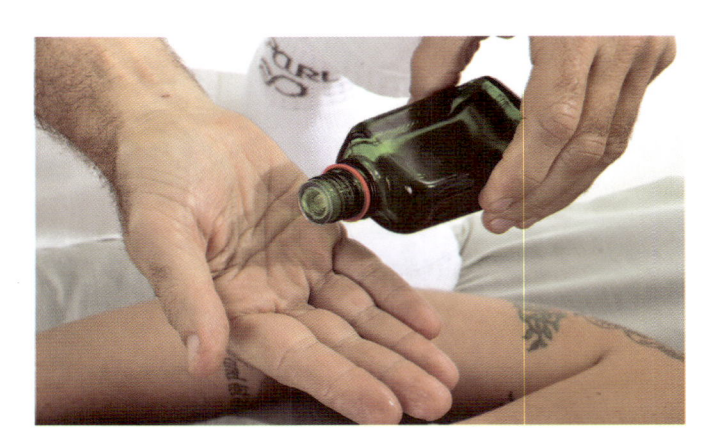

Sequência

1. Aproximação das mãos do corpo do massageado, ainda sem tocar.

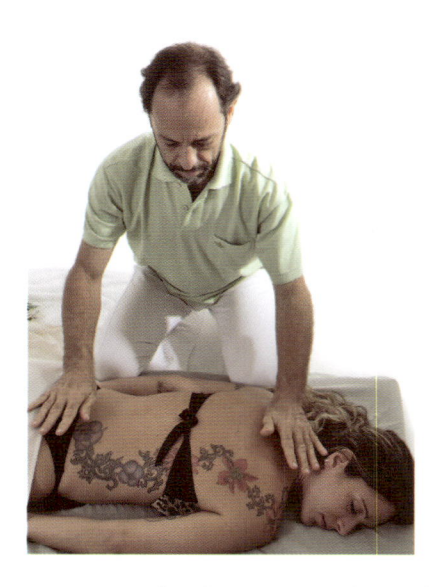

2. Deslizamento superficial com as palmas das mãos, nas costas e nos ombros.

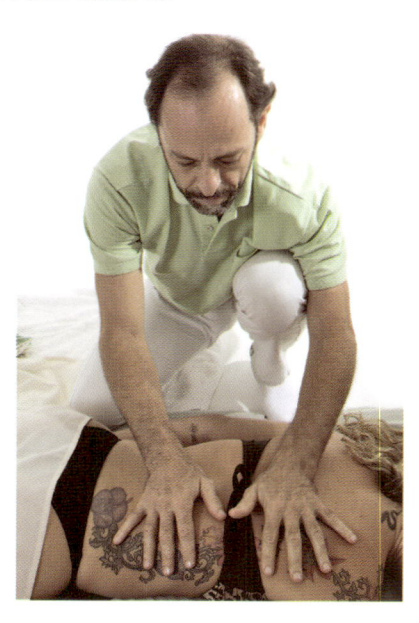

3. Fricções ao longo da musculatura das costas, do ombro para o quadril.

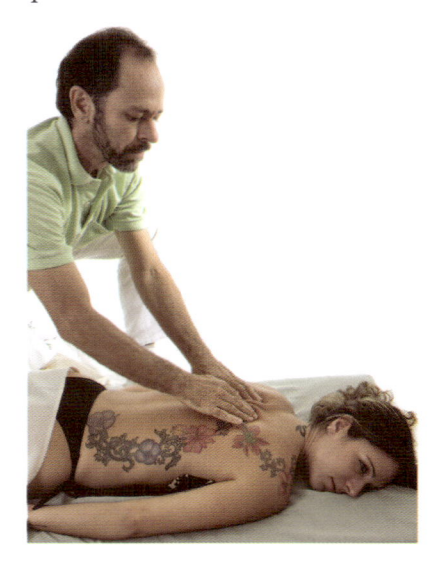

4. Fricção, pressão e empurrão nos espaços intervertebrais e nas laterais das apófises espinhosas, iniciando no sacro, subindo pela coluna até a 7ª cervical. Trajeto ao longo de VG.

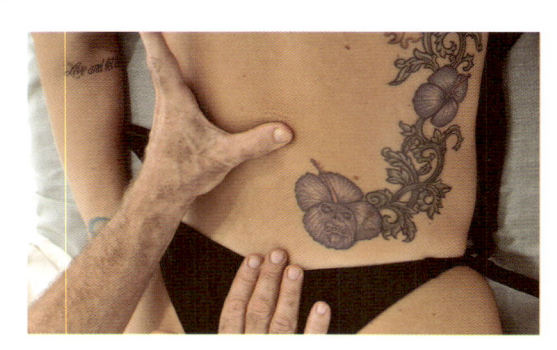

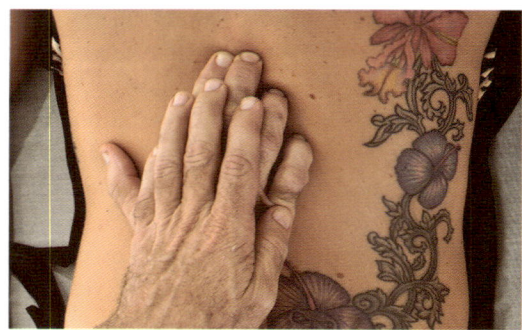

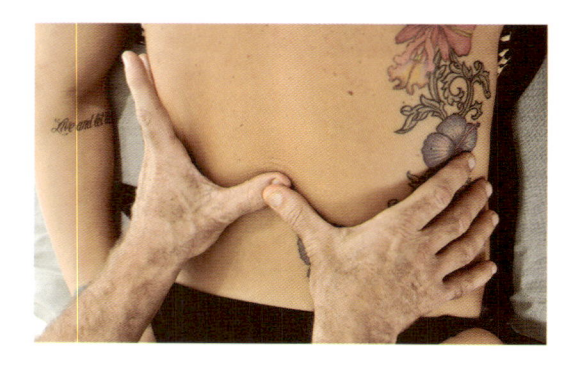

5. Vibração ao longo da coluna, do sacro até a 7ª cervical, trajeto do VG. Deslizamento partindo dos ombros e percorrendo os braços, até as mãos.

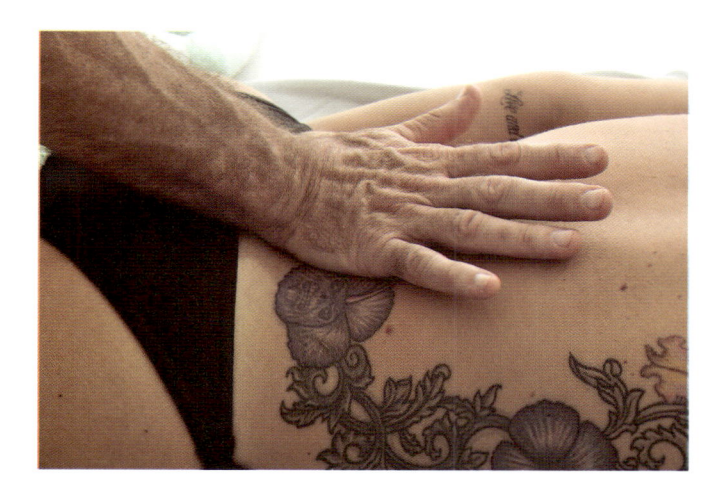

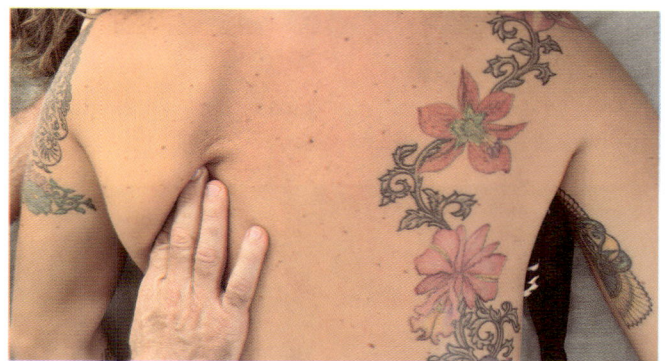

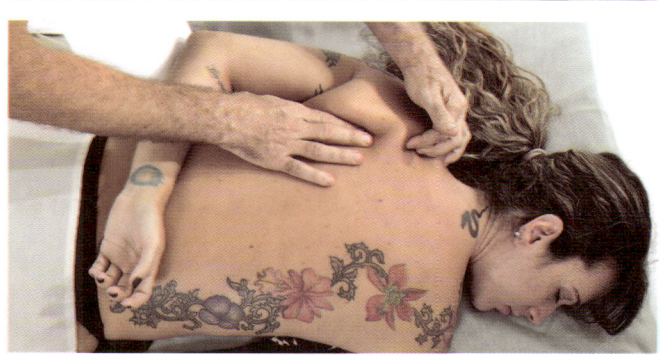

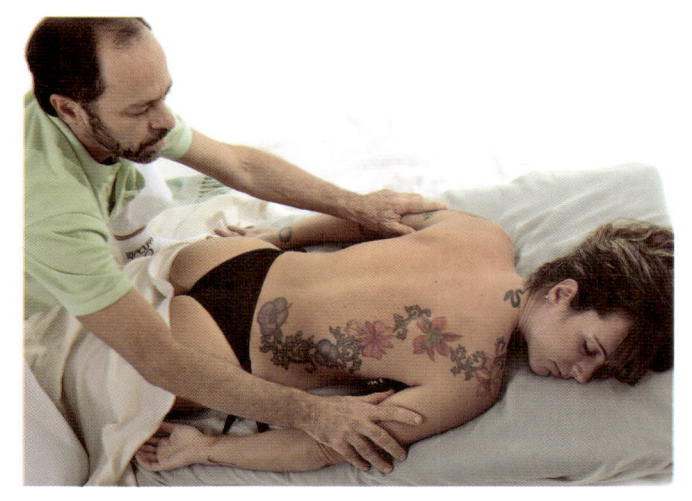

7. Percussão com as mãos unidas e os polegares enlaçados na musculatura da região torácica medial e superior das escápulas.

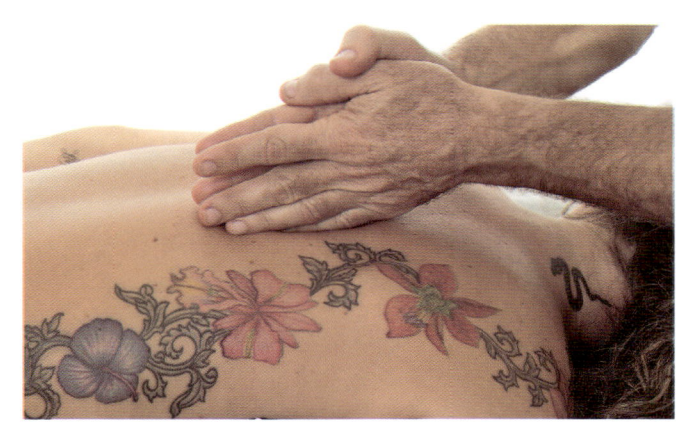

8. Percussão com as mãos fechadas (martelinho) sobre as escápulas, mobilizando os pontos do ID.

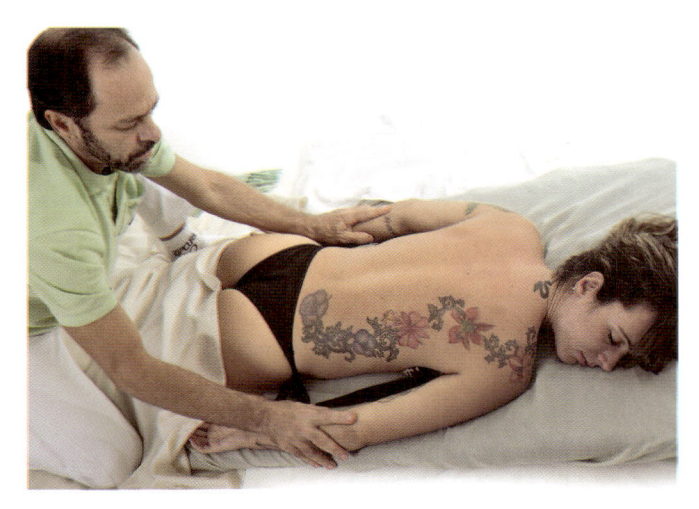

6. Braço do massageado apoiado sobre as costas, pressões e movimentação passiva da escápula do lado oposto à rotação cervical. Para massagear a outra escápula, deve-se voltar o braço ao longo do corpo, mudar o lado da rotação cervical e apoiar o outro braço sobre as costas.

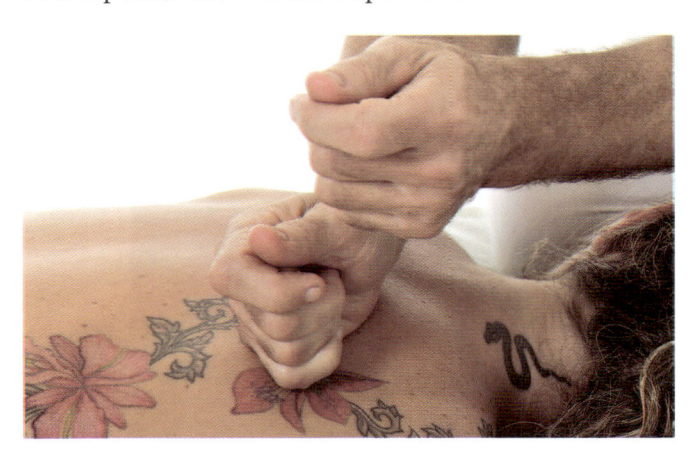

Massoterapeuta situado acima da cabeça do massageado

9. Pressão subsequente nas bordas superiores das escápulas, do centro para laterais.

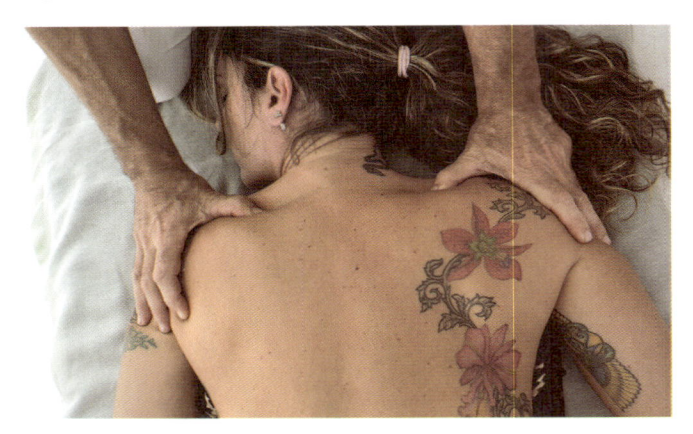

10. Liberação miofascial: pressão constante, durante 18 s, com os dedos ou cotovelos na região dos músculos romboides e trapézio. Um lado por vez.

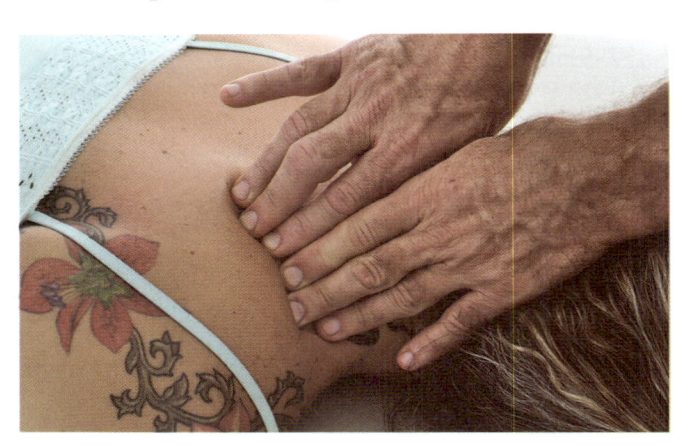

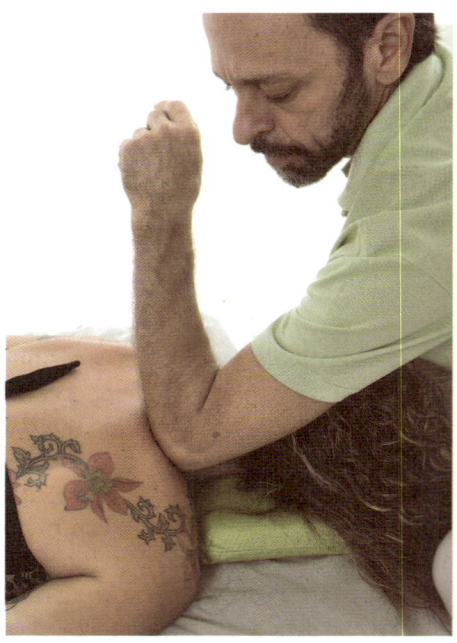

11. Deslizamento médio/profundo ao longo das costas, do ombro para o sacro, com os polegares e os quatro dedos, trajeto de B (as duas linhas) e com as eminências da mão (três repetições).

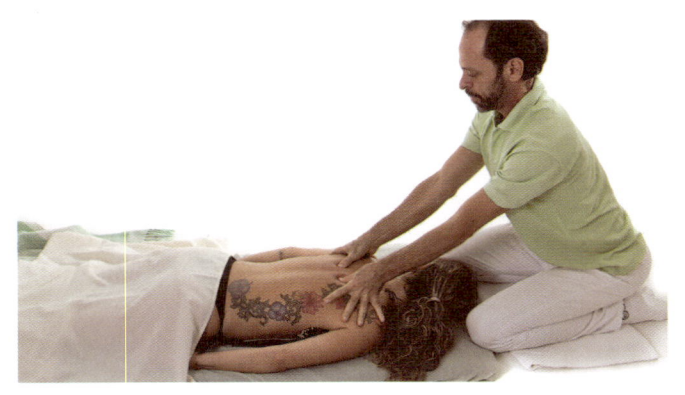

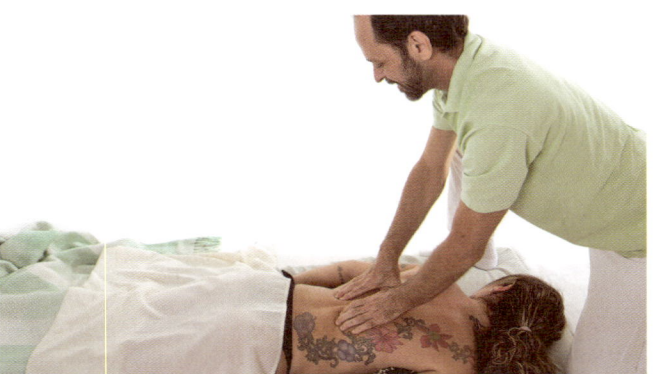

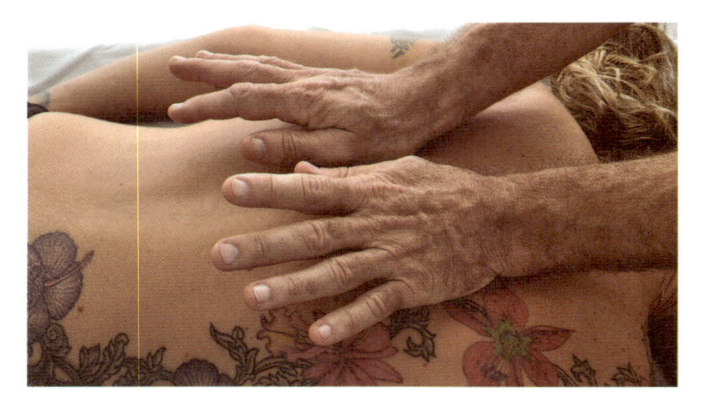

12. Deslizamento profundo e vai e vem nos espaços intercostais, do centro para as laterais.

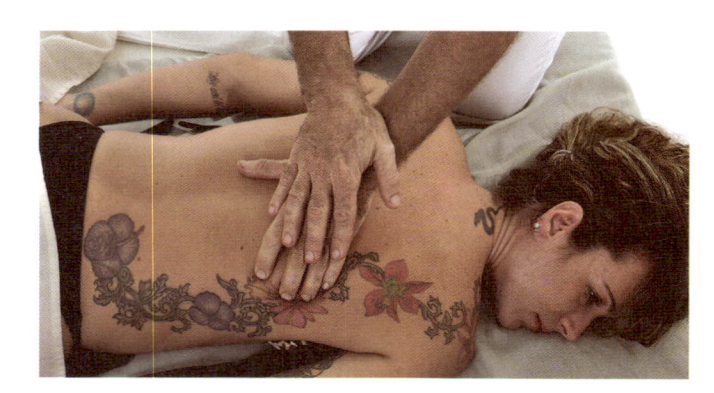

Massoterapeuta situado lateralmente ao corpo do massageado

13. Pressão subsequente ao longo das costas, do ombro para o quadril, no trajeto de B. Sincronizando ritmicamente as pressões mais profundas com a expiração do massageado.

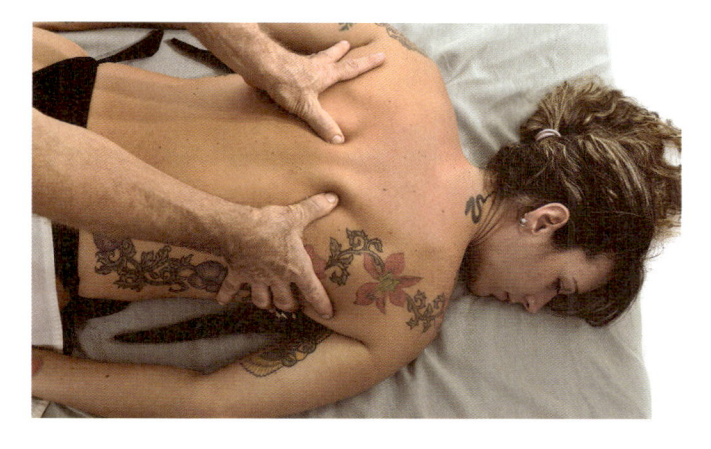

14. Deslizamento médio com os dedos e palmas, na região lombar, do centro para as laterais.

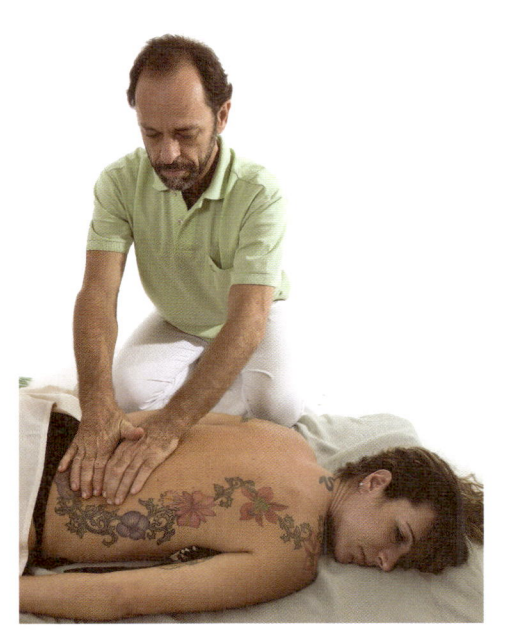

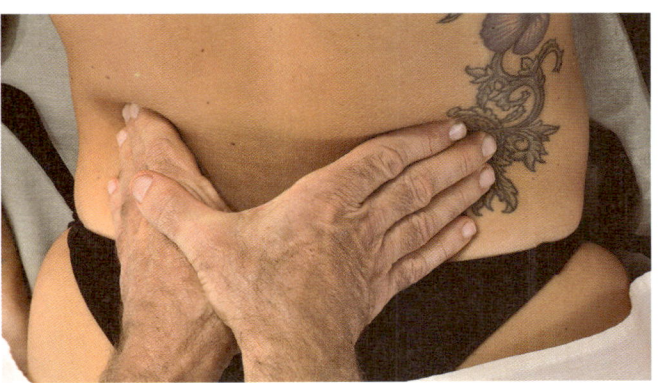

15. Pressões e fricções nas bordas superiores do ilíaco do centro para as laterais.

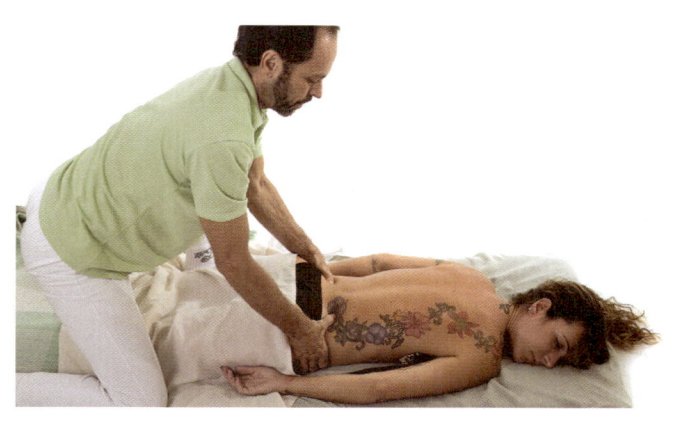

16. Deslizamento ao longo das costas, envolvendo escápulas, ombros e braços.

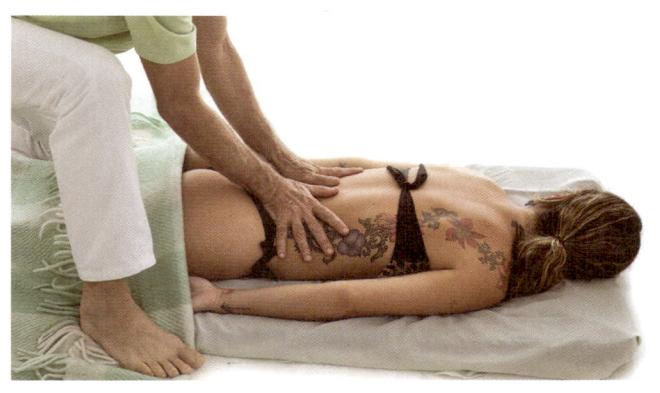

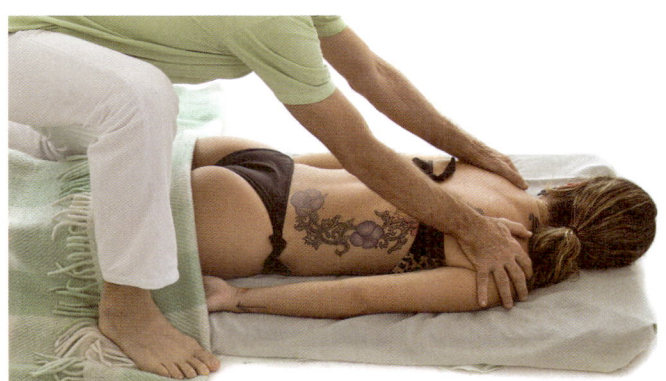

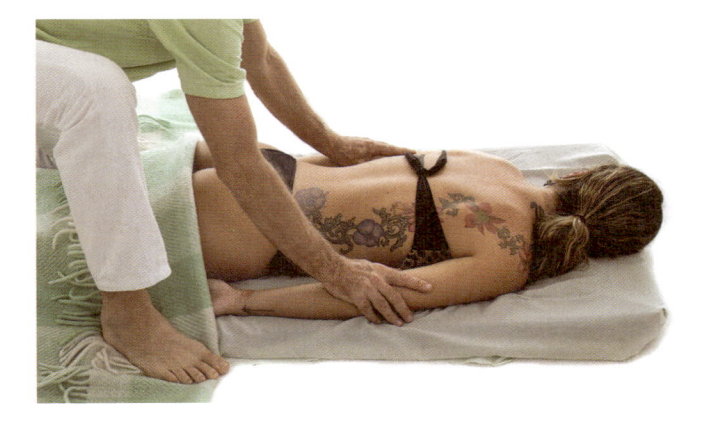

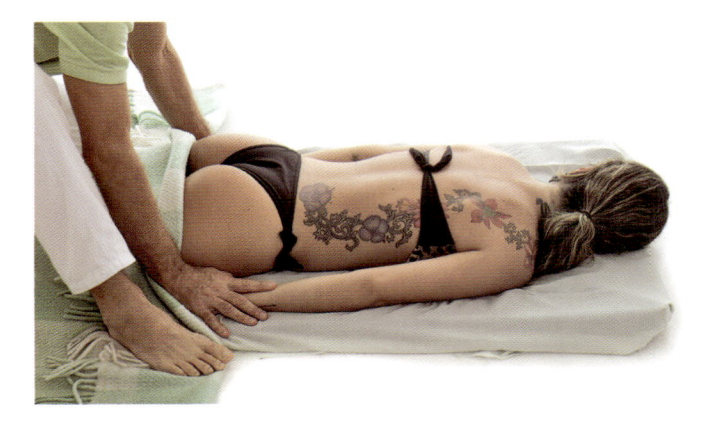

17. Pressões e vibração na borda superior, laterais e nos forames do sacro.

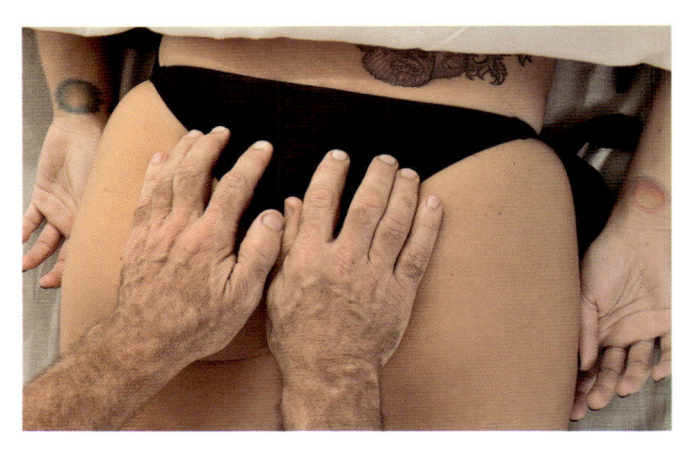

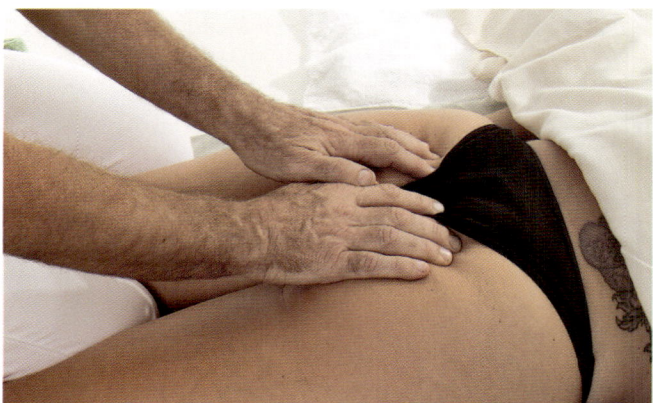

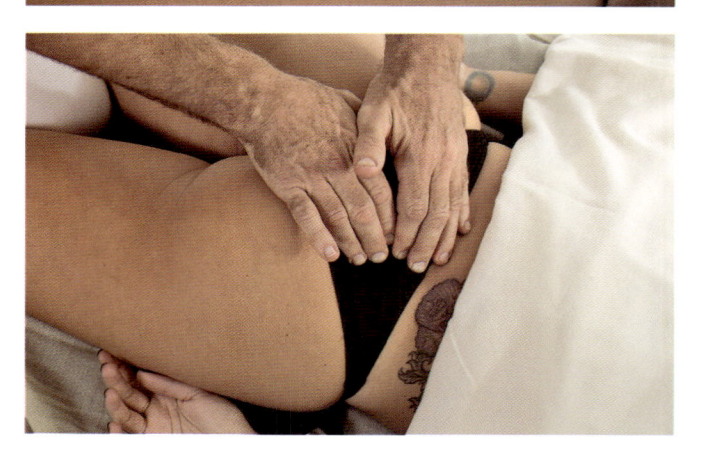

18. Pressões com as eminências das mãos ou cotovelos nos glúteos, do quadril para as coxas.

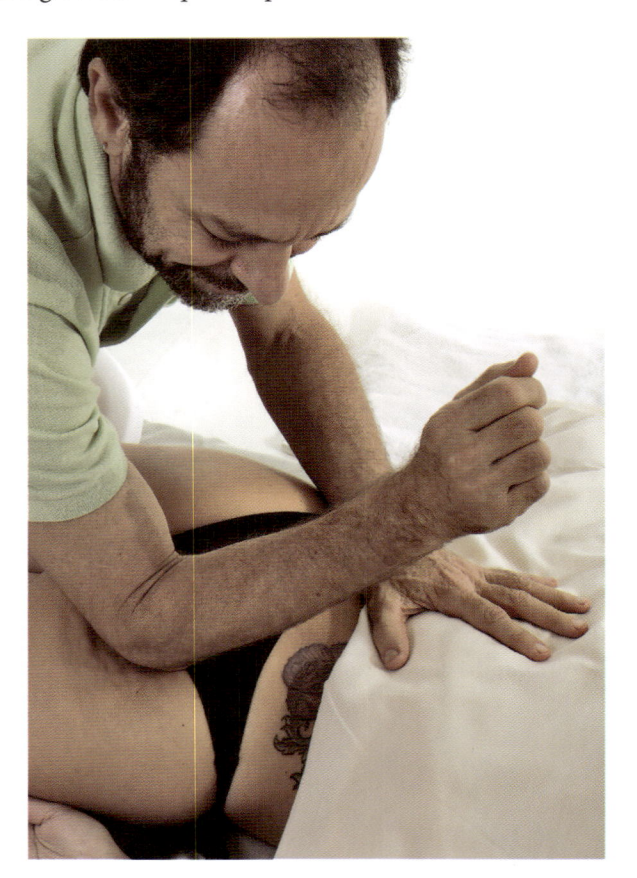

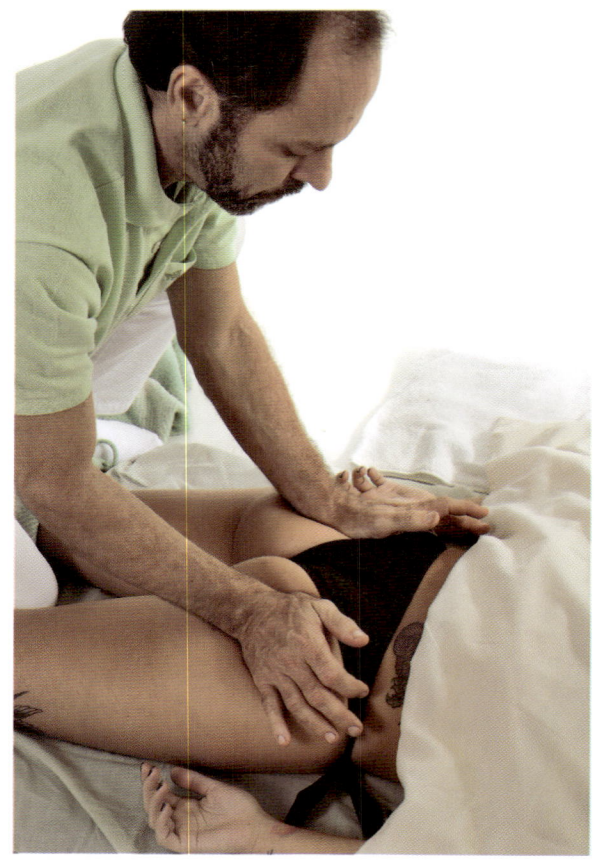

19. Fricção vigorosa com as eminências das mãos nas laterais do quadril, na área dos pontos de VB.

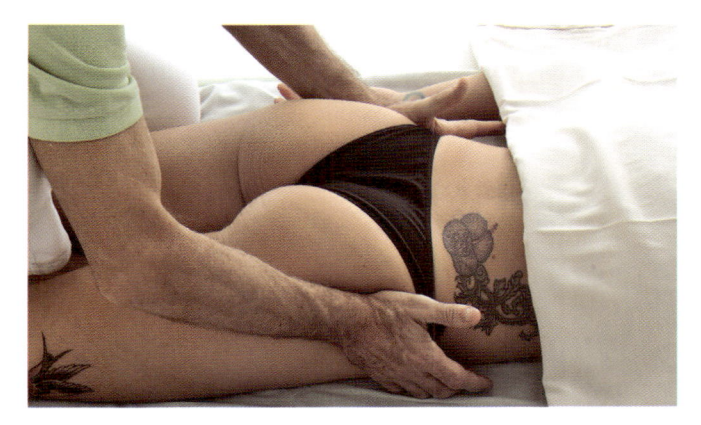

20. Promover um balanço da cintura pélvica, apoiando as mãos nas suas laterais.

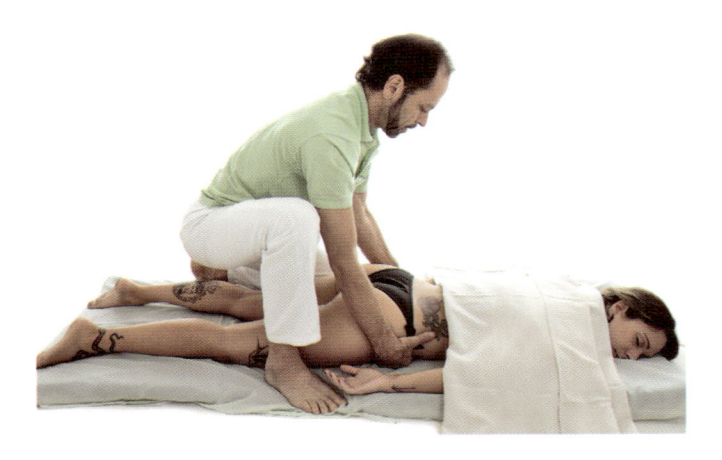

21. Pressão constante com os polegares na prega glútea, ponto de B.

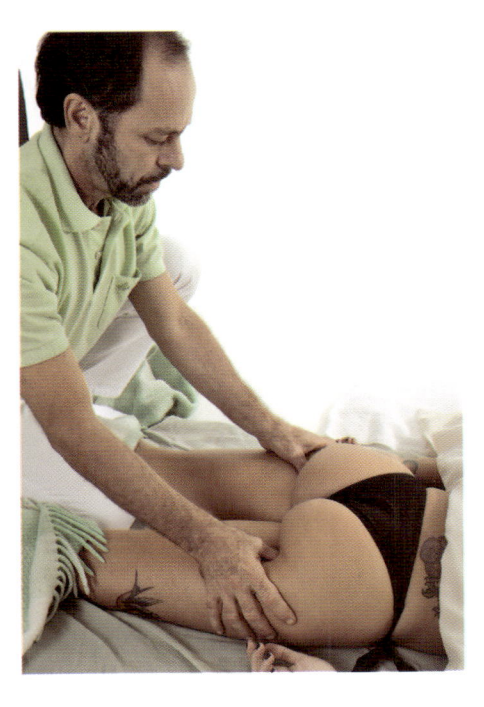

22. Pressão subsequente com os polegares ou quatro dedos na coxa até o joelho. Trajeto de B.

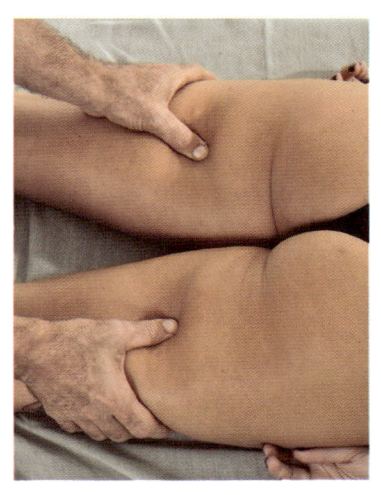

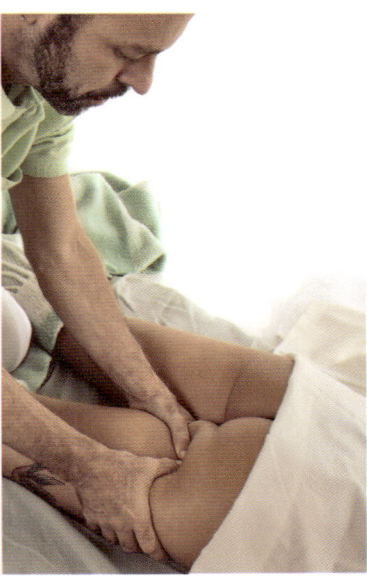

23. Pressão com o joelho flexionado passivamente, fricções ao longo da articulação do joelho. Pontos de B.

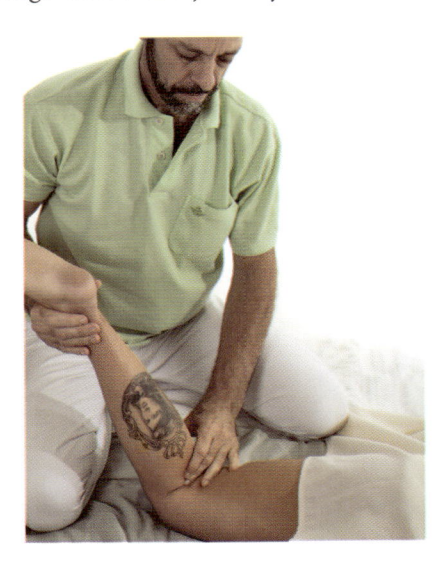

24. Movimentação passiva da articulação do joelho e co-xofemoral.

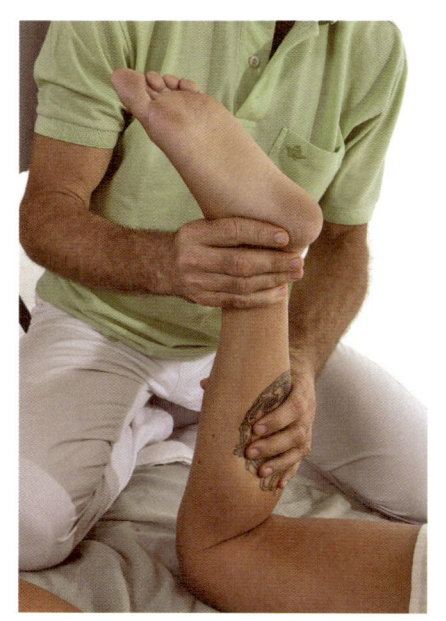

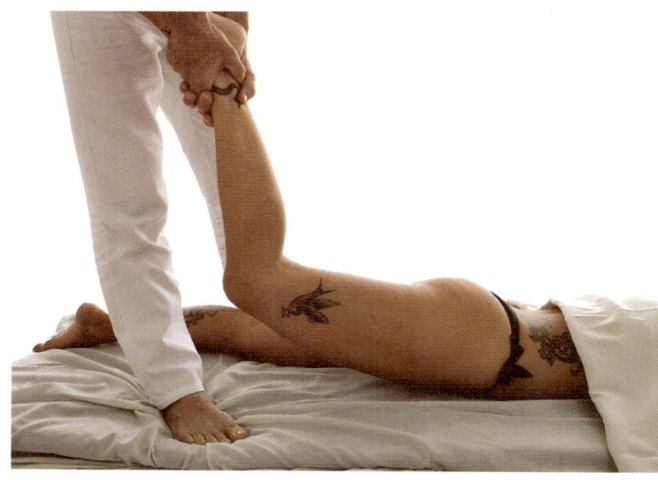

25. Amassamentos e pressões ao longo da lateral da coxa até o joelho. Trajeto de VB. Repita os tópicos 22, 23, 24 e 25 na outra perna.

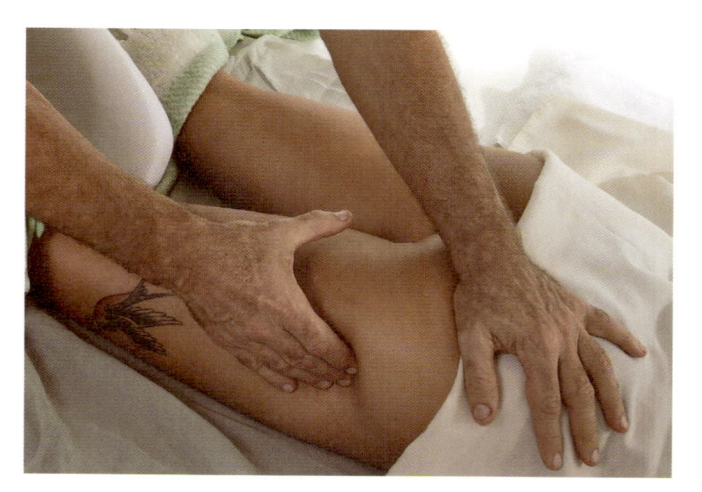

Massoterapeuta situado abaixo do corpo do massageado

26. Amassamento, pinçamento e pressão subsequente ao longo das faces posterior e lateral da perna. Trajeto de B e VB.

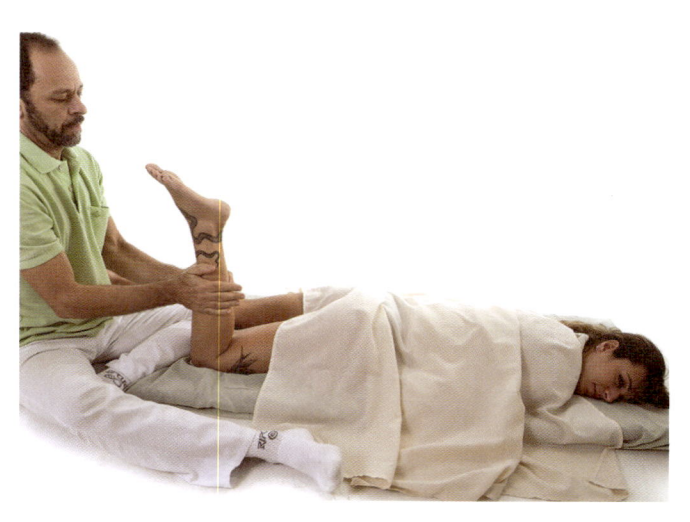

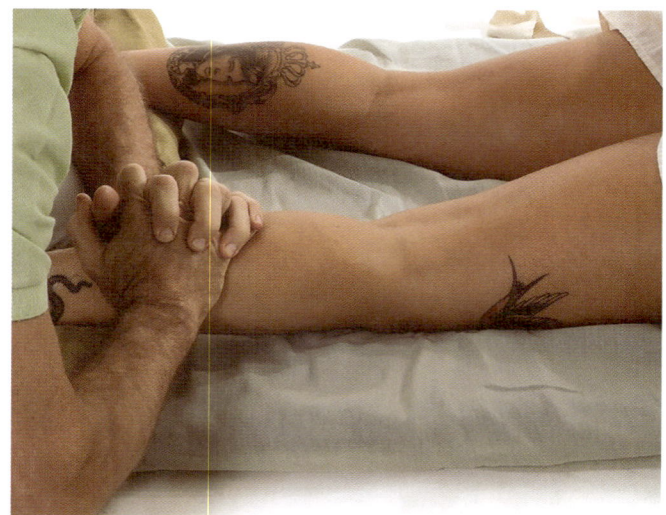

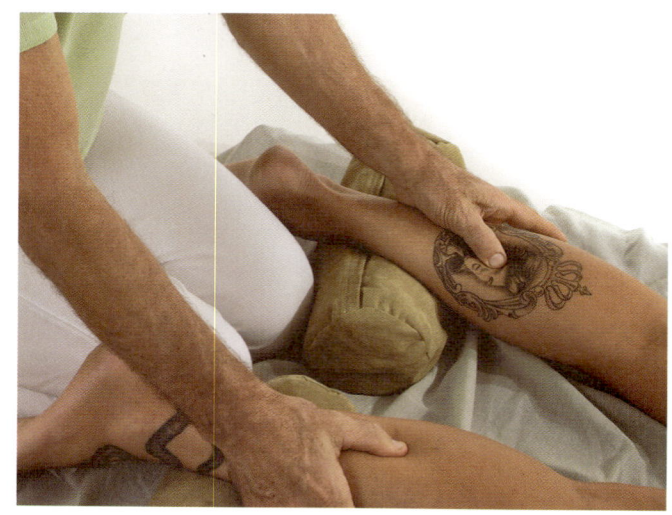

27. Pressão constante no ângulo lateral do calcâneo com o tendão do calcâneo. Ponto de B.

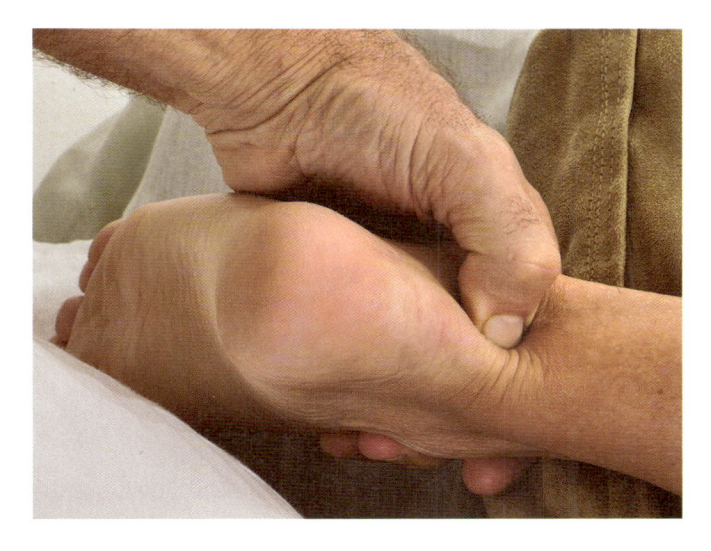

28. Pressões no calcâneo e na borda lateral do pé até os 4º e 5º artelhos. Trajeto de B e VB.

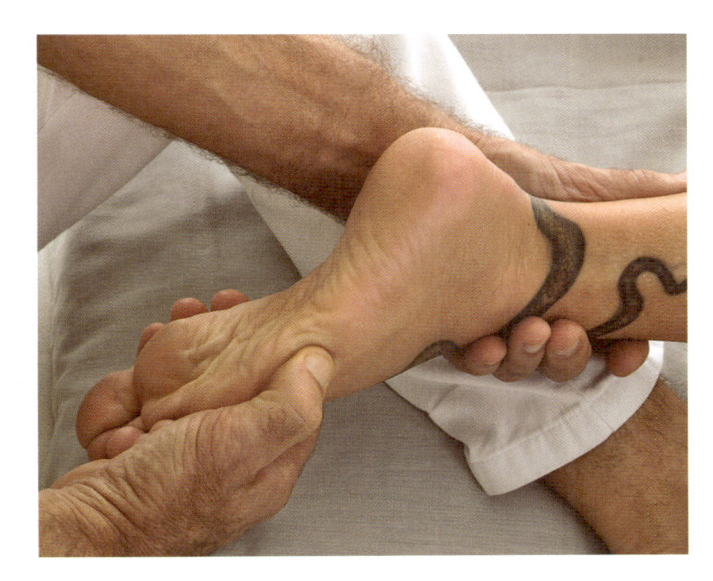

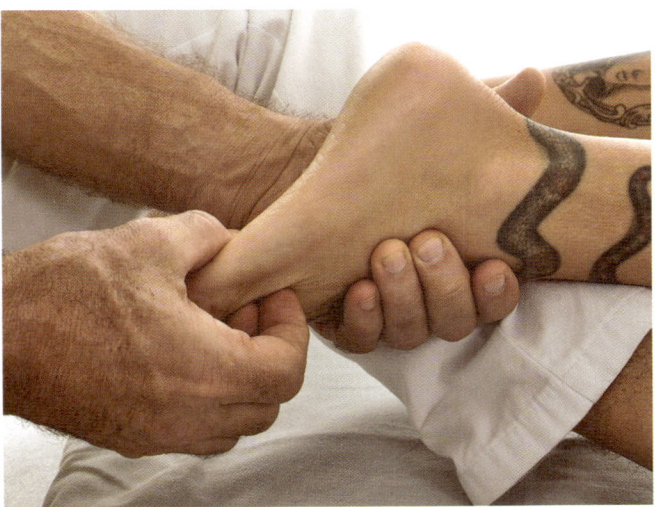

29. Deslizamento envolvendo toda a face posterior do corpo, com as palmas das mãos. Massageado em decúbito dorsal, com os braços ao longo do corpo para baixo, organizam-se as cinturas escapular e pélvica com pequenos movimentos.

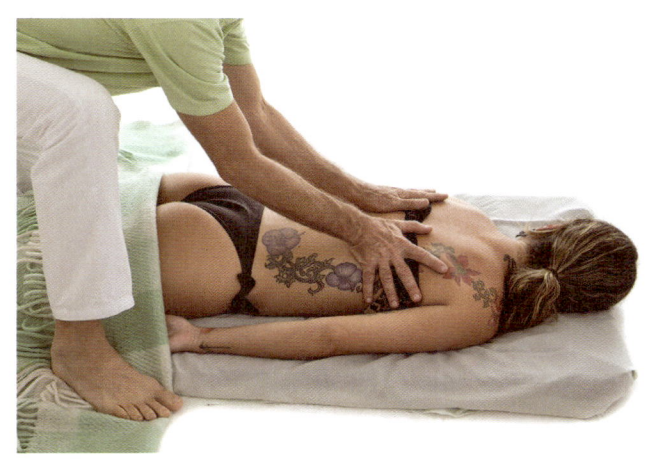

30. Alongamento posterior com elevação dos membros inferiores e movimentação passiva dos pés, joelhos e coxofemoral.

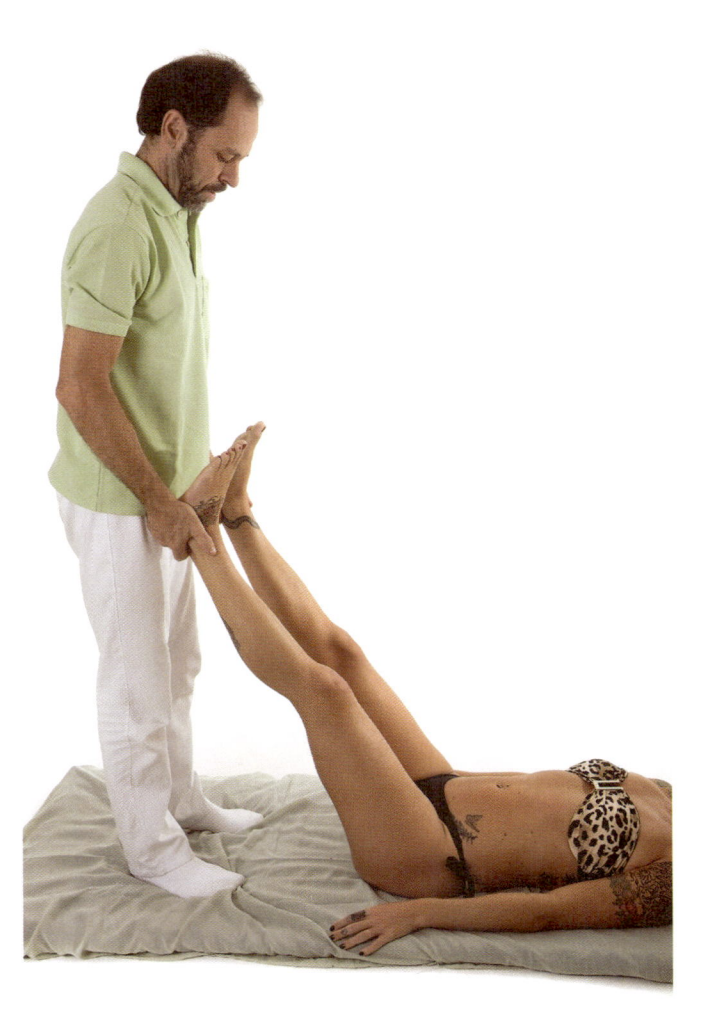

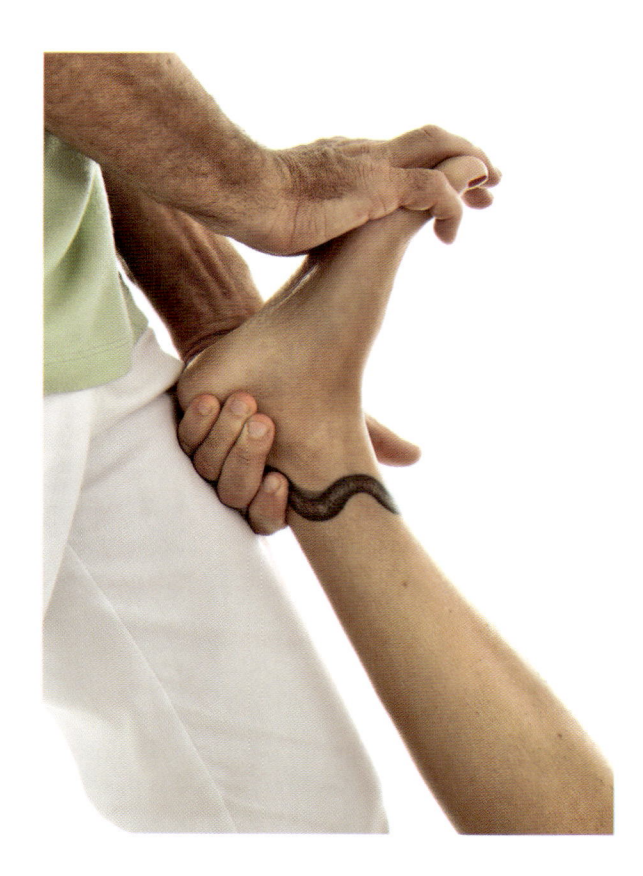

31. Alongamento passivo nas regiões da coxa, sacro e lombar, com flexão dos joelhos em direção ao peito na expiração (pode-se fazer também uma perna por vez).

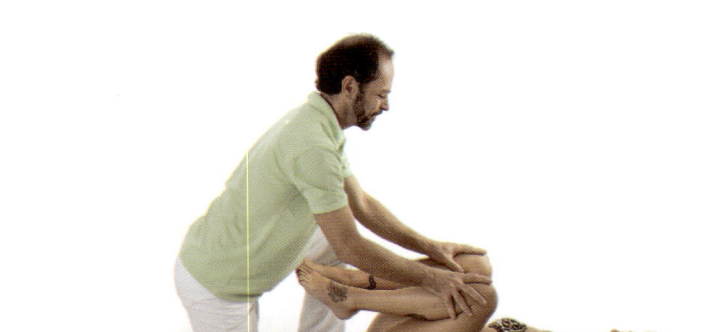

32. Alongamento passivo com rotação do quadril:
- Levando os joelhos à superfície na expiração
- Cruzando uma perna sobre a outra, rodando o cíngulo pélvico com oposição na caixa torácica, na expiração.

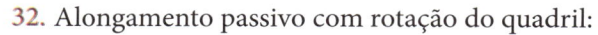

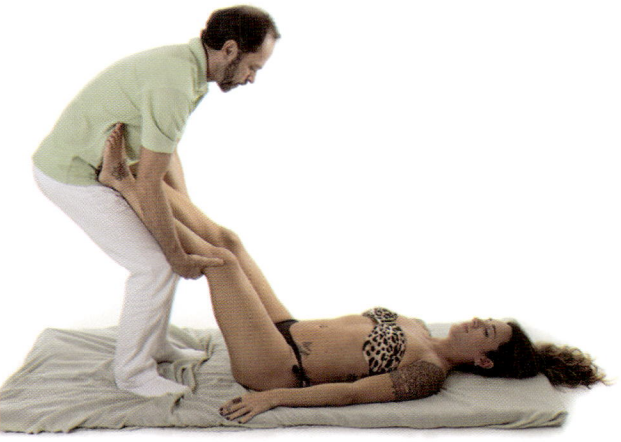

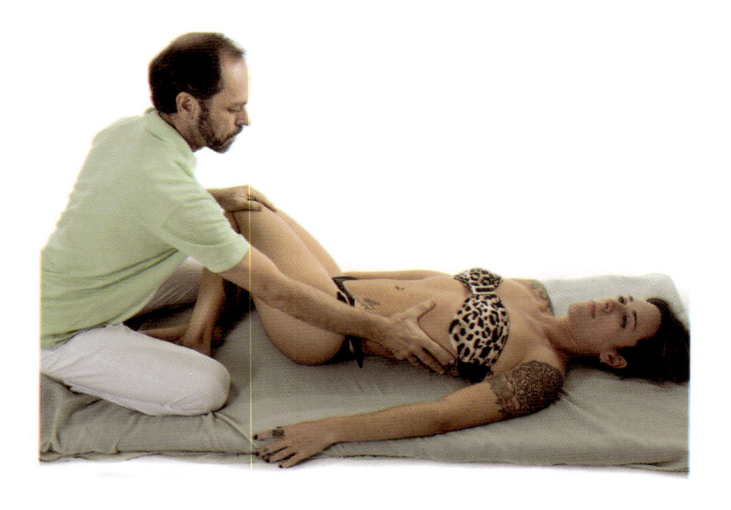

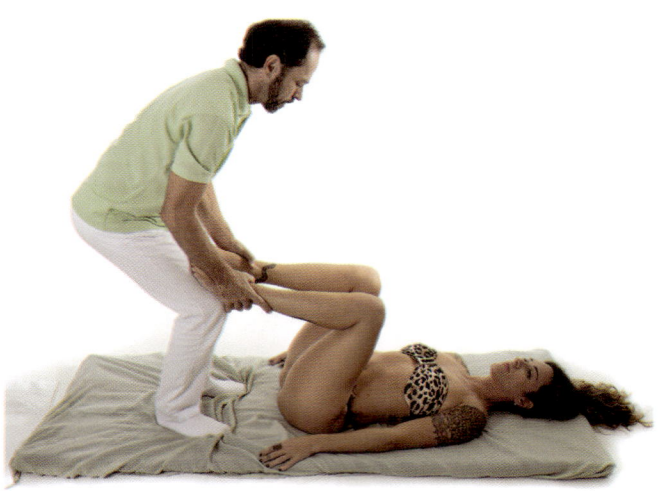

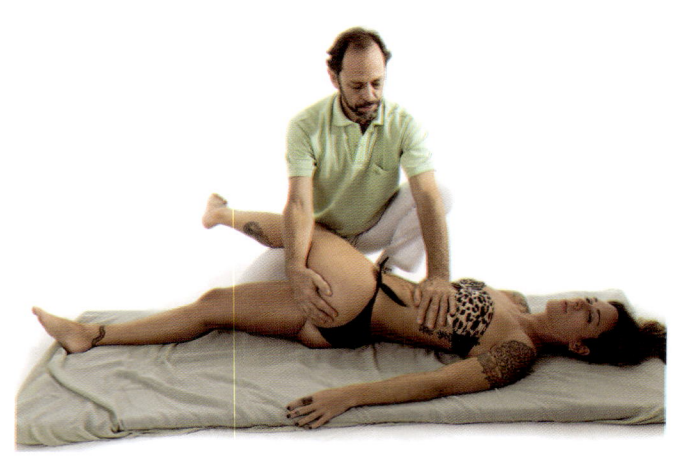

33. Vibração dos membros inferiores com apoio nos calcâneos.

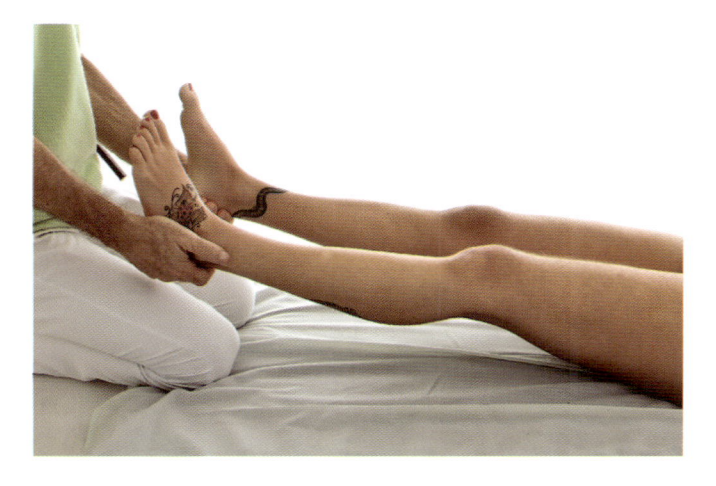

34. Colocar rolinho ou almofadas sob os joelhos.

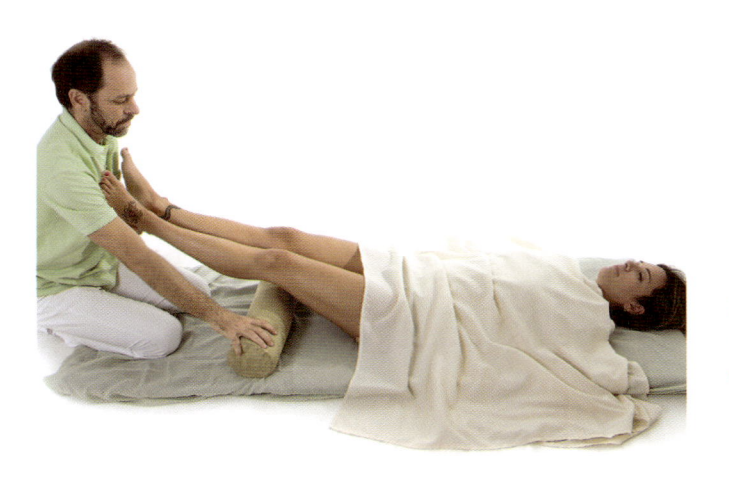

35. Reflexologia nos pés: sequência sintética abrangendo toda a planta do pé.

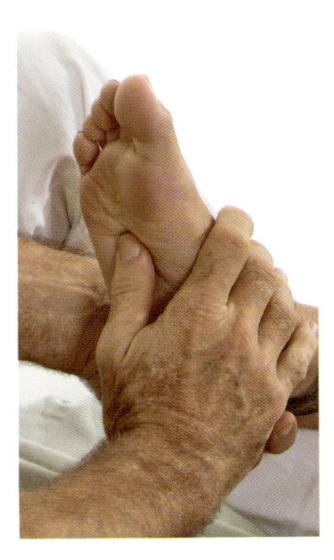
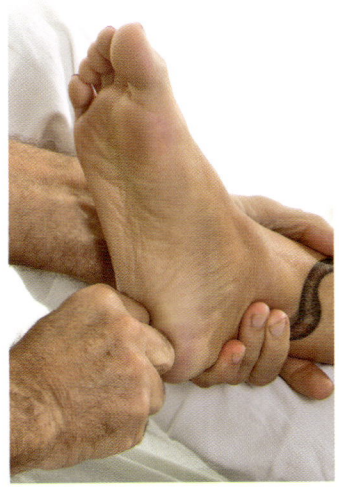

36. Pressões nos ângulos das unhas dos dedos dos pés. Aqui se encontram os pontos terminais e iniciais dos meridianos das pernas.

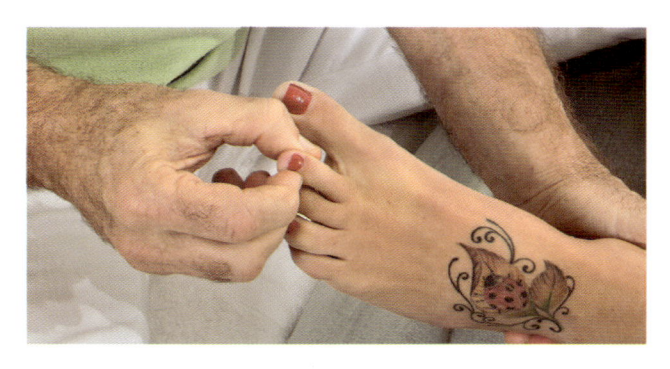

37. Pressão subsequente ao longo da face medial da perna até o joelho. Trajeto de R, F e BP. Repetir na outra perna.

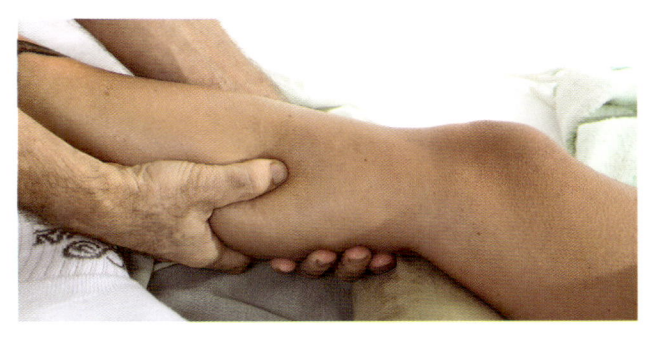

38. Amassamento, pinçamento e pressões na borda medial da coxa até a pelve. Trajeto de R, F e BP. Repetir na outra perna.

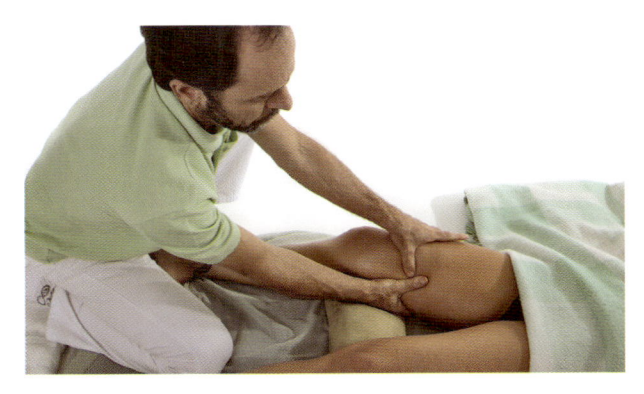
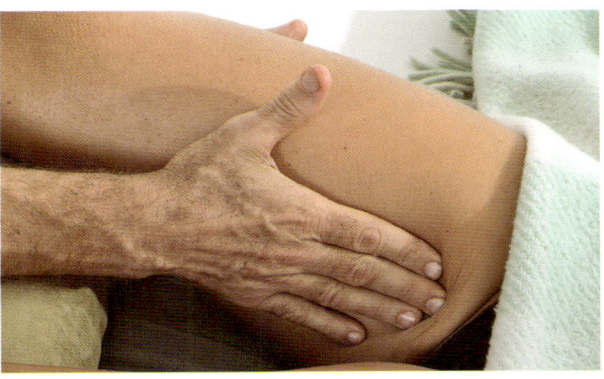

39. Pressões, amassamento e pinçamento ao longo da perna, da cintura pélvica à articulação do pé. Trajeto de E. Repetir na outra perna.

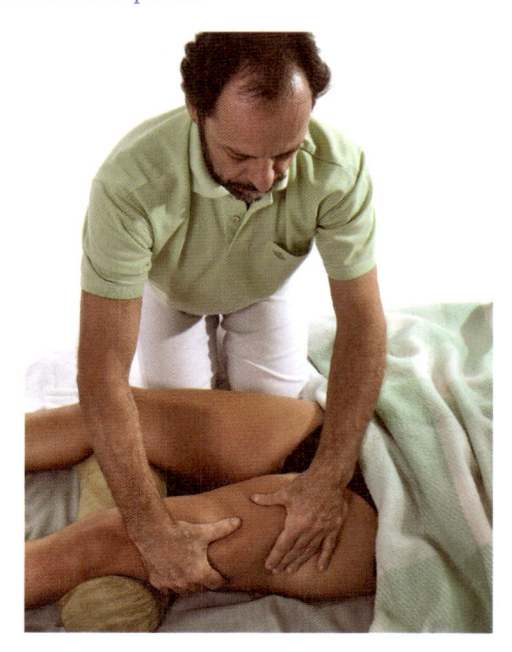

40. Fricções com a polpa dos dedos nas bordas do púbis nos pontos F10, F11, F12, VC2 e R11.

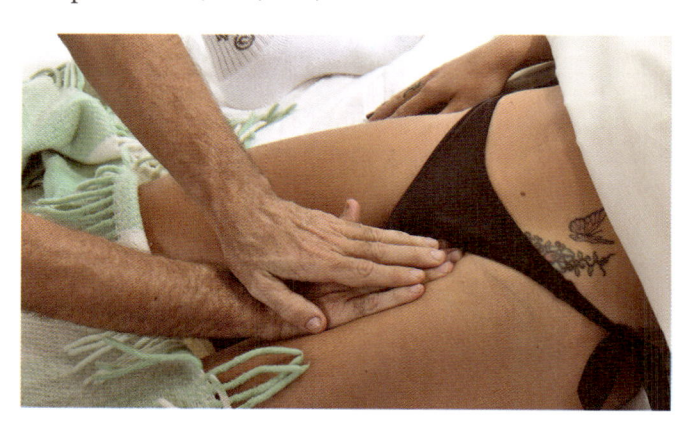

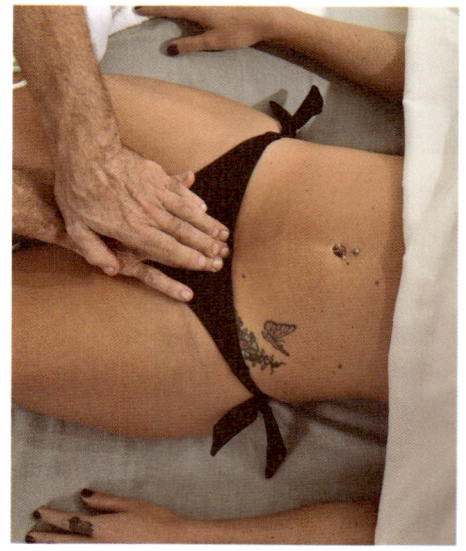

Massoterapeuta situado lateralmente ao corpo do massageado, de modo que a mão esquerda esteja voltada para a cabeça do massageado.

41. Deslizamento com as palmas das mãos no abdome, com trajeto circular no sentido horário.

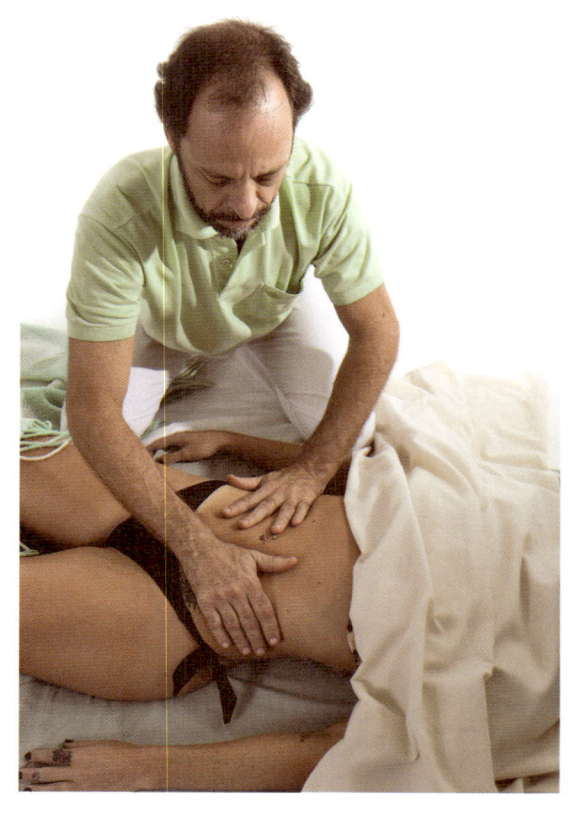

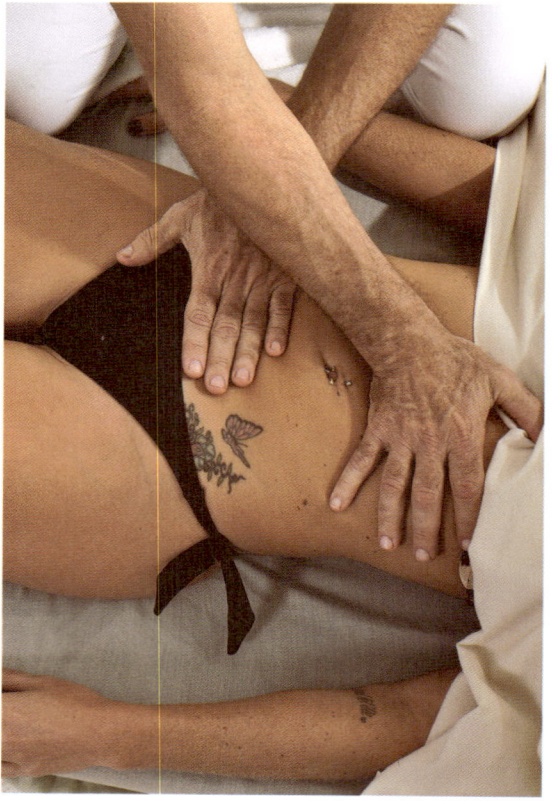

42. Fricção com os oito dedos no abdome, com trajeto circular no sentido horário.

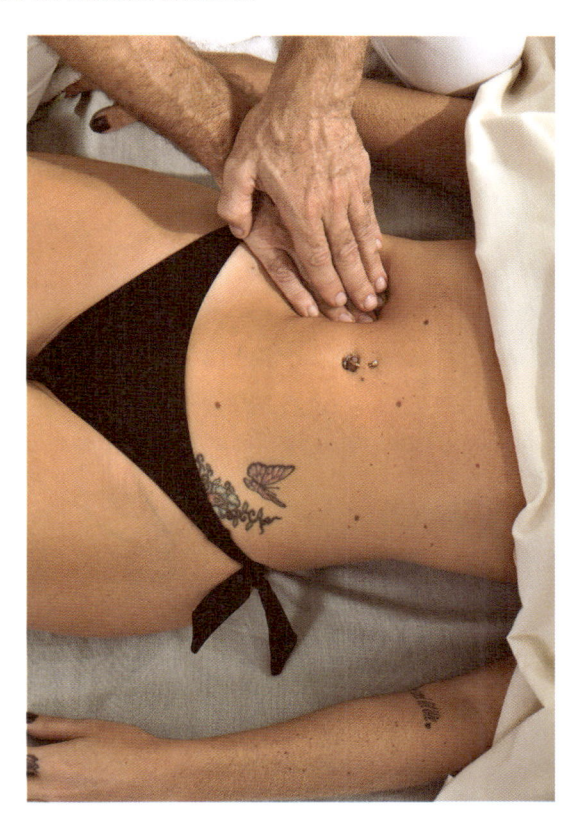

43. Pressão subsequente em oito pontos equidistantes, em um raio de dois dedos do umbigo, com trajeto circular no sentido horário. Fazer oito repetições.

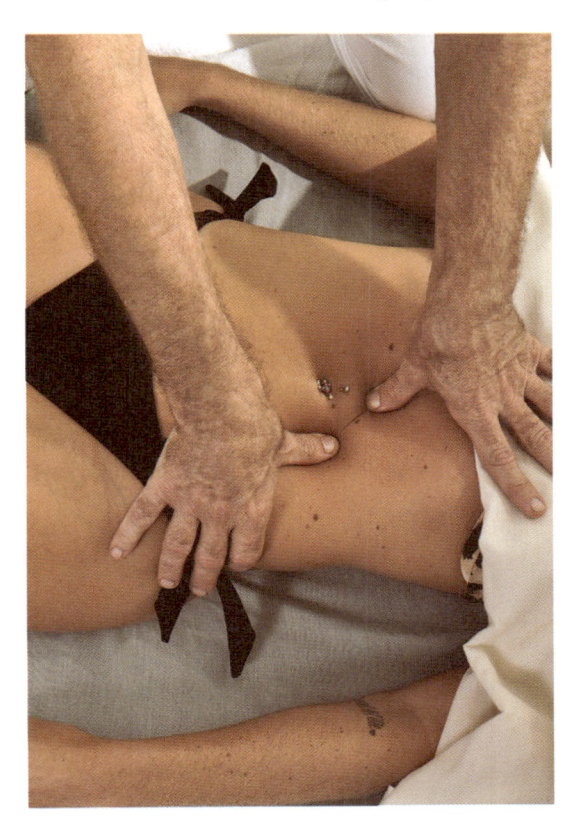

44. Pressão subsequente na linha média do corpo, do púbis até o esterno. Trajeto de VC e R.

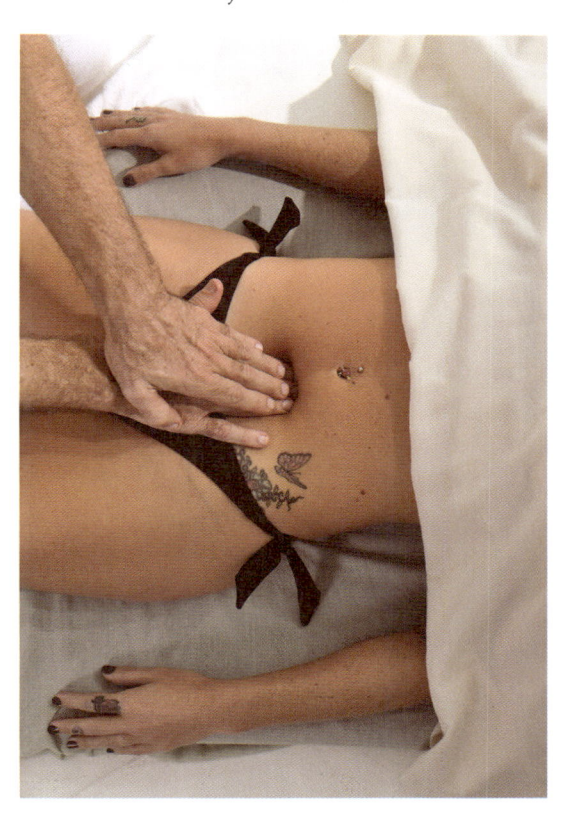

45. Pressão sob a borda inferior das costelas, do centro para as laterais.

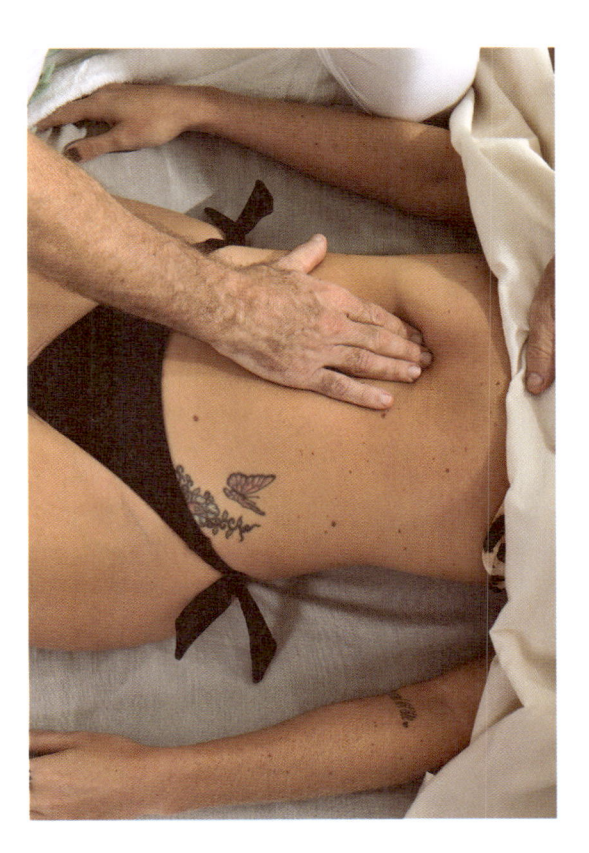

46. Fricções no esterno, com ênfase no centro do osso, na altura dos mamilos. Ponto de VC.

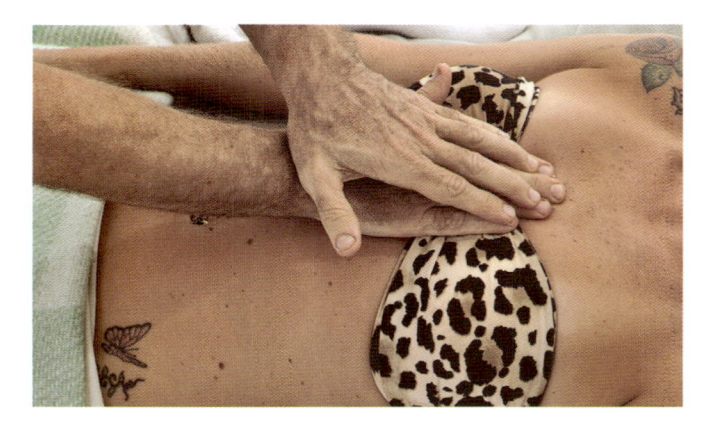

47. Fricções e deslizamento vai e vem nos espaços intercostais.

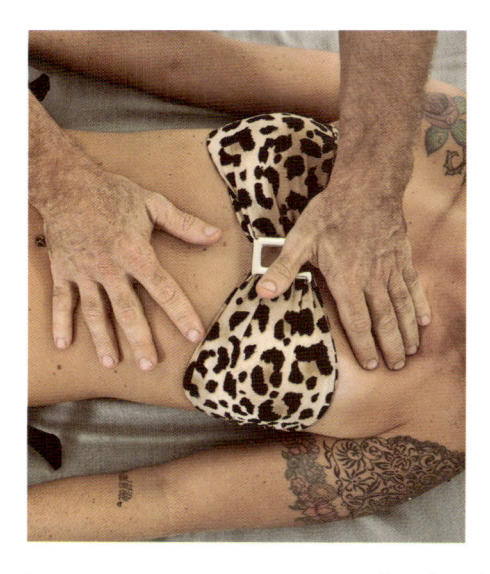

48. Pressões nos espaços intercostais e bordas da clavícula do centro para a lateral, ênfase nos terminais e iniciais dos meridianos do tórax: F, R, BP, P, CS, C.

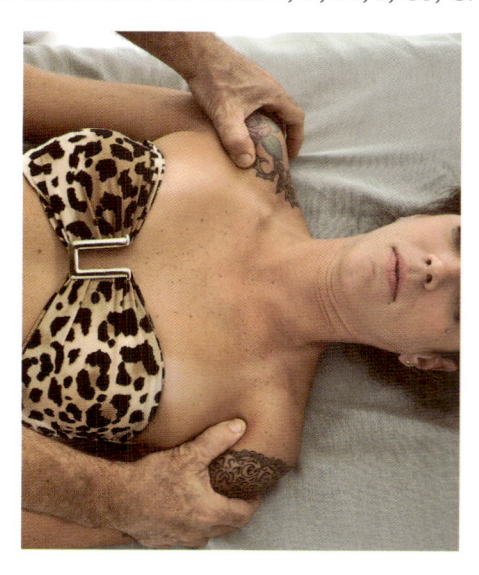

49. Pinçamento nos músculos peitorais.

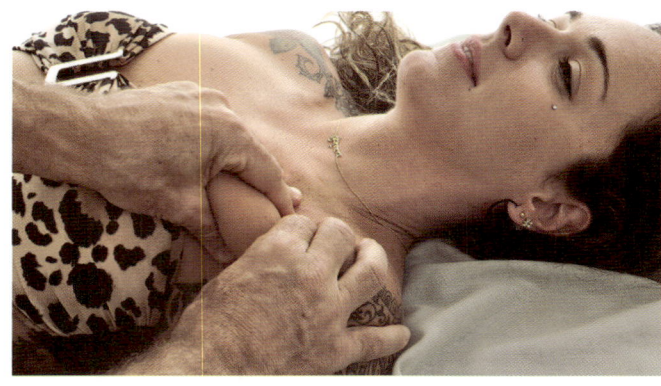

50. Percussão com a mão em concha (tapotagem) e com a polpa dos dedos nas costelas e no esterno.

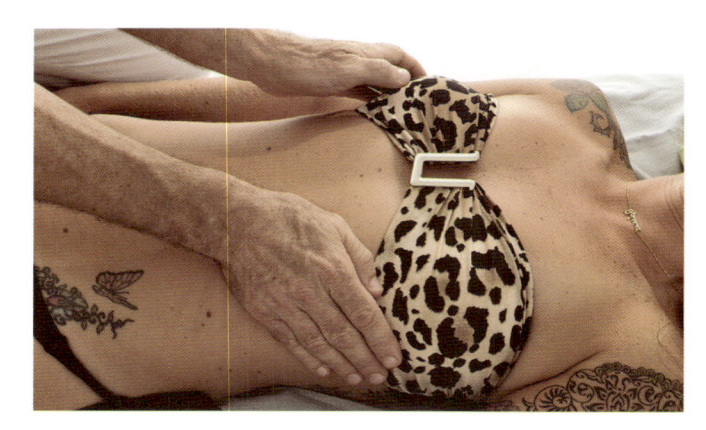

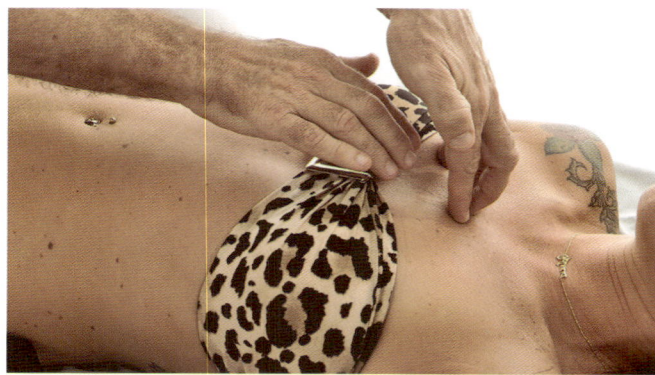

51. Tamborilamento nos seios.

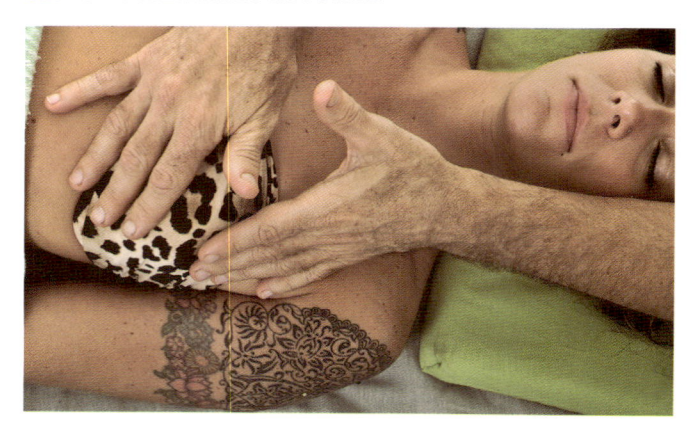

52. Movimentação passiva das articulações da mão, do cotovelo e do ombro.

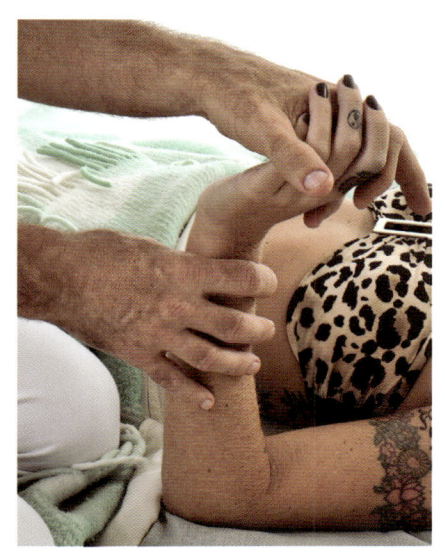

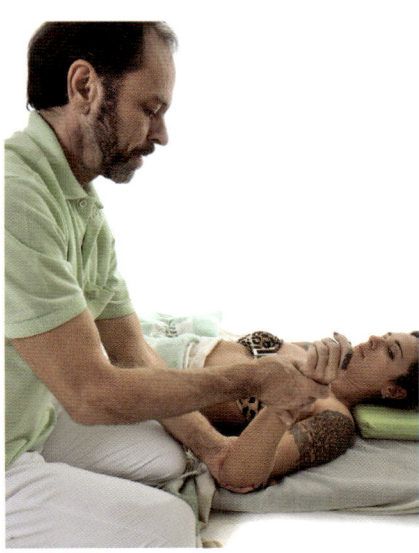

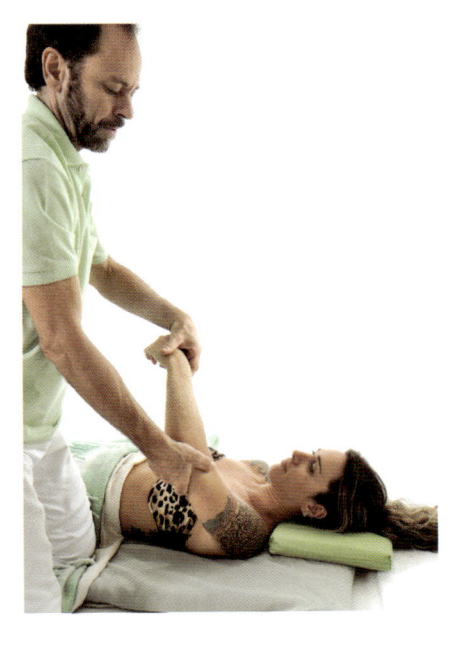

53. Alongamento passivo de braço, ombro e região da escápula, por meio de tração no braço, no sentido perpendicular ao corpo, na expiração.

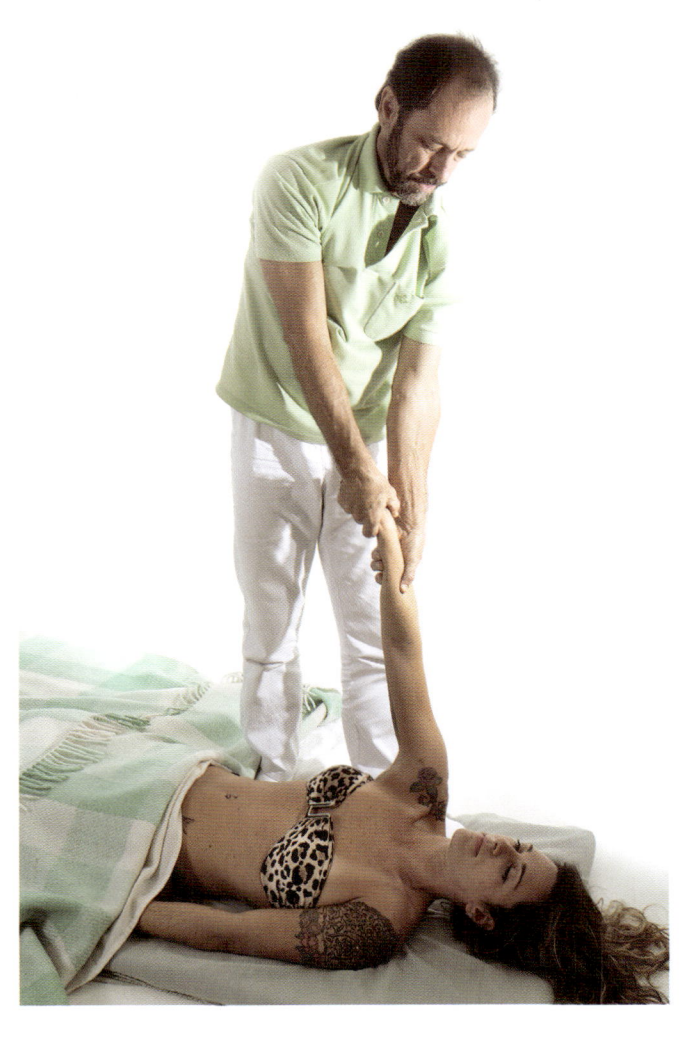

54. Pressões, amassamentos e fricções ao longo do braço na face flexora, do ombro ao punho, com ênfase nas articulações.

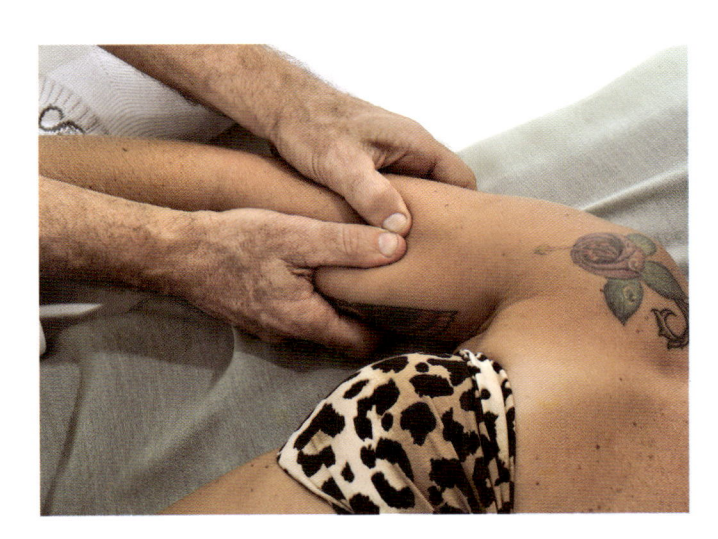

55. Pressão subsequente na palma da mão, do punho aos dedos. Trajeto de P, CS e C.

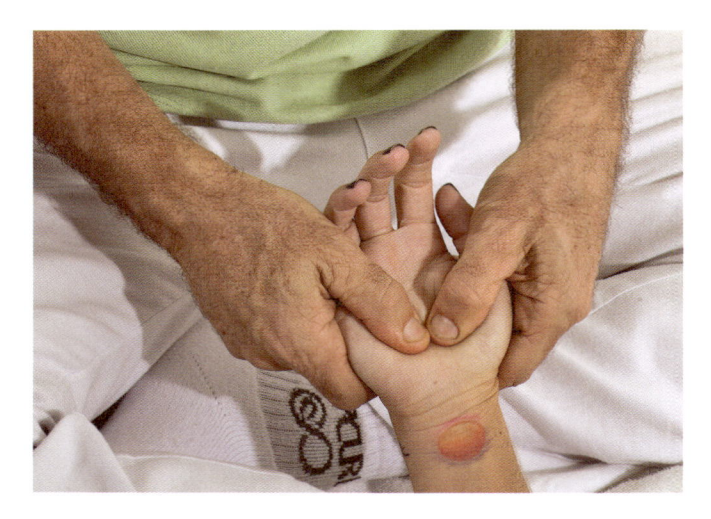

56. Pressão contínua nos ângulos ungueais. São pontos terminais e iniciais dos meridianos P, CS, C, ID, TA, IG.

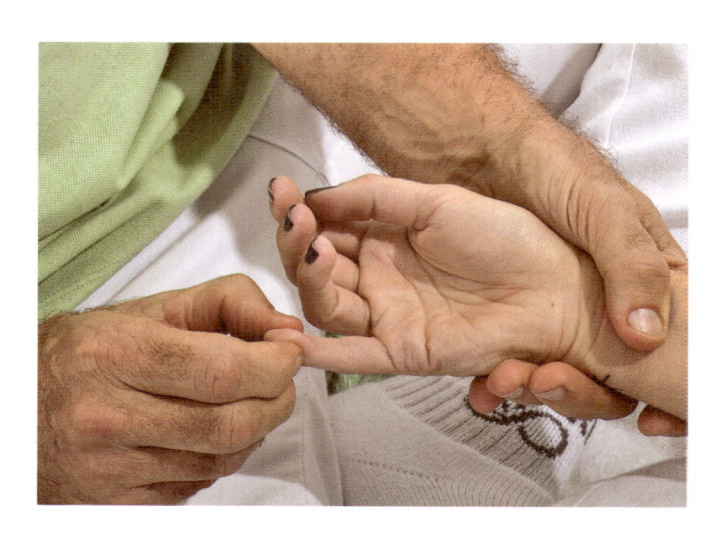

57. Movimentação passiva de rotação dos dedos.

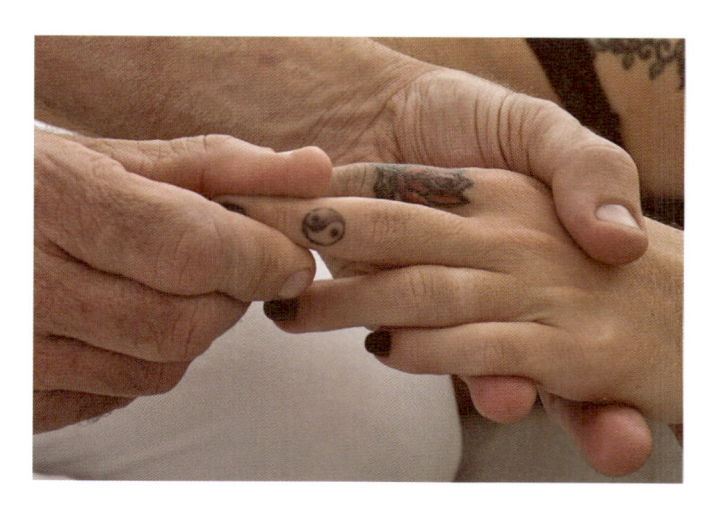

58. Pressões, fricção e deslizamento profundo dos dedos ao ombro, com ênfase nas articulações do punho, cotovelo e ombro. Trajeto dos meridianos IG, TA e ID. Repetir os tópicos 52 ao 58 no outro braço.

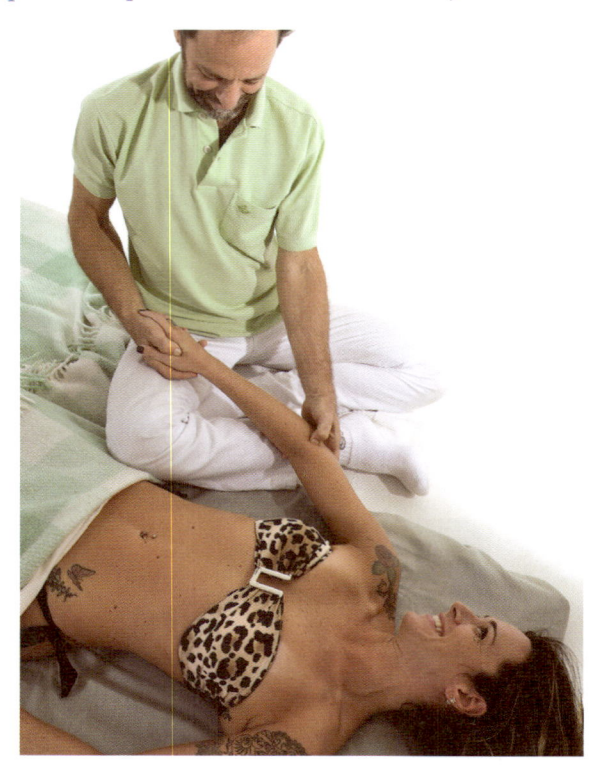

59. Conscientização respiratória, sugerindo inicialmente respiração abdominal, seguida da respiração completa com profundidade e suavidade.

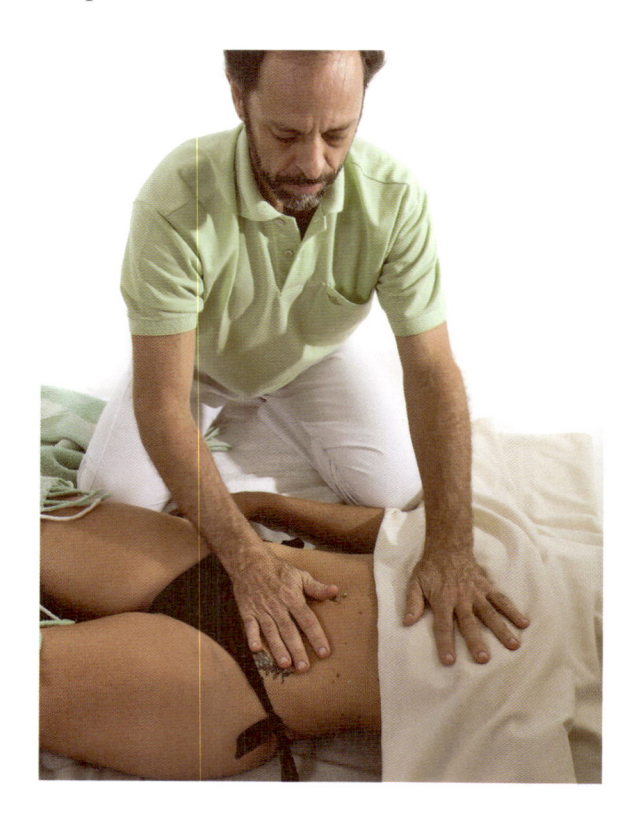

Massoterapeuta situado acima da cabeça do massageado.

60. Deslizamento profundo, pinçamento e pinçamento vibratório na região do trapézio do ombro ao pescoço.

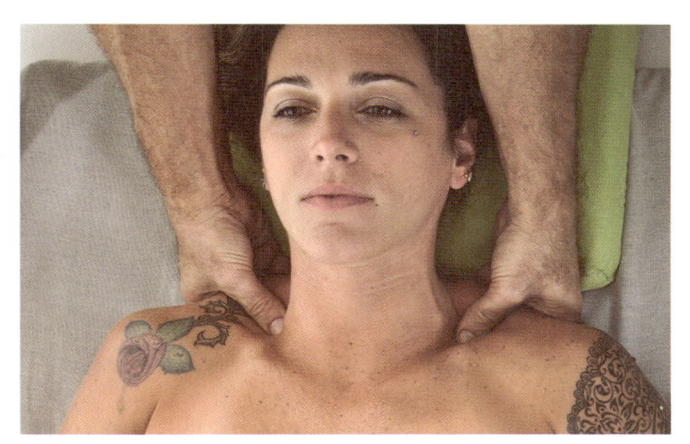

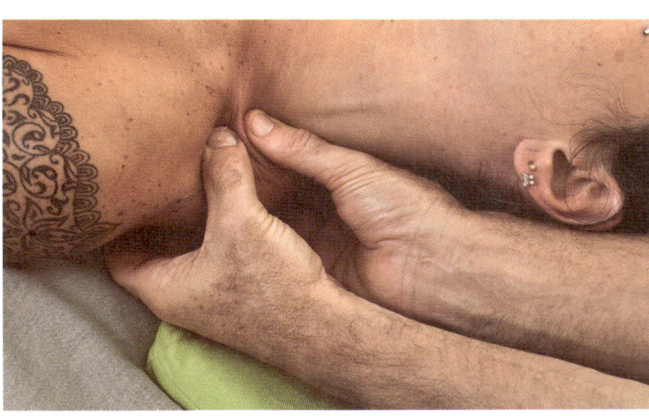

61. Pressão na parte superior dos ombros, pressões subsequentes e fricção no segmento no ombro e lateral do pescoço. Trajeto e pontos dos meridianos IG, ID e TA.

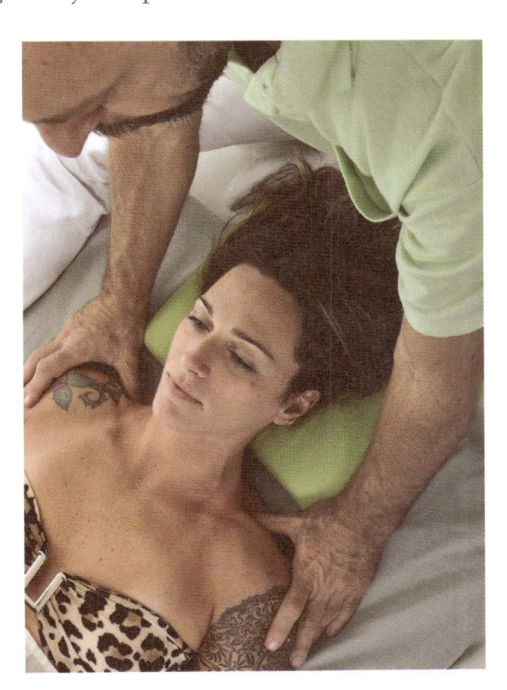

62. Movimentação passiva da cabeça.

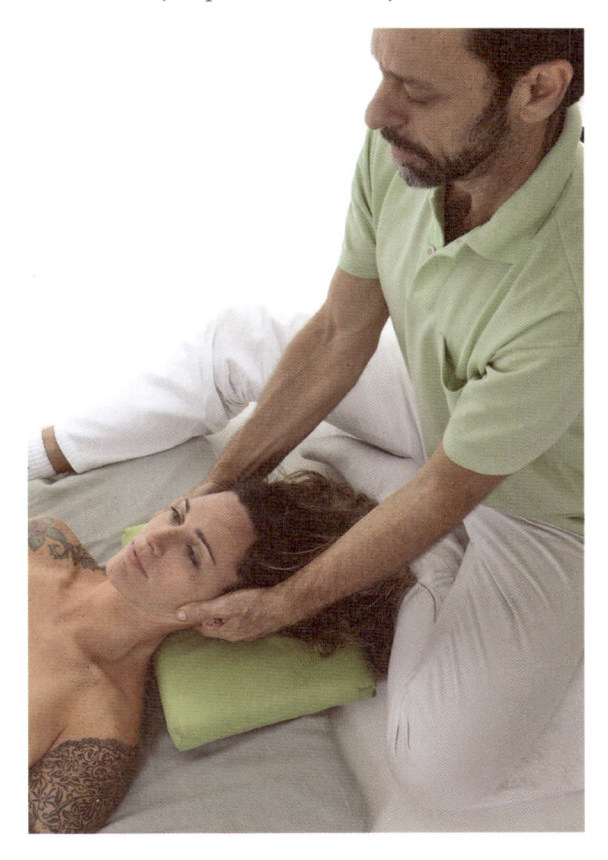

63. Alongamento passivo da cabeça em flexão anterior, flexão lateral, rotação e tração.

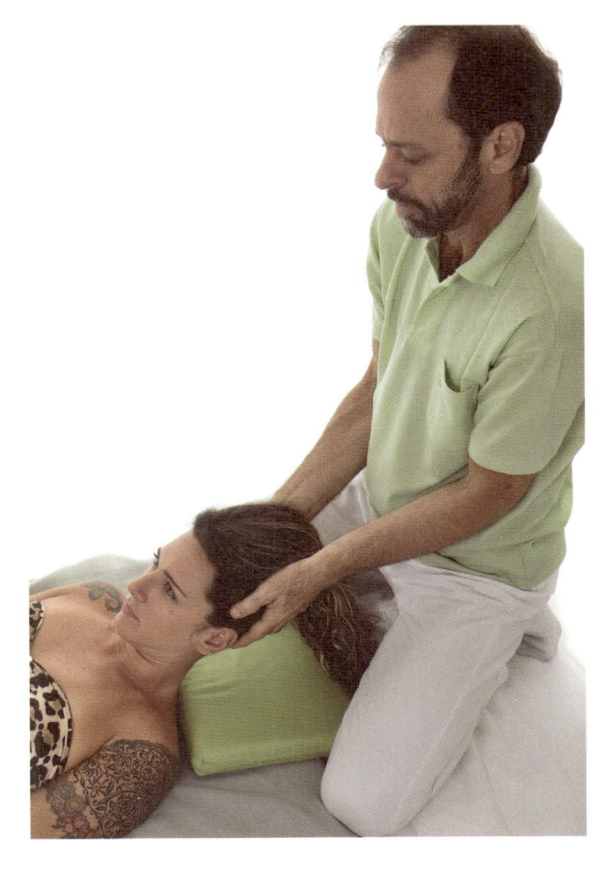

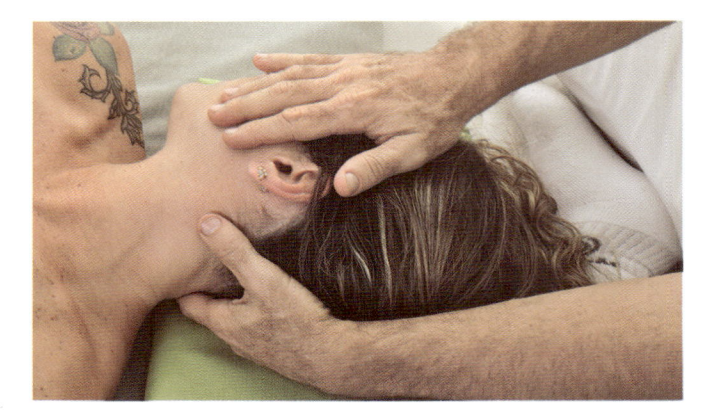

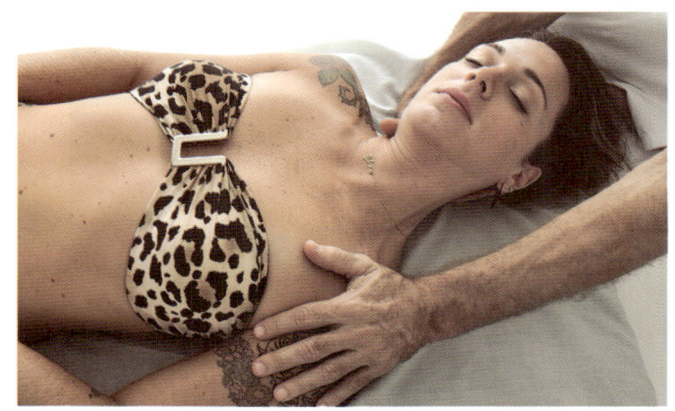

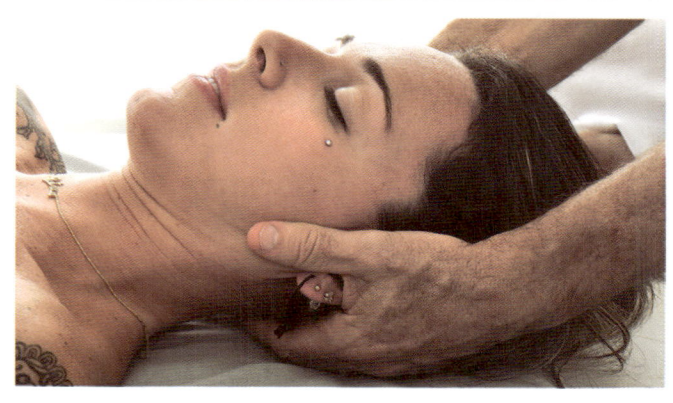

Nos tópicos 64 a 66, o massageado está em decúbito lateral para facilitar a visualização, mas as manobras podem ser feitas em decúbito dorsal.

64. Pressão e fricção nos espaços intervertebrais, da C7 até a base da nuca, segmento de VG.

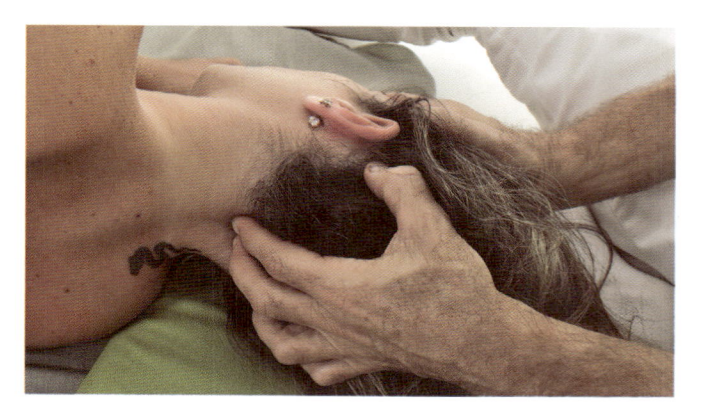

65. Pressão e fricção na base do osso occipital, onde se localizam pontos de B e VB.

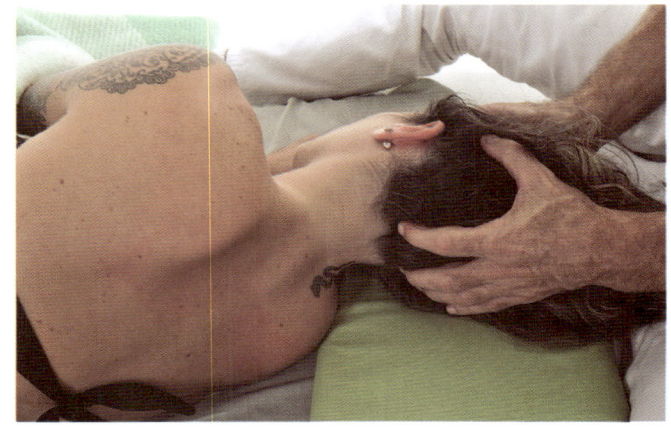

66. Pressão, fricção e pinçamento na musculatura cervical, da nuca ao ombro, segmento de B.

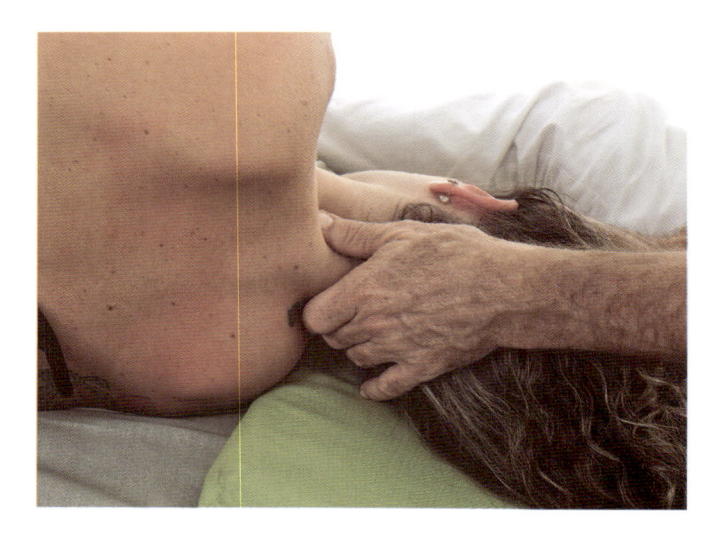

67. Pinçamento e deslizamento médio nas bordas do músculo esternocleido-occipitomastóideo, do queixo às clavículas, no trajeto de E.

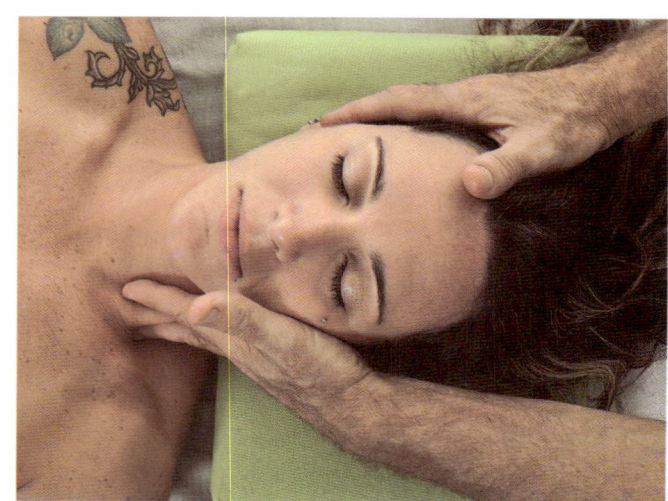

68. Pressão na linha média da cabeça, iniciando-se na base da nuca, passando pelo ápice da cabeça (enfatizando o ponto VG20) e chegando até a testa, no ponto entre as sobrancelhas. Segmento de VG.

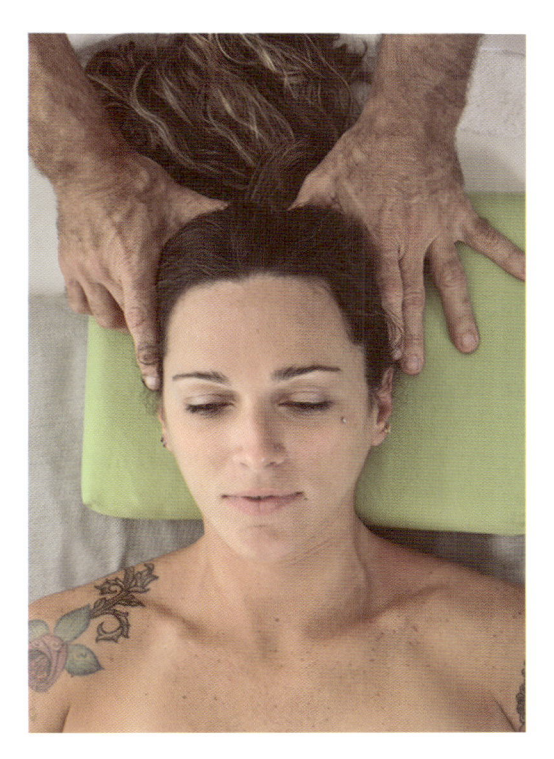

69. Pressões ao longo do couro cabeludo, iniciando na raiz dos cabelos até a nuca. Trajeto de VB.

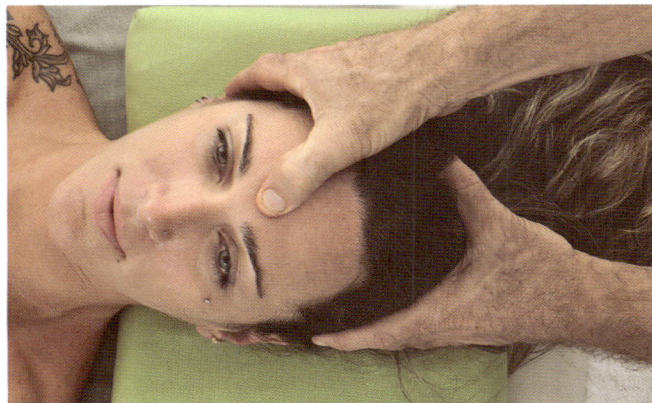

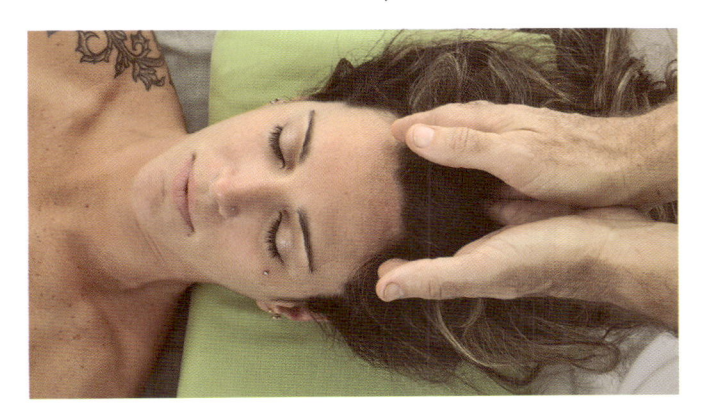

70. Fricções com a polpa dos oito dedos na cabeça, deslizando o couro cabeludo sobre os ossos.

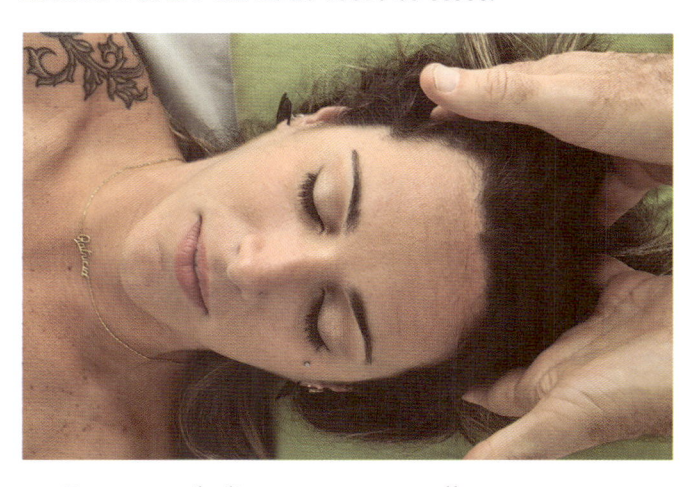

71. Pressões e deslizamentos nas orelhas.

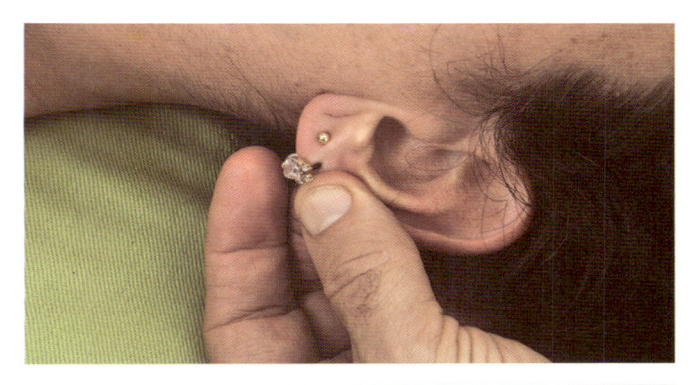

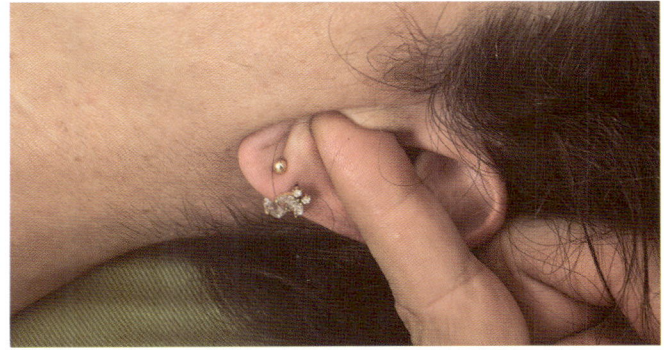

72. Deslizamento profundo na testa com os polegares, do centro para as têmporas.

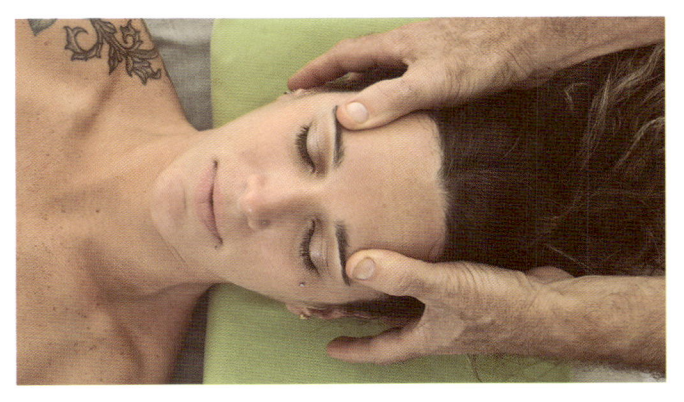

73. Fricção na cavidade temporal.

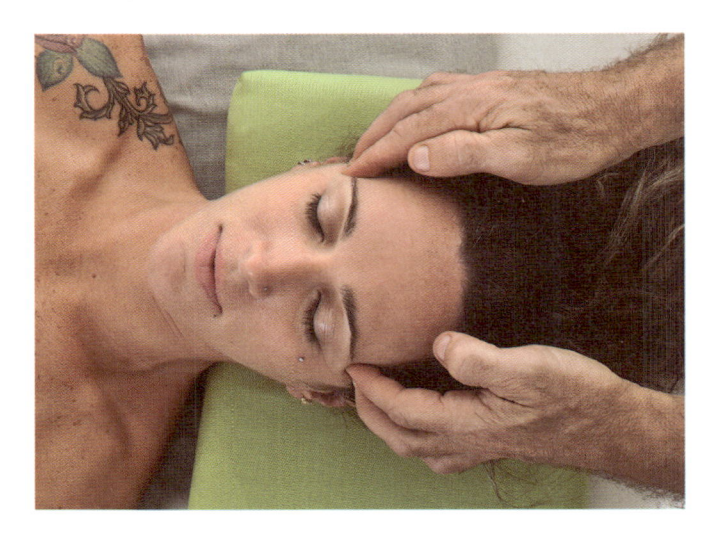

74. Pressões na borda óssea do orifício ocular, onde se encontram os pontos iniciais de B, E e VB e final de TA: B1, B2, TA20, VB1 e E1.

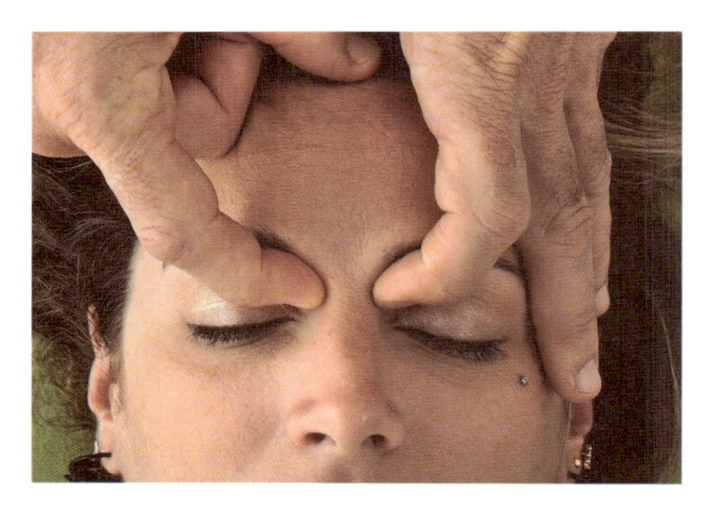

75. Tamborilamento nos olhos.

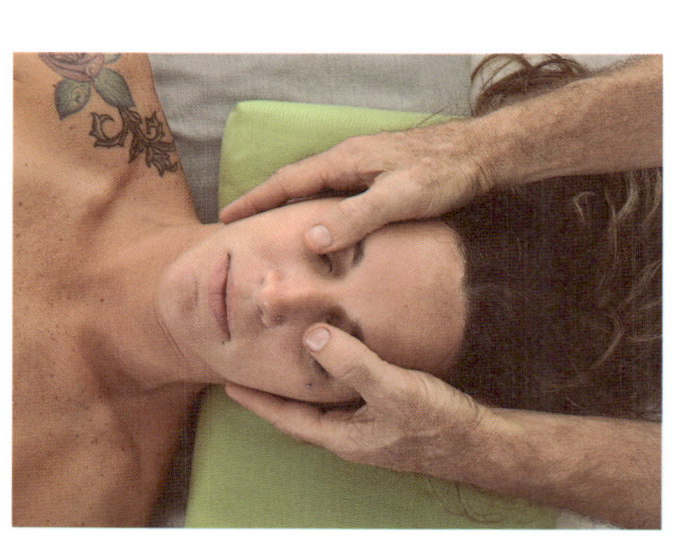

76. Fricção e deslizamento pelas laterais do nariz, ponto terminal do IG: IG20 (um lado por vez).

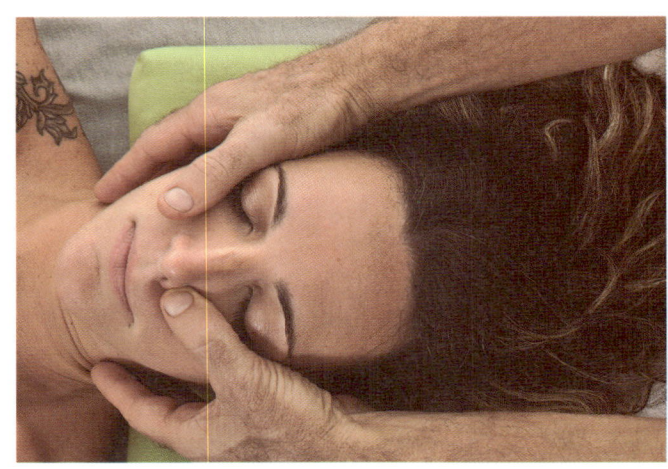

77. Fricção, pregueamento e pressões na face sobre zigomático, maxilar e mandíbula, enfatizando o ponto terminal de ID: ID19.

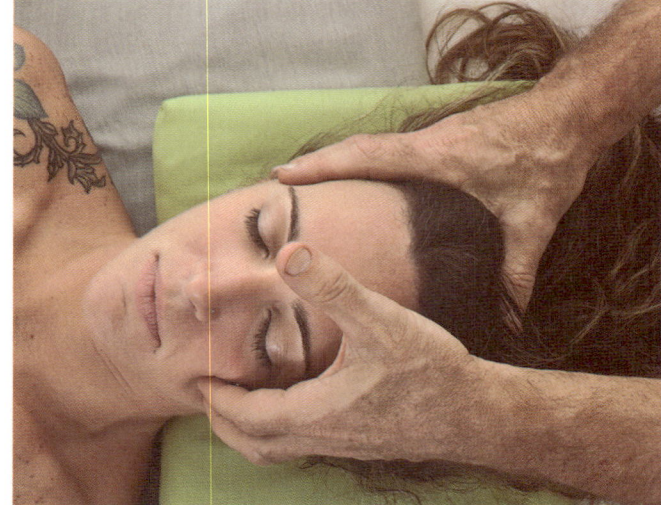

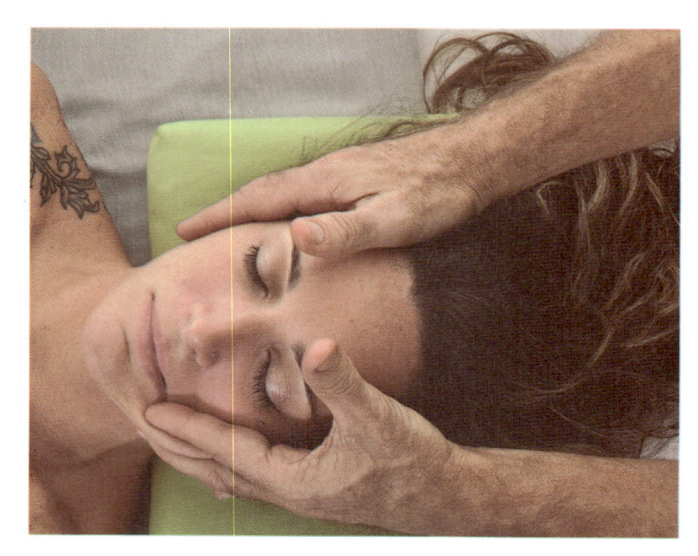

78. Deslizamento superficial pela face, acompanhando suas formas.

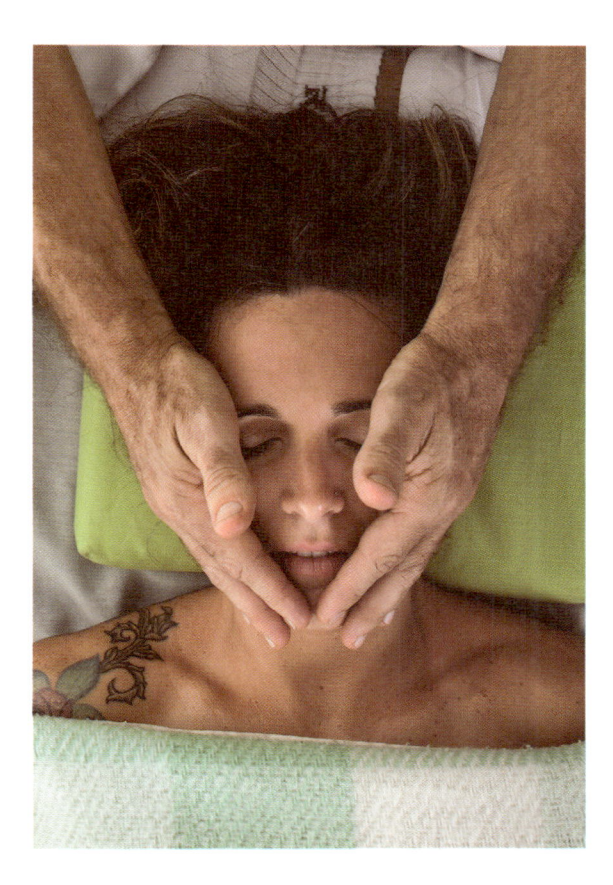

79. Mãos apoiadas levemente sobre os olhos (tempo de três respirações profundas).

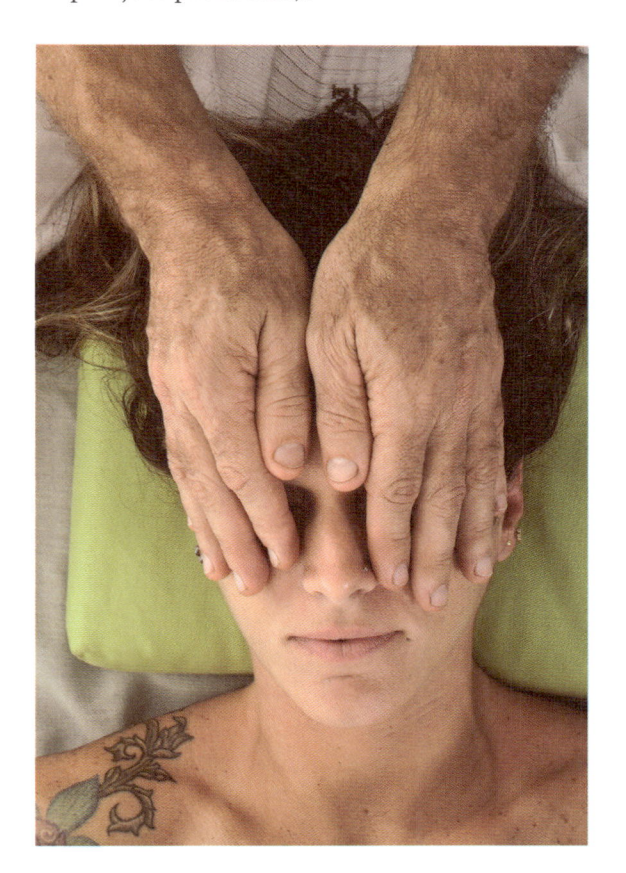

80. Polarização.

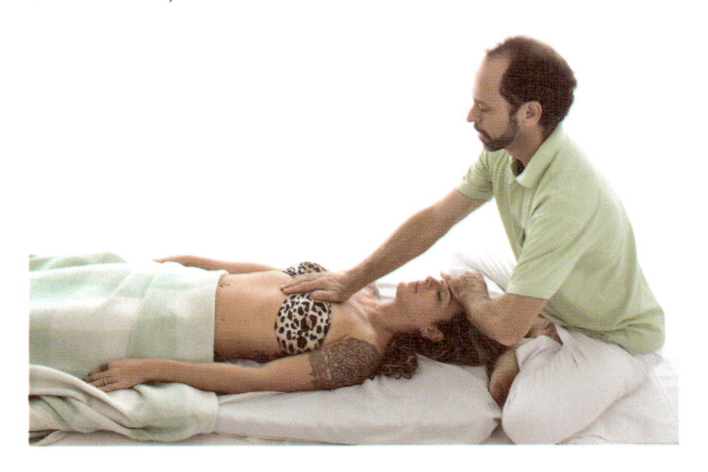

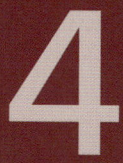

4

Educação Somática e Práticas Corporais

Educação somática

Soma representa o corpo; somático é o que diz respeito a ele.

Entende-se por Educação Somática o conjunto de atitudes que podemos adotar no cotidiano em relação à preservação da natureza anatômica do nosso corpo e da continuidade do nosso desenvolvimento como seres bípedes e conscientes.

Essas atitudes podem ser desenvolvidas observando-se os seguintes aspectos:

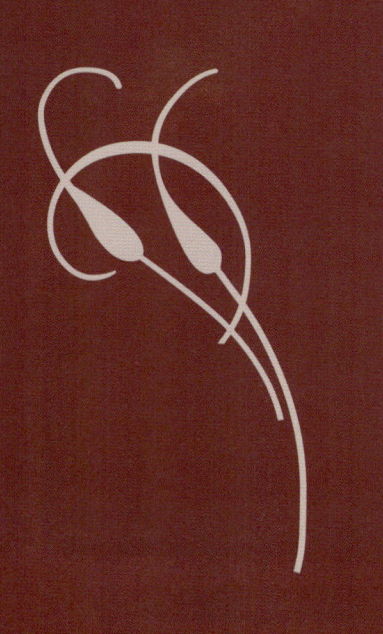

- Hábitos de postura relacionados com os sentimentos, humores e com a forma de se relacionar com as situações externas e com as pessoas. Por exemplo, uma pessoa que vive em posição de liderança pode desenvolver uma projeção excessiva anterior do tórax, ou uma pessoa em uma situação de opressão terá a tendência a uma introjeção do tórax ou, ainda, glúteos retraídos com báscula do quadril, em uma atitude extrema de (pseudo) virilidade masculina, ou acentuação da curva lombar da coluna, seguindo um estereótipo de "beleza" feminina, entre tantas outras. Assim, muitas vezes, a pessoa adota posturas "viscerais", perdendo a referência do centro e da sua organização
- Hábitos em posições de descanso, deitada ou sentada, aparentemente confortáveis, mas com o corpo desorganizado e largado. Por exemplo, lendo ou vendo televisão
- Hábitos em posições de atividade, como segurar o telefone com o ombro, usar o computador virado para um lado, carregar peso repetidamente de um só lado, apoiar o corpo no braço ou em uma perna etc. Essas posições são adotadas em uma reação imediatista para "dar conta daquele momento", mas são privadas da noção do corpo como um todo
- Compensações necessárias para as pessoas que usam o corpo como instrumento de trabalho em esportes, artes ou atividades "braçais". A pessoa pode ter um domínio excepcional do corpo para aquela atividade, o que não significa a percepção dos seus limites e da totalidade de sua saúde física.

Da mesma maneira que, ao ser solicitado por alguém, pode-se apenas reagir de maneira visceral, imediatista, sem a menor visão da relação com o outro, ou seja, sem qualquer "educação". Assim, com base nos tópicos citados, muitas vezes a ação do corpo se dá somente com o instinto de autocomodidade, sem uma "educação".

A atitude de educar se dá a partir da consciência da necessidade da relação que se estabelece com as situações e as pessoas; desse modo, o desenvolvimento da Educação Somática se dá a partir da consciência corporal.

Conhecer a estrutura óssea, o seu eixo de equilíbrio vertical e a musculatura que sustenta essa estrutura, ter a noção sensorial da musculatura que promove o movimento corporal, perceber o quanto e como se emprega a força para as ações básicas e nas atividades físicas não são atributos de um especialista de trabalhos corporais ou da saúde, mas atributos básicos para a Educação Somática de qualquer pessoa, da mesma maneira que a educação básica comportamental existe em qualquer grupo social.

Nunca é tarde para o despertar da Educação Somática; até as pessoas que têm alguma limitação física podem aperfeiçoar a sua convivência somática. Pais, educadores, terapeutas, se puderem o quanto antes propiciar esse estímulo, maior será a ação profilática (preventiva) e consequentemente melhores serão os frutos colhidos na realidade somatopsíquica das pessoas.

Para viabilizar a Educação Somática individualmente, os primeiros passos são:

- Verificar o desempenho corporal de acordo com as prioridades, faixa etária e tipo de vida que se leva
- Encontrar tempo e se dedicar à manutenção corporal
- Assumir a responsabilidade pelo cuidado do próprio corpo
- Observar os hábitos citados nos tópicos anteriores e ter disponibilidade para as transformações emergentes
- Praticar uma atitude de aprimoramento do corpo no cotidiano
- Ter contato com técnicas que alicerçam a organização somática
- Interessar-se pelo conhecimento das nossas estruturas físicas básicas.

Postura

Funcionalidade da estrutura

Os *ossos* formam a estrutura que sustenta o corpo e o seu conjunto é sustentado pelos *músculos*. Esses, em estado de repouso, apresentam uma intensidade de contração denominada *tônus*.

Os músculos determinam a postura do esqueleto, nas condições estática (na sua sustentação) e dinâmica (na sua movimentação), as articulações possibilitam a movimentação e as fáscias amoldam as formas adotadas pelo corpo.

A forma do corpo é a manifestação de sua função.

O músculo se contrai obedecendo a uma mensagem neuronal consciente ou inconsciente, ou seja, desloca energia em um estado ativo. Caso contrário, estará relaxado, em um estado passivo, servindo para a passagem de energia em deslocamento.

No corpo humano, ocorrem concentrações excessivas de energia nos músculos (hipertonia ou nodulações), em que a energia acumulada não encontra condições de mobilização, produzindo assim uma retração ou contratura muscular. Por outro lado, pode ocorrer a escassez do fluxo de energia nos músculos (hipotonia), causando flacidez e "adormecimento" de determinadas áreas do corpo.

Forças

Tensão é a oposição entre a concentração de força de dois pontos relacionados; é algo como puxar uma corda para lados opostos em dois pontos distintos – nesse caso, a oposição se dá dentro do mesmo corpo físico: a corda. Outro exemplo é o movimento de preparação para se atirar uma pedra, em que a oposição, ou tensão, se dá entre a concentração de energia no corpo do atirador e o alvo em mira.

As tensões são um momento de concentração de energia no corpo, opondo-se a um alvo a ser alcançado, esteja este no campo de realizações exteriores ou interiores. Assim, a tensão, a princípio, é algo natural e dinâmico, pois, após o momento de acúmulo, há um desprendimento da energia acumulada em direção ao alvo e, independentemente de o alvo ser atingido de modo certeiro, o processo vivencia o seu ciclo completo.

Dinâmica das forças

Os problemas, e daí o sentido negativo agregado à palavra tensão, são a instalação de alvos fixos e a busca incessante de supostas realizações, fortalecida pela obsessão em perseguir alvos, muitas vezes sem saber qual é a realização que se busca.

Dessa maneira, constroem-se tensões fixas, em que há a perda da dinâmica, que nos possibilita novas experiências e a autotransformação.

Essa dinâmica se dá em três momentos:

- Percepção e reconhecimento do alvo
- Concentração de energia para organizar a ação
- Desprendimento de energia rumo ao alvo.

Couraças e fluxo

As tensões fixas se tornam um padrão de retrações musculares, em algumas áreas de corpo, que, por sua vez, originam a "ausência" de força em outras regiões.

Essas retrações musculares formam uma "couraça muscular" conforme denominação de Wilhelm Reich. Trata-se de um processo de defesa do corpo, em que determinados grupos musculares, em decorrência de um bloqueio interno, não encontram caminho para mobilizar sua energia e assim vão agregando outros grupos musculares em sua condição bloqueada, criando uma fortaleza que, cada vez mais, impede o deslocamento da energia originária.

Psiquicamente, essas couraças se mantêm, pois a memória traumática se retroalimenta e tem um significado ligado à dor, ao desamparo, ao medo, à raiva ou à mágoa. A partir da consciência e da aceitação da sombra da estagnação, que paralisa a criatividade, pode-se mobilizar o potencial de ressignificar o conteúdo traumático do passado para o presente.

As tensões relativas aos alvos mais recentes devem ser reconhecidas e encaminhadas de maneira que haja a liberação da energia com uma visão dinâmica de transformação, sem a dependência da "resolução definitiva da questão", pois, muitas vezes, a expectativa da resolução é a própria causa dos bloqueios.

Já as tensões fixas, causadoras das retrações e couraças, devem ser trabalhadas no sentido de busca de suas origens, para que, por meio do reconhecimento do padrão existente, haja o direcionamento rumo à construção do novo padrão emergente. Dessa maneira, a "fortaleza" que mantém a tensão pode ser destituída, e os encaminhamentos reconstituídos, com base nas necessidades atuais.

Posturas interna e externa

A postura do corpo parado ou em movimento apresenta o retrato do nosso histórico de relacionamento com tudo o que nos cerca, ou seja, a nossa postura interna diante do mundo, tanto nos aspectos mais presentes (tensões atuais) como nos mais antigos (tensões acumuladas). A postura exterior reflete a postura interior, e esta expande ou definha o potencial anímico a partir da postura externa. Quando se cita "a postura de alguém", significa simultaneamente a sua intenção interna e a sua expressão física, isto é, a sua atitude.

Somatização

A somatização é o processo da expressão no corpo físico dos fatores "não físicos", ou seja, emoções, fatores psíquicos e anímicos. Esse termo, que passou a ser usado na terminologia científica no século 20, traz uma conotação de doença no sentido de um mal. Não podemos ir contra uma terminologia que se encontra vigente, mas também não podemos nos limitar somente a essa definição. Do nosso ponto de vista, um corpo está doente quando não expressa os seus processos interiores. Isso ocorre porque ao somatizarmos, por meio de uma dor ou distúrbio, fo-

camos no sintoma em si, o que nos traz uma sensação de desequilíbrio; mas o sintoma, na verdade, é um momento do processo da somatização, munido da inteligência do organismo para indicar em que direção se pode canalizar mais adequadamente o fluxo de energia. O bem-estar físico, a sensação de leveza e a flexibilidade e tônus equilibrados também são um aspecto de somatização.

Ao "ver" e "ouvir" as indicações expressas pelo corpo, obtém-se a base para a organização do fluxo mental e físico, de forma integrativa, possibilitando uma canalização mais harmoniosa.

Essa abordagem de postura vem de encontro ao princípio psicossomático, ou psicofisiológico, descrito por Lowen na bioenergética: "Cada mudança no estado fisiológico é acompanhada por uma mudança apropriada no estado mental-emocional; e cada mudança no estado mental-emocional é acompanhada por uma mudança apropriada no estado fisiológico".

Nas áreas da massoterapia, Educação Somática e outras abordagens em que a avaliação e os tratamentos são feitos por meio do corpo, usa-se o termo somatopsíquico ao referir-se àquilo que é relativo simultaneamente ao corpo e à mente.

Organização do corpo em pé

A musculatura profunda, situada na face posterior do corpo (músculos eretores), atua na função tônica, ou seja, para mantê-lo sustentado verticalmente. Esses músculos em parte são longos e interligam-se em uma cadeia conectada dos pés à cabeça, complementados ainda na função tônica pelos pequenos músculos que "costuram" as vértebras (músculos multífidos, intertransversais e interespinais), sustentando os segmentos, e ainda pela musculatura profunda anterior, principalmente o músculo transverso do abdome.

Uma deformação em qualquer parte dessa cadeia a compromete como um todo. Assim, o trabalho de reestruturação postural não deve ser visto localizadamente, mas, sim, na relação das partes com o todo, procurando o equilíbrio do corpo no seu eixo e em relação ao espaço.

O esquema descrito a seguir serve como referência, pois sempre há uma oscilação, referente à faixa etária, às atividades cotidianas e ao momento interior de cada pessoa.

Vista geral

Traçando-se uma linha perpendicular ao solo que passa pelo centro do corpo, neste deve haver um equilíbrio entre a frente/atrás e os lados. O centro de sustentação do todo corporal (como o centro de um círculo) está na região abdominal, abaixo do umbigo, anterior à 4ª vértebra lombar – daí a importância de ter consciência da região e uma atitude de sustentação.

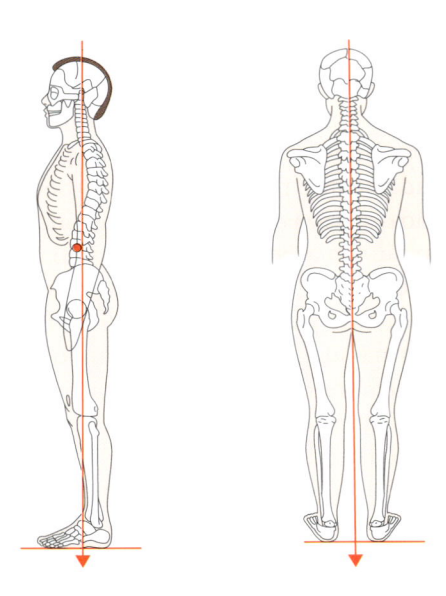

Vista anterior

A vista anterior é caracterizada por:

- Pés paralelos (abertura de ± 15º na borda lateral), separados na largura do quadril e dedos relaxados, voltados para a frente e encostados suavemente na superfície, com o peso distribuído por igual anterior e posteriormente, e interna e externamente nos ossos do pé na linha do 1º e do 5º dedo
- Joelhos voltados para a frente, na direção do 2º dedo
- Cíngulo pélvico (cintura pélvica) voltado para a frente, linha reta horizontal na altura da crista ilíaca, o púbis aponta para a frente na linha do horizonte
- Cíngulo peitoral (cintura escapular) voltado para a frente, linha reta horizontal na altura dos ombros e linha reta horizontal nas costelas na altura da parte inferior do osso esterno
- Cabeça voltada para a frente, olhar na linha do horizonte. Cabeça sem inclinações laterais, distância da orelha ao ombro igual dos dois lados.

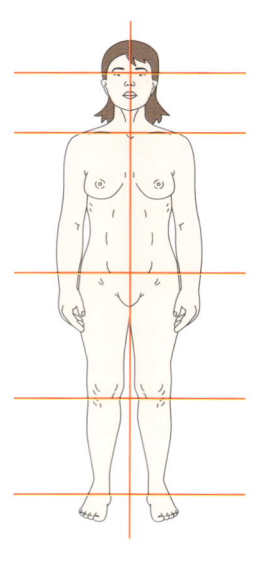

Vista posterior

A vista posterior é caracterizada por:

- Pés com o peso distribuído por igual interna e externamente, paralelos (abertura de ± 15º na borda lateral), separados na largura do quadril, com o peso distribuído por igual interna e externamente, de maneira que o calcâneo esteja equilibrado sobre o seu ponto central
- Conjunto tíbia e fêmur sem rotação externa ou interna, joelhos esticados, mas não hiperestendidos
- Quadris na mesma altura na linha da crista ilíaca, linha reta na altura da borda inferior dos glúteos (nas nádegas)
- Coluna vertebral formando uma linha reta vertical. Apófises espinhosas das vértebras alinhadas formando um caminho reto
- Escápulas do lado direito e esquerdo na mesma altura, linha reta na parte superior da escápula, paralela ao chão
- Cabeça reta formando uma linha horizontal na base do osso occipital paralela ao chão.

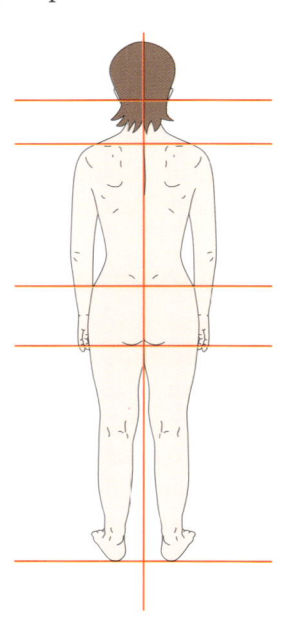

Vista lateral

A vista lateral é caracterizada por:

- O peso dos pés distribuídos por igual anterior e posteriormente
- Os joelhos estão esticados, mas não estão hiperestendidos
- Os cíngulos pélvico e peitoral devem estar paralelos ao chão, com o esterno e o púbis apontando para o horizonte
- O braço está dentro da espessura do corpo, apresentando uma leve flexão anterior na articulação do cotovelo

- Uma linha vertical perpendicular ao chão na parte anterior do corpo deve tangenciar a sínfise mentoniana (queixo) e o púbis. A linha do tórax da altura das clavículas ao longo do esterno é oblíqua para baixo e para a frente
- Os olhos estão voltados para o horizonte
- Uma linha vertical perpendicular ao chão, na parte posterior do corpo, deve tangenciar a cabeça, o ápice das cifoses torácica e sacrococcígea, o meio da parte inferior da perna e o calcâneo.

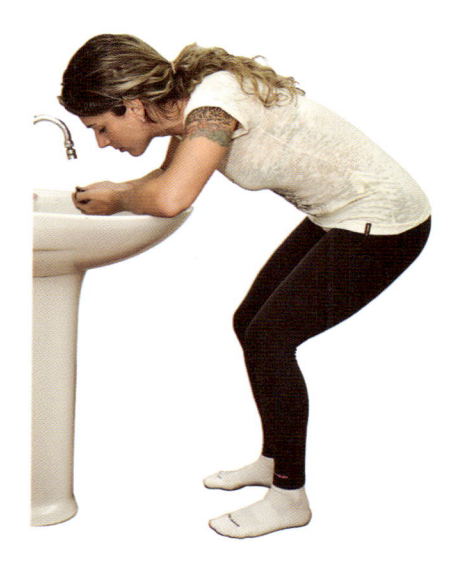

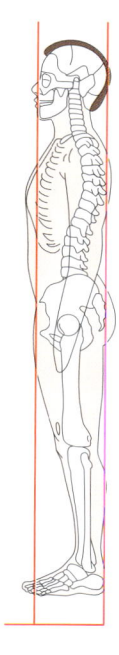

2. Para carregar um objeto, mantenha-o próximo ao corpo, flexione os joelhos, deixando uma perna na frente da outra, e use o apoio do joelho no chão, quando o objeto estiver no chão. Por exemplo: segurar uma criança. Ao se erguer, use a força das pernas, e não das costas.

Prevenções físicas para as costas

No cotidiano, adotamos posições de acordo com o objetivo final da ação sem percebermos *como* fazer a ação de maneira adequada à preservação do corpo. Alguns exemplos importantes:

1. Para agachar ou curvar-se, flexione os joelhos.

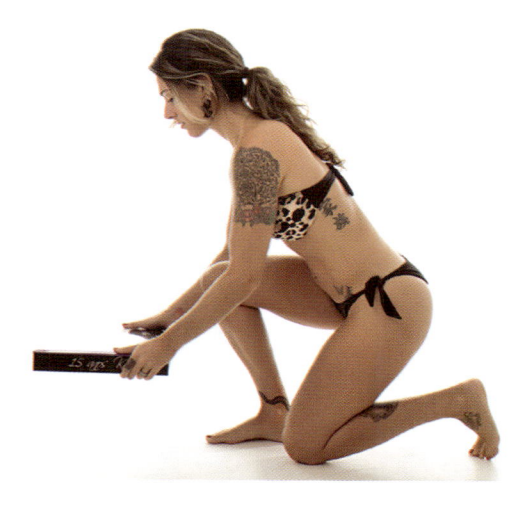

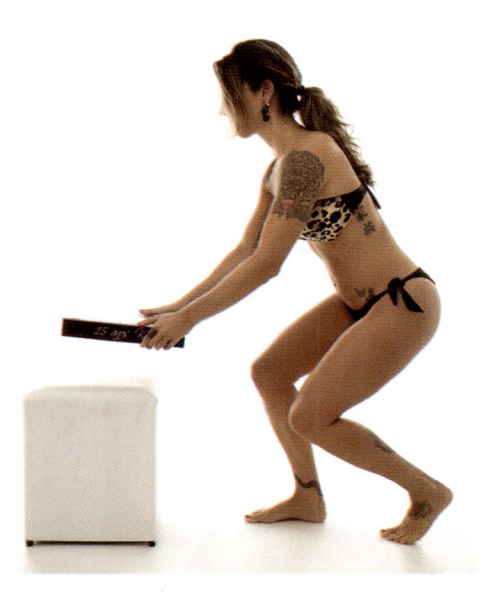

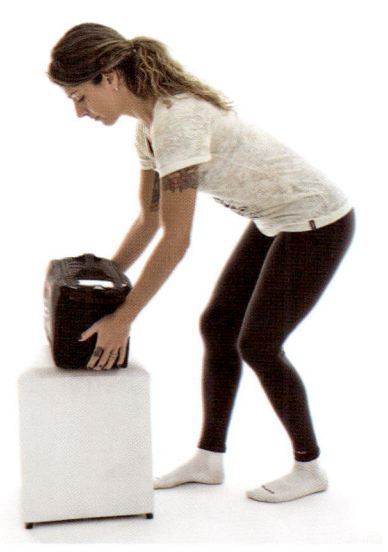

3. Levante ou pegue objetos pesados apenas até a altura do peito e, quando estiver com o peso nas mãos, não faça torção do corpo.

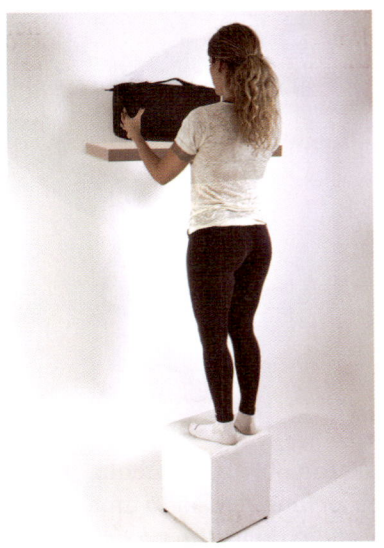

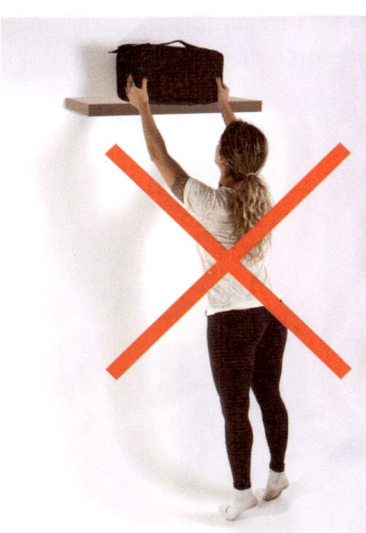

4. Certifique-se sempre da posição dos pés: o peso distribuído pela planta, nos três pontos de apoio.

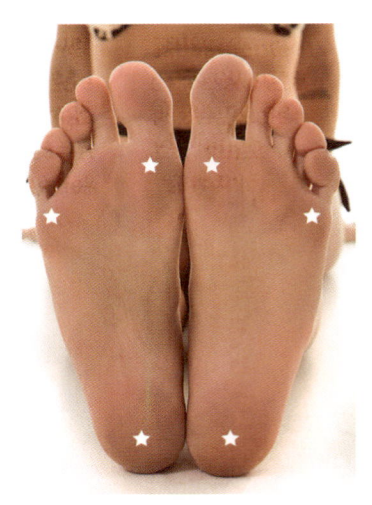

5. Quando for ficar em pé durante algum tempo, realizando tarefas com as mãos, use um apoio para um dos pés, variando o peso para uma das pernas, sem deixar o quadril cair ou se elevar para um dos lados.

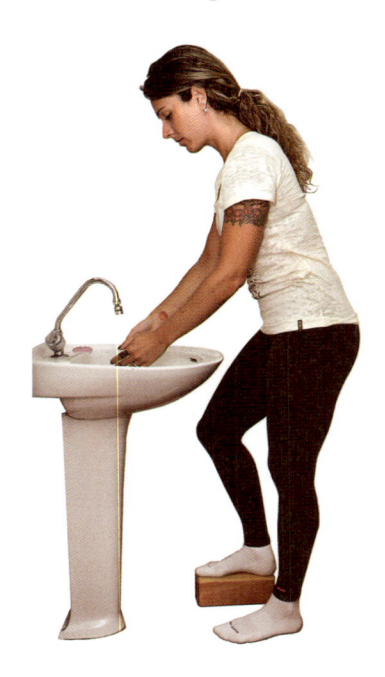

6. Ao andar, observe o eixo vertical do seu corpo, em que a cabeça, o tórax e a bacia mantenham um alinhamento, juntamente com a mobilidade de ombros, braços, quadril e pernas. Os olhos, o peito, a pelve e os dedos dos pés devem apontar para a frente, paralelos na linha do horizonte. Não permaneça por um longo tempo com sapatos de salto ou plataforma.

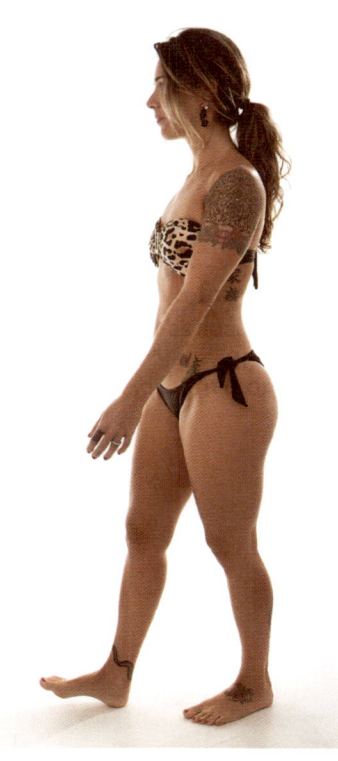

7. Sentado ao computador: use cadeiras baixas o suficiente para colocar os pés no chão bem apoiados, e os joelhos fazendo um ângulo de aproximadamente 90° das pernas. As pernas podem ser cruzadas, mas sempre mantendo um bom apoio. Os antebraços devem estar apoiados para usar os dedos no teclado, os ombros relaxados e a cabeça alinhada verticalmente no eixo da coluna.

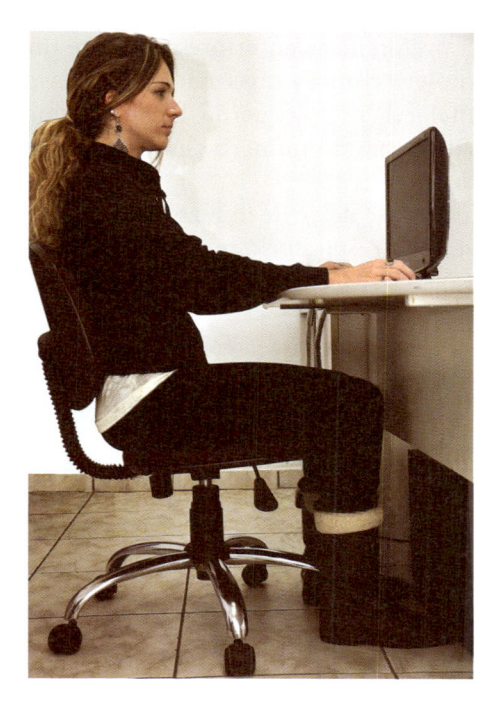

8. Dirigindo: mantenha a distância do assento ao volante de modo que as pernas estejam flexionadas e os joelhos na altura do quadril ou mais acima. As costas devem formar um ângulo aproximado de 90° com as pernas, e o encosto do banco serve de encosto, e não de apoio.

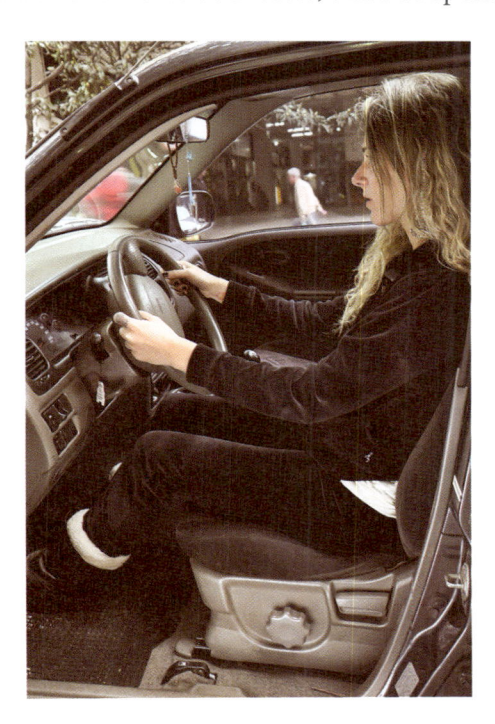

9. Sentado em lazer: as pernas podem estar apoiadas, de modo que os joelhos fiquem mais altos do que o quadril, ou então com as pernas cruzadas. Em uma cadeira mais alta, a cabeça pode estar apoiada direto no encosto ou se usa um travesseiro pequeno na altura do pescoço. Sentado em geral: não "afunde" no assento e não deixe as costas "pesarem", arqueando-se. Sente-se no chão, sempre que possível.

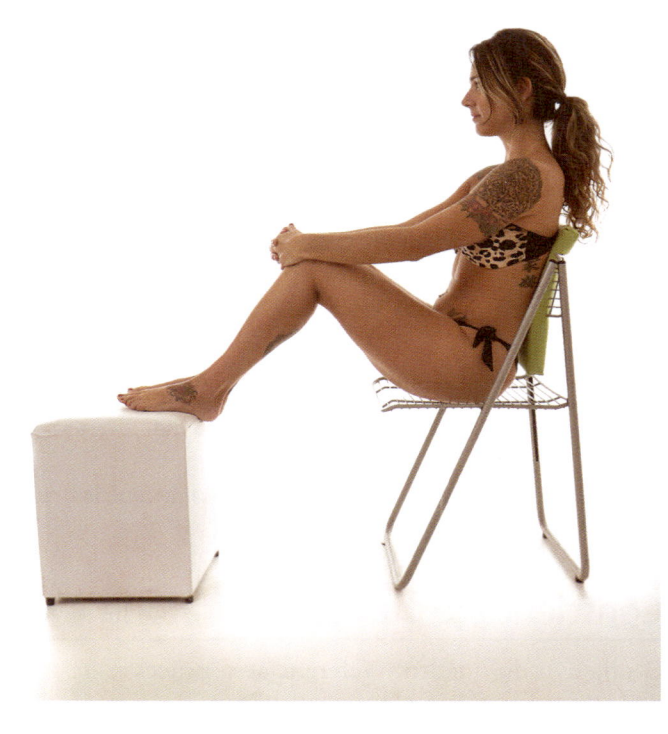

10. Posições para dormir. A superfície não deve ser mole ou irregular.

- Deitado de lado, com um travesseiro debaixo da cabeça, preenchendo o espaço entre o ombro e a cabeça, e com um apoio entre as coxas, evitando que o corpo rode

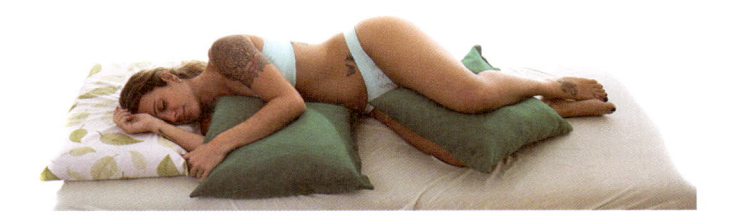

- Deitado com as costas para baixo, um apoio ou travesseiro embaixo dos joelhos, pode-se usar um apoio na curva da cervical ou um travesseiro baixo sob a cabeça.

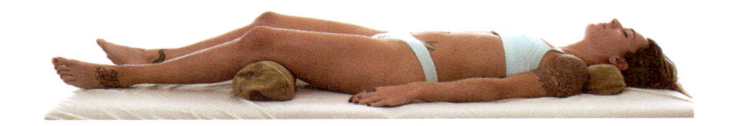

11. É aconselhável fazer a posição de concha após ficar um tempo deitado ou sentado.

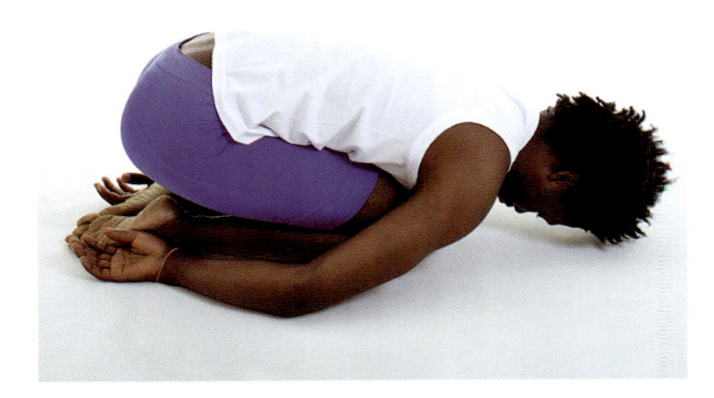

12. Não permaneça muito tempo deitado com a barriga para baixo.

13. Quando estiver deitado, ao levantar-se, passe pela posição lateral, usando os braços para auxiliar a sentar-se ou ajoelhar-se antes de se levantar.

14. Não se levante de frente nem faça movimentos bruscos para levantar-se.

Consciência e prática respiratória

O objetivo do quadro é referenciar o processo de reeducação respiratória, por meio da conscientização dos aspectos citados, para que gradativamente o organismo incorpore dentro das suas possibilidades uma melhor qualidade no ato respiratório (Tabela 4.1).

1. Deitado ou sentado, relaxe o corpo.
2. Observe o ato respiratório.
3. Observe sua frequência e gradativamente procure uma frequência que seja confortável, estabelecendo um ritmo.
4. Observe o volume e gradativamente procure aprofundá-lo, com suavidade.
5. Observe as fases e procure passar por todas as fases sem excesso de esforço.

6. Observe as três regiões e procure ativar separadamente cada região (começando pela baixa, depois a média e a alta). Posteriormente, proceda à respiração completa, iniciando a inspiração pela baixa, seguindo para a média e a alta, e iniciando a expiração pela alta, seguindo para média e baixa.

7. Com os dedos médio e anelar da mão direita, feche a narina direita e execute de três a sete respirações usando todas as referências anteriores. Execute uma respiração completa com as duas narinas. Com os dedos médio e anelar da mão esquerda, feche a narina esquerda e execute o mesmo número de respirações feitas do outro lado.

8. Gradativamente deixe de induzir qualquer movimento, observe o ato respiratório por si só.

9. Suspensões:

- Inspire e segure a respiração por alguns segundos, sem fazer força excessiva, e continue a respiração completa
- Expire e mantenha o pulmão sem ar por alguns segundos, sem força excessiva, e continue a respiração
- Faça três suspensões durante a inspiração. Por exemplo: inspire durante 2 s, suspenda por 2 s, 3 vezes seguidas, sem expirar e retorne à respiração completa.

10. Exercício completo para a respiração, que mobiliza os três centros fundamentais de energia da Medicina Tradicional Chinesa: **dān tián** (**tan tien**). Estes serão vistos no Capítulo 9, em Medicina Tradicional Chinesa.

- Una as palmas das mãos na altura do peito (A)
- Ao inspirar, eleve os braços acima da cabeça, com as mãos unidas até esticar os braços (B)
- Ao expirar, desça os braços até a altura do peito e abra os braços perpendiculares ao tronco até esticá-los, como se estivesse empurrando com as mãos as duas paredes laterais (C a E)
- Ao inspirar, leve os braços esticados para a frente, una as palmas das mãos e retorne para a posição com as mãos unidas na direção do peito (F e G)
- Ao expirar, comprima levemente a musculatura do abdome e desça os dedos para baixo com as mãos unidas (H).

Tabela 4.1 Classificação dos tipos e fases da respiração.

Frequência	Volume	Fases	Região	Polaridade
Rápida	Superficial	Inspiração	Clavicular-alta	Positiva ou solar (narina direita)
Lenta		Suspensão com pulmões cheios	Costal-média	
Irregular	Profunda	Expiração	Abdominal-baixa	Negativa ou lunar (narina esquerda)
Rítmica		Suspensão com pulmões vazios		

Faça essa sequência 5 vezes e termine com a posição inicial.

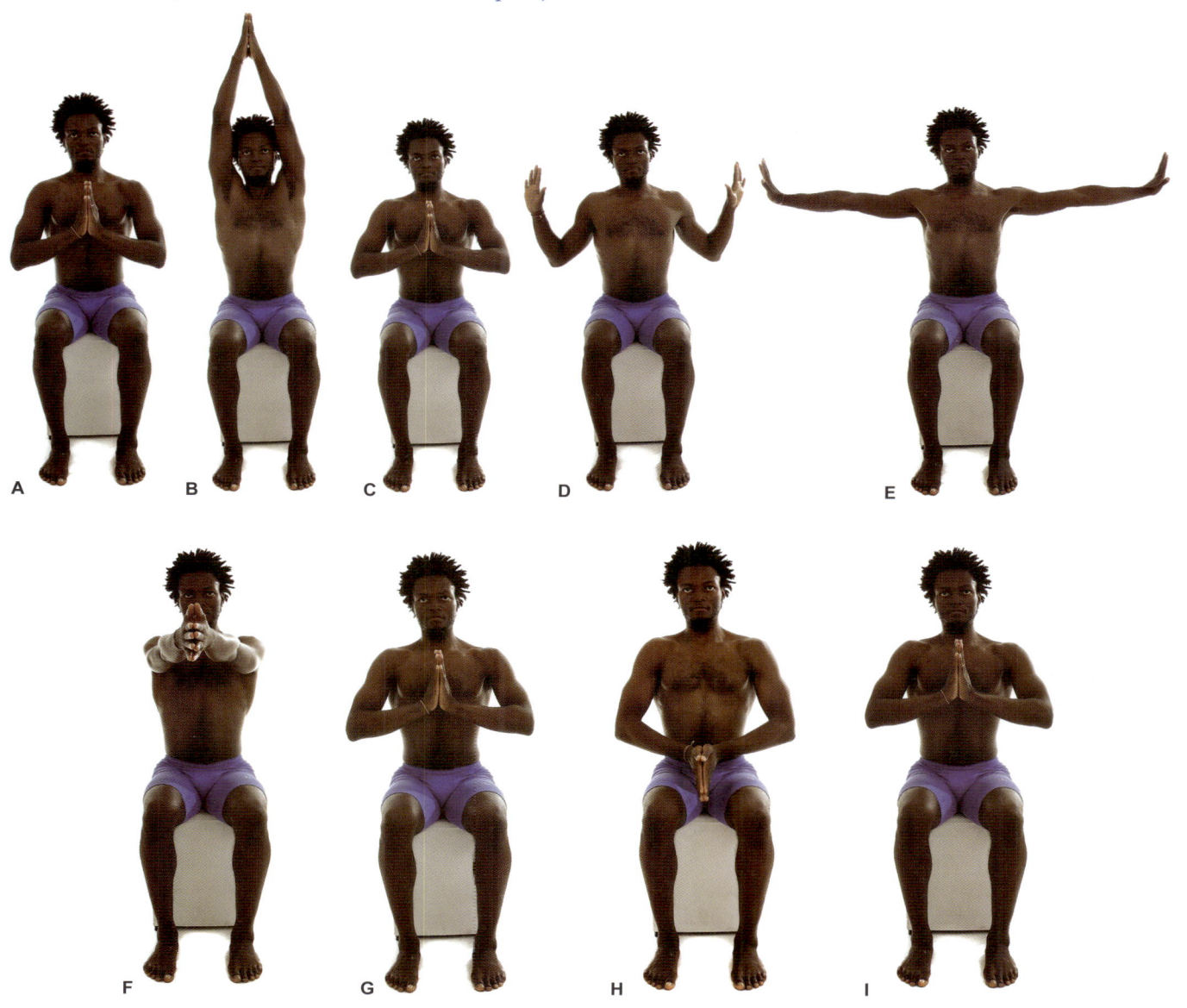

A   B   C   D   E

F   G   H   I

Trabalho corporal

Existem vários métodos de práticas de educação corporal com a abordagem da visão global do corpo humano. No Ocidente, ressaltam-se: o método GDS (em homenagem à sua criadora, Godelieve Denys-Stuyf), das Cadeias Musculares, a Reeducação Postural Global (RPG), o método Feldenkrais, a Eutonia, o método Alexander, a Ginástica Holística, o Rolfing, a Consciência Corporal, a Dança Consciente, a Expressão Corporal e a Bioenergética.

De origem oriental, ressaltam-se: o *yoga*, o **tài jí quián** (*tai chi chuan*), o **qí gōng** (*chi kung*) e o *aikido*, entre outros.

Assim, temos ao nosso alcance a possibilidade do contato; de um lado, com práticas corporais ancestrais, de origem oriental, que estão ligadas a uma filosofia e à relação do ser humano com o macrocosmos, e, de outro,

com as práticas corporais contemporâneas, de origem ocidental, com uma visão global (holística) do ser, além das técnicas físicas específicas esportivas e da ginástica. Temos também as danças regionais e danças de roda com origem nas culturas de todo o mundo.

Apresentaremos aqui uma proposta simples de prática corporal, acessível a qualquer pessoa, para a manutenção do corpo e prevenção de desequilíbrios, que pode também ser praticada em sequência, separadamente ou em combinações com finalidades terapêuticas. A base conceitual está na consciência corporal e nas técnicas de relaxamento, posturas, micromovimentos ativos, alongamentos ativos, direções ósseas (tônus de sustentação) e automassagem.

Para a prática:

- É fundamental a presença íntegra no "aqui e agora" no momento da prática, e a atenção total ao corpo e às sensações físicas e imagens internas que ocorram, para, a partir destas, reconstituirmos as origens interiores das fixações das tensões

- Observa-se o movimento respiratório, sem impor um ritmo estabelecido, procurando apenas, a partir da observação, incentivar ao máximo a oxigenação de todo o corpo e a sua natural exalação, buscando uma respiração suave e profunda sem excesso de força
- Observa-se sempre a condição e a alteração dos pontos de apoio no chão, dos pontos de contato e dos pontos que não chegam a encostar, bem como o equilíbrio e o eixo do corpo na verticalidade
- Observam-se as diferenças e relações entre os lados e as suas alterações.

Relaxamento

O relaxamento corporal consiste na capacidade de permanecer com o corpo em pausa, mantendo a consciência desperta nesse estado de não ação, em que a frequência mental praticamente se anula, mas sem penetrar no sono fisiológico.

Sua ação se dá de um lado no próprio corpo, desfazendo as tensões fixas, possibilitando à musculatura retornar ao seu grau de tônus suficiente para o metabolismo global e, por outro lado, no sistema nervoso, "zerando" as mensagens conscientes e subconscientes aferentes e eferentes nos neurônios, saindo do estado de prontidão para ataque, defesa ou retirada.

Existem muitas técnicas de relaxamento, será apresentada aqui uma prática básica:

- Deite-se em decúbito dorsal com os braços ao longo do corpo para baixo
- Mantenha uma respiração rítmica e suave, procure a naturalidade da expiração sem empregar força e a cada expiração entregue mais o peso do corpo à superfície
- Mentalize parte por parte do corpo, relaxando-a e deixando-a pesar na superfície. As técnicas orientais normalmente iniciam pela cabeça, descendo até os pés. Assim, podemos, por exemplo, promover três respirações para cada parte, à qual levamos a atenção mentalmente: cabeça, couro cabeludo, músculos da face, mandíbula, língua, pescoço, coluna cervical, ombros, braços até o cotovelo, antebraços, mãos, peito, costelas, costas/coluna torácica, costas/coluna lombar, abdome, órgãos internos, pelve, órgão genital, ânus, glúteos, coxas até o joelho, anteperna, pés
- Permaneça em relaxamento de 3 a 15 min
- Retorno gradual, iniciando pela movimentação dos pés e mãos, membros, tronco-cabeça, virando-se lateralmente antes de sentar ou levantar.

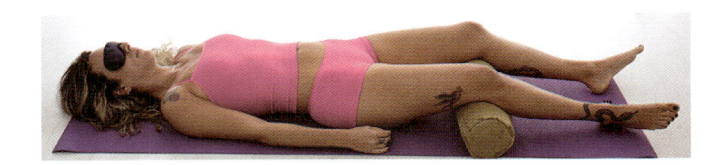

Posições no dia a dia para a manutenção do corpo

Concha

Apoio da parte anterior das pernas (tíbia-joelhos) no chão e soltura do tronco sobre elas, sentando com os ísquios sobre os calcâneos, apoiando a testa no chão à frente dos joelhos, e os braços ao longo do corpo em direção aos pés, com os ombros soltos em direção ao chão. Deve-se permanecer nessa postura em relaxamento muscular.

As articulações coxofemoral e dos joelhos são flexibilizadas à sua máxima articulação, proporcional ao peso do corpo, e a musculatura posterior, do pescoço às coxas, é alongada.

Postura básica como aquecimento antes de levantar ou de compensação após esforço físico.

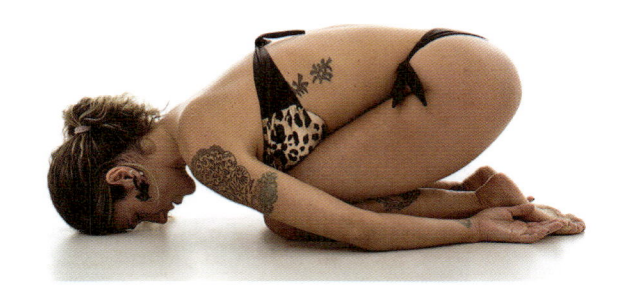

Sentar sobre os joelhos

Apoios dos joelhos e dorso do pé no chão, com o quadril apoiado sobre as pernas e o calcâneo. Eleve o quadril, levando o tronco para o eixo central. Retorne à posição inicial. Repita o movimento algumas vezes.

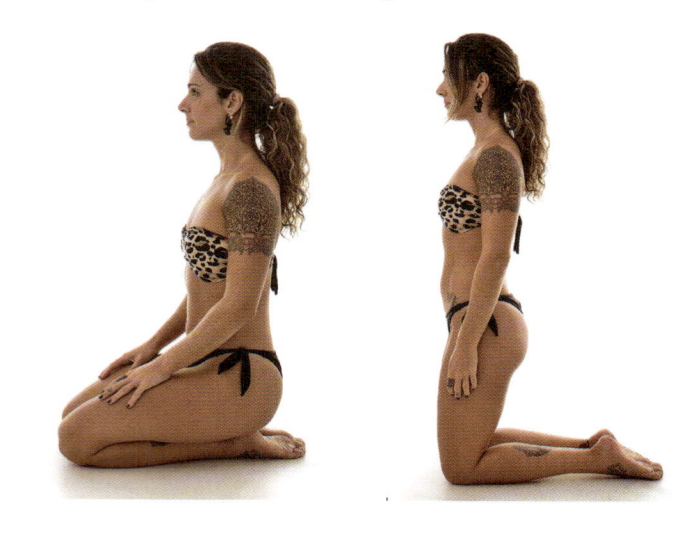

Sentar

Na posição sentada, os ísquios (do latim *isquium*, assento) devem ser projetados lateralmente para fora, sendo opostos entre si (podemos ajudar com as mãos, separando-os e depois sustentando-os), e, por meio de um pequeno movimento de báscula anteroposterior da pelve, encontra-se o ponto central de apoio da sua base arredondada, de maneira que o sacro e o púbis estejam contrabalançados e encaixados na bacia.

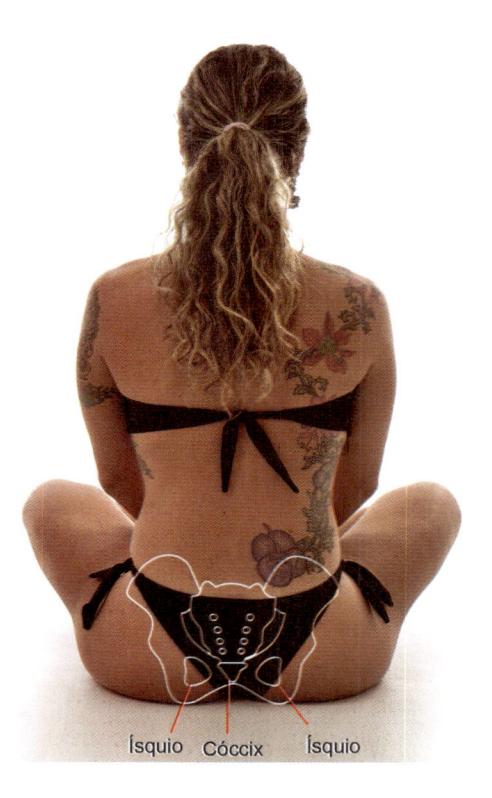

Ísquio   Cóccix   Ísquio

Com os ísquios colocados, o cóccix se distancia do chão (ele não é assento, é o resquício da cauda animal). Pode-se colocar uma bolinha de borracha entre o cóccix e a superfície para exercitar essa organização óssea.

Com essa organização, promove-se o recolhimento e a sustentação no baixo abdome com tônus muscular adequado no centro do corpo, região do **dān tián** (**tan tien**) inferior, formando-se uma base organizada que torna possível a projeção vertical antigravitacional da coluna vertebral, corrigindo a "má postura" ou as "costas caídas", sem excesso de força ou retrações parcializadas do tipo peito para a frente.

Essa postura é referência básica para qualquer situação de posição sentada.

Abertura do tórax

Tanto nas posições sentadas como nas em pé promove-se uma projeção (sem excesso de força) da cabeça para o céu, liberando a cervical e o pescoço equilibradamente, em oposição ao esterno para baixo. As escápulas tam-

bém se opõem à cabeça, direcionadas para baixo, e sua porção inferior levemente para fora.

O esterno suaviza-se para baixo como um todo, encaixando-se no tórax, e sua porção superior (manúbrio) mantém uma delicada projeção para a frente e diagonal para cima.

As clavículas projetam-se para fora horizontalmente e sustentam uma pequena rotação posterior na articulação esternoclavicular. Os braços, na continuidade das clavículas, projetam-se lateralmente para o horizonte pelos cotovelos. O úmero em rotação interna opondo-se às clavículas e o rádio em rotação externa, completando as projeções em espiral.

Essa postura referencia a sustentação da cintura escapular, para não "sentarmos com o tórax", e propicia abertura torácica para a ampliação respiratória.

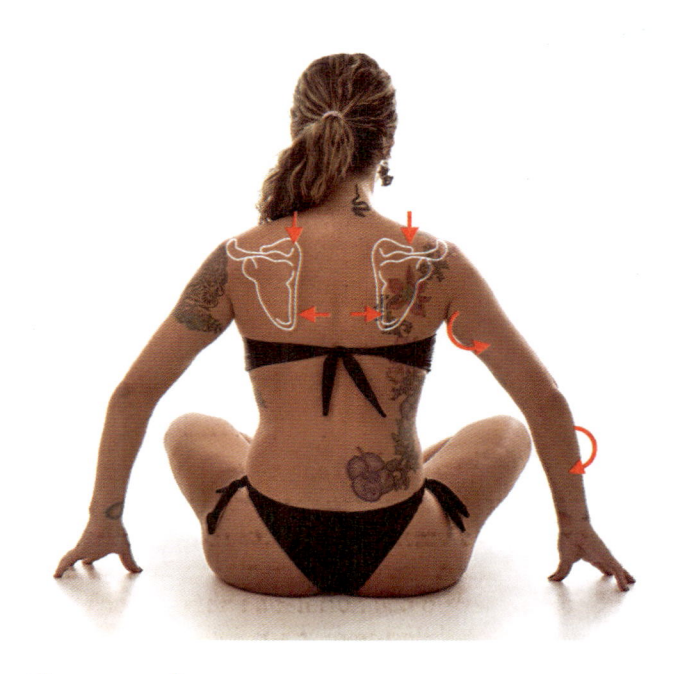

Elevação de perna

Decúbito dorsal com elevação das pernas apoiadas na parede e os pés paralelos na largura do quadril. O osso sacro deve estar inteiro no chão e, na medida em que não se perca essa condição, os ísquios se aproximam da parede. Os joelhos não ficam hiperestendidos nem flexionados demais, eles "respiram".

Permaneça nessa posição e, suavemente, promova uma oposição (tônus) do osso sacro (fixando-o mais no chão) com os calcâneos (projetando-os para o céu); os pés, por consequência, flexionam anteriormente. Atenção para não acentuar a curva da lordose cervical, é aconselhável colocar um apoio sob o occipital. A circulação sanguínea de retorno é estimulada, e a face posterior das pernas e quadril, alongada.

Postura básica para compensação de esforços de pernas, quadril e lombar.

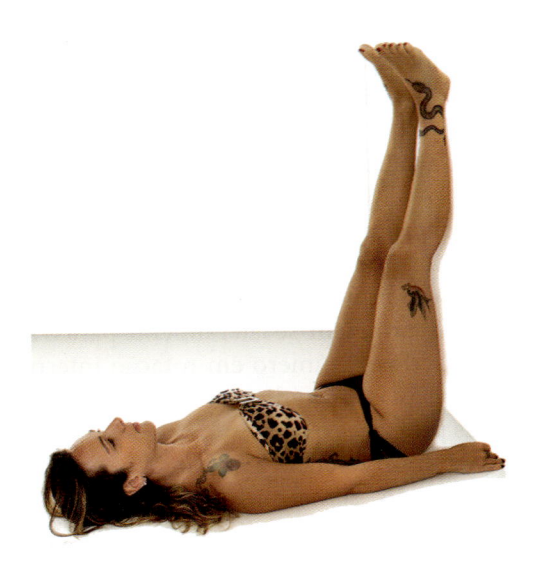

Mobilidade do tronco

A partir da organização da postura 5 "estiramento posterior", sentado com as pernas esticadas ou flexionadas e joelhos com rotação lateral da articulação coxofemoral, promova o movimento de flexão do tronco, mantendo-o projetado verticalmente para cima, apoiando as mãos no chão. Realize o movimento com uma perna esticada em abertura e também com as duas pernas em abertura.

Posição de alongamento com tônus para organização postural em plena atividade dos braços e mãos.

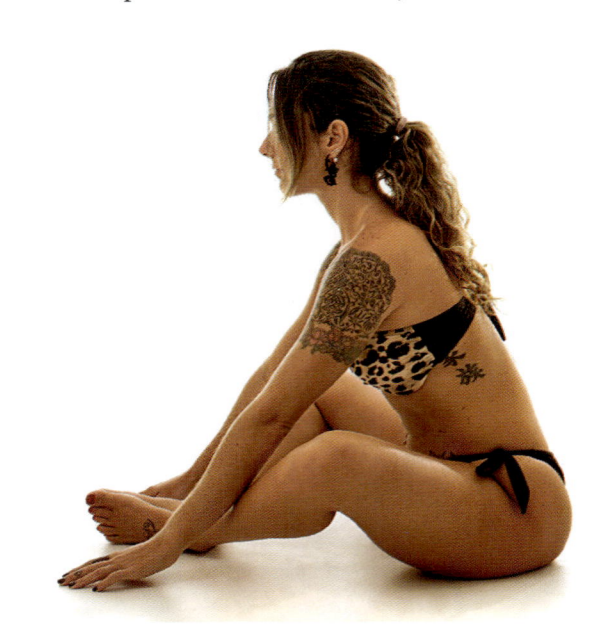

Estiramento posterior sentado

Sentado, mantenha os pés paralelos na largura do quadril, com os calcâneos projetados para o horizonte (frente) sem forçar a flexão dorsal dos pés. Promova uma oposição dos calcâneos com os ísquios, que devem estar projetados para o horizonte na direção oposta (trás), por meio de um tônus muscular sutil. Atenção aos joelhos, que devem estar "respirando" sem hiperextensão, e o músculo quadríceps da coxa deve estar relaxado.

A partir da organização da postura 3 "sentar", projete a coluna vertebral verticalmente para cima, como a haste de um vegetal que cresce para o céu, abrindo os espaços intervertebrais até a vértebra cervical C1.

A partir da organização da postura 4 "abertura do tórax", encontre o ponto de equilíbrio da cabeça em relação ao tronco, alinhada à bacia e equilibrada sobre o atlas (C1).

Posição de alongamento com tônus para organização postural.

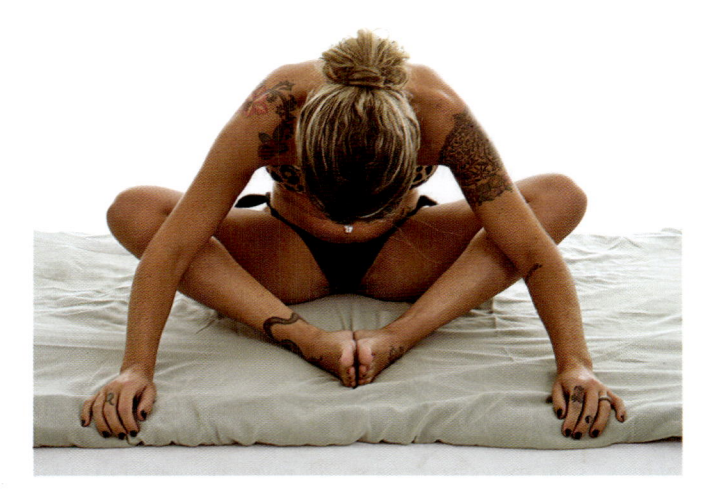

Apoio dos pés

Contato abrangente dos pés na superfície com o peso distribuído no triângulo de sustentação, formado por três pontos de apoio:

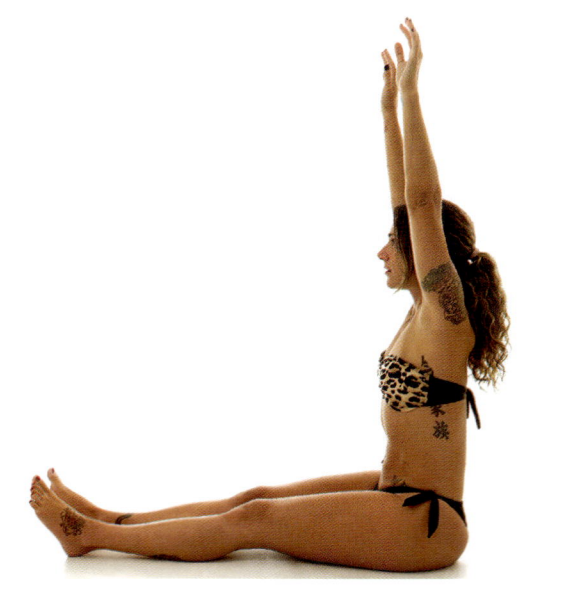

- Centro do calcâneo
- Extremidade distal do 5º metatarso
- Extremidade distal do 1º metatarso.

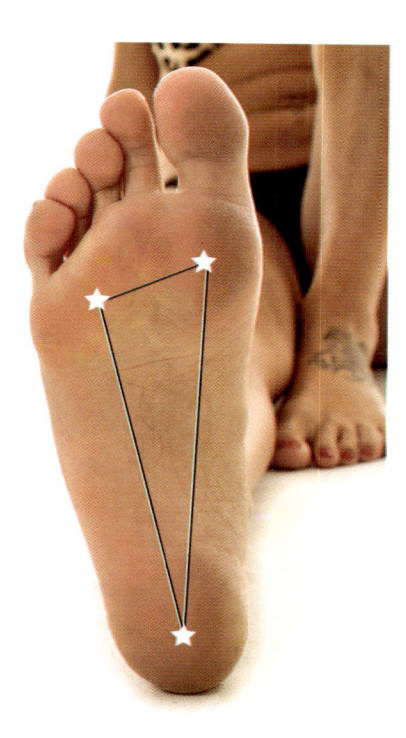

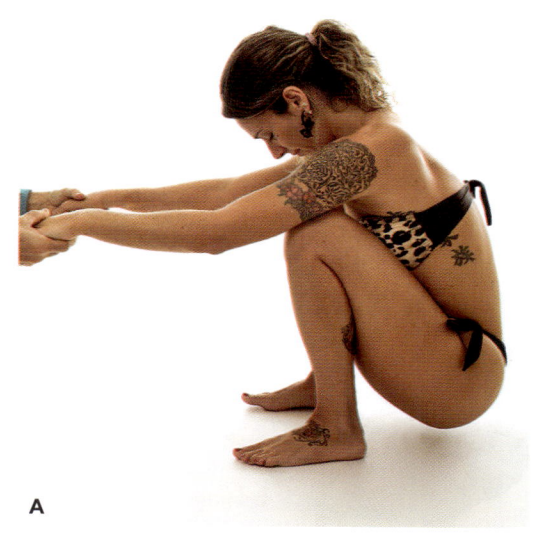

A

O resto do pé estabelece apenas contato com o chão, e os dedos permanecem alongados para o horizonte e levemente em contato com o chão. Como referência, os pés devem estar paralelos e com a distância na largura do quadril, com um ângulo de abertura de ± 15° na borda externa.

Com os apoios enraizados no solo, projete os maléolos interno e externo para cima verticalmente, abrindo a articulação do tornozelo, estruturando, assim, um alicerce firme para o esqueleto.

Esta é uma postura básica para qualquer posição com apoio dos pés na superfície.

Cócoras

A partir da organização da postura "apoio dos pés", flexione os joelhos soltando o tronco para a frente e relaxando o ânus. Os pés devem permanecer por inteiro apoiados no chão. As pessoas que não conseguem chegar à posição de cócoras com apoio dos pés inteiros, devem usar um apoio fixo, segurando com as mãos (A).

Permanecer nesta posição e lentamente projetar os ísquios em direção ao céu (i. e., um vetor a ser seguido) com tônus muscular, promovendo uma pequena báscula posterior do quadril, sem esticar as pernas. Deve-se dar continuidade à projeção no sentido vertical pela coluna até à cervical – o tronco adota uma posição diagonal em relação ao chão (B). Relaxe, retornando a posição inicial de cócoras.

Posição para sustentação de pernas, abertura do quadril, alongamento da posterior do tronco, flexibilização das articulações das pernas e reposicionamento dos órgãos internos.

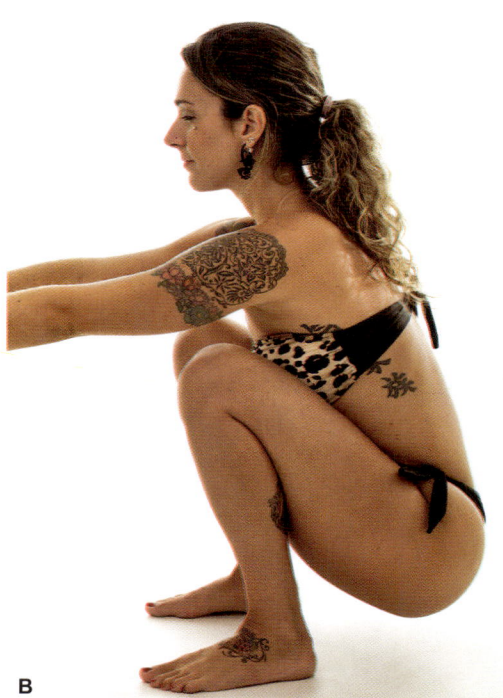

B

Tônus abdominal em força isométrica

Com o corpo deitado em decúbito dorsal, flexione os joelhos, tirando os pés do chão. Coloque as mãos entrelaçadas atrás da nuca e flexione o tronco (A). Sem movimentos, mantenha a sustentação na posição; isto é uma força isométrica, que tonifica o músculo, sem encurtá-lo.

Aqui, o músculo reto do abdome é o mais acionado.

Com a consciência na força dos músculos abdominais, estique os braços para a frente e mantenha-se na posição (B). Promova uma rotação do tronco para um lado, durante a flexão, mantenha-se na posição (C). Faça a rotação para o outro lado e mantenha-se na posição (D).

Aqui, além do reto, os transversos do abdome (interno e externo) estão ativados.

Mantendo-se a flexão do tronco, promova o movimento da bicicleta com as pernas (E e F).
Após o trabalho de tonificação, é recomendada a prática de alongamentos.

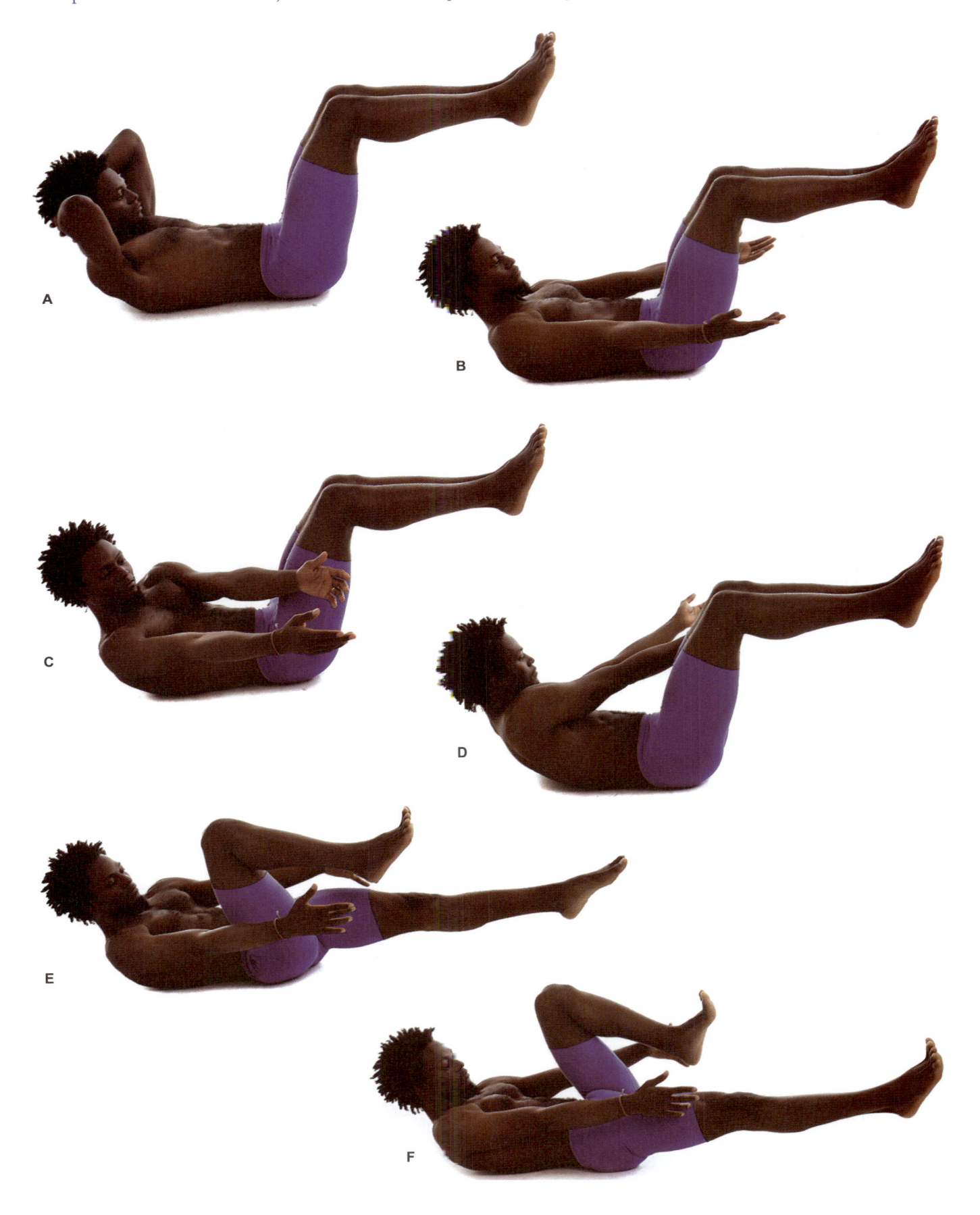

Alongamento ativo e micromovimentos

Os micromovimentos são pequenos movimentos articulares que, além de estimular a lubrificação e mobilidade das articulações, estimulam a propriocepção e a resposta do sistema nervoso, que possibilita a desconstrução de um padrão estagnado.

São usados principalmente nas curvas lordóticas, da lombar e cervical, pois as áreas dessas curvas têm somente a estrutura óssea da coluna e, assim, vivenciam uma tensão, graças à força da gravidade que comprime os espaços intervertebrais.

- Na lombar
  - Um joelho flexionado, com o pé bem distribuído nos três apoios na planta (A)
  - Inicie uma força de pisar mais firme no solo, acionando a musculatura adutora da coxa e promova um micromovimento de elevação do quadril, deixando o joelho no centro. Retorne ao solo. Depois de algumas vezes execuções, promova esse mesmo movimento com a dinâmica de chacoalhar (B)
  - Joelhos flexionados com os pés bem distribuídos nos três apoios na planta. Inicie uma força de pisar mais firme com os pés, acionando os músculos adutores da coxa e do assoalho pélvico. Promova um micromovimento de báscula do quadril em retroversão. Depois de algumas execuções, promova esse mesmo movimento com a dinâmica de chacoalhar (C)
  - Joelhos flexionados com os pés bem distribuídos nos três apoios na planta. Com o osso sacro bem apoiado, promova um micromovimento de báscula do quadril em anteversão. Depois de algumas execuções, promova esse mesmo movimento com a dinâmica de chacoalhar (D).

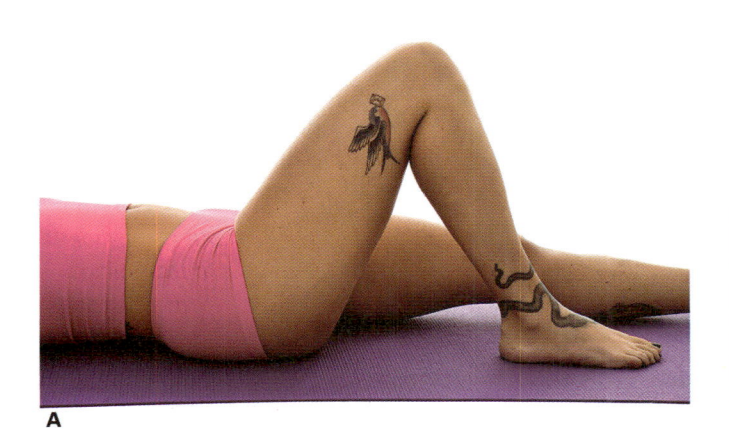

A

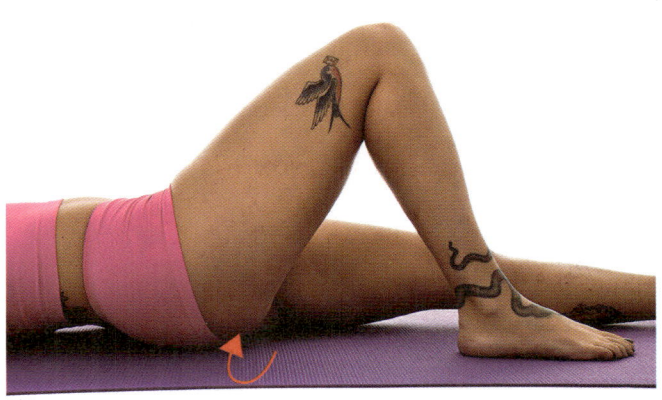

B

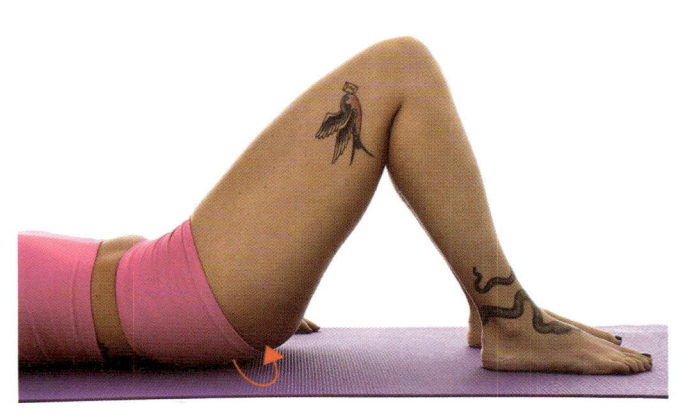

C

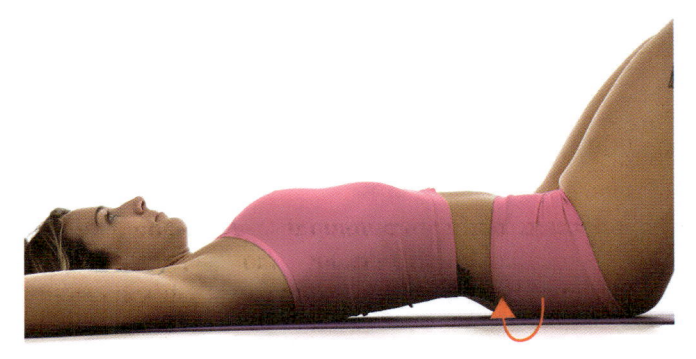

D

- Na cervical
  - Encaixe do crânio sobre o atlas no centro do eixo (A)
  - Promova um micromovimento na articulação atlanto-occipital para a frente e para trás (como o gesto do "sim"). No mesmo encaixe articular, promova um micromovimento em rotação para a esquerda e a direita (como o gesto do "não"). Posteriormente, o movimento circular, como se estivesse desenhando um pequeno círculo no espaço com a ponta do nariz (B e C).

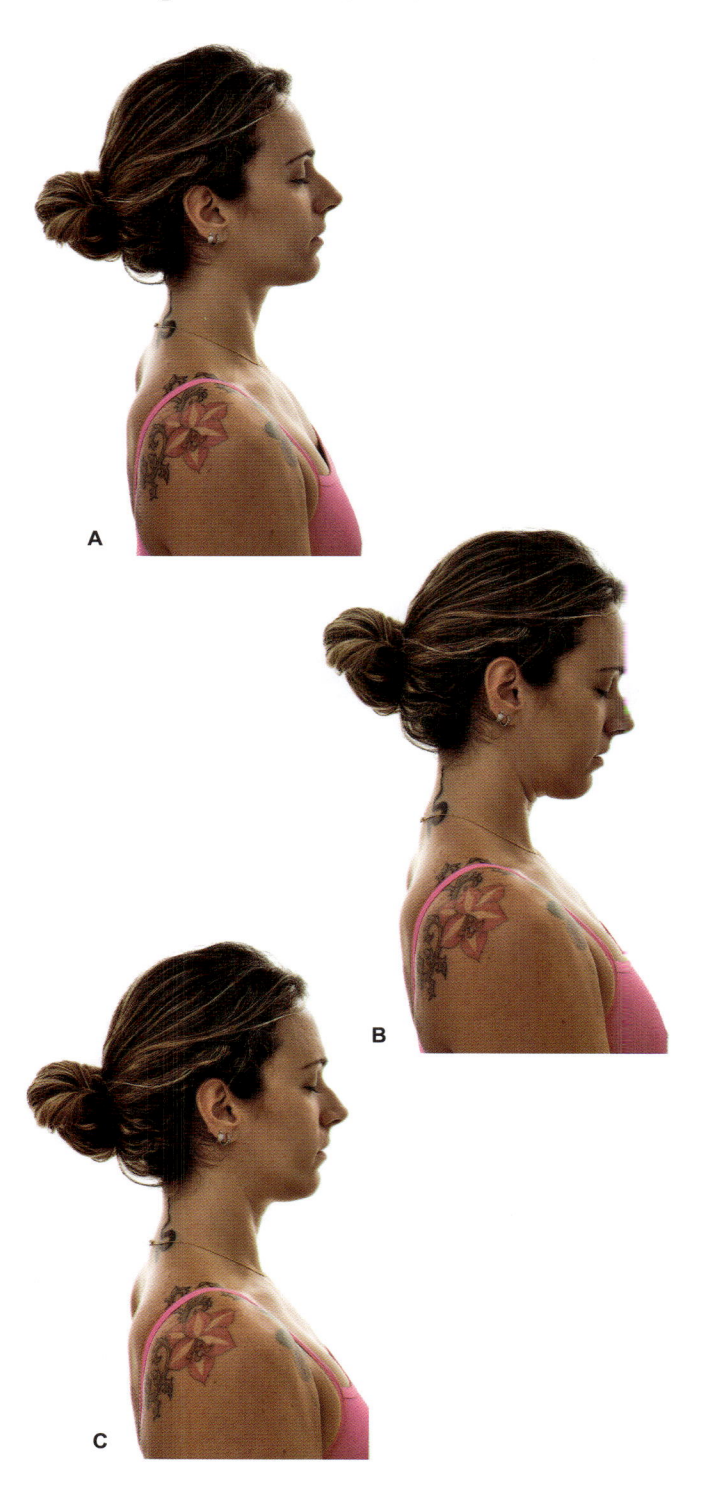

Esses movimentos podem ser feitos nas posições deitada, sentada ou em pé.

Os *alongamentos* ocorrem no tecido muscular e nas fáscias. No trabalho ativo, pode-se proceder de três maneiras:

- Colocando o corpo em uma determinada posição e soltando o peso dos ossos (tônus muscular baixo)
- Direcionando os ossos a movimentos específicos (tônus médio)
- Projetando os ossos em determinada(s) direção(ões) (tônus mais alto).

Em qualquer das situações de alongamento, deve-se ter como referência as oposições ósseas, assim haverá um ponto fixo e um ponto móvel, ou dois pontos móveis direcionados em sentidos opostos. Veremos adiante uma sequência de posturas e movimentos.

O ato de alongar a musculatura enrijecida é o ato de "alongar" o contato com as nossas situações psíquicas enrijecidas, cristalizadas no corpo. Esse trabalho incentivará o potencial de gradativa expansividade **yīn**, diante das concentrações parcializadas **yáng**, no parâmetro neuromuscular, produzindo fluidez no sentido músculo/sistema nervoso/músculo.

Para um melhor aproveitamento dos alongamentos, *expire na hora do movimento*, pois isso enfatiza a atitude de ceder.

1. Decúbito dorsal com os joelhos flexionados. O ponto fixo é o osso sacro no chão, e o ponto móvel, os joelhos em direção ao peito, por meio da força feita pelos membros superiores, sem tirar os ombros do chão. A parte mais alongada é a musculatura posterior no sentido vertical, principalmente no segmento que vai do joelho até a lombar.

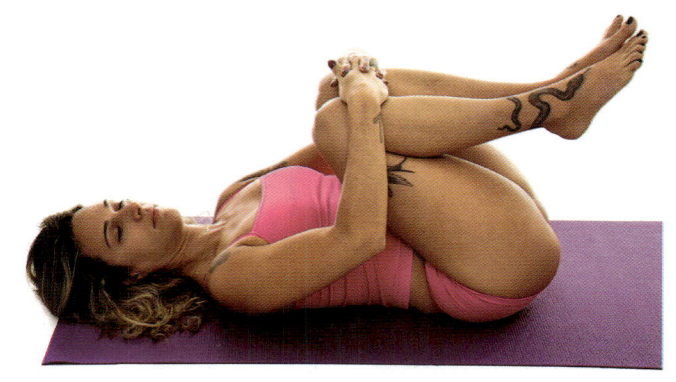

2. Decúbito dorsal com um joelho flexionado. O ponto fixo é o osso sacro no chão, e o ponto móvel, o joelho em direção ao peito, por meio da força feita pelos braços, sem tirar os ombros do chão. A parte mais alongada é a musculatura posterior no sentido vertical da perna flexionada, principalmente no segmento que vai do joelho até a lombar.

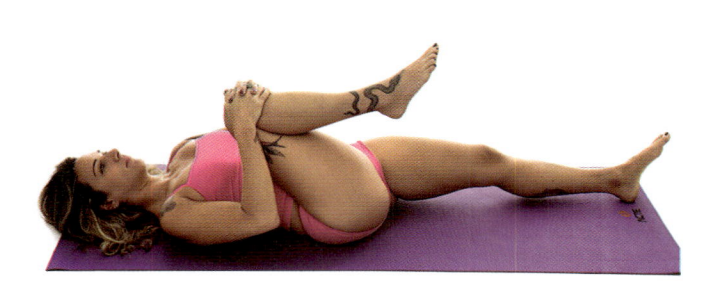

3. Decúbito dorsal com os joelhos flexionados e um membro inferior cruzado sobre o outro, com os pés apoiados no chão. Fixe bem as escápulas e os ombros no chão e execute uma rotação do cíngulo pélvico para o lado do membro inferior cruzado acima. Troque o membro inferior cruzado e repita do outro lado. A parte mais alongada é a musculatura da região lombar no sentido diagonal.

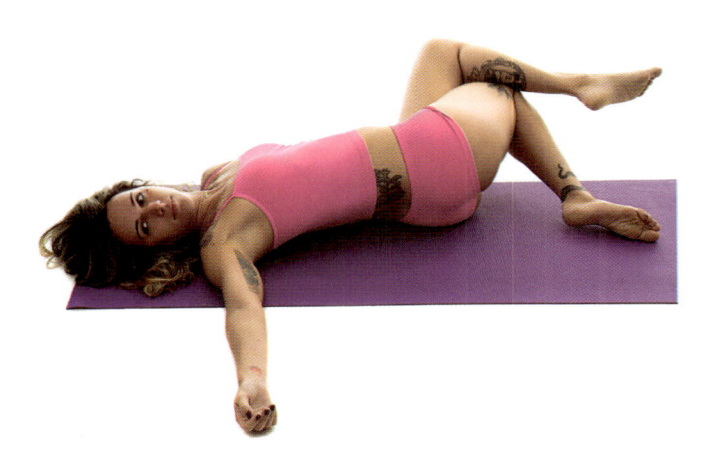

4. Decúbito dorsal, um membro inferior cruzado sobre o outro, o de cima com flexão do joelho e o de base estendido com o joelho solto. Braços entre 60° e 90° em relação à coluna. O ponto fixo são os ombros e membros inferiores no chão; o ponto móvel é a rotação do cíngulo pélvico, levando o joelho do membro inferior cruzado por cima mais próximo ao chão. A parte mais alongada é a musculatura da região baixa torácica no sentido diagonal.

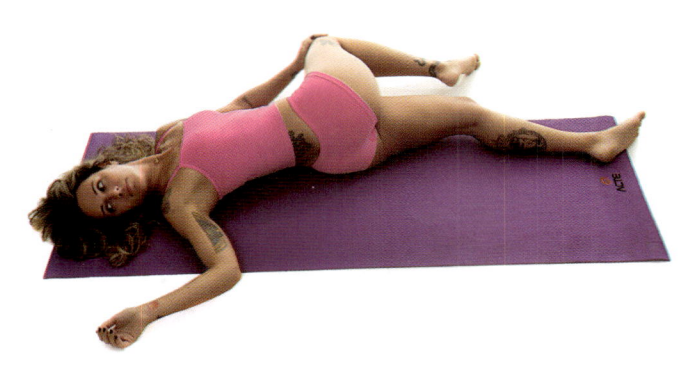

5. Decúbito dorsal, joelhos flexionados com os pés apoiados no chão. O ponto fixo são os ombros e braços no chão; o ponto móvel é a rotação do cíngulo pélvico com os membros inferiores juntos, levando os joelhos mais próximo do chão. A parte mais alongada é a musculatura da região lombar em diagonal.

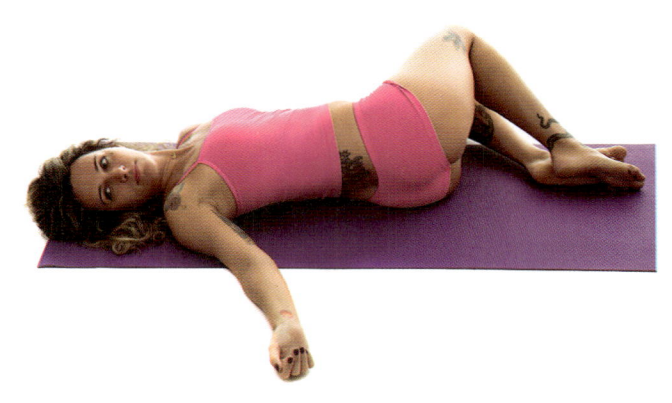

6. Decúbito dorsal, um membro superior perpendicular ao corpo e o outro cruzando o tronco na altura dos mamilos. O ponto fixo é o cíngulo pélvico inteiro no chão e o ponto móvel é escápula e ombro em direção ao membro superior fixo no chão. A mão do membro superior móvel vai em direção à mão do membro superior fixo. A parte mais alongada é a musculatura no sentido horizontal da região alta torácica (músculos romboides) e a musculatura toracolombar no sentido diagonal.

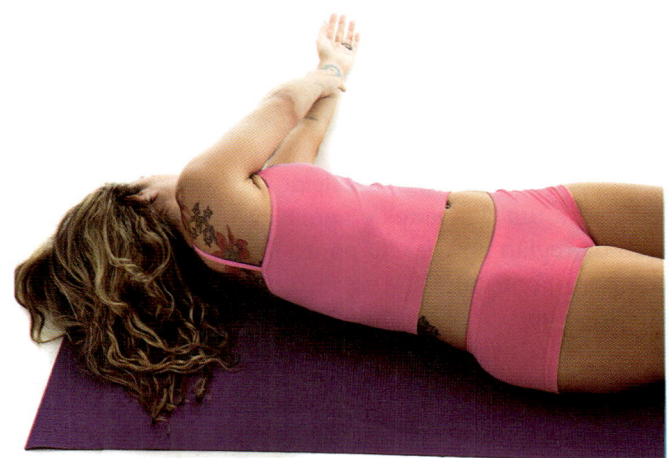

7. Decúbito dorsal, com um membro superior elevado perpendicular ao solo, na expiração, eleve o ombro do chão, projetando a direção do movimento até a ponta dos dedos. O ponto fixo é o outro ombro e a cabeça no chão. Não deixe que os ombros se direcionem na direção do pescoço, o ideal é projetá-los para baixo, na direção do quadril, juntamente com as escápulas.

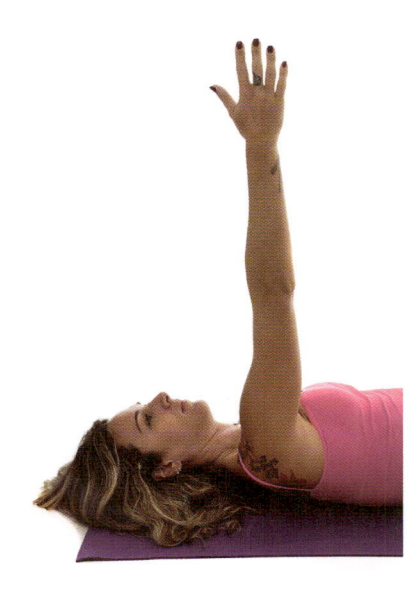

10. Quatro pontos de apoio no chão. Partindo da posição central da coluna vertebral, fazer lentamente movimentos que começam pelo quadril e terminam na cabeça:

- Posição inicial (A)
- Côncavo, fazendo uma curva da coluna para cima (B)
- Convexo, fazendo uma curva da coluna para baixo (C)
- Laterais, mantendo a coluna estendida fazer uma curva lateral para cada lado (D).

8. Decúbito dorsal, pernas flexionadas, mãos apoiadas na cabeça, acima do occipital. O ponto fixo são os ombros e a primeira vértebra torácica no chão, e o ponto móvel é a flexão da cabeça em direção ao peito. Com a força dos membros superiores, sem contração dos músculos anteriores do pescoço e do abdome. A parte mais alongada é a musculatura posterior, principalmente no segmento da cervical às escápulas.

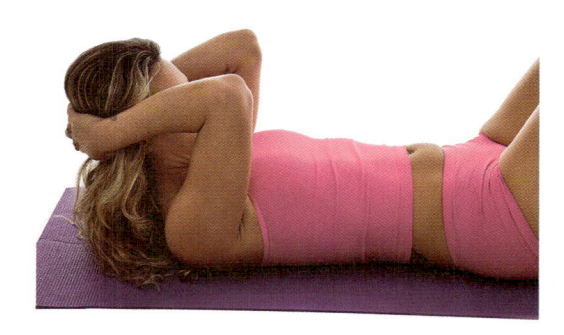

9. Decúbito dorsal, joelhos flexionados, rotação da cabeça para um dos lados e apoio da mão desse mesmo lado na região maxilar. O ponto fixo são os ombros no chão, e o ponto móvel a rotação da cabeça com a força do braço que está apoiando. A parte mais alongada é a musculatura cervical e os músculos laterais e anteriores do pescoço no sentido diagonal.

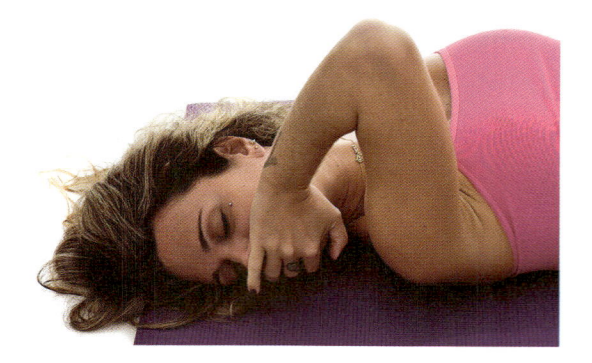

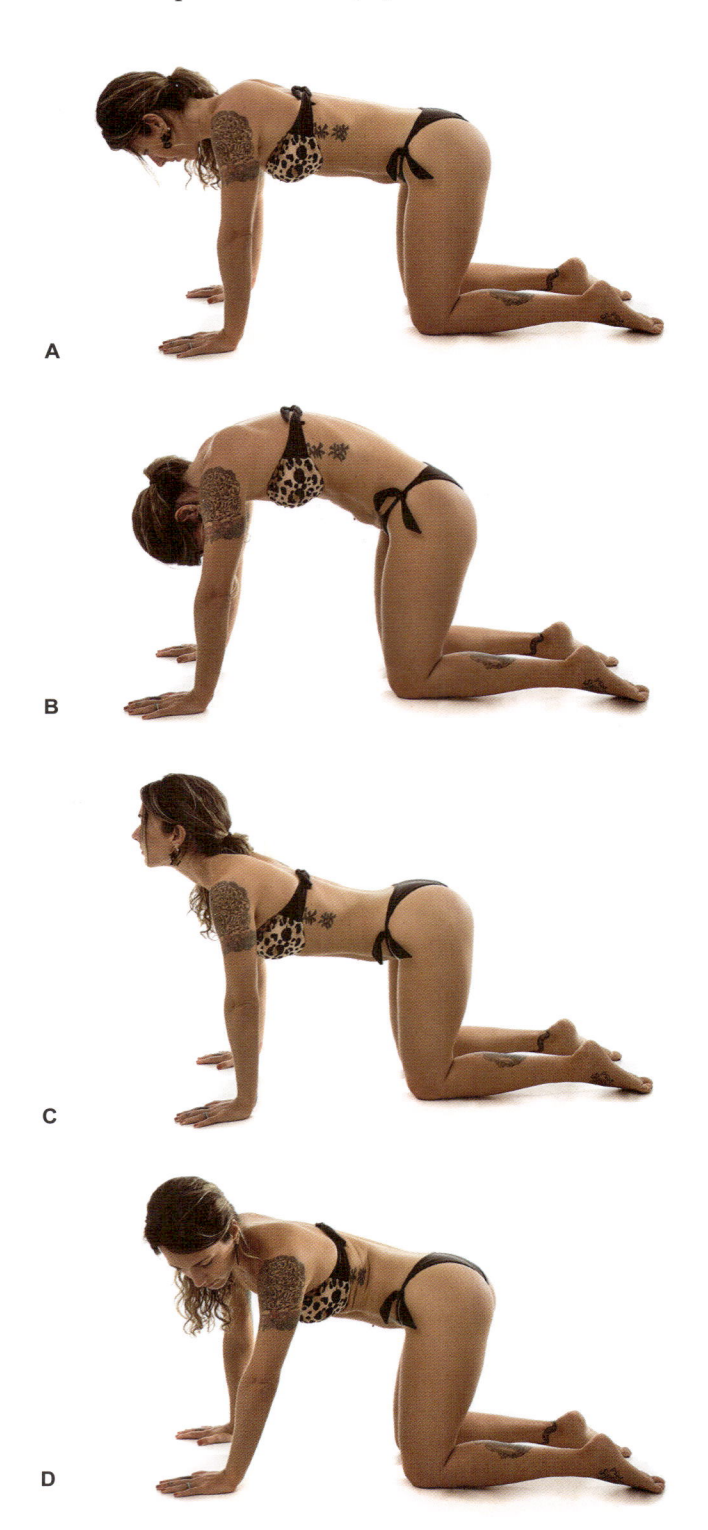

A

B

C

D

Direções ósseas e sustentação muscular

O peso da gravidade e o "peso" psíquico desencaixam os ossos por meio de hipotonia e enrijecimento musculares. Por meio de direções ósseas usadas de maneira equilibrada, pode-se recuperar a "presença" do corpo, que possibilita uma amplitude no relacionamento com o meio.

Para se direcionar os ossos corretamente, a referência é uma oposição dos ossos de modo a abrir os espaços articulares. As direções são verticais, horizontais e de rotação, o que resulta em uma força espiral.

Em razão do estado de "colapso" em que muitas vezes o nosso corpo se encontra, é comum que, ao querer trabalhá-lo, haja uma reação radicalmente oposta, ou seja, mandarmos muita energia para realizar uma direção ou movimento. Assim, é fundamental estarmos atentos à quantidade de energia depositada no trabalho físico, respeitando os próprios limites e proporções.

As direções ou projeções ósseas devem ser inspiradas em intenção física, e não em força física. Não devem ser praticadas estaticamente, com um ponto final determinado, mas, sim, acompanhadas da respiração, com uma oxigenação, além da percepção das constantes alterações do corpo, como as do nosso estado interior.

Prática

1. Pés paralelos (abertura de aproximadamente 15°), separados na largura do quadril, com o peso distribuído entre os três pontos de apoio (centro do calcâneo, 1º e 5º metatarsos) com o vetor de empurrar o chão.

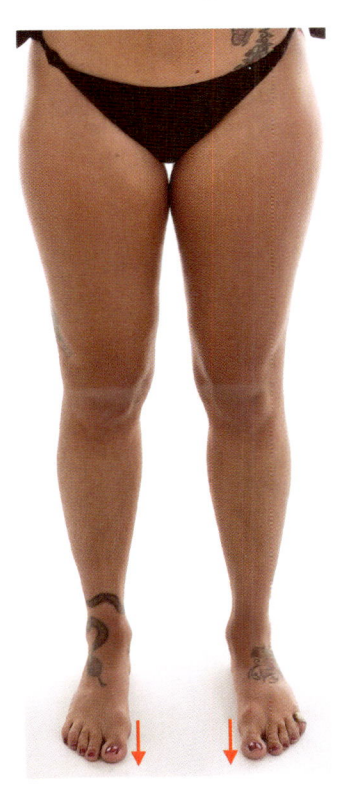

2. Os metatarsos se direcionam em força de abdução, abrindo seus espaços articulares e pressionando o solo. Essa direção evidencia os três arcos do pé (medial, longitudinal e transverso) em força oposta ao chão; servem como amortecedores do peso do corpo e ajudam na impulsão e locomoção.

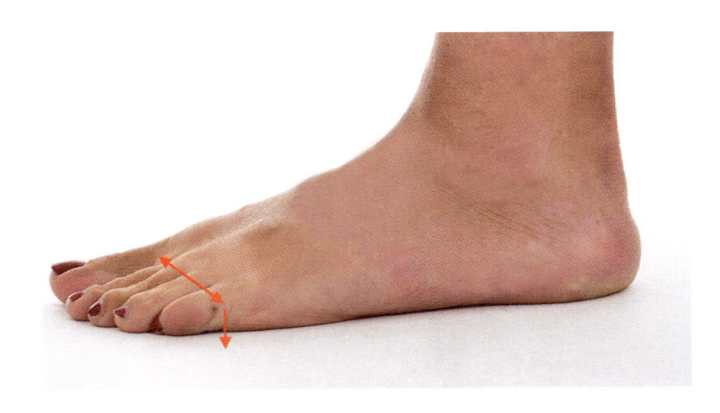

3. O calcâneo se direciona para baixo, como uma raiz, opondo-se ao maléolo, ísquio e púbis (para cima).
4. Os maléolos, mediais e laterais, se direcionam para cima, de maneira equilibrada na mesma altura, opondo-se aos calcâneos (para baixo).

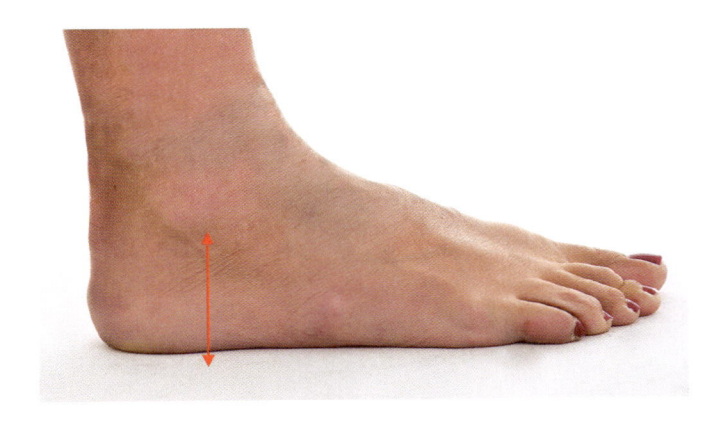

5. A tíbia se projeta em rotação para fora, opondo-se ao apoio fixo dos metatarsos e calcâneos no chão.

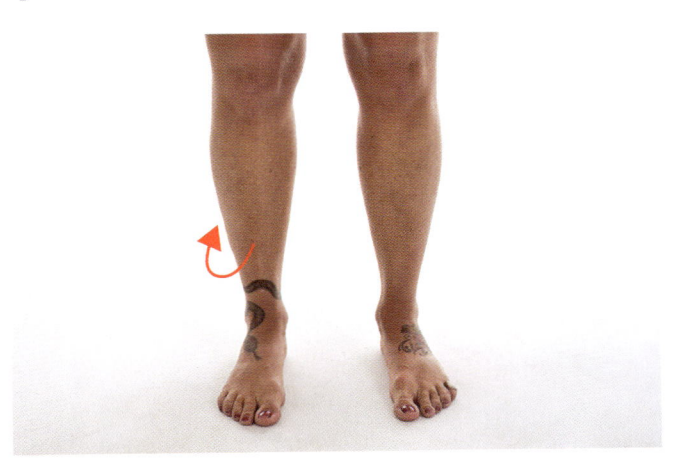

6. Os joelhos devem estar esticados, mas não hiperestendidos. A patela se direciona para cima.

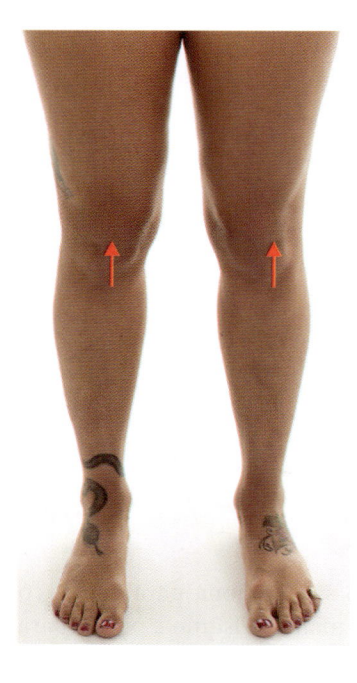

7. O fêmur se projeta para cima, sustentando o espaço articular no joelho. O trocanter se projeta para fora, no sentido latero-horizontal. A partir das direções ósseas dos tópicos descritas até aqui, procure sentir toda a musculatura de pés e pernas tonificada equilibradamente.

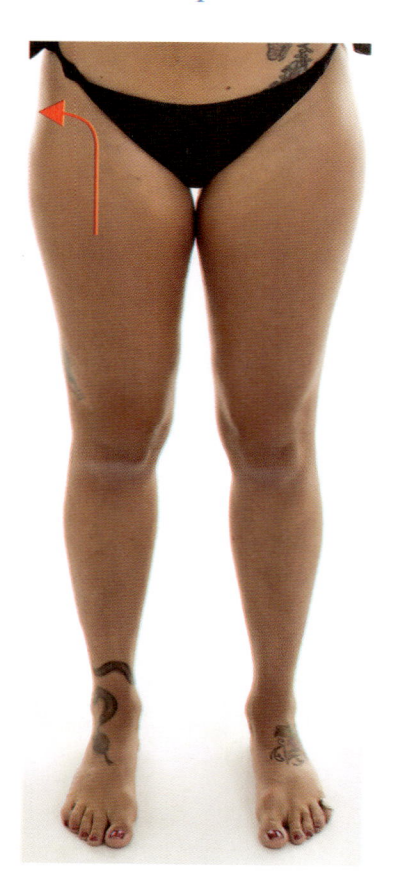

8. A crista do ilíaco e o púbis se direcionam verticalmente para cima, opondo-se aos calcâneos (para baixo). Esse vetor aciona a musculatura abdominal e a sustentação do quadril, de modo que o sacro e o púbis mantenham uma relação de equilíbrio anteroposterior e apontem para o horizonte. O cíngulo pélvico (cintura pélvica) no geral deve estar livre, apesar de sustentado; e o ânus, relaxado. Uma boa maneira de localizar o equilíbrio da bacia com tônus é promover lentamente um movimento de báscula para a frente e para trás com os joelhos levemente flexionados, até que se perceba o ponto central.

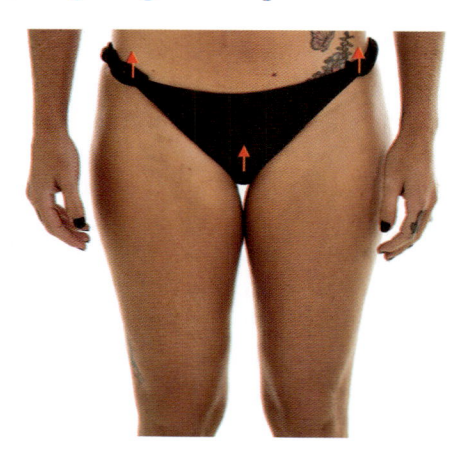

9. No centro anterior do corpo não há ossos, assim os músculos abdominais devem manter um tônus com vetor para cima; não devem estar abandonados (para a frente ou para baixo) nem hipercontraídos, mandando força para as costas (para trás). A referência é no centro vital – **dān tián** (**tan tien**) inferior, um pouco abaixo do umbigo, que deve estar sustentado, recolhido para si e para cima, que juntamente com a colocação do quadril, mantém a lordose lombar na sua condição anatômica.

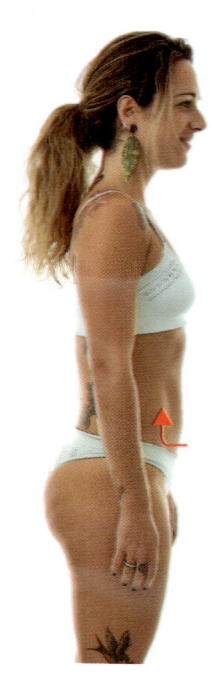

10. A coluna, com a base no segmento dos pés ao quadril, se direciona com suavidade, verticalmente para cima, do cóccix à cervical, como uma haste flexível ou como um vegetal que cresce atraído pelo céu, de maneira que não esteja abandonada na gravidade e, nem por outro lado, com a musculatura paravertebral retraída, impedindo o movimento.

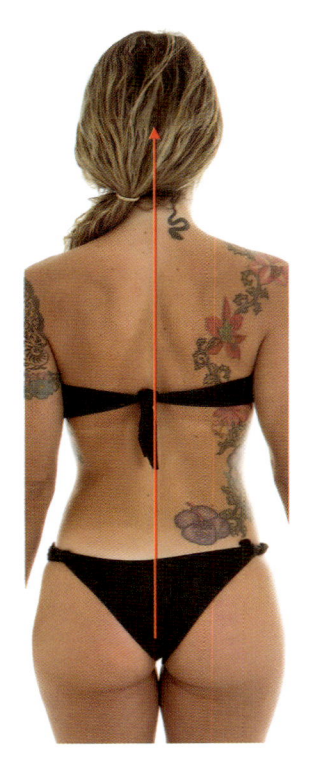

11. As costelas inferiores se acomodam para dentro, opondo-se às clavículas (para fora horizontalmente), e permanecem disponíveis para o movimento respiratório. O corpo do osso esterno se alivia (não se projeta para a frente nem se introjeta no tórax) e seu ponto superior no manúbrio (no encontro das clavículas) se projeta para a frente e para cima. Com essas direções tira-se o "peso" da cifose torácica, mantendo-se a sua condição anatômica.

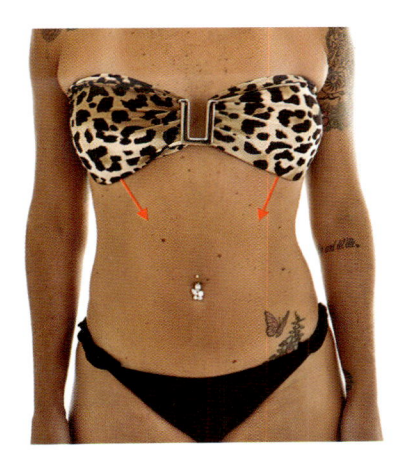

12. As clavículas se direcionam para fora, como um sorriso, com uma discreta rotação posterior na articulação esternoclavicular, sem levar os ombros junto, estes devem estar livres (para baixo) sem força antigravitacional.

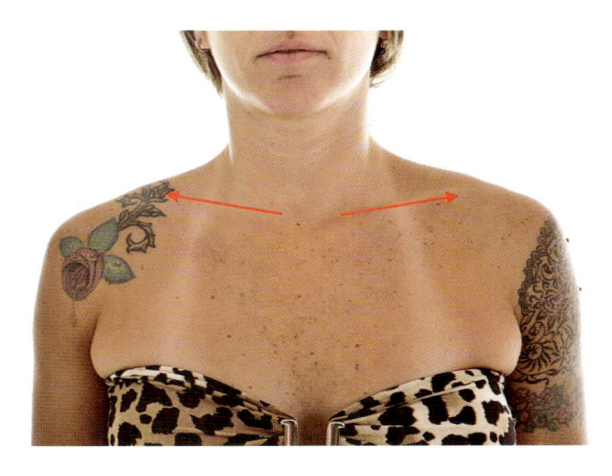

13. O úmero se direciona levemente em rotação interna opondo-se à clavícula (para fora como ponto fixo); os cotovelos se direcionam para fora horizontalmente, complementando o vetor das clavículas, mantendo um espaço entre o tronco e os braços. O antebraço se direciona em rotação lateral (para fora) junto com os metacarpos, opondo-se ao úmero e ao polegar que se direcione medialmente (para dentro).

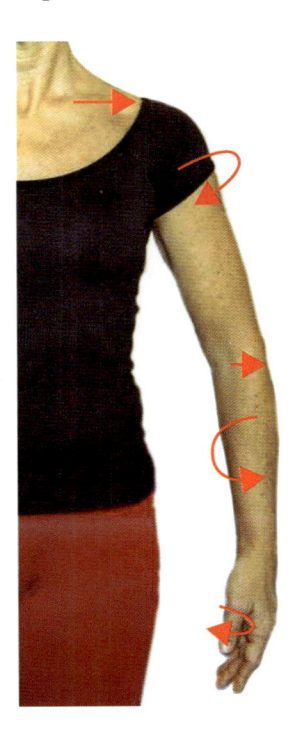

14. As escápulas se direcionam para baixo na sua porção superior, opondo-se à cervical (para cima). Na extremidade inferior das escápulas, a musculatura deve manter um tônus de sustentação tanto medial quanto lateralmente, não permitindo que elas "caiam" e "pesem"

nas costas, mesmo considerando a direção para baixo. Acompanhando as direções de clavículas e braços, essa porção inferior das escápulas, que realiza uma báscula medial/lateral, apresenta uma leve projeção lateral (para fora).

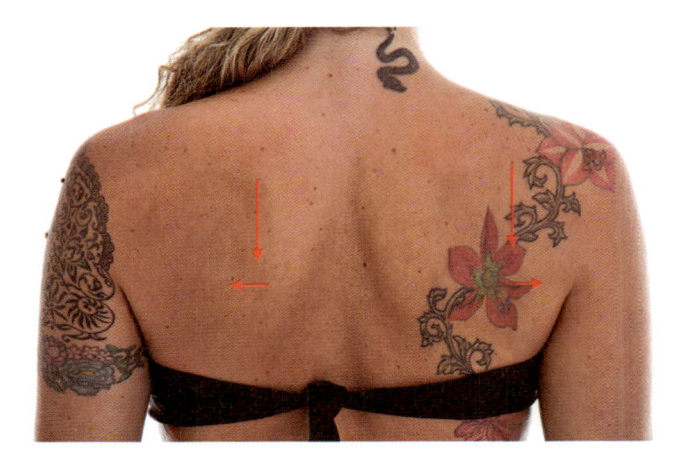

15. A cervical se direciona para cima, equilibrando-se, porém, com a região da garganta e do queixo, na relação anteroposterior, ou seja, não se fecha a face anterior do pescoço para o alongamento da curva lordótica da cervical. Para ajudar esse mecanismo, projeta-se a sétima cervical anteriormente; a face superior do corpo do osso esterno também se direciona anteriormente em uma diagonal para cima, opondo-se às costelas baixas (para baixo).

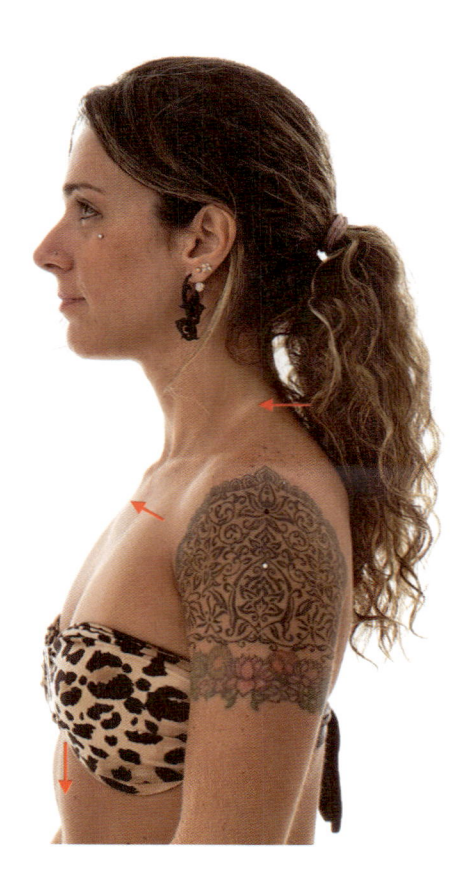

16. A cabeça, na sua totalidade, deve estar equilibrada sobre o pescoço. A caixa craniana alinhada na linha gravitacional como um ovo sobre uma haste, mantendo-se a sustentação e a mobilidade livre do crânio sobre o atlas (primeira vértebra da coluna) e as vértebras cervicais. A íris deve estar encaixada de maneira equilibrada entre as pálpebras superiores e inferiores, direcionando o olhar para o horizonte.

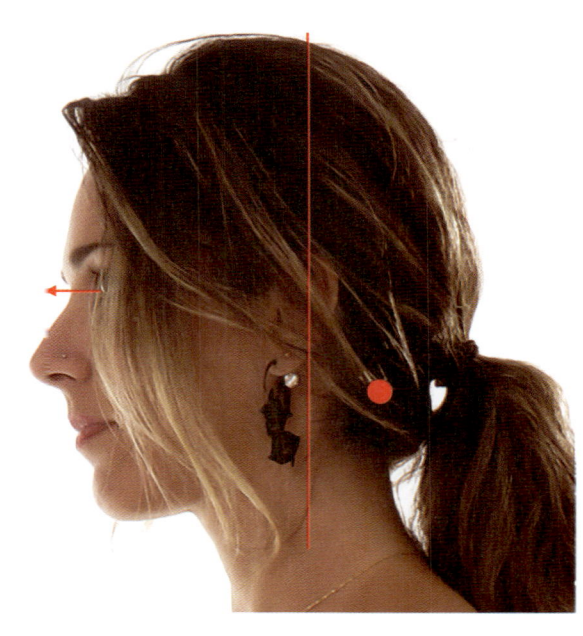

Nas direções ósseas, deve-se perceber a presença de duas forças concomitantes: uma de sustentação constante vertical (**yáng**) e outra de elasticidade e soltura (**yīn**), em uma oscilação complementar somando-se a dinâmica do movimento da respiração.

Como todos os músculos de sustentação estão sendo trabalhados em tônus, é importante, após esse trabalho, realizar compensações com movimentos em todas as articulações e de soltura muscular (movimentos com impulsos e inércia) e relaxamento.

Automassagem

A prática de automassagem estimula a fluência e distribuição da energia (**qí**) pelo corpo, fortalecendo as suas defesas naturais (sistema imunológico), agindo em caráter profilático (manutenção da saúde) e contra a prevenção de doenças. Tem efeito de relaxamento, calmante do sistema nervoso e desenvolve a concentração.

Essa sequência foi elaborada segundo os preceitos da milenar massagem chinesa adaptados à realidade atual. Pode ser praticada na sua totalidade ou parcialmente de acordo com a necessidade pessoal. Não apresenta contraindicações, desde que se respeitem os limites do corpo, e sua frequência pode ser diária ou esporádica.

1 | Preparativos

1. Deve-se iniciar sentando-se no chão ou em uma cadeira com as costas eretas em posição confortável.

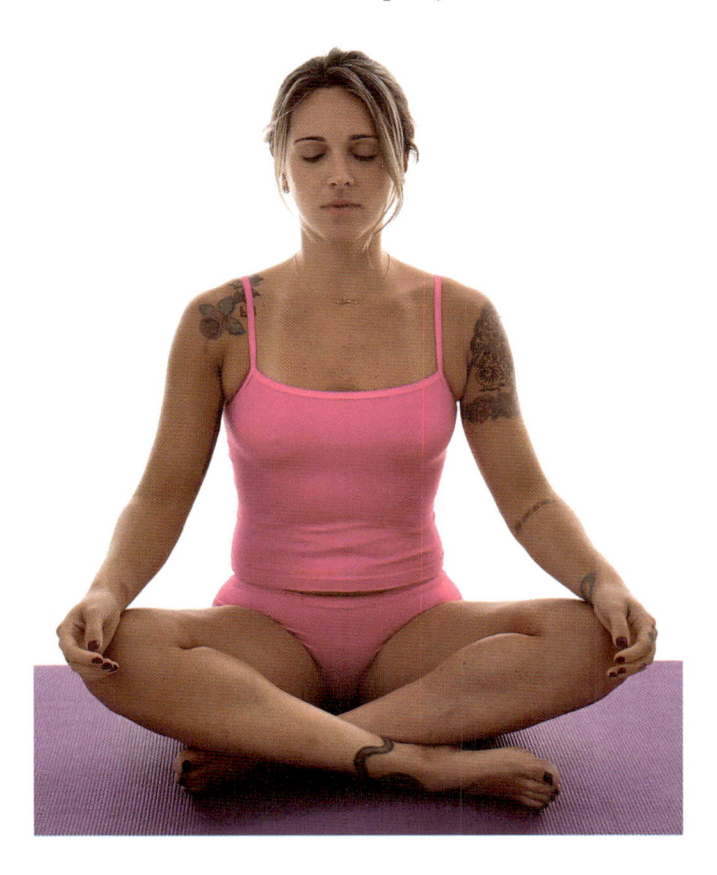

2. Feche os olhos levemente, observe a respiração procurando torná-la profunda e suave. Leve a atenção para si próprio, procurando afastar-se dos pensamentos, buscando um estado de concentração.

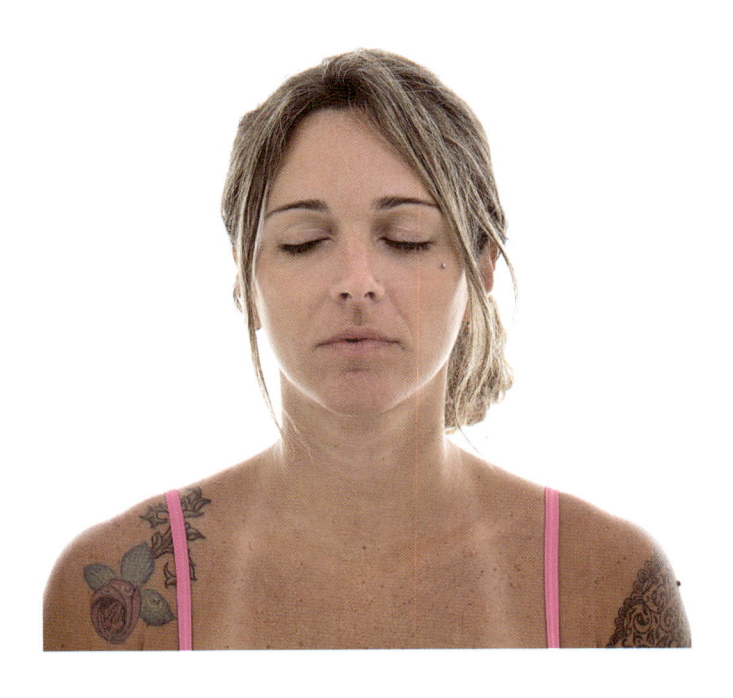

3. Friccione as mãos com delicadeza, aquecendo e sensibilizando-as. Aproxime as palmas das mãos, sem encostá-las, observe o campo energético que se forma ali e use essa força na sua massagem.

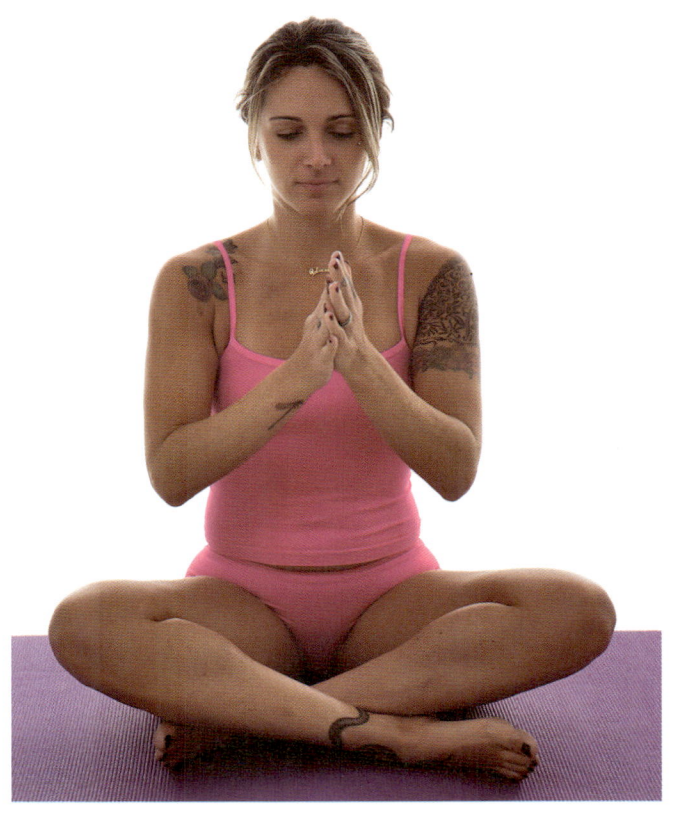

2 | Rosto e cabeça

1. Leve as duas mãos a um deslizamento muito suave que se inicia no queixo, subindo pelo rosto, passando pela cabeça e chegando ao pescoço. Repita 3 vezes.

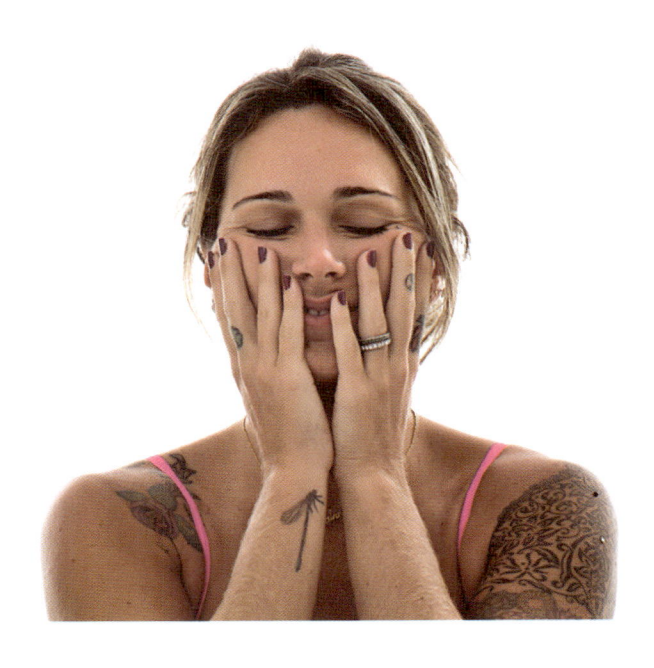

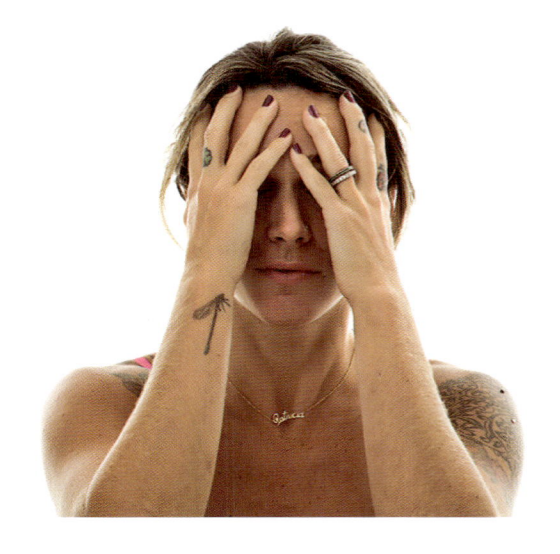

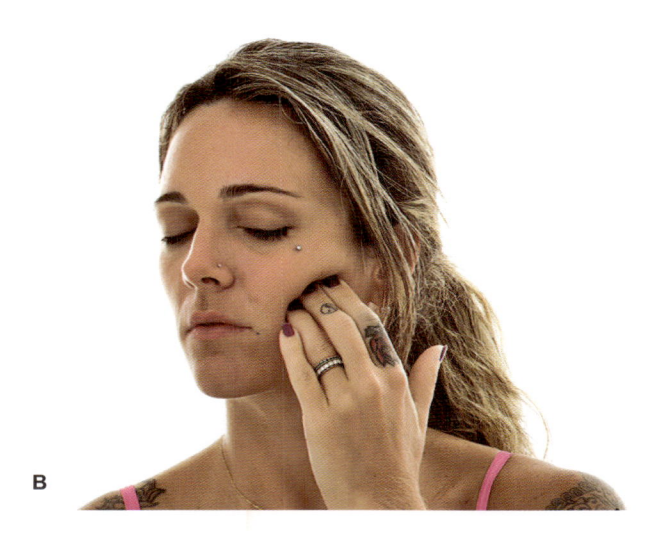

B

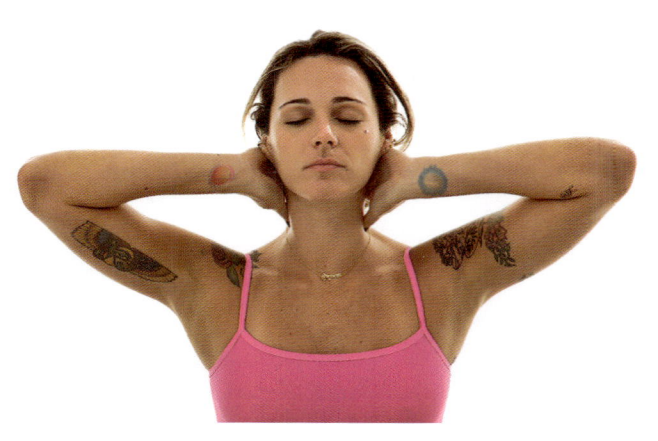

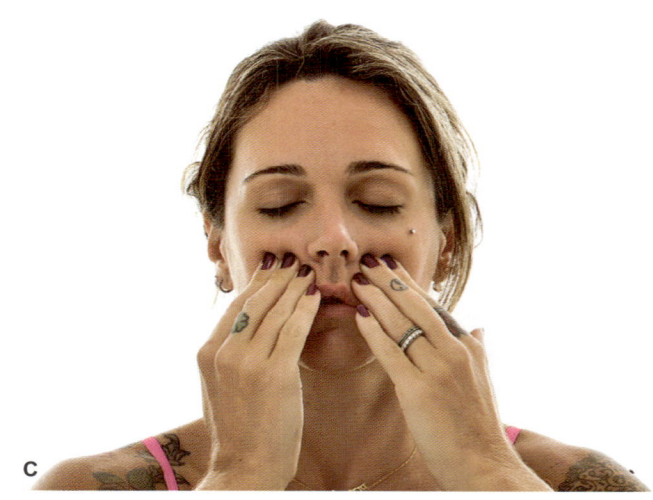

C

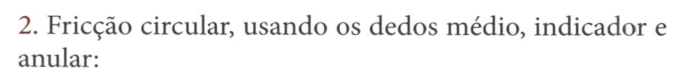

2. Fricção circular, usando os dedos médio, indicador e anular:

- Na mandíbula, abrangendo a gengiva inferior e as glândulas salivares (A)
- Na articulação da mandíbula, faça também uma pressão constante com a polpa do dedo indicador (B)
- Nos maxilares, abrangendo gengiva superior (C).

3. Pinçamento com o polegar e indicador na região acima do lábio superior.

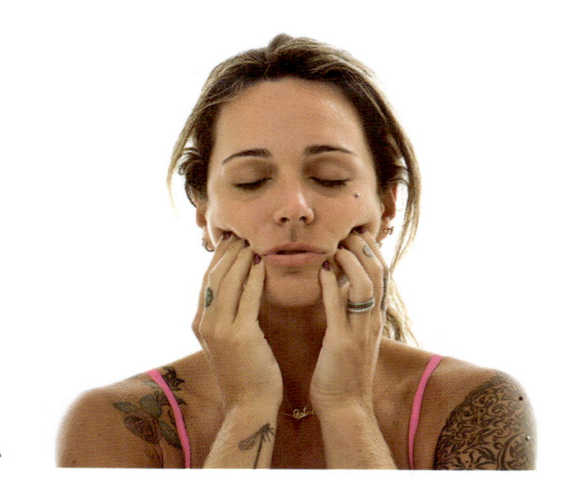

A

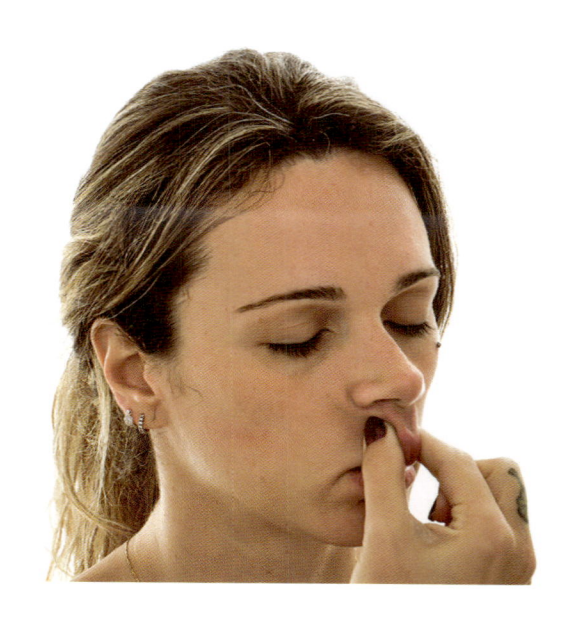

4. Pinçamento com o polegar opondo-se aos três dedos no osso e arco zigomático (maçã do rosto), da asa do nariz à orelha.

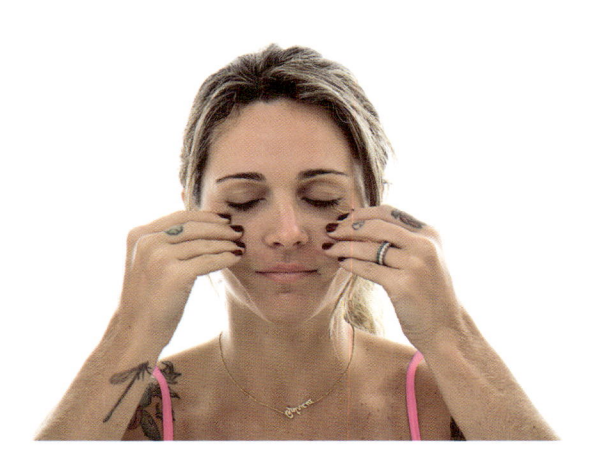

5. Nas orelhas:

- Deslize com o indicador pelo pavilhão (A)
- Pince e puxe o lóbulo (B)
- Pressione o trago, tampando os ouvidos durante 10 s (C).

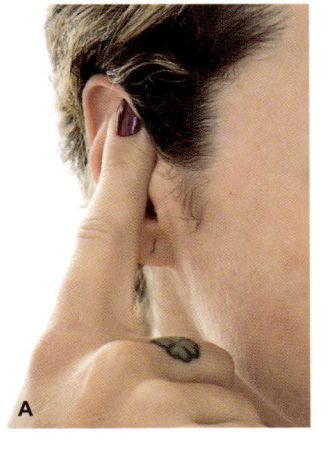 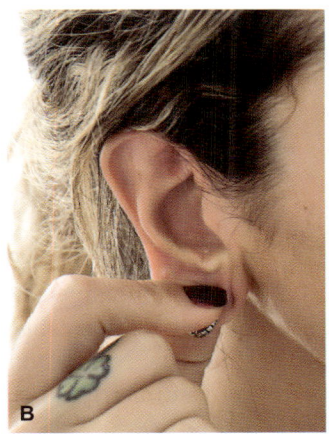

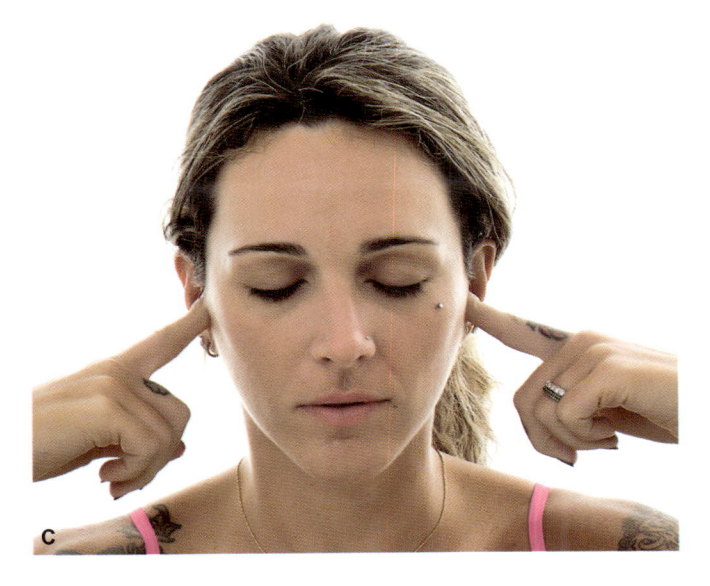

6. Pressão sobre os ossos da órbita ocular percorrendo todo o círculo da órbita.

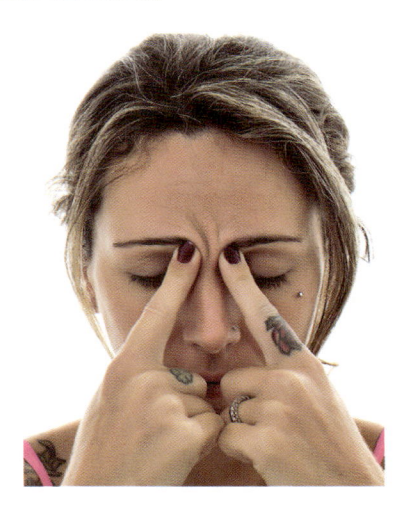

7. Fricção circular no centro da testa, onde as sobrancelhas se encontrariam.

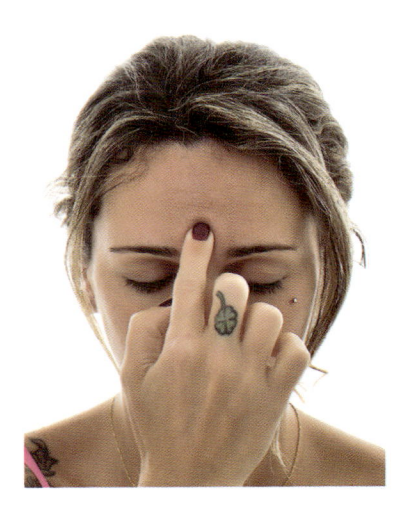

8. Deslizamento na testa com os dedos, iniciando no centro e chegando às têmporas.

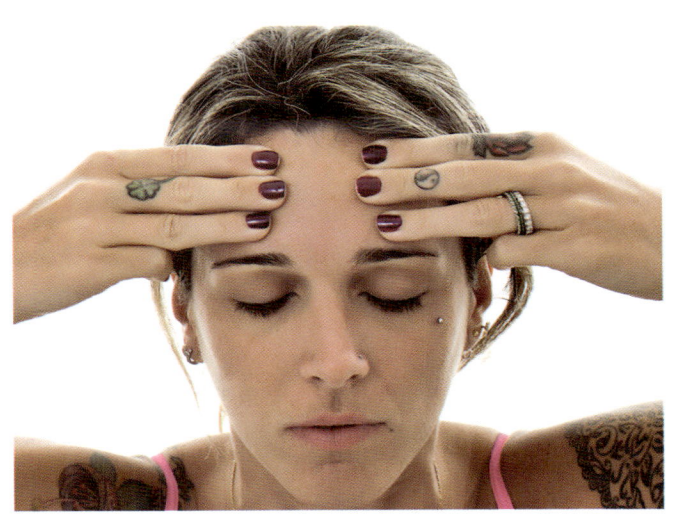

9. Fricção circular na cavidade temporal; no final, pressão constante no centro da cavidade.

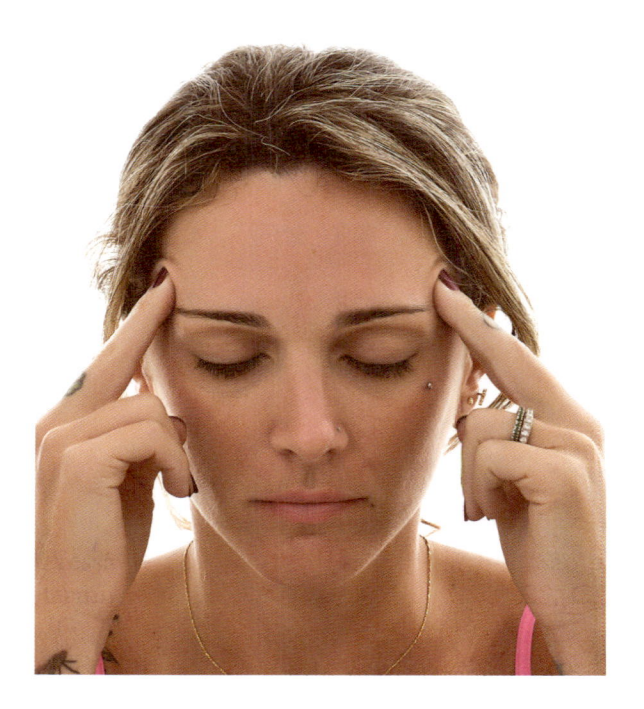

10. Deslizamento pelas vertentes do nariz de cima para baixo, terminando em fricção circular no ponto, ao lado das asas do nariz.

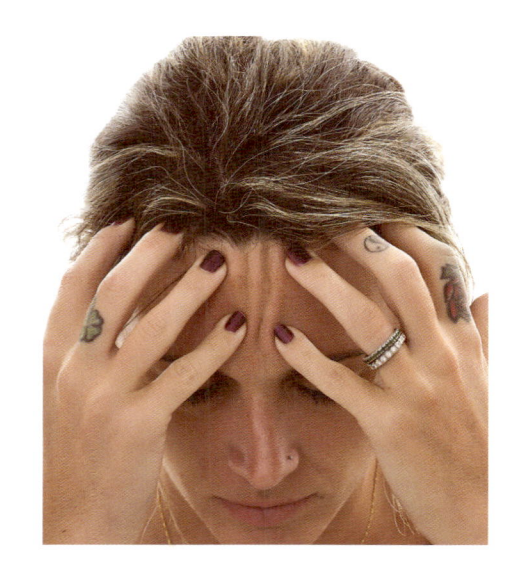

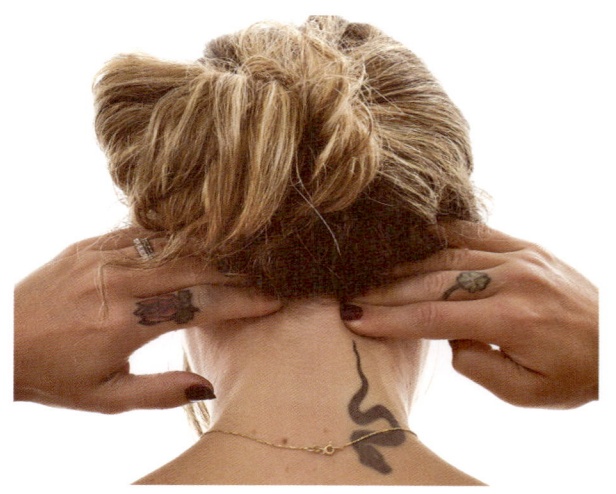

12. Pressão na linha média da cabeça iniciando na nuca, seguindo ao longo da cabeça até a linha de inserção dos cabelos na testa. No ponto mais alto, no centro da cabeça, promova uma fricção circular.

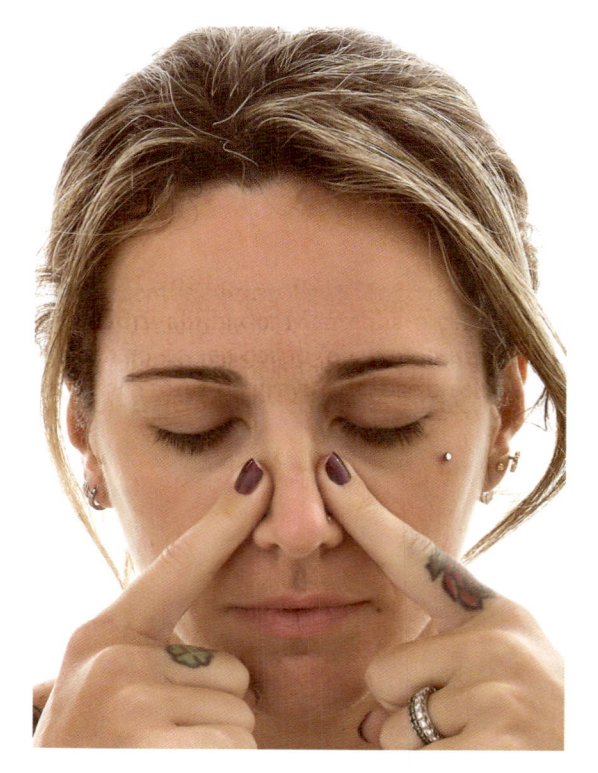

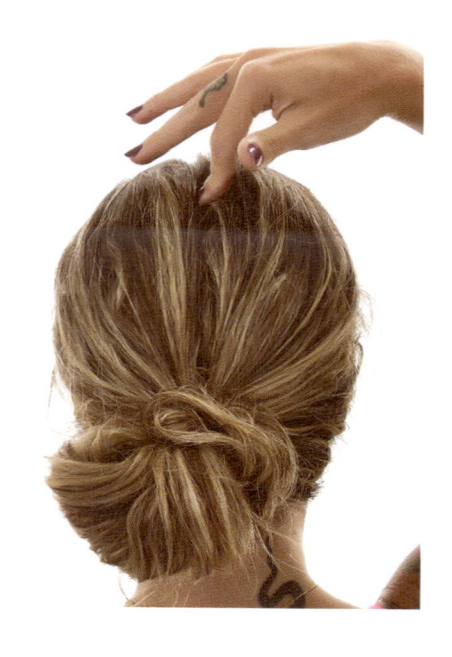

11. Pressão com pequena fricção com os quatro dedos, levemente separados, ao longo do couro cabeludo, da linha de inserção dos cabelos, na testa até a nuca.

13. Puxe e faça um movimento circular em pequenos maços de cabelo, mobilizando as raízes dos fios.

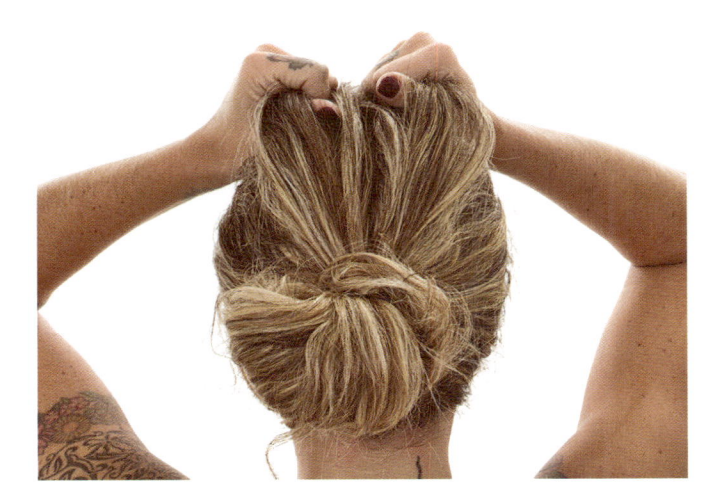

3 | Nuca e ombros

1. Pressão com os polegares na base do osso occipital (nuca), seguindo do centro (coluna), para as laterais até a linha posterior das orelhas (processo mastoide).

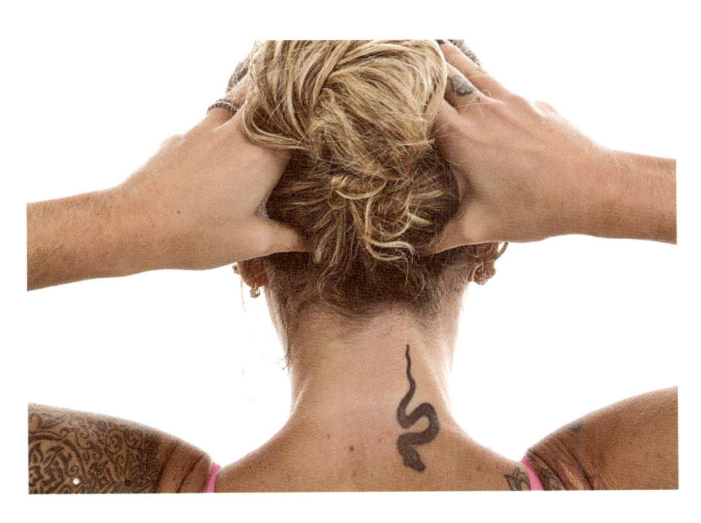

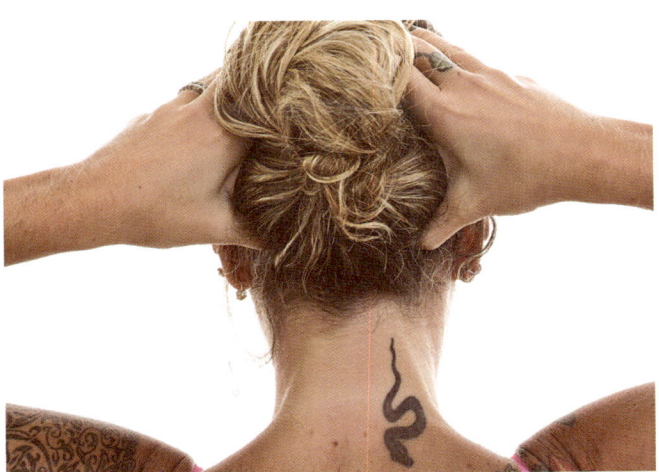

2. Pinçamento nos músculos da face posterior do pescoço, opondo a palma da mão aos quatro dedos, seguindo da nuca para o tronco. A cada área pinçada, promova pequenos movimentos da cabeça e da região cervical da coluna.

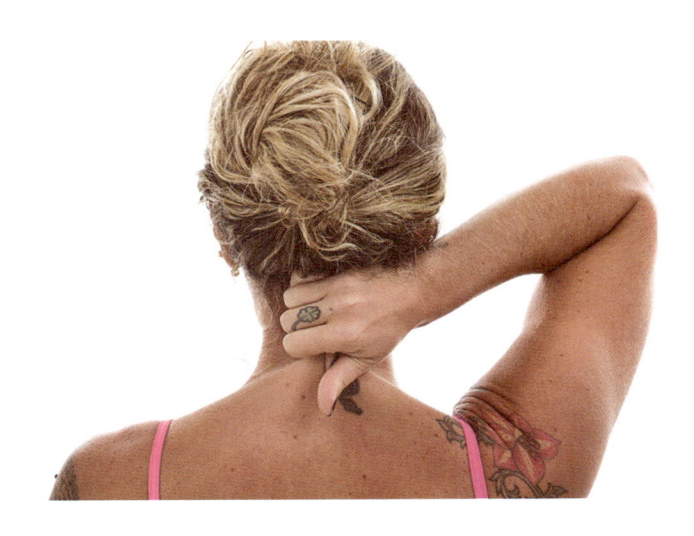

3. Pinçamento nos músculos do ombro, opondo a palma da mão aos quatro dedos, seguindo do pescoço para o braço. A cada área pinçada, promova pequenos movimentos do ombro. Use a mão direita para pinçar o ombro esquerdo e vice-versa. Fazer cada lado separadamente.

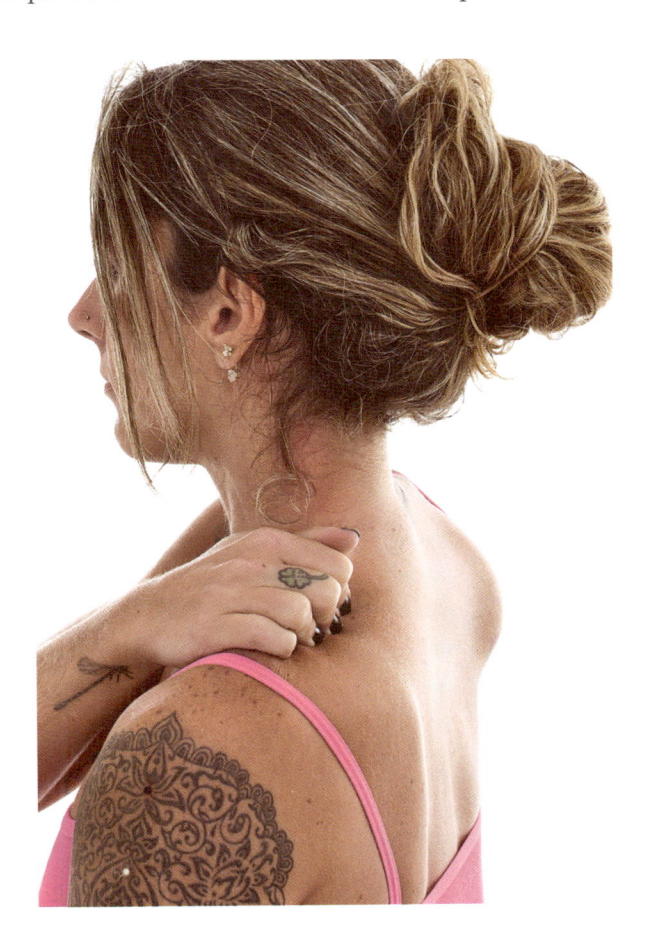

4. Pressão contínua com os dedos médio e indicador no centro do segmento do ombro. Use a mão direita para o ombro esquerdo e vice-versa. Faça cada lado separadamente.

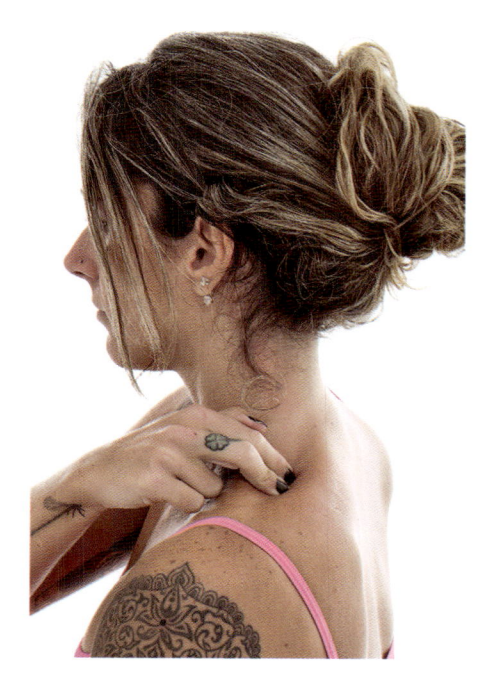

4 | Braços e mãos

1. Leve as mãos de encontro nas costas, uma por cima e outra por baixo dos ombros. Repita trocando os braços.

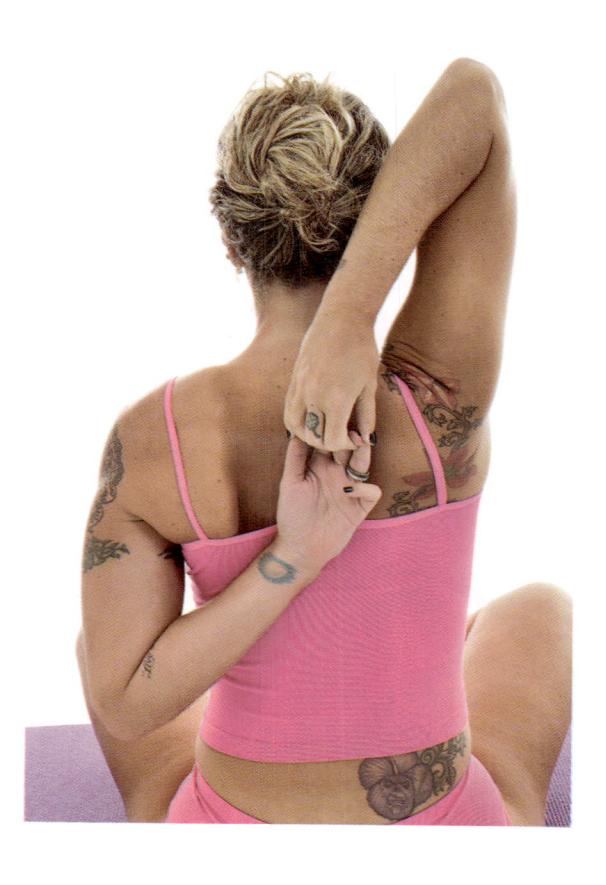

2. Eleve os braços e flexione na direção das costas, caminhando com as mãos para baixo em direção à cintura.

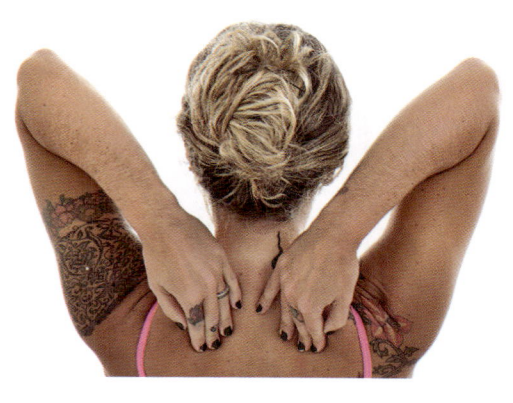

3. Amassamento nos músculos do braço na parte flexora (interna) do braço, partindo do ombro até o punho.

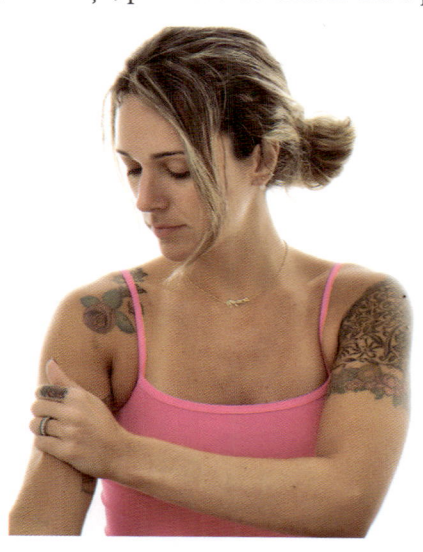

4. Amassamento nos músculos do braço na parte extensora (externa) do braço, partindo do punho até o ombro.

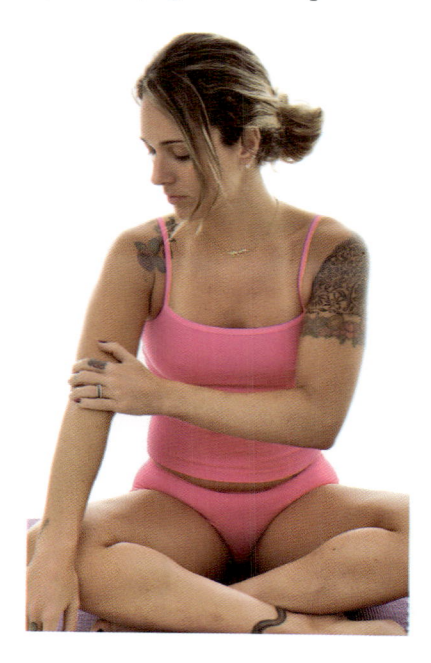

5. Percussão com a mão fechada na parte flexora (interna) do braço, partindo do ombro até o punho.

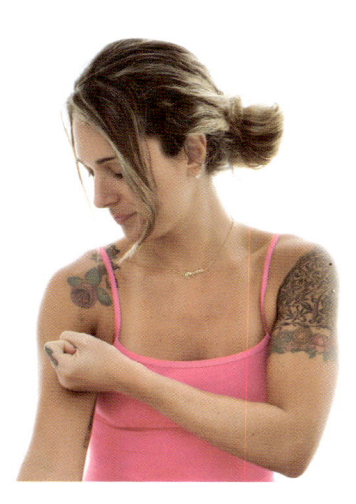

6. Percussão com a mão fechada na parte extensora (externa) do braço, partindo do punho até o ombro.

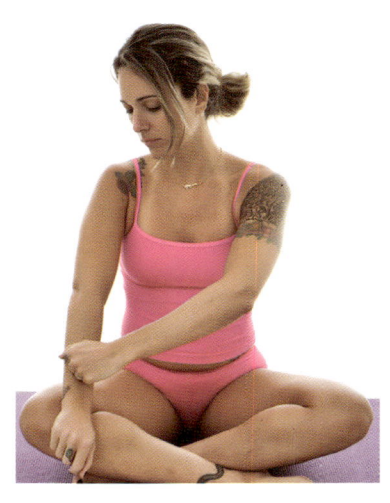

7. Deslizamento na parte flexora (interna) do braço, partindo do ombro até o punho.

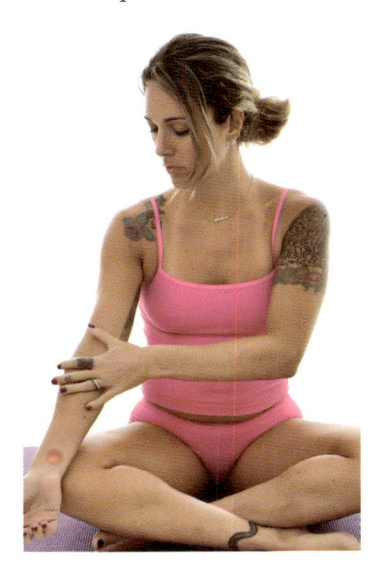

8. Deslizamento na parte extensora (externa) do braço, partindo do punho até o ombro. Repita os movimentos 3 a 8 no outro braço.

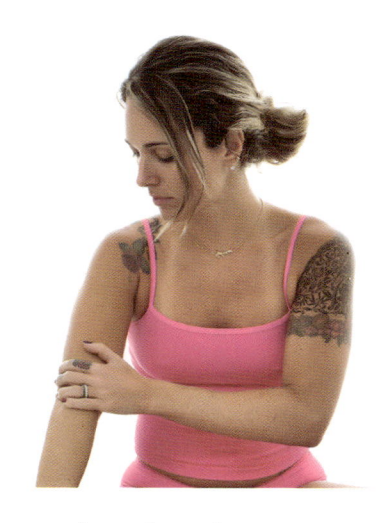

9. Friccione as palmas das mãos.

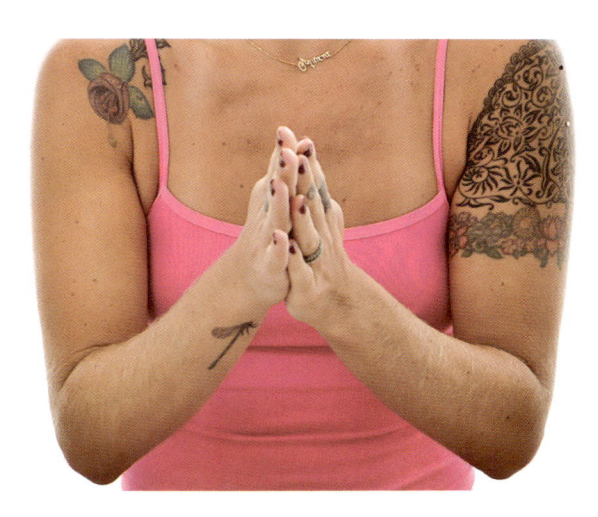

10. Friccionar o dorso da mão.

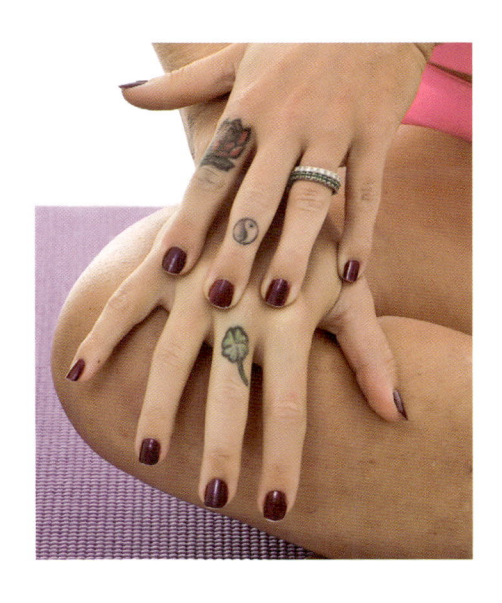

11. Flexione o dedo, pressionando as suas articulações. Repita em cada dedo.

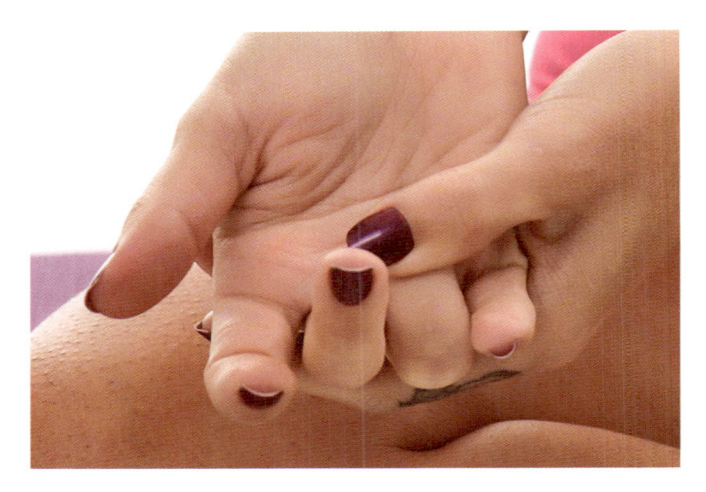

12. Pinçamento com o indicador contra o polegar nas bordas (0,5 cm para fora) das unhas dos dedos da mão. Repita em cada dedo.

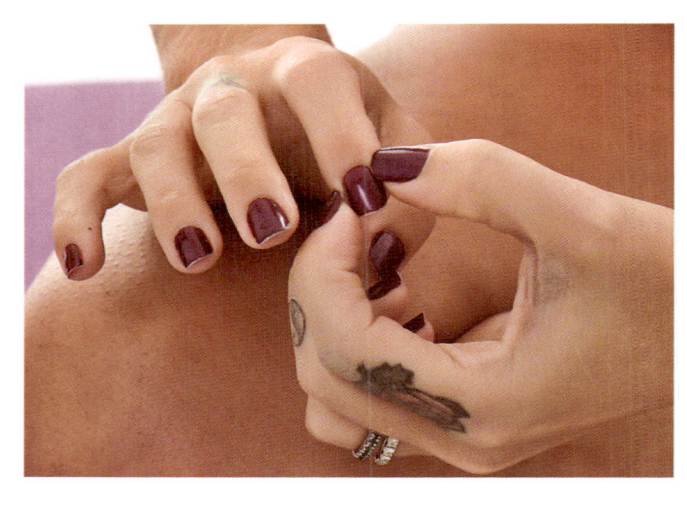

13. Pressões com o indicador contra o polegar pelas bordas laterais dos dedos, partindo da unha para a raiz do dedo. Repita em cada dedo.

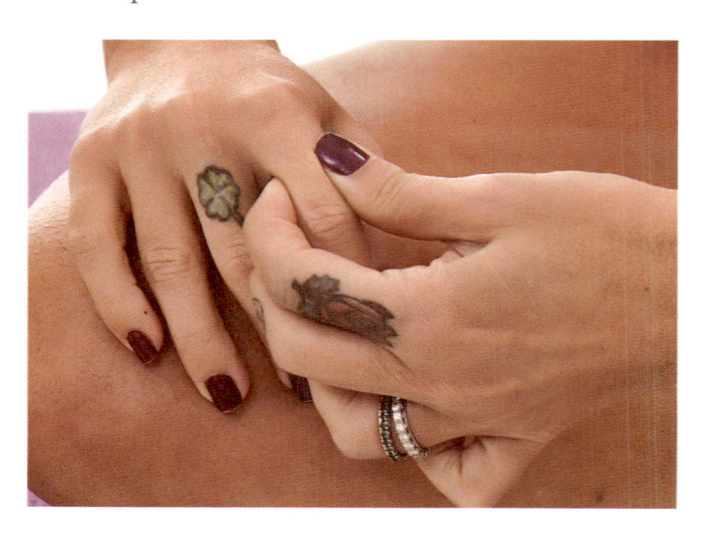

14. Pressão nos espaços interósseos (entre os metacarpos) das mãos, partindo da raiz do dedo para o punho. Repita nos quatro espaços interósseos.

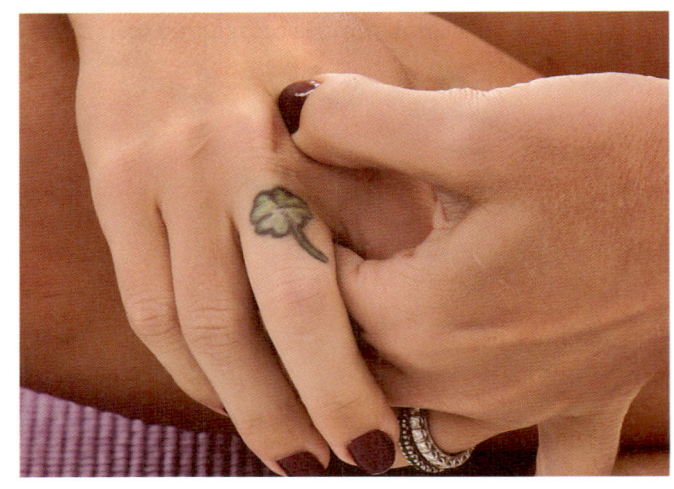

15. Pressão contínua (cerca de 15 s) no espaço interósseo do 1° e 2° metacarpos (polegar e indicador).

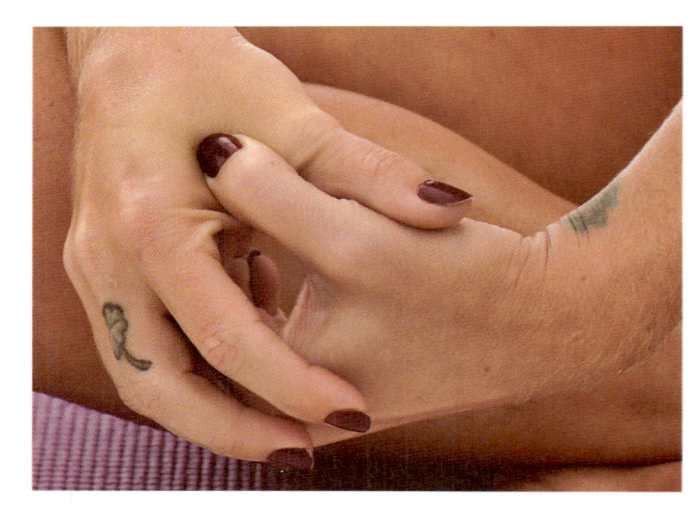

16. Fricção circular ponto por ponto ao redor da articulação do cotovelo.

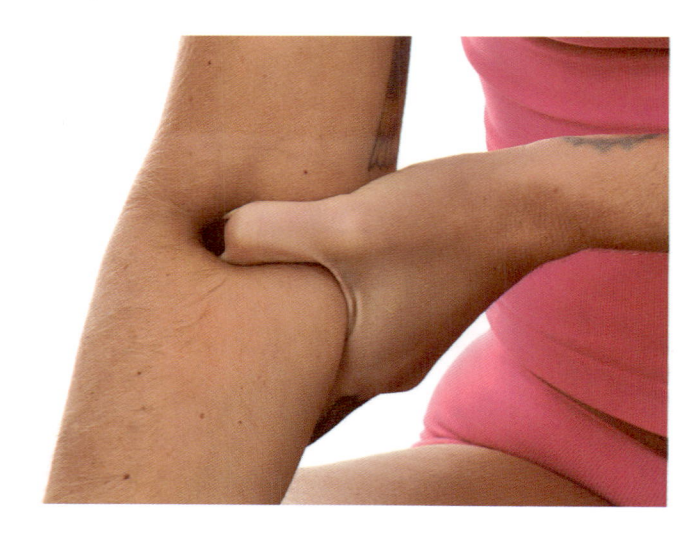

17. Fricção circular, ponto por ponto, ao redor da articulação do pulso.

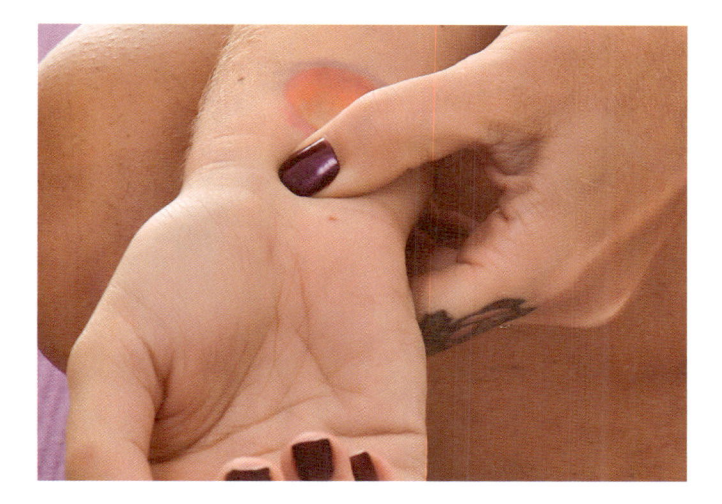

18. Pressões, ponto por ponto, na palma da mão.

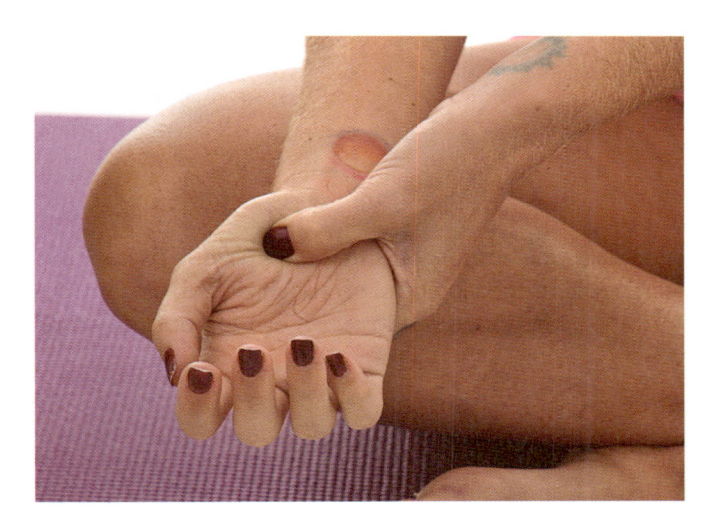

19. Pressão contínua em uma cavidade no centro da mão. Repita os movimentos 11 a 19 na outra mão.

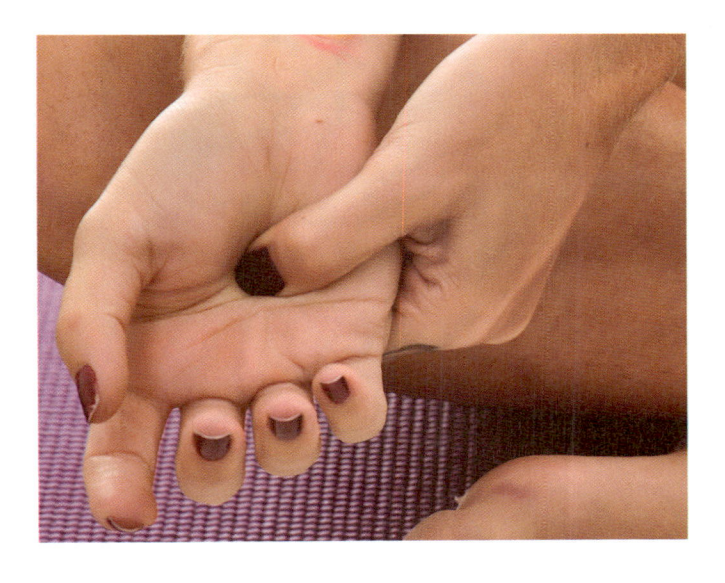

5 | Tórax e abdome

1. Com a mão esquerda, pressione com os dedos médio e indicador a borda inferior da clavícula direita, partindo do centro do tórax para o ombro. Repita do outro lado.

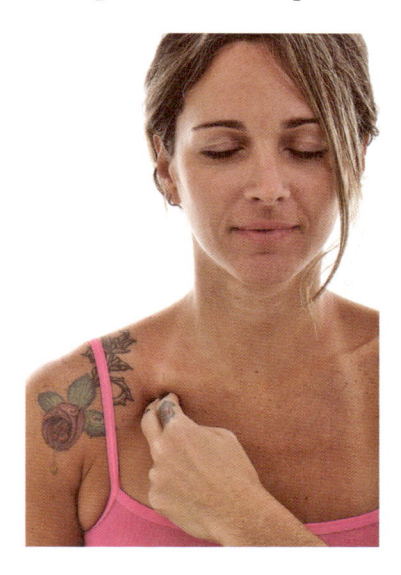

2. Com os dedos médio e indicador, pressione (cerca de 15 s) o ponto no primeiro espaço intercostal entre a linha vertical da axila e a linha vertical do mamilo. Repita do outro lado.

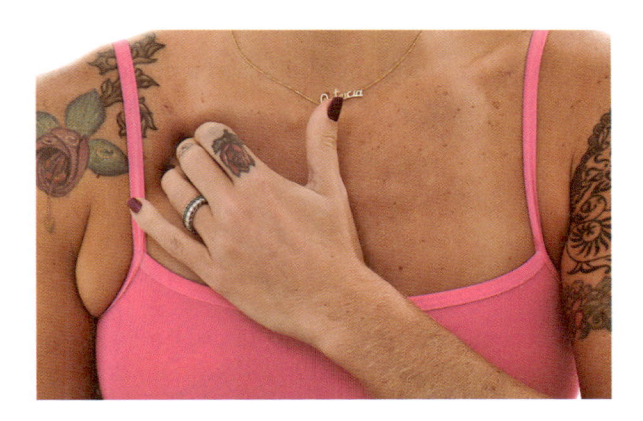

3. Fricção com os quatro dedos sobre o osso externo, partindo da boca do estômago para o pescoço. Ênfase no ponto situado na linha horizontal dos mamilos.

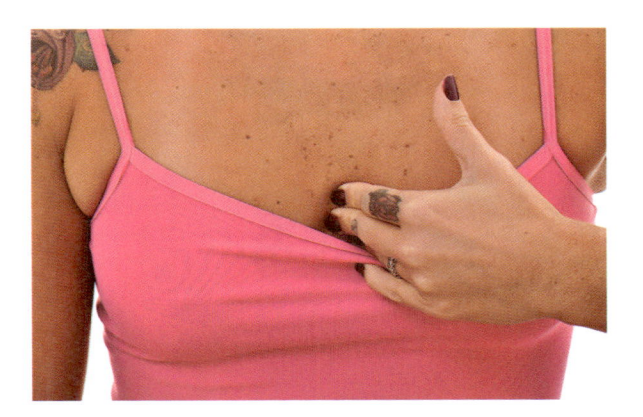

4. Percussão com a ponta dos oito dedos sobre as costelas por todo o tórax. As mulheres não devem fazer percussão sobre as mamas, mas fricções lentas e deslizamentos da periferia para o centro do seio.

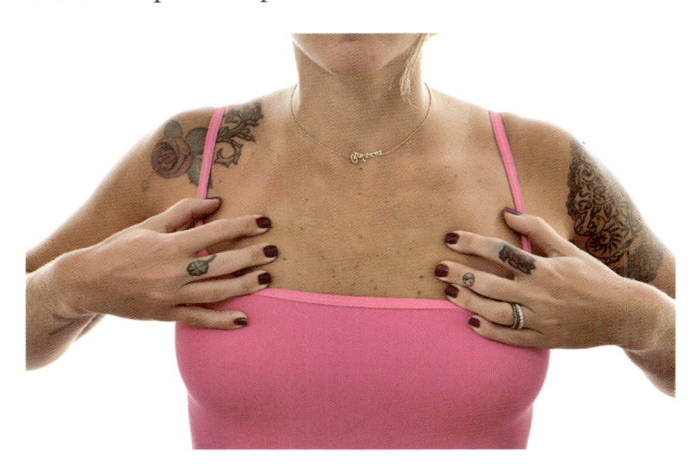

5. Pressão com os oito dedos na borda inferior da caixa torácica (costelas), partindo do centro para as laterais.

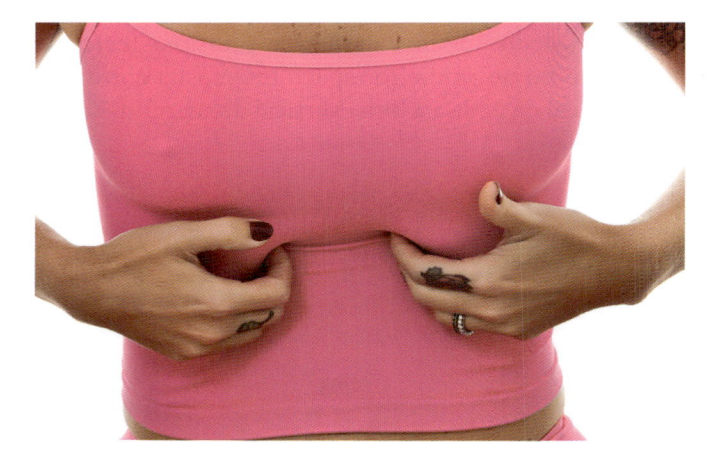

6. Fricção com os quatro dedos de cada mão seguindo o trajeto do cólon intestinal: do lado direito do abdome subindo do quadril para as costelas, na linha horizontal acima do umbigo seguindo da direita para a esquerda e do lado esquerdo, descendo em direção ao quadril.

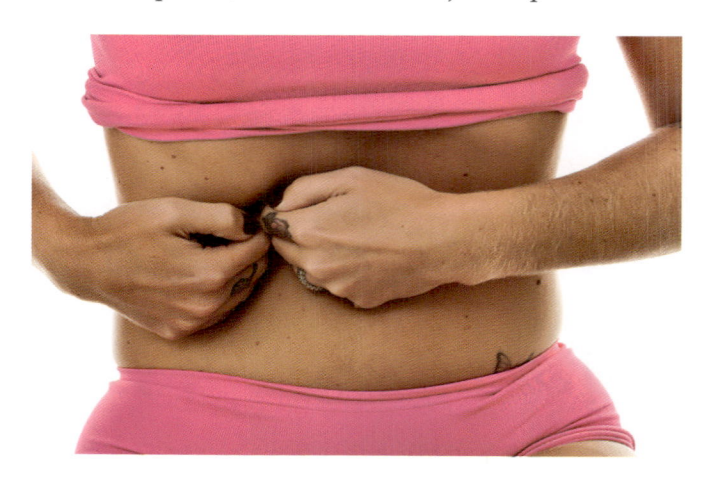

7. Pressão com o polegar, seguindo um trajeto circular no sentido horário, a dois dedos de distância do umbigo.

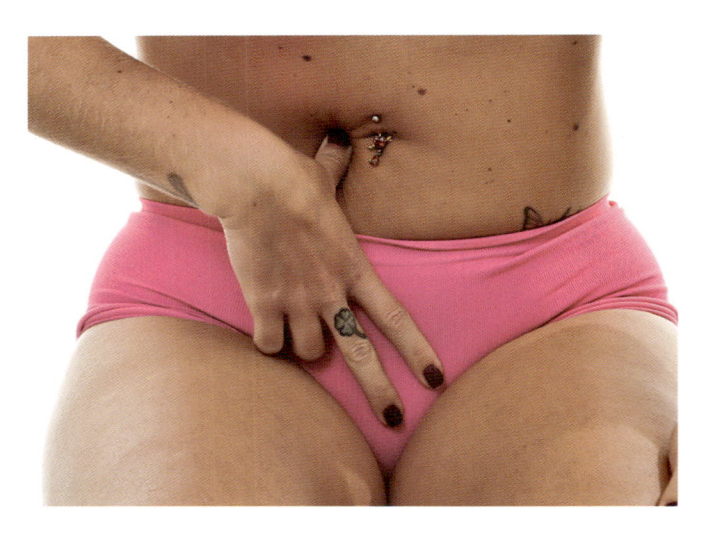

8. Pressão com os oito dedos no ventre, na borda superior do púbis.

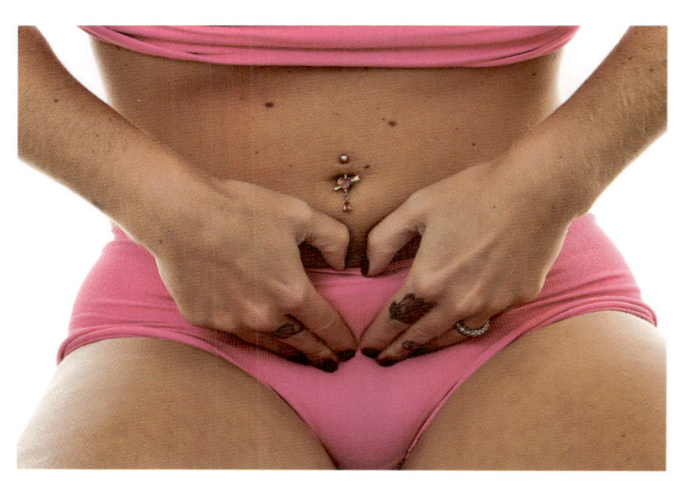

9. Deslizamento com a mão espalmada no sentido horário, abrangendo todo o abdome.

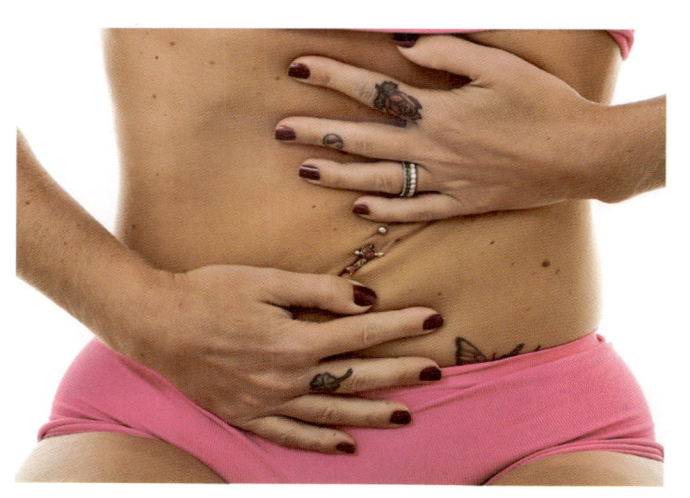

6 | Costas e coluna

1. Fricção vigorosa com as mãos espalmadas na região lombar da coluna, sobre os rins.

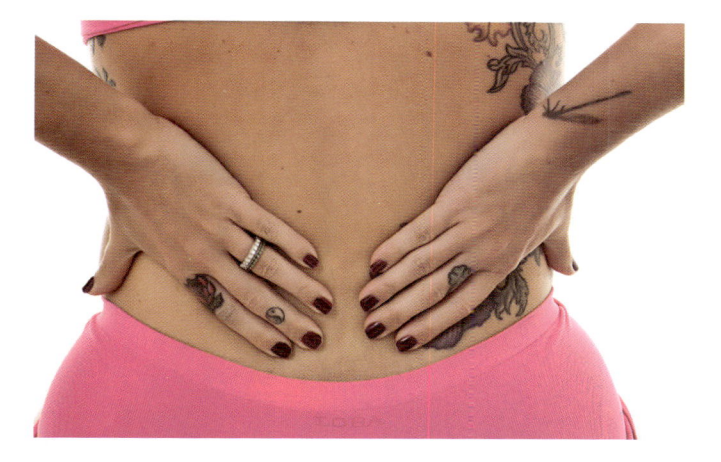

2. Fricção vigorosa sobre o osso sacro com duas mãos.

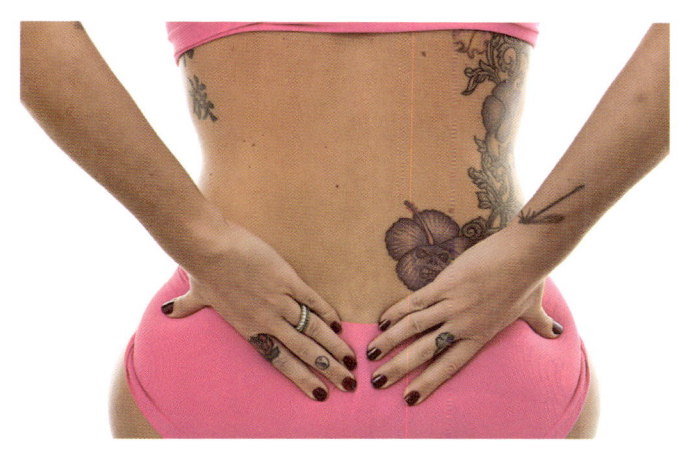

3. Flexão do tronco para a frente, soltando o peso do corpo e enfatizando a expiração.

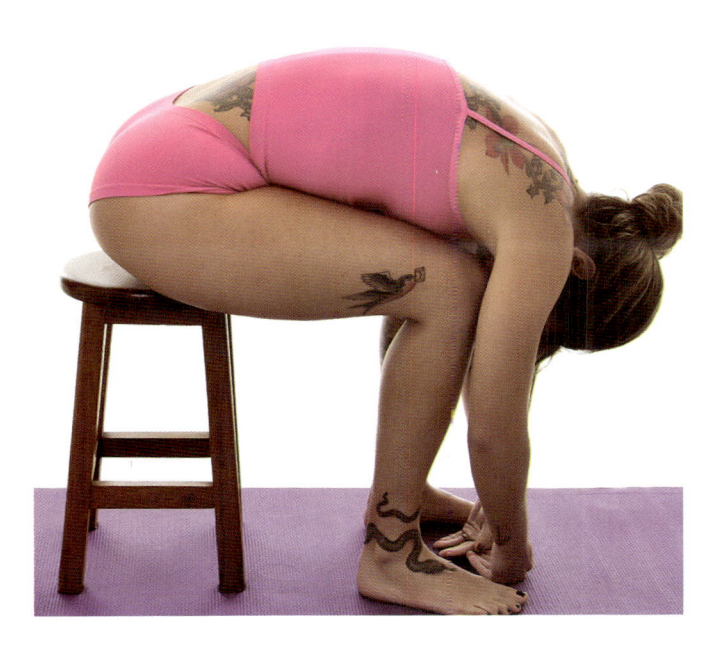

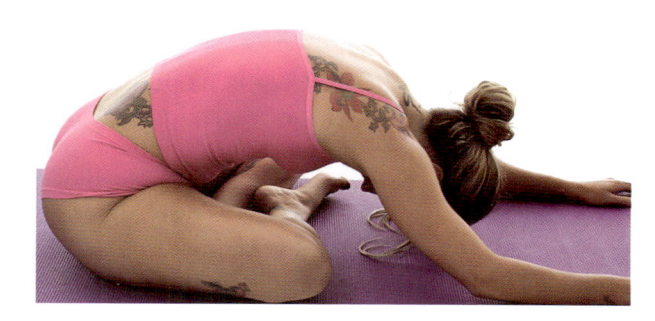

4. Extensão (curva para trás) do tronco:

- Na cadeira: leve os braços para trás e suavemente promova um arqueamento do tronco e cabeça, enfatizando a inspiração (A)
- No chão: deitado com as costas no chão, joelhos flexionados e pés apoiados no chão, erga o tronco suavemente, retorne lentamente inspirando, acentue o arco da curvatura lombar e retorne com as costas no chão (B e C).

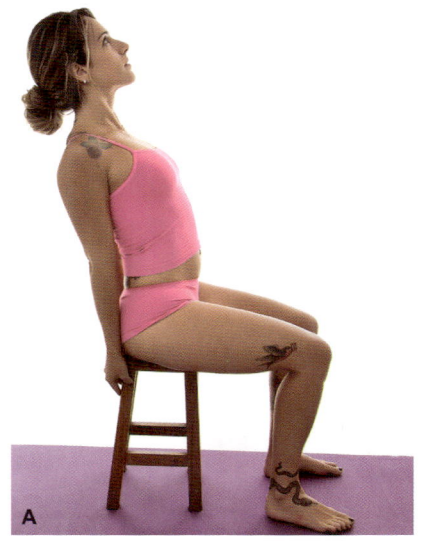

A

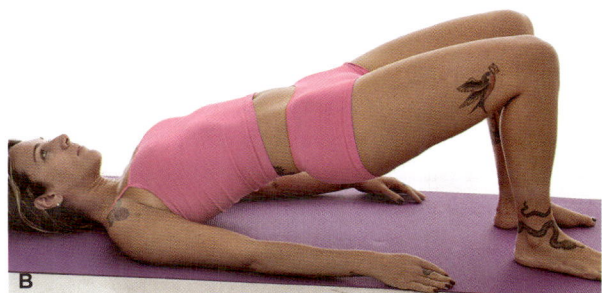

B

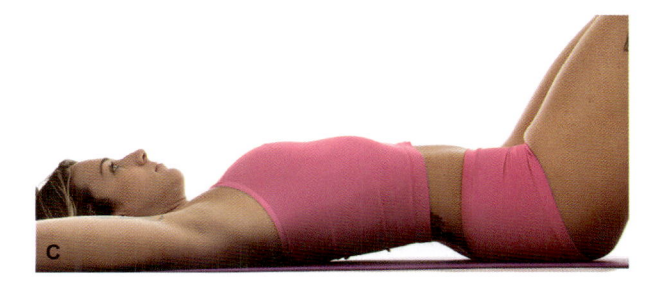

C

5. Rotação do tronco:

- Na cadeira: apoie a mão esquerda na perna direita e rode o tronco para a direita até a máxima articulação na expiração (A). Repita para o outro lado
- No chão: deitado com as costas no chão, joelhos flexionados e pés apoiados no chão, rode o quadril e as pernas para o lado esquerdo, mantendo os ombros apoiados no chão na expiração (B). Repita para o outro lado.

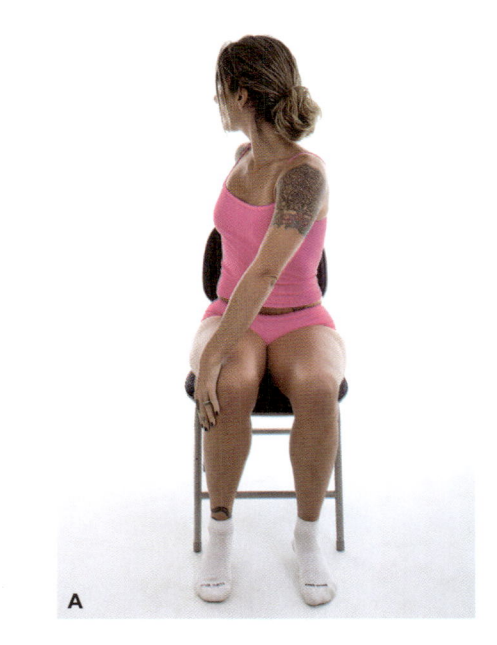

A

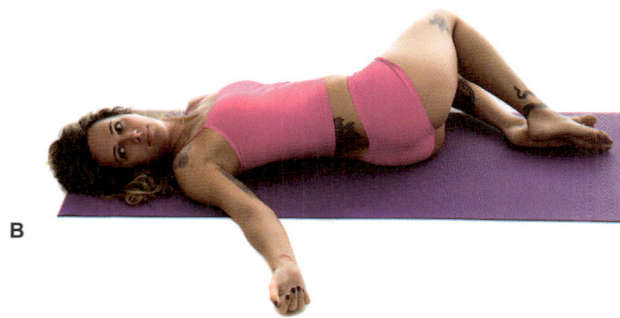

B

6. Deitado com as costas no chão, flexione as pernas em direção ao tronco e trance as mãos sobre os joelhos. Na expiração, pressione os joelhos na direção do tronco e, na inspiração, afrouxe a pressão. Repita algumas vezes.

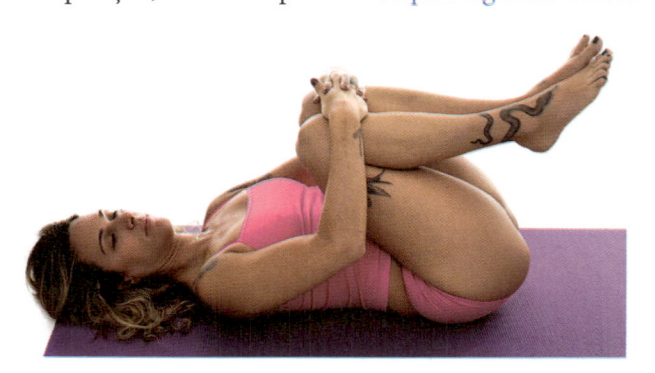

7. Deitado com as costas no chão, joelhos flexionados com os pés apoiados no chão, entrelace os dedos das mãos na parte posterior da cabeça. Na expiração, leve o queixo em direção ao peito sem tirar as escápulas do chão; na inspiração, volte a cabeça para o chão. Repita algumas vezes.

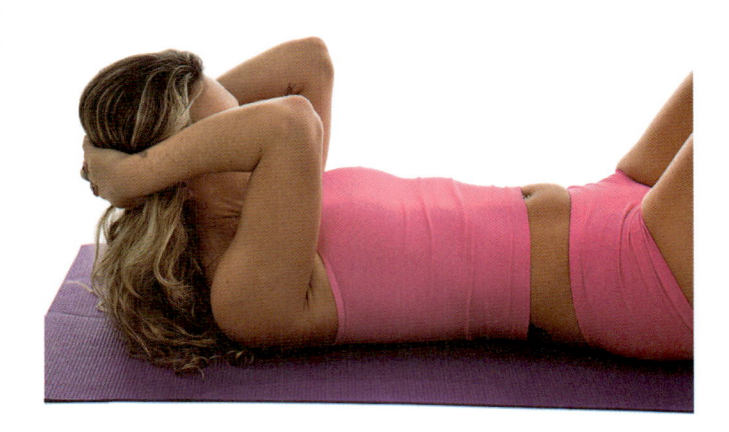

8. Deitado com as costas no chão, eleve as pernas, apoie as mãos na cintura e os cotovelos no chão. Promova uma inversão do tronco levando os pés em direção ao chão por cima da cabeça. Só para aqueles que se sentirem aptos para tal movimento.

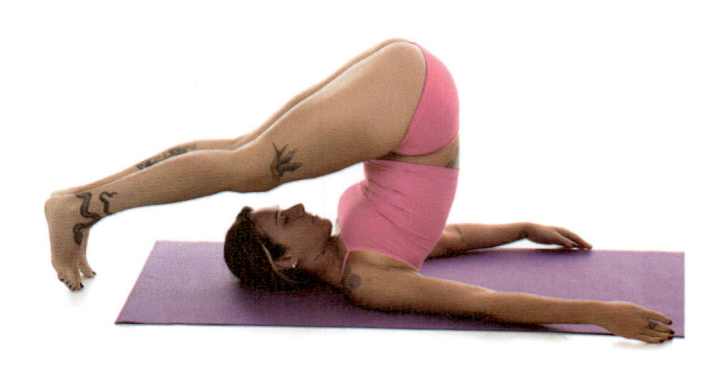

7 | Pernas e pés

1. Pinçamento nos tendões da virilha.

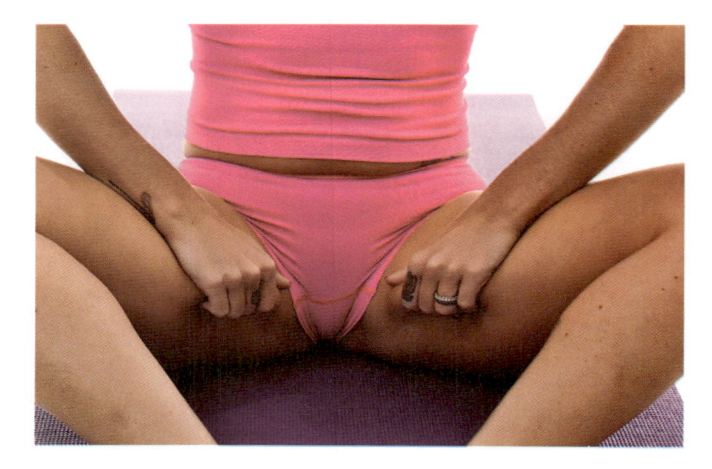

2. Amassamento na parte medial (interna) das pernas, seguindo do tornozelo à virilha.

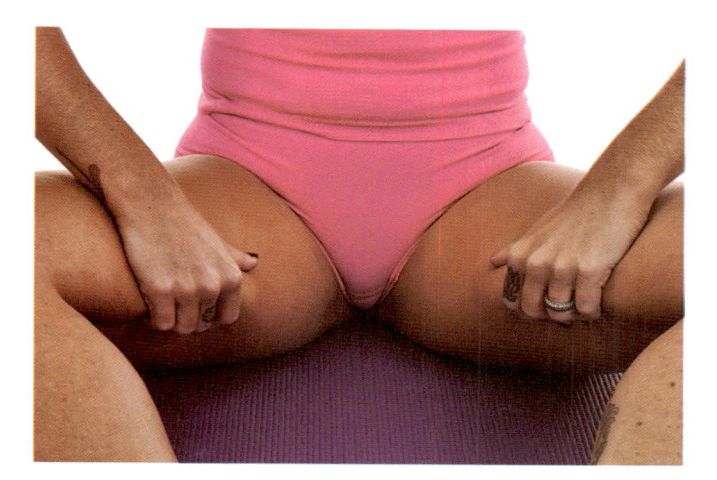

3. Amassamento na parte lateral (externa) das pernas, seguindo do quadril ao tornozelo.

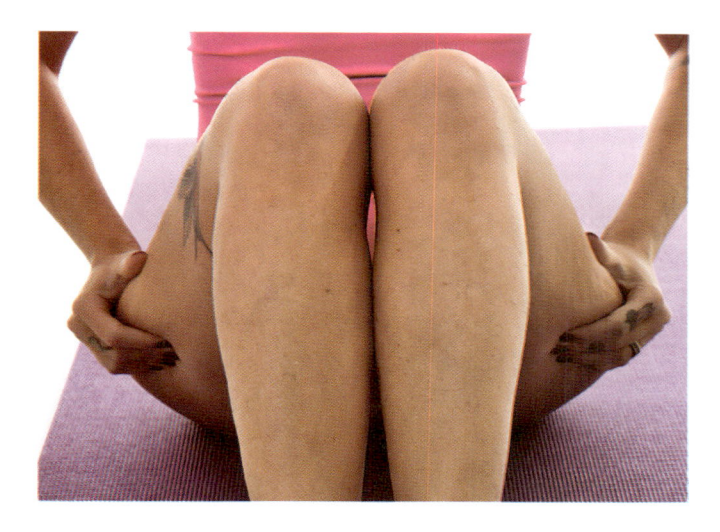

4. Percussão na parte medial (interna) das pernas, seguindo do tornozelo à virilha.

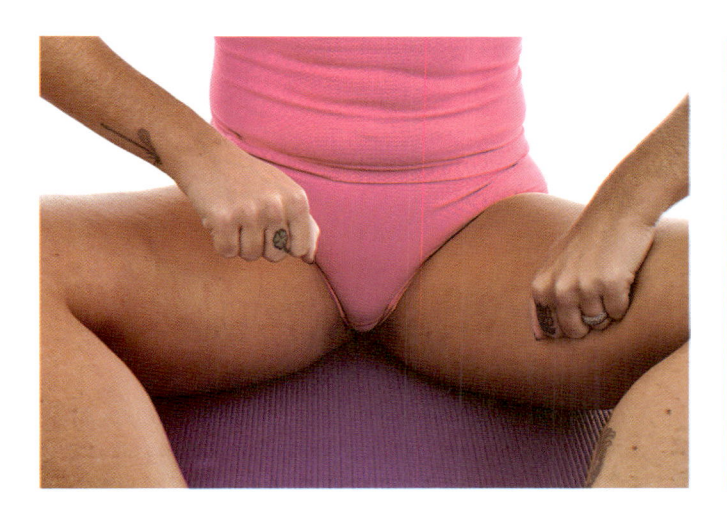

5. Percussão na parte lateral (externa) das pernas, seguindo do quadril ao tornozelo.

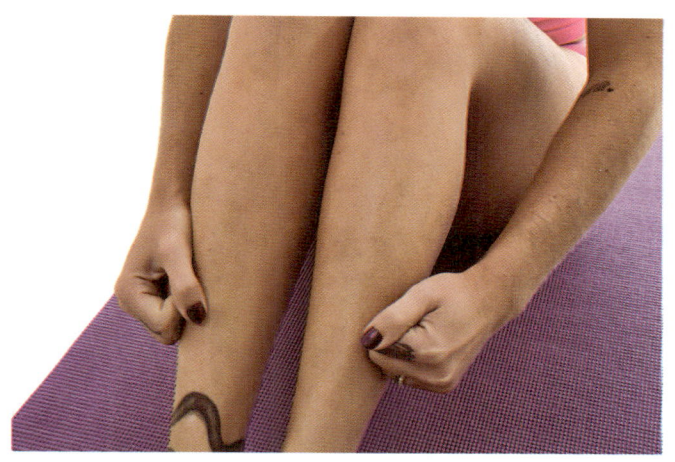

6. Deslizamento na parte medial (interna) das pernas, seguindo do tornozelo à virilha.

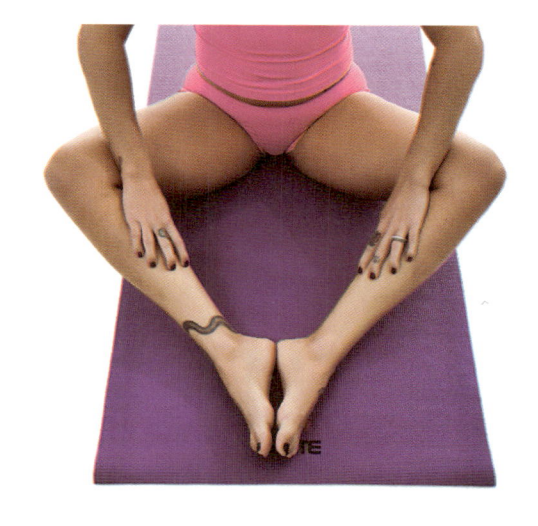

7. Deslizamento na parte lateral (externa) das pernas, seguindo do quadril ao tornozelo.

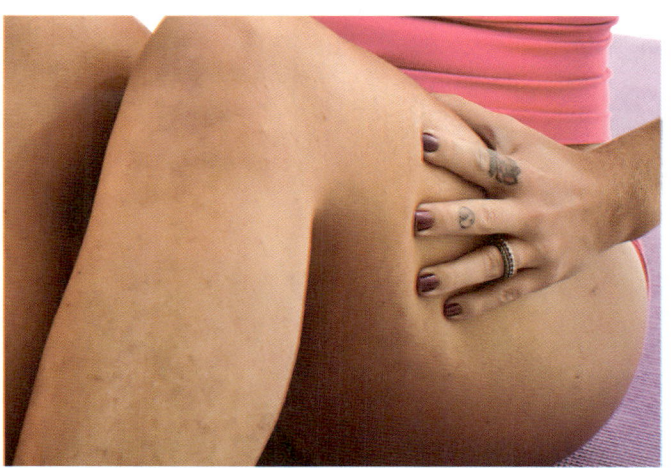

8. Pressão com os polegares no meio da face posterior da perna, seguindo do joelho para o calcanhar.

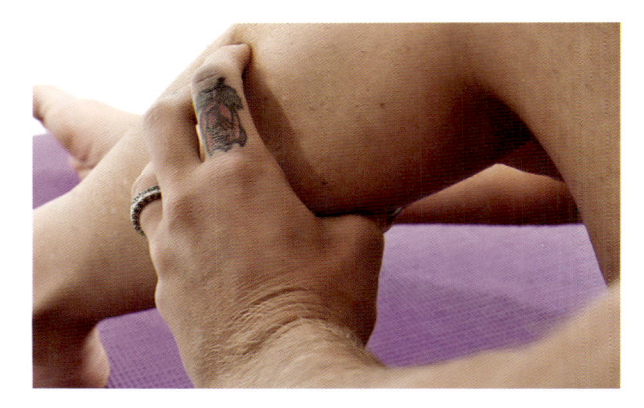

9. Fricção com os dedos na articulação do pé.

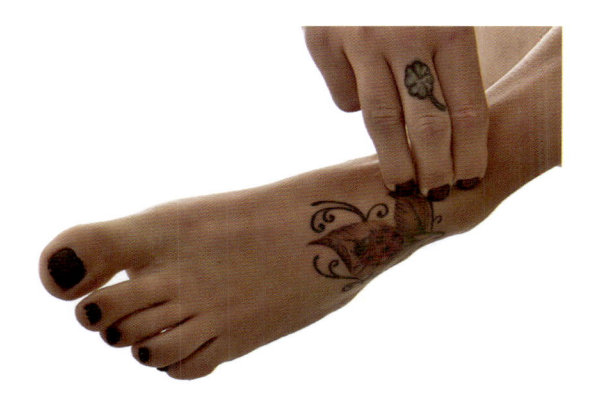

10. Pinçamento no tendão do calcâneo (tendão de Aquiles).

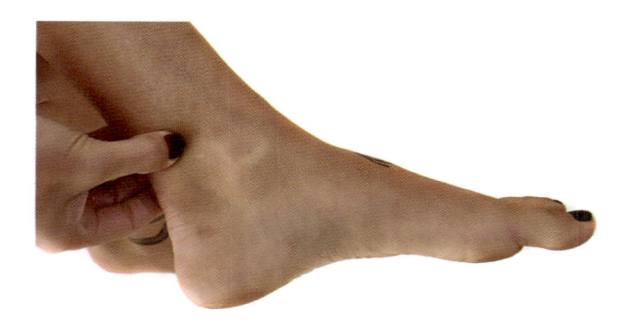

11. Pressão nas bordas (0,5 cm para fora) das unhas. Repita em cada dedo.

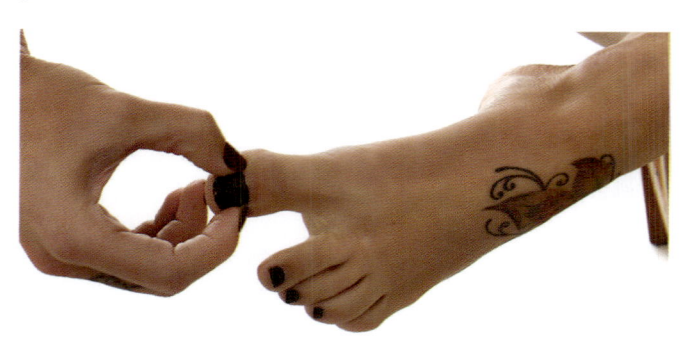

12. Pressão subsequente nas bordas dos dedos, iniciando na extremidade distal e seguindo para a raiz. Repita em cada dedo.

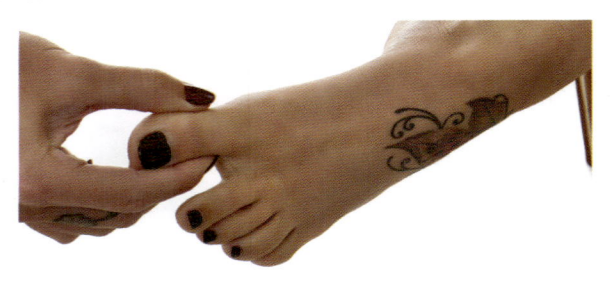

13. Pressão nos espaços interósseos do pé (entre os metatarsos), seguindo do dedo para o colo do pé. Repita nos quatro espaços interósseos.

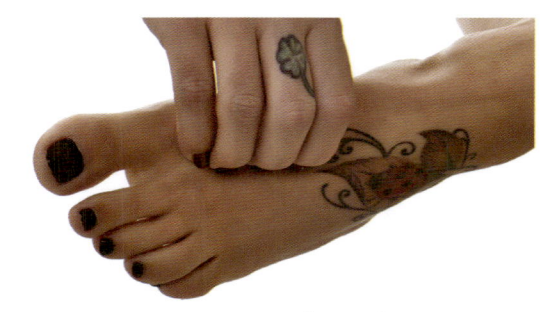

14. Pressões, ponto a ponto, na planta do pé.

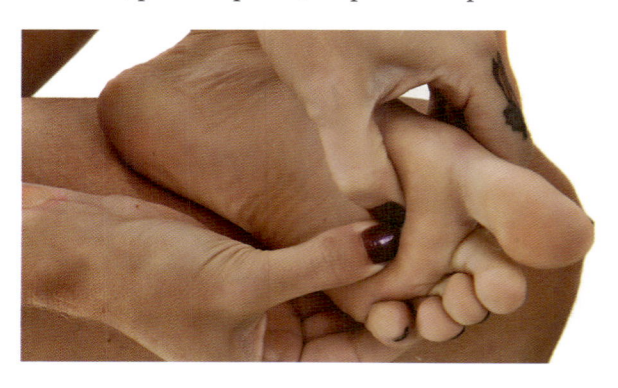

15. Pressão contínua em uma cavidade da planta do pé na direção do espaço entre o 2º e o 3º dedo.

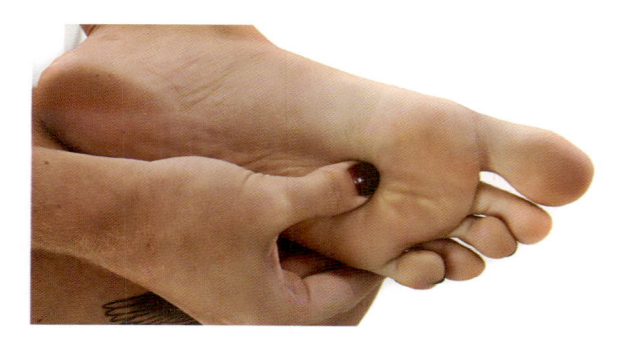

Repita os movimentos 8 a 15 no outro pé.

Volte à posição inicial (1º tópico da sequência), permanecendo por um tempo imóvel, em silêncio, corpo relaxado, sentindo e usufruindo os efeitos da automassagem.

5

Anatomia

Introdução

Este capítulo apresenta a descrição dos planos e eixos corporais, dos ossos, das articulações e seus movimentos, dos músculos principais e suas ações. Este estudo é imprescindível para o aprofundamento do toque nas aplicações da massoterapia como processo terapêutico, considerando as situações diferenciadas, como o uso inadequado nas funções dessas estruturas, o que causa desarranjos e dores. A partir da observação e palpação do corpo do massageado (abordado no Capítulo 6) e do conhecimento dessas estruturas e funções, foca-se na sessão de massoterapia as manobras e o tratamentos adequados (abordados nos Capítulos 7 e 8).

Planos e termos

A referência corporal para o estudo de posições e movimentos é chamada *posição anatômica*: corpo ereto, pés paralelos, braços estendidos ao longo do corpo e palmas das mãos voltadas para a frente (Figura 5.1).

Planos

- O plano sagital é o que divide o corpo nas metades direita e esquerda e também os planos paralelos a este
- O plano frontal é o que divide o corpo em anterior (frente) e posterior (atrás)
- O plano transversal é o que divide o corpo em parte superior (em cima) e inferior (embaixo).

Termos direcionais

- Mediano: situado sobre a linha mediana do corpo
- Medial: voltado ou situado perto da linha mediana do corpo
- Lateral: voltado para o lado oposto ou situado longe da linha mediana do corpo
- Anterior: voltado para a frente ou situado na frente
- Posterior: voltado para trás ou situado atrás
- Superior: situado na parte de cima do corpo ou em uma estrutura específica, mais próximo da parte de cima
- Inferior: situado na parte de baixo do corpo ou em uma estrutura específica, mais próximo da parte de baixo
- Superficial: perto da superfície do corpo
- Profundo: situado no interior do corpo.

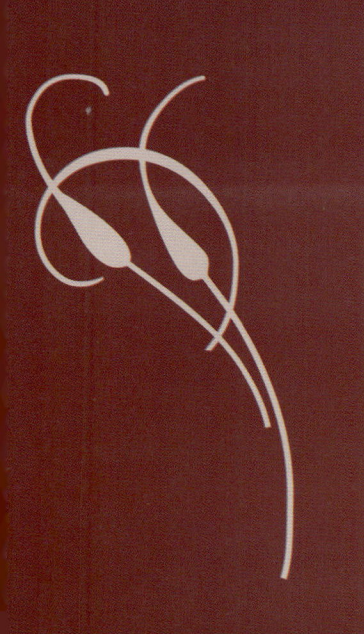

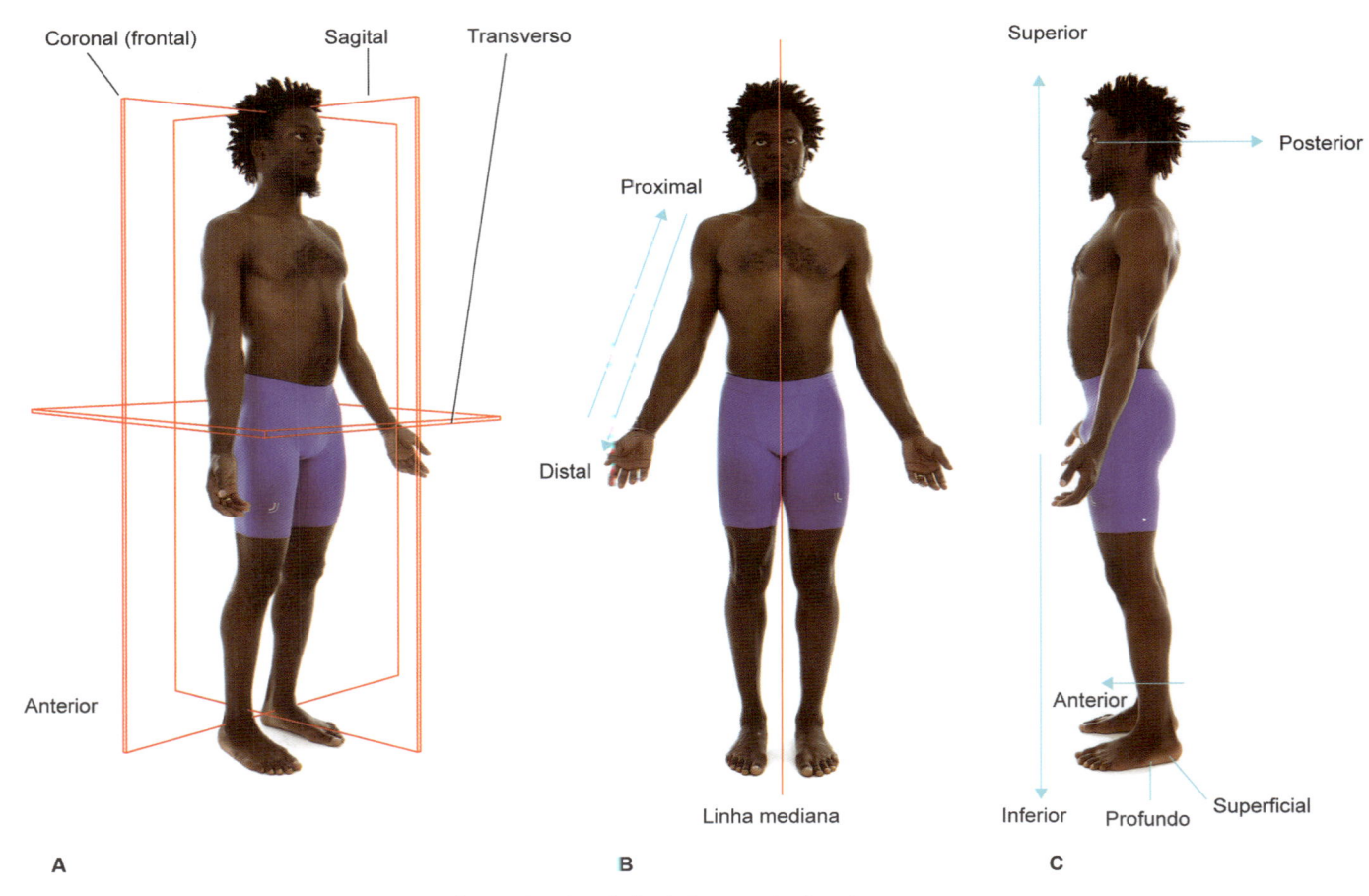

Figura 5.1 A a C Posição anatômica do corpo.

Termos da cinética

- Flexão-extensão: movimentos para a frente e para trás da posição anatômica
- Inclinação ou flexão lateral: movimentos para os lados
- Adução: movimentos que aproximam uma região do corpo da linha mediana
- Abdução: movimentos que afastam uma região do corpo da linha mediana.

  Para os dedos de mãos e pés, a linha mediana do corpo é substituída pelo eixo da mão (Figura 5.2).
- Rotação interna (medial) e externa (lateral): movimento que leva uma parte do corpo em rotação
- Pronossupinação: rotação do antebraço medial ou interno é pronação; lateral ou externa é supinação.

  Para o tronco, as rotações são para a direita ou esquerda.
- Anteversão: movimento do quadril em que a espinha ilíaca anterossuperior, ou a crista ilíaca, desloca-se para a frente
- Retroversão: movimento do quadril em que a espinha ilíaca anterossuperior, ou a crista ilíaca, desloca-se para trás.

  As imagens desses movimentos são descritas a seguir, por regiões do corpo.

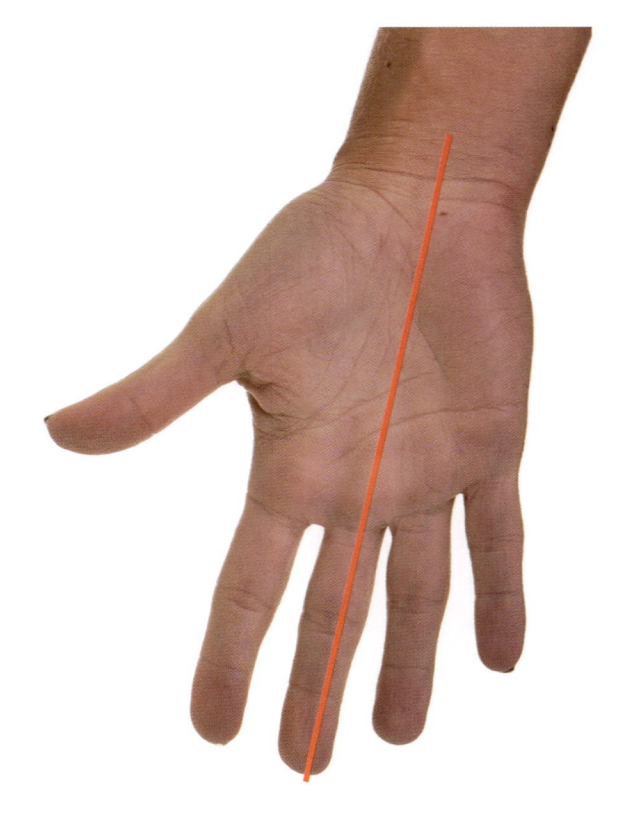

Figura 5.2 Eixo da mão.

Ossos, articulações, músculos e movimentos

Pés

- Ossos e articulações dos pés (Figura 5.3)
- Movimentos dos pés (Figuras 5.4 a 5.6)
- Músculos dos pés (Figura 5.7 e Tabela 5.1).

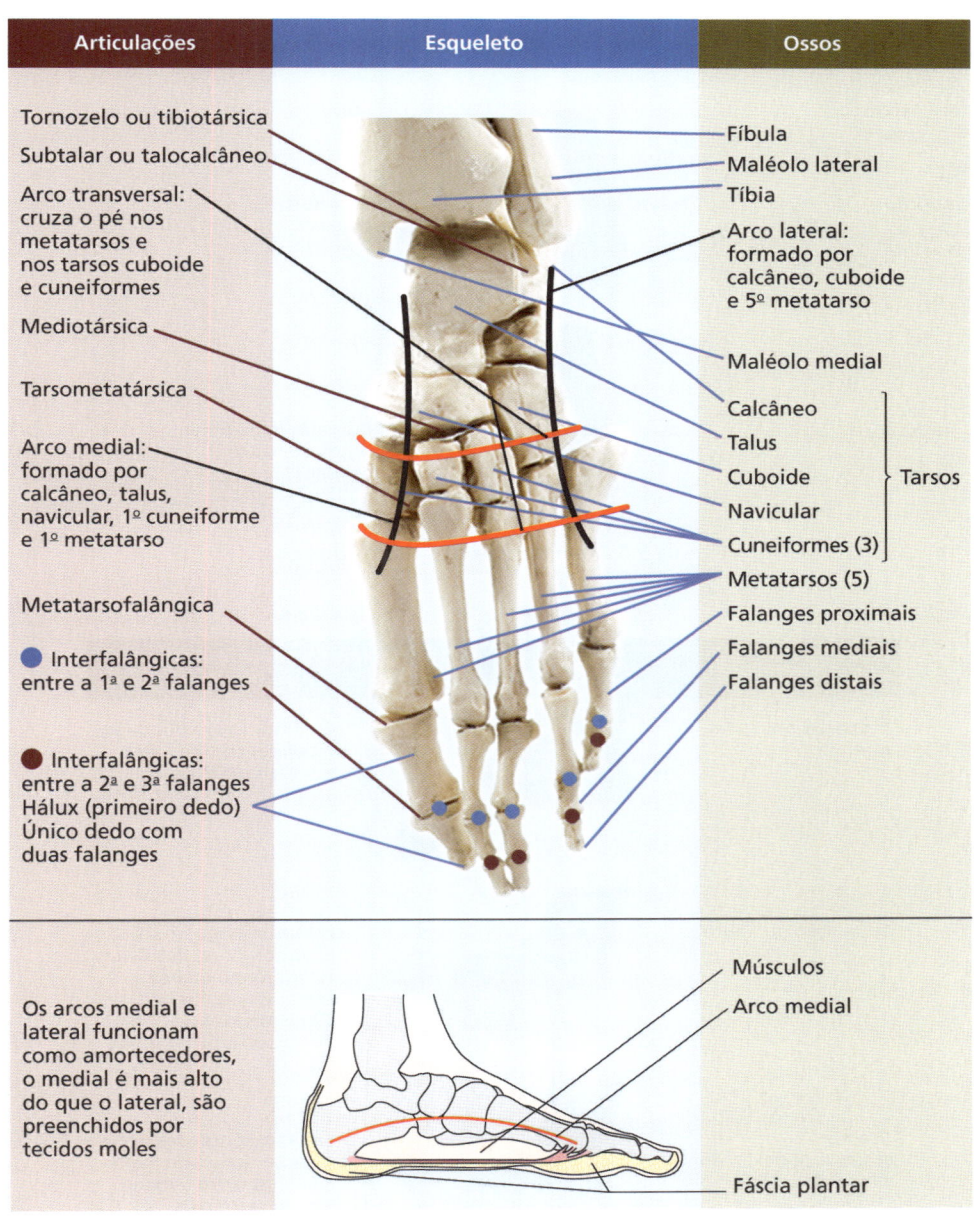

Figura 5.3 Ossos, articulações e arcos dos pés.

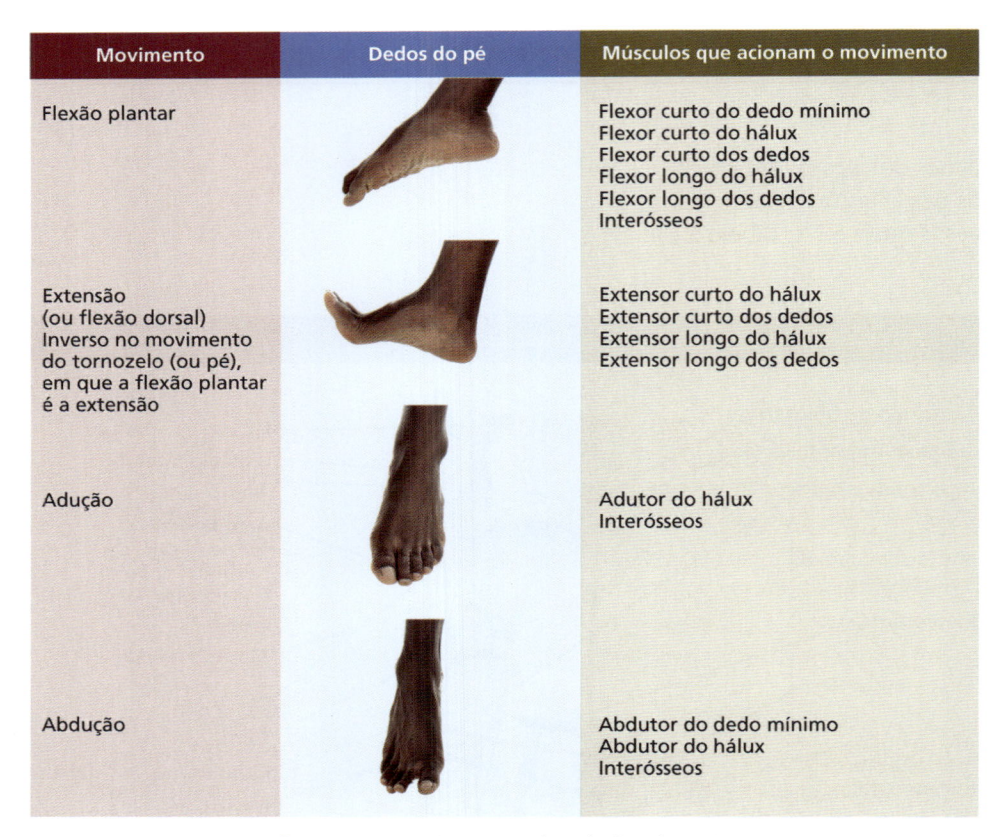

Movimento	Dedos do pé	Músculos que acionam o movimento
Flexão plantar		Flexor curto do dedo mínimo Flexor curto do hálux Flexor curto dos dedos Flexor longo do hálux Flexor longo dos dedos Interósseos
Extensão (ou flexão dorsal) Inverso no movimento do tornozelo (ou pé), em que a flexão plantar é a extensão		Extensor curto do hálux Extensor curto dos dedos Extensor longo do hálux Extensor longo dos dedos
Adução		Adutor do hálux Interósseos
Abdução		Abdutor do dedo mínimo Abdutor do hálux Interósseos

Figura 5.4 Movimentos dos dedos dos pés.

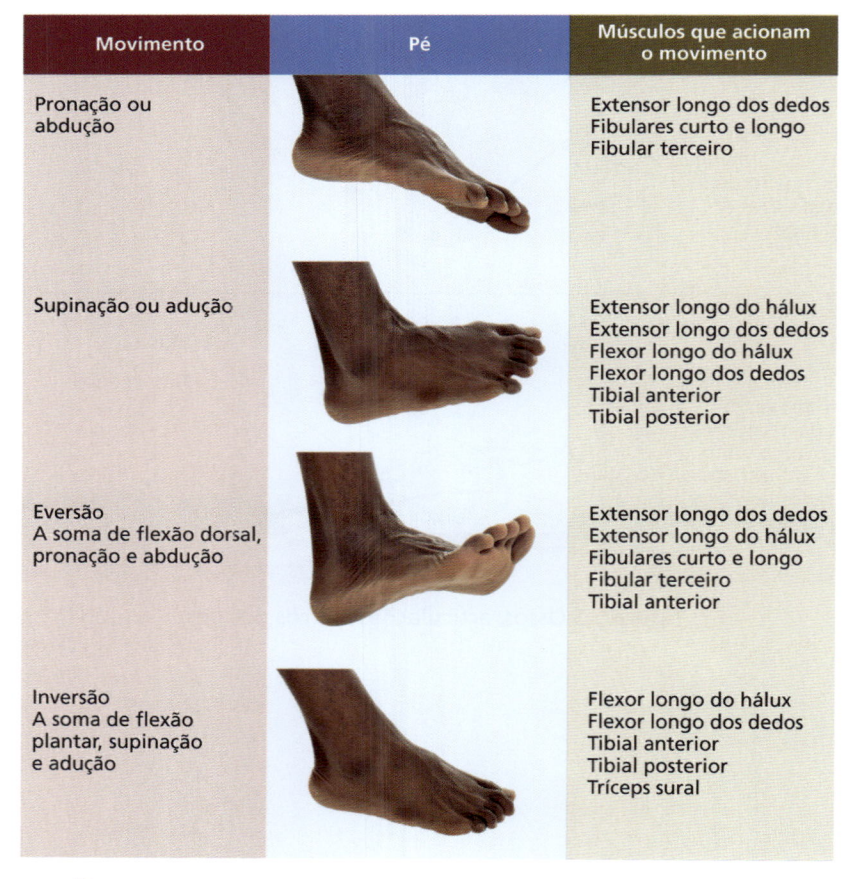

Movimento	Pé	Músculos que acionam o movimento
Pronação ou abdução		Extensor longo dos dedos Fibulares curto e longo Fibular terceiro
Supinação ou adução		Extensor longo do hálux Extensor longo dos dedos Flexor longo do hálux Flexor longo dos dedos Tibial anterior Tibial posterior
Eversão A soma de flexão dorsal, pronação e abdução		Extensor longo dos dedos Extensor longo do hálux Fibulares curto e longo Fibular terceiro Tibial anterior
Inversão A soma de flexão plantar, supinação e adução		Flexor longo do hálux Flexor longo dos dedos Tibial anterior Tibial posterior Tríceps sural

Figura 5.5 Movimentos dos pés (tornozelo, tarsos e metatarsos).

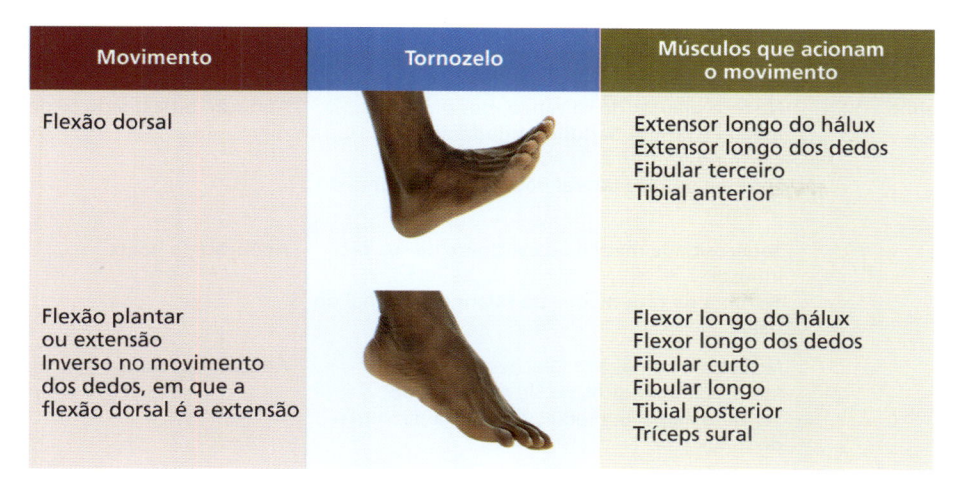

Movimento	Tornozelo	Músculos que acionam o movimento
Flexão dorsal		Extensor longo do hálux Extensor longo dos dedos Fibular terceiro Tibial anterior
Flexão plantar ou extensão Inverso no movimento dos dedos, em que a flexão dorsal é a extensão		Flexor longo do hálux Flexor longo dos dedos Fibular curto Fibular longo Tibial posterior Tríceps sural

Figura 5.6 Movimentos dos tornozelos.

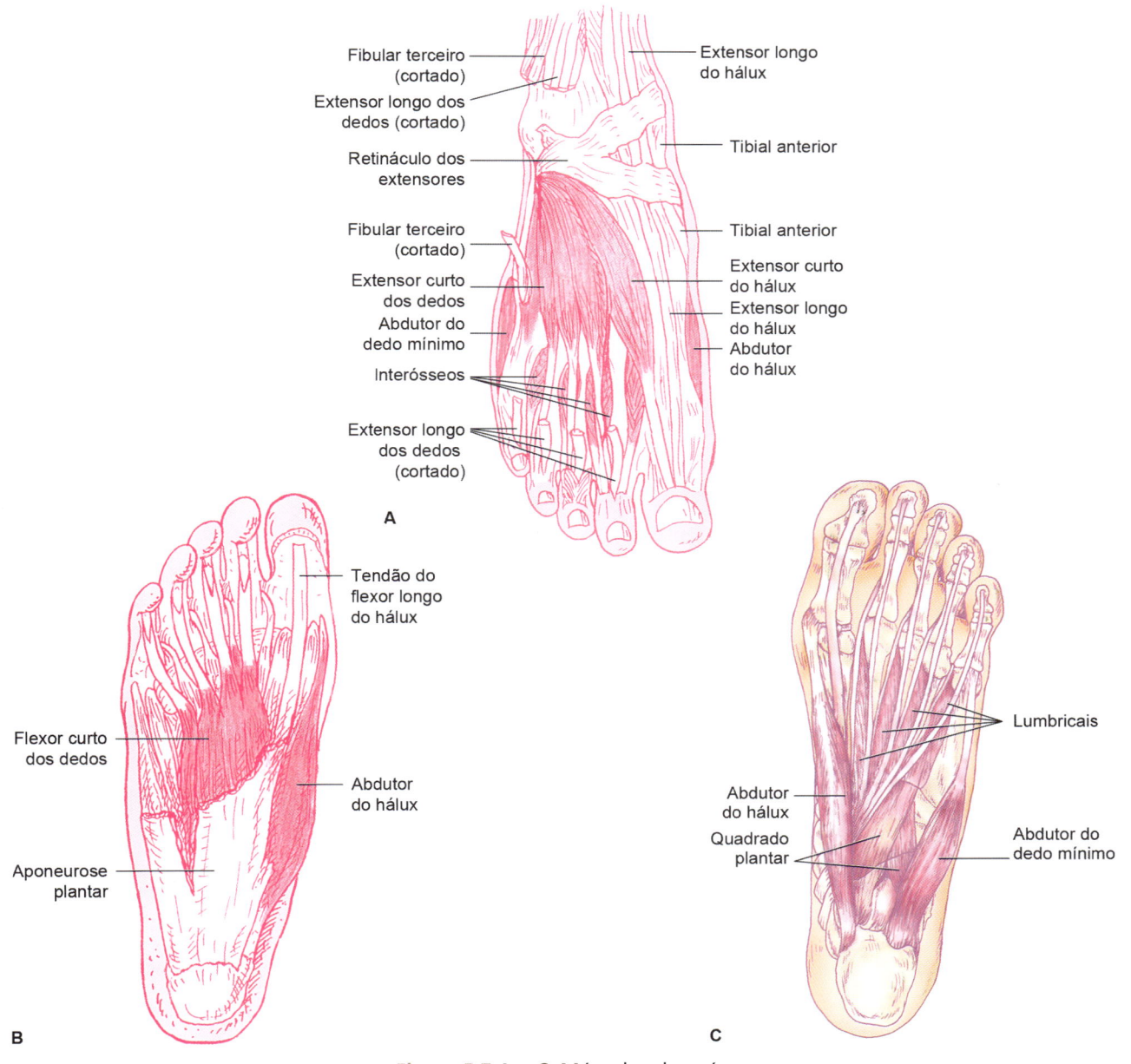

Figura 5.7 A a **C.** Músculos dos pés.

Tabela 5.1 Fixações e ações dos músculos dos pés.

Músculo	Fixações	Ação
Abdutor do dedo mínimo	Na face plantar do calcâneo, nos processos medial e lateral da tuberosidade do calcâneo Termina na face lateral da falange proximal do 5º dedo	Abdução e flexão do 5º dedo (mínimo)
Abdutor do hálux	Tuberosidade medial do calcâneo, na sua face inferior Termina na face medial da falange proximal do hálux	Abdução do hálux
Adutor do hálux	No cuboide e nas articulações metatarsofalângicas no 5º, 4º e 3º dedo Termina na parte medial da falange proximal do hálux	Adução da falange proximal do hálux
Aponeurose ou fáscia plantar	Na figura, está cortada para aparecer o músculo por baixo, mas irradia ao longo do pé até os dedos, a partir do calcâneo	Circunda os músculos plantares Apesar de não ser um músculo, é citado aqui por sua importância no tratamento da fascite (inflamação na fáscia)
Extensor curto do hálux	Na face superior do calcâneo Termina na base da falange proximal do hálux	Extensão (ou flexão dorsal) do hálux
Extensor curto dos dedos	Na face superior do calcâneo Termina em quatro tendões fundidos com os do extensor longo dos dedos, do 2º ao 4º dedo, e na base da falange do 1º dedo	Extensão (ou flexão dorsal) do 1º ao 4º dedo
Extensor longo do hálux	Superfície anterolateral da fíbula Termina na base da falange distal do hálux	Extensão (ou flexão dorsal) do hálux
Extensor longo dos dedos	No côndilo lateral da tíbia e na face medial da fíbula Termina em quatro tendões na base das falanges média e distal do 2º ao 5º dedo	Extensão (ou flexão dorsal) do 2º ao 4º dedo É um dos responsáveis pelos dedos em "garra", junto do flexor curto dos dedos
Interósseos do pé	Quatro dorsais: Laterais dos ossos metatarsos Terminam: o 1º na face medial e o 2º na face lateral da falange proximal do 2º dedo; o 3º e o 4º na face lateral da falange proximal do 3º e 4º dedo Três plantares: Face medial do 3º, 4º e 5º ossos metatarsos Terminam no lado correspondente da falange proximal dos mesmos dedos	Dorsais: Abdução do 2º ao 4º dedo Plantares: Adução do 3º, 4º e 5º dedo
Fibular terceiro	Consta na Tabela 5.2, de membros inferiores (pernas)	–
Flexor curto dos dedos	Tuberosidade medial do calcâneo e porção central da aponeurose plantar Termina em quatro tendões na falange média do 2º ao 5º dedo, entrelaçados pelo tendão do flexor longo dos dedos	Flexão plantar do 2º ao 5º dedo É um dos responsáveis dos dedos em "garra", junto do extensor longo dos dedos
Flexor curto do hálux	Face medial do cuboide e nos cuneiformes intermédio e lateral Divide-se em duas partes por dois tendões que terminam na base da falange proximal do hálux	Flexão plantar da 1ª falange do hálux
Flexor longo do hálux	Na face posterior da fíbula Termina na falange distal do hálux	Flexão plantar do hálux
Flexor longo dos dedos	Na face posterior da tíbia, na sua face medial Termina em quatro tendões nas falanges distais do 2º ao 5º dedo	Flexão plantar do 2º ao 5º dedo Participa na supinação e adução do pé

(continua)

Tabela 5.1 Fixações e ações dos músculos dos pés (*continuação*).

Músculo	Fixações	Ação
Lumbricais	Nos tendões do músculo flexor longo dos dedos Ao dorso do 2º ao 5º dedo	Flexão da falange medial do 2º ao 5º dedo Extensão das falanges médias e distal do 2º ao 5º dedo
Plantar	No fêmur (crista supracondilar lateral) À margem medial do tendão do calcâneo e fáscia profunda do tornozelo	Flexão plantar do pé
Quadrado plantar ou flexor acessório dos dedos	Nas faces medial e lateral do calcâneo Aos tendões do músculo flexor longo dos dedos	Flexão plantar dos dedos (ajuda o flexor longo dos dedos)
Retináculo dos músculos das pernas	É uma faixa de tecido conjuntivo que atravessa na parte inferior dos ossos da perna, maléolos e tarsos Na Figura 5.7, do pé, consta sua parte inferior. Na Figura 5.11, da perna, está a parte superior	Mantêm, unem e limitam o movimento dos tendões que passam nessa região Apesar de não ser um músculo, é citado aqui por sua importância no tratamento de liberação miofascial
Tibial anterior	Na face lateral da tíbia Termina no 1º cuneiforme (medial) e base do 1º metatarso	Flexão dorsal e inversão do pé
Tibial posterior	Face posterior da tíbia, corpo e cabeça da fíbula na face posterior e membrana interóssea Termina na borda medial do navicular	Supinação e adução; participa da flexão plantar e inversão do pé

Membros inferiores (pernas)

- Ossos e articulações dos membros inferiores (Figura 5.8)
- Movimentos dos membros inferiores (Figuras 5.9 e 5.10)
- Músculos dos membros inferiores (Figura 5.11 e Tabela 5.2).

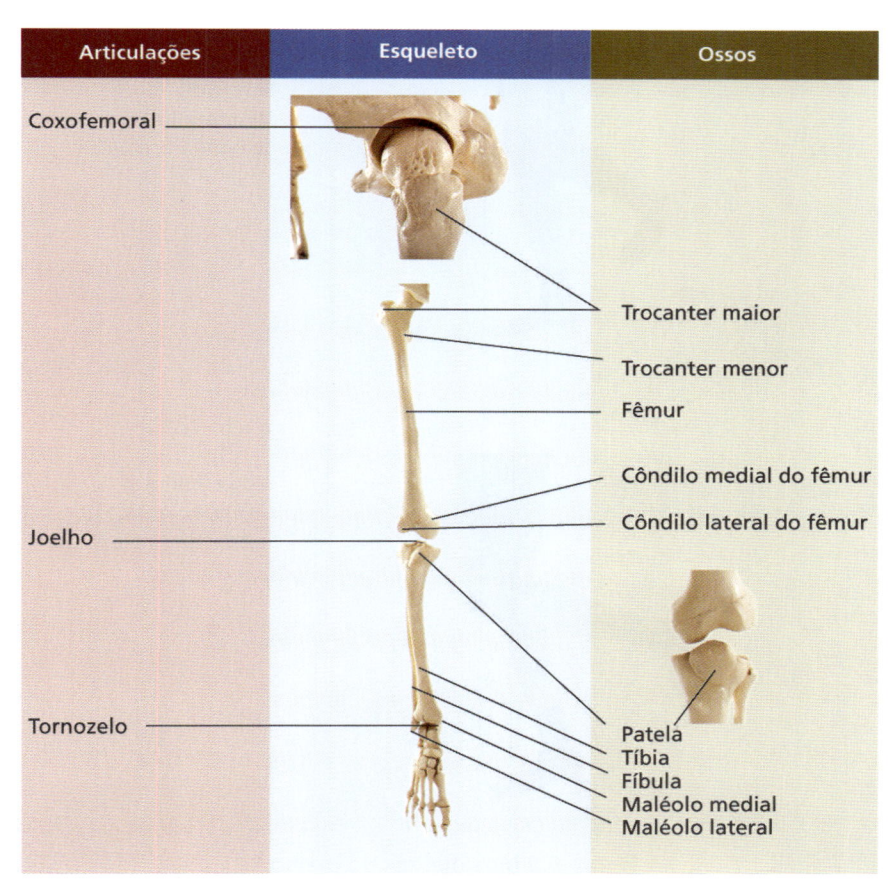

Figura 5.8 Ossos e articulações das pernas.

Movimento	Joelho	Músculos que acionam o movimento
Flexão	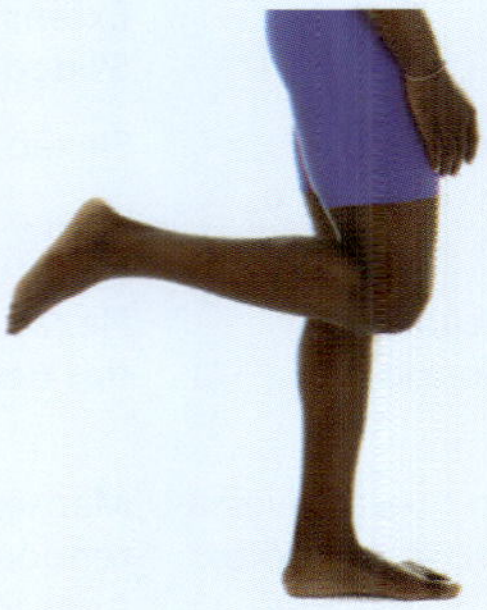	Bíceps femoral (porção longa) Gastrocnêmios medial e lateral Grácil Poplíteo Semitendíneo Semimembranáceo Sartório
Extensão	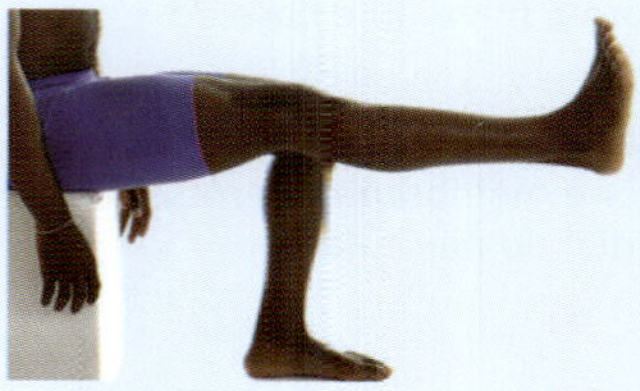	Glúteo máximo (fibras superficiais) Quadríceps Tensor da fáscia lata
Rotação interna (medial)	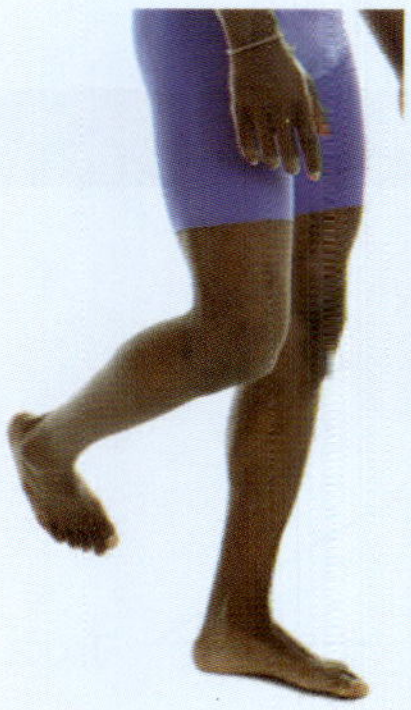	Gracil Poplíteo Sartório Semitendíneo Semimembranáceo
Rotação externa (lateral)	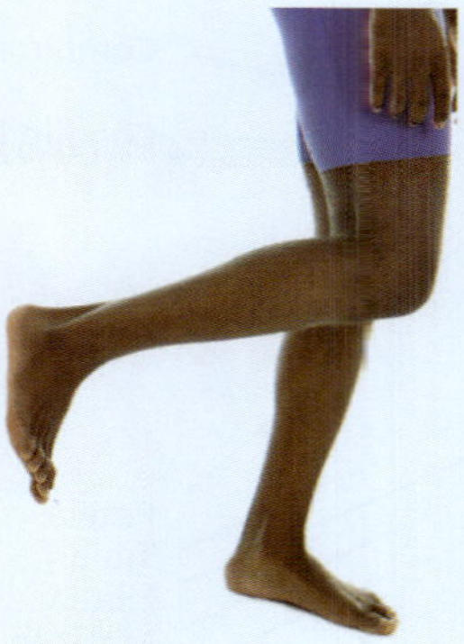	Bíceps femoral Glúteo máximo (fibras superficiais) Tensor da fáscia lata

Figura 5.9 Movimentos do joelho.

Movimento	Fêmur	Músculos que acionam o movimento
Flexão		Adutores curto e longo Grácil Glúteos médio e mínimo (parte anterior) Iliopsoas Pectíneo Reto femoral Sartório Tensor da fáscia lata
Extensão		Adutor magno Bíceps femoral (porção longa) Glúteo máximo Glúteo médio Semimembranáceo Semitendíneo
Adução		Adutor curto Adutor longo Adutor magno Bíceps femoral (porção longa) Grácil Glúteo máximo (fibras profundas) Iliopsoas Pectíneo
Abdução		Gastrocnêmios Glúteo médio Glúteo mínimo Glúteo máximo (fibras superficiais) Obturatórios interno e externo Piriforme Sartório Tensor da fáscia lata
Rotação interna (medial)		Glúteo médio Glúteo mínimo Tensor da fáscia lata
Rotação externa (lateral)		Adutores Bíceps femoral (porção longa) Gastrocnêmios Glúteo máximo Obturatórios interno e externo Piriforme Quadrado femoral

Figura 5.10 Movimentos do fêmur. Também é usado o termo "quadril" nesses movimentos, pois implicam músculos da coxa e do cíngulo pélvico (quadril). Exemplo: glúteo máximo e bíceps femoral, que estendem o fêmur ou quadril.

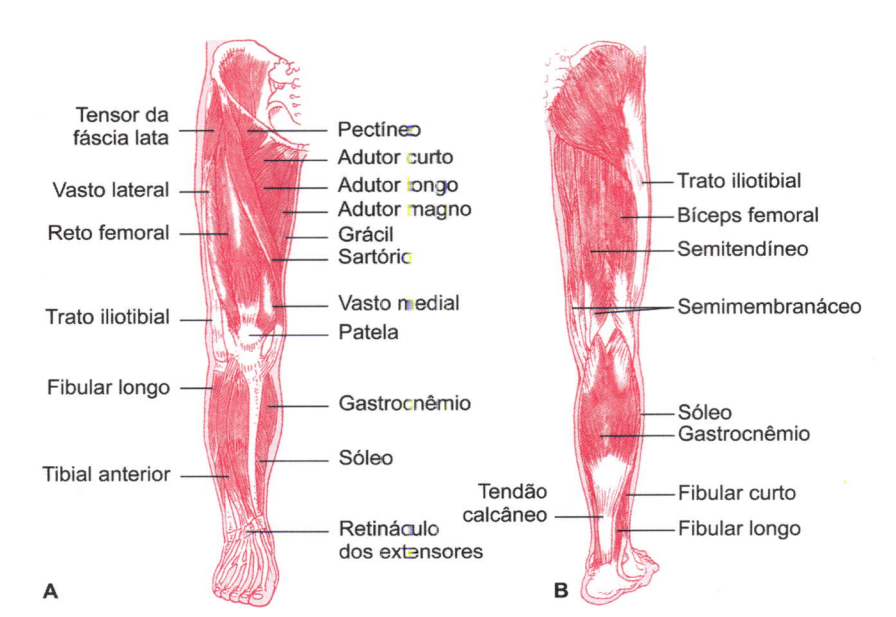

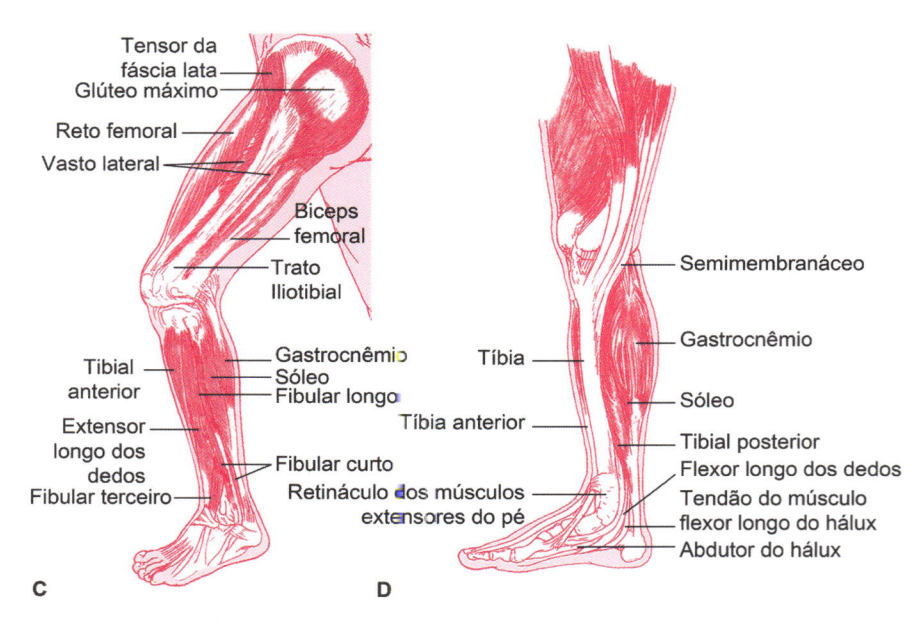

Figura 5.11 A a D. Músculos das pernas.

Tabela 5.2 Fixações e ações dos músculos das pernas.

Músculo	Fixações	Ação
Adutor curto	No púbis (ramo inferior do púbis) Na face medial do fêmur	Adução do fêmur
Adutor longo	No púbis (sínfise e cristas púbicas) Termina na face medial do fêmur	Adução do fêmur
Adutor magno	Tem duas porções: Profunda: no ramo isquiopúbico Termina no fêmur Superficial: no ramo isquiopúbico Termina no côndilo femoral medial no tubérculo adutório	Se o ilíaco está fixo: Adução, flexão e rotação externa do fêmur na sua porção profunda. A porção superficial aciona a rotação interna Se o fêmur está fixo: Inclinação lateral interna, anteversão e rotação externa do ilíaco na sua porção profunda. A porção superficial aciona a rotação interna

(continua)

Tabela 5.2 Fixações e ações dos músculos das pernas (*continuação*).

Músculo	Fixações	Ação
Bíceps femoral Um dos três músculos isquiotibiais	Tem duas cabeças: A cabeça longa, no ísquio A cabeça curta, na metade inferior do lábio lateral da linha áspera Termina na cabeça da fíbula	Flexão e rotação lateral do joelho, durante a flexão do joelho ou com este flexionado, promove a extensão do fêmur
Extensor longo dos dedos	Veja a Tabela 5.1, sobre pés	–
Fibular curto	Na parte inferior da fíbula Termina no quinto metatarso	Flexão plantar do pé e abdução (ou eversão) do pé Atua como um pronador do pé
Fibular longo	Face lateral da fíbula e côndilo lateral da tíbia Termina no cuneiforme medial e no primeiro metatarso	Flexão plantar do pé e abdução (ou eversão) do pé Atua como um pronador do pé
Fibular terceiro	Na face medial da fíbula Termina no quinto metatarso	Extensão (ou flexão dorsal) e eversão do pé
Gastrocnêmios medial e lateral Fazem parte do tríceps sural junto do músculo sóleo	No fêmur, nos côndilos medial e lateral do fêmur No tendão do calcâneo (junto do sóleo)	Flexão plantar do pé, com tendência à inversão do pé
Grácil	No púbis (ramo inferior do púbis) Termina na face medial da tíbia abaixo da sua tuberosidade	Adução da coxa, flexão do joelho e rotação deste flexionado
Pectíneo	No púbis (crista púbica) Termina na face medial do fêmur	Adução e flexão da coxa
Quadríceps femoral, formado por quatro porções:	–	–
• Reto femoral Na camada mais superficial	No ilíaco (espinha ilíaca anterossuperior)	Extensão do joelho Flexão do quadril Se o fêmur está fixo, promove a anteversão do quadril
• Vasto intermédio Na camada mais profunda	Na face anterior do corpo do fêmur	Extensão do joelho
• Vasto lateral Na camada média	Na face lateral e posterior do fêmur até o trocanter maior	Com o joelho flexionado, os vastos lateral e medial acionam a rotação da tíbia e tracionam para os seus lados correspondentes
• Vasto medial Na camada média	Na face medial e posterior do fêmur	
É um dos músculos mais fortes do corpo	Termina em um tendão comum que passa por cima da patela, para depois formar o ligamento patelar	Contribuem para a estabilização lateromedial do joelho
Sartório	No osso ilíaco (espinha ilíaca anterossuperior) Termina na face medial da tíbia	Flexão do joelho e quadril, rotação externa e abdução do fêmur, rotação interna da tíbia. Se atua nas duas pernas, promove a anteversão da pelve
Semimembranáceo Um dos três músculos isquiotibiais	No ísquio (túber isquiático) Termina na tíbia (côndilo medial da tíbia na face posteromedial)	Rotação medial do joelho. Durante a flexão do joelho, estende o fêmur Contribui para a estabilidade do joelho estendido
Semitendíneo Um dos três músculos isquiotibiais	No ísquio (túber isquiático) Na tíbia (face medial e superior do eixo da tíbia)	Flexão e rotação medial do joelho Durante a flexão do joelho, estende o fêmur
Sóleo Um dos três músculos do tríceps sural	Na face posterior e medial da fíbula e na face posterior e medial da tíbia Termina no tendão do calcâneo (junto com os gastrocnêmios)	Flexão plantar do pé, com tendência à inversão do pé
Tibial anterior Foi apresentado na Tabela 5.1, pois sua ação é no pé	Na face lateral da tíbia e membrana interóssea Termina no cuneiforme medial e base do primeiro metatarso	Flexão dorsal e inversão do pé
Tensor da fáscia lata e trato iliotibial	No osso ilíaco (espinha ilíaca anterossuperior) O seu tendão se fixa no trato iliotibial que termina no côndilo lateral da tíbia	Abdução, flexão e rotação medial do fêmur Extensão do joelho, e, se este estiver flexionado, promove a rotação lateral

Cíngulo pélvico (cintura pélvica)

- Ossos e articulações do cíngulo pélvico (Figura 5.12)
- Movimentos do cíngulo pélvico (Figura 5.13)
- Assoalho pélvico. Os músculos do assoalho pélvico estão fixados ao cóccix, ao púbis, ao sacro, aos túberes isquiáticos (em ambos os lados) e no tecido conjuntivo entre essas estruturas (Figura 5.14 e Tabela 5.3)
- Músculos do cíngulo pélvico (Figura 5.15 e Tabela 5.4).

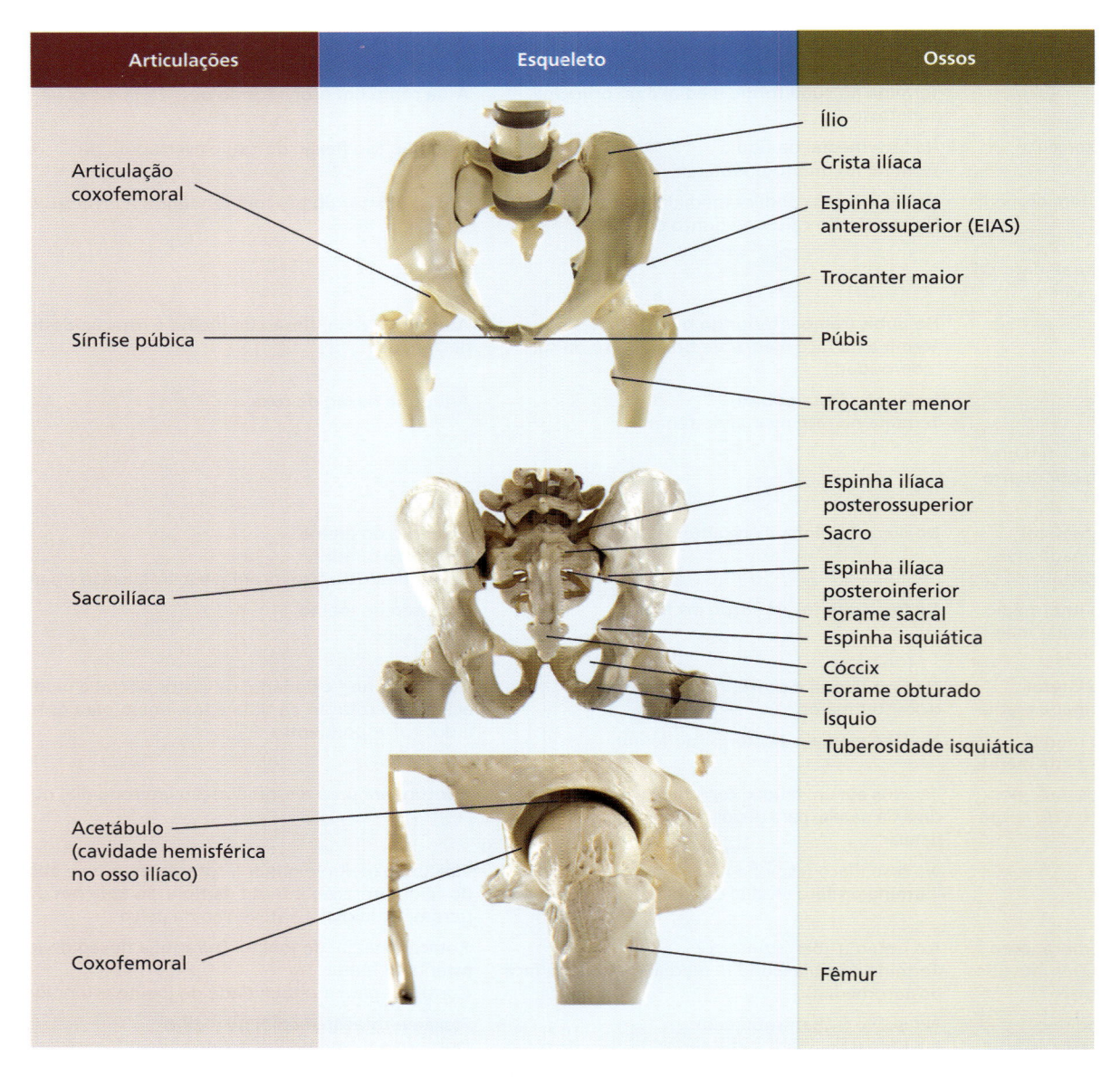

Figura 5.12 Ossos e articulações do cíngulo pélvico.

Movimento		Músculos que acionam o movimento
Os movimentos de flexão, extensão, adução, abdução e rotações medial e lateral foram vistos no quadro dos membros inferiores (pernas), em fêmur	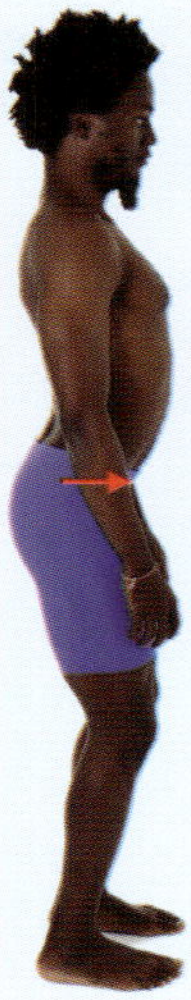	
Anteversão		Glúteo médio – dos dois lados – com suas fibras anteriores Glúteo mínimo – dos dois lados Ilíaco – dois lados juntos – (com os membros inferiores fixos). Obturatório externo – de um lado só (com os membros inferiores fixos) Reto femoral – dos dois lados – com o fêmur em ponto fixo
Retroversão	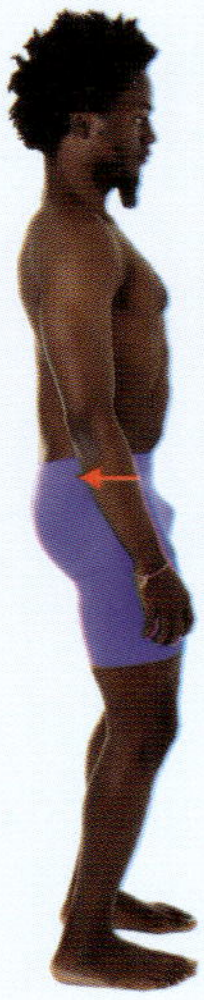	Glúteo máximo – os dois lados juntos (com os membros inferiores fixos) Isquiotibiais – dois lados juntos (com os membros inferiores fixos) Obturatório interno – os dois lados juntos (com os membros inferiores fixos) Piriforme – os dois lados juntos (com os membros inferiores fixos)
Inclinação lateral	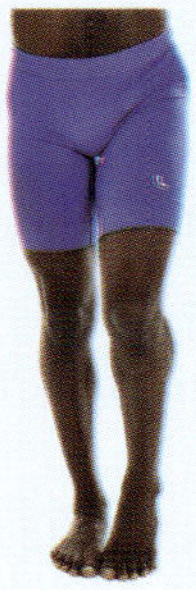	Glúteo mínimo e médio – de um lado só (com os membros inferiores fixos) Obturatórios – de um lado só (com os membros inferiores fixos) Quadrado do lombo (de um lado só) Tensor da fáscia lata – de um lado só (com os membros inferiores fixos)

Figura 5.13 Movimentos do cíngulo pélvico. Os movimentos de flexão, extensão, adução, abdução e rotações medial e lateral foram vistos no quadro dos membros inferiores (pernas), em fêmur.

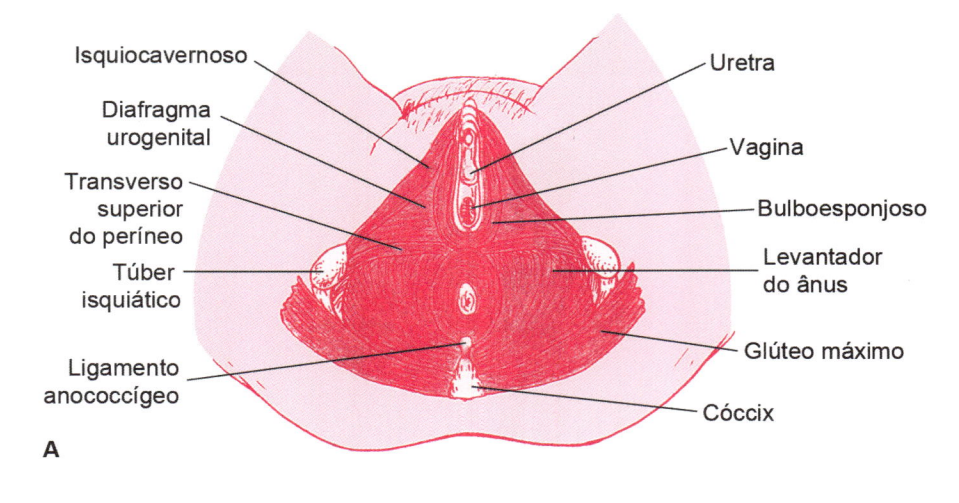

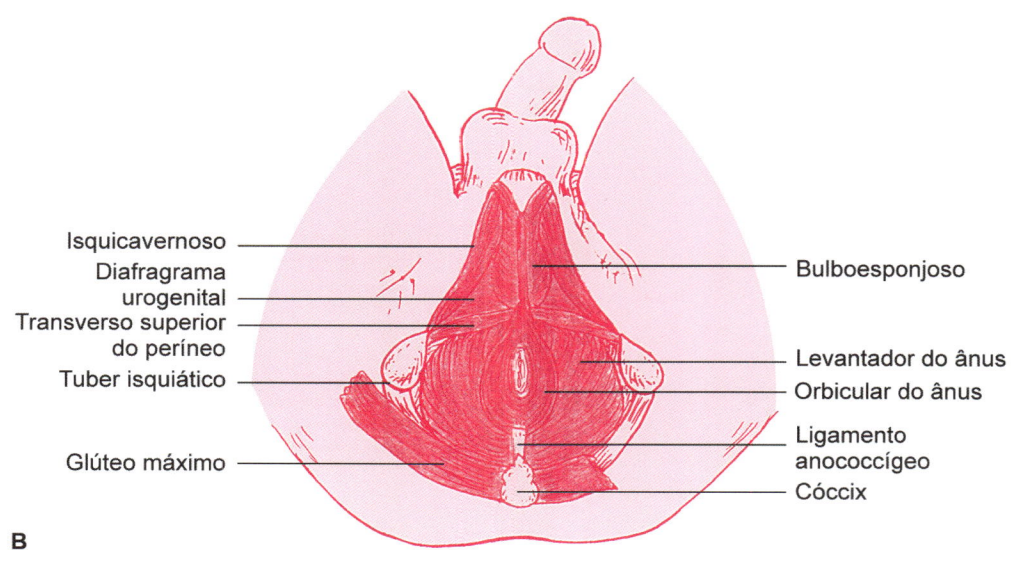

Figura 5.14 A e **B.** Músculos do assoalho pélvico.

Tabela 5.3 Ações dos músculos do assoalho pélvico.

Músculo	Ação
Triângulo urogenital	
Bulboesponjoso	Auxilia na ereção do pênis e clitóris. Contrai ritmicamente na ejaculação, forçando o sêmen a passar pela uretra do pênis
Diafragma urogenital	Colabora na micção e ejaculação
Isquiocavernoso	Auxilia na ereção do pênis e clitóris
Transverso superior do períneo	Estabiliza e ancora o corpo perineal
Triângulo anal	
Coccígeo	Aumenta a pressão intra-abdominal e pélvica, auxiliando na defecação; auxilia a suportar as vísceras; leva o sacro à contranutação. Nos animais, é o que abana a cauda
Esfíncter externo do ânus	Sobre controle voluntário, contrai-se para fechar o canal anal e o ânus, evitando a defecação
Levantador do ânus É composto por dois músculos: iliococcígio e pubococcígeo **Forma grande parte do diafragma pélvico junto do diafragma urogenital**	Aumenta a pressão intra-abdominal e pélvica, auxiliando na defecação e micção. Tração do ânus para cima após a defecação; resistência nas forças do prolapso; auxilia a suportar as vísceras; leva o sacro à contranutação

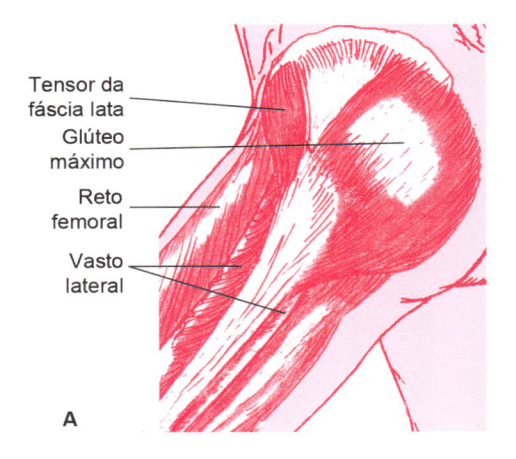

Tensor da fáscia lata
Glúteo máximo
Reto femoral
Vasto lateral

A

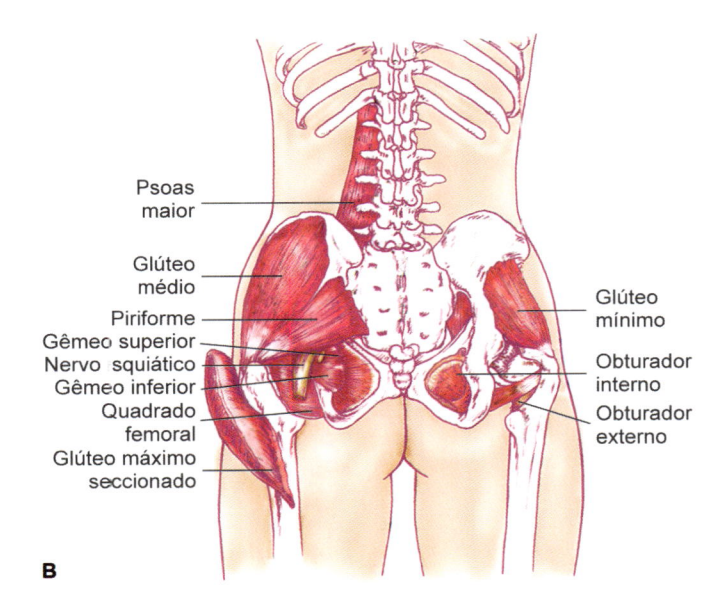

Psoas maior
Glúteo médio
Piriforme
Gêmeo superior
Nervo squiático
Gêmeo inferior
Quadrado femoral
Glúteo máximo seccionado
Glúteo mínimo
Obturador interno
Obturador externo

B

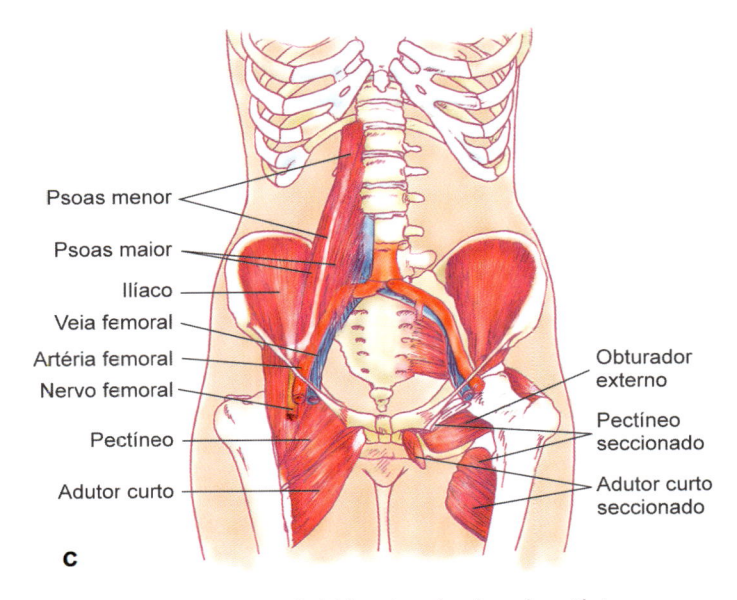

Psoas menor
Psoas maior
Ilíaco
Veia femoral
Artéria femoral
Nervo femoral
Pectíneo
Adutor curto
Obturador externo
Pectíneo seccionado
Adutor curto seccionado

C

Figura 5.15 A a **C.** Músculos do cíngulo pélvico.

Tabela 5.4 Fixações e ações dos músculos do cíngulo pélvico.

Músculo	Fixações	Ação
Deltoide glúteo	É formado pelo plano superficial do glúteo máximo com o tensor da fáscia lata, que se fixam no trato iliotibial	Abdução do quadril
Glúteo máximo	Na face posterior do sacro e do cóccix e na fossa ilíaca externa. Termina no trato iliotibial e na tuberosidade glútea do fêmur	No plano profundo: extensão, rotação externa e adução da coxa No plano superficial: abdução Se atua dos dois lados, promove a retroversão da pelve
Glúteo médio	No ílio. Na fossa ilíaca externa Termina na superfície lateral do trocanter	Abdução do fêmur e inclinação lateral externa da pelve Quando atua nos dois lados, pode promover anteversão (nas suas fibras anteriores) ou retroversão (nas suas fibras posteriores)
Glúteo mínimo	No ílio, na fossa ilíaca externa Termina na face anterior do trocanter maior	Abdução e rotação interna do fêmur
Iliopsoas. É formado por três músculos:		
• Ilíaco	Na face medial do osso ilíaco Termina na face anterior do trocanter menor	Flexão do fêmur. Atuando dos dois lados, promove a anteversão da pelve
• Psoas maior Pode ser visto como um músculo mais da região lombar do que do cíngulo pélvico	No corpo das vertebrais e nos discos intervertebrais, da 12ª torácica à 5ª lombar. Termina no trocanter menor, junto do músculo ilíaco	Flexão do fêmur. Com o fêmur fixo na ação unilateral, promove a inclinação lateral, flexão e rotação para o lado oposto da coluna lombar
• Psoas menor Pode ser visto como um músculo mais da região lombar do que da pelve	No corpo da 12ª vértebra torácica e 1ª lombar e no disco entre elas Termina no arco iliopectíneo (fáscia ilíaca)	Ajuda na flexão da coluna lombar
Pelvitrocanterianos. São seis músculos:		
• Piriforme É o mais potente desse grupo, e o nervo ciático passa sob ele ou por dentro dele	No sacro, nas margens anteriores dos forames sacrais Termina no trocanter maior	Rotação externa, abdução e flexão do fêmur. Estabiliza a articulação do quadril
• Obturadores interno e externo	O interno na face medial do ilíaco O externo na face lateral do ilíaco Terminam no trocanter maior	Rotação externa, abdução e flexão do fêmur
• Gêmeos superior e inferior	No ísquio (na incisura isquiática menor), através do tendão do obturador interno Terminam no trocanter maior	Rotação externa, abdução e flexão do fêmur
• Quadrado femoral	No ísquio (margem lateral na tuberosidade isquiática) Termina na face posterior do trocanter maior	Rotação externa do fêmur

Abdome e região lombar

- Ossos e articulações da região lombar (Figura 5.16)
- Os movimentos do abdome e da região lombar serão vistos nas costas e na coluna vertebral
- Músculos do abdome e da região lombar (Figura 5.17 e Tabela 5.5).

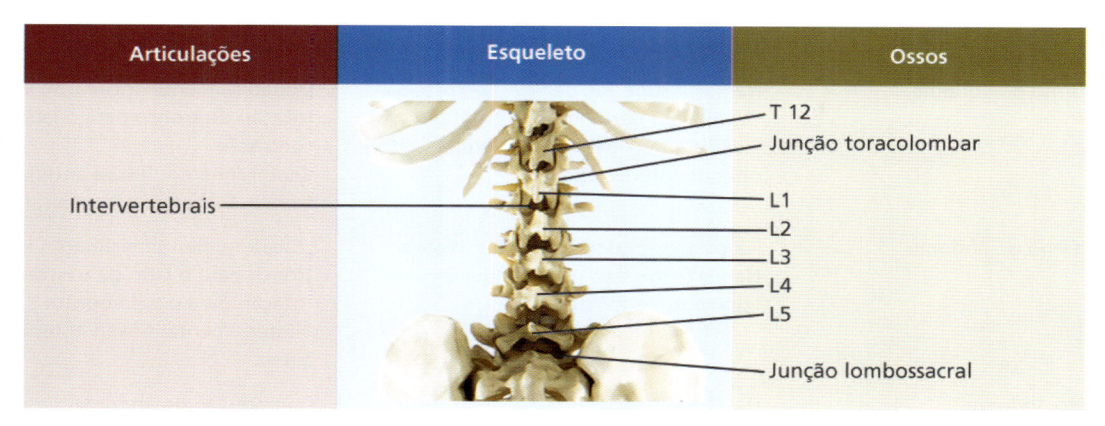

Figura 5.16 Ossos e articulações da região lombar.

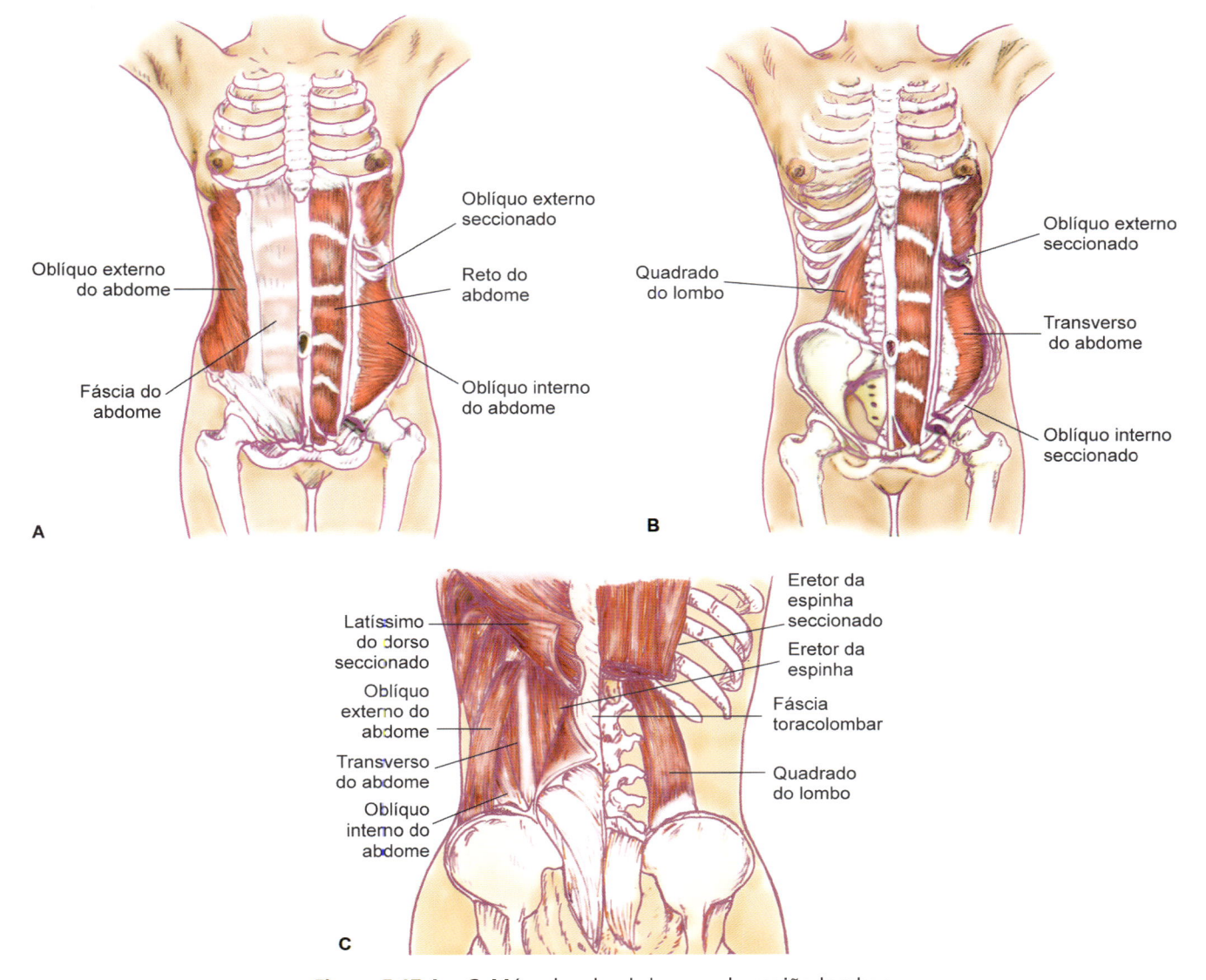

Figura 5.17 **A** a **C.** Músculos do abdome e da região lombar.

Tabela 5.5 Fixações e ações dos músculos do abdome e da região lombar.

Músculo	Fixações	Ação
Abdominais:		
• Reto do abdome É o mais anterior dos abdominais	Na parte superior no processo xifoide e nas 5ª, 6ª e 7ª costelas Termina no púbis	Flexiona a coluna lombar, aproxima o tórax ao púbis
• Oblíquo interno do abdome	Na parte superior, da 9ª à 12ª costela Termina na parte inferior no púbis, crista ilíaca e aponeurose toracolombar e do oblíquo interno oposto	Unilateralmente: inclinação lateral e rotação do tronco para o lado da contração Bilateralmente: flexão anterior do tronco. É um músculo expiratório
• Oblíquo externo do abdome	Na parte superior, da 5ª à 12ª costelas Na parte inferior, na crista ilíaca e no ligamento inguinal	Unilateralmente: inclinação lateral do tronco para o lado da contração e rotação para o lado oposto Bilateralmente: flexão anterior do tronco
• Transverso do abdome É o mais profundo dos abdominais	Da 7ª à 12ª costelas Nas cinco vértebras lombares e na fáscia toracolombar Na crista ilíaca No ligamento inguinal Termina em uma aponeurose anterior	Compressão do abdome (redução do diâmetro da região abdominal). Observa-se a sua ação ao tossir
Piramidal	Parte superior, na linha alba Na parte inferior, no púbis	Tensiona a linha alba (linha que divide os dois lados do abdome, na linha mediana)
Psoas maior e menor Descritos nos músculos da pelve	–	–
Quadrado do lombo ou quadrado lombar	Na 12ª costela Nas cinco vértebras lombares Na crista ilíaca	Inclinação lateral do tronco para o lado da contração Se a pelve é o ponto fixo, atrai a 12ª costela para baixo e consequentemente as outras também Se as costelas são o ponto fixo, eleva a pelve do lado da contração Bilateralmente: extensão da coluna

Coluna vertebral e costas

- Ossos e articulações da coluna vertebral e das costas (Figura 5.18)
- Movimentos da coluna vertebral e das costas. A Figura 5.19 é uma síntese focada nos músculos dessa região, pois os movimentos da coluna, das costas e do tronco ocorrem juntamente com a ação de tantos outros músculos
- As camadas dos músculos posteriores que permeiam a coluna vertebral estão descritas na Tabela 5.6.
- Músculos da coluna vertebral e das costas (Figura 5.20 e Tabela 5.7)

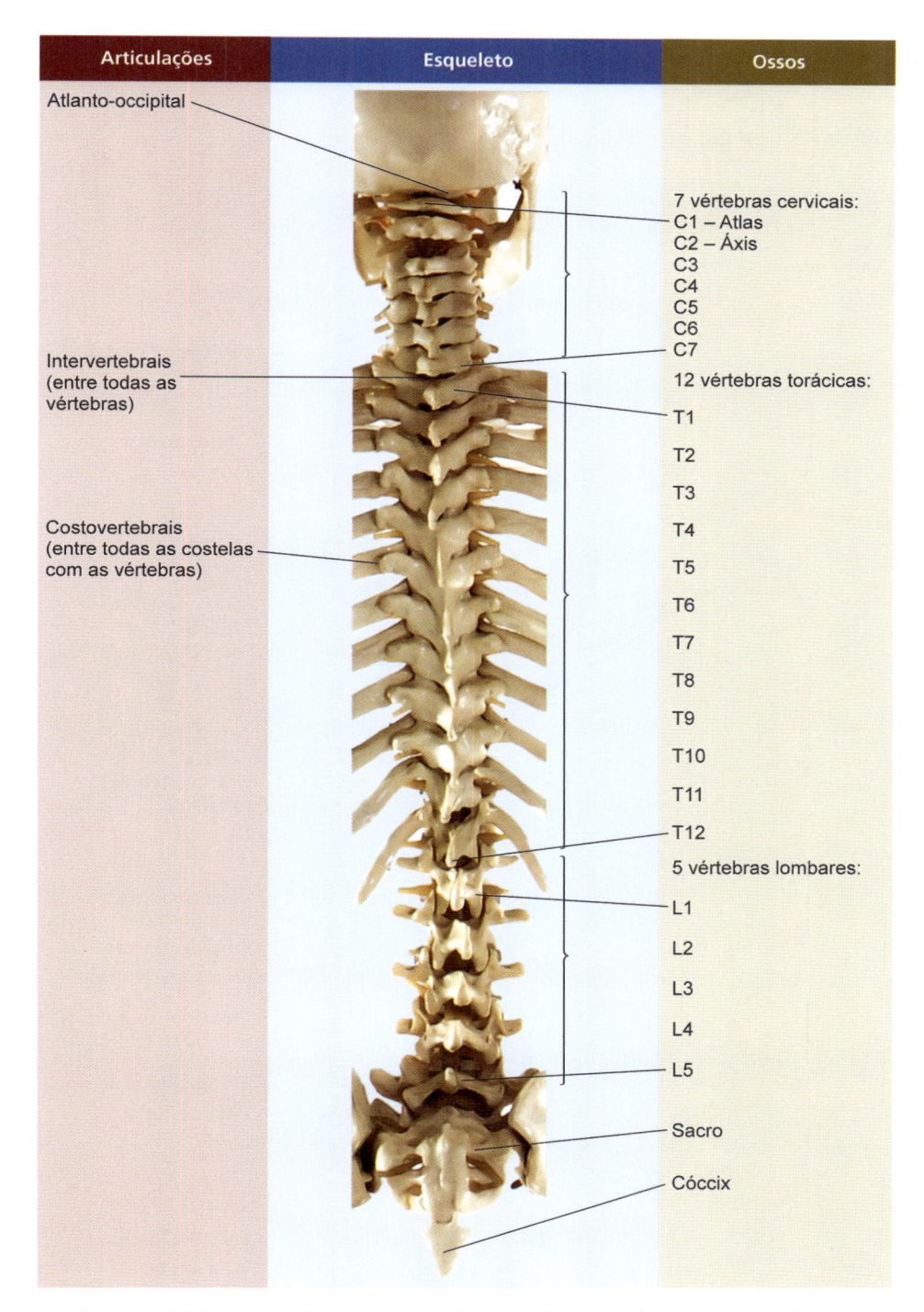

Figura 5.18 Ossos e articulações da coluna vertebral e das costas (*continua*).

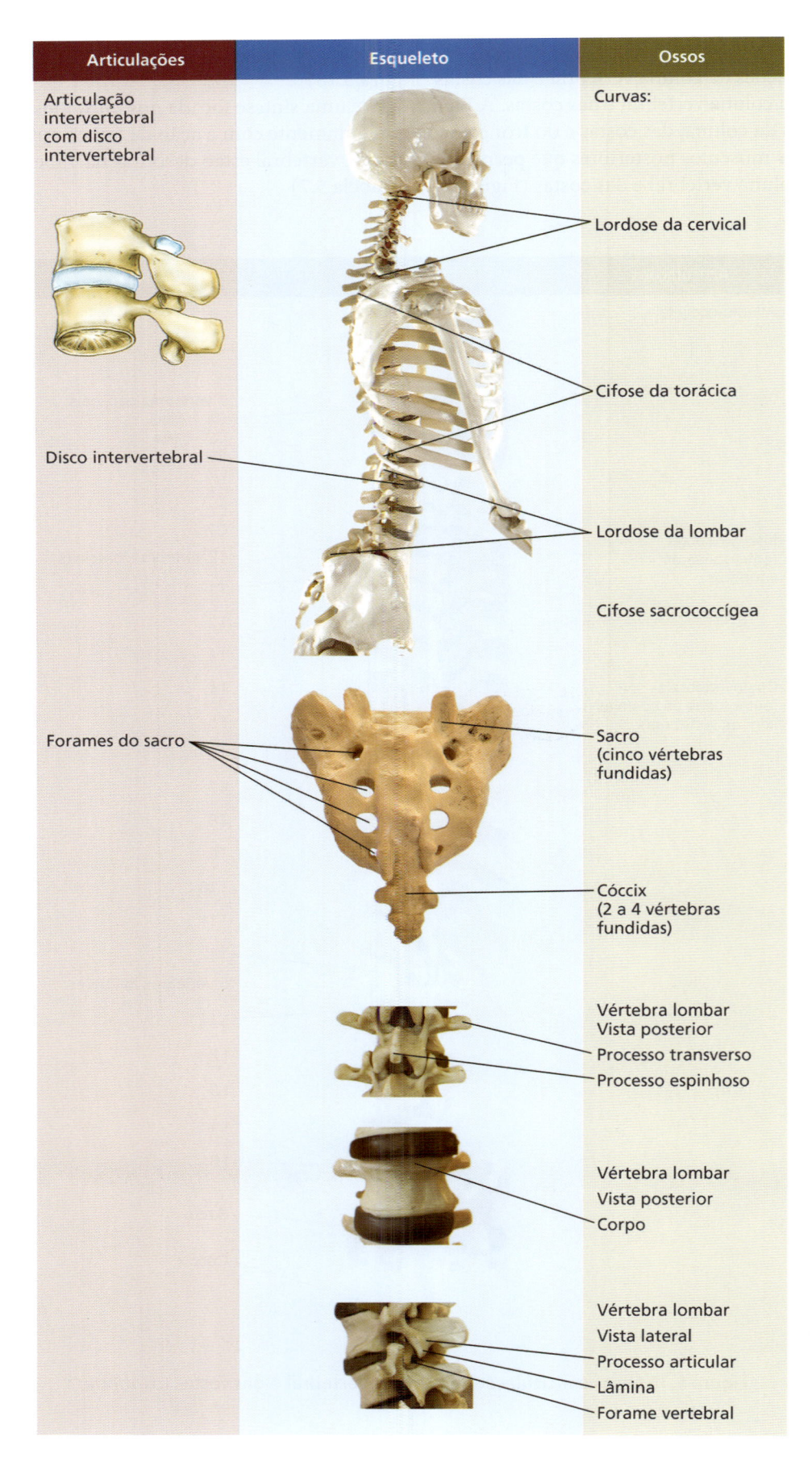

Articulações	Esqueleto	Ossos

Articulação intervertebral com disco intervertebral

Disco intervertebral

Forames do sacro

Curvas:

Lordose da cervical

Cifose da torácica

Lordose da lombar

Cifose sacrococcígea

Sacro
(cinco vértebras fundidas)

Cóccix
(2 a 4 vértebras fundidas)

Vértebra lombar
Vista posterior
Processo transverso
Processo espinhoso

Vértebra lombar
Vista posterior
Corpo

Vértebra lombar
Vista lateral
Processo articular
Lâmina
Forame vertebral

Figura 5.18 Ossos e articulações da coluna vertebral e das costas(*continuação*).

Movimento	Coluna vertebral e costas	Músculos que acionam o movimento
Flexão		Abdominais – reto e oblíquos (dos dois lados juntos)
Extensão		Eretores da espinha Quadrado lombar (os dois lados juntos) Rotadores (os dois lados juntos) Transversos espinais
Inclinação lateral		Iliocostais Quadrado do lombo (de um lado só)
Rotação		Iliocostais Multífidos Oblíquos do abdome (de um lado só) Rotadores

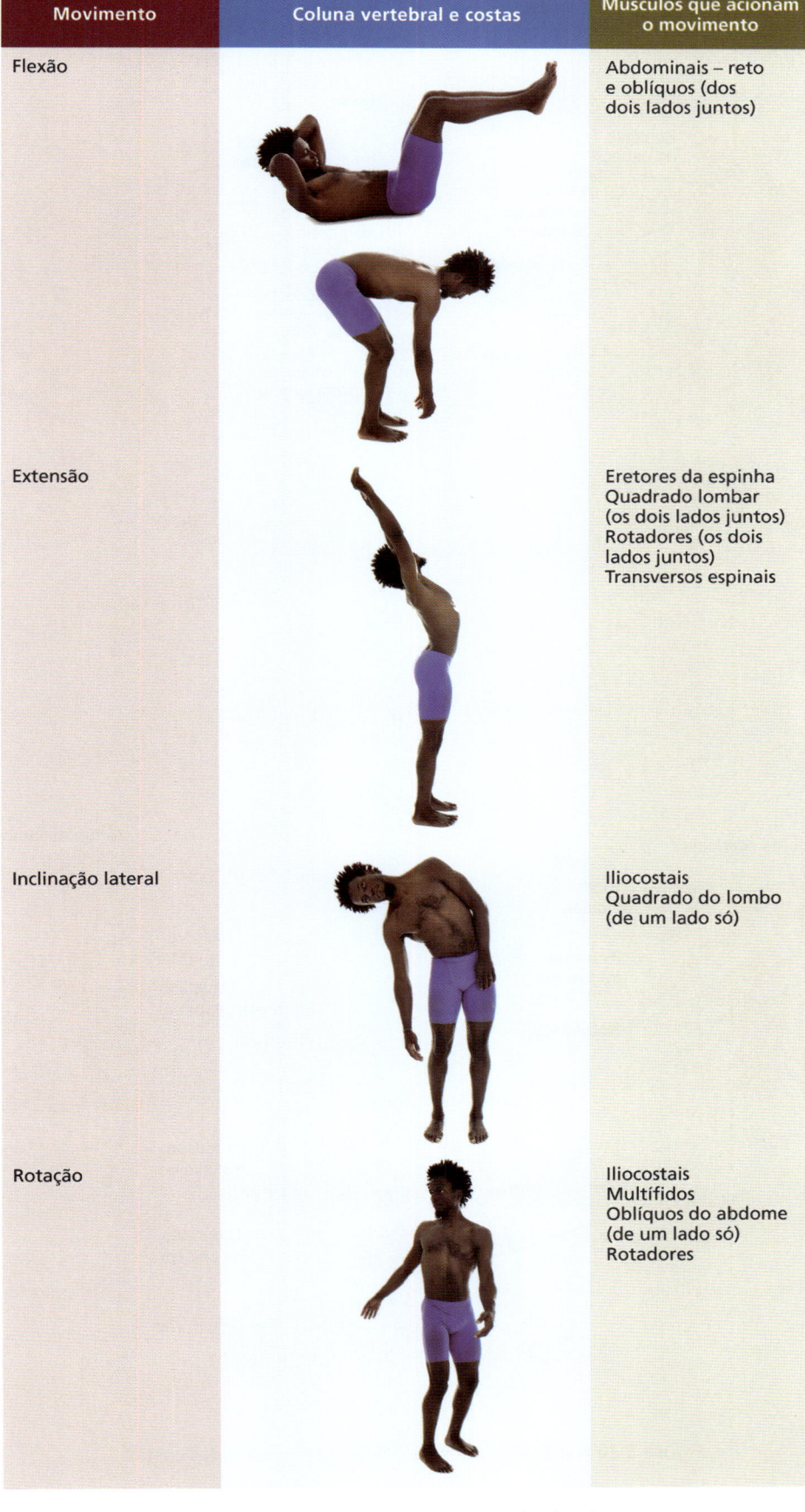

Figura 5.19 Movimentos da coluna vertebral e das costas.

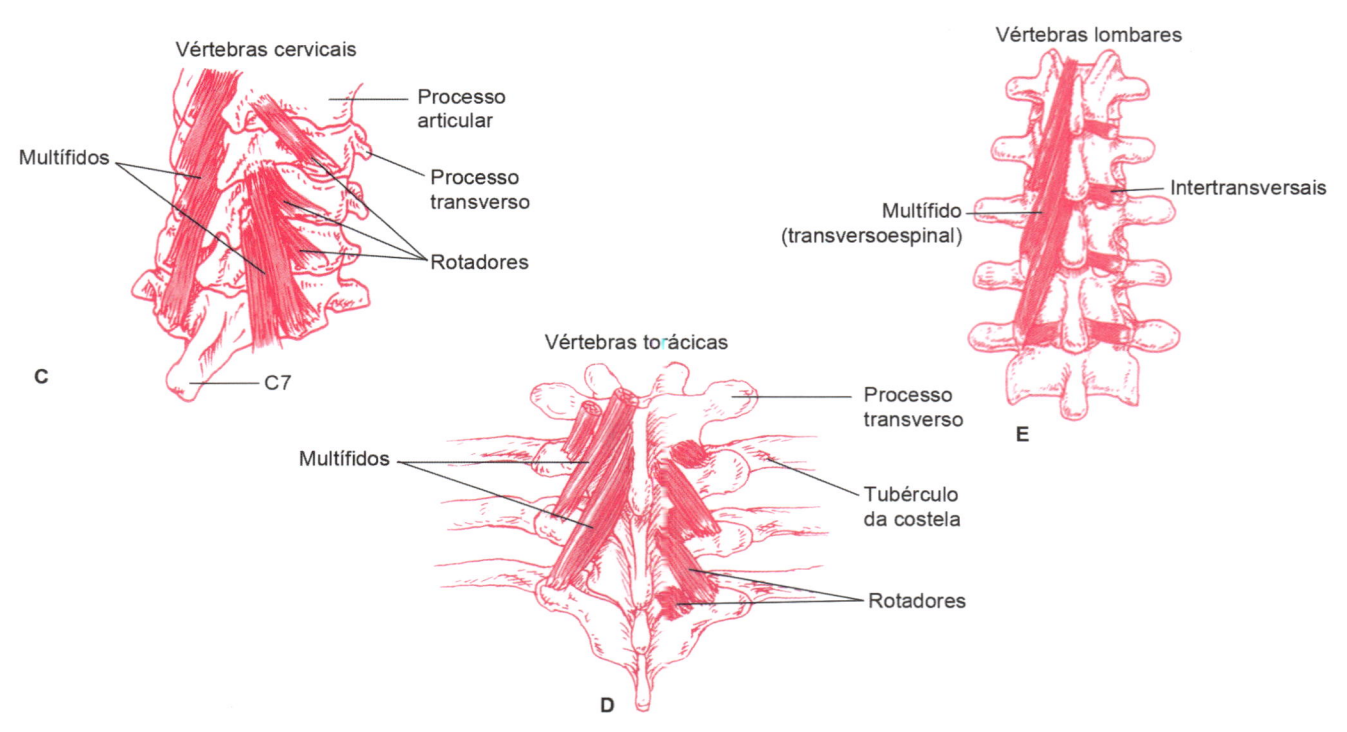

Figura 5.20 A a E. Músculos da coluna vertebral e das costas.

Tabela 5.6 Camadas dos músculos posteriores.

Plano profundo	Plano médio	Plano superficial
Eretor da coluna (sacroiliolombar): iliocostal (partes lombar, torácica e do pescoço), longuíssimo do tórax, do pescoço e da cabeça, espinal do tórax São músculos verticais Interespinais Intertransversais Transversoespinais: semiespinal, multífidos, rotadores São músculos oblíquos Semiespinal da cabeça, do pescoço e do tórax Suboccipitais	Esplênio Levantador da escápula Romboides Serrátil posterior superior e inferior	Latíssimo do dorso Trapézio

Tabela 5.7 Fixações e ações dos músculos da coluna vertebral e das costas.

Músculo	Fixações	Ação
Eretor da coluna (sacroiliolombar) é formado pelos músculos:		
• Iliocostal – parte lombar	Ao sacro e parte posterior do ilíaco Às margens inferiores das seis costelas inferiores	Extensão, flexão lateral e rotação das vértebras lombares
• Iliocostal – parte torácica	À face medial das margens inferiores das seis costelas inferiores Às margens inferiores das seis costelas superiores	Extensão, flexão lateral e rotação das vértebras torácicas
• Iliocostal – parte do pescoço	Às margens superiores das seis costelas superiores Aos processos transversos das vértebras cervicais médias	Extensão, flexão lateral e rotação das vértebras cervicais
• Longuíssimo do tórax Os músculos longuíssimos do pescoço e da cabeça estão descritos nos músculos do pescoço e da cabeça	Às vértebras lombares Aos processos transversos das vértebras torácicas na face posterior das últimas dez costelas	Extensão da coluna vertebral
• Espinal do tórax Os músculos espinais do pescoço e da cabeça estão descritos nos músculos do pescoço e da cabeça	Aos processos espinhosos das vértebras lombares superiores e das duas torácicas inferiores Aos processos espinhosos das vértebras torácicas médias e superiores	Extensão e sustentação da coluna vertebral
Interespinal	Do processo espinhoso de uma vértebra Ao processo espinhoso da vértebra inferior	Extensão da coluna
Intertransversário	Do processo transverso de uma vértebra Ao processo transverso da vértebra inferior	Inclinação lateral da coluna
Transversoespinal. É formado pelos músculos:		
• Semiespinal do tórax	Aos processos transversos da 6ª à 10ª vértebras torácicas (alguns autores citam da 5ª à 11ª) Aos processos espinhosos da 6ª vértebra cervical à 4ª torácica	Extensão da coluna vertebral
• Multífido É um dos músculos mais fortes do corpo, em virtude da função de estabilização com sustentação das vértebras	Ao sacro, nos processos mamilares das vértebras lombares, nos processos transversos das vértebras torácicas e nos processos articulares da 4ª à 7ª vértebras cervicais Aos processos espinhosos de duas a quatro vértebras acima, em todas as vértebras	Extensão, rotação e estabilização da coluna vertebral
• Rotadores São os mais profundos desse grupo. Como têm uma densidade alta de fuso muscular, funcionam como órgãos proprioceptivos. Sua função são os ajustes finos e não amplos dos movimentos da coluna vertebral	Aos processos transversos de todas as vértebras Ao processo espinhoso das duas ou três vértebras acima	Unilateralmente: rotação das vértebras Bilateralmente: extensão da coluna
Serrátil posterior inferior Serrátil anterior e serrátil posterior superior estão descritos na Tabela 5.9, dos músculos do cíngulo peitoral (cintura escapular) e do tórax	Aos processos espinhosos da 11ª torácica até a 2ª ou 3ª lombar Às margens inferiores da 9ª à 12ª costela	Tração nas costelas inferiores para trás e para baixo

Pescoço

- Ossos e articulações do pescoço (Figura 5.21)
- Movimentos do pescoço (Figura 5.22)
- Músculos do pescoço (Figura 5.23 e Tabela 5.8).

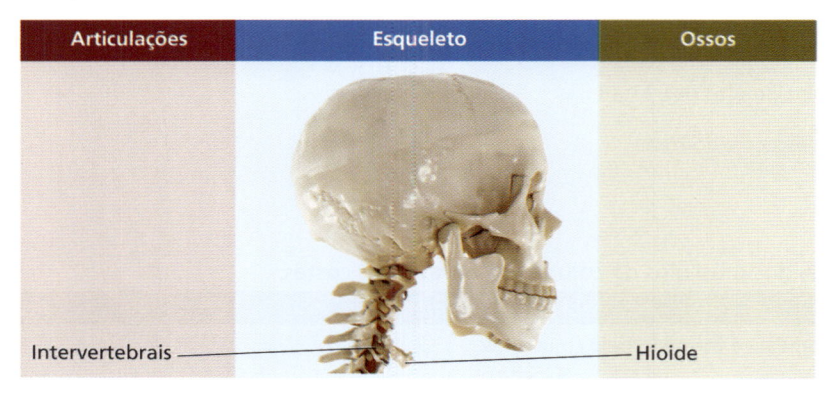

Articulações	Esqueleto	Ossos
Intervertebrais		Hioide

Figura 5.21 Ossos e articulações do pescoço.

Movimento	Pescoço	Músculos que acionam o movimento
Flexão		Escalenos – dos dois lados: se a cervical está na posição sem a lordose, ajuda na flexão da cabeça Esternocleido-occipitomastóideo – dos dois lados: se a cervical está na posição sem a lordose, ajuda na flexão da cabeça junto com os músculos longos da cabeça e do pescoço Longo da cabeça (com o ponto fixo da cabeça, retifica a parte alta da lordose cervical) Longo do pescoço (retifica a lordose cervical) Reto anterior da cabeça – dos dois lados Reto lateral da cabeça – dos dois lados
Extensão		Escaleno anterior e médio: se a cervical estiver em posição de lordose, acentua essa curva Espinal da cabeça Esternocleido-occipitomastóideo: se a cervical estiver em posição de lordose, acentua essa curva Oblíquo superior da cabeça Oblíquo inferior da cabeça Reto posterior menor da cabeça Reto posterior maior da cabeça Semiespinal da cabeça Trapézio – dos dois lados
Rotação		Escalenos anterior e médio do lado oposto da rotação Esplênio da cabeça Esternocleido-occipitomastóideo – para o lado oposto Oblíquo inferior da cabeça (rotação do atlas sobre o áxis) Reto anterior da cabeça – de um lado só Semiespinal do pescoço – do lado oposto da rotação Trapézio superior – do lado oposto da rotação
Inclinação ou flexão lateral		Escalenos Esplênio da cabeça Levantador da escápula Longo da cabeça – de um lado só Longuíssimo da cabeça Oblíquo inferior da cabeça Reto anterior da cabeça – de um lado só Reto lateral da cabeça – de um lado só Semiespinal do pescoço Trapézio superior

Figura 5.22 Movimentos do pescoço.

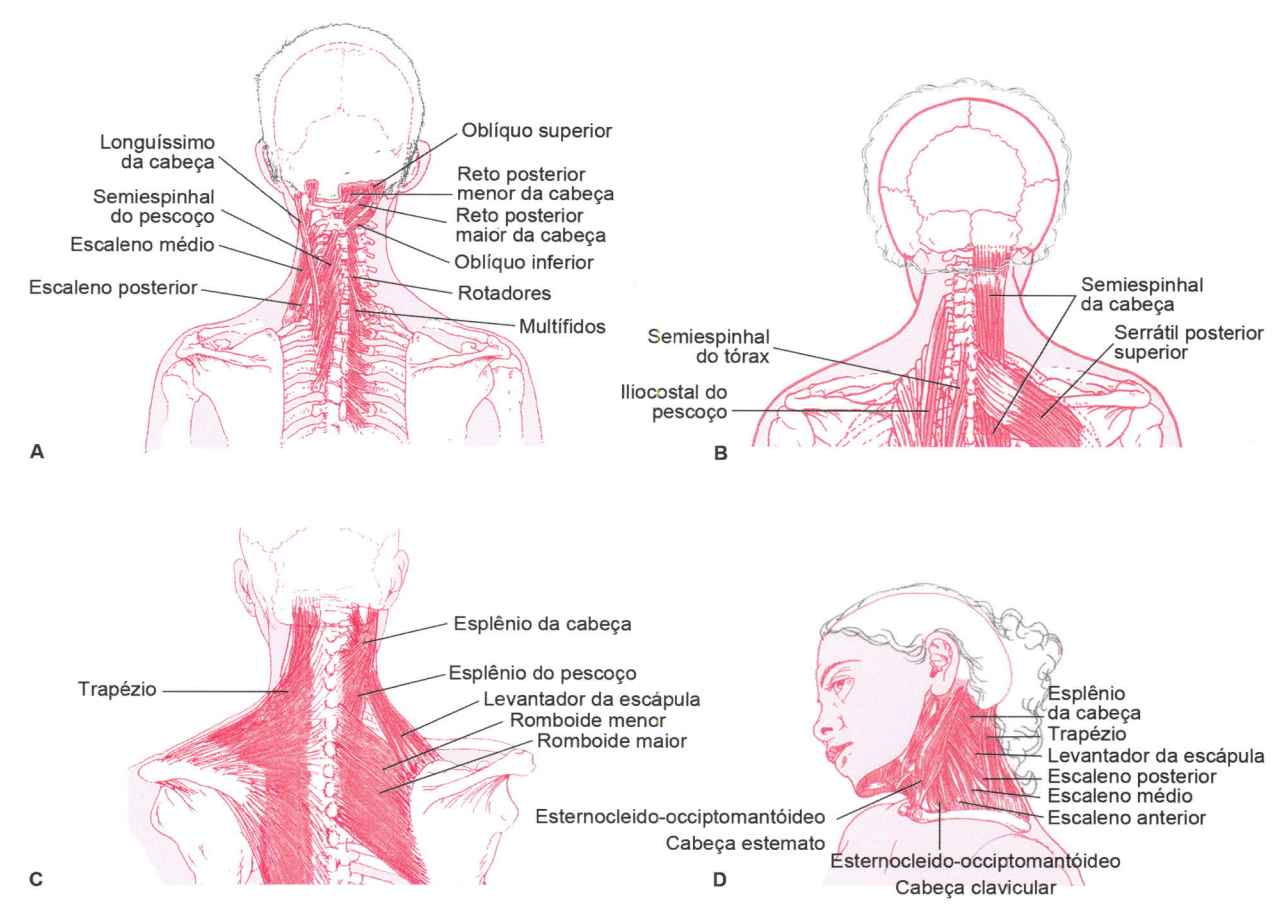

Figura 5.23 A a **D.** Músculos do pescoço.

Tabela 5.8 Fixações e ações dos músculos do pescoço.

Músculo	Fixações	Ação
Digástrico Faz parte e é o principal do conjunto dos músculos que se fixam no osso hioide: • Supra-hióideos: – Digástrico – Estilo-hióideo – Milo-hióideo – Genio-hióideo • Infra-hióideos: – Esterno-hióideo – Tireo-hióideo – Omo-hióideo – Esternotireóideo	No osso hioide Ventre anterior: na borda inferior da mandíbula Ventre posterior: processo mastoide e nos músculos esplênios da cabeça, longuíssimo da cabeça e esternocleido-occipitomastóideo	Eleva o osso hioide Abaixa (deprime) a mandíbula Participa da deglutição e da tosse Estabiliza o osso hioide na tosse, na deglutição e no espirro
Esternocleido-occipitomastóideo (ECON)	No processo mastoide e na linha nucal, acima do occipital Termina: – A cabeça esternal: superfície anterior do manúbrio do esterno – A cabeça clavicular: superfície anterior da clavícula	Unilateral: rotação da cabeça para o lado oposto. Inclinação lateral para o mesmo lado. Inclinação da face para cima (extensão) Bilateral: extensão da cabeça, acentuando a lordose cervical; se, porém, a cervical está na posição sem a lordose, a ação passa a ser a contrária: flexão da cabeça e do pescoço Evita a hiperextensão do pescoço e do movimento chicoteado da cabeça Estabiliza a cabeça e o pescoço Se o ponto fixo é o crânio, eleva o esterno e a parte esternal da clavícula Ajuda na deglutição

(continua)

Tabela 5.8 Fixações e ações dos músculos do pescoço (*continuação*).

Músculo	Fixações	Ação
Escaleno:		
• Anterior	Dos processos transversos da 3ª à 6ª vértebras cervicais À 1ª costela (nas faces superior e interna)	Inclinação lateral e rotação do pescoço para o lado oposto
• Médio	Processos transversos da 2ª à 7ª cervical À 1ª costela (face superior e interna)	Inclinação lateral e rotação do pescoço para o lado oposto
• Posterior	Nos processos transversos da 4ª à 6ª vértebras cervicais À parte média da 2ª coste a	Inclinação lateral do pescoço Atuando nos dois lados; se a cervical está na posição sem a lordose, ajuda na flexão da cabeça; se, porém, a cervical está na posição lordótica, o anterior e o médio aumentam a curva lordótica da cervical Se a coluna cervical e a alta torácica são o ponto fixo, elevam as duas primeiras costelas São inspiratórios
Espinal da cabeça	Junto ao semiespinal da cabeça	
Espinal do pescoço	Nos processos espinhosos da 7ª vértebra cervical à 2ª torácica Aos processos espinhosos da 2ª à 4ª cervicais	Extensão do pescoço
Esplênio:		
• Da cabeça	Nos processos espinhosos da 6ª vértebra cervical à 7ª torácica Ao processo mastoide, occipital e temporal	Extensão, inclinação lateral e rotação do pescoço e da cabeça para o mesmo lado
• Do pescoço	Nos processos espinhosos da 5ª à 7ª vértebras torácicas Aos processos transversos da 1ª à 3ª cervicais	Extensão do pescoço
Longuíssimo da cabeça	Processos transversos da 4ª vértebra cervical à 3ª torácica À base do occipital e ao processo mastoide	Extensão, inclinação lateral e rotação do pescoço e da cabeça para o mesmo lado Apoia a cabeça quando está inclinada para a frente
Occipital	Na aponeurose epicrânica Na linha nucal acima do osso occipital	Ancora a aponeurose epicrânica Traciona o couro cabeludo para trás
Platisma	No ângulo da boca com os músculos dessa região e na borda inferior da mandíbula À fáscia superficial do tórax anterossuperior	Traciona o ângulo da boca para baixo Traciona a pele do tórax para cima Tensiona a pele do pescoço, como em uma reação de horror
Semiespinal:		
• Da cabeça	Processos transversos da 3ª vértebra cervical à 6ª torácica À base do occipital e ao processo mastoide	Extensão da cabeça, flexão lateral do pescoço Apoia a cabeça quando está inclinada para a frente
• Do pescoço	Processos transversos da 1ª à 6ª vértebras torácicas Aos processos espinhosos da 2ª à 5ª vértebras cervicais Há uma variação dessas fixações em autores diversos	Extensão e flexão lateral do pescoço, rotação da cabeça para o lado oposto
Suboccipitais:		
• Oblíquo superior da cabeça	Do processo transverso do atlas À parte baixa do occipital	Extensão da cabeça
• Oblíquo inferior da cabeça	Da espinha do áxis Ao processo transverso do atlas	Extensão, inclinação lateral e rotação do atlas sobre o áxis, do mesmo lado
• Reto posterior menor da cabeça	No tubérculo posterior do atlas À parte baixa do occipital	Extensão da cabeça (ação bilateral)
• Reto posterior maior da cabeça	Na espinha do áxis À parte baixa do occipital	Extensão da cabeça (ação bilateral)

(*continua*)

Tabela 5.8 Fixações e ações dos músculos do pescoço (*continuação*).

Músculo	Fixações	Ação
Trapézio:		
• Superior (descendente)	No occipital e nos processos espinhosos da 1ª à 5ª vértebra cervical À borda posterior da clavícula	Adução, elevação e báscula medial da escápula Extensão da cabeça e do pescoço (ação bilateral) Rotação da cabeça e do pescoço (ação unilateral) para o lado oposto da rotação
• Médio (transverso)	Nos processos espinhosos da 6ª vértebra cervical à 3ª torácica À espinha da escápula e ao acrômio	Adução da escápula
• Inferior (ascendente)	Nos processos espinhosos da 4ª à 12ª vértebra torácica À parte interna da espinha da escápula	Adução, abaixamento e báscula lateral da escápula

Cíngulo peitoral (cintura escapular) e tórax

- Ossos e articulações do cíngulo peitoral (Figura 5.24)
- Movimentos do cíngulo peitoral (Figura 5.25)
- Músculos do cíngulo peitoral (Figura 5.26 e Tabela 5.9).

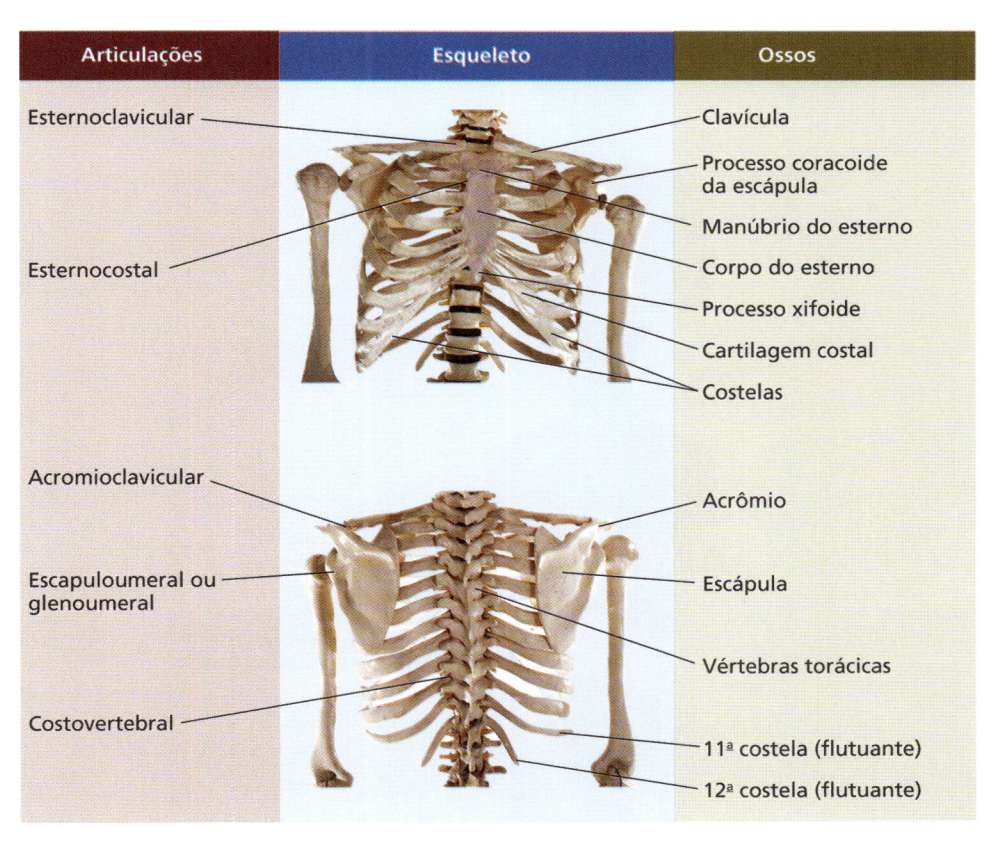

Figura 5.24 Ossos e articulações do cíngulo peitoral.

Movimento	Cíngulo peitoral	Músculos que acionam o movimento
Elevação		Levantador da escápula Romboide menor Trapézio superior
Abaixamento ou depressão		Serrátil anterior (fibras inferiores) Trapézio inferior
Adução		Romboides Trapézio
Abdução		Serrátil anterior
Báscula medial		Levantador da escápula Romboides
Báscula lateral		Serrátil anterior Trapézio inferior Trapézio superior
Os movimentos da articulação escapuloumeral ou glenoumeral estão na Tabela 5.10		

Figura 5.25 Movimentos do cíngulo peitoral.

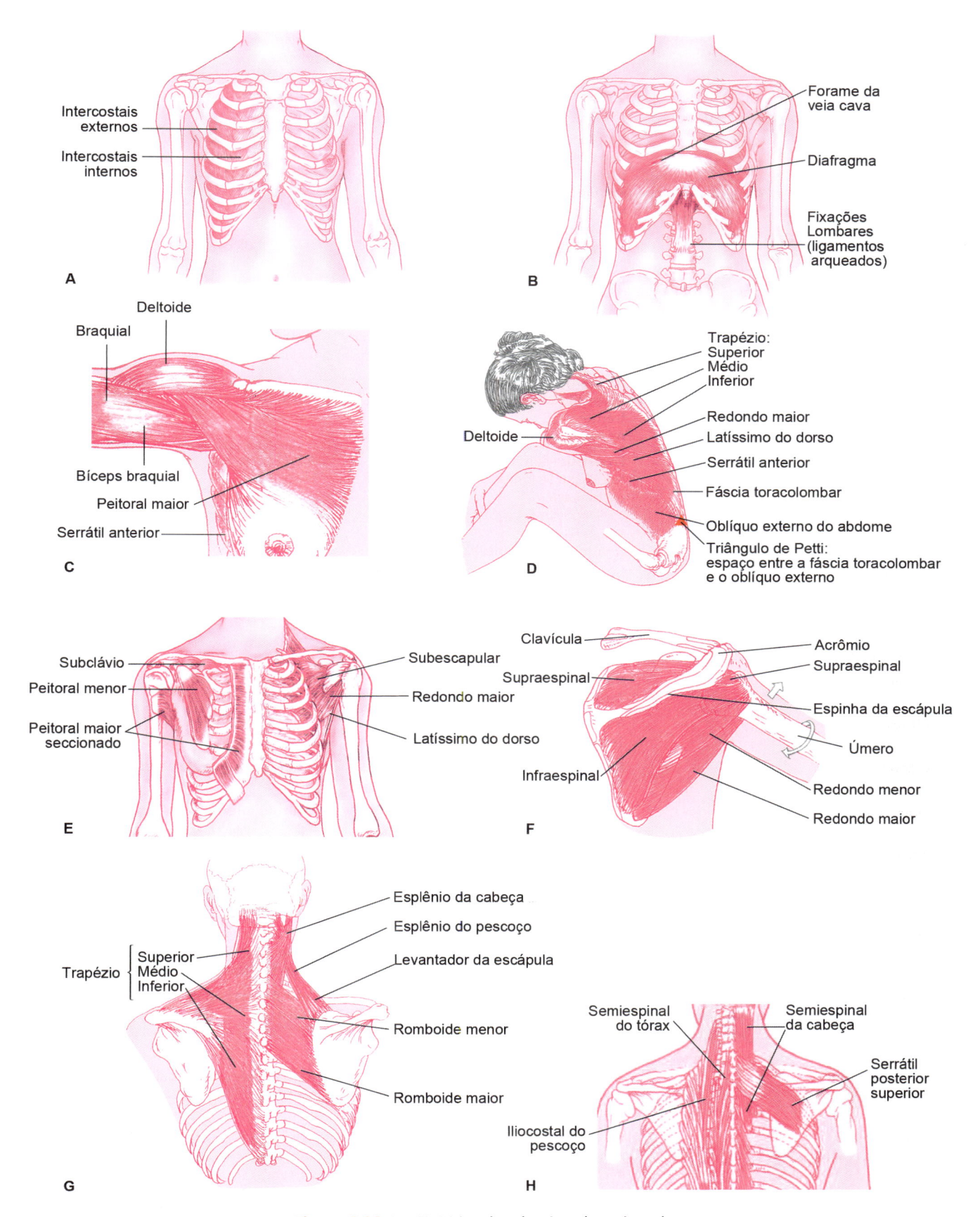

Figura 5.26 A a H. Músculos do cíngulo peitoral.

Tabela 5.9 Fixações e ações dos músculos do cíngulo peitoral.

Músculo	Fixações	Ação
Deltoide É dividido em três porções: anterior média e posterior	Na lateral da clavícula, na lateral do acrômio e na face inferior da espinha da escápula Termina no úmero, um pouco acima do seu ponto médio	Flexão e rotação interna do braço na porção anterior Abdução do braço na porção média Extensão do braço na porção posterior
Diafragma É um músculo plano como uma abóboda, no seu centro é perfurado para a passagem da aorta, veia cava e esôfago. Nos pilares laterais, nos arcos fibrosos, permitem a passagem do músculo psoas maior e quadrado lombar	No processo xifoide e esterno Nas cartilagens costais e da 7ª à 12ª costela Nas vértebras lombares No corpo vertebral da 1ª a 4ª lombar do lado direito e no corpo da 1ª à 3ª lombar do lado esquerdo	Eleva e expande a margem costal inferior, as costelas inferiores e o abdome Principal músculo inspiratório
Intercostais Formam uma lâmina muscular que solidariza as costelas entre si		
• Internos	Na margem inferior de uma costela, suas fibras são oblíquas para baixo e para trás Às margens superiores da costela abaixo	Movimentos entre as costelas, coesão da caixa torácica Inspiratórios
• Externos	Na margem inferior de uma costela, suas fibras são oblíquas para baixo e para a frente Às margens superiores da costela abaixo	Movimentos entre as costelas, coesão da caixa torácica Inspiratórios
Latíssimo do dorso (grande dorsal)	Processos espinhosos da 7ª vértebra torácica à 5ª lombar, na crista sacral e na crista ilíaca Estas fixações se dão na fáscia toracolombar No úmero (sulco intertubercular)	Adução, rotação interna e extensão do braço
Levantador da escápula	No ângulo superior da escápula Aos processos transversos da 1ª à 4ª vértebra cervical	Elevação e báscula medial da escápula Se o ponto fixo é a escápula produz a inclinação lateral e rotação do pescoço e cabeça
Manguito rotador. Formado pelos músculos:		
• Supraespinal	Na fossa supraespinal da escápula Termina do úmero (tubérculo maior)	Inicia a abdução do braço
• Infraespinal	Na fossa da escápula Termina no úmero (tubérculo maior)	Rotação externa do úmero, participa um pouco na extensão e abdução do úmero
• Redondo menor	Na fossa infraespinal da escápula Termina no úmero (tubérculo maior)	Rotação externa do úmero
• Subescapular	Na face costal da escápula Termina no úmero (tubérculo menor)	Rotação interna do úmero
Peitoral maior	Na clavícula, no esterno e nas cartilagens costais da 1ª à 7ª costela Termina no úmero (sulco intertubercular)	Adução, flexão e rotação interna do braço As fibras inferiores efetuam a volta do movimento
Peitoral menor	Nas 3ª, 4ª e 5ª costelas Termina no processo coracoide da escápula	Traciona a escápula para a frente, para baixo e medialmente É um inspiratório acessório
Redondo maior Insere-se no úmero junto do latíssimo do dorso e tem as mesmas funções, mas com menos potência	Na borda lateral da escápula No úmero (sulco intertubercular)	Adução, extensão e rotação interna do braço
Romboide menor	Na borda medial da escápula Aos processos espinhosos da 6ª e 7ª vértebras cervicais	Adução, elevação e báscula medial da escápula
Romboide maior	Na borda medial da escápula Aos processos espinhosos da 1ª à 4ª vértebra torácica (alguns autores colocam também a 7ª cervical)	Adução e báscula medial da escápula Se o ponto fixo é a escápula, traciona as vértebras torácicas superiores (p. ex., os braços esticados para cima com o corpo pendurado)

(continua)

Tabela 5.9 Fixações e ações dos músculos do cíngulo peitoral (*continuação*).

Músculo	Fixações	Ação
Serrátil anterior	Na face costal da escápula ao longo de sua borda medial Até da 1ª à 9ª costelas (alguns autores colocam até a 8ª ou a 10ª costela)	Abdução, abaixamento e báscula lateral da escápula Mantém a borda medial da escápula firmemente contra o tórax (p. ex., do ato de empurrar ou no exercício da flexão de braço)
Serrátil posterior superior	Nos processos espinhosos da 6ª e 7ª vértebras cervicais e da 1ª e 2ª torácicas Aos ângulos laterais da 2ª à 5ª costela	Eleva da 2ª à 5ª costelas para ajudar a inspiração
Subclávio	Da face inferior da 1ª costela À face inferior da clavícula	Abaixa a clavícula ou eleva a 1ª costela
O músculo trapézio está descrito na Tabela 5.8, sobre o pescoço	–	–

Membros superiores (braços)

- Ossos e articulações dos braços (Figura 5.27)
- Movimentos dos braços (Figuras 5.28 e 5.29)
- Músculos dos braços (Figura 5.30 e Tabela 5.10).

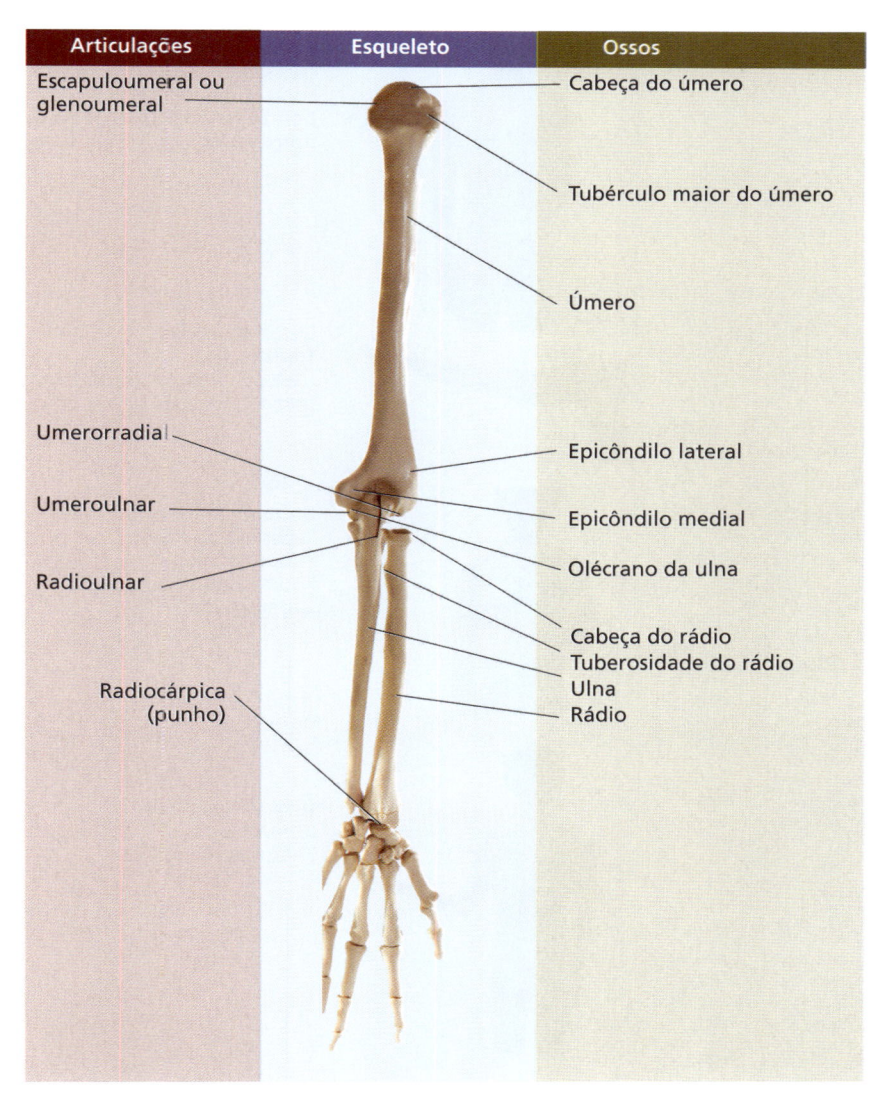

Figura 5.27 Ossos e articulações dos braços.

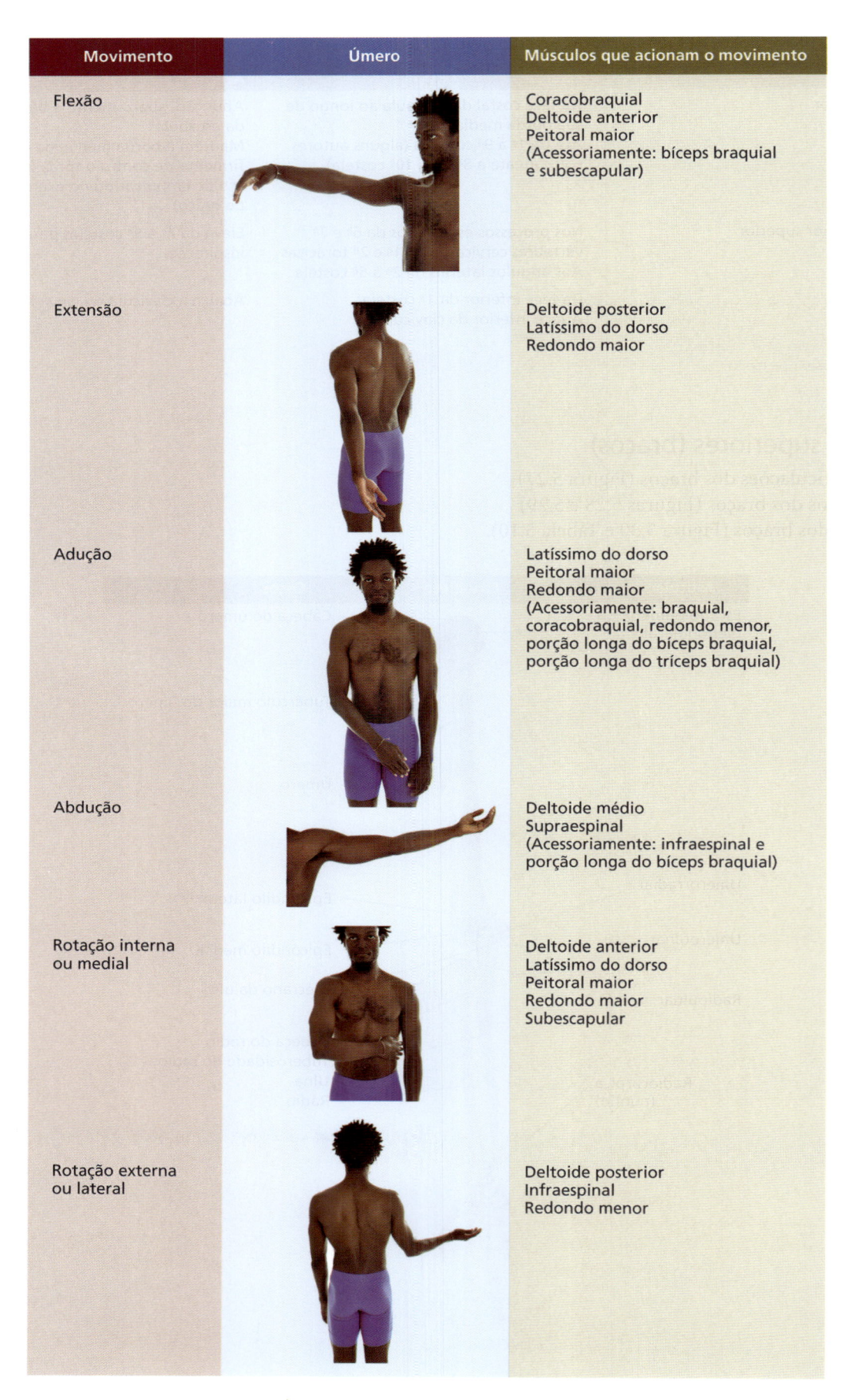

Movimento	Úmero	Músculos que acionam o movimento
Flexão		Coracobraquial Deltoide anterior Peitoral maior (Acessoriamente: bíceps braquial e subescapular)
Extensão		Deltoide posterior Latíssimo do dorso Redondo maior
Adução		Latíssimo do dorso Peitoral maior Redondo maior (Acessoriamente: braquial, coracobraquial, redondo menor, porção longa do bíceps braquial, porção longa do tríceps braquial)
Abdução		Deltoide médio Supraespinal (Acessoriamente: infraespinal e porção longa do bíceps braquial)
Rotação interna ou medial		Deltoide anterior Latíssimo do dorso Peitoral maior Redondo maior Subescapular
Rotação externa ou lateral		Deltoide posterior Infraespinal Redondo menor

Figura 5.28 Movimentos do úmero.

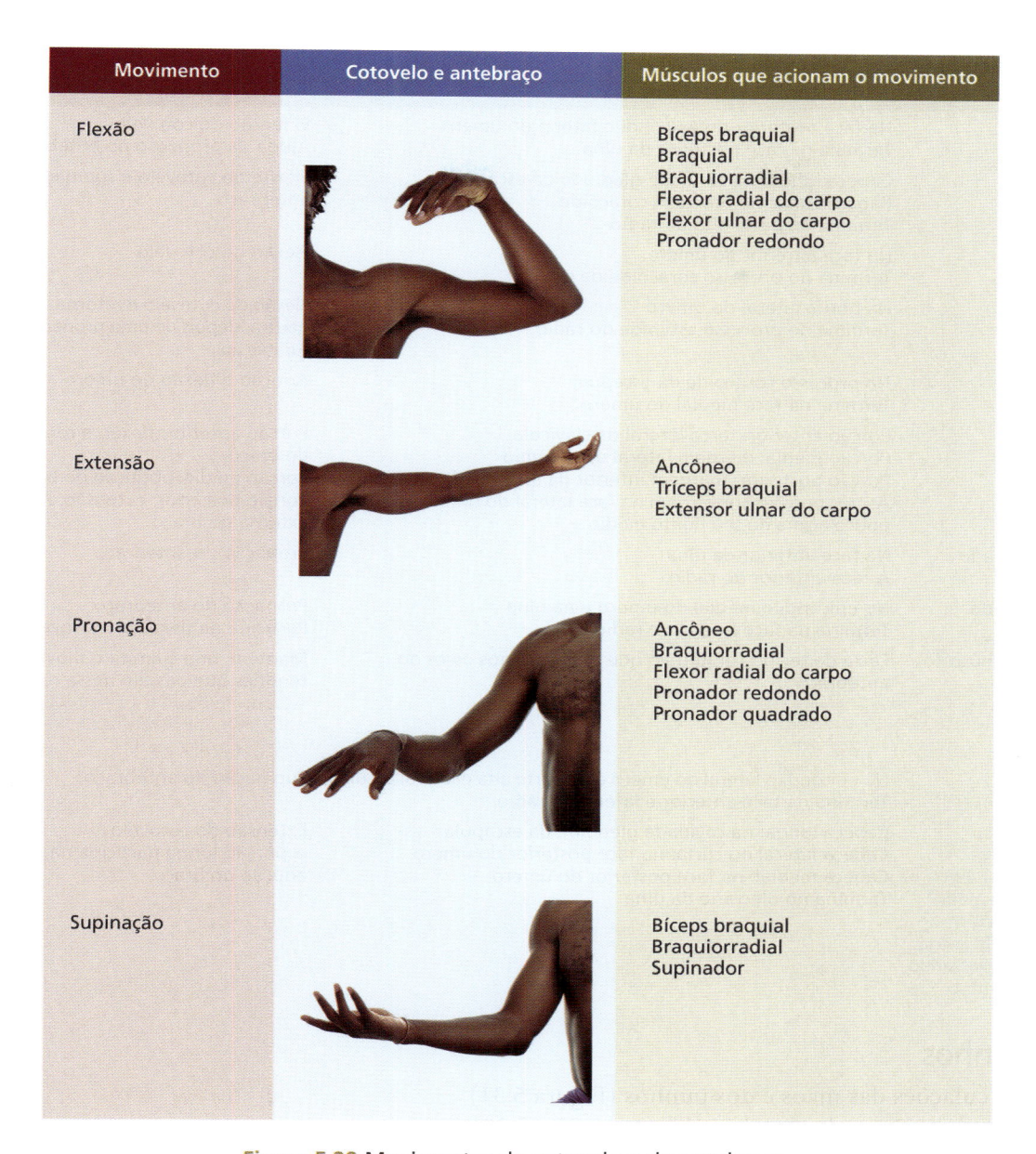

Movimento	Cotovelo e antebraço	Músculos que acionam o movimento
Flexão		Bíceps braquial Braquial Braquiorradial Flexor radial do carpo Flexor ulnar do carpo Pronador redondo
Extensão		Ancôneo Tríceps braquial Extensor ulnar do carpo
Pronação		Ancôneo Braquiorradial Flexor radial do carpo Pronador redondo Pronador quadrado
Supinação		Bíceps braquial Braquiorradial Supinador

Figura 5.29 Movimentos do cotovelo e do antebraço.

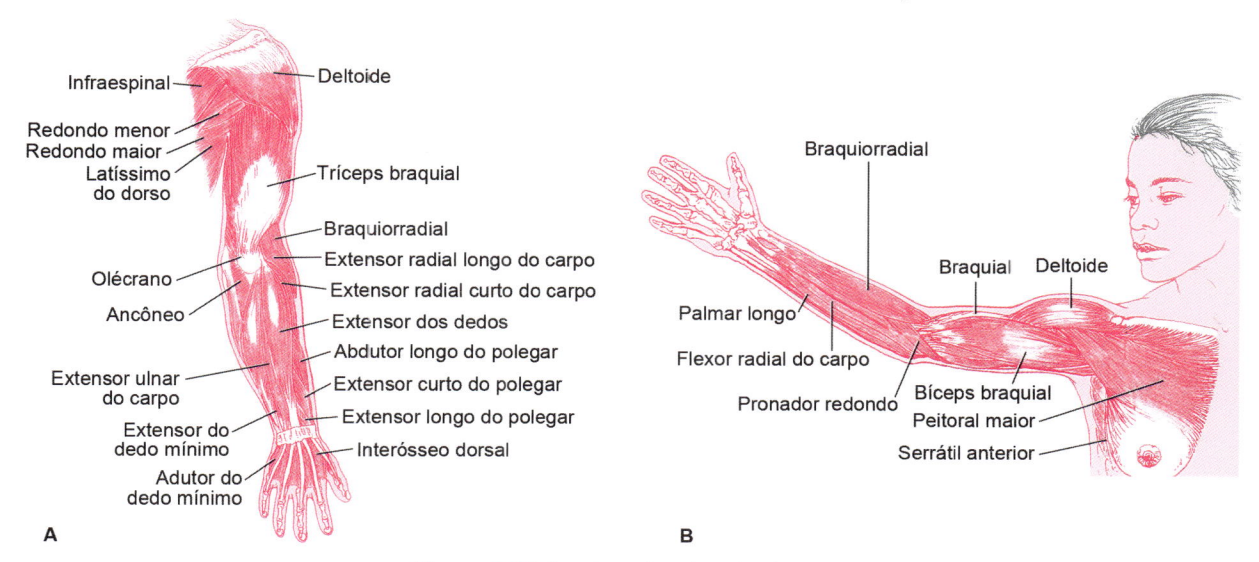

A

- Infraespinal
- Deltoide
- Redondo menor
- Redondo maior
- Latíssimo do dorso
- Tríceps braquial
- Braquiorradial
- Extensor radial longo do carpo
- Olécrano
- Extensor radial curto do carpo
- Ancôneo
- Extensor dos dedos
- Abdutor longo do polegar
- Extensor ulnar do carpo
- Extensor curto do polegar
- Extensor do dedo mínimo
- Extensor longo do polegar
- Adutor do dedo mínimo
- Interósseo dorsal

B

- Braquiorradial
- Palmar longo
- Braquial
- Deltoide
- Flexor radial do carpo
- Pronador redondo
- Bíceps braquial
- Peitoral maior
- Serrátil anterior

Figura 5.30 A e **B.** Músculos dos braços.

Tabela 5.10 Fixações e ações dos músculos dos braços.

Músculo	Fixações	Ação
Ancôneo	Na face posterior do epicôndilo lateral do úmero Termina na face posterior da ulna	Extensão do cotovelo Ajuda da pronação do antebraço
Bíceps braquial	Cabeça longa: na cavidade gledoide da escápula Cabeça curta: no processo coracoide Termina na parte alta do rádio	Flexão do cotovelo e supinação do antebraço
Braquial	Na face anterior do úmero Termina no processo coracoide da ulna	Flexão do cotovelo
Braquiorradial	Na borda lateral do úmero Termina no processo estiloide do rádio	Flexão do cotovelo e retorna à posição neutra, depois de uma pronação ou supinação
Coracobraquial	No processo coracoide da escápula Termina na face medial do úmero	Adução e flexão do úmero
Deltoide	Porção anterior: terço lateral da clavícula Porção média: margem lateral do acrômio Porção posterior: margem inferior da espinha da escápula As três porções convergem na face lateral do úmero, um pouco acima do seu ponto médio	Porção anterior: flexão e rotação interna do braço Porção média: abdução do braço Porção posterior: extensão e rotação externa do braço
Pronador quadrado	Na face anterior da ulna À face anterior do rádio	Pronação do antebraço
Pronador redondo	No epicôndilo medial do úmero e na ulna Termina na face lateral do rádio	Pronação do antebraço Participa na flexão do cotovelo
Retináculo dos músculos extensores	Faixa de tecido conjuntivo que atravessa nos ossos do antebraço	Mantém, une e limita o movimento dos tendões que passam nessa região Apesar de não ser um músculo, é citado aqui pela importância no tratamento de liberação miofascial
Supinador	No epicôndilo lateral do úmero e na parte alta e lateral da ulna Termina na face anterior e lateral do rádio	Supinação do antebraço
Tríceps braquial É formado por três porções (cabeças). As porções lateral e medial atravessam apenas o cotovelo; a porção longa é biarticular, atravessando o cotovelo e o ombro	Cabeça longa: na cavidade glenoide da escápula Cabeça lateral ou curta: na face posterior do úmero Cabeça medial: na face posterior do úmero Termina no olécrano da ulna	Extensão do cotovelo A porção longa participa na extensão e adução do braço

Mãos e punhos

- Ossos e articulações das mãos e dos punhos (Figura 5.31)
- Movimentos das mãos e dos punhos (Figuras 5.32 e 5.33)
- Músculos das mãos e dos punhos (Figura 5.34 e Tabela 5.11).

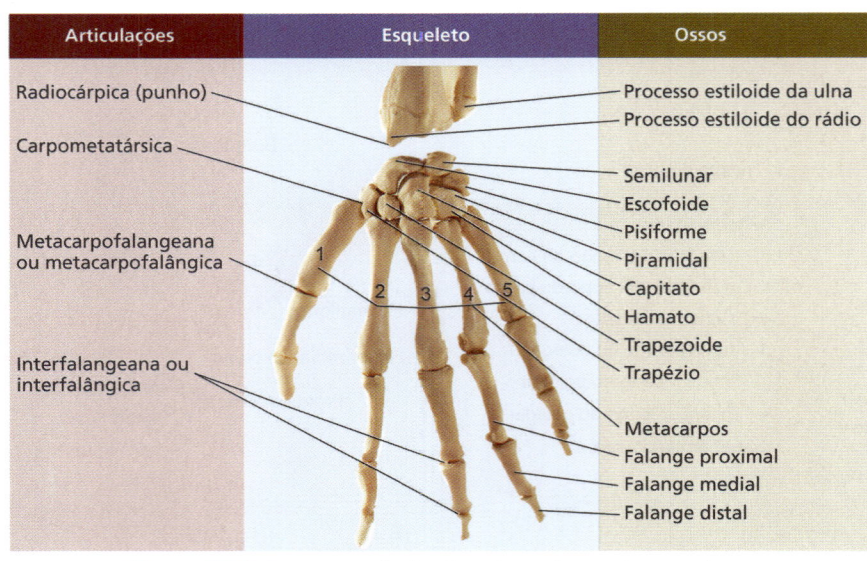

Figura 5.31 Ossos e articulações das mãos e dos punhos.

Movimento	Punho	Músculos que acionam o movimento
Flexão	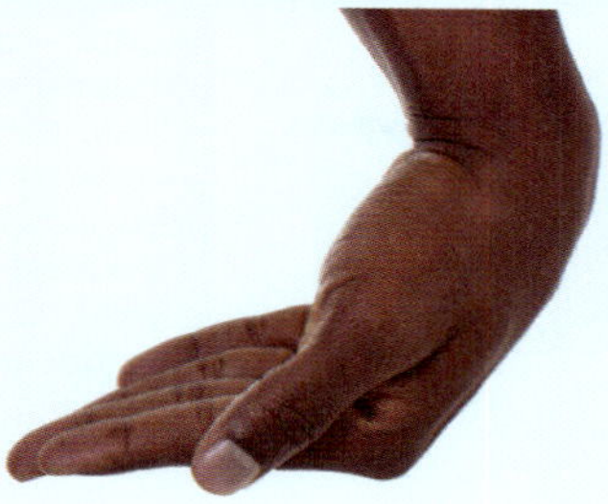	Flexor superficial dos dedos Flexor radial do carpo Flexor ulnar do carpo Palmar longo
Extensão	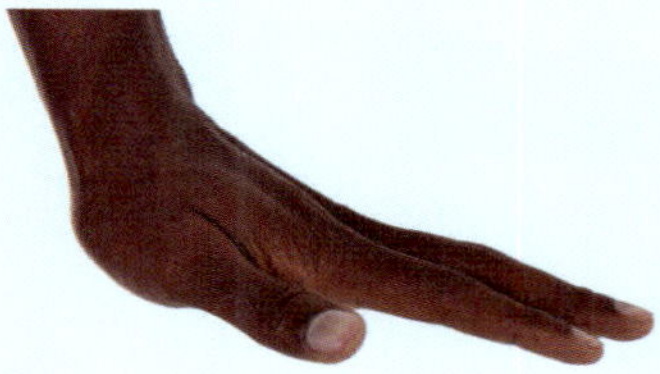	Extensor dos dedos Extensor radial curto e longo do carpo Extensor ulnar do carpo
Desvio ou inclinação ulnar ou adução	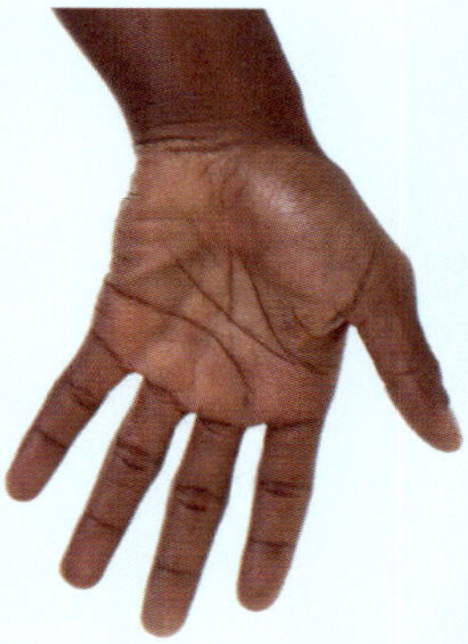	Flexor ulnar do carpo Extensor ulnar do carpo
Desvio ou inclinação radial ou abdução	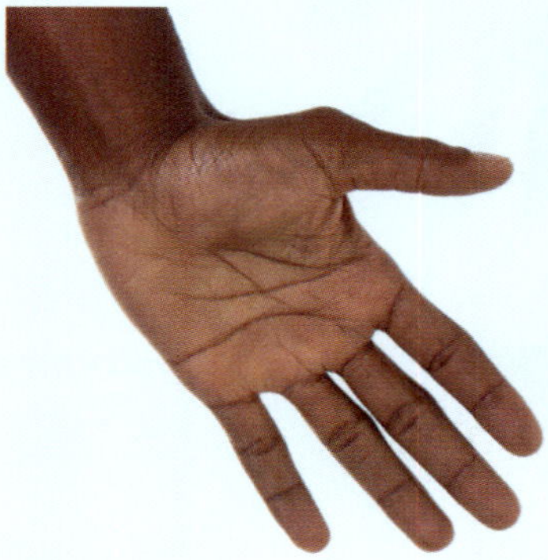	Abdutor longo do polegar Flexor radial do carpo Flexor longo do polegar

Figura 5.32 Movimentos do punho.

Movimento	Dedos	Músculos que acionam o movimento
Flexão		Abdutor do dedo mínimo Abdutor curto do polegar Flexor curto do dedo mínimo Flexor curto do polegar Flexor longo do polegar Flexor profundo dos dedos Flexor superficial dos dedos Lumbricais
Extensão		Extensor do dedo mínimo Extensor do indicador Extensor dos dedos Extensor curto do polegar Extensor longo do polegar
Adução		Adutor do polegar Extensor do indicador Interósseos palmares
Abdução		Abdutor do dedo mínimo Abdutor curto do polegar Abdutor longo do polegar Extensor do dedo mínimo Interósseos dorsais
Oposição do polegar		Oponente do polegar

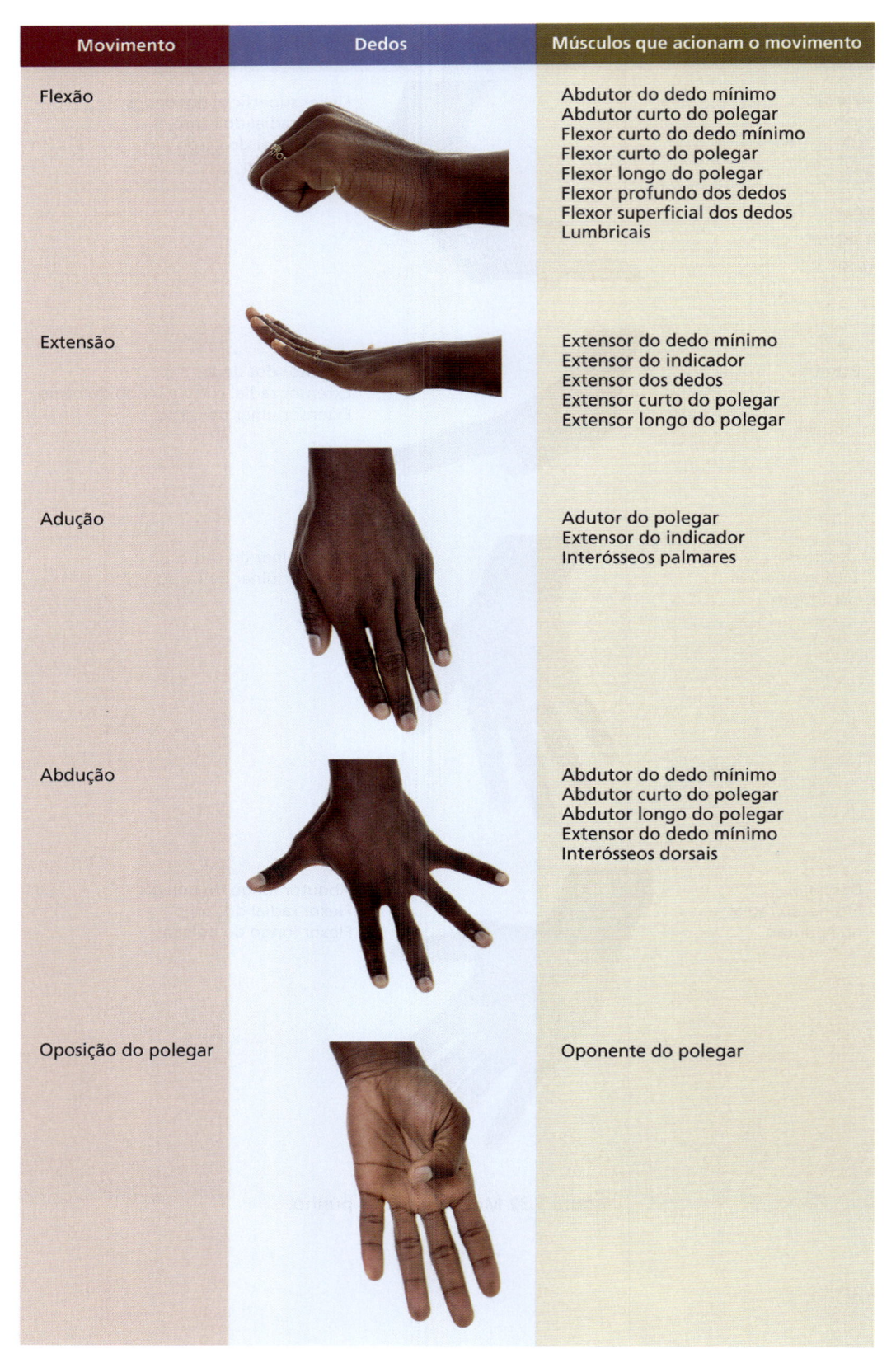

Figura 5.33 Movimentos dos dedos.

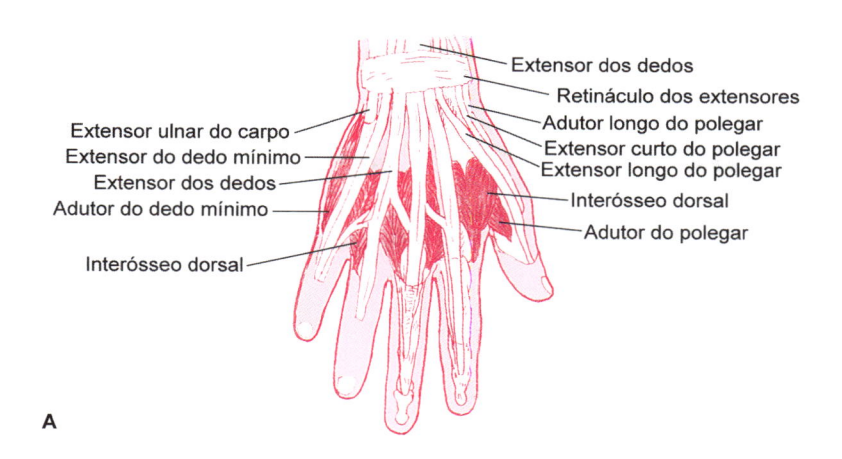

A

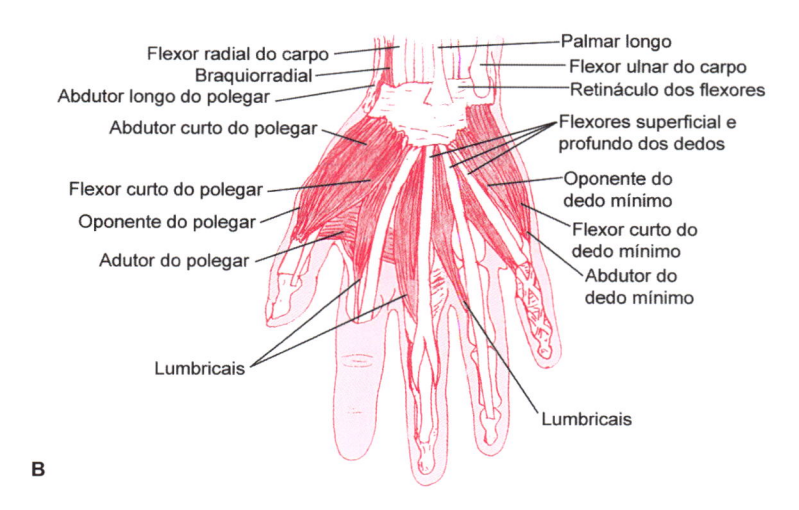

B

Figura 5.34 A e **B.** Músculos das mãos e dos punhos.

Tabela 5.11 Fixações e ações dos músculos das mãos e dos punhos.

Músculo	Fixações	Ação
Abdutor curto do polegar	No escafoide e no retináculo flexor do carpo À falange proximal do polegar	Abdução do polegar Flexão da falange proximal do polegar Traciona o metacarpo para a frente
Abdutor do dedo mínimo	No pisiforme e no retináculo dos flexores Na base da falange proximal do dedo mínimo	Abdução do dedo mínimo Flexão da falange proximal do dedo mínimo
Abdutor longo do polegar	Nas faces posterior da ulna e do rádio e na membrana interóssea À base do primeiro metacárpeo	Abdução do polegar Participa da flexão e inclinação radial do punho
Adutor do polegar	Cabeça oblíqua: no trapezoide e do capitato Cabeça transversa: no corpo do 2º e 3º metacarpos Termina na base da falange proximal do polegar	Adução do polegar Aproxima o 1º metacarpo do 2º
Extensor radial curto do carpo	No epicôndilo lateral do úmero À base do 3º metacarpo	Extensor do punho Participa na flexão do cotovelo
Extensor radial longo do carpo	Na face lateral do úmero À base do 2º metacarpo	Extensão e abdução ou inclinação do punho Participa na flexão do cotovelo
Extensor ulnar do carpo	Do epicôndilo lateral e da borda posterior da ulna À base do 5º metacarpo	Extensão e inclinação ulnar do punho
Extensor do dedo mínimo	No epicôndilo lateral do úmero Termina no dorso das falanges proximal, medial e distal do dedo mínimo	Extensão do dedo mínimo nas articulações metacarpofalângica e interfalângica

(continua)

Tabela 5.11 Fixações e ações dos músculos das mãos e dos punhos (*continuação*).

Músculo	Fixações	Ação
Extensor dos dedos	Na parte baixa do úmero e no epicôndilo lateral do úmero Termina em quatro tendões na base das falanges distais dos quatro dedos	Extensão dos quatro dedos nas articulações metacarpofalângica e interfalângicas
Extensor do indicador	Face posterior da ulna e membrana interóssea Termina na aponeurose extensora dorsal do indicador	Extensão do indicador na articulação metacarpofalângica
Flexor curto do dedo mínimo	No osso hamato À face ulnar da falange proximal do dedo mínimo	Flexão da falange proximal do dedo mínimo
Extensor curto do polegar	Na face posterior da ulna À face dorsal da falange proximal do polegar	Extensão da falange proximal do polegar
Extensor longo do polegar	Na face posterior da ulna À falange distal do polegar	Extensão e abdução do polegar
Flexor longo do polegar	No rádio À base da falange distal do polegar	Flexiona a falange distal do polegar Participa na flexão e inclinação radial do punho
Flexor profundo dos dedos	Face anterior da ulna e membrana interóssea Termina em quatro tendões, na base da falange distal do 2º ao 5º dedos	Flexiona a falange distal dos quatro dedos Participa na flexão das outras falanges dos dedos
Flexor radial do carpo	No epicôndilo medial do úmero Termina na base do segundo metacarpo	Flexão e inclinação lateral do punho
Flexor superficial dos dedos	Do epicôndilo medial, do processo coronoide da ulna e face anterior do rádio Termina em quatro tendões nas laterais das falanges média do 2º ao 5º dedos	Flexiona a falange média e a proximal dos dedos Participa na flexão do punho
Flexor ulnar do carpo	No epicôndilo medial do úmero e na face posterior da ulna Termina no pisiforme	Flexão e inclinação ulnar do punho
Interósseos da mão São quatro dorsais e quatro palmares, entre o espaço de dois metatacarpos	Dorsais: nos ósseos metacarpos Às falanges proximais no 2ª ao 4º dedo Palmares: face palmar do 2º, 4º e 5º ossos metacarpos Até o 2º ao 4º dedo	Dorsais: adução dos dedos em relação ao eixo da mão Palmares: abdução dos dedos em relação ao eixo da mão
Lumbricais da mão Trabalham próximo dos interósseos em ações específicas dos dedos, como o pinçamento	Nos tendões do músculo flexor profundo dos dedos Terminam nos tendões do músculo extensor dos dedos	Flexão das articulações metacarpofalângicas Extensão das articulações interfalângicas
Oponente do polegar	No retináculo dos músculos flexores À face palmar do 1º metacarpo	Oposição do polegar em relação aos outros dedos, direcionando a sua base na direção da palma da mão
Retináculo dos músculos flexores	Faixa de tecido conjuntivo que atravessa nos ossos metacarpos na face flexora, criando espaço, chamado de túnel do carpo O túnel do carpo é bastante conhecido por causa de sua síndrome; na massoterapia, é importante a liberação miofascial nessa área	Une os tendões flexores dos músculos flexores e o nervo mediano
Palmar longo	No epicôndilo medial do úmero No retináculo dos flexores e na aponeurose plantar	Flexão do punho Flexão do cotovelo Tensiona a aponeurose plantar

Cabeça e face

- Ossos e articulações da cabeça e da face (Figura 5.35)
- Movimentos da cabeça e da face (Figura 5.36)
- Músculos da cabeça e da face (Figura 5.37 e Tabela 5.12).

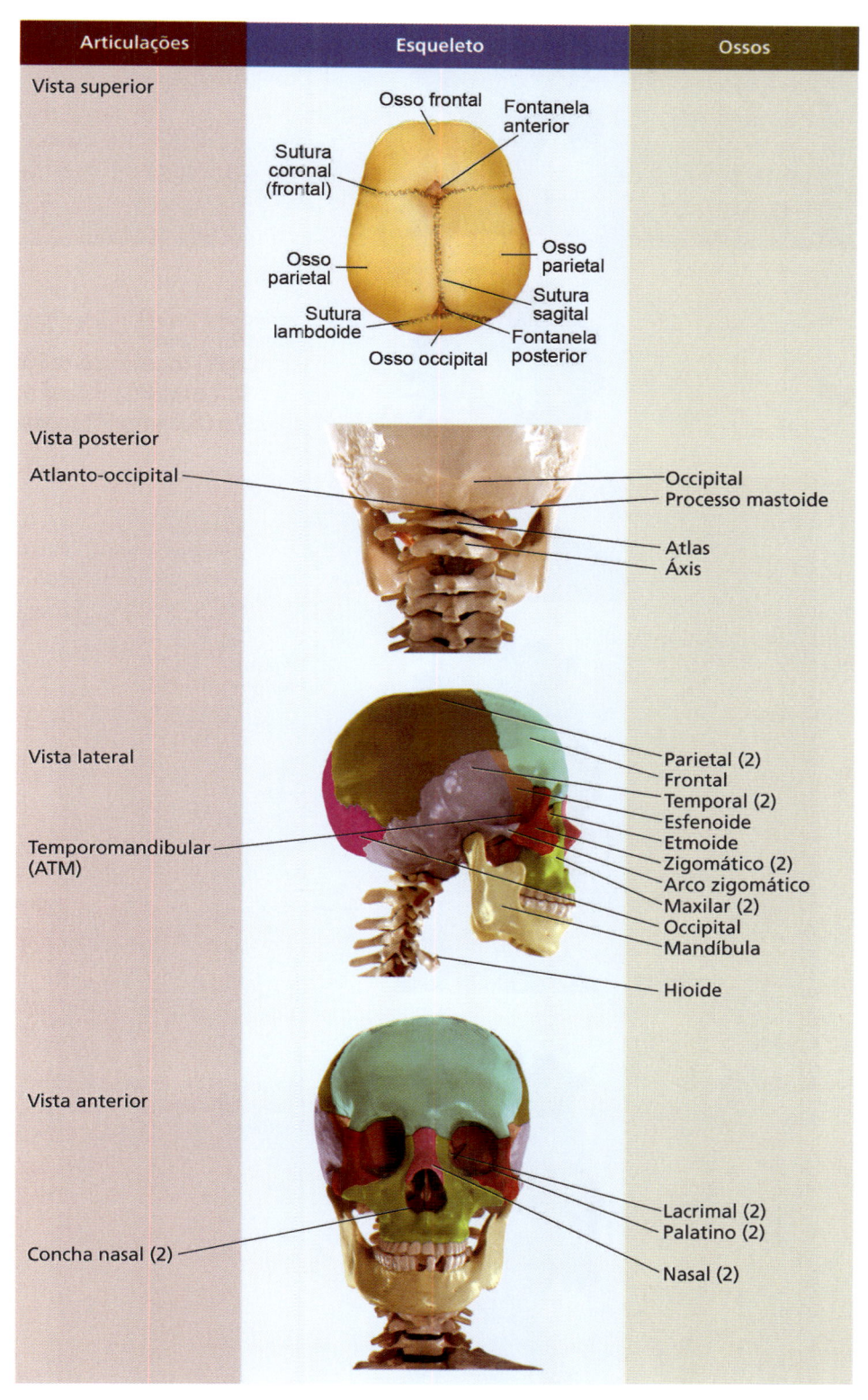

Figura 5.35 Ossos e articulações da cabeça e da face.

Movimento		Músculos que Acionam o Movimento
Movimento Protração	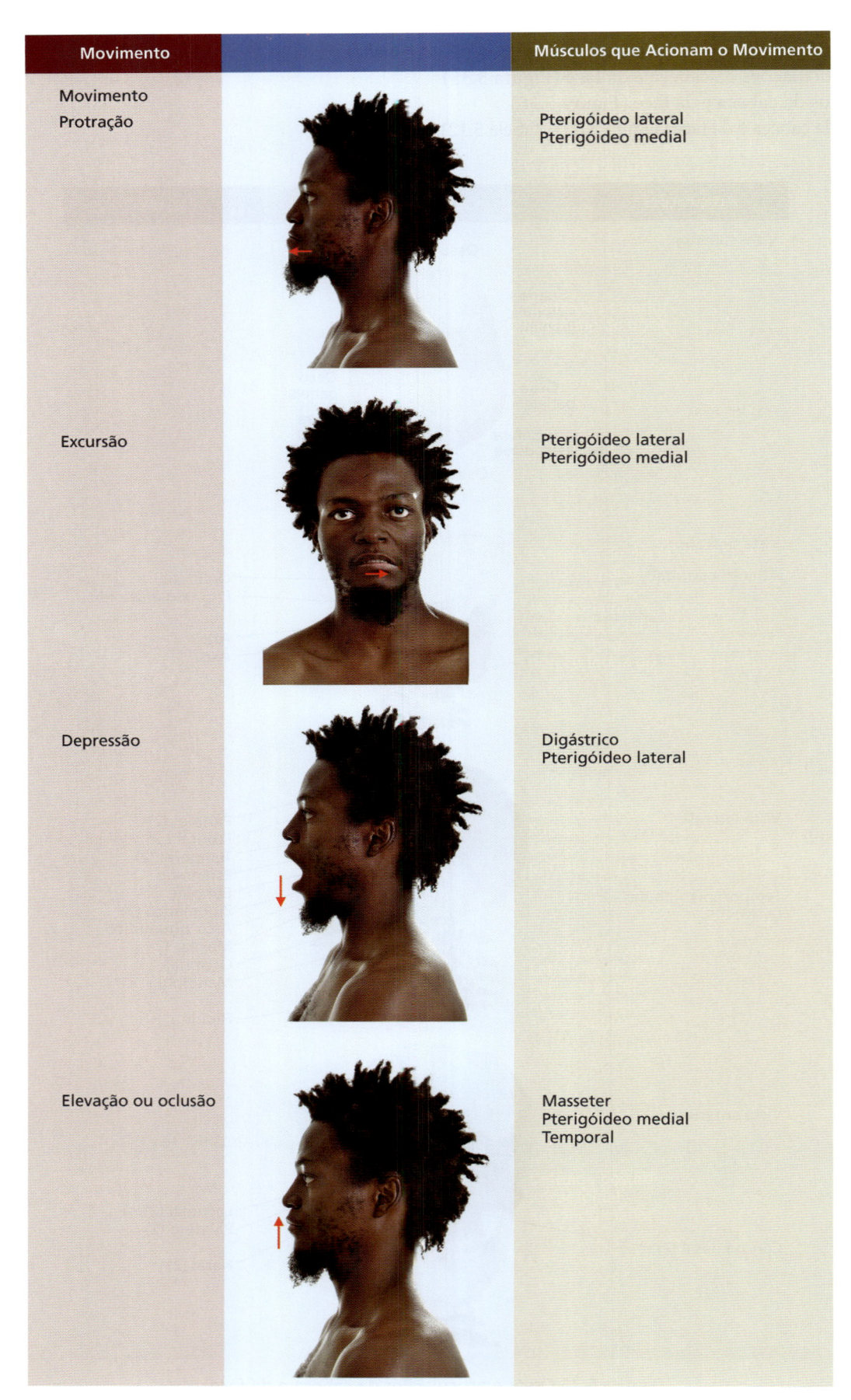	Pterigóideo lateral Pterigóideo medial
Excursão		Pterigóideo lateral Pterigóideo medial
Depressão		Digástrico Pterigóideo lateral
Elevação ou oclusão		Masseter Pterigóideo medial Temporal

Figura 5.36 Movimentos da mandíbula.

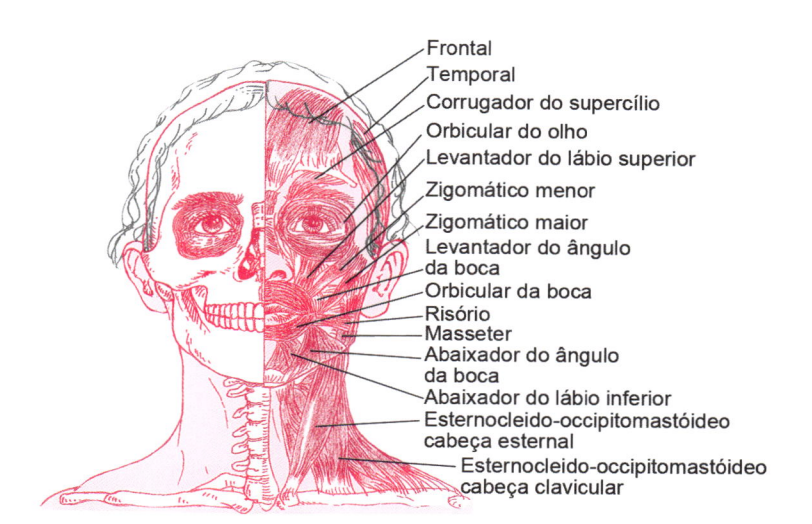

Frontal
Temporal
Corrugador do supercílio
Orbicular do olho
Levantador do lábio superior
Zigomático menor
Zigomático maior
Levantador do ângulo da boca
Orbicular da boca
Risório
Masseter
Abaixador do ângulo da boca
Abaixador do lábio inferior
Esternocleido-occipitomastóideo cabeça esternal
Esternocleido-occipitomastóideo cabeça clavicular

Figura 5.37 Músculos da cabeça e da face.

Tabela 5.12 Fixações e ações dos músculos do crânio e da face.

Músculo	Fixações	Ação
Frontal	Na aponeurose epicrânica Na pele sobre o supercílio e no músculo orbicular do olho	Ergue o supercílio Eleva a pele da fronte Atuando com o músculo occipital desloca o couro cabeludo
Masseter	No arco zigomático e no maxilar Na mandíbula	Elevação da mandíbula Principal músculo da mastigação
Orbicular da boca	Ângulo da boca, circundando-a como um esfíncter Na maior parte na pele e membrana mucosa exterior	Movimento dos lábios, das asas do nariz e da pele do mento
Orbicular do olho	Nos ossos frontal e maxilar, tecido da pálpebra e ligamento palpebral Na órbita ocular, na parte superior e medial	Franzir e piscar (com força) os olhos
Pterigóideo medial	Nos ossos palatino e maxilar Na mandíbula	Elevação (oclusão) e protração da mandíbula Agindo alternadamente aciona a excursão: movimento da mandíbula de um lado para o outro, em cerramento
Pterigóideo lateral	No osso esfenoide, na crista infratemporal, ligamento da cápsula articular próximo a ATM No colo da mandíbula e disco articular da ATM	Depressão, protração e excursão. Ajuda na elevação Agindo alternadamente aciona a excursão: movimento da mandíbula de um lado para o outro em cerramento
Zigomáticos maior e menor	No osso zigomático Nos tecidos no ângulo da boca e no músculo orbicular da boca	Traciona o ângulo da boca para trás e para cima, como na ação do sorriso

ATM = articulação temporomandibular.

6

Avaliação Física e Energética do Massageado

Leitura corporal

A leitura corporal permite ao massoterapeuta a comunicação direta com o universo corporal e anímico do massageado e, assim, a avaliação clínica. A leitura física descreve a realidade presente, e as interpretações traduzem o processo que causou a atual realidade. Os conceitos de base para a interpretação na leitura corporal estão embasados na Bioenergética, na Antroposofia, na visão metafísica do corpo humano, no estudo dos *chakras* e na Medicina Tradicional Chinesa (MTC).

No Capítulo 9, são abordados com mais profundidade os *chakras* e a MTC.

No contexto do atendimento terapêutico (massoterapia e outras terapias), o primeiro contato com o paciente ocorre na interação interpessoal, em que se estabelecem as primeiras conversas, fundamentais para a imagem que construímos do outro e para o levantamento histórico com base nas lembranças e impressões do paciente. Isso ocorre em uma situação social, ou seja, normalmente sentados, olhando-se e dialogando.

A leitura corporal que ocorre no espaço de atendimento, no qual o paciente está preparado para a sessão, com pouca vestimenta, não é mais um contexto social. O terapeuta passa a usar os recursos da observação e palpação no corpo do paciente, estimulando sua propriocepção*, sensopercepção** e conscientização, além de oferecer dados para a sua organização postural. Sintetizando, o terapeuta estabelece um diálogo verbal com o paciente a partir do universo somático.

Observando-se de maneira apurada onde ocorrem as expressões somáticas (regiões, faces, lados, passagens), sejam elas sensações, sejam elas dores, dificul-

---

*Propriocepção: sensibilidade própria aos ossos, músculos, tendões e às articulações, que fornece informações sobre a estática, o equilíbrio e o deslocamento do corpo no espaço.

**Sensopercepção: é a sensação reconhecida em que percebemos a nossa sensibilidade orgânica. "É o meio no qual experienciamos a plenitude da sensação e do conhecimento a respeito de nós mesmos." (Levine, 1993)

dade de contato, desarranjos ou patologias, constrói-se um mosaico que contém os caminhos (estudo das interpretações) rumo à percepção das obstruções dos potenciais e vislumbram-se os meios para um redirecionamento mais harmônico.

O objetivo da leitura corporal é detectar quais regiões do corpo apresentam obstruções de energia e físicas, estruturais e funcionais, trilhando as seguintes etapas:

- Leitura física (Figura 6.1):
  - Observação de formas, forças empregadas (pulsão), ossos, articulações, fáscias, músculos e pele
  - Palpação: percepção de temperatura, consistência e mobilidade
  - Avaliação da composição das estruturas e sua funcionalidade na postura em pé e em posições diversas
  - Avaliação por regiões do corpo: pés, pernas, coxas, cintura pélvica, abdome, coluna, costas, tórax, cintura escapular, ombros, braços, mãos, pescoço, cabeça e face
- Interpretações:
  - Segundo a posição e a expressão correspondente
  - Segundo a lei dos Cinco Movimentos e *chakras*
  - Segundo o referencial das qualidades energéticas por regiões do corpo
- Encaminhamento:
  - Autoconsciência da organização postural e dos movimentos corporais
  - Tomada de consciência dos aspectos geradores da obstrução
  - Possibilidades de transformação na atitude interna e hábitos
  - Atividades físicas
  - Apoio terapêutico

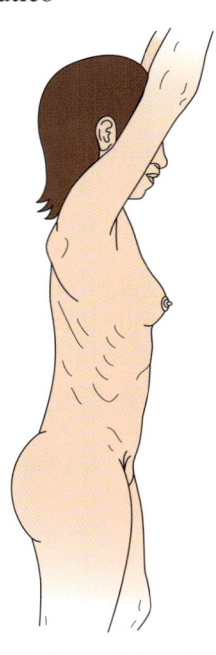

Figura 6.1 Leitura física do paciente.

- Relação terapêutica com o paciente:
  - Deve-se observar contemplando, buscando interação, sem julgamento
  - Deve-se procurar o que pode ser mais bem canalizado; neste contexto não existem defeitos
  - Deve-se estimular a consciência na capacidade de transformação com paciência, e não impor uma alteração ou criar uma expectativa com ansiedade
  - Deve-se enfatizar a capacidade de modificação no presente para a construção do futuro e sem julgamento do passado
  - Deve-se cultivar a paciência durante o processo e controlar a própria ansiedade.

Sintomas

Todas as experiências vividas, sejam elas de satisfação, sejam elas traumáticas, se expressam no corpo. Os sintomas e sinais que o corpo manifesta descrevem as obstruções na sua circulação de energia e no seu pulso, seja por excesso, seja por dispersão. Os sistemas e as regiões em que se manifestam tais sintomas sinalizam o caminho para a percepção dos aspectos específicos geradores das obstruções.

No Capítulo 3, foi abordado o conceito de somatização.

O sintoma atrai sobre si a atenção ou quase exige a nossa atenção. Em nossa cultura, a tendência é eliminá-lo o mais rápido possível, basta ver as propagandas de medicamentos analgésicos. O ímpeto quase compulsivo de eliminar o sintoma não possibilita a conscientização da sua origem, assim não se aprende o caminho da causa e seu afeito, ficando-se vulnerável à repetição do mesmo sintoma no futuro.

Dethlenfsen, no livro *A Doença como Caminho*, faz uma analogia dos sintomas no corpo com as lâmpadas de controle do painel do automóvel; quando elas acendem é um sinal de advertência de que algo, por ora invisível, não está funcionando bem. Ficar zangado e simplesmente retirar a lâmpada acesa não cessa o problema nem o torna conhecido. O sintoma age como um indicador, levando-nos a fazer perguntas sobre o que não está funcionando bem.

A forma expressa o conteúdo e, assim, todas as formas estão plenas de significado.

Há muitos sintomas (ou somatização – nota nossa); contudo, todos eles são expressão de um único e mesmo fato que denominamos doença e que sempre acontece na consciência de um ser humano. Assim como o corpo não pode viver sem uma consciência, ele também não pode ficar doente sem a consciência. Neste ponto, devemos deixar claro que não concordamos com a divisão atualmente aceita entre patologias somáticas, psicossomáticas e mentais. Um conceito desse tipo é muito mais apropriado para impedir a compreensão da doença do que para facilitá-la. (Dethlenfsen, 2007)

Já Levine cita no seu livro *O Despertar do Tigre*: "Na medicina xamânica, os tratamentos tentam capturar a alma ou para reassumir seu lugar no corpo do paciente, pois a doença é atribuída ao fato de a alma ter sido desviada ou, de algum modo, deslocada".

Uma pessoa doente é aquela que não expressa os seus processos interiores ou então se fixa na manifestação externa (o próprio sintoma); assim, o ser integral está fragmentado. O que ocorre é que, ao somatizar, por meio de uma dor ou um distúrbio, foca-se o sintoma em si, o que traz uma sensação de desequilíbrio, mas o sintoma na verdade é um momento do processo da somatização, munido da inteligência do corpo para indicar em qual direção deve-se canalizar melhor nosso potencial. Deve estar claro que o bem-estar físico, a liberdade de movimento e o tônus equilibrado também são um momento da somatização, mas a propensão é levar mais a atenção às afetações e restrições. Pode-se ter sintomas e doenças, e estar saudável.

Pode-se realizar a leitura física em várias posições:

- Estáticas
  - Enrolamento
    - Em concha
    - Sentado
  - Deitado
    - Decúbito ventral
    - Decúbito dorsal
  - Em pé
- Dinâmicas
  - Quatro apoios
    - Côncavo-convexo
    - Lateralidades
    - Diagonais
  - Andando.

Estáticas

Pode-se realizar a leitura corporal em três tipos de posições estáticas: enrolamento, deitado e em pé.

Enrolamento

A posição de enrolamento pode ser:

- Em concha, corpo relaxado (Figura 6.2)
- Sentado com flexão anterior do tronco, cabeça e tronco relaxados (Figura 6.3).

Na posição de enrolamento, observa-se a curva cifótica da coluna, que é a curva primária constituída no período embrionário, no meio líquido. Verificam-se:

- A regularidade da curva como um todo
- A ocorrência de alguma(s) vértebra(s) projetada(s) posteriormente ou introjetada(s) anteriormente

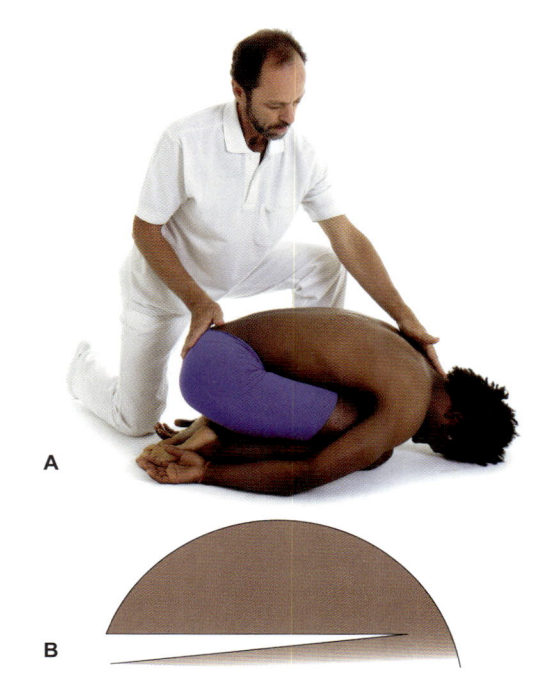

Figura 6.2 A e **B.** Leitura física do paciente em posição de enrolamento em concha.

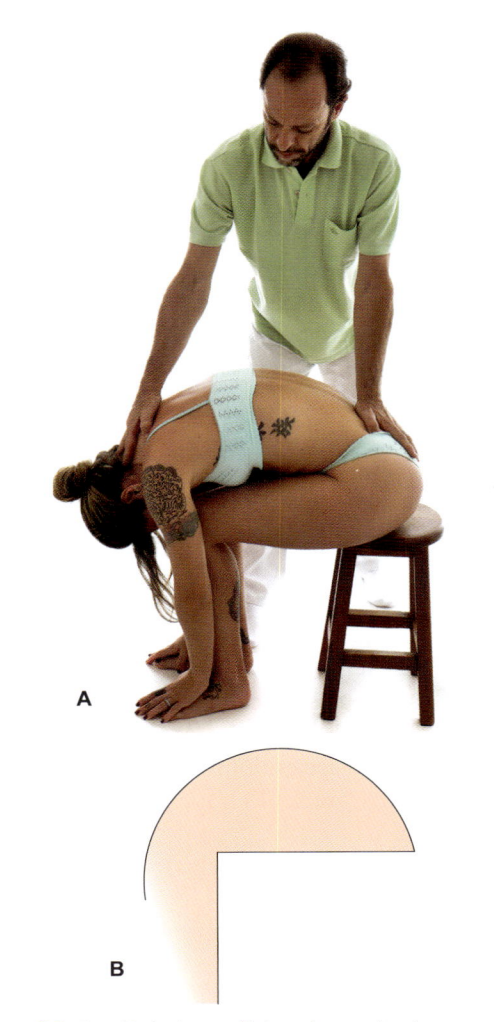

Figura 6.3 A e **B.** Leitura física do paciente em posição de enrolamento sentado.

- A ocorrência de alguma(s) área(s) retificada(s) ou com "pico(s)", ou seja, com excesso na curva, perdendo a linearidade
- Se apresenta desvio lateral na coluna
- Se apresenta rotação na coluna.

Deitado

A posição deitada pode ser em decúbito ventral ou dorsal.

Em decúbito ventral, com o corpo relaxado, braços ao longo do corpo e pernas na largura do quadril. Nessa posição, observam-se as curvas cifóticas da região torácica e sacrococcígea e a lordose lombar. Verificam-se:

- A regularidade das curvas
- Se apresenta alguma(s) vértebra(s) projetada(s) posteriormente ou introjetada(s) anteriormente
- Se apresenta alguma(s) área(s) retificada(s) ou com excesso na(s) curva(s) anatômica(s)
- Se apresenta desvio lateral na coluna
- Se apresenta rotação na coluna
- O tônus da musculatura paravertebral, dos músculos superficiais das costas, glúteos, isquiotibiais e tríceps sural
- Altura e adução/abdução das escápulas
- Altura e rotação dos ílios e condição da articulação sacroilíaca
- Rotação das coxas (articulação coxofemoral)
- Extensão e rotação dos joelhos
- Rotação dos pés.

Em decúbito dorsal, com o corpo relaxado, braços ao longo do corpo e pernas na largura do quadril. Nessa posição, observam-se a curva lordótica cervical, que é uma curva secundária e se fixa no período do recém-nascido, e as projeções das cinturas escapular e pélvica e das costelas. Verificam-se:

- A regularidade da lordose cervical
- Se apresenta alguma(s) vértebra(s) (cervical) projetada(s) posteriormente ou introjetada(s) anteriormente
- Se a cervical apresenta retificação ou excesso na curva anatômica
- Se a cervical apresenta inclinação lateral
- Se a cervical apresenta rotação nas vértebras
- Projeção anterior (abdução das escápulas) e rotação interna (articulação escapuloumeral) do(s) ombro(s)
- Altura dos ombros (músculo trapézio, elevador da escápula e escalenos)
- Altura e projeção anterior das clavículas (articulação esternoclavicular)
- Projeções das costelas anteriormente como um todo, relação dos lados
- Altura e projeção anterior da(s) crista(s) ilíaca(s)
- Báscula e rotação da cintura pélvica
- Rotação das coxas (articulação coxofemoral)

- Tônus do quadríceps
- Direção dos joelhos em relação à coxofemoral e ao pé (2º artelho)
- Rotação e extensão/flexão dos pés.

Nos dois decúbitos: a partir de movimentos passivos, devem-se verificar as forças empregadas e a passividade articular.

Em pé

Em pé, com os pés paralelos na largura do quadril, ombros e braços relaxados na força da gravidade. Ao longo da observação, o terapeuta pode sugerir apoios e direções, de acordo com a necessidade. No Capítulo 4, consta a prática de direções ósseas.

Essa posição é a conquista do bípede, e é naturalmente a meta de desenvolvimento de todo ser humano na idade de 1 a 2 anos (Figura 6.4). No período intrauterino, vive-se a experiência dos anfíbios, no meio líquido, no nível do inconsciente, onde o feto tem apenas a curva cifótica primária; no recém-nascido, dá-se a experiência do réptil, com o desenvolvimento dos sentidos, e ocorre a fixação da lordose cervical. Em seguida, vem a experiência do quadrúpede com a locomoção no espaço, a partir dos sentidos e, assim, da autonomia inerente nos animais; desenvolve-se a flexibilidade das curvas da coluna e a força nos tecidos com tônus muscular. Posteriormente, vem o grande desafio do corpo em pé, que se dá quando o bebê atinge uma relação de equilíbrio entre as curvas da coluna, fixando a lordose lombar e equilibrando a cabeça (lordose cervical) com o tronco.

A partir desse momento, com as curvas primárias e secundárias fixadas, o ser humano passa a desenvolver e aperfeiçoar as suas aptidões motoras, desde um contorcionista até um policial que fica horas imóvel em vigia, ou em qualquer tipo de atividade, utilizando todo o potencial de movimentos (rotações, circunduções, inclinações laterais, flexões, extensões e combinação desses movimentos), mas a tendência na cultura moderna é a restrição nos movimentos de flexões e extensões. Para o bom funcionamento do corpo, é importante explorar a potencialidade das dinâmicas dos movimentos (chacoalhar, sacudir, pontuar, deslizar, flutuar, torcer, atirar, socar etc.) e o retorno ao eixo gravitacional, equilibrando as funções tônicas (de sustentação) com a fásica (cinética).

Dinâmicas

No Capítulo 3, consta a organização de um corpo em pé.

Quatro apoios

Com joelhos e pés na largura do quadril, mãos na largura dos ombros, coluna vertebral alongada até o crânio e paralela ao chão (Figura 6.5).

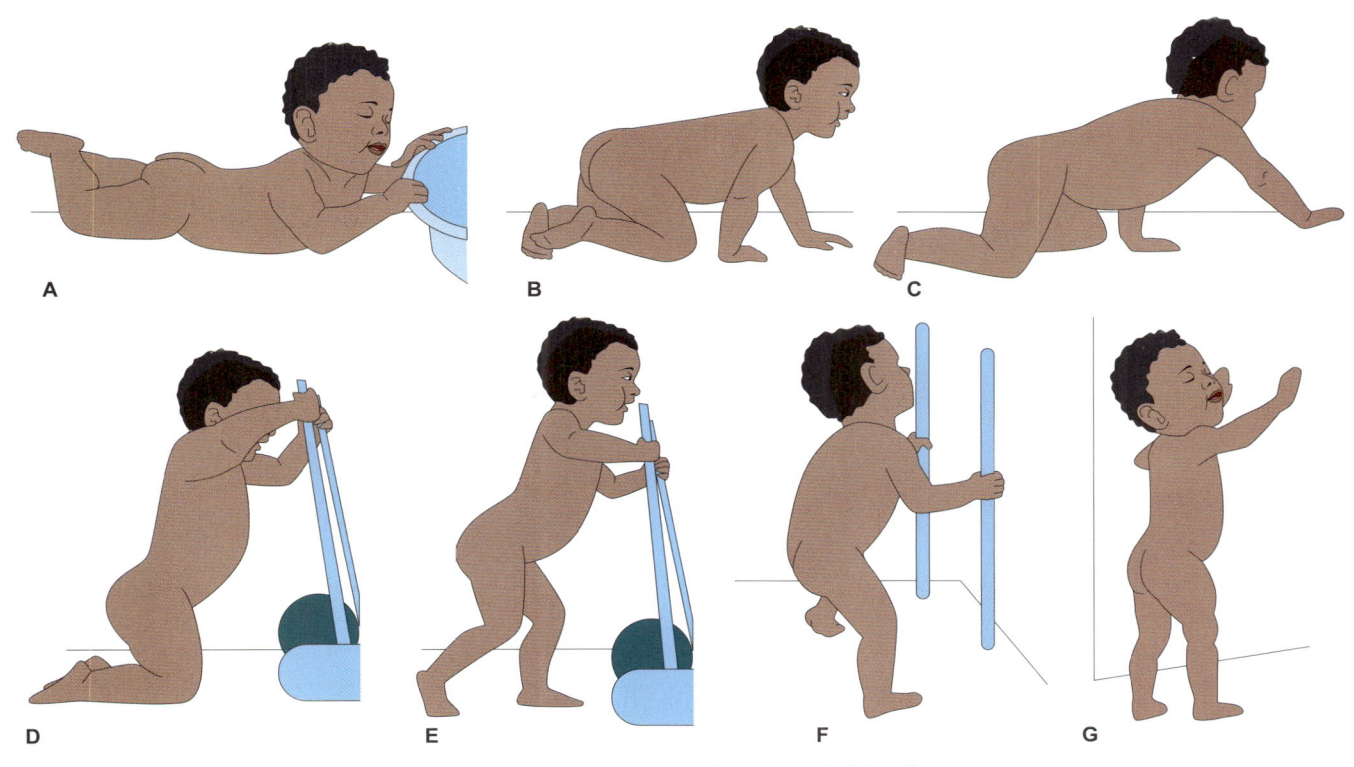

Figura 6.4 A a **G.** Desenvolvimento do bípede.

Essa posição torna possível a observação da flexibilidade da coluna para o movimento. Pede-se que a pessoa faça:

- Movimento de côncavo e convexo da coluna, que se inicia no quadril e vai até a cabeça (Figura 6.6). Na inspiração, faz-se a anteversão da cintura pélvica e curva-se toda a coluna anteriormente até a cabeça, que se volta para cima, posteriormente faz-se a retroversão da cintura pélvica e curva-se toda a coluna posteriormente até a cabeça, que se volta para baixo

- Movimento de flexão lateral da coluna aproximando-se a cabeça do quadril (Figura 6.7). Deve-se manter os pés, os joelhos e o quadril alinhados e a coluna e a cabeça retas e alongadas no plano anteroposterior, o tronco é que se curva apenas lateralmente. Verificam-se:
  - A facilidade e leveza para o movimento
  - Se apresenta alguma(s) região(ões) retificada(s) ou excessivamente curvada(s) (dobrada[s]) no movimento anteroposterior
  - Se apresenta alguma(s) região(ões) com falta ou excesso de flexão lateral no movimento de lateralidade
  - A proporção de flexibilidade de um lado em relação ao outro no movimento de lateralidade
  - Compensação em outras regiões durante algum movimento

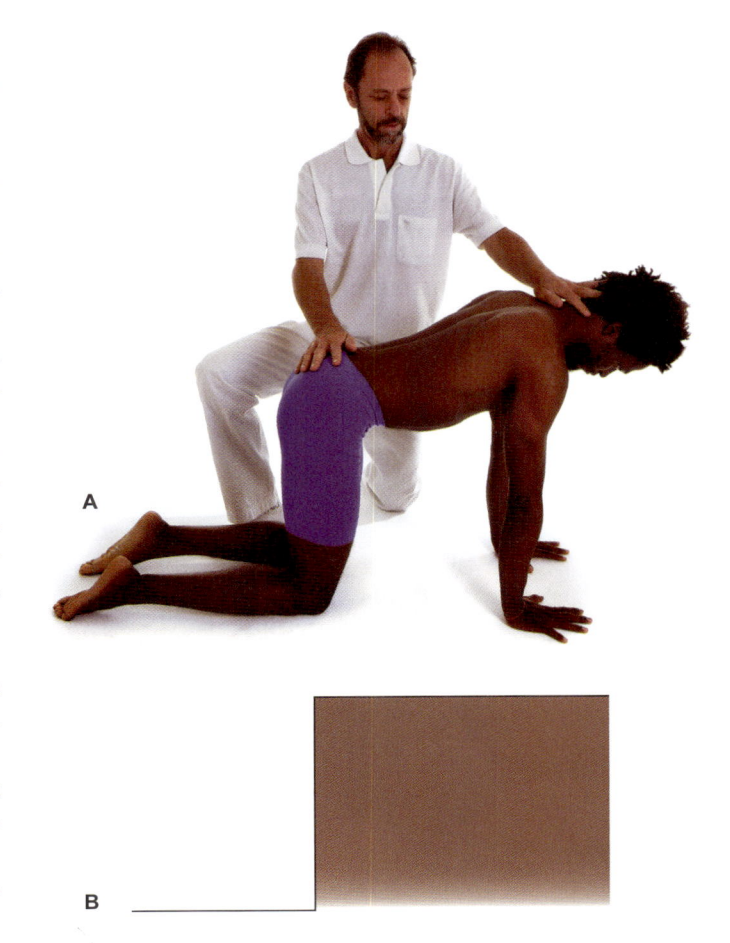

Figura 6.5 A e **B.** Leitura física do paciente em posição com quatro apoios.

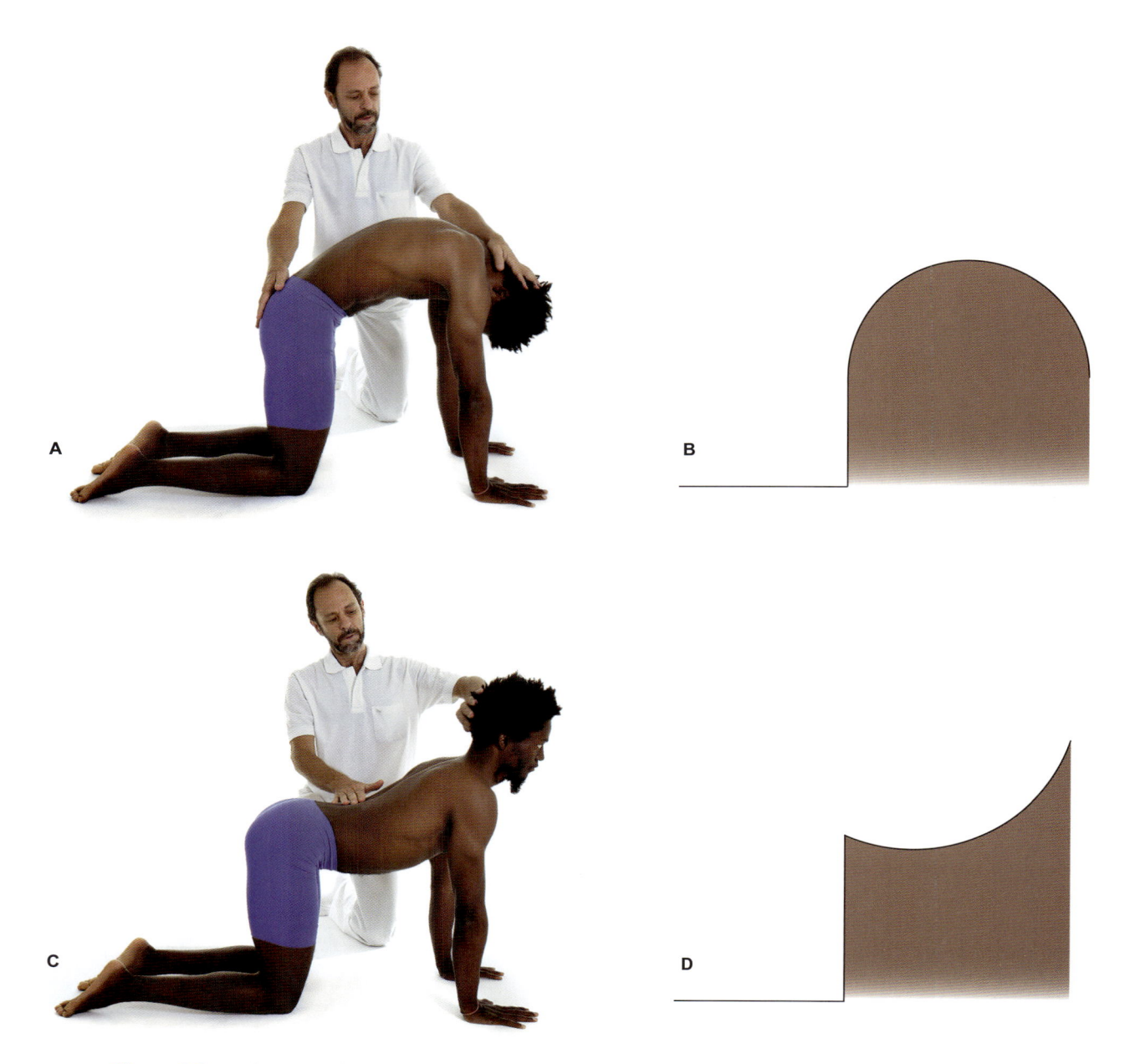

Figura 6.6 Movimentos de côncavo (**A** e **B**) e convexo (**C** e **D**) para observação da flexibilidade da coluna.

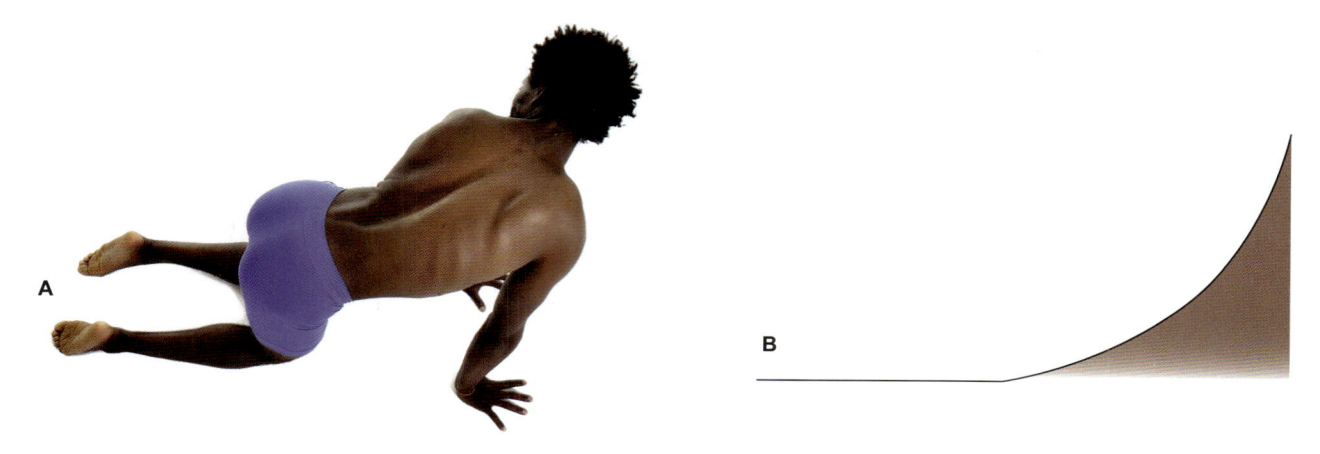

Figura 6.7 A e **B.** Movimento de flexão lateral para observação da flexibilidade da coluna.

- Pede-se que a pessoa faça uma rotação da coluna, mantendo-se um braço apoiado no chão e o outro acompanhando o movimento diagonal do tronco para cima e depois para baixo (Figura 6.8).

Nessa posição, observa-se a capacidade de flexibilidade com força muscular em rotações da coluna e o tônus dos membros. Verificam-se:

- A flexibilidade da rotação das vértebras, por meio da amplitude do movimento
- A força da musculatura das costas, por meio da sustentação na posição
- A força muscular dos membros de apoio, por meio da fixação da base no movimento
- O tônus muscular e o alinhamento do braço em movimento.

Andando

Essa posição possibilita a observação da relação entre as partes do corpo e as possíveis compensações, além de hábitos e "trejeitos". Pede-se que a pessoa:

- Ande e pare
- Ande, pare e pegue algo em uma mesa ou no chão
- Ande e se sente etc.

Verificam-se:

- No andar, as mesmas referências de "organização do corpo em pé"
- Nos gestos e ao se sentar, a distribuição de força dos lados e a repetição de um mesmo lado em determinadas ações
- Nas flexões de tronco, a relação das pernas com o tronco, a rotação e lateralidade da coluna
- Em todas as posições, a relação do esqueleto axial (eixo) com o apendicular (ação) e a contralateralidade.

Desarranjos posturais básicos

Coluna vertebral

Os desarranjos da coluna podem ser nas curvas anatômicas, por desvio lateral, na rotação das vértebras ou listese.
Nas curvas anatômicas, os desarranjos podem ser por:

- Acentuação de uma curva (Figura 6.9 A): por exemplo, hipercifose torácica
- Ausência de uma curva (Figura 6.9 B): por exemplo, retificação lombar (ou hipolordose lombar).

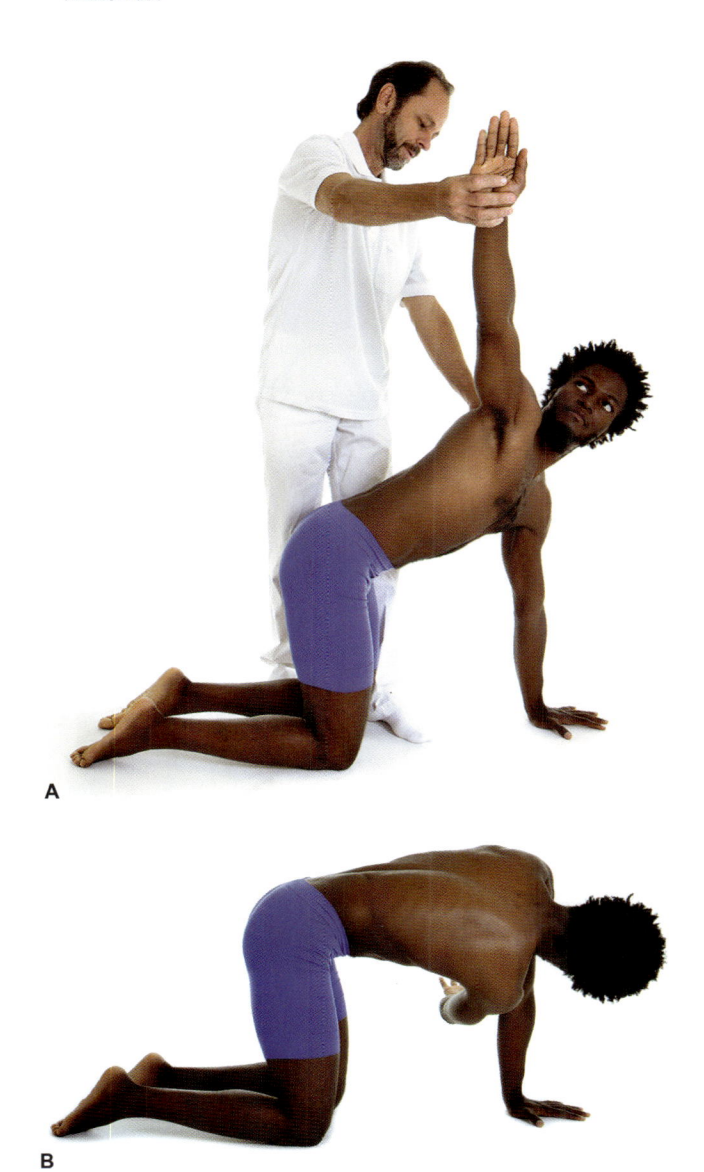

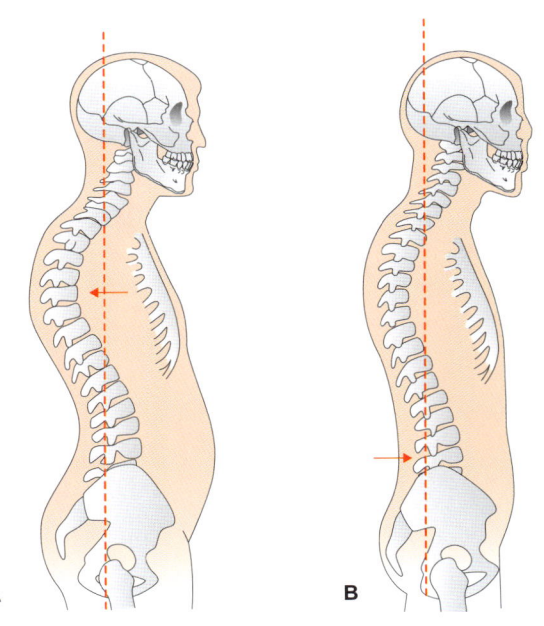

Figura 6.8 A e B. Movimento de rotação da coluna para observação da sua flexibilidade.

Figura 6.9 A e B. Desarranjos das curvas anatômicas da coluna.

Quando a curva em questão é a do sacro, como as vértebras são fundidas, se a projeção é posterior trata-se de uma *nutação* do sacro; se a projeção é anterior trata-se de uma *contranutação*.

Quando a cintura pélvica como um todo apresenta uma báscula com a crista ilíaca projetada anteriormente, trata-se de uma *anteversão*, ou com a crista ilíaca projetada posteriormente, trata-se de uma *retroversão*. A anteversão e a retroversão são movimentos naturais que o quadril deve fazer, mas, quando se fixam, já se trata de um desarranjo.

O desvio lateral pode ser para a:

- Direita: por exemplo, tronco em flexão lateral para a esquerda (Figura 6.10 A)
- Esquerda: por exemplo, tronco em flexão lateral para a direita (Figura 6.10 B).

Rotação das vértebras para a direita, projetando o ombro e o braço esquerdos anteriormente (Figura 6.11) ou para a esquerda, projetando o ombro e o braço direitos anteriormente.

Os desvios laterais e as rotações foram descritos separadamente, mas os dois movimentos ocorrem concomitantemente.

Listese (espondilolistese) é um deslizamento do corpo das vértebras no sentido anterior, posterior ou lateral (Figura 6.12).

Pernas

- Pernas arqueadas lateralmente: joelhos em varo (Figura 6.13 A)
- Pernas arqueadas medialmente: joelhos em valgo (Figura 6.13 B).

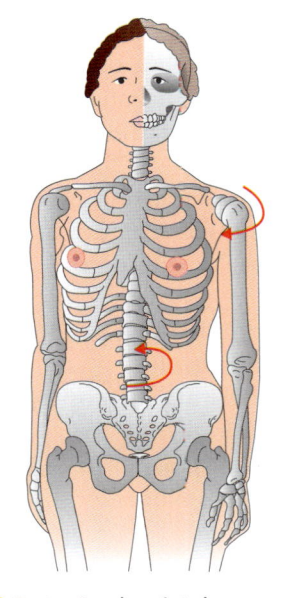

Figura 6.11 Rotação de vértebras para a direita.

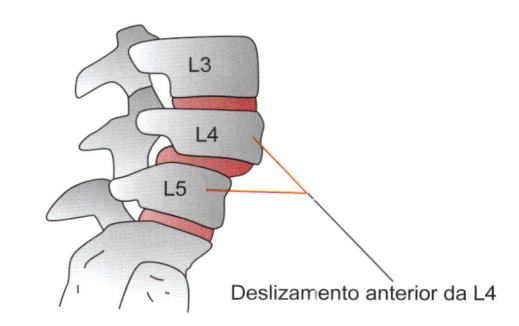

Figura 6.12 Espondilolistese na vértebra lombar L4.

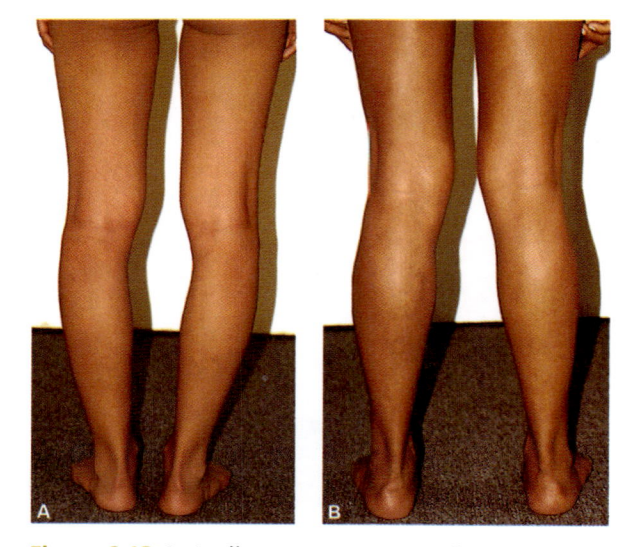

Figura 6.13 A. Joelhos em varo. **B.** Joelhos em valgo.

Pés

- Apoio na borda lateral: trata-se de uma *supinação*, *pé em varo* ou uma *inversão* (Figura 6.14 A)
- Apoio na borda medial: trata-se de uma *pronação*, *pé em valgo* ou uma *eversão* (Figura 6.14 B).

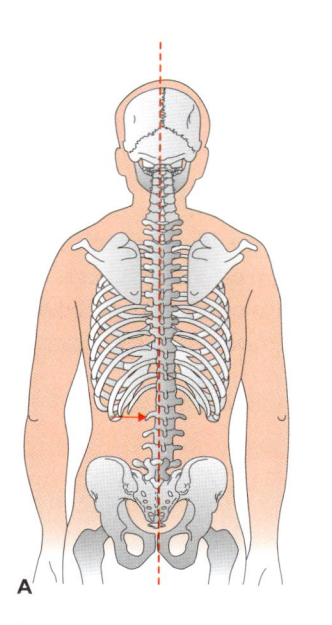
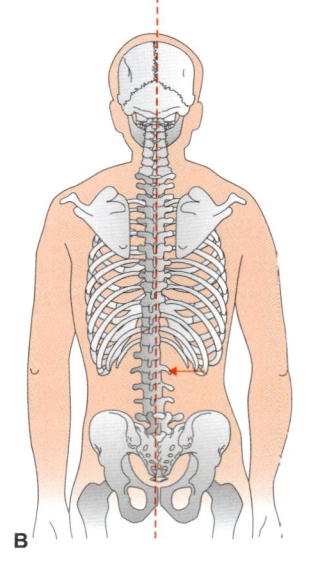

Figura 6.10 Desvio lateral da coluna para a direita (**A**) e para a esquerda (**B**).

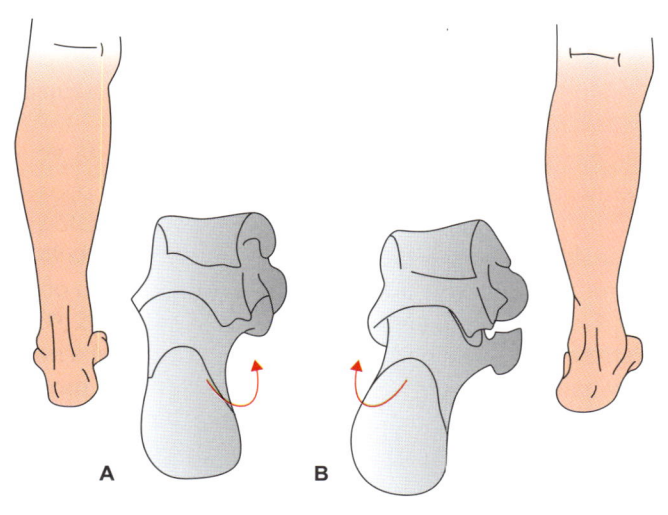

Figura 6.14 A. Pé com apoio na borda lateral. **B.** Pé com apoio na borda medial.

Esquemas posturais

Vista lateral

A Figura 6.15 A e C apresenta esquemas em desequilíbrio, e a Figura 6.15 B esquema em equilíbrio.

A Figura 6.16 apresenta outros exemplos de esquemas em desequilíbrio.

Vista posterior

A Figura 6.17 A e C apresenta exemplos de desvio lateral, e a Figura 6.17 B um esquema centralizado.

Esquema das pernas

O esquema das pernas pode estar alinhado ou desalinhado, com joelhos em varo ou valgo (Figura 6.18).

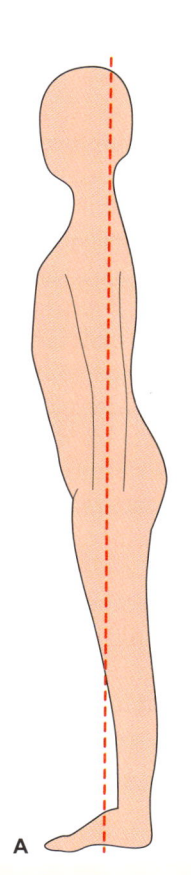 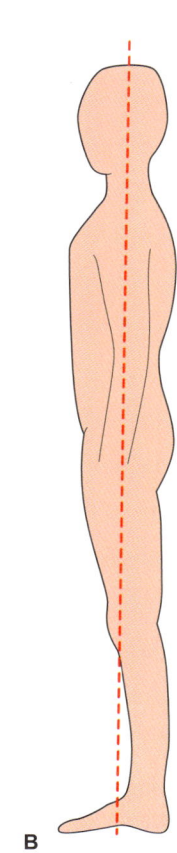 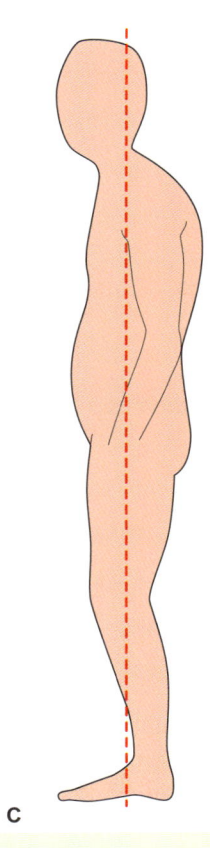

Peso do corpo para a frente
- Pés: apoio nos metatarsos
- Joelhos: em hipertensão
- Pelve: nutação do sacro e/ou anteversão de quadril
- Coluna: hiperlordose lombar, retificação torácica, quebra na passagem torácico-lombar
- Abdome: tensão
- Tórax: projeção anterior das costelas baixas
- Cervical: quebra em C3 e C4
- Cabeça: projeção anterior com inclinação para cima

Peso do corpo equilibrado na linha média, extensão axial
- Pés: apoio distribuído no triângulo de sustentação
- Joelhos: sustentado sem hiperextensão ou flexão
- Pelve: centralizada
- Coluna: curvas anatômicas, passagens arredondadas e suaves
- Abdome: sustentado no eixo
- Tórax: centralizado
- Cervical: curva anatômica
- Cabeça: centralizada

Peso do corpo para trás
- Pés: apoio nos calcâneos
- Joelhos: em flexão
- Pelve: contranutação do sacro e/ou retroversão da pelve
- Coluna: retificação lombar, hipercifose torácica, ausência de curva na passagem sacrolombar
- Abdome: hipotônico com acúmulo de tecido adiposo
- Tórax: esterno introjetado
- Cervical: quebra em C6 e C7
- Cabeça: projeção anterior

Figura 6.15 A e **C.** Exemplos comuns de esquemas em desequilíbrio. **B.** Esquema em equilíbrio.

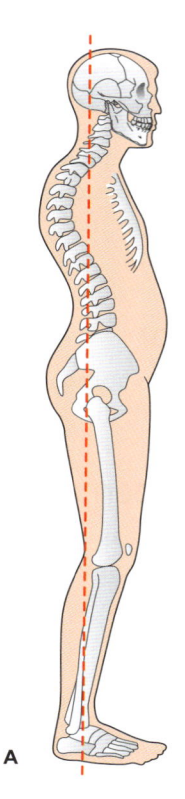
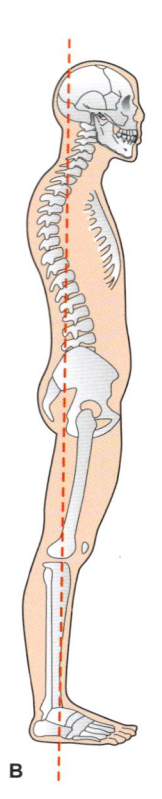

A

- Peso do corpo em zigue-zague para a frente e para trás
- Pés: peso distribuído, articulação em flexão dorsal
- Joelhos: em flexão
- Pelve: anteversão, articulação coxofemoral em flexão
- Coluna: nutação do sacro, hiperlordose lombar, hipercifose torácica
- Abdome: tensão com projeção anterior
- Tórax: introjeção da parte superior do esterno
- Cervical: vértebras hiperestendidas
- Cabeça: projeção anterior com inclinação para baixo

B

- Peso do corpo para a frente na cintura pélvica e para trás na cintura escapular
- Pés: peso nos calcâneos
- Joelhos: em hiperextensão
- Pelve: retroversão, articulação coxofemoral hiperestendida
- Coluna: retificação lombar, hipercifose torácica, ausência de curva na passagem sacrolombar
- Abdômen: tensão na parte superior com hipotonia e acúmulo de tecido adiposo na parte inferior
- Tórax: introjeção da parte superior do esterno
- Cervical: vértebras hiperestendidas
- Cabeça: projeção anterior com inclinação para baixo

Figura 6.16 A e **B.** Exemplos de esquemas em desequilíbrio.

O alinhamento das pernas pode ser percebido em uma linha vertical que passa pelo trocanter na sua articulação com o ilíaco, pelo centro da patela e pelo segundo metatarso (Figura 6.19).

Esquemas de encurtamentos posteriores

Os encurtamentos posteriores são descritos na Figura 6.20.

A Figura 6.21 apresenta a flexibilidade normal segundo a faixa etária.

As referências para a leitura física são descritas na Tabela 6.1.

Com o massageado em pé, o terapeuta usa os recursos de observação e palpação e, posteriormente, anota na ficha de atendimento.

Interpretações

A partir do estudo das sinalizações físicas que o corpo apresenta, buscam-se as origens das somatizações, considerando os hábitos corporais, as posturas no dia a dia em descanso e nas atividades, bem como os aspectos internos: as emoções, as ações e reações e a atitude que se adota diante das circunstâncias em que vivemos, incluindo a dor, o prazer, os desejos, as frustrações e as realizações.

As interpretações são os instrumentos para se encontrar o significado daquilo que se expressa no corpo e na alma. No paradigma da ciência moderna, há muita resistência em aprofundar o que não está somente no físico, com exceção de algumas linhas da psicologia – que também por muito tempo foram rejeitadas como ciência – que buscam a relação do corpo, dos sentimentos ou da alma e mente.

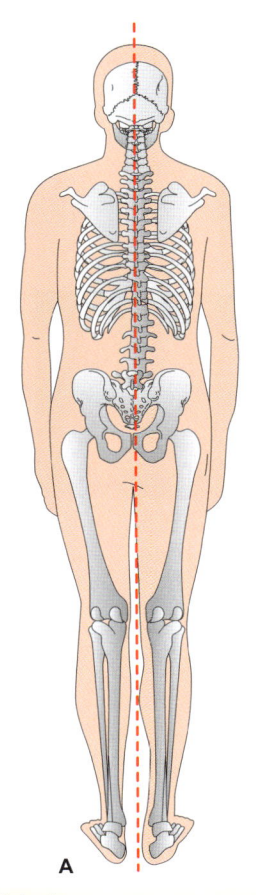
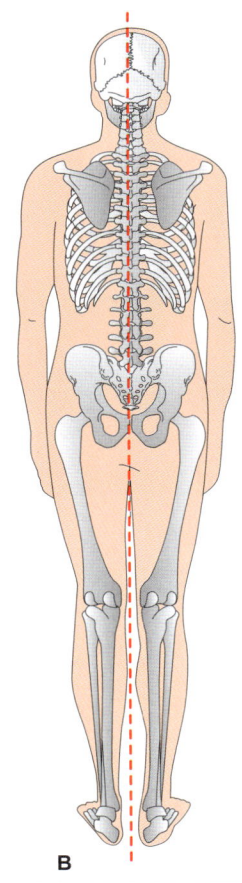
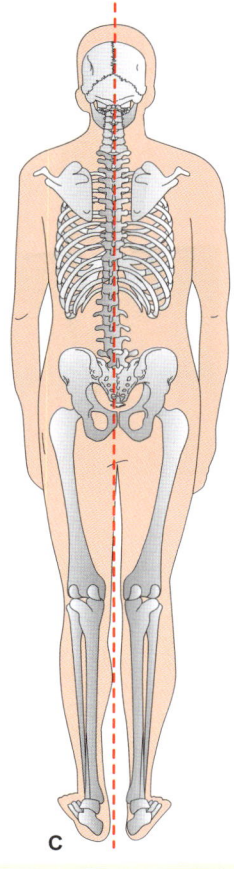

- Pés: alinhados
- Pernas: alinhamento sem rotação interna ou externa
- Pelve: inclinação lateral, ligeiramente mais elevada à esquerda e rotação com projeção anterior do lado esquerdo
- Coluna: vértebras torácicas e lombares com curvatura torácico lombar para a direita; isto é, flexão lateral da coluna vertebral para a esquerda
- Escápulas: em elevação
- Ombros: elevados, com rotação interna indicada pela posição das mãos que se voltam para trás
- Vértebras cervicais: alinhadas verticalmente
- Cabeça: alinhada sem inclinação, nem rotação

- Pés, pernas, cinturas pélvica e escapular e braços equilibrados próximos a uma simetria
- Coluna cervical e cabeça alinhadas verticalmente, próximas a uma perpendicular com a terra

- Pés: o direito está com apoio na borda lateral, como mostra o alinhamento do tendão do calcâneo
- Pernas: alinhamento sem rotação interna ou externa
- Pelve: inclinação lateral com elevação do lado direito e rotação com projeção anterior do lado esquerdo
- Coluna: vértebras torácicas e lombares com curvatura torácico lombar para a esquerda; isto é, flexão lateral da coluna vertebral para a direita
- Escápulas: em adução e a direita ligeiramente descida
- Ombros: direito descido
- Vértebras cervicais: alinhadas verticalmente
- Cabeça: alinhada sem inclinação nem rotação

Figura 6.17 A e C. Esquemas com desvio lateral. **B.** Esquema centralizado.

Hoje, existem muitos profissionais da área de saúde e da filosofia, sejam acadêmicos, sejam de outras culturas, como os orientais ou os xamânicos, que abordam, teoricamente e na prática terapêutica, estudos relevantes dos aspectos anímicos, físicos e metafísicos (Figura 6.22).

A Tabela 6.2 relaciona as posições nas fases do corpo no seu desenvolvimento com as posições para a avaliação terapêutica. Em seguida, o estudo das qualidades energéticas relacionando as partes do corpo com os aspectos internos e sintetizando em quadros sinópticos. Posteriormente, os preceitos da avaliação energética segundo a MTC.

Qualidades energéticas por regiões do corpo

Em várias tradições e em diversos estudos, verificam-se correspondências das partes do corpo com potenciais, estados psicológicos e fisiológicos, além de aptidões.

Ressaltamos, no estudo da Antroposofia, de Rudolf Steiner, o simbolismo da esfinge dos assírios e egípcios, interpretada sob a ótica da psicologia e da bioenergética, dos *chakras* da cultura indiana, das áreas do cérebro e do Taoismo (MTC).

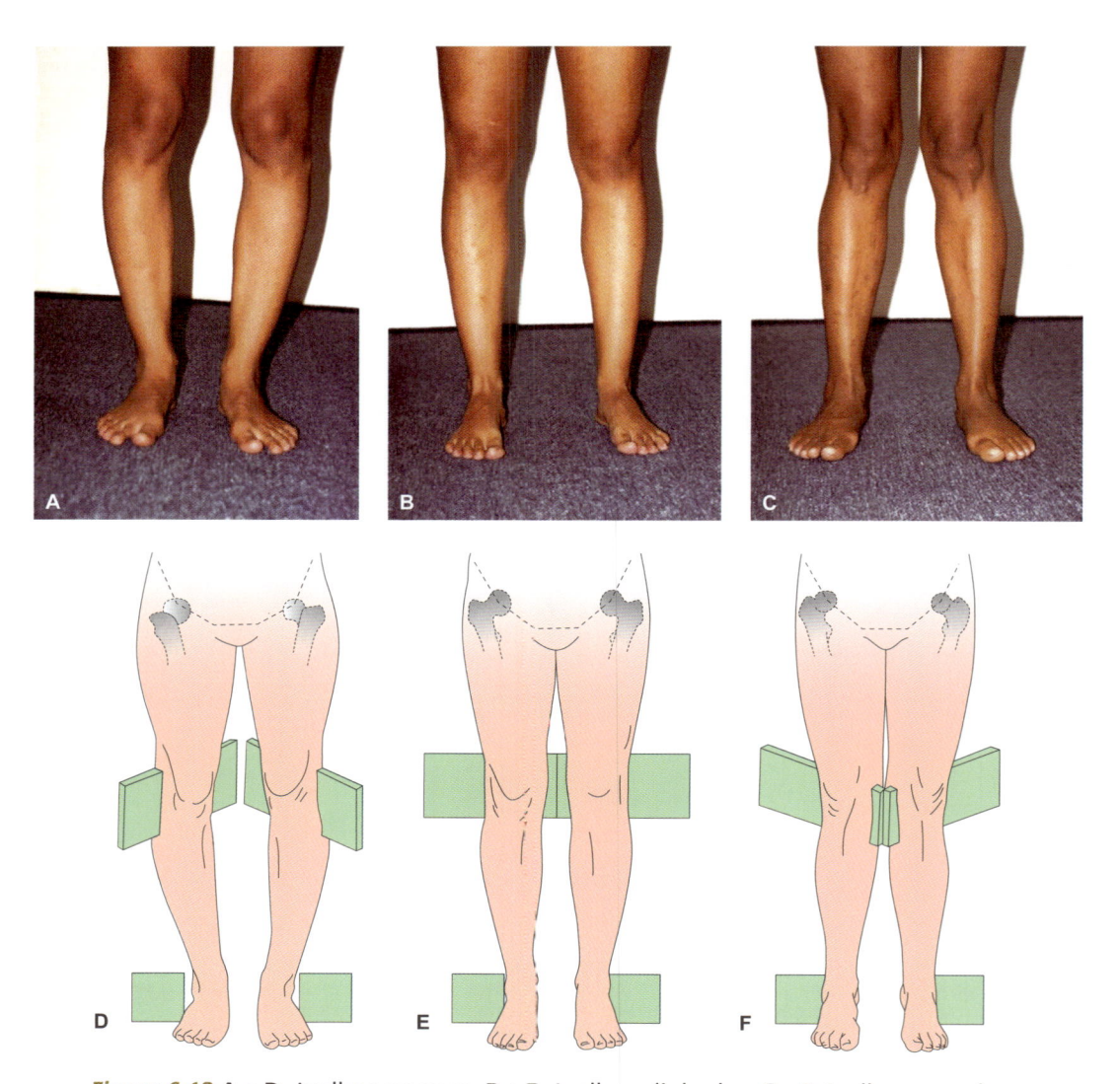

Figura 6.18 A e **D.** Joelhos em varo. **B** e **E.** Joelhos alinhados. **C** e **F.** Joelhos em valgo.

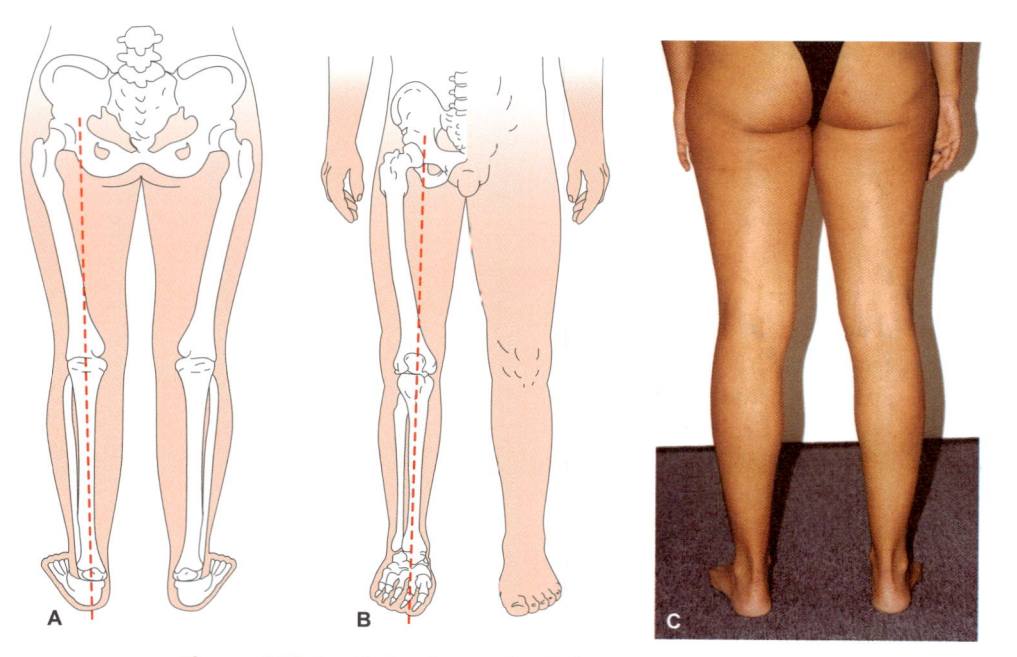

Figura 6.19 A a **C.** Avaliação do alinhamento das pernas.

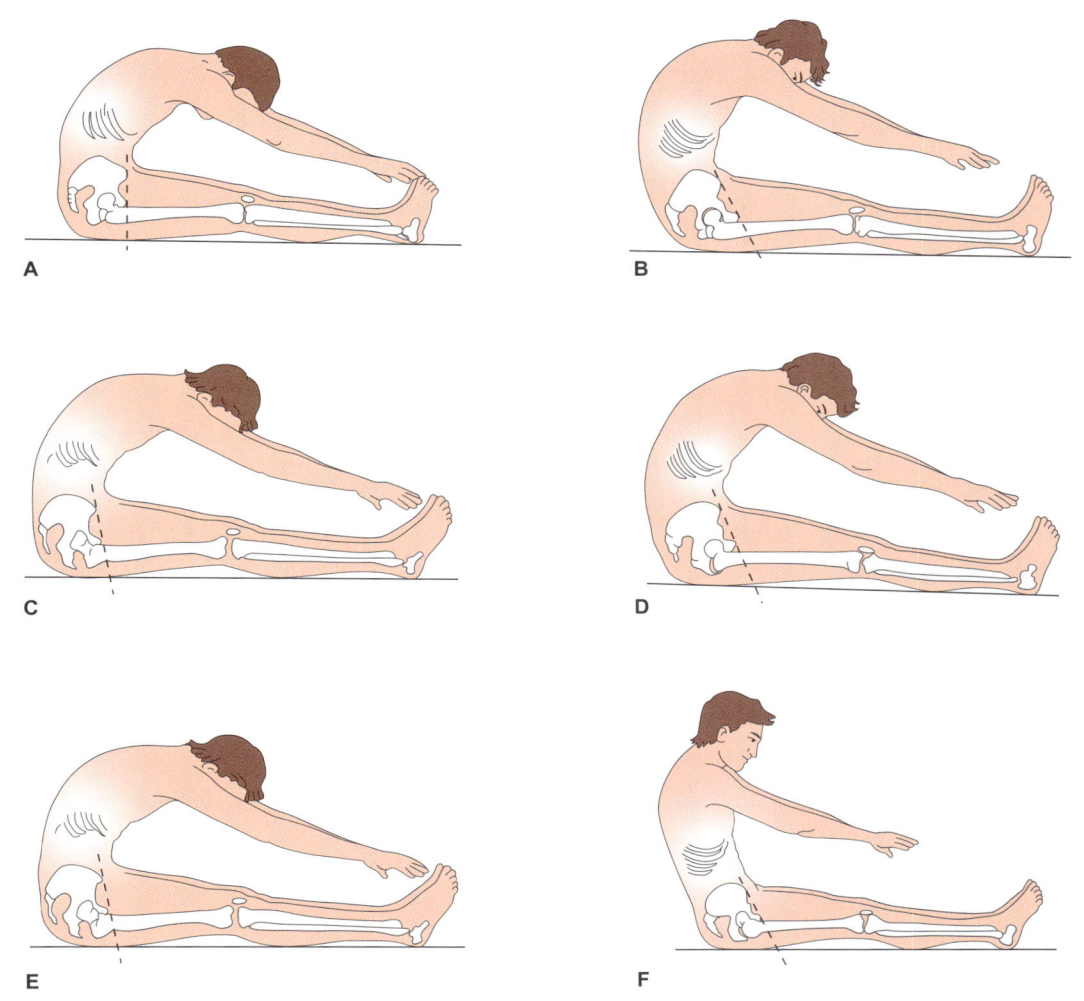

Figura 6.20 Encurtamentos posteriores. **A.** Alongamento normal dos músculos das costas, posteriores da coxa, gastrocnêmios e sóleo. **B.** Encurtamento dos músculos posteriores da coxa (isquiotibiais). **C.** Encurtamento dos músculos da região inferior das costas (sacrolombar) **D.** Encurtamento dos músculos da porção inferior das costas (sacrolombar e posteriores da coxa isquiotibiais). **E.** Encurtamento dos músculos gêmeos e solar (tríceps sural). **F.** Encurtamento dos músculos da cadeia dos músculos posteriores das costas, coxas e pernas.

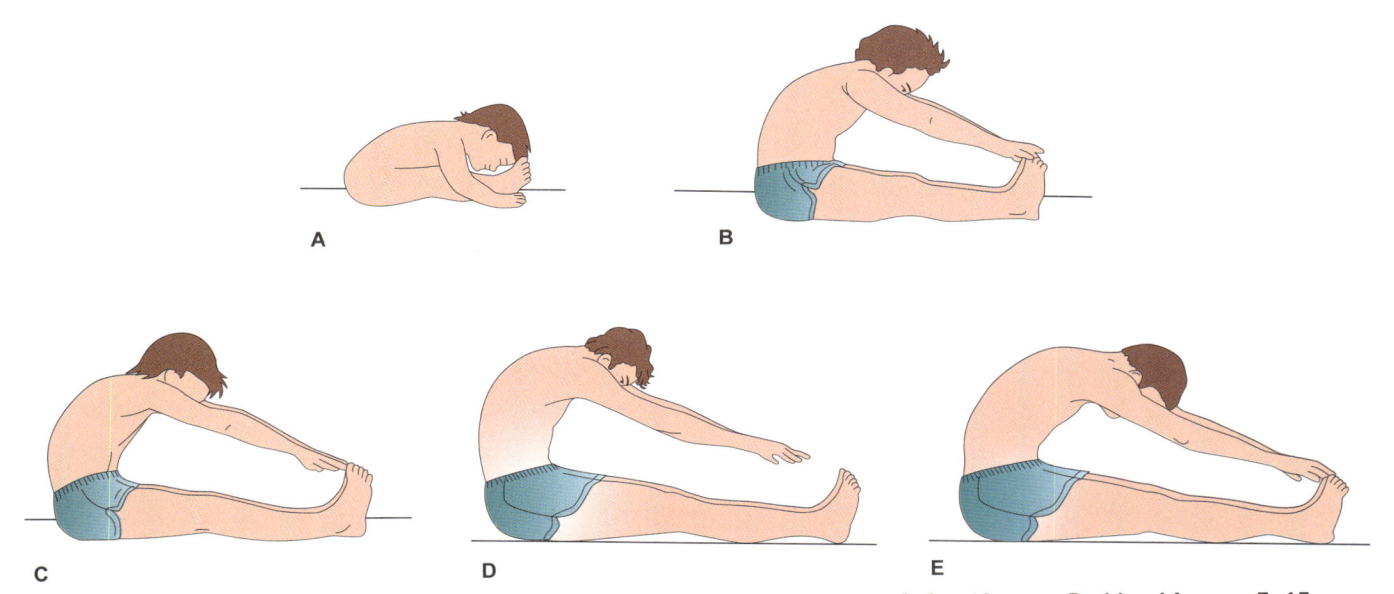

Figura 6.21 Flexibilidade segundo a faixa etária. **A.** 1 a 3 anos. **B.** 4 a 7 anos. **C.** 8 a 10 anos. **D.** 11 a 14 anos. **E.** 15 anos em diante.

Tabela 6.1 Referências para a leitura física. Com o massageado em pé, o terapeuta usa os recursos de observação e palpação e, posteriormente, anota na ficha de atendimento.

Artelhos	Em garra – flexão Tensão – extensão Joanete – hálux valgo Deformados
Pés	Invertidos – em varo – supinado Evertidos – em valgo – pronado – "chato" Apoio nos três pontos na planta
Tornozelo	Comprimido Maléolo medial caído Maléolo lateral caído
Conjunto tíbia-fíbula	Pronado Supinado
Joelhos	Comprimido Hiperextensão Flexionado Em varo Em valgo Patela: • Imóvel • Desvio lateral ou medial • Retraída
Coxofemoral	Comprimida Rotação: • Interna (medial) • Externa (lateral)
Cíngulo pélvico	Anteversão Retroversão Inclinação lateral: lado direito ou esquerdo elevado Rotação (crista ilíaca); lado direito ou esquerdo projetado anteriormente Retenção ou hipotonia dos glúteos
Sacro	Nutação Contranutação Restrição nos tecidos na região da articulação sacroilíaca
Coluna	Acentuação nas curvas: • Hipercifose torácica • Hiperlordose cervical • Hiperlordose lombar Retificação nas curvas: • Cifose torácica • Lordose cervical • Lordose lombar Desvio lateral: • Para a direita [vértebra(s) em flexão lateral para a esquerda] • Para a esquerda [vértebra(s) em flexão lateral para a direita] Rotação Nas regiões ou em uma ou algumas vértebras: • Para a direita (projeta um desvio anterior do tronco à esquerda e/ou o braço esquerdo anteriormente) • Para a esquerda (projeta um desvio anterior do tronco à direita e/ou o braço direito anteriormente) Espondilolistese (deslizamento das vértebras), em alguma direção
Escápulas	Elevação (direita e ou esquerda) Abaixamento ou depressão (direita e ou esquerda) Adução ou retração Abdução ou protração Báscula medial ou lateral Projeção posterior
Abdome	Retraído Hipotônico
Costelas	Nas regiões baixa, média, alta ou específicas: • Projeção • Introjeção
Cíngulo peitoral	Projeção anterior Introjeção Articulação esternoclavicular: • Rotação anterior ou posterior • Elevação ou abaixamento Articulação escapuloumeral ou glenoumeral: • Rotação interna (medial) • Rotação externa (lateral)
Ombros	Elevação (direito e ou esquerdo) Observe a articulação esternoclavicular, desvio na coluna e enrijecimento dos músculos
Cabeça	Projeção anterior Hiperlordose cervical Retificação da curva cervical Inclinação lateral (direita ou esquerda) Articulação atlanto-occipital: comprimida, pouco ou sem movimento Articulação temporomandibular (ATM): comprimida, rígida Musculatura facial (principalmente frontal e masseter): rigidez Olhos: direção e olhar

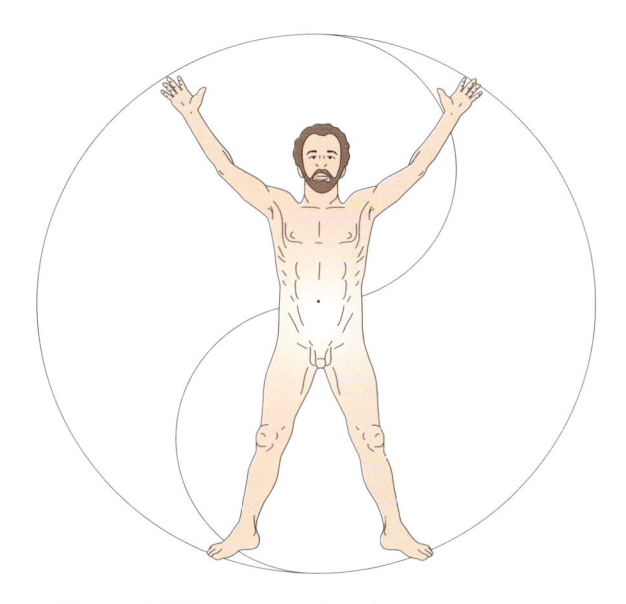

Figura 6.22 Integração do micro com o macro.

Tabela 6.2 Fases de desenvolvimento do corpo e suas correspondências.

Processo de evolução animal	Processo de evolução do ser humano	Meio de relação	Corpo humano	Posição do corpo	Desenvolvimento	Expressão
Anfíbio	Feto	Líquido Interação com a água	Cifose única Sistema nervoso	Em concha	Inconsciente Abrigo	Processos mais internos
Réptil	Bebê	Ar Interação com a água e a terra	Lordose cervical Articulações do tronco para os membros	Deitado	Sentidos Percepção	Momento presente
Quadrúpede	Criança	Ar Direção para a terra	Tônus dos membros Locomoção	Quatro apoios	Vontade Autonomia Flexibilidade	Flexibilidade
Bípede	Criança Jovem Adulto	Ar Direção para o espaço	Lordose lombar Equilíbrio da cabeça Tônus da musculatura estática Movimento elaborado	Em pé	Arbitrariedade Organização	Postura diante do meio e das circunstâncias

Trimembração

Segundo o Taoismo, existem três principais centros energéticos **dān** (elixir) **tián** (plantio) – a pronúncia é **tan tien** –, entendidos como "local que cultiva o elixir da vida" (Tabela 6.3):

- **Dān tián** inferior, abaixo do umbigo, resguarda a energia ancestral
- **Dān tián** médio, no centro do peito, concentra as energias de manutenção da vida
- **Dān tián** superior, no centro da testa, resguarda a consciência.

O Capítulo 9 aborda o aprofundamento da visão energética do Taoismo.

A Antroposofia apresenta a "tríplice organização do ser humano", dividindo-o em três sistemas:

- Sistema neurossensorial, corresponde à região da cabeça com o potencial do pensar
- Sistema rítmico, corresponde à região do tórax, com o potencial do sentir
- Sistema metabólico, corresponde à região do abdome, com o potencial do querer ou atuar, no sentido da volição.*

Fazendo uma analogia da organização das plantas com o ser humano (Figura 6.23), um estudo de Goethe – contemporâneo de Steiner –, encontra-se a planta invertida (note-se a semelhança da anatomia das partes das plantas com o corpo humano).

- Raiz corresponde ao sistema neurossensorial
- Haste e folhas correspondem ao sistema rítmico
- Flor corresponde ao sistema metabólico/reprodutor.

Pierre Weil (2014) faz um estudo das esfinges assírias e egípcias e traça a seguintes correspondências:

- Cabeça (símbolo da águia), corresponde à vida mental (intelectual e espiritual)
- Tórax (símbolo do leão), corresponde à vida emocional
- Abdome (símbolo do boi), correspondente à vida instintiva e vegetativa.

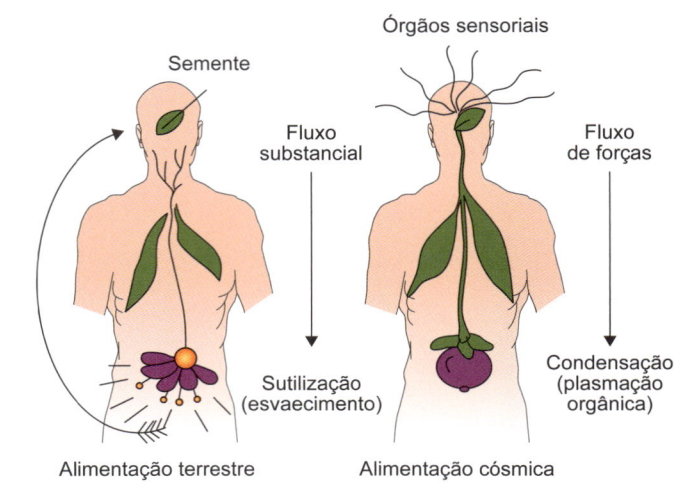

Figura 6.23 Analogia das plantas com o ser humano.

O estudo da neurociência referencia três "cérebros" dentro do cérebro humano (Figura 6.24):

- Neocórtex: cérebro dos mamíferos superiores, com o potencial de auto-observação, discernimento e interpretação
- Sistema límbico: cérebro dos mamíferos inferiores, com o potencial da afetividade, emoções e psiquismo
- Reptiliano (tronco cerebral): cérebro dos répteis, com o potencial de fuga e defesa.

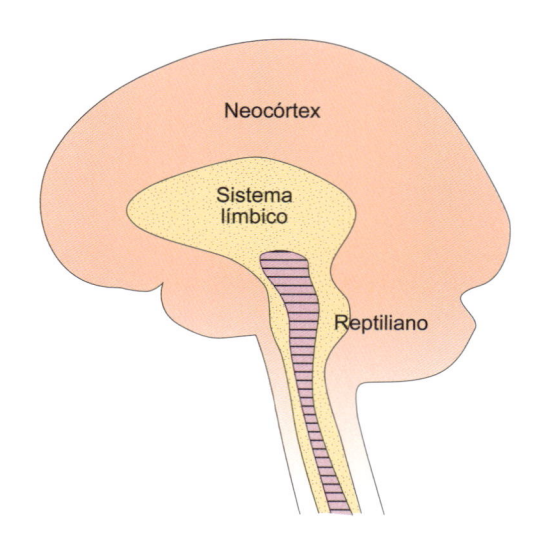

Figura 6.24 Regiões do cérebro humano.

Tabela 6.3 Quadro sinóptico da trimembração.

Ser	Taoismo	Antroposofia	Goethe	Esfinges	Cérebro	Chakras
Suprassensibilidade	**Dān tián** superior	Sistema neurossensorial	Flor	Águia	Neocórtex	7º, 6º, 5º
Anímico	**Dān tián** médio	Sistema rítmico	Haste	Leão	Sistema límbico	4º
Físico	**Dān tián** inferior	Sistema metabólico	Raiz	Boi	Reptiliano	1º, 2º, 3º

---

* Volição: 1. um dos três tipos de função mental (afeto, cognição e volição); 2. ação de escolher ou decidir; 3. capacidade sobre a qual se baseia a conduta em função de motivações. (Houaiss, 2001)

O estudo dos *chakras* subdivide o corpo em sete centros de energia correspondentes a sete áreas do tronco, os quais se agrupam da seguinte maneira:

- 7º, 6º e 5° *chakras*: correspondentes à cabeça e ao pescoço e às glândulas pineal, hipófise e tireoide com o potencial do éter (energia sutil do céu)
- 4º *chakra*: correspondente ao tórax (peito) e à glândula do timo, com o potencial da alma (humanidade, amor)
- 3º, 2º e 1º *chakras*: correspondentes ao abdome, à pelve e às glândulas do pâncreas, suprarrenais e sexuais, com o potencial da fisicalidade (vontade, poder, vitalidade física, reprodução e sexualidade).

O aprofundamento dos *chakras* é feito no Capítulo 9.

A partir da prática de leitura corporal e encaminhamento terapêutico em massoterapia, observamos que dessas três subdivisões, a parte inferior do tronco, pode ainda ser subdividida em dois potenciais distintos. Assim, o "querer" divide-se em querer e *fluir*. O querer corresponde ao abdome, com o potencial da volição, ou seja, da vontade ou do arbítrio, compreendido como a elaboração de um processo ou ainda como o caminho entre o desejo e a exteriorização. Já a correspondência da região pélvica, que denominamos "fluir", representa o momento da exteriorização, em que não há mais a elaboração, mas o próprio exercício da relação com o meio; o desempenho em si.

Fazendo um paralelo a uma tese que se deve apresentar; o sentir é o que nos mobiliza para aquele assunto, o pensar é o organograma que montamos e a análise dos conteúdos, o querer é a preparação do material, e o fluir é o momento da apresentação. Em algum desses estágios, a energia pode apresentar obstruções.

Em outro exemplo, usando a imagem de um ciclo de águas, o sentir é a nascente da água, o pensar é a organização e o direcionamento dos veios, o querer é a corrente e o nível das águas, e o fluir é a água caindo na cachoeira.

Assim, para a interpretação dos significados das áreas do corpo que apresentam sinais, organizamos uma subdivisão em quatro áreas do tronco e mais os membros superiores e inferiores (Figura 6.25).

Pensar

O potencial do pensar, que tem seu comando na região superior do corpo (cabeça) e no sistema nervoso, atua no direcionamento da nossa energia e assim na sua ordenação. Distingue-se em dois aspectos básicos: correspondente ao hemisfério direito do cérebro, o comando intuitivo, de percepção global; e, ao hemisfério esquerdo, o comando racional e a percepção específica.

Como é um local de comando direcionado, vivemos as sensações de peso e calor, quando a energia se acumula, e o receio de perder o controle. É o aspecto do nível humano, único ser dotado de consciência.

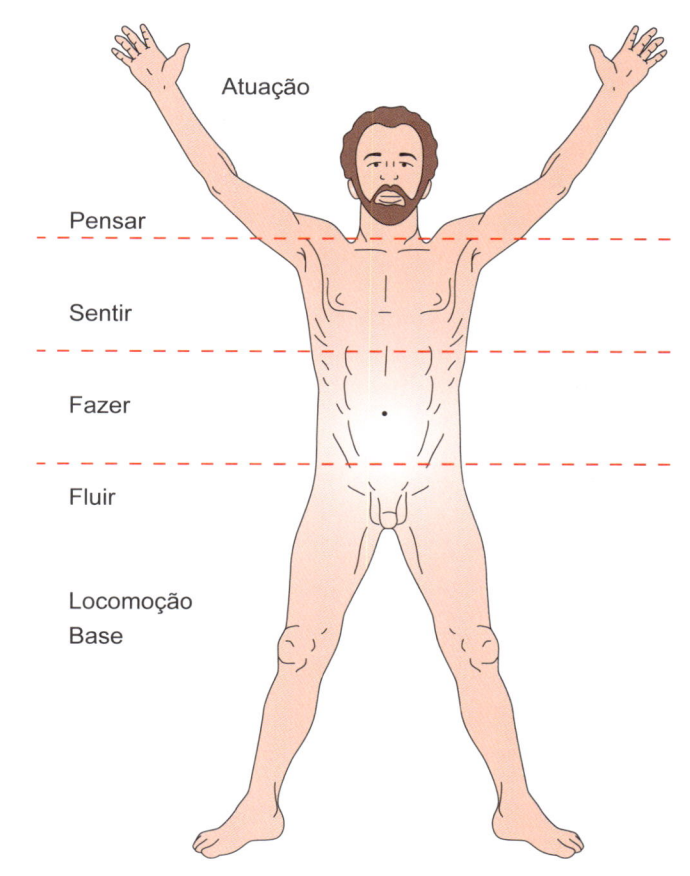

Figura 6.25 Regiões correspondentes às qualidades energéticas.

Alguns termos de linguagem que abordam esse aspecto são:

- "Manter a cabeça no lugar"
- "Cabeça fresca"
- "Esquentar a cabeça"
- "Perder a cabeça."

Sentir

O potencial do sentir tem seu comando na região torácica do corpo, é correspondente ao sistema rítmico, sustentado pelo coração e pulmão. É a usina humana da energia essencial do universo, ou seja, onde o ser reconhece a energia da vida, sentindo-a.

O movimento é a pulsação, assim vivemos as sensações do aperto ou abertura, de acordo com os nossos sentimentos. É o nosso aspecto do nível animal ou da alma.

Observamos alguns termos populares que abordam esse aspecto:

- "Coração apertado"
- "Mora no meu coração"
- "Peito aberto."

Querer

O potencial do querer tem seu comando na região central do corpo (abdome-lombar), ligado ao sistema metabólico, em que se processa o deslocamento da energia. Aqui, reside a sustentação da força física, e a capacidade da transformação e regeneração.

Como é um local de trânsito energético, vivemos a sensação de preenchimento ou esvaziamento, tanto no físico como no emocional. É o nosso aspecto do nível vegetal.

Alguns termos de linguagem que abordam esse aspecto são:

- "Com o rei na barriga"
- "Chorar de barriga cheia"
- "Frio na barriga."

Fluir

O potencial do fluir tem seu comando na região baixa do tronco (quadril), ligado ao sistema urogenital, em que se dá a externação da energia. Aqui, ocorre o contato com o mundo exterior, daí a somatização do medo. É o nosso nível de empatia com as forças básicas da natureza.

Alguns termos de linguagem que abordam esse aspecto são:

- "Fechou o ânus"
- "Urinou de medo"
- "Abriu as pernas."

Agir (atuação) e fluir externo (locomoção e base)

Os membros contêm o potencial da relação com o mundo exterior, sendo os *braços* os agentes da ação propriamente dita (atuação), e estão ligados à nossa capacidade de realização concreta das nossas ideias e sentimentos. É a única área do corpo, em nossa posição de bípedes, que está a favor da força da gravidade, possibilitando a expressão da arbitrariedade. As *pernas* têm o potencial da sustentação e locomoção, ligadas às nossas seguranças e inseguranças, aos caminhos que nos lançamos na vida, por isso denominamos de fluir externo.

Alguns termos de linguagem que abordam esse aspecto são:

- "Com a mão na massa"
- "Mão fechada"
- "Deu um passo maior que a perna."

Faces anterior e posterior

A *face anterior* do corpo está ligada às nossas projeções, a relação com o futuro; ao passo que, a *face posterior*,

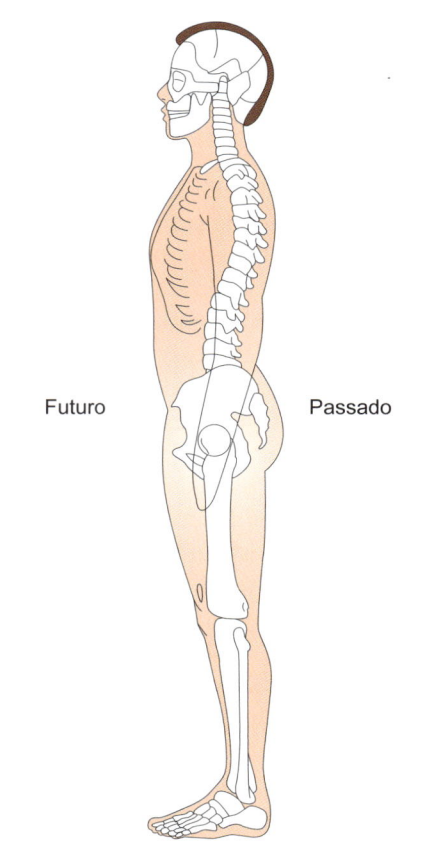

Futuro Passado

Figura 6.26 Faces anterior e posterior.

com os aspectos introjetados, ligados ao passado (Figura 6.26). Observamos alguns termos populares que abordam esse aspecto:

- "Carrega o mundo nas costas"
- "Ver a situação de frente."

Lateralidades

O lado esquerdo do corpo (comandado pelo hemisfério direito do cérebro) expressa os aspectos interiores intuitivos e de relação global com as coisas, ou seja, tem caráter **yīn**, enquanto o lado direito (comandado pelo hemisfério esquerdo do cérebro) expressa os aspectos externos, objetivos e de relação específica, ou seja, tem caráter **yáng** (Tabela 6.4).

Vistos os potenciais de cada região do corpo, podemos também considerar as passagens de uma região para outra (Figura 6.27 e Tabelas 6.5 e 6.6):

- Pensar para o Sentir, na altura da 7ª vértebra cervical
- Sentir para o Querer, na altura da 10ª à 12ª vértebra torácica
- Sentir para o Agir (Atuação), a articulação do ombro
- Querer para o Fluir, na altura da 5ª vértebra lombar
- Fluir para a Locomoção (ou o fluir interno para o fluir externo) na articulação da coxa.

Tabela 6.4 Comandos dos hemisférios cerebrais.

Hemisfério esquerdo	Hemisfério direito
Verbal: usa palavras para designar, descrever, definir	Não verbal: percebe as coisas com um mínimo de conexão com as palavras
Analítico: concebe as coisas passo a passo, componente por componente	Global: percebe o conjunto das manifestações
Simbólico: usa símbolos para representar coisas	Concreto: concebe cada coisa tal como ela é, no momento
Abstrato: seleciona uma pequena parte das informações e usa-as para representar o todo	Analógico: vê semelhança entre as coisas; compreende relações metafóricas
Temporal: marca o tempo, colocando as coisas em sequência	Não temporal: não tem senso de tempo
Racional: tira conclusões baseado na razão e nos fatos	Não racional: não precisa basear-se em razão ou fatos; não se apressa a formar julgamentos ou opiniões
Digital: usa números, como no ato de contar	Espacial: vê onde as coisas se situam em relação a outras e como as partes se unem para formar o todo
Lógico: tira conclusões baseado na lógica	Intuitivo: assimila as coisas aos pulos, muitas vezes à base de amostras incompletas, palpites, pressentimentos ou imagens visuais
Linear: pensa em termos de ideias concatenadas, um pensamento seguindo-se a outro e, quase sempre, levando a uma conclusão convergente	Não linear: aprende as coisas integralmente, de uma só vez; percebe configurações e estruturas globais, o que, muitas vezes, leva a conclusões divergentes
Características **yáng**	Características **yīn**

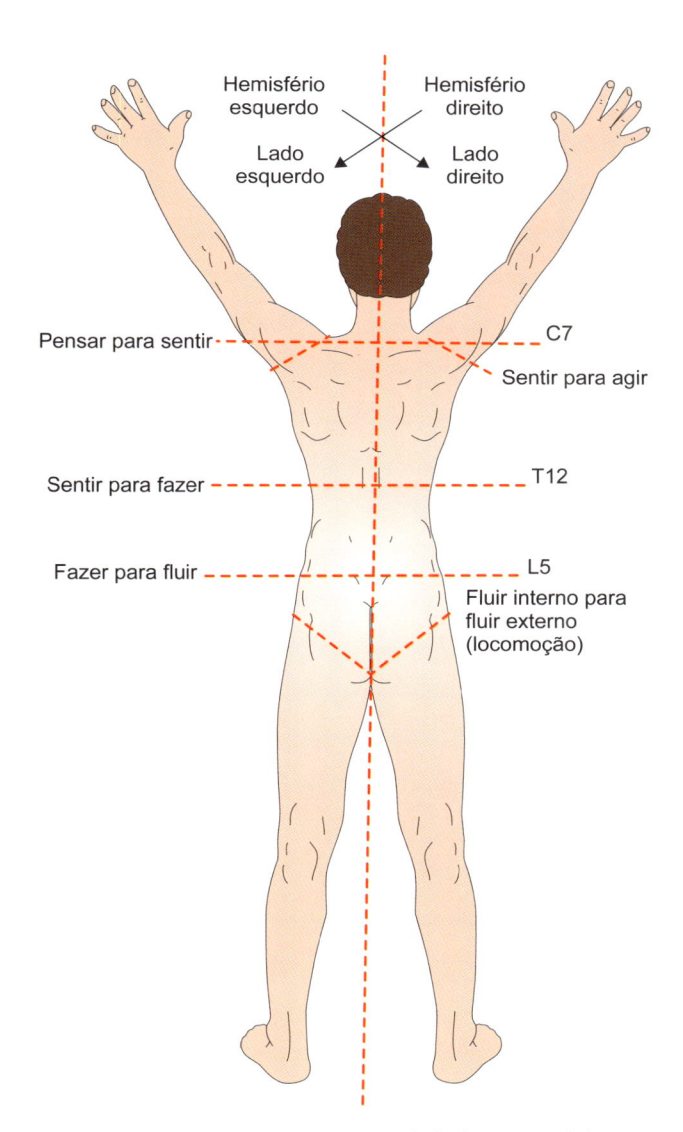

Hemisfério esquerdo — Hemisfério direito
Lado esquerdo — Lado direito

Pensar para sentir --- C7
Sentir para agir
Sentir para fazer --- T12
Fazer para fluir --- L5
Fluir interno para fluir externo (locomoção)

Figura 6.27 Passagens das qualidades energéticas.

Avaliação energética e anímica por meio da Medicina Tradicional Chinesa

Segundo a MTC, tudo que se manifesta no universo se expressa na dualidade **yīn** e **yáng**, assim os estados internos e externos do organismo humano podem ser observados por meio dessas duas forças ou faces de energia.

A energia **yīn** é uma força que se abre, é receptiva e tem o potencial da transformação. A energia **yáng** é uma força concentrada, é ativa e tem o potencial da mobilização.

Na avaliação de **yīn** e **yáng** não há qualidade no sentido de melhor ou pior, de bom e mau, não há preferência em nenhuma circunstância, as duas forças atuam de forma a regular uma à outra, dinâmica e constantemente.

A força **yáng** nasce no ápice da força **yīn** (noite, inverno, entrega, medo), é o jovem **yáng**, por exemplo, o alvorecer, a primavera, acordar para o dia, preparar-se para as atividades, determinar-se, mobilizar-se. A força **yīn** nasce no ápice da força **yáng** (dia, verão, ação, entusiasmo), é o jovem **yīn**, por exemplo: o entardecer, o outono, retornar ao descanso, refletir, relaxar.

As duas forças são representadas no símbolo do **tài jí** (Figura 6.28).

O desequilíbrio é notado quando uma das duas forças, que são dinâmicas e complementares, está estagnada ou crônica, ou, em outras palavras, quando uma força prevalece em relação à outra. Assim, a hiperatividade, o excesso de entusiasmo ou de decisão, a atitude pragmática de provedor, a extrema extroversão, a organização obsessiva e a necessidade de sempre estar fazendo alguma coisa são fatores cristalizados da força **yáng**. Por outro lado, a preguiça, a falta de iniciativa, o excesso de tristeza e medo, o excesso da introversão, a desorgani-

Tabela 6.5 Quadro das qualidades energéticas.

Qualidade energética	Função	Potencial no ser	Corpo humano
Pensar	Direcionamento e ordenação da energia	Consciência universal Percepção suprassensorial Organização – autoconsciência	Sistemas nervoso, sensorial e endócrino Cérebro: • Hemisfério direito: percepção específica – racional • Hemisfério esquerdo: percepção global – intuitiva Região cervical Meridianos: VG Meridianos **yáng** (terminais e iniciais) *Chakra* frontal (6º) e coroa (7º) O *chakra* laríngeo (5º) encontra-se na passagem do pensar para o sentir
Sentir	Reconhecimento da energia A "usina" energética	Fonte de relacionamento – amor universal Sentimento, individualidade	Sistemas rítmicos: respiratório e cardíaco Região torácica Meridianos: C, P, TA, CS, VC *Chakra* cardíaco (4º)
Querer	Mobilização da energia	Centro da vitalidade física, transformadora e regenerativa Relação concreta com o meio – emoções	Metabolismo Sistema digestório Abdome e região lombar Meridianos: F, VB, E, BP, IG, ID,VC, TA *Chakra* do plexo solar (3º) e centro vital (2º)
Fluir	Externação da energia	Reciclagem física Expressão e contato com o exterior	Sistema urogenital Órgãos sexuais Sacro e cóccix Meridianos: R, B, CS, VG, TA, VC *Chakra* basal (1º) e centro vital (2º)

Tabela 6.6 Quadro 2 das qualidades energéticas.

	Face: leitura por regiões	**Braços:** energia da atuação		
Lado esquerdo (do corpo – hemisfério cerebral direito): atitude receptiva, ondulante, interativa, realizações internas	**Coluna vertebral:** eixo – energia da sustentação vertical e flexibilidade	**Articulação do ombro:** passagem dos conteúdos para a atuação	**Frente:** projeção – posição diante do mundo, presente para o futuro	**Lado direito (do corpo – hemisfério cerebral esquerdo):** atitude reta, objetiva, realizações
	Pernas: energia da locomoção e sustentação de base	**Articulação coxofemoral:** passagem da fluência interna para a externa	**Trás:** introjeção – situação resultante das relações, passado para o presente	

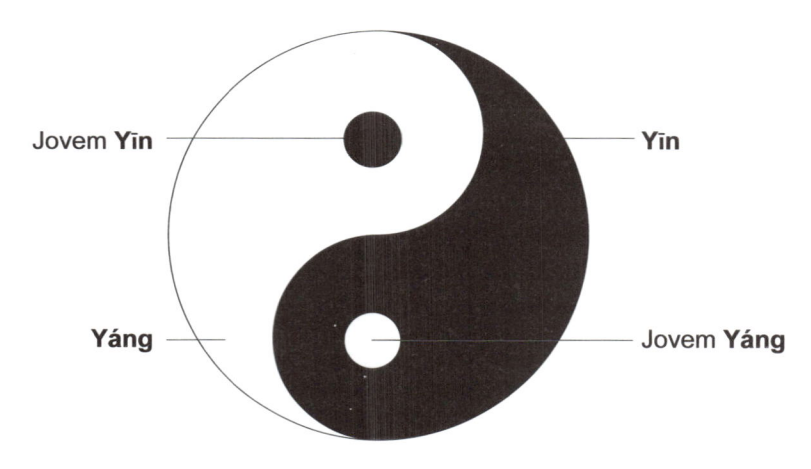

Figura 6.28 Símbolo do **tài jí**.

zação, a atitude de dependência do outro e a submissão são fatores cristalizados da força **yīn**.

No aspecto físico no corpo: o quente, o duro, o sólido, a secura e o avermelhado são manifestações **yáng**. O frio, o mole, o líquido, a umidade e o enegrecimento são manifestações **yīn**.

Por meio do histórico e do estado da pessoa, somados à leitura do terapeuta, pela observação e palpação, percebem-se as oscilações do **yīn** e do **yáng**, que viabilizam a conscientização e a ação terapêutica.

Na Tabela 6.7, constam as propensões das forças **yīn** e **yáng**. Representam o seu potencial e a sua tendência ao extremo, que é a base da leitura energética:

Cinco Movimentos

A partir da compreensão da oscilação **yīn** e **yáng**, verifica-se que os organismos vivos têm dois movimentos de organização: um de auto-organização, que determina a sua evolução, e outro de influência no organismo maior em que está inserido, que determina a sua duração e integração. Essa oscilação cria um ciclo de nascimento, crescimento, geração, declínio, transformação e retorno, que é representado nos Cinco Movimentos ou elementos no seu Ciclo de Geração. Nesse ciclo, um gera o outro, mantendo a vida:

- Madeira gera Fogo (queimando)
- Fogo gera Terra (pelas cinzas)
- Terra gera Metal (no seu íntimo subsolo)
- Metal gera Água (a fusão o liquefaz)
- Água gera Madeira (nutrindo-a).

O outro ciclo é o Ciclo de Dominância, em que cada movimento ou elemento equilibra o outro, dosando os seus aspectos excessivos:

- A Madeira se sobrepõe à Terra (cobrindo)
- A Terra se sobrepõe à Água (absorvendo e represando)
- A Água se sobrepõe ao Fogo (apagando)
- O Fogo se sobrepõe ao Metal (derretendo)
- O Metal se sobrepõe à Madeira (cortando).

A partir da natureza dos ciclos dos elementos Madeira, Fogo, Terra, Metal e Água, abrem-se cinco aspectos que podem ser observados na leitura física e nas interpretações (Figura 6.29 e Tabela 6.8).

Estados anímicos referentes aos Cinco Movimentos

Usamos o termo estado anímico no significado das experiências vividas do ser, pelos seus sentimentos e ações.

Podemos verificar que independentemente de julgarmos bom ou ruim, ou de querermos evitar ou valorizar algum estado interior, a verdade é que passamos por todos eles, pois os sentimos.

Os movimentos apresentam o potencial do ser; os sentimentos, a qualidade; e a emoção, a expressão (Tabela 6.9).

Assim, podemos observar as expressões emocionais e os sentimentos, com o propósito de compreender quando há excesso ou deficiência nos movimentos, que são inerentes à dinâmica da vida.

Dentro da dinâmica do todo, desequilíbrio não é sinônimo da simples vivência de um estado (seja entusiasmo-euforia, seja reflexão-angústia ou outro qualquer), mas, sim, a permanência e consequentemente a sua estagnação, ou o desvio de tal estado, evitando a vivência e assim acumulando um potencial que não se vive.

Por outro lado, na visão específica do movimento, desequilíbrio significa o excesso (**yáng**) ou a falta (**yīn**) de energia no mesmo, ou seja, a vivência extremada do sentimento (com a tendência de projetar a energia em outras pessoas ou situações ou então guardar dentro de si os sentimentos) ou a escassez da sensibilidade em determinado(s) sentimento(s).

No Capítulo 9, em MTC, constam os Pontos de Comando, que servem para fazer a leitura energética de cada meridiano.

Mais informações sobre os conceitos do Taoismo e da MTC podem ser encontradas no livro *Macro e Microcosmos* (Donatelli, 2007).

Além da leitura feita pelos Pontos de Comando, há também uma leitura nas regiões da face que acusam o desequilíbrio dos meridianos. Percebe-se quando a pele apresenta marcas ou há coloração correspondente ao meridiano, em excesso, nas regiões indicadas da Figura 6.30.

A avaliação energética tem os instrumentos da observação das forças **yīn** e **yáng** e das cinco manifestações expressas nos Cinco Movimentos, que possibilitam um vasto e preciso substrato para leitura corporal (Figura 6.31).

Tabela 6.7 Propensões das forças **yīn** e **yáng**.

Yīn	Yáng
Receptivo	Ativo
Introversão	Extroversão
Angústia-Medo	Entusiasmo-Cólera-Obsessão
Decomposição-Desorganização	Acúmulo-Organização
Relaxamento	Tensão
Frio	Quente
Mole	Duro
Líquido	Sólido
Umidade	Secura
Enegrecido	Avermelhado
Sintomas crônicos	Sintomas agudos
Doce	Amargo-Salgado

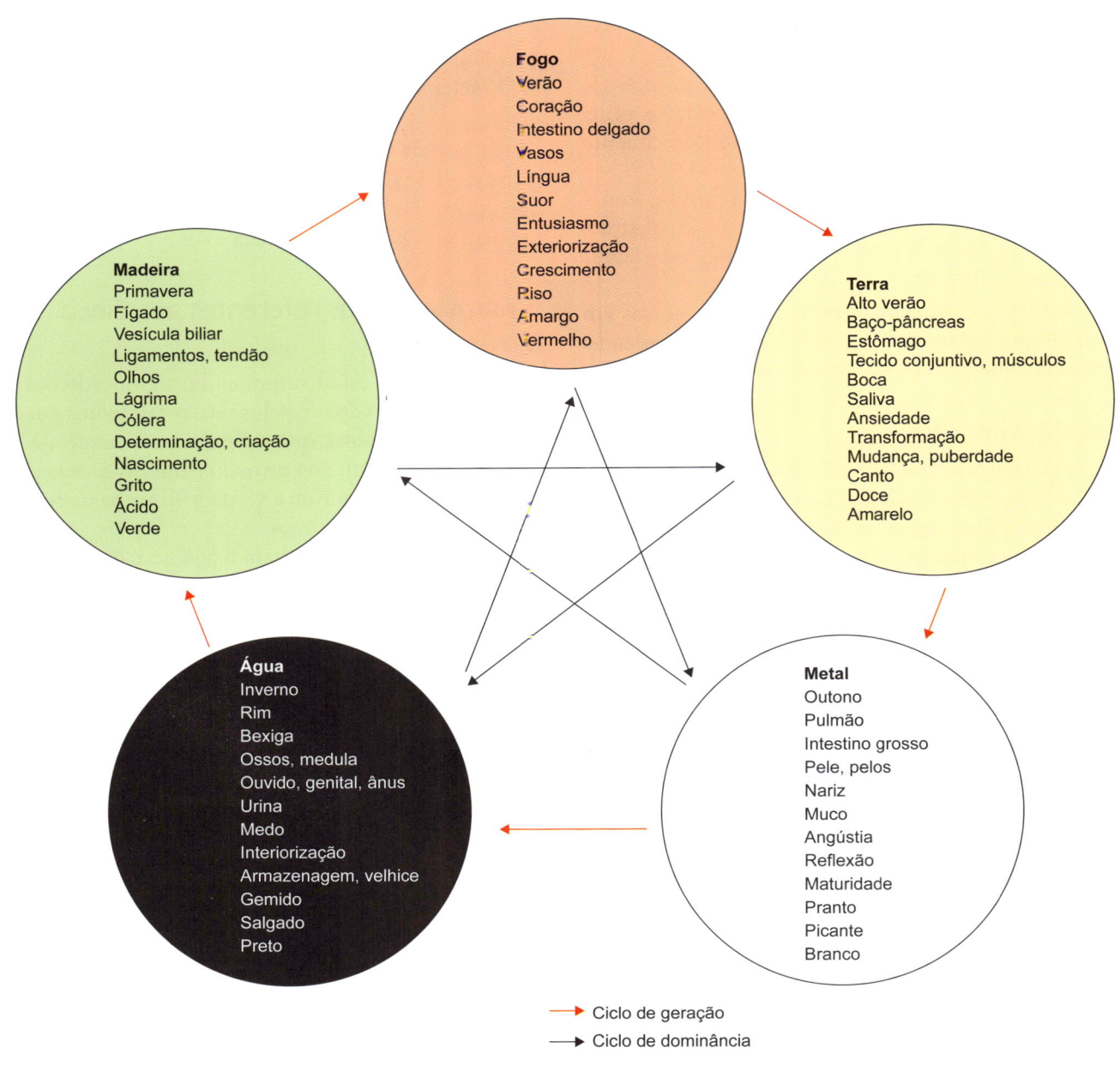

Figura 6.29 Cinco movimentos.

Tabela 6.8 Quadro das tendências de manifestações em cada período.

Elemento	Madeira	Fogo	Terra	Metal	Água
Estação	Primavera	Verão	Alto verão	Outono	Inverno
Órgão	Fígado	Coração	Baço-pâncreas	Pulmão	Rim
Vísceras	Vesícula biliar	Intestino delgado	Estômago	Intestino grosso	Bexiga
Tecido	Ligamentos, tendão	Vasos	Tecido conjuntivo, músculos	Pele, pelos	Ossos, medula
Orifício	Olhos	Língua	Boca	Nariz	Ouvido, genital, ânus
Líquido	Lágrima	Suor	Saliva	Muco	Urina
Sentimento	Cólera	Entusiasmo	Ansiedade	Angústia	Medo
Ação	Determinação, criação	Exteriorização	Transformação	Reflexão	Interiorização
Desenvolvimento	Nascimento	Crescimento	Mudança, puberdade	Maturidade	Armazenagem, velhice
Som	Grito	Riso	Canto	Pranto	Gemido
Sabor	Ácido	Amargo	Doce	Picante	Salgado
Cor	Verde	Vermelho	Amarelo	Branco	Preto

Tabela 6.9 Aspectos anímicos dos Cinco Movimentos.

Elementos	Movimento	Sentimentos	Emoção
Madeira	Determinação	Cólera	Raiva
Fogo	Exteriorização	Entusiasmo	Euforia
Terra	Transformação	Ansiedade	Fixação
Metal	Reflexão	Angústia	Tristeza
Água	Interiorização	Medo	Temor

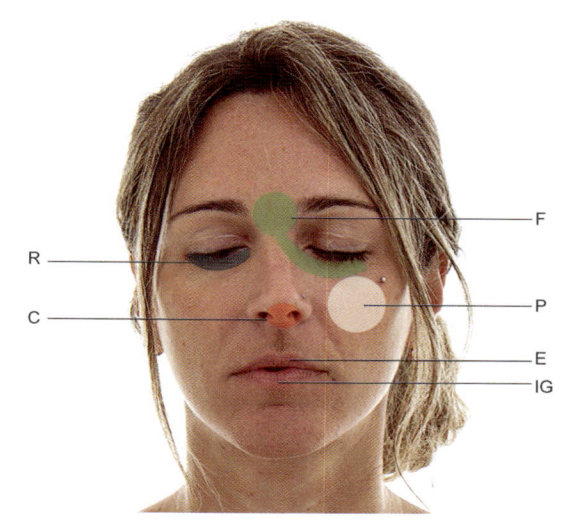

Figura 6.30 Leitura nas regiões da face.

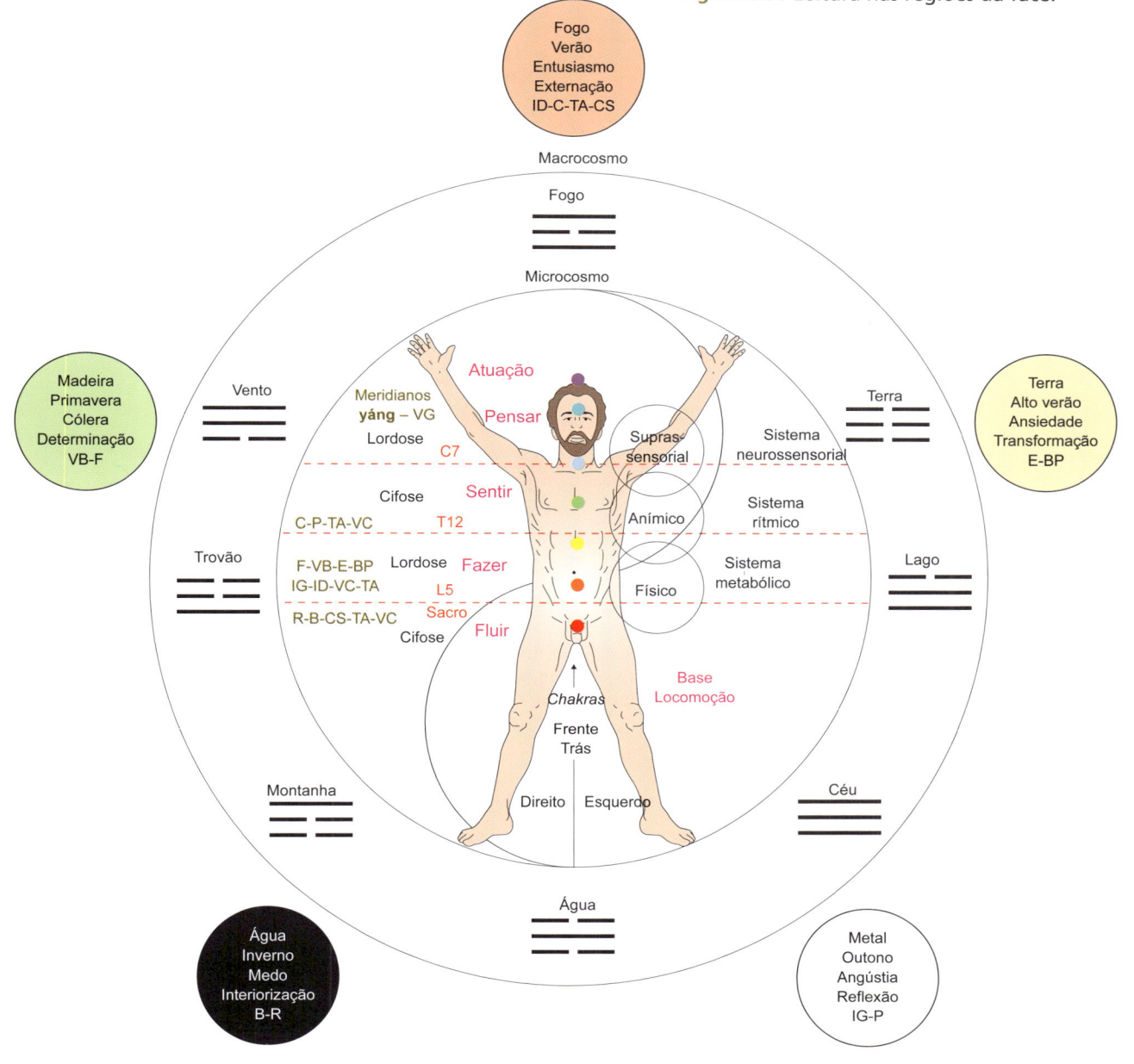

Figura 6.31 Quadro sinóptico de avaliação energética pela leitura corporal.

Observando apuradamente onde (regiões, faces, lados, passagens) ocorrem as expressões somáticas, sejam elas sensações, sejam elas dores, dificuldade de contato, desarranjo ou patologias, montamos um mosaico que contém os caminhos (estudo das interpretações) rumo à percepção das obstruções dos nossos potenciais, e podendo acessar os recursos para o nosso redirecionamento mais harmônico.

Os oito trigramas são conceitos do *I Ching*, aprofundados no livro *Macro e Microcosmos* (Donatelli, 2007), e possuem os atributos: Trovão-movimento; Vento-vivacidade; Fogo-luminosidade/aderência; Terra-abrangência; Lago-comunhão; Céu-força; Água-profundidade e Montanha-quietude, que são instrumentos para as interpretações.

Fichas para o atendimento terapêutico

Todos os dados observados na leitura corporal devem ser registrados em fichas, junto do histórico do paciente e do andamento nas sessões. Esses registros são confidenciais e ficam sob a responsabilidade do terapeuta. Em termos clínicos, recebe o nome de anamnese.

Para abarcar todas as informações, dividem-se as fichas em:

- Dados do paciente
- Histórico
- Da sessão
- Estudo de caso.

Ficha de dados. Essa ficha é preenchida pelo paciente na recepção do consultório ou virtualmente (Tabela 6.10).

Ficha de histórico. Essa ficha é preenchida pelo terapeuta quando recebe o paciente, em momento social, que é importante, pois ocorre a interação interpessoal, na qual se constrói a imagem do outro. A ficha pode ser preenchida aos poucos, durante a conversa inicial de cada atendimento (Tabela 6.11).

Ficha da sessão. Preenchida pelo terapeuta em cada sessão (Tabela 6.12).

Ficha do estudo de caso. Nessa ficha, o terapeuta conclui um processo de atendimento (Tabela 6.13).

Tabela 6.10 Ficha de dados.

DADOS	Data: / /
Nome:	
Data de nascimento:	
Endereço:	
Bairro:	Cidade:
Estado:	CEP:
E-mail:	
Telefone:	Celular:
Escolaridade:	
Profissão:	
Estado civil ou de convivência:	
Reside com:	
Soube do atendimento por meio de:	
Procurou o atendimento por causa de:	

Tabela 6.11 Ficha de histórico.

HISTÓRICO   **Data:**   /   /

Nome:

A. Motivo da consulta

B. Histórico (cirurgias/outros tratamentos/medicamentos)

C. Sistema respiratório
1. Como sente sua respiração?
2. Tem ou teve distúrbios respiratórios? Com que sintomas? Como reage aos sintomas?

D. Sistema digestório
1. Como é seu apetite?
2. Como sente sua digestão? (gases, boca amarga, enjoo, dores abdominais)
3. Horários em que se alimenta:
4. O que, basicamente, come nesses horários?
5. Gosta muito de algum sabor ou alimento? (ácido, amargo, doce, picante, salgado etc.)
6. Não gosta de algum sabor ou alimento?
7. O que predomina na sua alimentação?
8. Sua alimentação se altera nas diferentes estações do ano? ( ) Sim ( ) Não
    Em quê?
9. Come doce junto (ou logo após) o salgado? ( ) Sim ( ) Não
10. Bebe líquido nas refeições? ( ) Sim ( ) Não
11. Bebe café? ( ) Sim ( ) Não Quanto?
12. Bebe chá? ( ) Sim ( ) Não Qual?
13. Bebe líquidos ou água durante o dia? Qual? Quanto?
14. Consome bebidas alcoólicas? ( ) Sim ( ) Não Qual?
    Quanto?   Com que frequência?
15. Como se sente ao ingerir?
    (No caso de drogas, checar na medida do possível os termos anteriores)

E. Sistema urogenital
1. Quantas vezes o intestino funciona ao dia?
2. Tem tendência a intestino preso ou solto?
    Quando?
3. Com que frequência urina?
4. Como é sua menstruação? (ciclo, fluxo, sintomas pré-menstruais)
5. Adota algum método anticoncepcional? Qual? Há quanto tempo?

F. Sistema circulatório
1. Apresenta distúrbios circulatórios? (varizes, dormências, pressão, tonturas)

G. Sistema endócrino
1. Apresenta distúrbios hormonais? (tireoide, ovário)

H. Gerais
1. Como é seu sono? (horários, qualidade)
2. Dores de cabeça?
3. Atividades físicas? (quais e frequência)
4. Quais posições e posturas mais frequentes no dia a dia?
5. Aspectos sociais (convivência, humores)
6. Aspectos espirituais (alguma prática)

I. Observações

Tabela 6.12 Ficha da sessão.

Nome: **Data:**   /   /   **Sessão nº:** _____

Retorno do massageado (como esteve desde a última sessão)

Avaliação energética:

Meridianos e pontos

P_____   B_____
IG_____   R_____
E_____   CS_____
BP_____   TA_____
C_____   VB_____
ID_____   F_____

Reflexologia

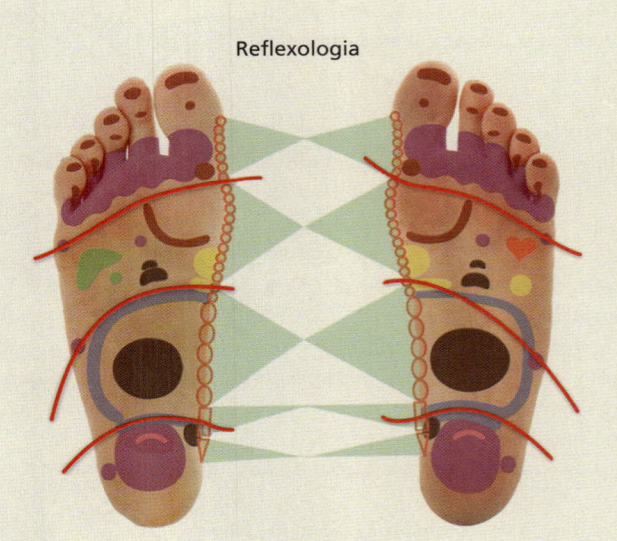

Leitura corporal:

Áreas do corpo

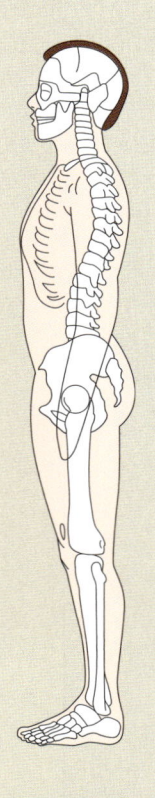 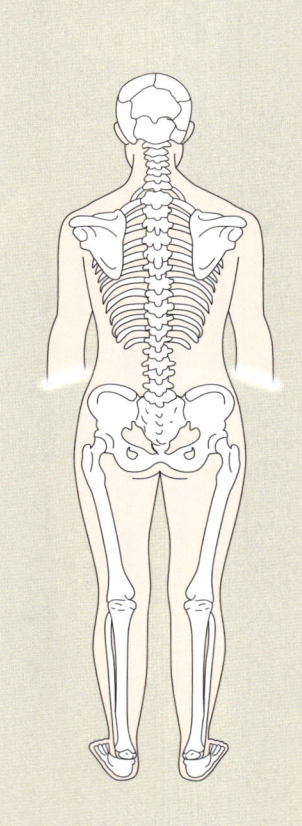 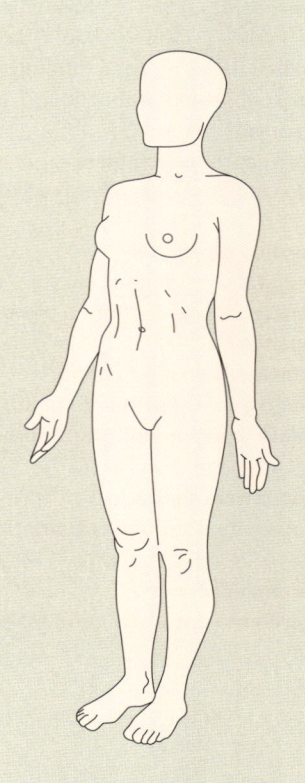

Descrições do terapeuta
- Da aplicação (meridianos, pontos, manobras, estratégias)
- Impressões do estado físico e anímico
- Observações de reações
- Indicações de alongamentos, movimentos, posições etc.
- Perspectiva para continuidade

Tabela 6.13 Ficha de estudo de caso.

ESTUDO DE CASO   Data: /   /

Nome do terapeuta:

Nome do paciente:

Período do atendimento: de   a   Frequência:

1. Motivo da procura da massagem

2. Síntese do histórico

3. Avaliações
- Leitura física
- Leitura anímica
- Leitura energética

4. Encaminhamento/tratamento

5. Alterações e transformações do quadro geral e aspectos específicos

6. Conclusão

7

Manobras e Liberação Miofascial

Introdução

As manobras apresentam as possibilidades dos recursos do toque em todas as camadas do corpo e englobam: liberação miofascial, micromovimentos, alongamentos, desenvolvimento da propriocepção, reorganização somática e mobilização do fluxo energético. Buscamos a soma e a integração desses recursos na "inteligência" e sensibilidade das mãos do terapeuta na linguagem do toque.

As manobras estão organizadas nesta sequência:

- Em pé para a totalidade do corpo
- Para as costas, em posição sentada
- Para as costas e a coluna, em posições variadas
- Para as costas, na bola de ginástica
- Ativas para as costas
- Para o cíngulo pélvico (cintura pélvica), em decúbito ventral
- Para o cíngulo pélvico (cintura pélvica), em decúbito lateral
- Para o cíngulo pélvico (cintura pélvica), com bolinha
- Para o cíngulo pélvico (cintura pélvica), em decúbito dorsal
- Para as coxas e os pés, em decúbito dorsal
- Para o cíngulo pélvico (cintura pélvica) e as pernas, com bola de ginástica
- Para o tronco e as cinturas
- Para o tronco, o abdome e o cíngulo pélvico (cintura pélvica)
- Para o cíngulo peitoral (cintura escapular), em pé
- Para o cíngulo peitoral (cintura escapular), em decúbito ventral
- Para cíngulo peitoral (cintura escapular), os braços e as mãos, em decúbito dorsal
- Para o cíngulo peitoral (cintura escapular) e os braços, em decúbito lateral
- Para o pescoço, em decúbito dorsal
- Para relaxamento.

A descrição de cada manobra está organizada desta maneira:

- Posição: a posição do massageado
- Apoios: locais onde as mãos e outras regiões do terapeuta se posicionam no corpo do massageado para a execução da manobra
- Manobra: descrição da manobra
- Promove: o efeito da manobra
- Atua: em quais meridianos, região do corpo, esqueletos axial e apendicular, qualidades energéticas e *chakras*.

Na Tabela 7.1, são apresentados os termos que foram usados para esclarecer o que a manobra promove, abordados ao longo do livro, principalmente no Capítulo 2 – O Corpo e suas Camadas.

O tipo de toque inicial para a liberação miofascial é a pressão constante, em uma direção diagonal ao tecido, permanece-se na pressão, percebendo-se o amaciamento da fáscia. Pode-se também aplicar deslizamento profundo e lento, pinçamento e fricções lentas.

As pressões podem ser feitas com os polegares, dedos, nós dos dedos e cotovelos (Figura 7.1).

O toque, dependendo da circunstância, pode ser direcionado diretamente à aderência, se esta não estiver muito nodulada e a dor não causar desconforto no massageado. Se esses fatores ocorrerem, o toque é direcionado às laterais da aderência, abrindo um caminho para chegar ao ápice desta. O toque também pode ser direcionado às linhas de clivagem (separação) dos tecidos e músculos, ao centro do ventre muscular e aos pontos-gatilhos (local onde se sente a sensibilidade dolorosa).

A partir do processo da liberação miofascial, pode-se especificar a ação terapêutica com os seguintes objetivos:

- Diferenciação das camadas miofasciais: a partir da liberação e do toque de cisalhamento, os tecidos ade-

Tabela 7.1 Efeitos das manobras.

Característica afetada	Efeitos
Músculos	Alongamento de determinado músculo
	Relaxamento de determinado músculo
Articulações	Abertura de determinada articulação
	Abertura dos espaços intervertebrais
Propriocepção	Percepção de alguma ação ou posição (p. ex., apoios nos ísquios)
	Conscientização de determinada região
	Organização de determinadas regiões (p. ex., pernas com o quadril)
Consciência corporal	Descontração de determinada área (p. ex., ombros, músculos)
	Desenrijecimento de determinada região
	Desobstrução da energia em determinada região
	Desbloqueio de uma articulação
	Relaxamento de determinada região
	Soltura de dobradiças do corpo
Mobilização	Mobilização de um movimento (p. ex., rotação das vértebras)
	Mobilização de uma estrutura (p. ex., vértebras cervicais)
Reorganização somática	Alinhamento de uma região ou da relação entre duas regiões (p. ex., caixa craniana com a coluna)
	Incentiva o alinhamento de desarranjos (p. ex., desvios laterais da coluna)
Fluxo energético	Abertura do fluxo de energia de determinada região
	Desobstrução do fluxo de energia de determinada região ou de um meridiano
Fáscias	Liberação miofascial
	Diferenciação das camadas miofasciais
	Deslocamento das fáscias entre duas estruturas
	Redistribuição das pressões teciduais
	Desobstrução da densidade tecidual

ridos entre duas camadas de fáscias se descolam e voltam a seu espaço para sua boa funcionalidade

- Deslocamento das fáscias entre duas estruturas: a partir da liberação com pressão constante com os dedos, por exemplo, as fáscias aderidas entre ossos e músculos, voltam à sua natureza mais solúvel e de movimentação fluente
- Redistribuição das pressões teciduais: a partir da liberação com pressão constante e pequena vibração, por exemplo, com o cotovelo, os tecidos que estão sofrendo pressões repetitivas, em razão de posturas, redistribuem-se
- Desobstrução da densidade tecidual: a partir da liberação com pressão ou deslizamento profundo com os dedos ou os nós dos dedos, o tecido que se encontra obstruído, em decorrência do uso inadequado da força muscular e do estresse emocional, responde cedendo à sua densidade.

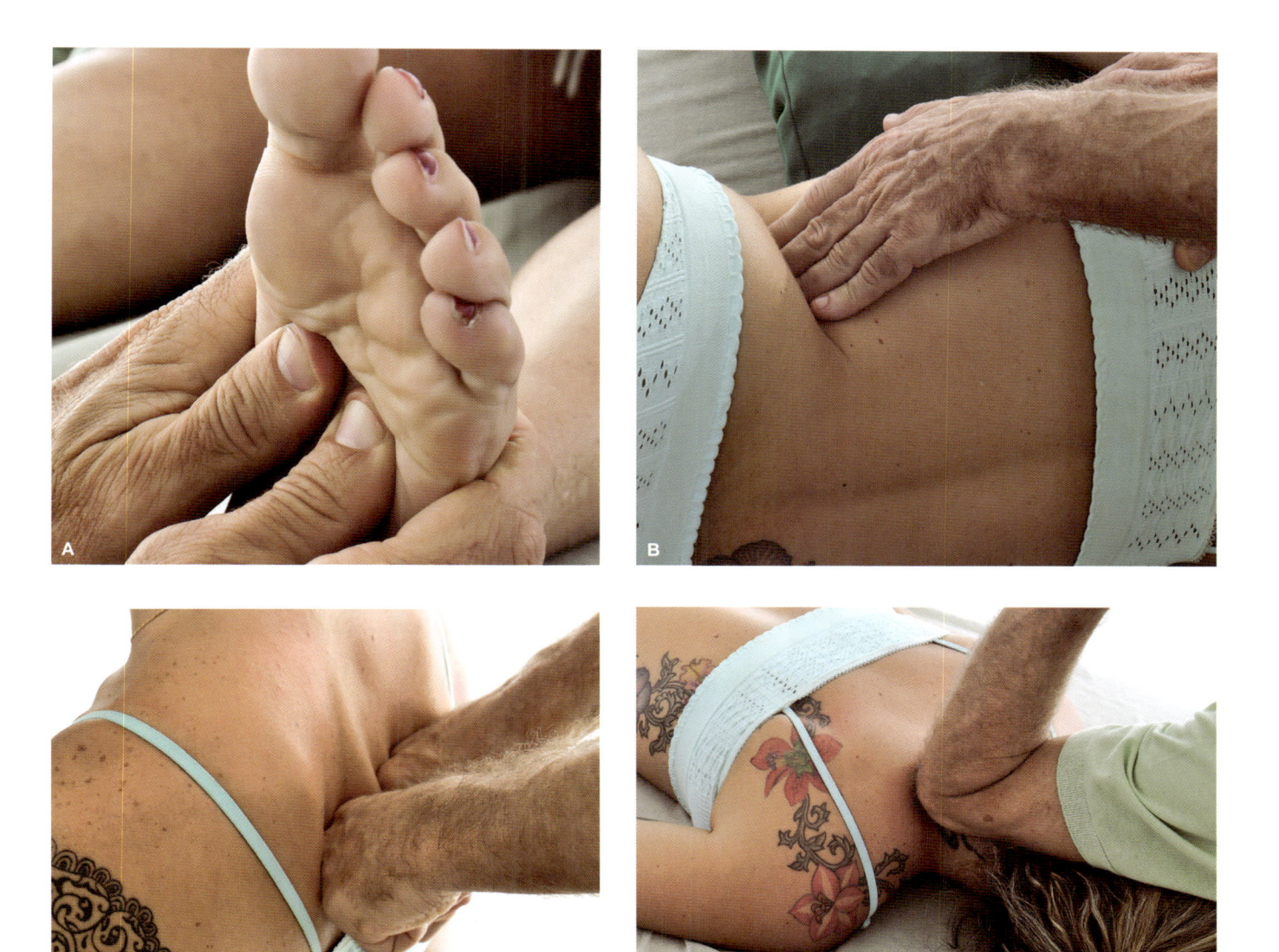

Figura 7.1 Pressão com os polegares (A), dedos (B), nós dos dedos (C) e cotovelos (D).

Manobras em pé para a totalidade do corpo

Manobra 1

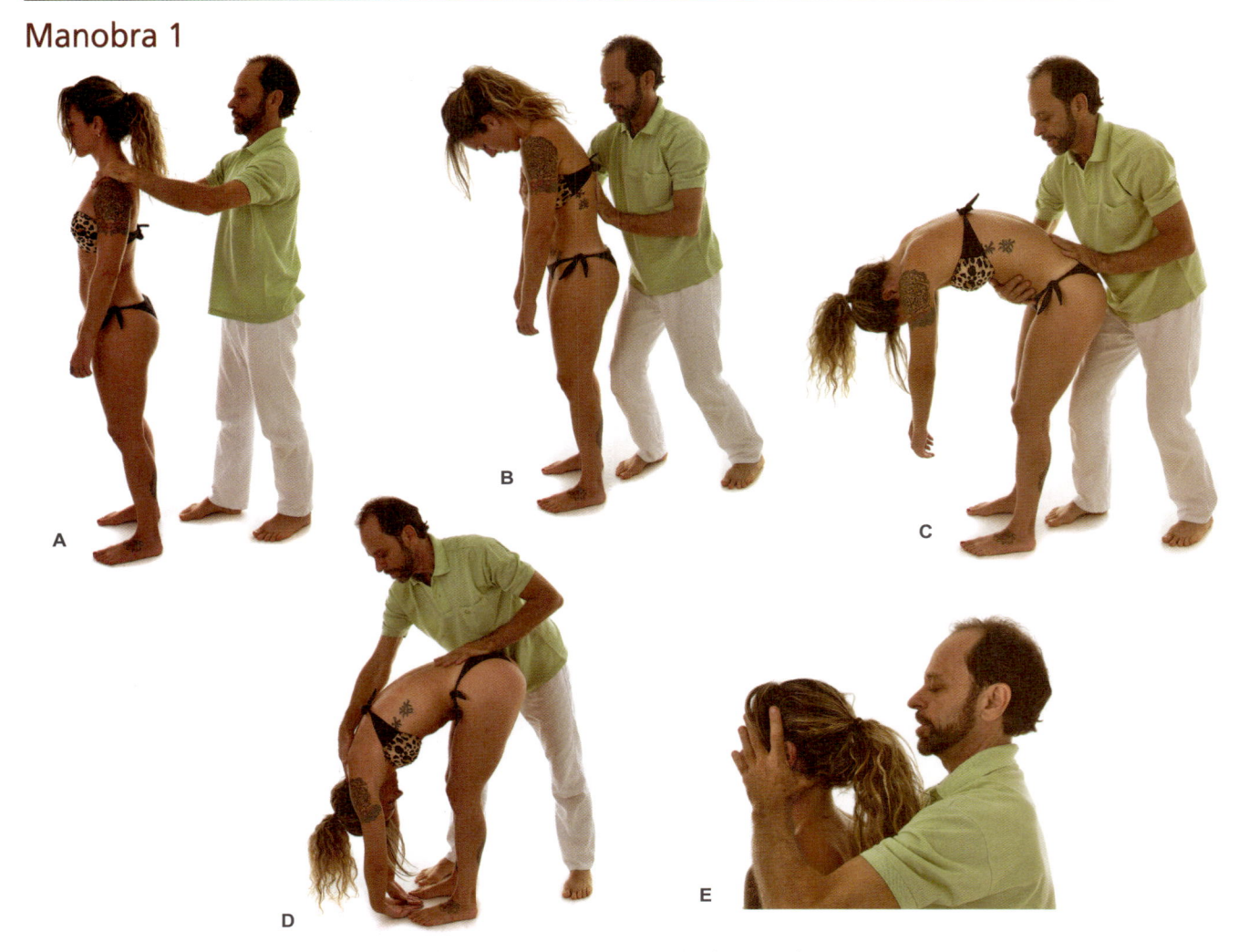

Figura 7.2 A a **E.** Sequência da manobra 1.

Posição. Em pé, com o corpo alinhado no eixo central e os pés paralelos na largura do quadril. Massoterapeuta em pé atrás do massageado (Figura 7.2 *A*).

Apoios. Apoie com uma das mãos nas regiões referenciais: 1. nas clavículas; 2. no plexo solar; 3. nas cristas ilíacas (pode-se usar o antebraço), no momento em que o massageado flexiona o corpo, com a outra mão atua-se na coluna vertebral (Figura 7.2 *B*).

Manobra. Pede-se que o massageado, lentamente, incline o tronco anteriormente, por meio da soltura do seu peso, parte por parte, seguindo as regiões referenciais: apoio 1 nas vértebras cervicais C1 a C7; apoio 2 da C7 à vértebra torácica T12; apoio 3 da T12 à vértebra lombar L5. Com o tronco flexionado, promova pressão, empurrão e vibração nos espaços intervertebrais, deslizamento ao longo das costas; do quadril aos ombros, pequenos movimentos de rotação do tronco (Figura 7.2 *C* a *E*).

No retorno do tronco para a posição vertical, também de maneira lenta, deve-se conscientizar o massageado dos apoios dos seus pés e o eixo vertical.

O que promove. Abertura das articulações intervertebrais. Soltura das dobradiças da cabeça, tórax, crista ilíaca e coxofemoral. Alongamento dos músculos isquiotibiais e do tríceps sural. Descontração da escápula e dos ombros. Abertura para o fluxo de energia na face posterior do corpo.

Atuação. Nos meridianos VG, B; coluna vertebral e pernas; esqueleto axial principalmente e apendicular no cíngulo peitoral. Qualidades energéticas: passagens do pensar para o sentir, do sentir para o querer e do querer para o fluir; *chakras:* 1º ao 5º.

Manobras para as costas na posição sentada

Manobra 2

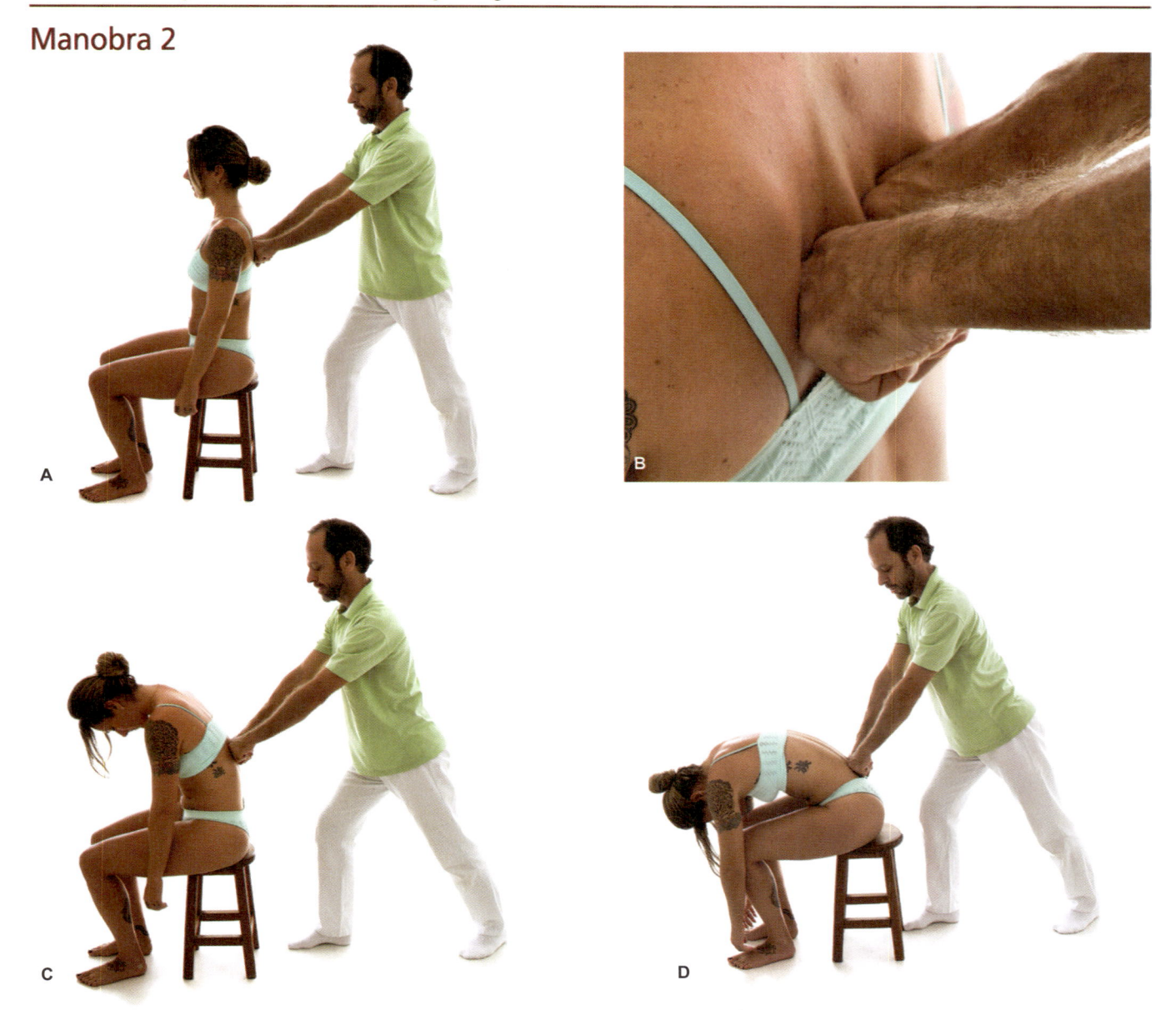

Figura 7.3 A a **D.** Sequência da manobra 2.

Posição. Massageado sentado em um banco com os ísquios bem apoiados, pés paralelos na largura do quadril apoiados por inteiro no chão, coluna ereta sem força excessiva.

Apoios. Com as mãos fechadas, falanges proximais dos dedos sobre os músculos eretores da espinha.

Manobra. Compressão e deslizamento profundo e bem lento sobre os músculos eretores, da altura dos ombros até a borda inferior da caixa torácica, pedindo para o massageado empurrar suavemente o tronco (extensão) na direção das mãos do terapeuta, 3 vezes. A partir do meio das costas, continua-se a compressão e o deslizamento profundo até o sacro, enquanto o massageado inclina seu corpo anteriormente, por meio da soltura do peso do corpo, e enfatiza-se a expiração (Figura 7.3).

O que promove. Liberação miofascial na camada profunda das costas (principalmente os eretores da espinha e multífidos). Alongamento da musculatura extensora da coluna vertebral e latíssimo do dorso. Descontração dos músculos cervicais e da face, articulação da mandíbula e ombros. Abertura para o fluxo de energia nas costas.

Atuação. Nos meridianos VG, B; coluna vertebral; esqueleto axial. Qualidades energéticas: pensar para o sentir e sentir para o querer; *chakras:* 1º ao 5º.

Manobra 3

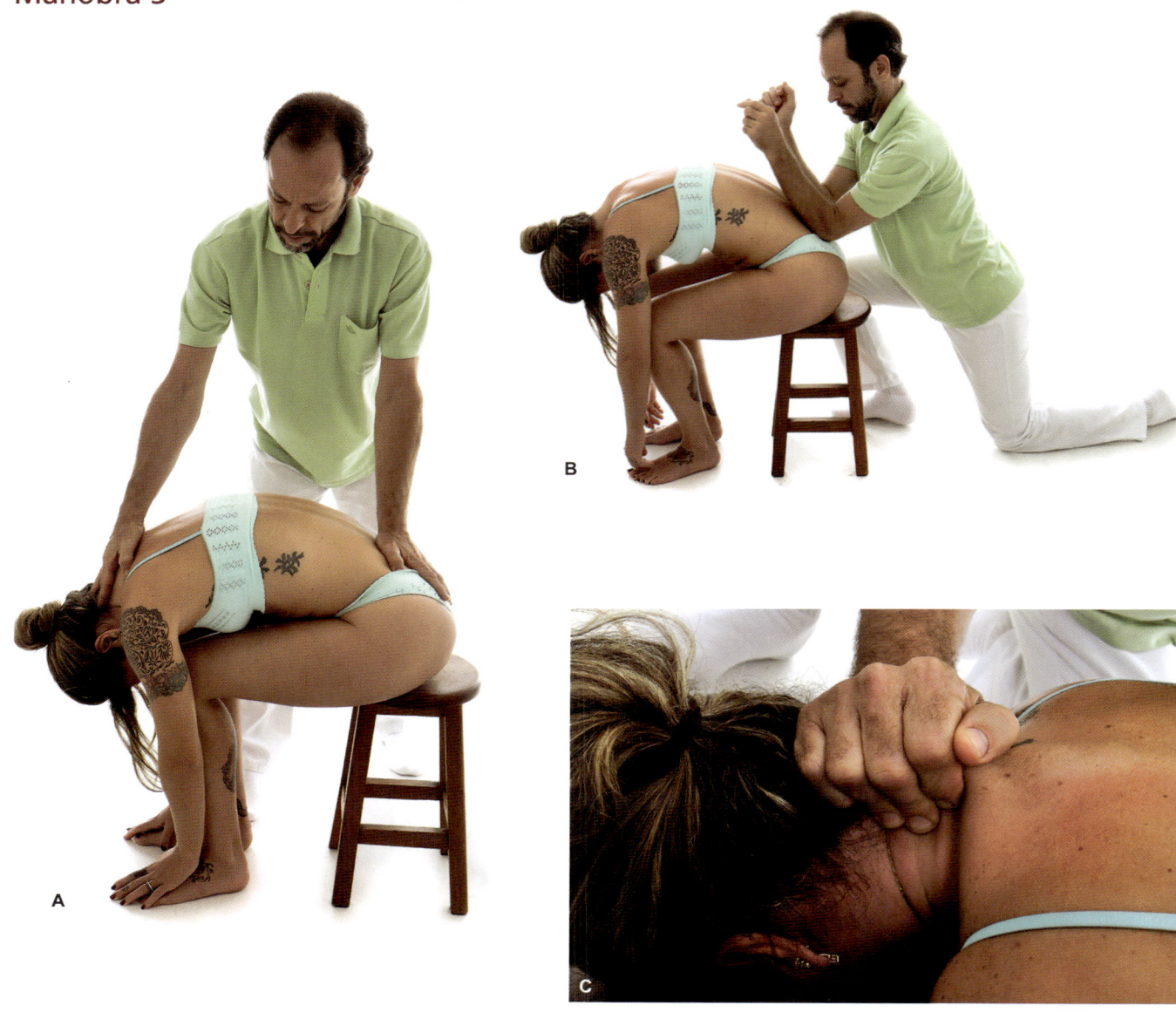

Figura 7.4 **A** a **C.** Sequência da manobra 3.

Posição. Massageado sentado em um banco com os ísquios bem apoiados, pés paralelos na largura do quadril apoiados por inteiro no chão e o tronco flexionado anteriormente, com o peso solto do corpo.

Apoios. Uma das mãos no sacro e a outra na 7ª cervical (Figura 7.4 *A*). Cotovelos sobre os glúteos (Figura 7.4 *B*). Mão(s) em concha na região cervical (Figura 7.4 *C*).

Manobra. Pede-se para o massageado manter os apoios dos pés e ísquios, flexionar o tronco lentamente, soltando o peso do seu corpo até chegar à máxima inclinação. É preciso relaxar a mandíbula e enfatizar a respiração. Pressão e vibração nos espaços intervertebrais, trajeto de VG e B; oposição do cíngulo pélvico e cabeça (curva primária da coluna) com leve compressão (Figura 7.4 *A*). Compressão dos cotovelos na região das laterais do sacro (Figura 7.4 *B*). Pinçamento e pinçamento vibratório na musculatura da região cervical (Figura 7.4 *C*).

O que promove. Abertura das articulações intervertebrais. Alongamento da musculatura extensora da coluna vertebral, quadrado lombar, glúteo máximo e latíssimo do dorso. Liberação miofascial na região dos glúteos e piriforme. Descontração dos músculos cervicais e da face, articulação da mandíbula e ombros. Abertura para o fluxo de energia nas costas.

Atuação. Nos meridianos VG, B; coluna vertebral; esqueletos axial e apendicular no cíngulo peitoral. Qualidades energéticas: pensar para o sentir, sentir para o querer e querer para o fluir; *chakras*: 1º ao 7º.

Manobra 4

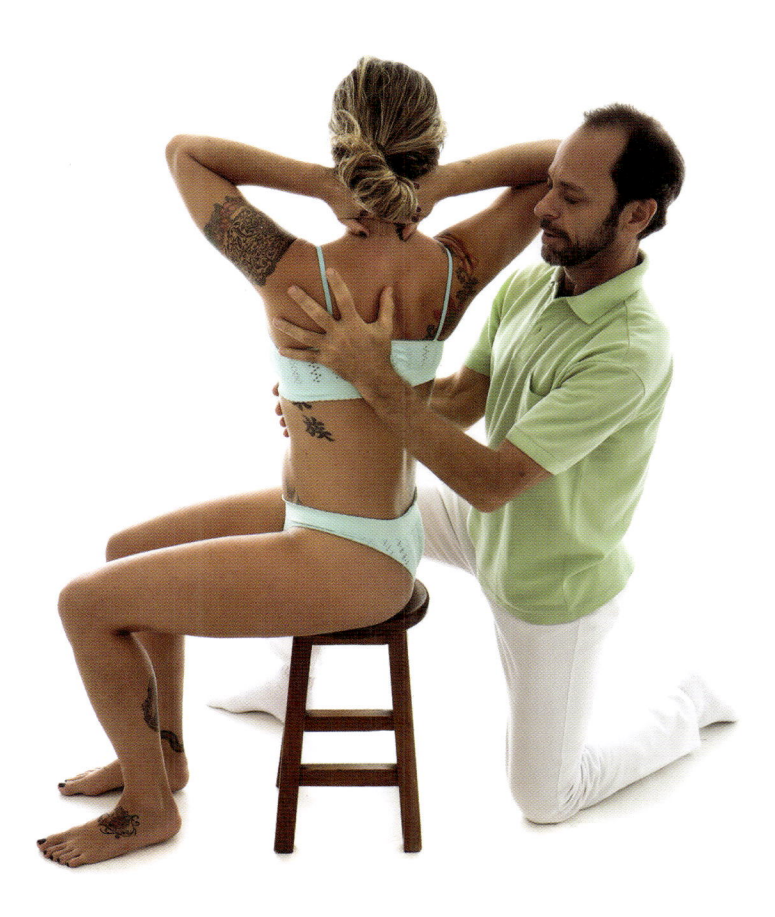

Figura 7.5 Sequência da manobra 4.

Posição. Massageado sentando em um banco com os ísquios bem apoiados, pés paralelos na largura do quadril apoiados por inteiro no chão, coluna ereta sem força excessiva e dedos da mão entrelaçados sobre a nuca. O terapeuta em pé ou ajoelhado atrás do massageado.

Apoios. Na região torácica.

Manobra. Movimento ativo do massageado de rotação da coluna vertebral, mantendo os apoios dos pés bem fixados e os ísquios bem apoiados. O terapeuta ajuda a enfatizar a rotação do tronco, durante as expirações do massageado (Figura 7.5).

O que promove. Mobiliza a rotação das vértebras. Incentiva o alinhamento de desvios em rotação da coluna vertebral. Alongamento da musculatura paravertebral (extensores, rotadores e multífidos), músculos romboides, esplênios e latíssimo do dorso. Abertura para o fluxo de energia da porção superior do tronco para os braços.

Atuação. Nos meridianos P, CS, VB; coluna vertebral e braços; esqueletos axial e apendicular. Qualidades energéticas: sentir para o atuar e sentir para o querer; *chakras:* 3º e 4º.

Manobra 5

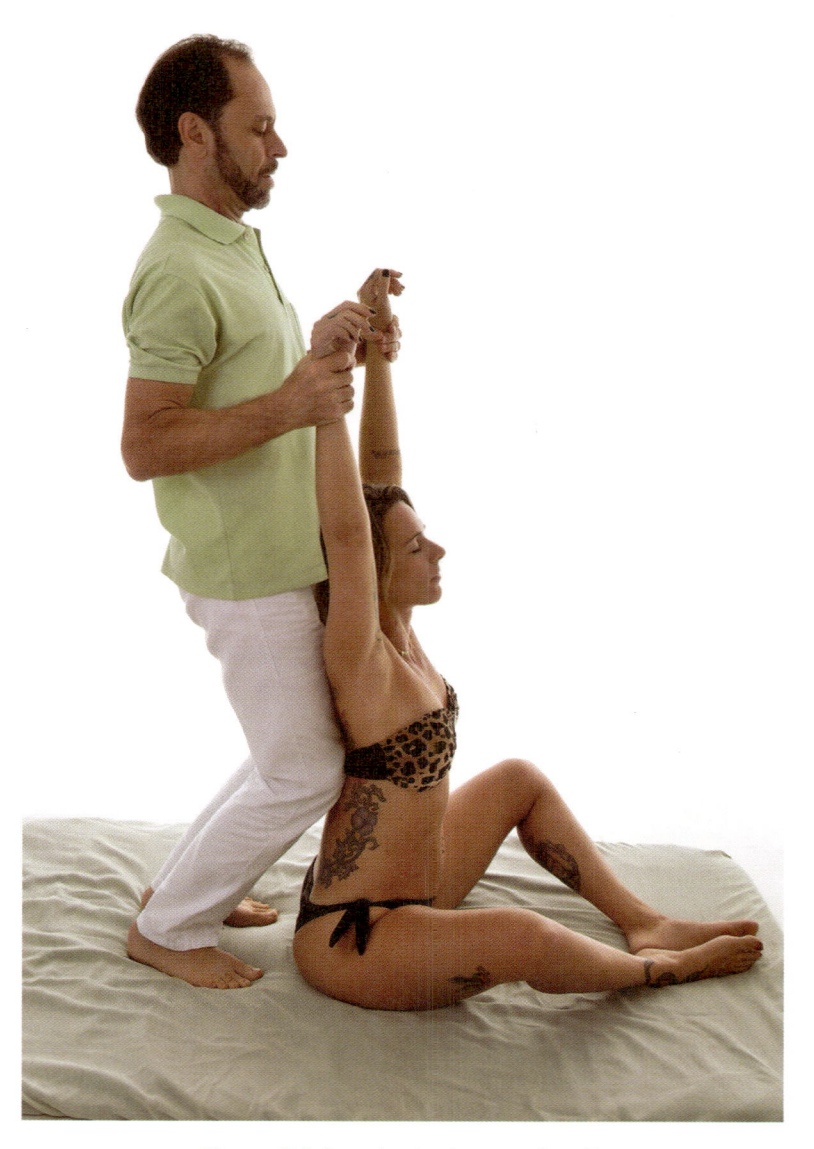

Figura 7.6 Sequência da manobra 5.

Posição. Sentado, com os ísquios bem apoiados no chão, as pernas estendidas ou flexionadas em rotação externa.

Apoios. Massoterapeuta em pé, apoia os joelhos na musculatura da região torácica das costas, e com as mãos enlaça os antebraços.

Manobra. Elevação dos braços e na expiração tração vertical com leve extensão do tronco, enquanto o apoio dos joelhos pressiona a caixa torácica anteriormente (Figura 7.6).

O que promove. Incentiva o alinhamento de hipercifose torácica. Percepção dos apoios nos ísquios. Alinhamento das vértebras torácicas. Abertura da articulação esternoclavicular. Alongamento dos músculos intercostais. Desobstrução da energia da porção superior do corpo.

Atuação. No meridiano VG e nos seis meridianos do alto (P, CS, C, IG, TA, ID); coluna vertebral e braços; esqueletos axial e apendicular. Qualidades energéticas: sentir e agir; *chakras*: 3º e 4º.

Manobra 8

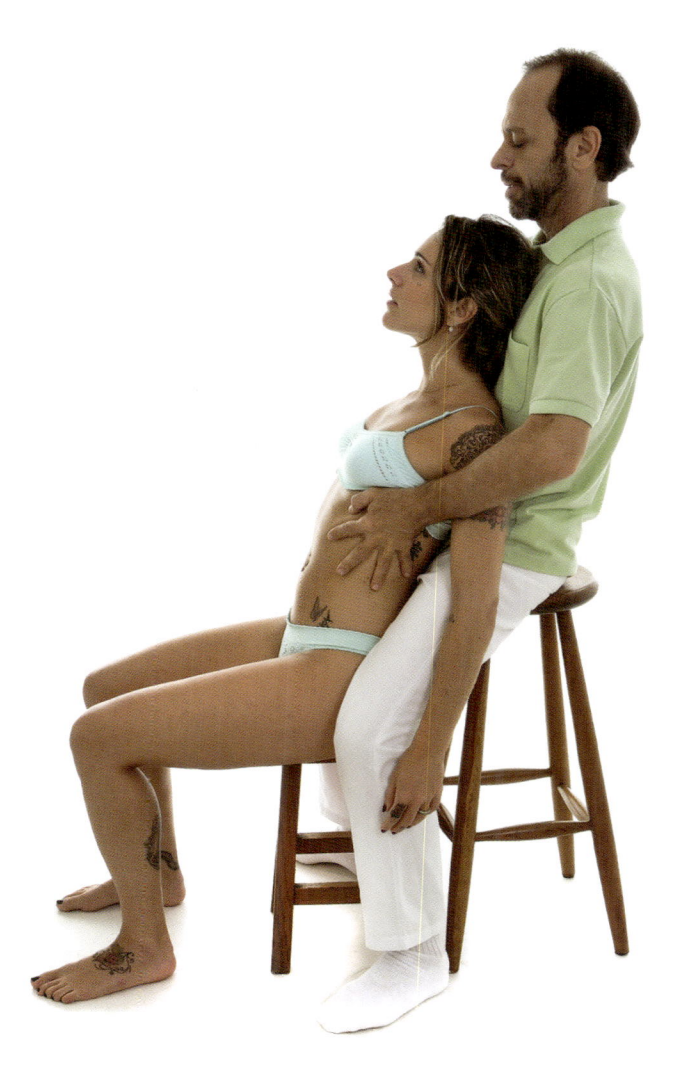

Figura 7.9 Sequência da manobra 8.

Posição. Massageado sentado em um banco com os ísquios bem apoiados, pés paralelos na largura do quadril apoiados por inteiro no chão, coluna ereta sem força excessiva. Massoterapeuta sentado em um banco mais alto, atrás do massageado.

Apoios. Pernas do massoterapeuta por baixo das axilas, de apoio para os braços e ombros do massageado. Este deve manter os apoios da porção inferior do corpo firmes e dar passividade na porção superior. Mãos do massoterapeuta nas laterais da porção inferior da caixa torácica. Com os joelhos, o massoterapeuta fixa o cíngulo pélvico.

Manobra. Tração da caixa torácica no sentido superior em diagonal posterior. Deslizamento com as mãos inteiras pelas costelas até as axilas (Figura 7.9).

O que promove. Incentiva o alinhamento de hipercifose torácica. Alongamento dos músculos intercostais. Abertura do espaço entre cinturas pélvica e escapular. Abertura para o fluxo de energia da caixa torácica.

Atuação. No segmento de VB22 a 29, no segmento de VC12 a 22, no segmento de R19 a 27; coluna vertebral, caixa torácica; esqueleto axial. Qualidade energética: sentir para o querer; *chakras*: 3º a 5º.

Manobra 9

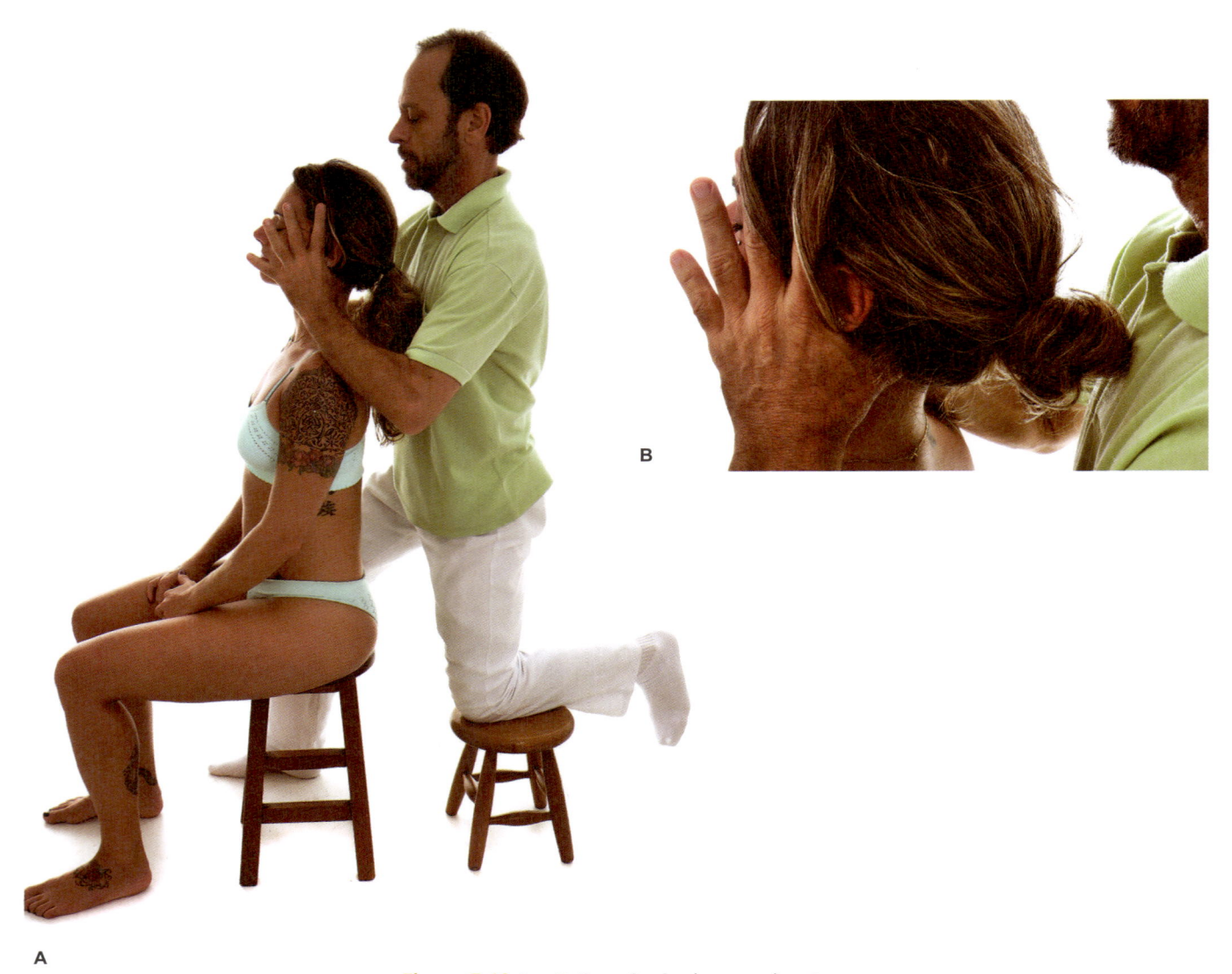

Figura 7.10 A e **B.** Sequência da manobra 9.

Posição. Massageado sentado em um banco com os ísquios bem apoiados, pés paralelos na largura do quadril apoiados por inteiro no chão, coluna ereta sem força excessiva. Em pé, com o corpo alinhado no eixo central e os pés paralelos na largura do quadril.

Apoios. As duas mãos apoiam a cabeça, com os polegares na borda inferior do occipital.

Manobra. Tração vertical da cabeça na linha do eixo central; durante a tração, pequenas rotações (Figura 7.10).

O que promove. Incentiva a percepção em hiperlordose cervical. Alongamento dos músculos esplênios, suboccipitais e da musculatura paravertebral. Abertura das articulações intervertebrais. Desobstrução do fluxo de energia da cabeça para o tronco. Alinhamento da caixa craniana com a coluna.

Atuação. Nos meridianos B, VB e VG no segmento da cervical; pontos B10, VB20; coluna vertebral; esqueleto axial. Qualidade energética: pensar; *chakras*: 5º e 6º.

Manobras para as costas e coluna em posições variadas

Manobra 10

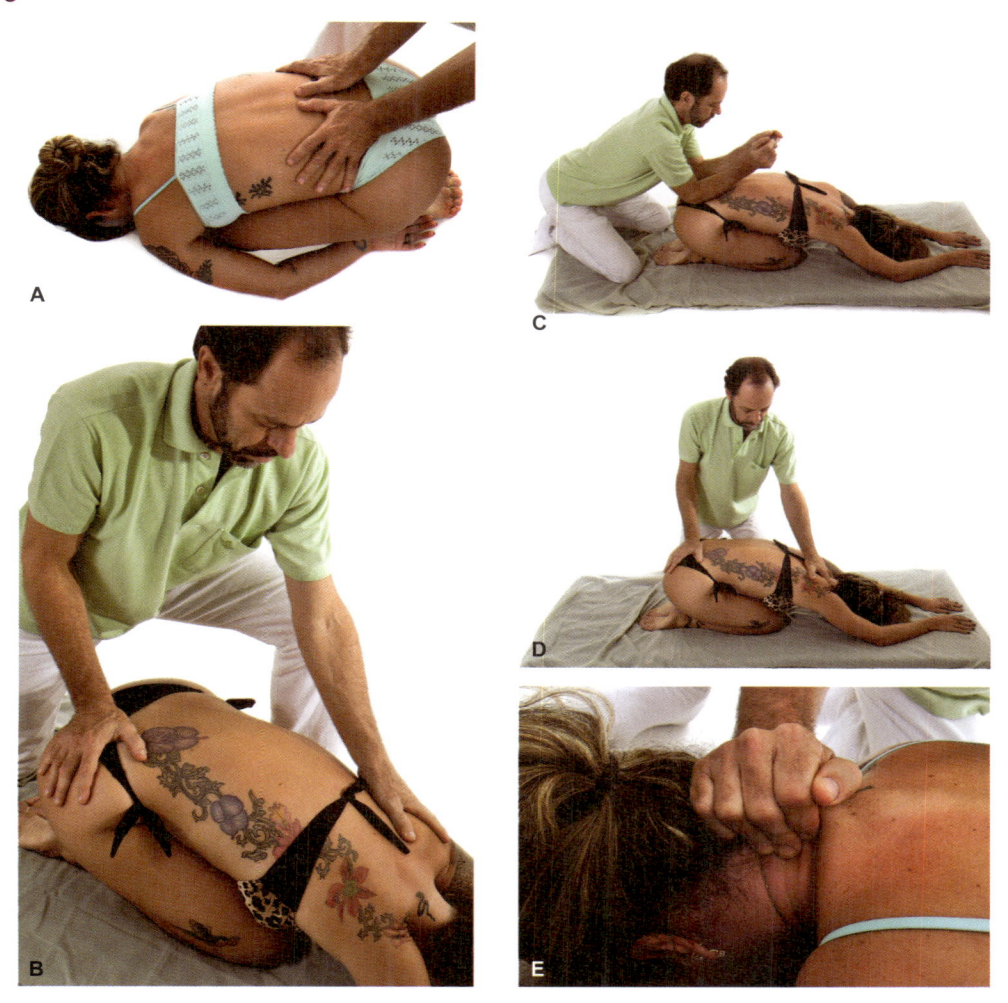

Figura 7.11 A a E. Sequência da manobra 10.

Posição. Posição "em concha" com os joelhos apoiados no chão, sentado sobre os calcanhares e o tronco relaxado sobre as pernas, braços ao longo do corpo para baixo ou para cima da cabeça.

Apoios. 1. Eminências das mãos na musculatura das costas (Figura 7.11 *A*). 2. Uma das mãos na região superior do ilíaco e a outra na região baixa torácica e posteriormente na escápula (Figura 7.11 *B*). 3. Cotovelos nos glúteos (Figura 7.11 *C*). 4. Uma das mãos no sacro e a outra na região da 1ª vértebra torácica (Figura 7.11 *D*). 5. Mão(s) em concha na cervical (Figura 7.11 *E*).

Manobra. 1. Deslizamento de profundidade média, com as eminências das mãos, partindo do centro para as laterais desde o sacro até a porção superior da torácica (Figura 7.11 *A*). 2. Compressão nos apoios citados com direções opostas do ilíaco com costelas baixas e ilíaco com escápula (Figura 7.11 *B*). 3. Compressão dos cotovelos na região dos glúteos (Figura 7.11 *C*). 4. Compressão no sacro com oposição na região alta torácica (Figura 7.11 *D*). 5. Pinçamento na musculatura da região cervical (Figura 7.11 *E*).

O que promove. Alongamento da cadeia muscular posterior (extensores da coluna vertebral, fáscia toracolombar, glúteos, piriforme, isquiotibiais), músculos tibial anterior, fibular terceiro, extensores dos dedos e hálux dos pés. Liberação miofascial na região do serrátil posterior inferior, na fáscia toracolombar (Figura 7.11 *A*), na região cervical (Figura 7.11 *E*). Abertura dos espaços intervertebrais (Figura 7.11 *D*). Alinhamento das vértebras e da relação das cinturas pélvica e torácica. Descontração do tronco. Abertura para o fluxo de energia das costas e do pescoço.

Atuação. Nos meridianos VG, B; costas, pescoço e coluna; esqueleto axial. Qualidades energéticas: pensar para o sentir, para o querer e para o fluir; *chakras*: 1º a 5º.

Manobra 11

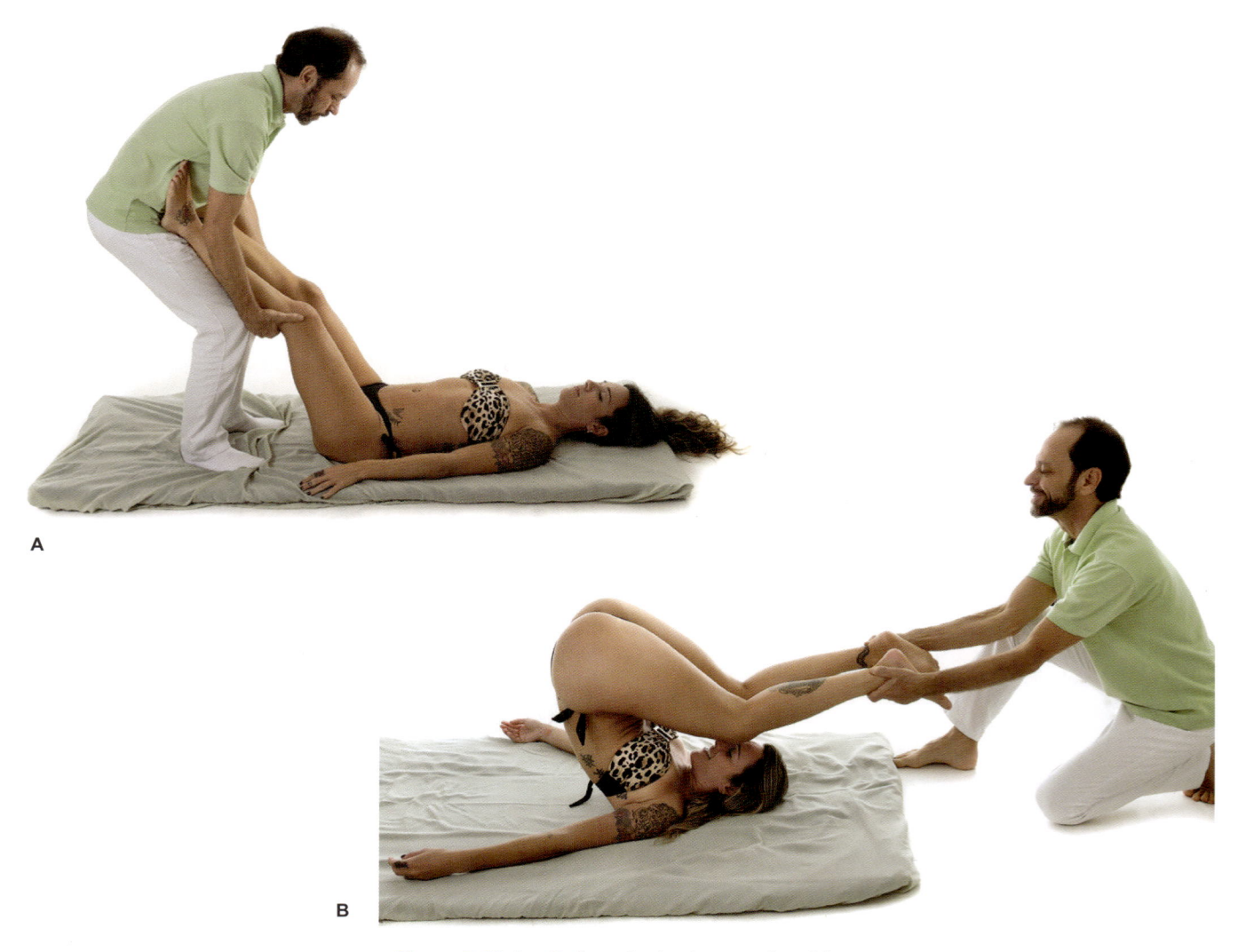

Figura 7.12 A e B. Sequência da manobra 11.

Posição. Decúbito dorsal no chão. Massoterapeuta em pé na altura do quadril do massageado, voltado para seus pés (Figura 7.12 *A*). Durante a manobra, o massoterapeuta anda sobre o corpo do massageado na direção da sua cabeça, segurando os seus pés e promovendo a inversão, até se colocar acima da cabeça (Figura 7.12 *B*).

Apoios. Na face posterior dos calcâneos. Na face posterior dos calcâneos e na face posterior dos joelhos, flexionando-os (Figura 7.12 *A*). Deve-se enlaçar as tíbias de maneira que o polegar apoie posteriormente, a palma da mão lateralmente e os quatro dedos anteriormente na tíbia (Figura 7.12 *B*).

Manobra. Elevação das pernas. Flexão dos joelhos. Inversão do corpo em flexão com movimento lento, levando à maior flexão na expiração e cedendo um pouco na inspiração. O movimento deve ser feito de acordo com a flexibilidade do massageado, usar o peso da gravidade atuando no corpo do massageado e ficar na posição durante um tempo adequado. Retornar lentamente o corpo para o solo, conscientizando o massageado a perceber o seu contato no solo e os possíveis enrijecimentos.

O que promove. Abertura das articulações intervertebrais. Alongamento da musculatura profunda paravertebral e dos músculos isquiotibiais, toda a cadeia dos músculos posteriores. Descontração dos órgãos internos. Abertura para o fluxo da energia da face posterior do corpo.

Atuação. Nos meridianos VG, B; coluna vertebral e pernas; esqueleto axial principalmente e apendicular do cíngulo pélvico. Qualidades energéticas: pensar para o sentir, sentir para o querer e querer para o fluir; *chakras:* 1º a 5º.

Manobra 12

Esta manobra também pode ser considerada para o pescoço.

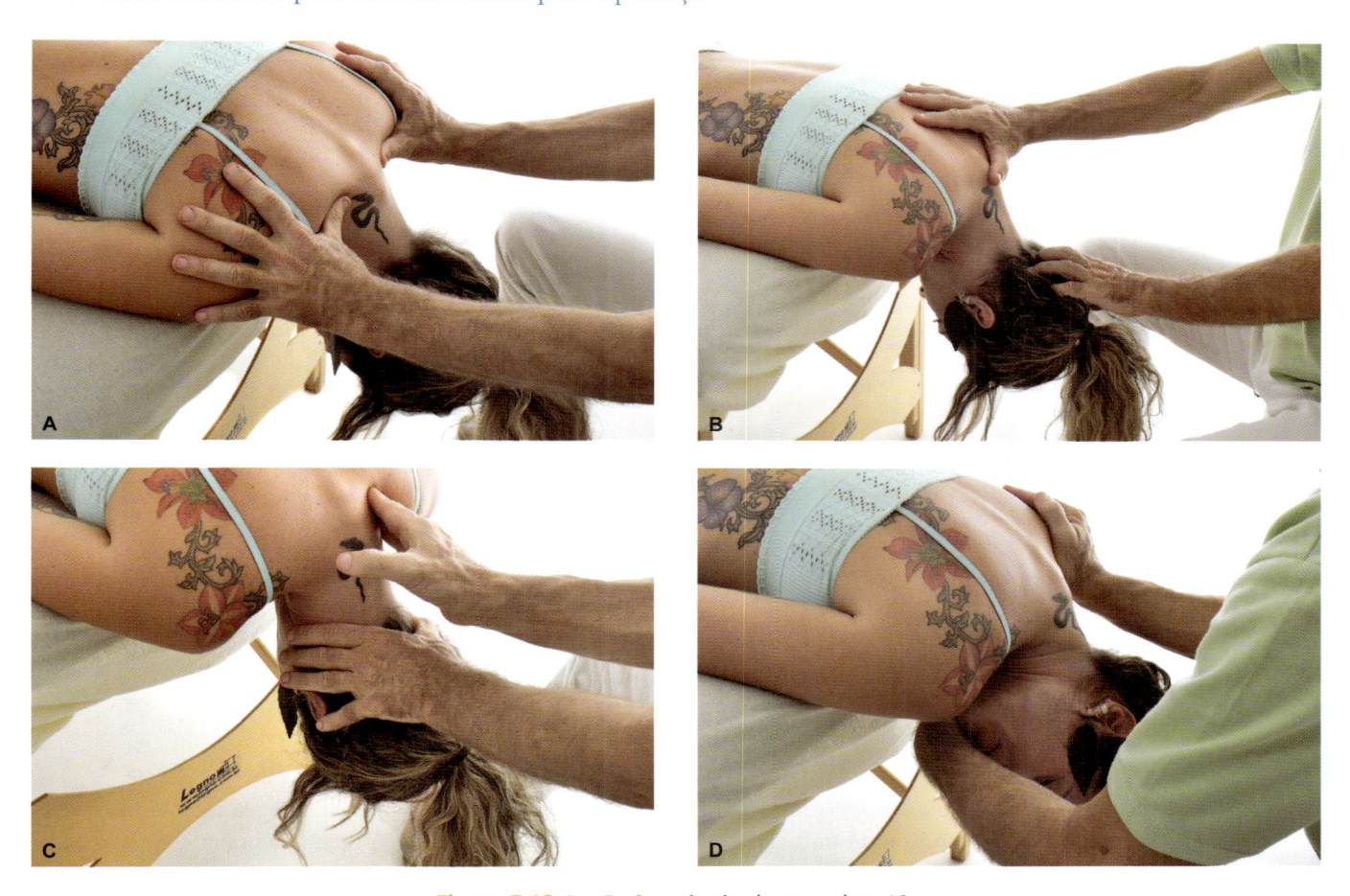

Figura 7.13 A a **D.** Sequência da manobra 12.

Posição. Decúbito ventral em mesa, com a cabeça solta para fora da superfície. Massoterapeuta sentado em banco baixo, acima da cabeça do massageado.

Apoios. A cabeça do massageado deve estar em passividade articular. O massoterapeuta dá os apoios de acordo com as manobras, com delicadeza e segurança.

Manobra. Toque de pressão nas bordas superiores da escápula (Figura 7.13 *A*), nos espaços intervertebrais, da 7ª à 1ª cervicais e na borda inferior do occipital (Figura 7.13 *B*). Deslizamento profundo da cervical à escápula segmento do meridiano da Bexiga (Figura 7.13 *C*). Movimento lento de rotação da cabeça levando à máxima articulação, em que se faz uma oposição da cabeça com o ombro oposto ao lado da rotação (Figura 7.13 *D*), promovendo um micro-movimento de flexão, extensão e rotação da cabeça (trabalhar os dois lados). Deslizamento na região dos músculos esplênios e levantador da escápula.

O que promove. Alongamento dos músculos: esplênio da cabeça e pescoço, semiespinal da cabeça, suboccipitais, multífidos da cabeça, rotadores do pescoço, longuíssimo da cabeça, esternocleido-occipitomastóideo e trapézio. Liberação miofascial dos músculos trapézio, levantador da escápula, esplênios e suboccipitais. Abertura das articulações intervertebrais da 7ª à 1ª cervical. Descontração dos músculos da face e da articulação da mandíbula (articulação temporomandibular – ATM). Incentiva o alinhamento de hiperlordose e desvios da cervical.

Atuação. Nos meridianos B, VG, ID, TA, IG e VB no segmento cervical. Nos pontos B10, VB12, 20 e 21, TA15 e 16, IG16, 17 e 18, ID14 e 15; Cabeça/pescoço/cervical em relação ao cíngulo peitoral; esqueleto axial. Qualidades energéticas: pensar para o sentir; *chakras*: 4º a 7º.

Manobras para as costas na bola de ginástica

Manobra 13

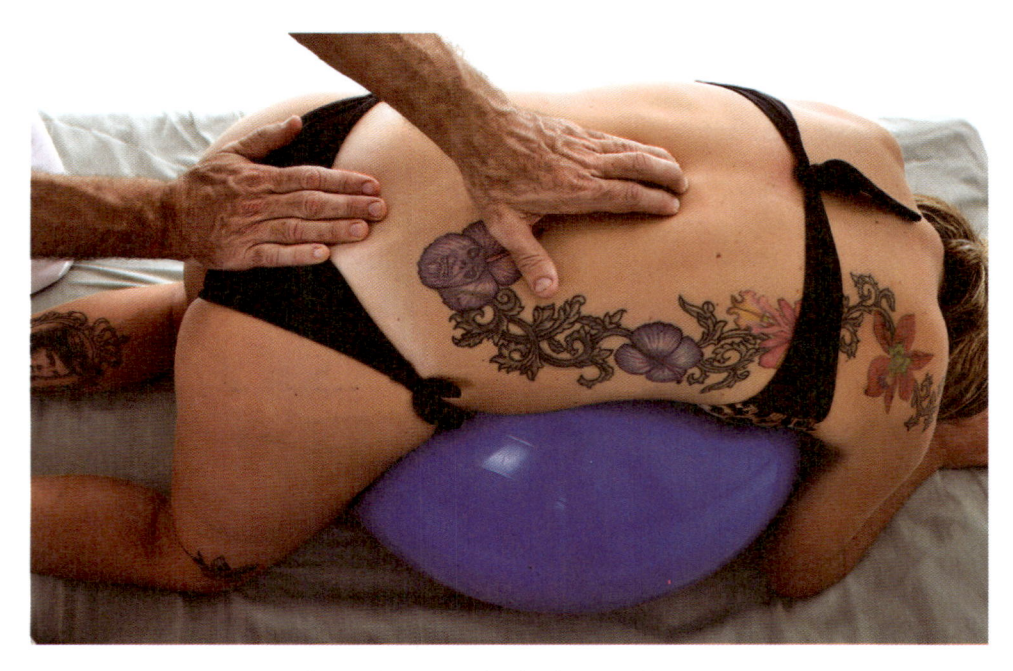

Figura 7.14 Sequência da manobra 13.

Posição. Decúbito ventral sobre bola apropriada com diâmetro adequado ao tamanho do massageado. Joelhos apoiados na superfície na largura dos ombros. A parte anterior do tronco deve estar toda apoiada na bola desde o esterno até o púbis. A cabeça em rotação.

Apoios. Com as eminências das mãos apoiar: 1. na porção inferior do sacro e na altura de L5; 2. na L5 e na altura da T12; 3. na altura da T12 e da C7; 4. no sacro e na altura da C7.

Manobra. Deve-se enfatizar a expiração. Pressão causando oposição entre os apoios. Deslizamento desde o sacro até C7, com a outra mão mantendo-se no apoio do sacro (Figura 7.14).

O que promove. Incentiva o alinhamento de hiperlordose lombar. Abertura dos espaços intervertebrais e dos espaços entre o cíngulo pélvico, escapular e caixa craniana na face posterior. Descontração do tronco. Relaxamento da coluna vertebral. Abertura para o fluxo de energia da face posterior do tronco. Estímulo à sensação de "abrigo" intrauterino.

Atuação. Nos meridianos VG, B; coluna vertebral; esqueleto axial. Qualidades energéticas: sentir para o querer e querer para o fluir; *chakras*: 2º a 5º.

Manobra 14

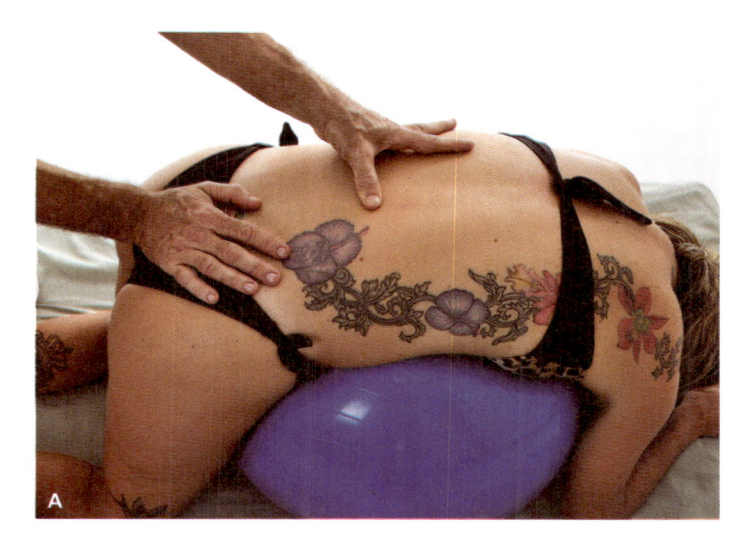

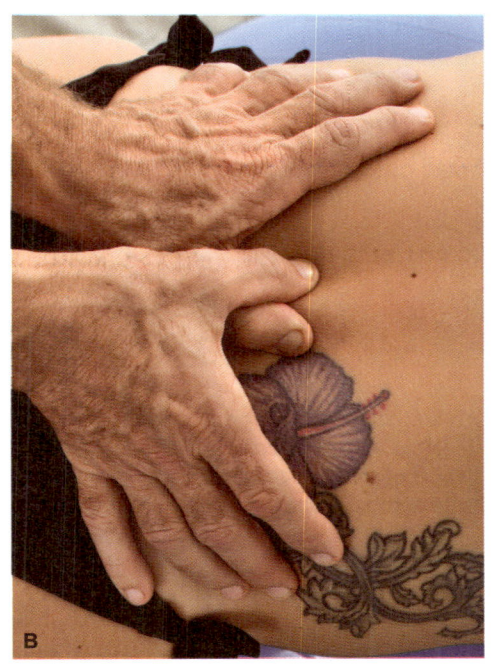

Figura 7.15 A e **B**. Sequência da manobra 14.

Posição. Decúbito ventral sobre a bola de trabalho apropriada com diâmetro adequado ao tamanho do massageado; joelhos apoiados sob a superfície da largura dos ombros. A parte anterior do tronco deve estar toda apoiada na bola desde o esterno até o púbis. A cabeça em rotação.

Apoios. A polpa do polegar nos espaços intervertebrais (Figura 7.15 *A*). Polegares entrelaçados na lateral do processo espinhoso das vértebras (Figura 7.15 *B*).

Manobra. Pressão, empurrão e vibração nos espaços intervertebrais do sacro à C7 (Figura 7.15 *A*). Com os polegares entrelaçados, pinçar o processo espinhoso e promover uma pequena rotação das vértebras L5 à T1 (Figura 7.15 *B*).

O que promove. Incentiva o alinhamento localizado das vértebras. Abertura das articulações intervertebrais. Mobilização e alongamento dos músculos rotadores. Estímulo nos pontos do meridiano VG. Desobstrução da energia da coluna vertebral, harmonização do sistema nervoso.

Atuação. Nos meridianos VG3 a 14; coluna vertebral; esqueleto axial. Qualidades energéticas: sentir para o querer e querer para o fluir; *chakras*: 2º a 5º.

Manobra 15

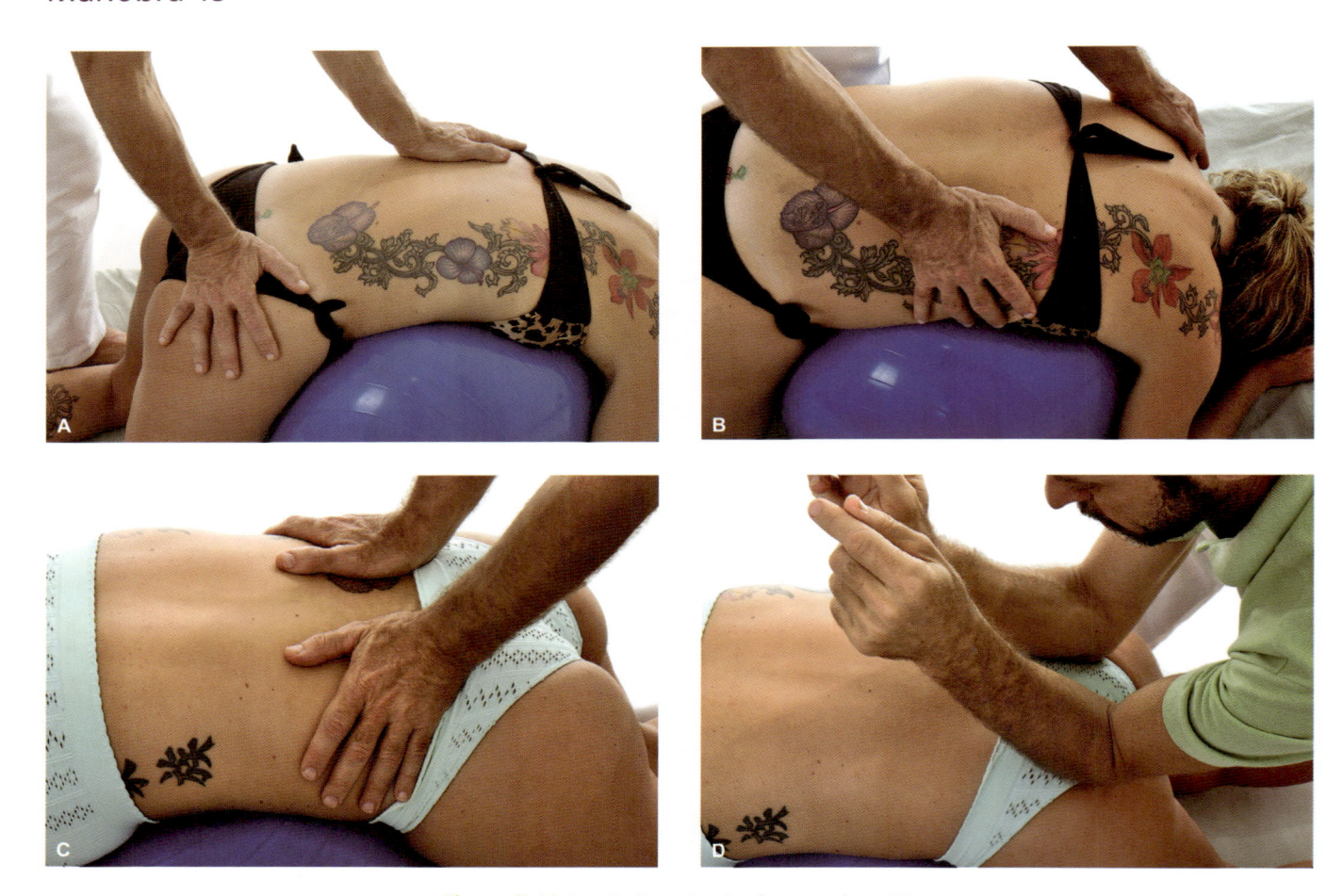

Figura 7.16 A a D. Sequência da manobra 15.

Posição. Decúbito ventral sobre bola apropriada com diâmetro adequado ao tamanho do massageado. Joelhos apoiados sob a superfície da largura dos ombros. A parte anterior do tronco deve estar toda apoiada na bola desde o esterno até o púbis. A cabeça em rotação.

Apoios. 1. Com as eminências das mãos: a) na borda superior do ilíaco e nas costelas inferiores do lado oposto (Figura 7.16 *A*); b) nas costelas inferiores e na escápula do lado oposto (Figura 7.16 *B*); c) na borda superior do ilíaco e na escápula do lado oposto. 2. Com as eminências das mãos e quatro dedos (Figura 7.16 *C*). 3. Cotovelos sobre os glúteos (Figura 7.16 *D*).

Manobra. 1. Compressão gerando oposição entre os apoios. 2. Deslizamento iniciando-se na coluna e seguindo em linhas horizontais para as laterais das costas. 3. Compressão na direção caudal.

O que promove. Liberação miofascial na fáscia toracolombar, músculos serrátil inferior, superior e anterior. Incentiva a percepção e mobilização de desvios laterais e de rotação da coluna vertebral. Alongamento dos multífidos e do quadrado do lombo. Abertura dos espaços entre cíngulo pélvico, caixa torácica e escápulas na face posterior em diagonais. Desobstrução do fluxo de energia das costas.

Atuação. Nos meridianos VG e B e nos pontos de assentamento dos meridianos; costas; esqueleto axial. Qualidades energéticas: sentir para o querer e querer para o fluir; *chakras*: 2º a 5º.

Manobra 16

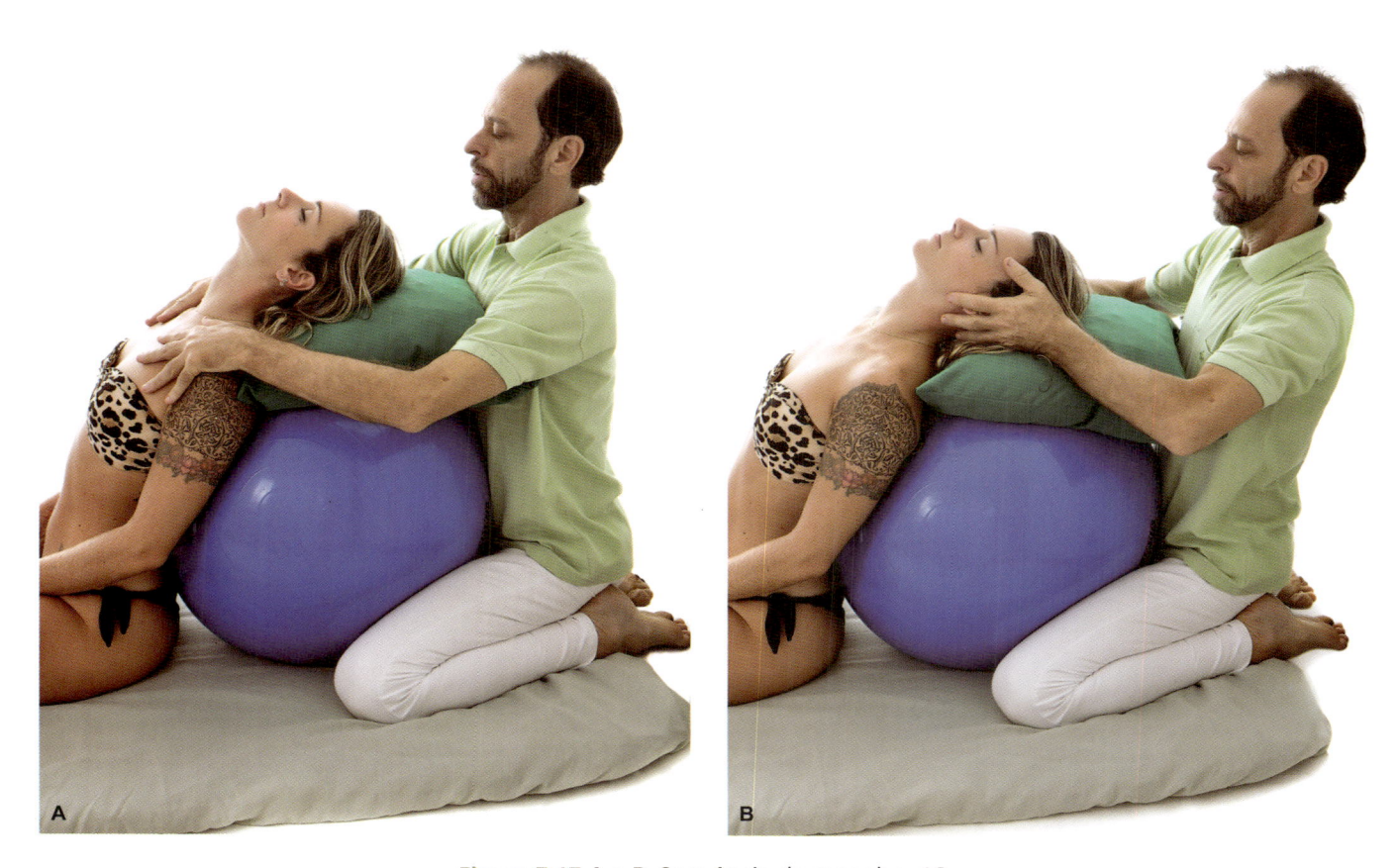

Figura 7.17 A e B. Sequência da manobra 16.

Posição. Sentado no chão com os ísquios bem apoiados, as pernas estendidas ou flexionadas, com o tronco em extensão apoiado na bola apropriada com diâmetro adequado ao tamanho do massageado. Toda a face posterior do tronco, do sacro à caixa craniana, deve estar encostada na bola (coloca-se uma almofada pequena sob a cabeça, se a cervical apresentar-se excessivamente encurvada posteriormente).

Apoios. O massoterapeuta ajoelha-se atrás da bola apoiando-a. 1. Mãos do esterno a clavículas e ombros. 2. No músculo esternocleido-occipitomastóideo (um lado por vez).

Manobra. Deve-se pedir respiração profunda enfatizando a inspiração. 1. Pressão sobre as costelas superiores, clavículas e ombros. Fricção de baixo para cima no esterno, segmento de VC. Deslizamento do esterno para as laterais, passando pelos espaços intercostais (Figura 7.17 *A*). 2. Pressões suaves e deslizamento lento nas bordas do músculo esternocleido-occipitomastóideo, promovendo um micro movimento de inclinação lateral do lado que se está trabalhando (Figura 7.17 *B*).

O que promove. 1. Incentiva a percepção e mobilização de hipercifose torácica; abertura da articulação esternoclavicular; alongamento dos músculos intercostais e subclávio; abertura para o fluxo de energia do tórax; estímulo nos pontos dos meridianos locais (VC, P, CS, IG, ID). 2. Liberação miofascial na região do pescoço anterior.

Atuação. Nos meridianos VC, P, CS, E, ID e IG; pontos VC16 a 22, P1 e 2, CS1, E9, 10 e 11, ID16 e 17, IG17 e 18; região torácica e cíngulo peitoral e pescoço; esqueletos axial e apendicular. Qualidades energéticas: sentir principalmente, sentir para o pensar, para o querer e para o agir; *chakras*: 2º a 7º, principalmente 4º e 5º.

Manobras ativas para as costas

Manobra 17

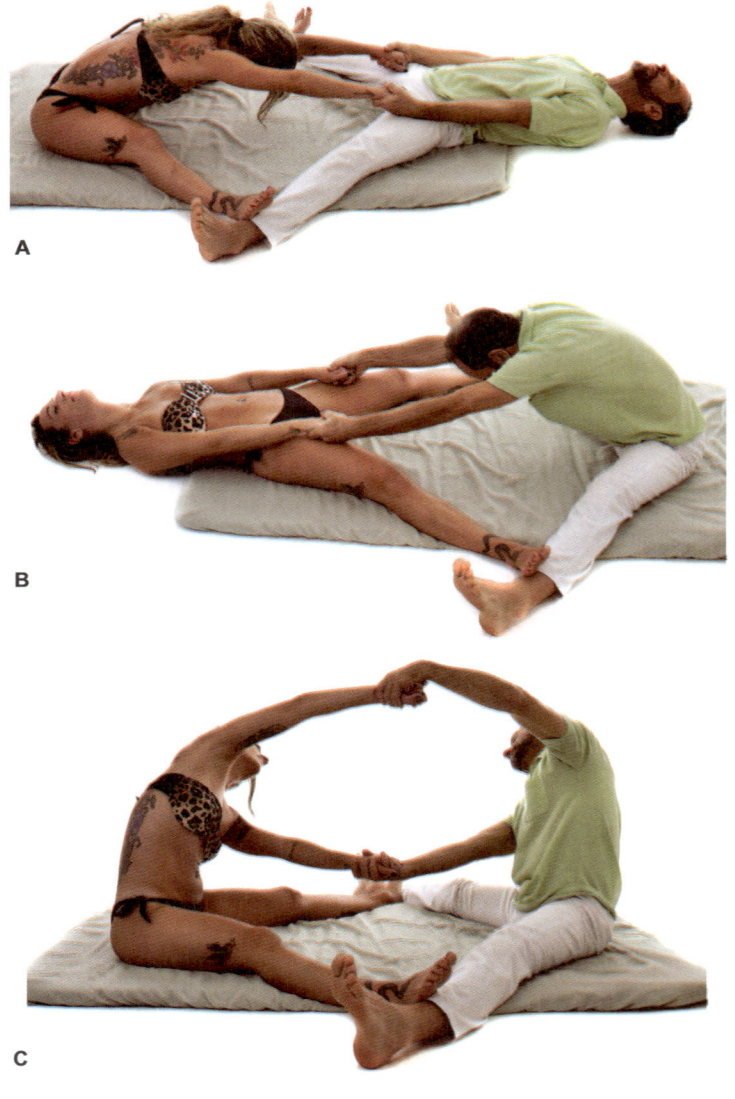

Figura 7.18 A a C. Sequência da manobra 17.

Posição. Em duplas, sentados frente a frente, com as pernas estendidas, abertas e sem rotações.

Apoios. Ísquios na superfície, os pés da pessoa mais baixa apoiados logo acima dos maléolos da pessoa mais alta. Mãos das pessoas enlaçadas nos pulsos.

Manobra. 1. Flexão do tronco de uma pessoa enquanto a outra leva o peso do seu tronco em direção ao decúbito dorsal. Na inspiração, retorna-se ao centro e inicia-se para o outro lado na expiração (Figura 7.18 *A* e *B*). 2. Na expiração, flexão lateral do tronco da dupla, na inspiração retorna-se para o centro e inicia-se para o outro lado (Figura 7.18 *C*). Circundução do tronco passando pelas posições anteriores.

O que promove. Mobilização das dobradiças do quadril, costelas, escápulas e ombros. Alongamento da cadeia muscular posterior (extensores da coluna vertebral, multífidos, quadrado do lombo, glúteos, piriforme, isquiotibiais, gastrocnêmios e sóleo), intercostais, serrátil anterior, redondo maior, latíssimo do dorso, tríceps braquial e adutores do quadril. Desobstrução do fluxo de energia do tronco, membros inferiores e superiores.

Atuação. Nos meridianos B, VB e VG, no segmento do tronco e das pernas; tronco, pernas e coluna; esqueletos axial e apendicular. Qualidades energéticas: sentir para o querer e querer para o fluir; *chakras*: 1º a 5º.

Manobra 18

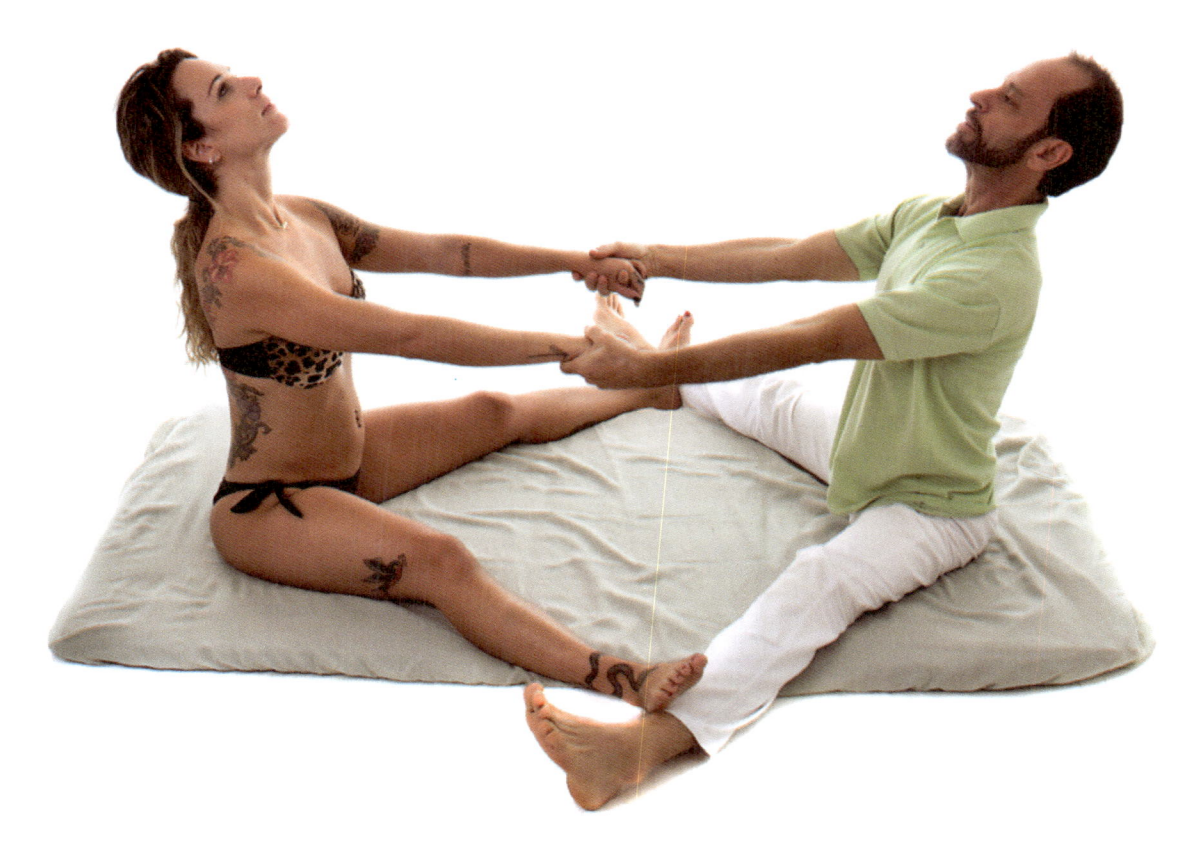

Figura 7.19 Sequência da manobra 18.

Posição. Em duplas, sentados frente a frente com as pernas estendidas, abertas e sem rotações.

Apoios. Ísquios na superfície, os pés da pessoa mais baixa apoiados logo acima dos maléolos da pessoa mais alta. Mãos enlaçadas nos pulsos da outra pessoa.

Manobra. Extensão do tronco mantendo tração nos braços, com projeção anterior do esterno com os ombros e escápulas direcionados para baixo (Figura 7.19). Deve-se enfatizar a inspiração.

O que promove. Conscientização de projeção do centro de equilíbrio superior do tronco. Sustentação dos músculos eretores da espinha, transverso do abdome e serrátil anterior. Alongamento dos músculos intercostais na parte anterior. Abertura da articulação esternoclavicular. Incentiva alinhamento de hipercifose torácica e retração de esterno. Abertura para o fluxo de energia do tórax.

Atuação. Nos meridianos VC, R, no segmento do tórax; tórax; esqueleto axial. Qualidade energética: sentir, sentir para o agir e para o fluir; *chakras*: 3º e 4º.

Manobras para cíngulo pélvico (cintura pélvica) em decúbito ventral

Manobra 19

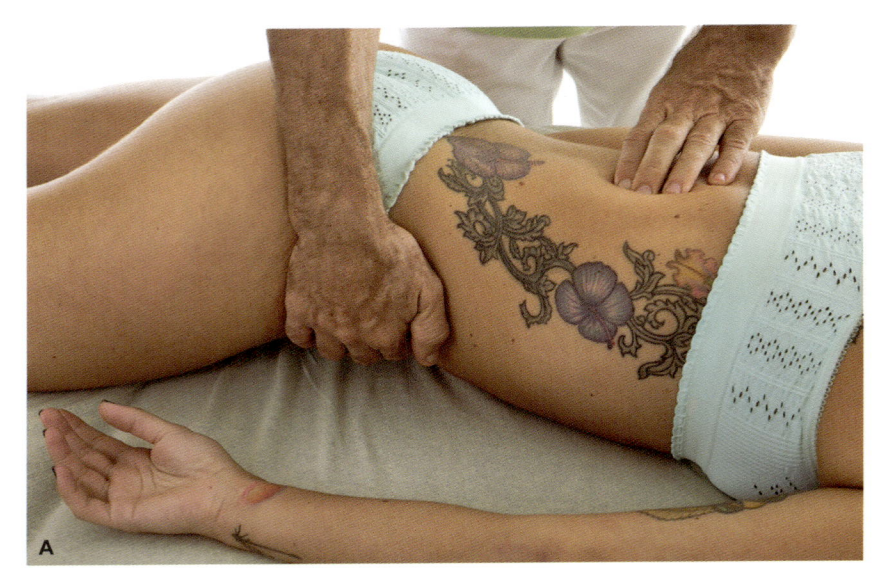

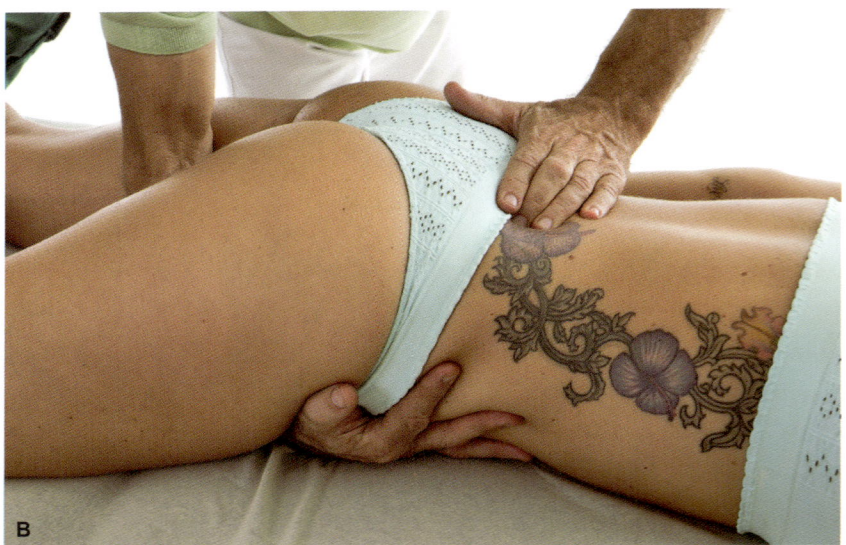

Figura 7.20 A e B. Sequência da manobra 19.

Posição. Decúbito ventral. Massoterapeuta lateralmente logo acima (Figura 7.20 *A*) ou abaixo do quadril (Figura 7.20 *B*) do massageado.

Apoios. Um braço passa lateralmente ao quadril (Figura 7.20 *A*) ou por baixo da coxa (Figura 7.20 *B*), com a mão sob a crista ilíaca. A outra mão nas vértebras lombares e torácicas inferiores e na musculatura paravertebral.

Manobra. Movimento lento elevando um lado do quadril da superfície, promovendo uma báscula em anteversão em diagonal, opondo-se com o apoio que fixa as vértebras lombares e baixas torácicas ou massageando os músculos multífidos e rotatores. Movimento chacoalhado do quadril.

O que promove. Alongamento dos músculos iliopsoas e quadrado do lombo. Liberação miofascial dos multífidos e rotatores. Alinhamento das vértebras lombares. Mobilização da articulação sacroilíaca. Desobstrução da passagem de energia no quadril.

Atuação. Nos meridianos R, B, VB e VG, no segmento do quadril; pontos B21 a 29, 47 a 49, VG2 a 5; cíngulo pélvico; esqueleto apendicular. Qualidade energética: fluir; *chakras*: 1º e 2º.

Manobras para cíngulo pélvico (cintura pélvica) em decúbito lateral

Manobra 20

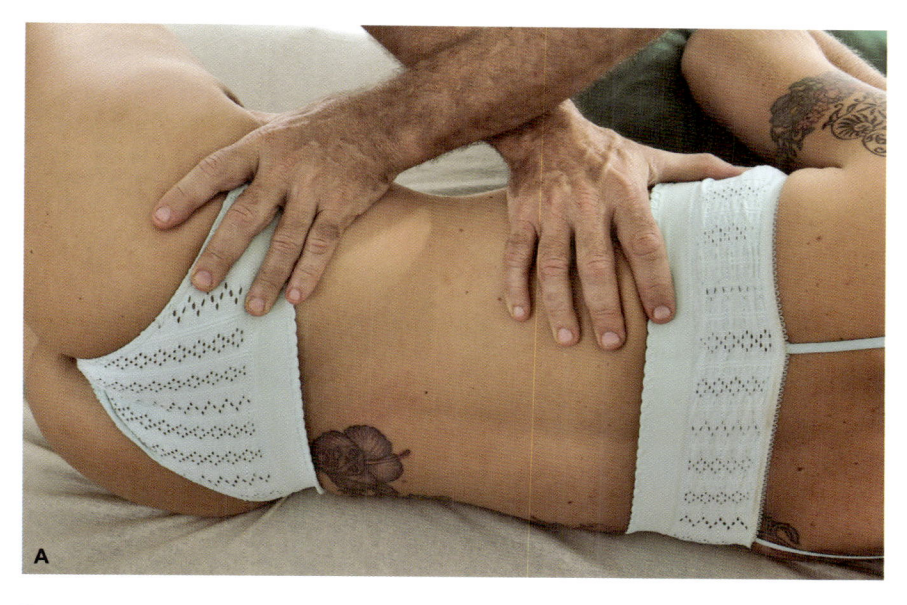

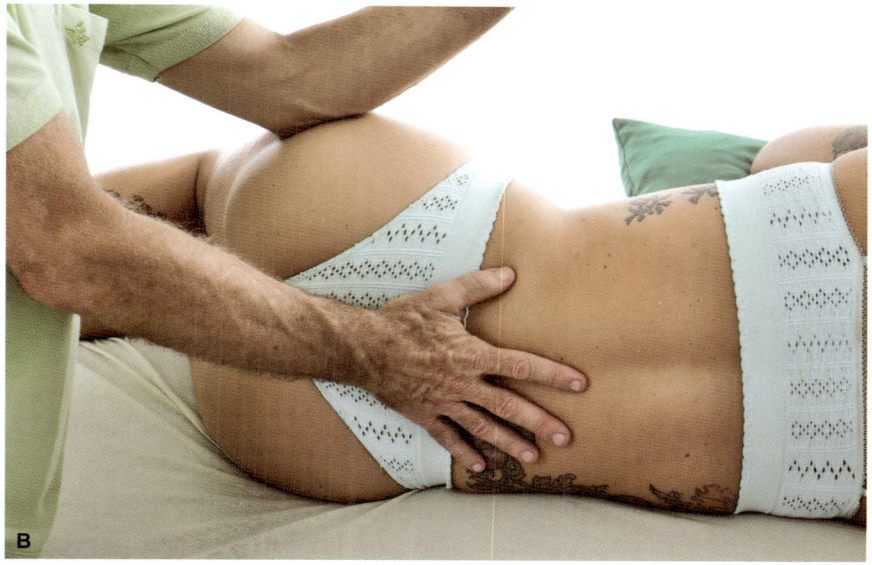

Figura 7.21 A e B. Sequência da manobra 20.

Posição. Decúbito lateral, com travesseiro sob a cabeça, com os cotovelos e antebraços unidos ou com um travesseiro entre os braços.

Apoios. 1. Uma das mãos sobre o ilíaco e a outra nas costelas baixas (Figura 7.21 *A*). 2. Eminências das mãos ou o cotovelo na região do trocanter (Figura 7.21 *B*).

Manobra. 1. Oposição dos apoios. 2. Pressionar e deslizar os tecidos na direção da coxa para o joelho, pressionar os pontos de VB.

O que promove. Abertura do espaço entre o cíngulo pélvico e a caixa torácica. Alongamento do quadrado lombar. Liberação miofascial na região dos glúteos e do trato iliotibial. Fluxo de energia no cíngulo pélvico e na coxa.

Atuação. Nos meridianos VB e B, pontos VB26, 30, 31 e 32, B48 (53) e 49 (54). Cíngulo pélvico; esqueleto apendicular. Qualidade energética: fluir; *chakras*: 1º e 2º.

Manobra 21

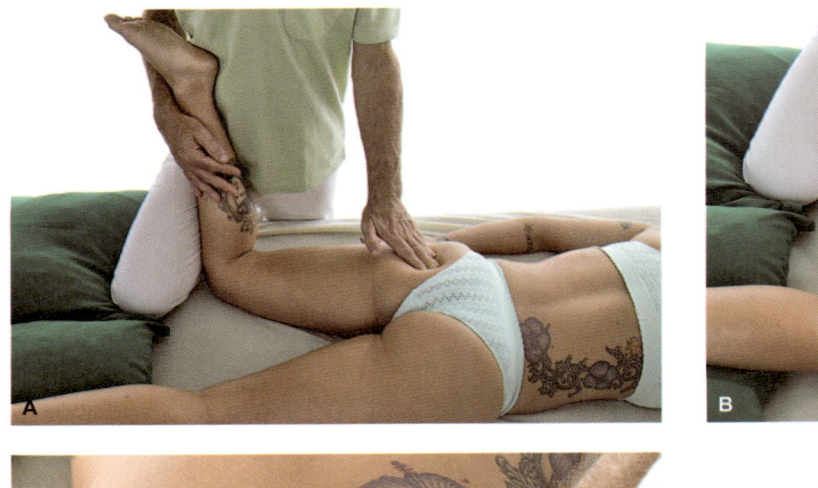
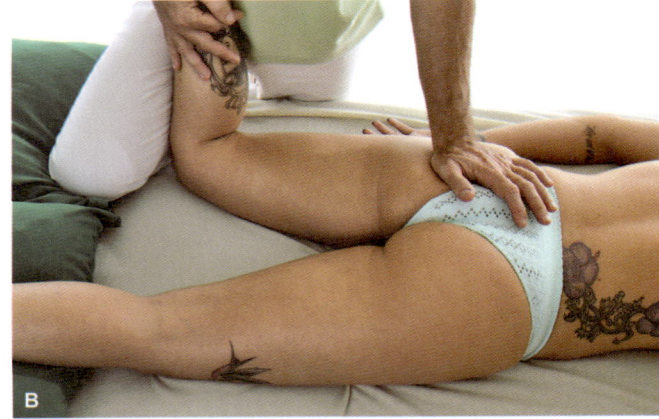
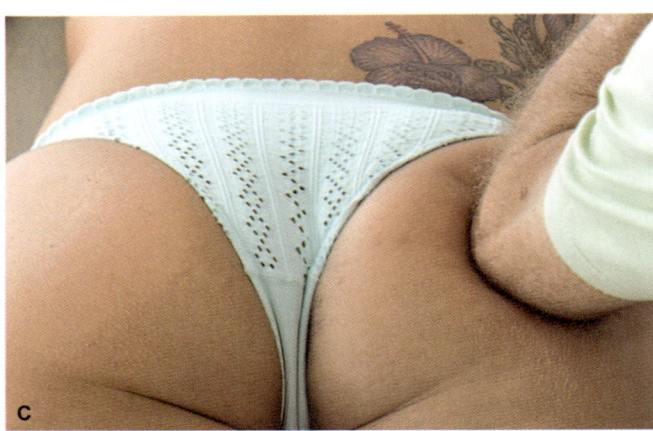
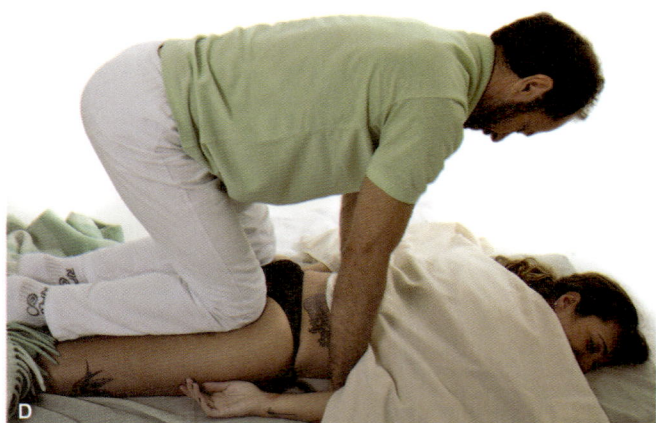

Figura 7.22 A a **D.** Sequência da manobra 21.

Posição. Decúbito ventral. Massoterapeuta lateralmente ao quadril do massageado.

Apoios. Flexão do joelho e rotação medial da coxa passivamente com a mão abaixo do joelho e a outra na região nos tecidos sobre os glúteos e o piriforme, pressão com os dedos (Figura 7.22 *A*), com as eminências nas mãos (Figura 7.22 *B*). Com os joelhos do massageado esticados, pressão com o cotovelo (Figura 7.22 *C*), com os joelhos (Figura 7.22 *D*) ou os dedos das duas mãos.

Manobra. Deve-se promover pequenos movimentos na articulação coxofemoral em rotação medial, enquanto se pressiona a região dos glúteos e do piriforme (Figura 7.22 *A* e *B*). Pressão constante na região (Figura 7.22 *C* e *D*).

O que promove. Mobilização das articulações sacroilíaca e coxofemoral e alongamento dos músculos pelvitrocanterianos (Figura 7.22 *A* e *B*). Liberação miofascial e redistribuição das pressões teciduais na região dos músculos glúteos máximo, médio e mínimo e principalmente no piriforme. Descompressão no nervo ciático. Libera o fluxo de energia nas nádegas.

Atuação. No meridiano B, pontos B27 a B30, B48 (53), B49 (54). Cíngulo pélvico, esqueleto apendicular. Qualidade energética: fluir; *chakras*: 1º e 2º.

Manobra 22

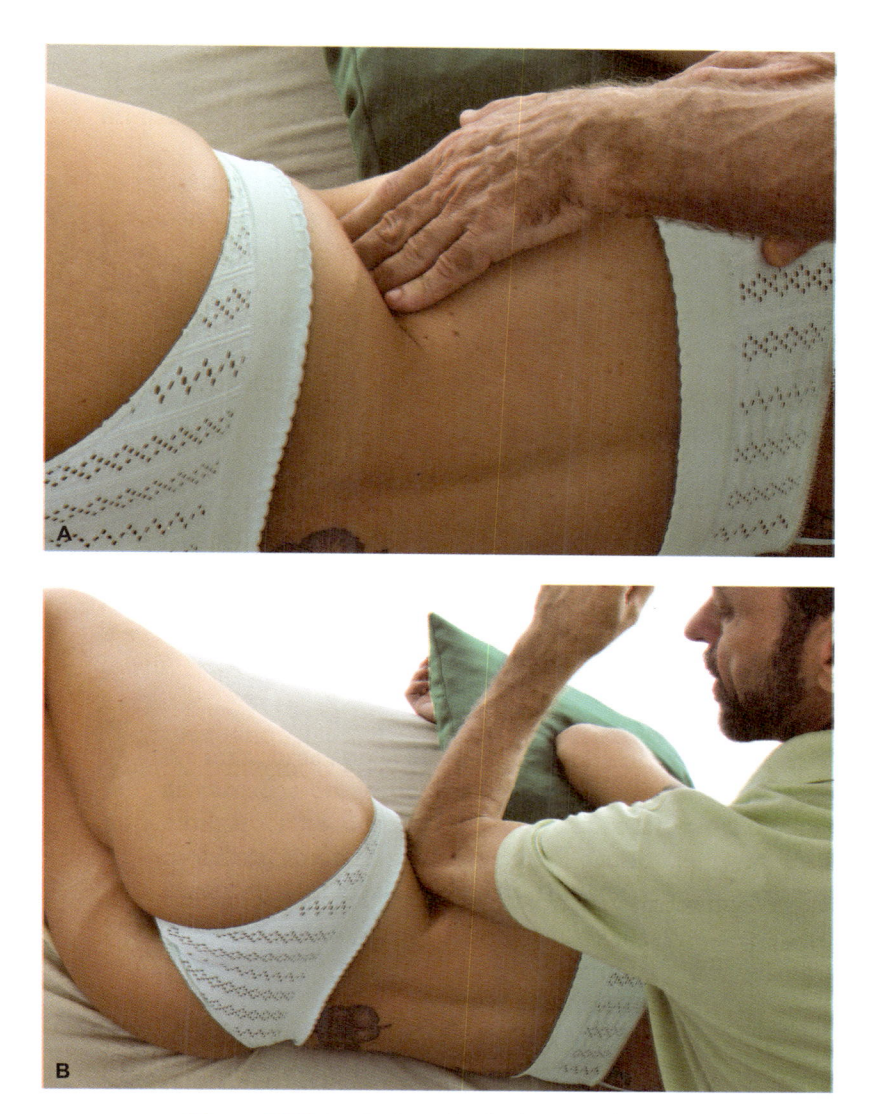

Figura 7.23 A e **B.** Sequência da manobra 22.

Posição. Decúbito lateral, com os membros flexionados, com travesseiro sob a cabeça e entre os braços e coxas.

Apoios. Dedos ou cotovelo no triângulo de Petit (espaço entre a fáscia toracolombar e o oblíquo externo).

Manobra. Deve-se pressionar os tecidos na direção do quadrado lombar (Figura 7.23).

O que promove. Liberação miofascial na região do quadrado lombar, oblíquos do abdome, fáscia toracolombar e serrátil posterior inferior. Incentiva o fluxo de energia na lombar e cíngulo pélvico.

Atuação. Nos meridianos VB e B. Cíngulo pélvico; esqueleto apendicular. Qualidade energética: querer para o fluir; *chakras*: 1º e 2º.

Manobra para cíngulo pélvico (cintura pélvica) com bola

Manobra 23

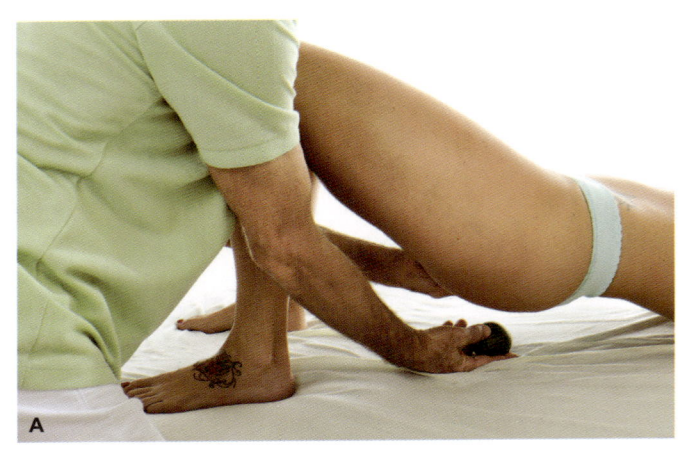

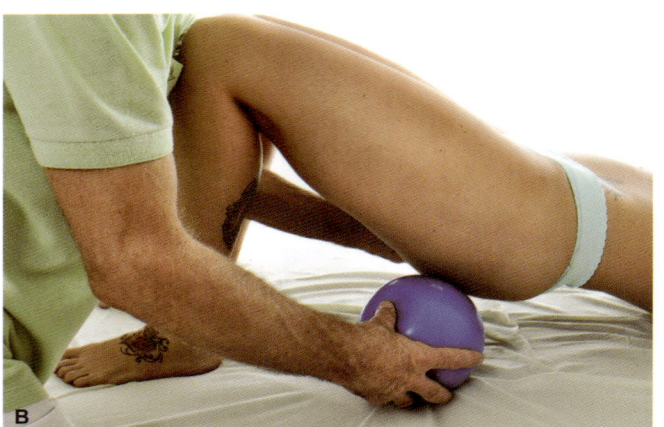
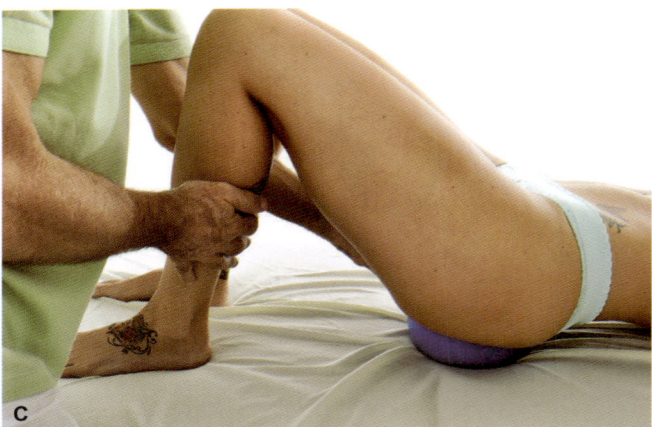

Figura 7.24 **A** a **C**. Sequência da manobra 23.

Posição. Decúbito dorsal, pernas flexionadas com os pés apoiados na superfície.

Apoios. Peça que o massageado eleve o quadril, tirando-o da superfície e colocando uma bola (bolinha de tênis ou maior, até 15 cm de diâmetro) sob o osso sacro, na sua parte inferior (Figura 7.24 *A* e *B*).

Manobra. Deve-se pedir respiração abdominal. Com o corpo relaxado sobre a bola, a gravidade atua com o peso do corpo sobre o apoio, causando uma báscula do cíngulo pélvico (Figura 7.24 *C*).

O que promove. Estimula o alinhamento de hiperlordose lombar. Descontração do músculo quadrado do lombo e da musculatura sacrolombar. Liberação das restrições de movimentos na articulação sacroilíaca. Abertura para a passagem de energia pelo quadril.

Atuação. Nos meridianos B e VG, no segmento do cíngulo pélvico; cíngulo pélvico; esqueleto axial. Qualidade energética: fluir; *chakras*: 1º e 2º.

Manobras para cíngulo pélvico (cintura pélvica) em decúbito dorsal

Manobra 24

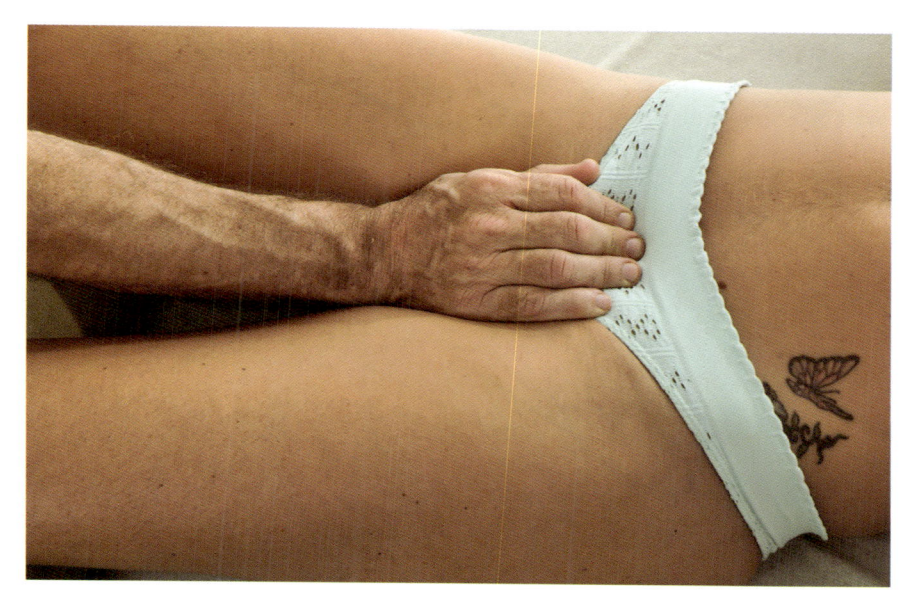

Figura 7.25 Sequência da manobra 24.

Posição. Decúbito dorsal.

Apoios. Apoio com rolinho abaixo dos joelhos deixando as pernas levemente flexionadas. Mão no osso púbis, com os quatro dedos na borda superior.

Manobra. Pressão no tecido na borda superior do púbis (Figura 7.25). Movimento de leve deslocamento do osso púbis e vibração. Pressão nos pontos.

O que promove. Descontração dos órgãos genitais, do assoalho pélvico e dos músculos que se fixam no púbis. Mobilização da sínfise púbica. Estimula o fluxo de energia na pelve (fluir). Abertura do fluxo da energia sexual.

Atuação. Nos meridianos VC, R e E; pontos VC2, R11, E30; cíngulo pélvico. Qualidade energética: fluir; *chakras*: 1º e 2º.

Manobra 25

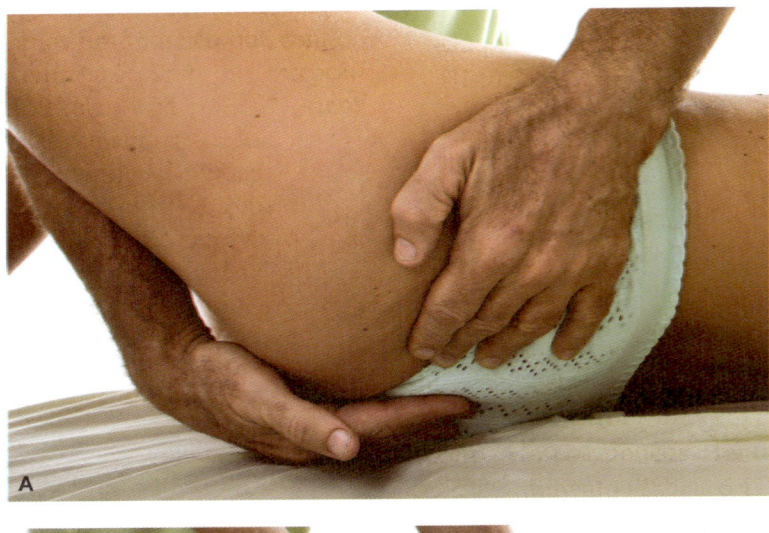

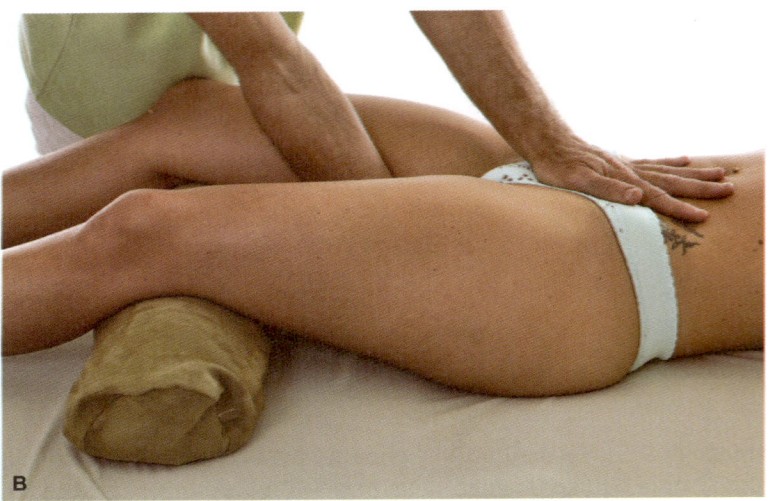

Figura 7.26 A e **B.** Sequência da manobra 25.

Posição. Decúbito dorsal. Massoterapeuta lateralmente logo abaixo do quadril do massageado.

Apoios. Com a mão 1, eleva-se uma lateral do quadril e com a mão 2, passa-se por baixo do cóccix, apoia-se no osso sacro (Figura 7.26 *A*). A mão 1 recoloca a lateral do quadril na superfície e apoia no baixo-ventre e parte superior do púbis (Figura 7.26 *B*).

Manobra. Com a mão 2, faz-se uma báscula do quadril e pequenos movimentos nas várias direções, primeiro lentamente e posteriormente com movimento chacoalhado, enquanto a mão 1 fica espalmada acima do púbis. Pressão nos pontos da região ventral.

O que promove. O alinhamento de hiperlordose lombar. Descontração da musculatura sacrolombar. Liberação das restrições de movimentos na articulação sacroilíaca. Abertura para a passagem de energia pelo quadril.

Atuação. Nos meridianos B, E, BP e VG no segmento do cíngulo pélvico; pontos VC2 a 8, R11 a 16, E30, F12, BP12 e 13; cíngulo pélvico; esqueleto axial; Qualidades energéticas: querer para o fluir e fluir para o fluir externo; *chakras*: 1º e 2º.

Manobras para coxas e pés em decúbito dorsal

Manobra 26

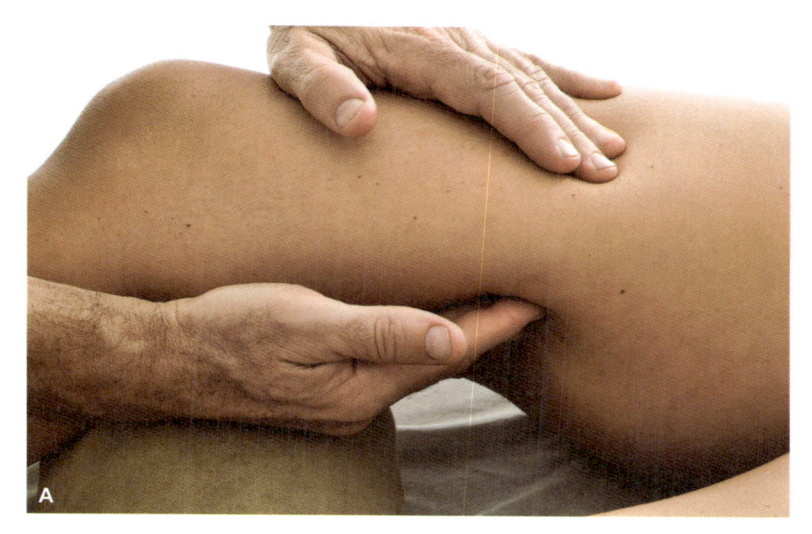

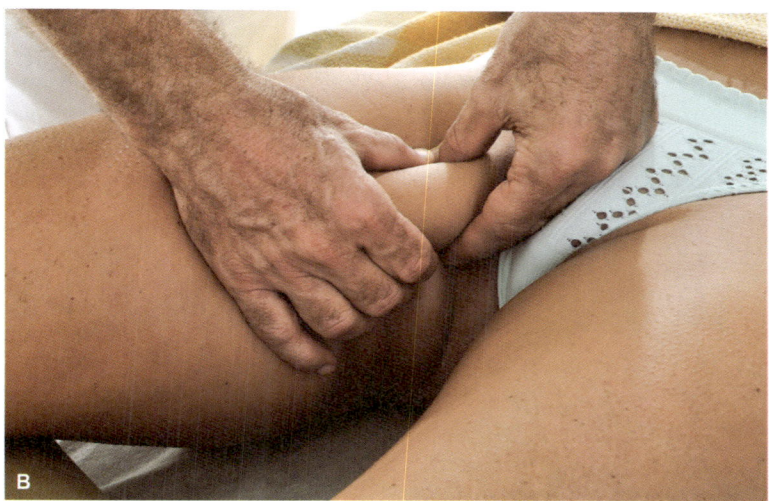

Figura 7.27 **A** e **B**. Sequência da manobra 26.

Posição. Decúbito dorsal, perna flexionada em rotação lateral da articulação coxofemoral, com apoio abaixo do joelho.

Apoios. Dedos na face medial da coxa.

Manobra. Compressão e deslizamento lento e profundo nas linhas de encontro dos músculos adutores, grácil, sartório e pectíneo, no segmento do joelho ao coxofemoral e no tendão dos adutores (Figura 7.27 *A*). Pinçamento suave nos tendões dos músculos adutores (Figura 7.27 *B*). Pressão nos meridianos R, BP e F e pontos.

O que promove. Liberação miofascial dos músculos adutores, pectíneo e grácil. Abertura da articulação coxofemoral. Estimula o fluxo de energia dos meridianos **yīn** de baixo. Abertura do fluxo de energia sexual.

Atuação. Nos meridianos R, BP e F; pontos F9, 10 e 11, BP10; coxa e pelve; esqueleto apendicular. Qualidades energéticas: fluir interno para o fluir externo; *chakra*: 1º.

Manobra 27

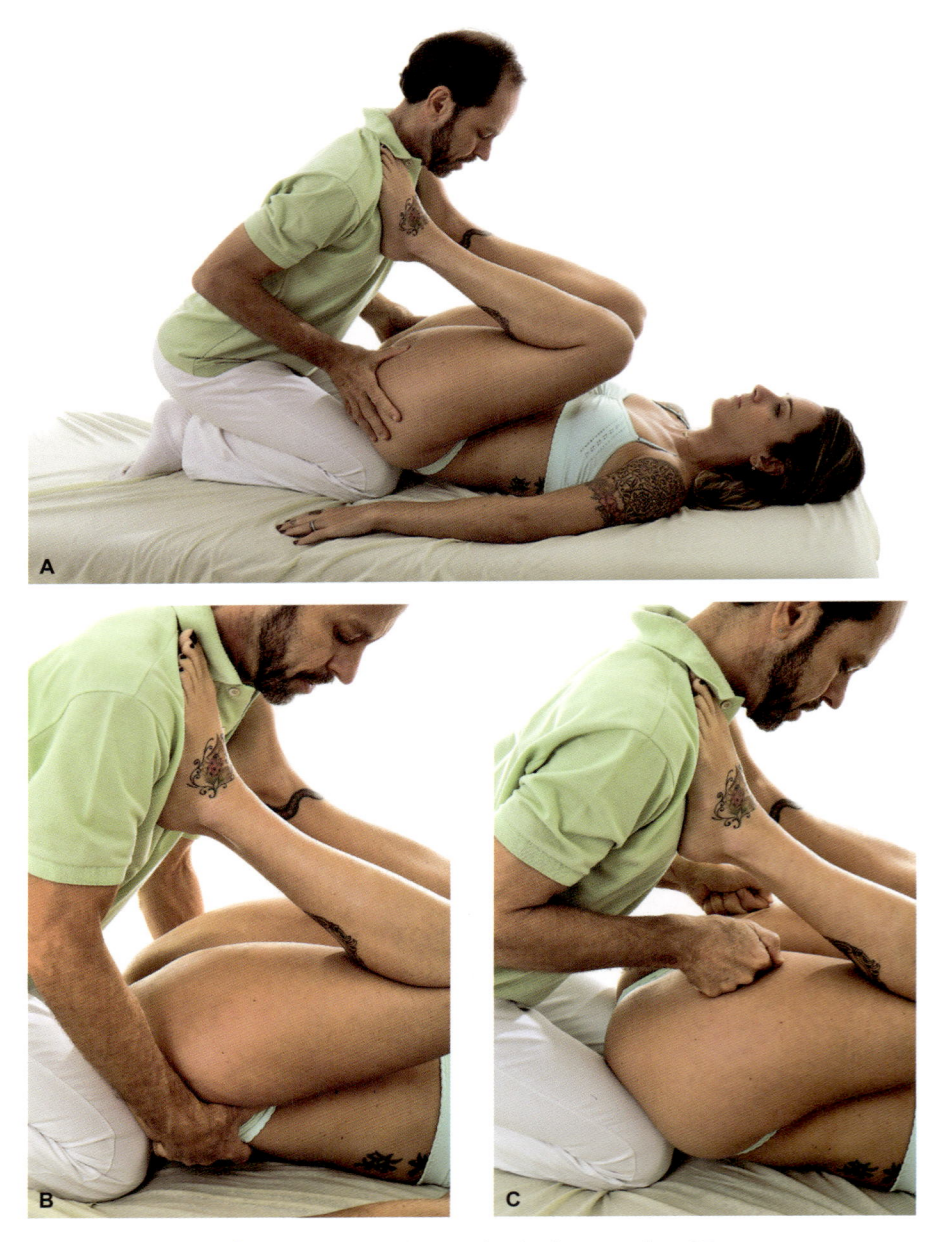

Figura 7.28 A a C. Sequência da manobra 27.

Posição. Decúbito dorsal, quadril e joelhos flexionados na direção do tronco. Massoterapeuta ajoelhado, dando apoio para o quadril do massageado.

Apoios. Joelhos sob os glúteos, os pés do massageado no tronco ou sobre os ombros do massoterapeuta (Figura 7.28 *A*). Mãos na região lateroposterior do quadril (Figura 7.28 *B*). Mãos ou falanges proximais dos dedos na face posterior da coxa (Figura 7.28 *C*).

Manobra. Usando o peso do tronco, flexionar o quadril (Figura 7.28 *A*); inclinações laterais do quadril (Figura 7.28 *B*). Pressões e deslizamento profundo nos músculos bíceps femoral, semitendíneo e semimembranáceo enfatizando suas linhas de encontro (Figura 7.28 *C*).

O que promove. Alongamento nas costas: na região toracolombar e sacro e nas faces posterior das coxas. Incentiva o alinhamento de hiperlordose e desvio lateral da lombar. Liberação miofascial na região das coxas. Descontração da pelve.

Atuação. No meridiano B; costas; cíngulo pélvico; esqueletos axial e apendicular. Qualidades energéticas: querer para o fluir e fluir para o fluir externo; *chakras*: 1º a 3º.

Manobra 28

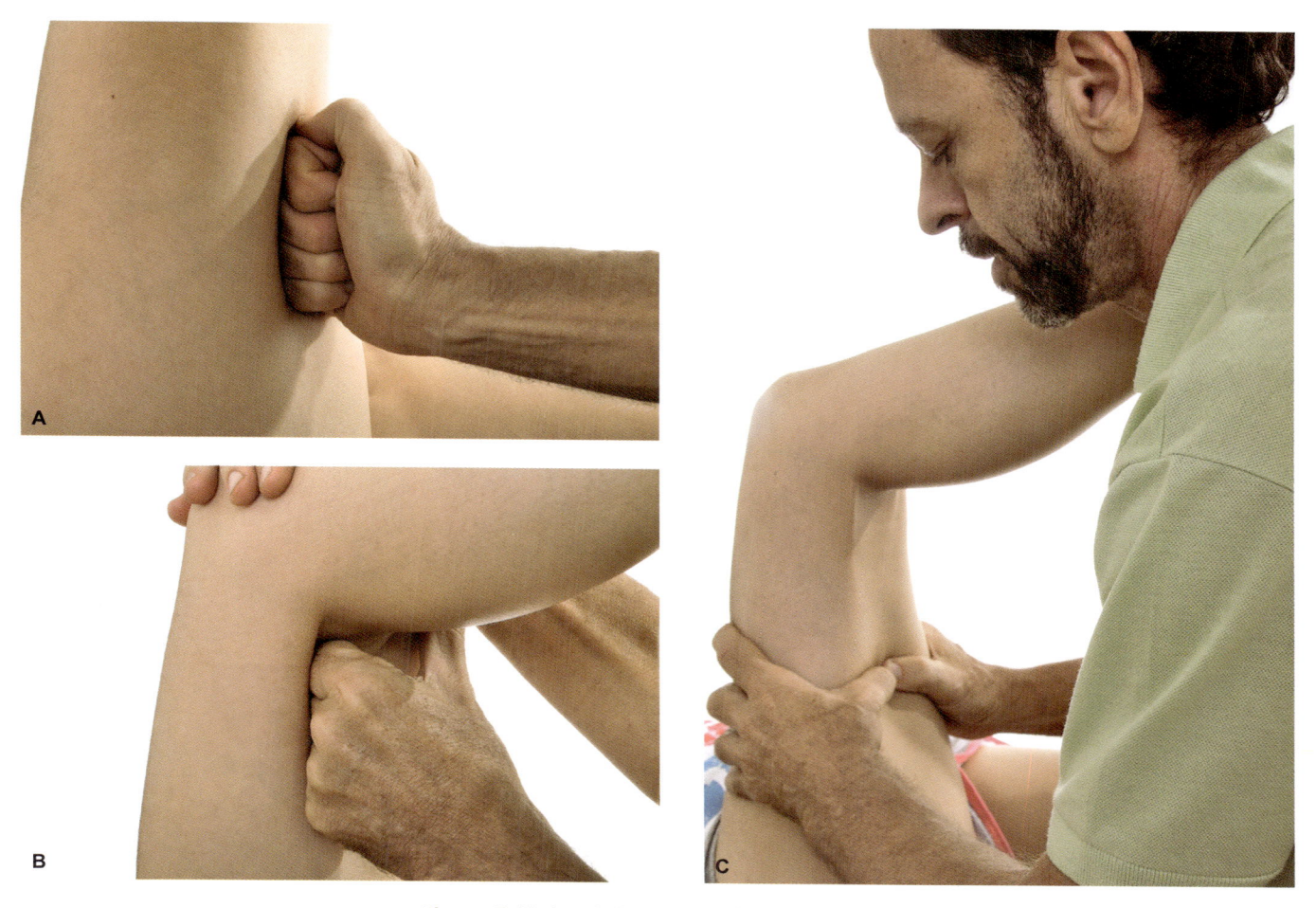

Figura 7.29 A a **C.** Sequência da manobra 28.

Posição. Decúbito dorsal, quadril e um dos joelhos flexionados na direção do tronco. Massoterapeuta abaixo do quadril do massageado.

Apoios. O pé do massageado sobre o ombro do massoterapeuta. Nós dos dedos (Figura 7.29 *A* e *B*) na região posterior da coxa (Figura 7.29 *A*) e nas bordas dos tendões mediais e laterais do joelho (Figura 7.29 *B*) e polegares (Figura 7.29 *C*) na face posterior da coxa, desde a prega glútea até o joelho.

Manobra. Pressão entre os músculos bíceps da coxa, semitendíneo e semimembranáceo, nas suas linhas de clivagem, iniciando próximo do quadril e terminando nos tendões no joelho.

O que promove. Alongamento da face posterior da coxa e do quadril. Liberação miofascial na região dos isquiotibiais e seus tendões. Liberação do joelho e maximização dos seus movimentos.

Atuação. No meridiano B; coxa e joelho; esqueletos axial e apendicular. Qualidades energéticas: fluir interno para fluir externo; *chakra*: 1º.

Manobra 29

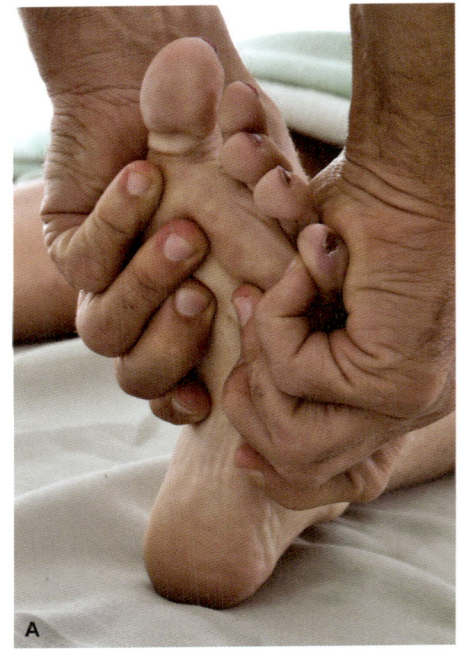

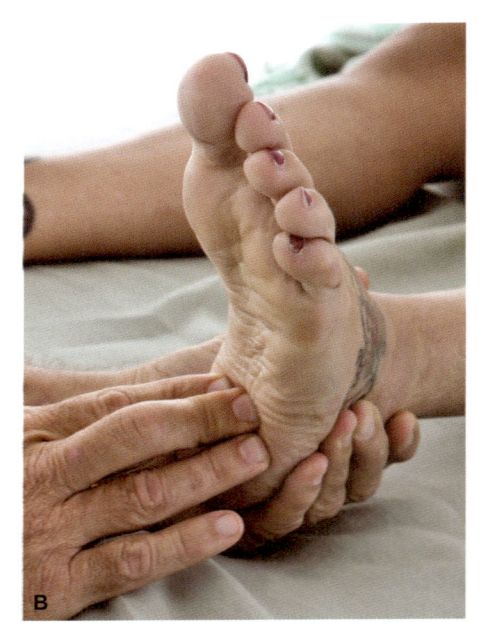

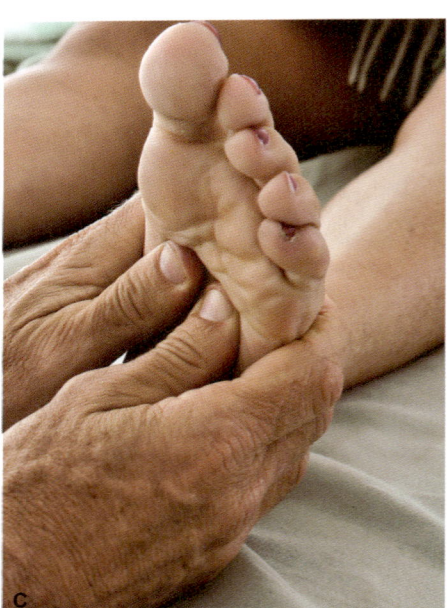

Figura 7.30 A a **C.** Sequência da manobra 29.

Posição. Decúbito dorsal. Massoterapeuta abaixo do corpo do massageado.

Apoios. Os quatro dedos das duas mãos (Figura 7.30 *A*). Os dedos de uma das mãos e a outra sustentando na face posterior do calcâneo (Figura 7.30 *B*). Os polegares (Figura 7.30 *C*).

Manobra. Pressão constante e deslizamento lento e profundo (Figura 7.30 *A* e *B*). Pressão constante abrangendo todas as áreas da planta (Figura 7.30 *C*).

O que promove. Liberação miofascial na aponeurose plantar e na região dos músculos adutor do hálux, abdutor do hálux, flexor curto do dedo mínimo, flexor curto do hálux, flexor curto dos dedos, lumbricais e quadrado plantar.

Atuação. No meridiano R; pé; esqueleto apendicular. Qualidade energética: fluir externo; *chakra*: 1º.

Manobras ativas para o cíngulo pélvico e pernas na bola de ginástica

Manobra 30

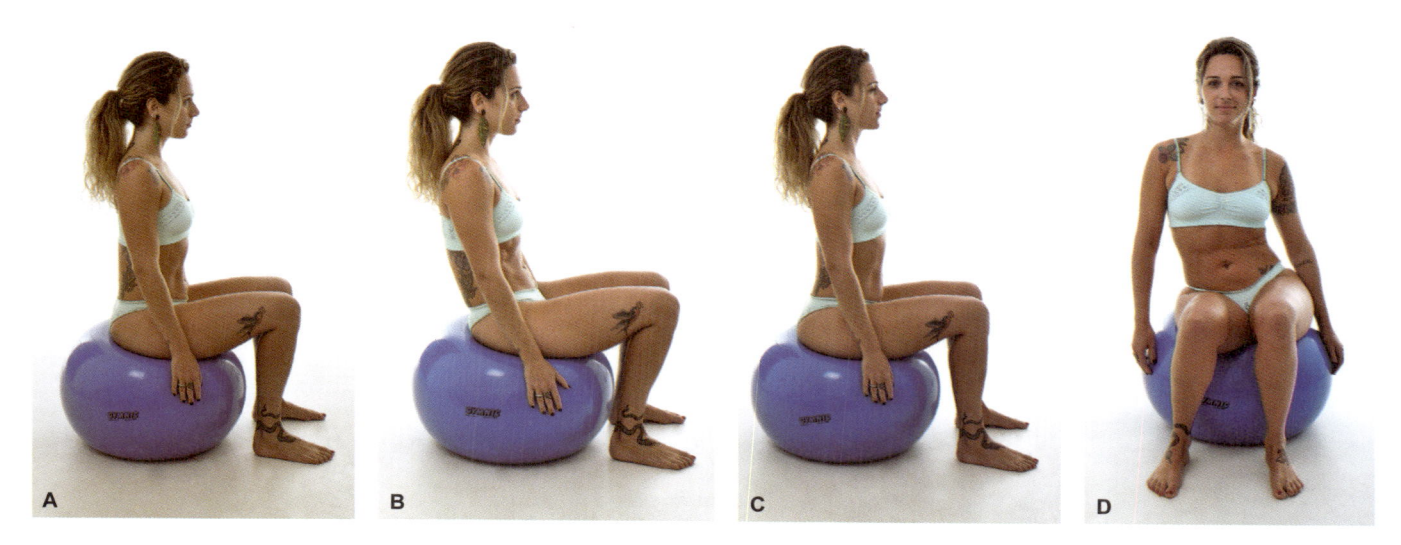

Figura 7.31 A a **D.** Sequência da manobra 30.

Posição. Sentada, com a coluna alinhada verticalmente sobre bola apropriada de diâmetro adequado ao tamanho da pessoa, de maneira que as articulações do quadril, joelhos e pés fiquem próximo a 90°. Pés paralelos na largura dos ombros, apoiados inteiros no chão (e assim devem permanecer durante os movimentos).

Apoios. Ísquios na bola e os pés na superfície.

Manobra. Rolar a bola para a frente, promovendo uma retroversão do quadril (Figura 7.31 *B*). Rolar a bola para trás, promovendo uma anteversão do quadril (Figura 7.31 *C*). Rolar a bola para o lado (faça os dois lados) promovendo uma inclinação lateral do quadril (Figura 7.31 *D*). Rolar a bola circularmente (ou seja, passe pelas três posições anteriores), promovendo uma circundução do quadril, levando às máximas articulações. Retomar e conscientizar-se do centro (Figura 7.31 *A*).

O que promove. Mobilização das dobradiças do quadril. Desbloqueio das articulações coxofemoral e sacroilíaca. Descontração da musculatura do cíngulo pélvico e dos genitais. Alongamento com tônus da musculatura da região abdominal, lombar, flexores e extensores do quadril. Desobstrução do fluxo de energia da pelve.

Atuação. Nos meridianos VC, VG, B, VB, E, R no segmento do quadril e coxa; cíngulo pélvico; esqueletos axial e apendicular. Qualidade energética: fluir e fluir para o fluir externo; *chakras*: 1º e 2º.

Manobra 31

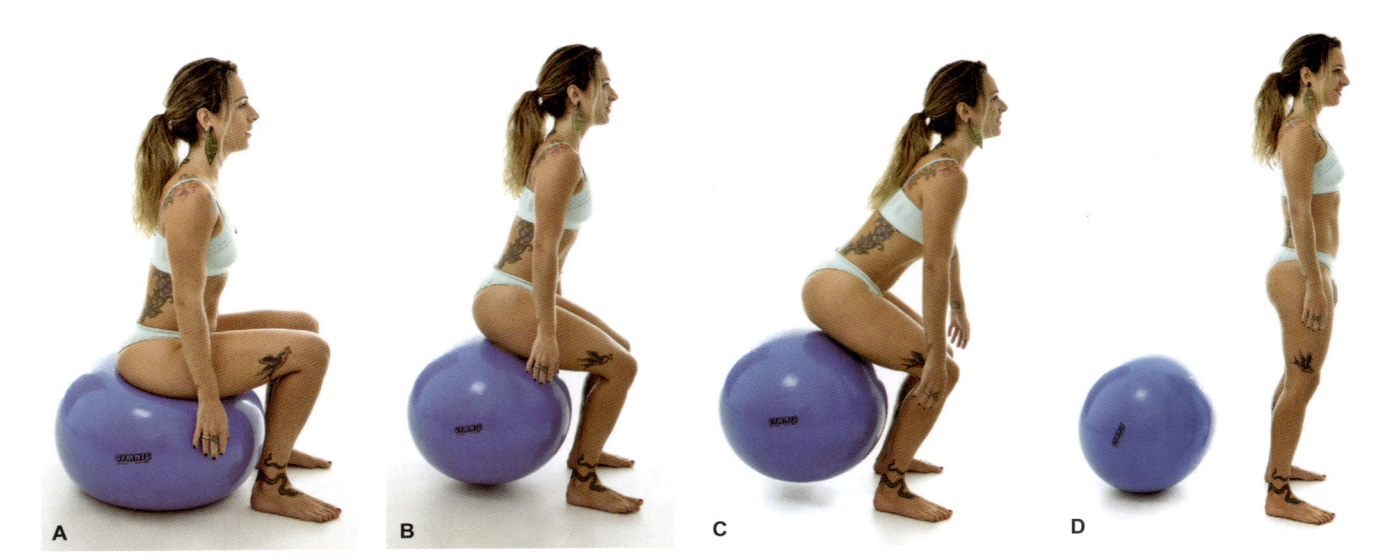

Figura 7.32 A a D. Sequência da manobra 31.

Posição. Sentada com a coluna alinhada verticalmente sobre bola apropriada de diâmetro adequado ao tamanho da pessoa de maneira que as articulações do quadril, dos joelhos e dos pés fiquem próximo a 90°. Pés paralelos na largura dos ombros apoiados inteiros no chão (e assim devem permanecer durante os movimentos).

Apoios. Inicialmente, ísquio na bola e no final do movimento corpo alinhado em pé. Os pés devem permanecer apoiados e "empurrando" o chão.

Manobra. Usando a flexibilidade da bola, impulso crescente das pernas, passar pelos estágios de sentado a em pé, mobilizando a articulação coxofemoral, canalizando a força para as pernas e mantendo os pés inteiros bem apoiados e a cabeça alinhada ao tronco (Figura 7.32).

O que promove. Tonificação da musculatura das pernas e abdominais. Conscientização das porções inferior e superior do corpo. Mobilização das articulações do quadril, das pernas e dos pés. Fortalecimento da energia da base.

Atuação. Equilíbrio e impulso; cíngulo pélvico e coluna; esqueletos axial e apendicular. Qualidade energética: querer e fluir; *chakras*: 1º a 3º e dos pés.

Manobra para tronco e cíngulos

Manobra 32

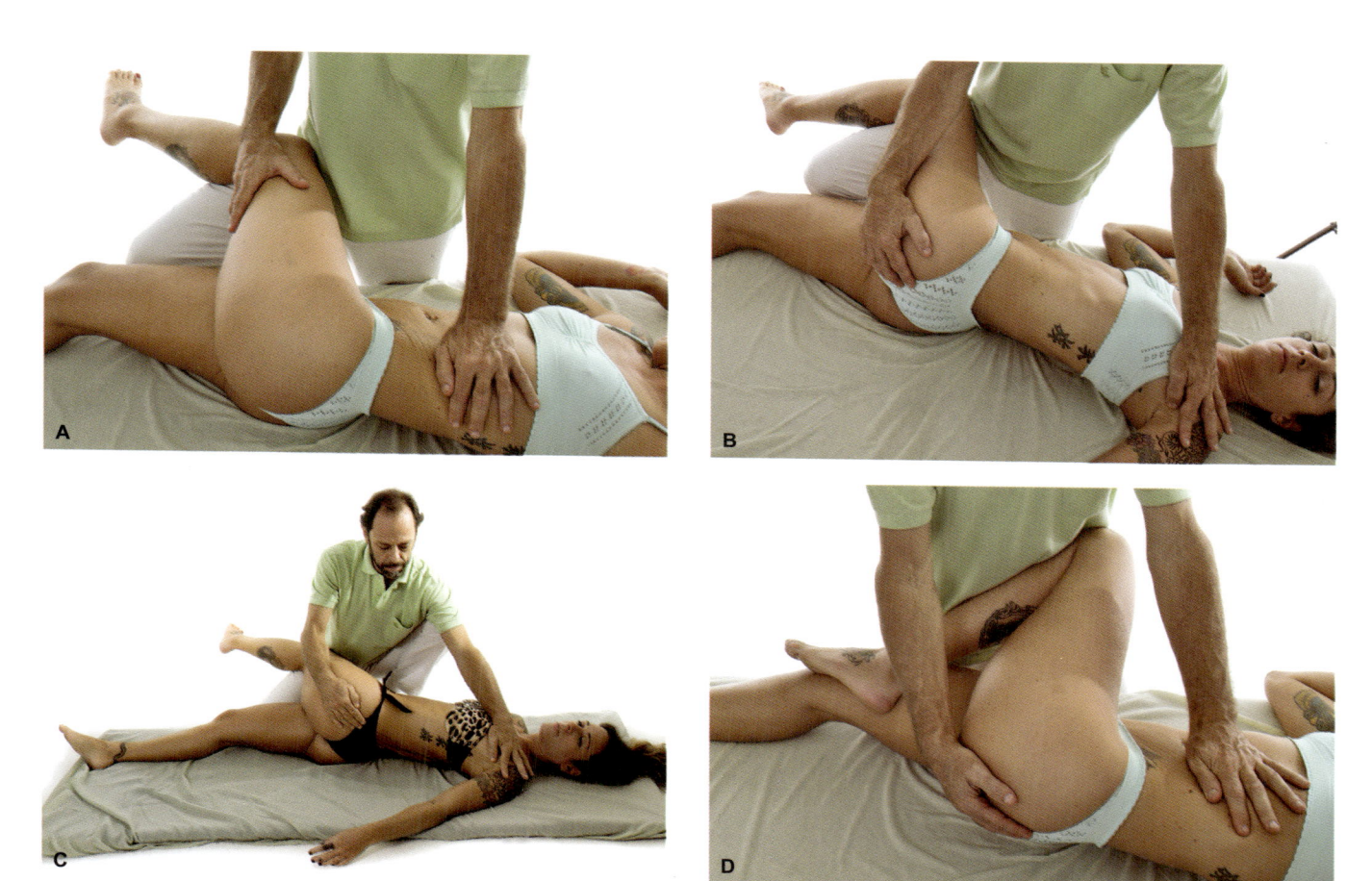

Figura 7.33 A a D. Sequência da manobra 32.

Posição. Decúbito dorsal. Rotação do quadril (deve-se fazer lentamente), deixando a perna de cima anteriormente à de baixo, com os braços ao longo do corpo ou em uma diagonal com o tronco para cima.

Apoios. 1. O joelho do massageado pode estar apoiado na perna do massoterapeuta ou diretamente na maca ou no colchonete. Mão 1 ou antebraço na face posterior do quadril e mão 2 ou o antebraço: a) nas costelas baixas (Figura 7.33 *A*); b) na face anterior do ombro (Figura 7.33 *B* e *C*). 2. O joelho do massageado apoiado no joelho do massoterapeuta (massagem no chão) ou no tronco do massoterapeuta (massagem em maca). Mão 1 na face posterior do quadril. Mão 2 nas costelas baixas.

Manobra. 1. Na expiração movimento lento de oposição dos apoios, projetando as costelas ou o ombro posteriormente e o quadril anteriormente em rotação, levando à máxima articulação (Figura 7.33 *A* a *C*). 2. Micromovimento de báscula e rotação do quadril, opondo-se às costelas (Figura 7.33 *D*).

O que promove. Alongamento do grande dorsal, da fáscia toracolombar, peitoral maior, oblíquo externo do abdome, serrátil posterior inferior e musculatura paravertebral. O alinhamento das vértebras lombares e torácicas. Abertura do espaço entre as cinturas pélvica e escapular.

Atuação. No meridiano VB; coluna vertebral; cíngulo pélvico e peitoral; esqueletos axial e apendicular. Qualidades energéticas: sentir para o querer e querer para o fluir; *chakras*: 2º a 4º.

Manobra para tronco, abdome e cíngulo pélvico (cintura pélvica)

Manobra 33

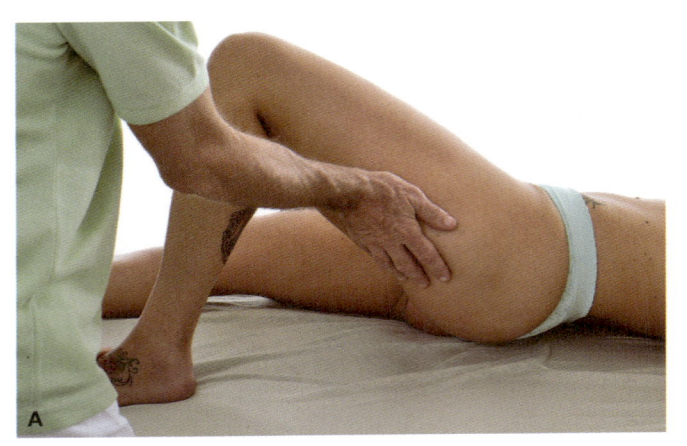
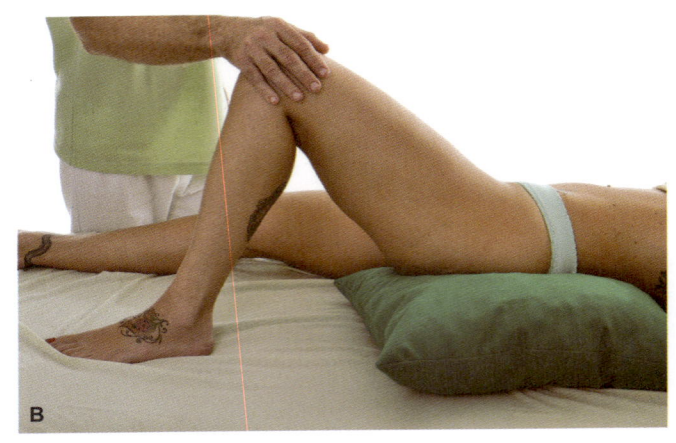
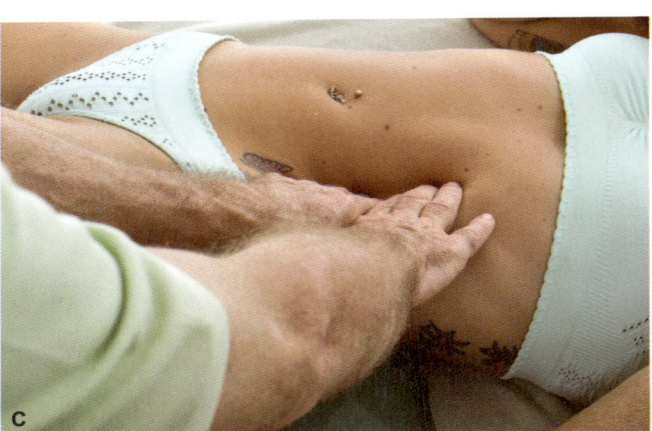
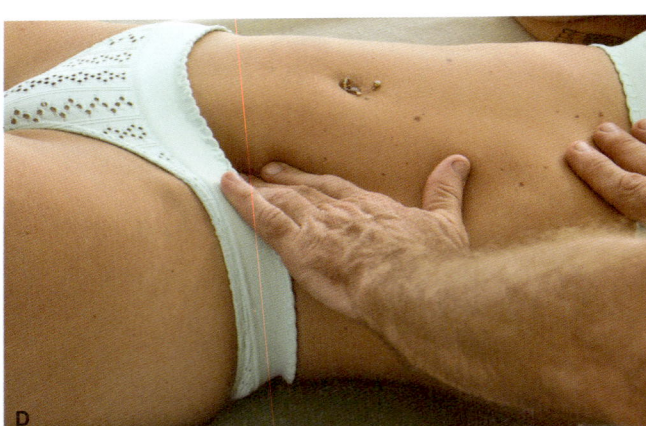

Figura 7.34 **A** a **D.** Sequência da manobra 33.

Posição. Decúbito dorsal com uma perna flexionada e o pé apoiado na superfície.

Apoios. Do massageado: o pé da perna flexionada fica na superfície e o lado oposto do quadril mantém-se fixo na superfície, também durante o movimento. Coloque uma almofada espessa e macia abaixo do quadril na região no glúteo (Figura 7.34 *B*).

Manobra. 1. Movimento ativo: pede-se para o massageado, na expiração, elevar lentamente da superfície o lado do quadril correspondente à perna flexionada, chegando à máxima articulação e mantendo a perna flexionada com o joelho apontado para o céu (Figura 7.34 *A*). Retornar o quadril à superfície na inspiração. Repetir algumas vezes. 2. Com o quadril elevado, colocar a almofada e pedir para o massageado relaxar o abdome nesta posição: a) com as eminências das mãos, pressionar (empurrar) os músculos e a fáscia dos músculos abdominais; b) toque lento e profundo com os oito dedos na direção tangencial aos tecidos, na borda lateral do músculo reto abdominal (Figura 7.34 *C*); c) pressão lenta com os dedos ou antebraço na fossa ilíaca (Figura 7.34 *D*); d) toque nos meridianos e pontos.

O que promove. Mobilização das articulações sacroilíaca, coxofemoral e das vértebras lombares e baixas torácicas. Liberação miofascial dos músculos abdominais e ilíaco. Alongamento dos músculos quadrado do lombo e iliopsoas. Estímulo à circulação e liberação de gases abdominais. Descontração da tensão visceral do abdome. Estímulo nos meridianos e pontos da região.

Atuação. Nos meridianos VB no segmento da lateral do quadril e coxa, VC, E e BP no abdome; pontos E19 a 30, VB25 a 30, VC2 a 14; cíngulo pélvico; esqueleto apendicular e axial. Qualidades energéticas: querer para o fluir e fluir interno para o fluir externo; *chakras*: 1º a 3º.

Manobra para cíngulo peitoral (cintura escapular) na posição em pé

Manobra 34

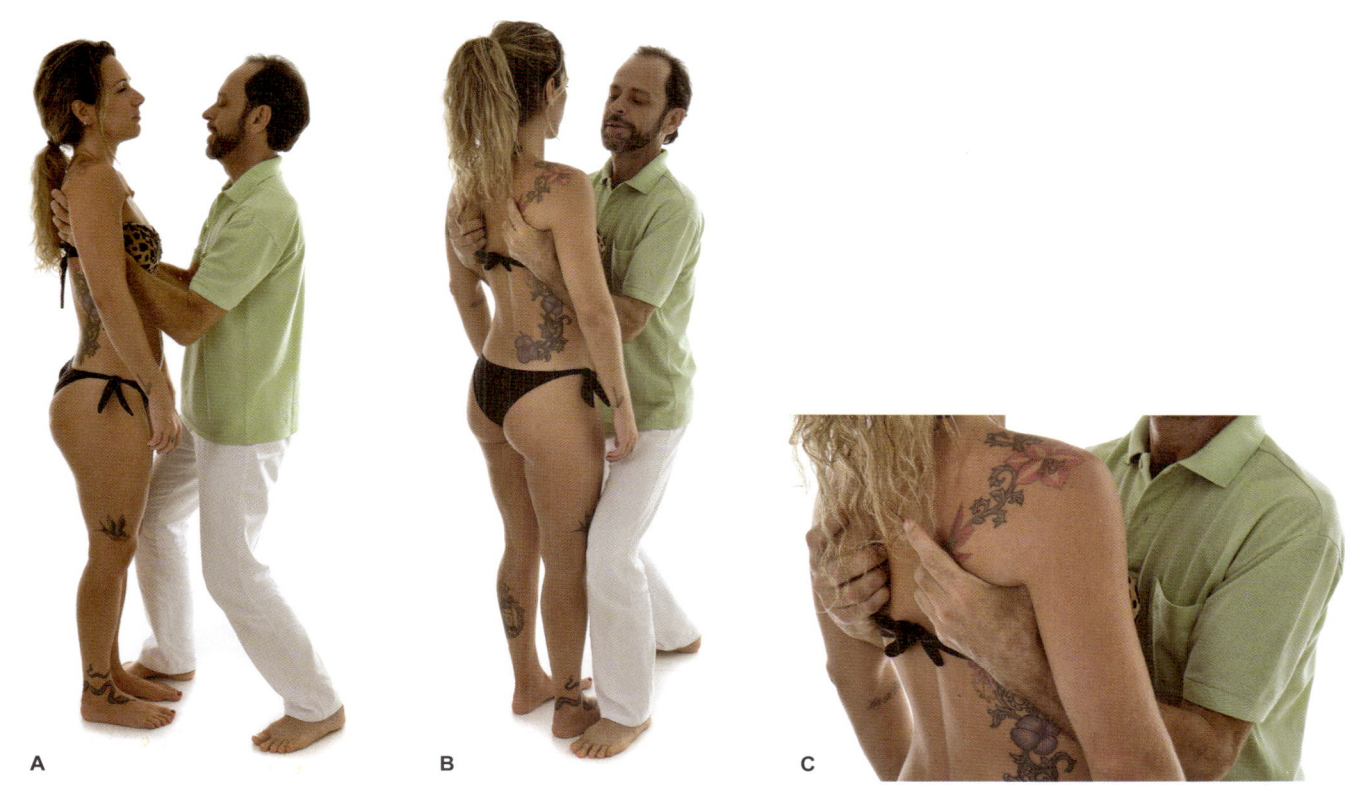

Figura 7.35 A a **C.** Sequência da manobra 34.

Posição. Em pé ou sentado em banco, plantas dos pés fixas por inteiro na superfície, quadril centralizado e o centro vital fixado. Durante os movimentos, o massageado deve manter fixa a porção inferior do corpo e dar passividade na porção superior.

Apoios. Mãos abaixo das axilas, dedos se amoldam nas escápulas e o polegar na face anterior dos ombros.

Manobra. Movimentos de elevação, abaixamento, projeção anterior e posterior (adução, abdução, báscula medial e lateral das escápulas) e circundução dos ombros (Figura 7.35). Inicia-se com movimentos lentos e pequenos e gradativamente aumenta-se para movimentos amplos rápidos e vigorosos. Movimento chacoalhado e de vibração.

O que promove. Conscientização das porções inferior e superior do corpo. Mobilização das escápulas e articulações esternoclavicular e glenoumeral. Alongamento dos músculos peitorais, romboides e intercostais. O fluxo de energia da região torácica anterior e posteriormente, dos ombros e membros superiores.

Atuação. Nos meridianos P, C, CS, ID; cíngulo peitoral; esqueleto apendicular. Qualidade energética: sentir e sentir para o agir; *chakras*: 4º e 5º.

Manobra para cíngulo peitoral (cintura escapular) em decúbito ventral

Manobra 35

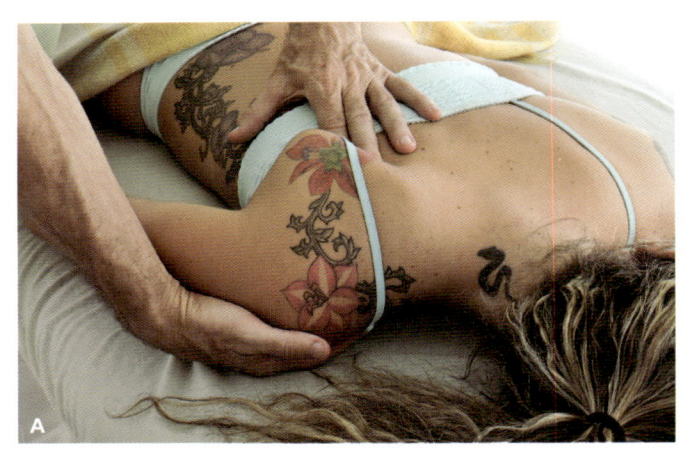

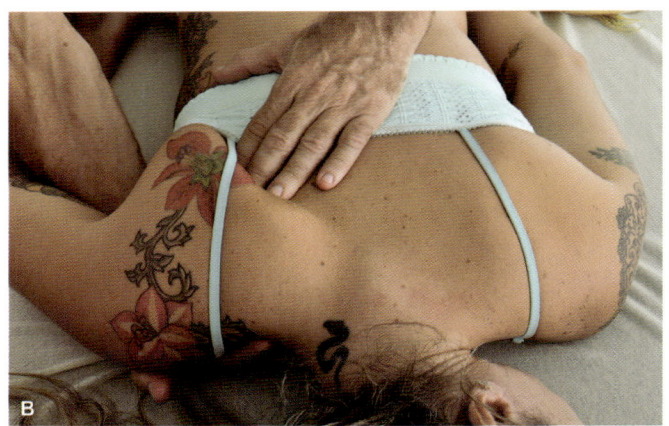
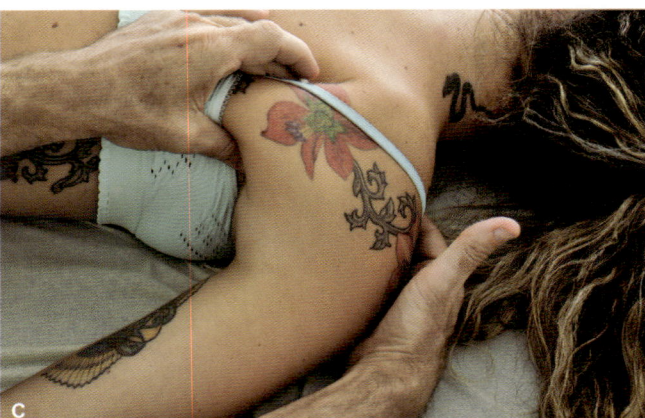

Figura 7.36 **A a C.** Sequência da manobra 35.

Posição. Decúbito ventral. Massoterapeuta ao lado ou acima do massageado. Deixe a cabeça do massageado em rotação para o lado oposto da escápula em que se trabalha.

Apoios. Mão 1: a) por baixo do ombro lateralmente ao corpo (Figura 7.36 *A*); b) por baixo da axila na face anterior do corpo (Figura 7.36 *B*). Mão 2: a) polegares, dedos ou lateral dos dedos nas bordas medial, lateral ou superior da escápula (Figura 7.36 *A* e *B*); b) pince a escápula.

Manobras. Pressão nos tecidos, penetrando no espaço entre a escápula e as costelas. Movimentar a báscula medial e lateral da escápula. Chacoalhar e vibrar a escápula na sua totalidade.

O que promove. Descontração dos músculos que se fixam na escápula. Liberação miofascial dos músculos subescapular e romboides. Passividade da articulação glenoumeral e esternoclavicular. O fluxo de energia da região torácica. Abertura do volume torácico para a respiração.

Atuação. Nos meridianos ID, TA, B e VB no segmento torácico; pontos ID9 a 13, TA14 e 15; cíngulo peitoral; esqueleto apendicular. Qualidade energética: sentir e sentir para o agir; *chakras*: 4º e 5º.

Manobra 36

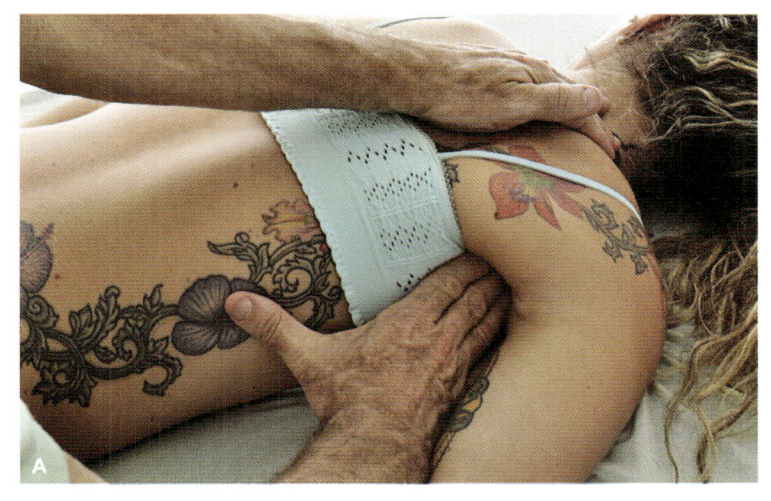

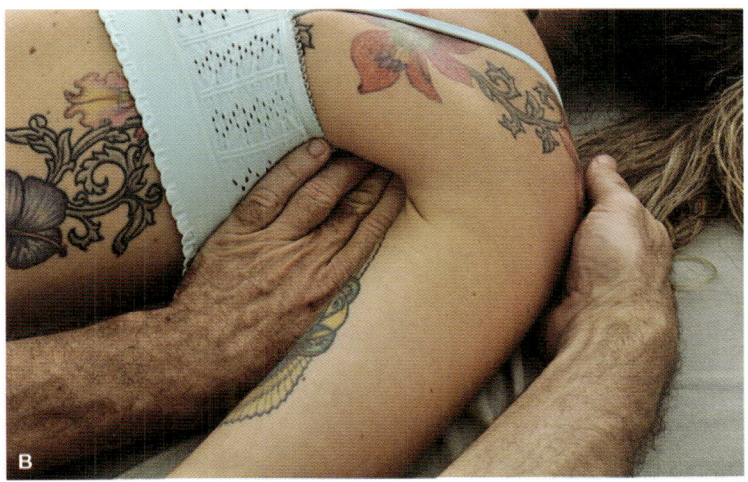

Figura 7.37 A e **B.** Sequência da manobra 36.

Posição. Decúbito ventral. Massoterapeuta ao lado do massageado. Deixe a cabeça do massageado em rotação para o lado oposto da escápula em que se trabalha.

Apoios. Mão ativa por baixo da face lateral da escápula; mão de apoio no ombro.

Manobra. Mão ativa: pressão constante na direção medial e diagonal para cima, com cisalhamentos. Mão de apoio: micromovimentos do ombro e escápula (Figura 7.37).

O que promove. Liberação miofascial na região dos músculos subescapular e redondo menor, diferenciação das camadas miofasciais do conjunto dos músculos subescapular, redondo menor e redondo maior e latíssimo do dorso. Mobilização na escápula.

Atuação. Nos meridianos ID, TA no segmento torácico; pontos ID13,14 e 15,TA14 e 15, VB21; cíngulo peitoral. Qualidade energética: sentir e sentir para agir; *chakras*: 4º e 5º.

Manobra 37

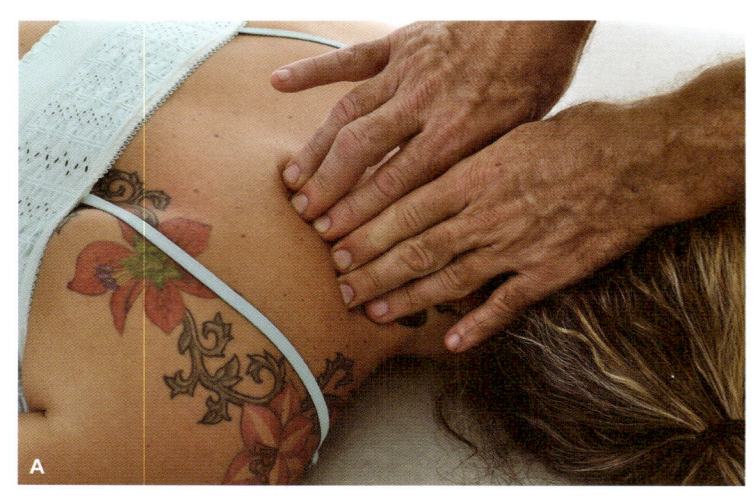

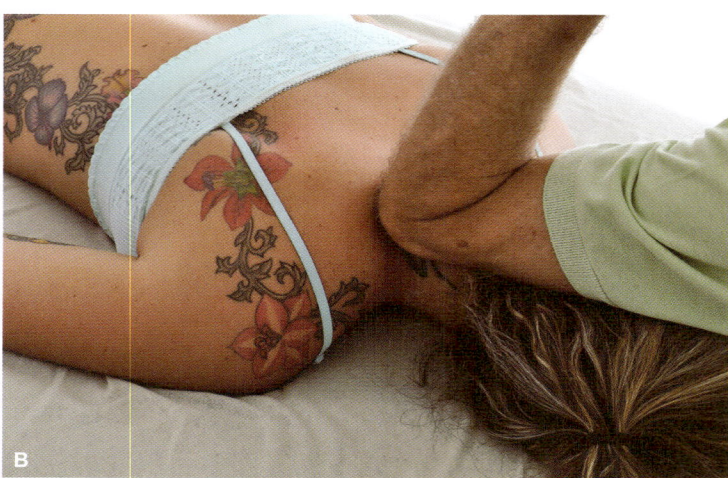

Figura 7.38 A e B. Sequência da manobra 37.

Posição. Decúbito ventral. Massoterapeuta acima e em diagonal em relação ao corpo do massageado.

Apoios. Dedos de uma ou das duas mãos ou o cotovelo na região dos músculos romboides.

Manobras. Pressão nos tecidos na região dos músculos romboides e trapézio, com os oito dedos ou com o cotovelo (Figura 7.38).

O que promove. Liberação miofascial e redistribuição das pressões teciduais dos músculos trapézio, romboides e levantador da escápula. Desobstrução da densidade tecidual dos músculos citados e também dos eretores, semiespinal e multífidos.

Atuação. Nos meridianos ID, TA e B no segmento torácico; pontos ID13, 14 e 15, TA 15, VB21, B11, 12 e 13; cíngulo peitoral. Qualidade energética: pensar para o sentir; *chakras*: 4º e 5º.

Manobras para cíngulo peitoral (cintura escapular), braços e mãos em decúbito dorsal

Manobra 38

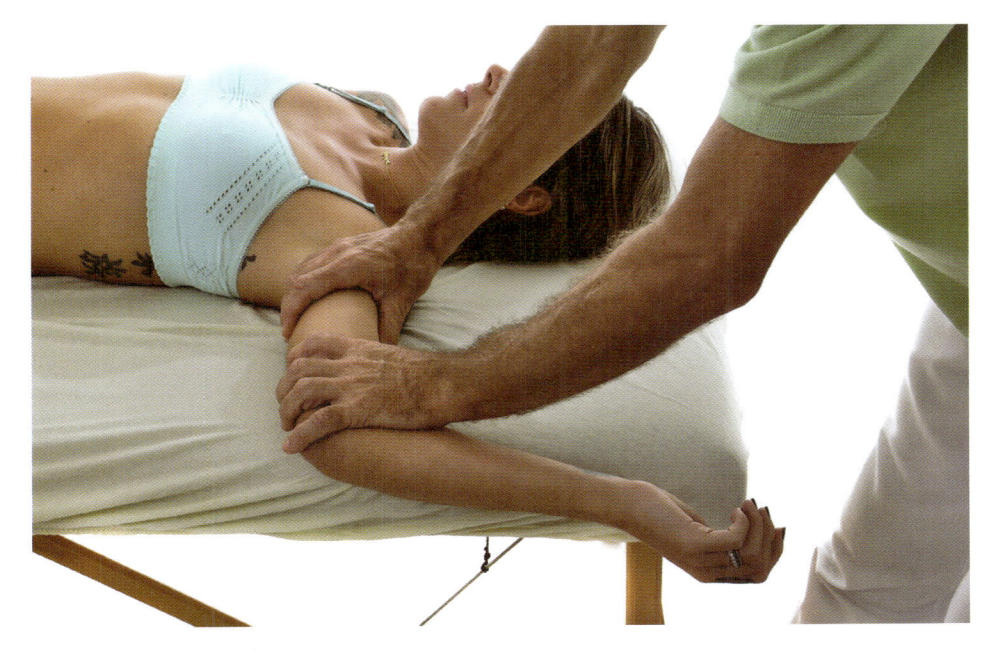

Figura 7.39 Sequência da manobra 38.

Posição. Decúbito dorsal. Braço perpendicular ao corpo (tem maior efeito em maca do que no chão).

Apoios. 1. Uma das mãos no rádio próximo ao pulso e a outra no cúbito (cotovelo) ou úmero. 2. As mãos na região do úmero.

Manobra. 1. Flexionar o cotovelo lentamente promovendo o movimento de rotação lateral do úmero e supinação do antebraço, deixando o antebraço passar do nível da superfície da maca, ou no caso do chão, aproximar ou encostar na superfície, de acordo com os limites do massageado. 2. Amassamento e pinçamento nas bordas dos músculos peitoral, bíceps braquial e braquial, direcionando o braço em rotação lateral e o antebraço em supinação (Figura 7.39).

O que promove. Alongamento dos músculos peitorais, intercostais altos, deltoide anterior, pronadores, redondo maior e subescapular. Liberação miofascial do bíceps braquial e braquial. Abertura das articulações escapuloumeral e do cotovelo. Desobstrução da energia do trajeto dos meridianos **yīn** do braço.

Atuação. Nos meridianos P, CS, C; cíngulo peitoral; esqueleto apendicular. Qualidade energética: sentir para o agir; *chakras*: 4º e 5º.

Manobra 39

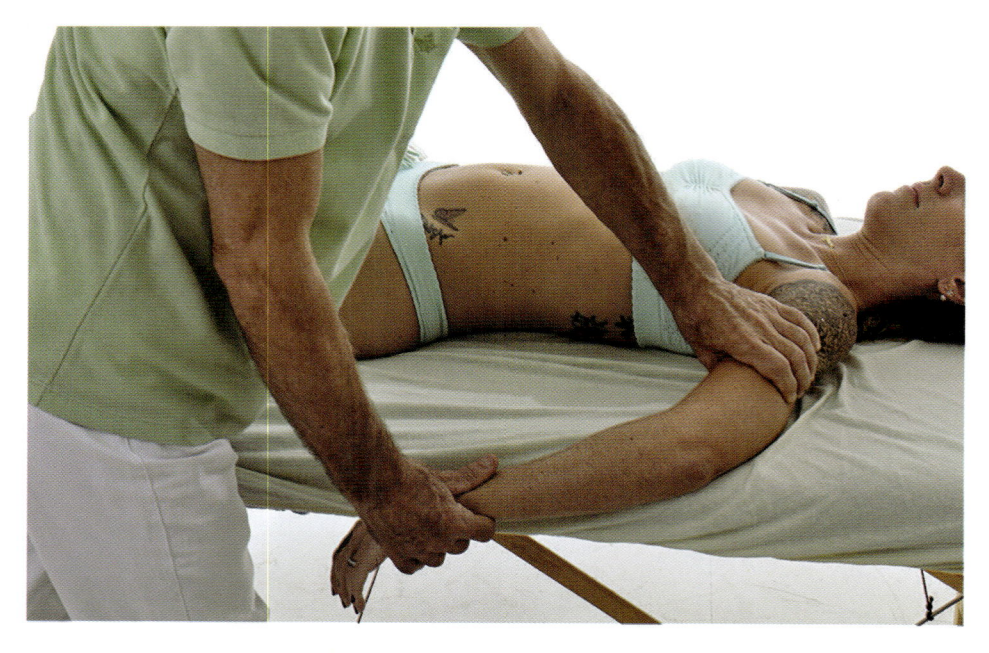

Figura 7.40 Sequência da manobra 39.

Posição. Decúbito dorsal. Braço perpendicular ao corpo (tem maior efeito em maca do que no chão).

Apoios. 1. Uma das mãos no rádio próximo ao pulso e a outra no cotovelo ou úmero. 2. Uma das mãos no rádio e a outra nos músculos trapézio, deltoide posterior e tríceps braquial.

Manobra. 1. Flexionar o cotovelo lentamente e promova o movimento de rotação medial do úmero e pronação do antebraço, deixando o antebraço passar do nível da superfície da maca, ou no caso do chão, aproximar ou encostar na superfície, de acordo com os limites do massageado. 2. Amassamento, pinçamento nas bordas dos músculos trapézio, deltoide posterior e tríceps braquial, direcionando o braço em rotação medial e o antebraço em pronação (Figura 7.40).

O que promove. Alongamento dos músculos deltoide anterior, trapézio, redondo menor e infraespinal. Liberação miofascial do tríceps braquial. Abertura da porção posterior da articulação escapuloumeral. Desobstrução da passagem da energia do braço para o tronco.

Atuação. No meridiano ID; cíngulo peitoral; esqueleto apendicular. Qualidade energética: sentir para o agir; *chakras*: 4º e 5º.

Manobra 40

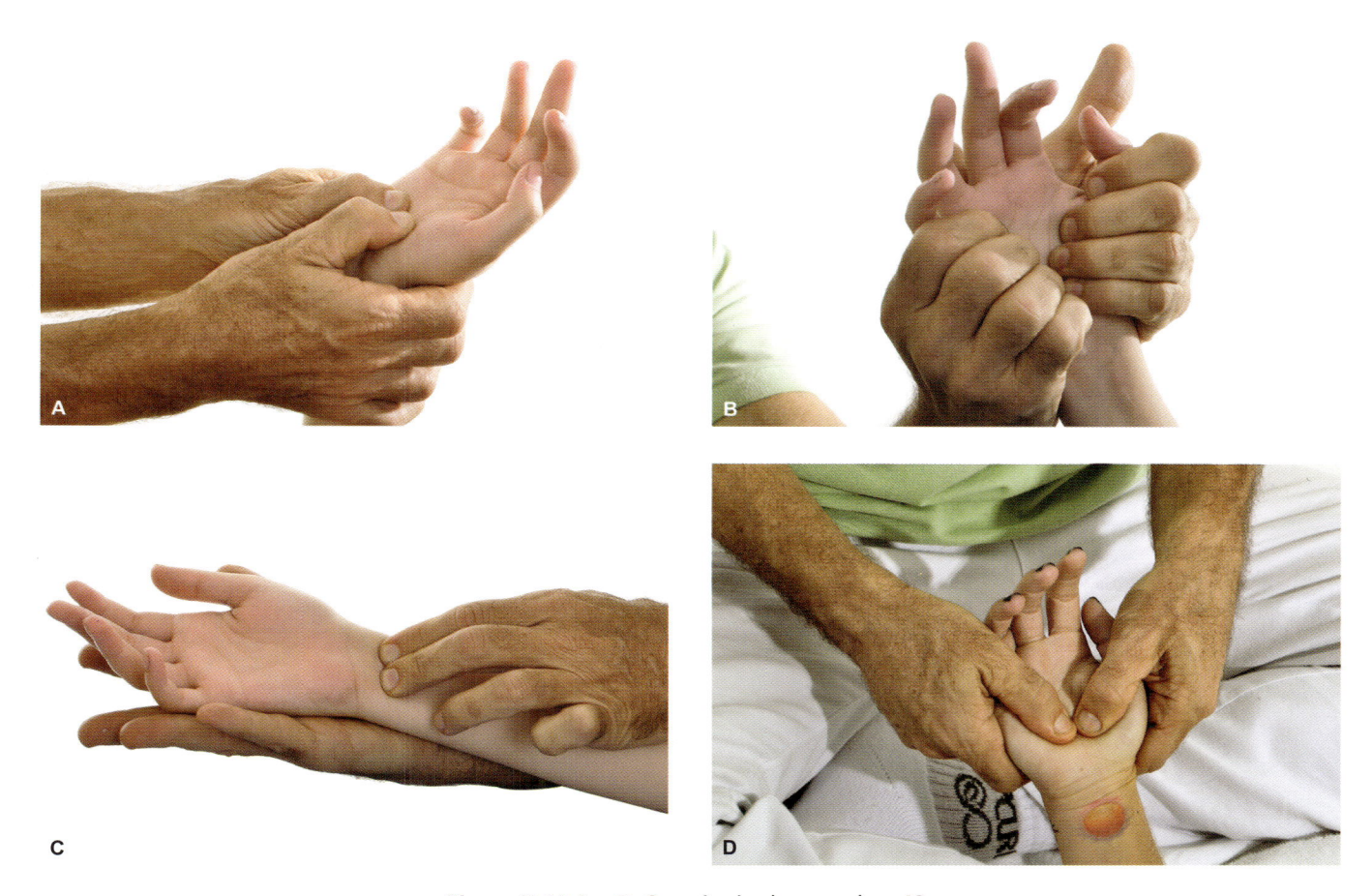

Figura 7.41 A a **D.** Sequência da manobra 40.

Posição. Decúbito dorsal com os braços ao longo do corpo. Massoterapeuta ao lado do massageado.

Apoios. Polegares ou dedos na planta da mão ou no pulso.

Manobra. (Figura 7.41 *A*) Compressão e deslizamento profundo e lento na planta da mão no sentido longitudinal. (Figura 7.41 *B*) Compressão e deslizamento profundo e lento na planta da mão, do centro para as laterais "descolando" os tecidos. (Figura 7.41 *C*) Compressão constante sob o retináculo dos flexores da mão – túnel do carpo (Figura 7.41 *D*). Pressão em todos os pontos da palma da mão.

O que promove. (Figura 7.41 *A* e *B*) Liberação miofascial na aponeurose palmar e músculos abdutor curto do polegar e do dedo mínimo, adutor do polegar, oponente do polegar e lumbricais. Abertura nos espaços metacarpianos. (Figura 7.41 *C*) Liberação miofascial no túnel do carpo. (Figura 7.41 *D*) Mobilização energética nos órgãos e vísceras, em razão da reflexologia da mão.

Atuação. Meridianos P, CS e C. Qualidade energética: agir; *chakra* da mão.

Manobra 41

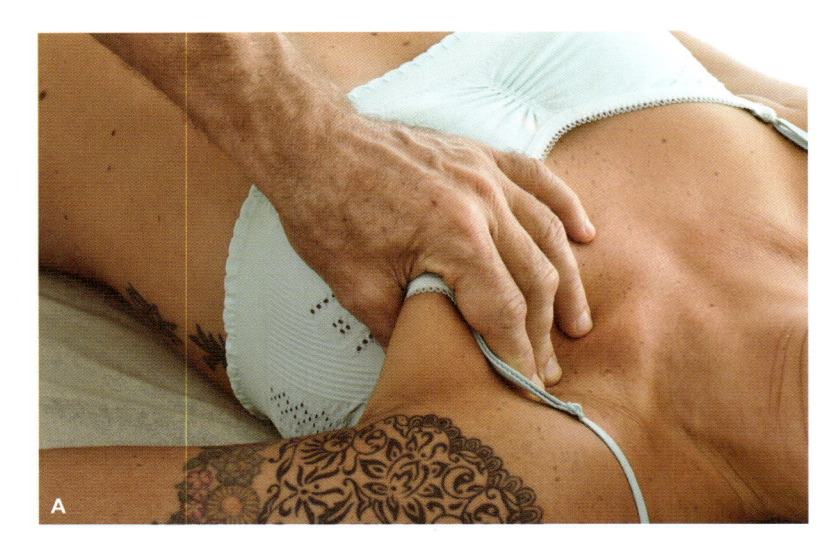

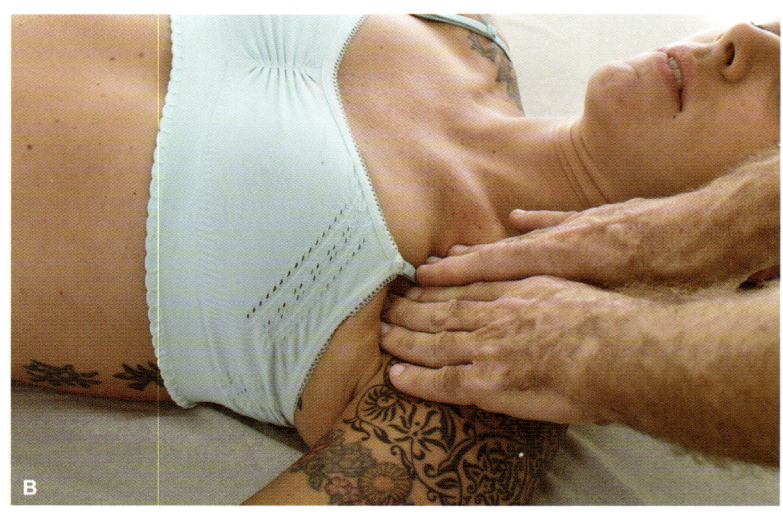

Figura 7.42 A e **B.** Sequência da manobra 41.

Posição. 1. Decúbito dorsal com os braços ao longo do corpo. Massoterapeuta de frente sobre o massageado (Figura 7.42 *A*). 2. Massoterapeuta acima da cabeça do massageado (Figura 7.42 *B*).

Apoios. 1. Pressão nas bordas do músculo peitoral maior com o polegar e os quatro dedos em forma de pinça. 2. Os dedos das duas mãos sobre o peitoral maior.

Manobra. 1. Movimento lento "descolando" os tecidos; pinçamento vibratório; pressão nos pontos da região. 2. Compressão constante e cisalhamentos sobre o peitoral maior. 3. Pressão nos pontos.

O que promove. Liberação miofascial dos músculos peitoral maior; diferenciação das camadas miofasciais dos músculos peitoral maior e deltoide. Estimula o fluxo da nascente **yīn** do alto.

Atuação. Nos meridianos CS, P e C; pontos CS1, P1 e C1; cíngulo peitoral; esqueleto apendicular. Qualidade energética: sentir e sentir para o agir; *chakras*: 4º e 5º.

Manobra 42

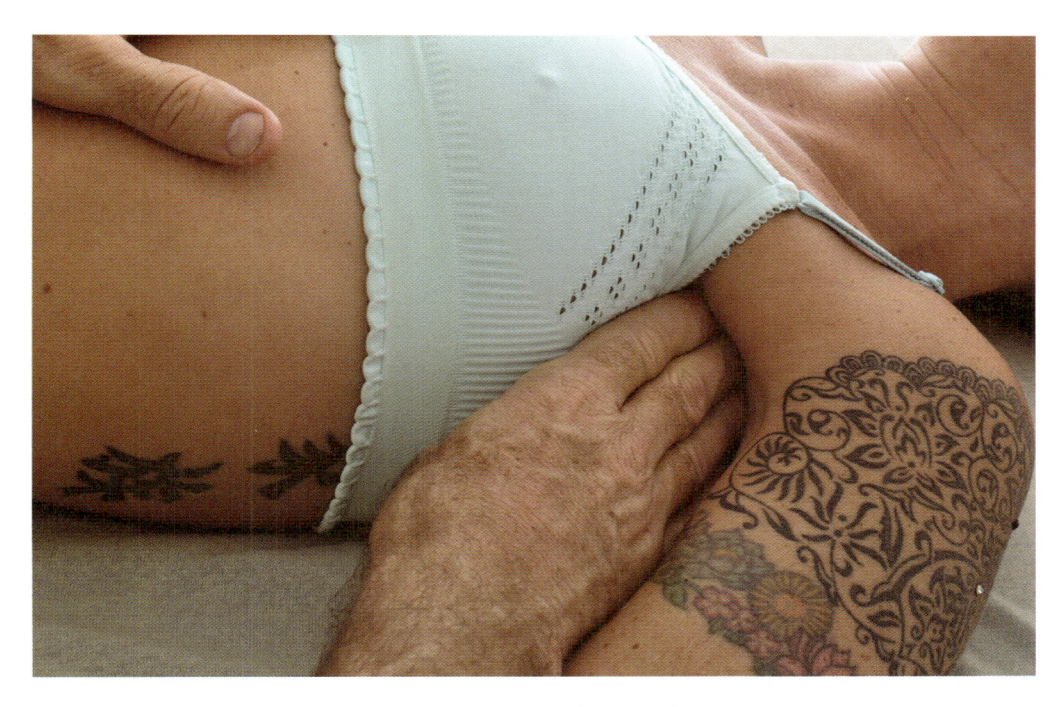

Figura 7.43 Sequência da manobra 42.

Posição. Decúbito dorsal com os braços ao longo do corpo. Massoterapeuta ao lado do massageado.

Apoios. Os quatro dedos no peitoral menor (entre as costelas e o peitoral maior).

Manobra. Compressão constante na direção da apófise coracoide da escápula (Figura 7.43).

O que promove. Liberação miofascial dos músculos peitoral menor e coracobraquial. Diferenciação das camadas miofasciais dos músculos peitoral maior e menor. Estímulo do fluxo da "nascente **yīn** do alto".

Atuação. Nos meridianos CS, P e C; pontos CS1 e C1; cíngulo peitoral; esqueleto apendicular. Qualidades energéticas: sentir e sentir para o agir. *chakras:* 4º e 5º.

Manobra 43

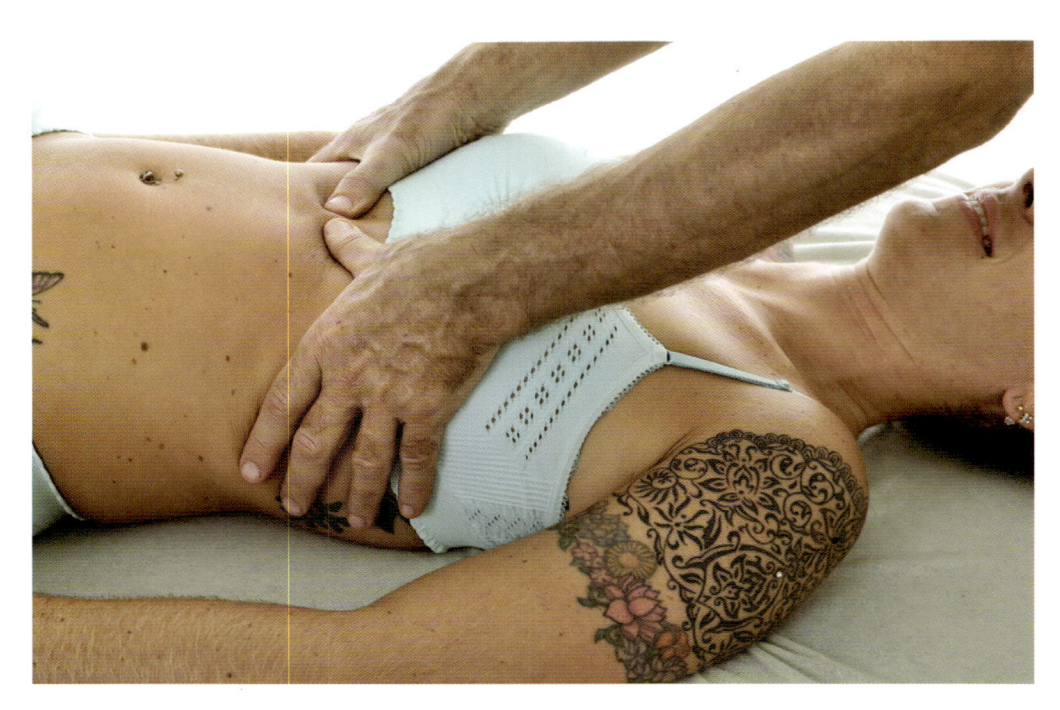

Figura 7.44 Sequência da manobra 43.

Posição. Decúbito dorsal. Braços ao longo do corpo. Massoterapeuta acima da cabeça do massageado.

Apoios. Mãos abertas envolvendo as costelas inferiores dos dois lados.

Manobra. Na expiração pressionar as costelas em um sentido que vai concomitantemente para a linha média (para dentro), para a porção inferior do corpo (para baixo) e para a direção da superfície (Figura 7.44). Pressionar os pontos.

O que promove. Conscientização e expansão da respiração. Alongamento dos músculos intercostais e serrátil anterior. Abertura para o fluxo de energia do segmento final dos meridianos **yīn** das pernas e da nascente dos **yīn** da mão. Assentamento da caixa torácica.

Atuação. Nos meridianos P, CS, C, R, F, BP; pontos E19 e 20; tórax/cíngulo peitoral; esqueletos apendicular e axial. Qualidade energética: sentir; *chakras:* 3º e 4º.

Manobra 44

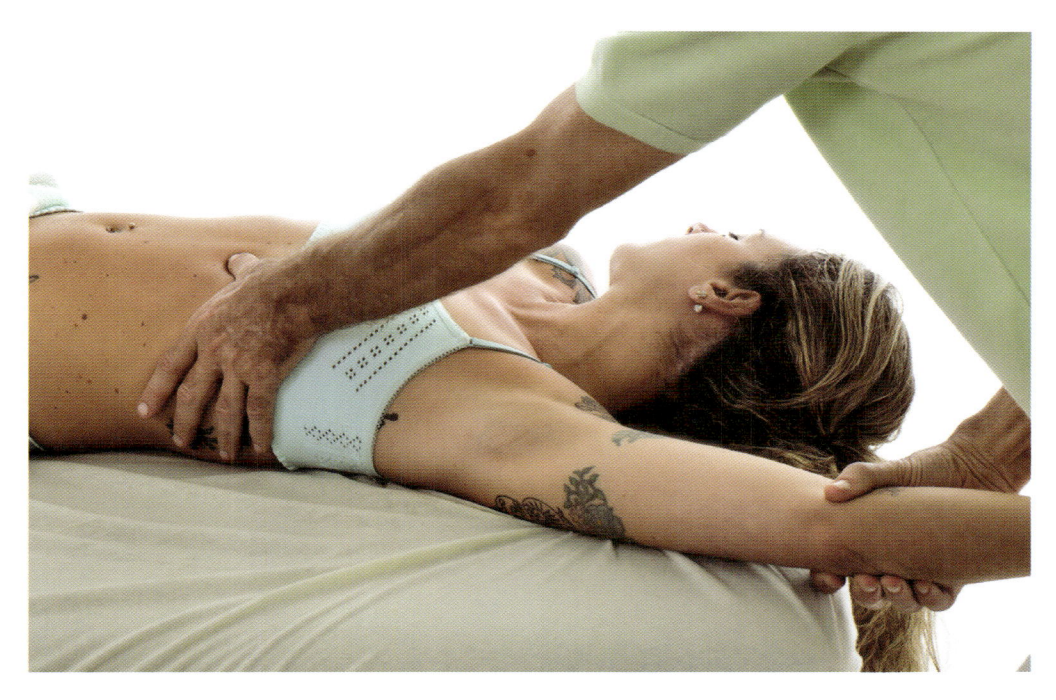

Figura 7.45 Sequência da manobra 44.

Posição. Decúbito dorsal. Um braço elevado acima da cabeça, em uma diagonal com o corpo. Massoterapeuta lateralmente na altura do ombro do massageado.

Apoios. 1. Uma das mãos enlaçando o osso rádio, a outra aberta sobre as costelas inferiores em nível lateroanterior. 2. Pressão com os quatro dedos ou polegar na área do peitoral menor, redondo maior e menor.

Manobra. 1. Oposição dos apoios na expiração. 2. Compressão e deslizamento lento na direção caudal (Figura 7.45). Pressão nos pontos.

O que promove. Alongamento dos músculos intercostais, serrátil anterior, peitoral menor. Liberação miofascial do peitoral menor e redondos maior e menor. Assentamento das costelas inferiores. Abertura do fluxo de energia da "nascente **yīn** do alto".

Atuação. Nos meridianos P, C, CS e VB; pontos VB22 a 25; tórax e cíngulo peitoral; esqueletos apendicular e axial. Qualidade energética: sentir para o agir; *chakras*: 3º e 4º.

Manobra 45

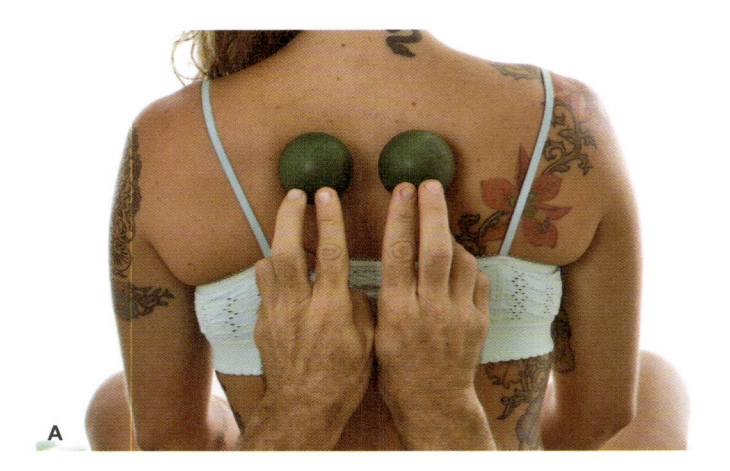

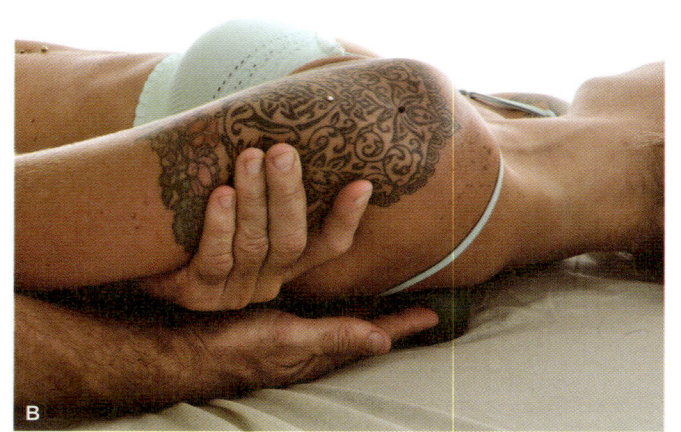
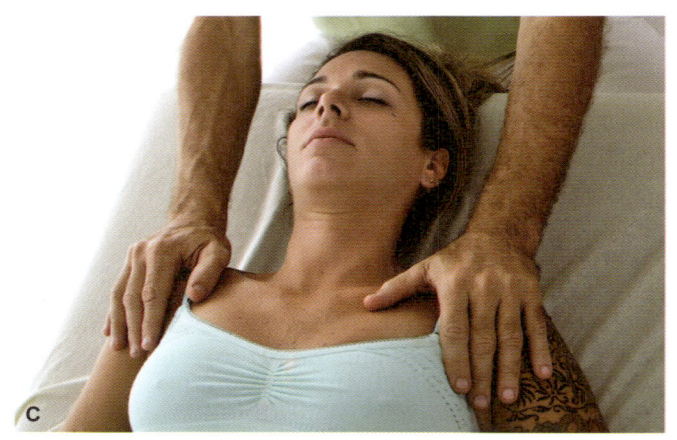

Figura 7.46 **A** a **C.** Sequência da manobra 45.

Posição. Decúbito dorsal com os joelhos flexionados e os pés apoiados no chão ou apoio espesso sob os joelhos.

Apoios. Bolinhas sob a região torácica entre as escápulas e coluna vertebral (Figura 7.46 *A*). Coloque uma bolinha por vez, pedindo passividade do ombro (Figura 7.46 *B*). Mãos sobre as clavícula e costelas superiores (Figura 7.46 *C*).

Manobra. Permanência com leve pressão nos apoios, acrescentando deslizamentos nos espaços intercostais superiores do centro para as laterais e leves pressões das clavículas e ombros em uma projeção posterior; pressão nos pontos.

O que promove. Descontração dos ombros. Abertura do tórax e das articulações esternoclavicular e acromioclavicular. Incentiva o alinhamento de hipercifose torácica. O amaciamento na musculatura dorsal na linha das escápulas e estímulo nos pontos da região pelo apoio das bolinhas e peso da gravidade. Desobstrução do fluxo de energia da nascente **yīn** do alto.

Atuação. Nos meridianos B, VC, P e CS; pontos P1, CS1 e VC16 a 22; tórax; esqueletos axial e apendicular. Qualidade energética: sentir; *chakras*: 4º e 5º.

Manobras para cíngulo peitoral (cintura escapular) em decúbito lateral

Manobra 46

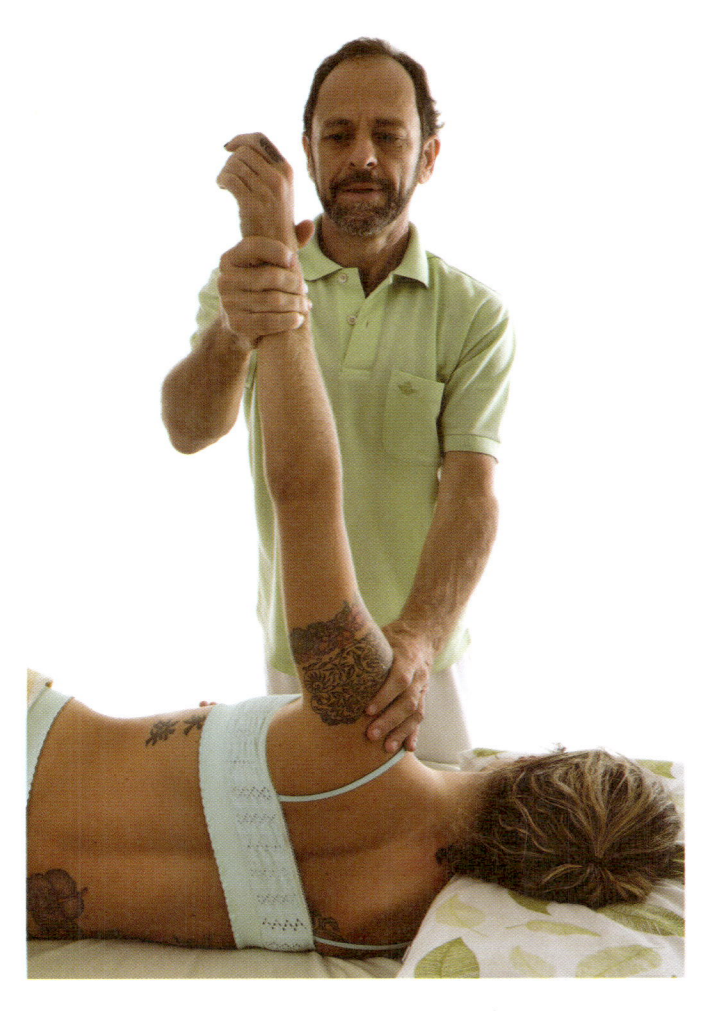

Figura 7.47 Sequência da manobra 46.

Posição. Decúbito lateral com almofada sob a cabeça.

Apoios. As mãos envolvendo os ossos do braço e antebraço.

Manobra. Elevar o braço perpendicular ao tronco e tração nesse sentido, com pequenas rotações, mantendo o ombro e a escápula abaixados (Figura 7.47).

O que promove. Alongamento dos músculos romboides, trapézio, deltoide e peitorais. Abertura para o fluxo de energia do cíngulo peitoral e braço.

Atuação. Nos meridianos ID, IG e TA; cíngulo peitoral e braço; esqueleto apendicular. Qualidades energéticas: sentir para o agir e pensar para o agir; *chakra:* 4º.

Manobra 47

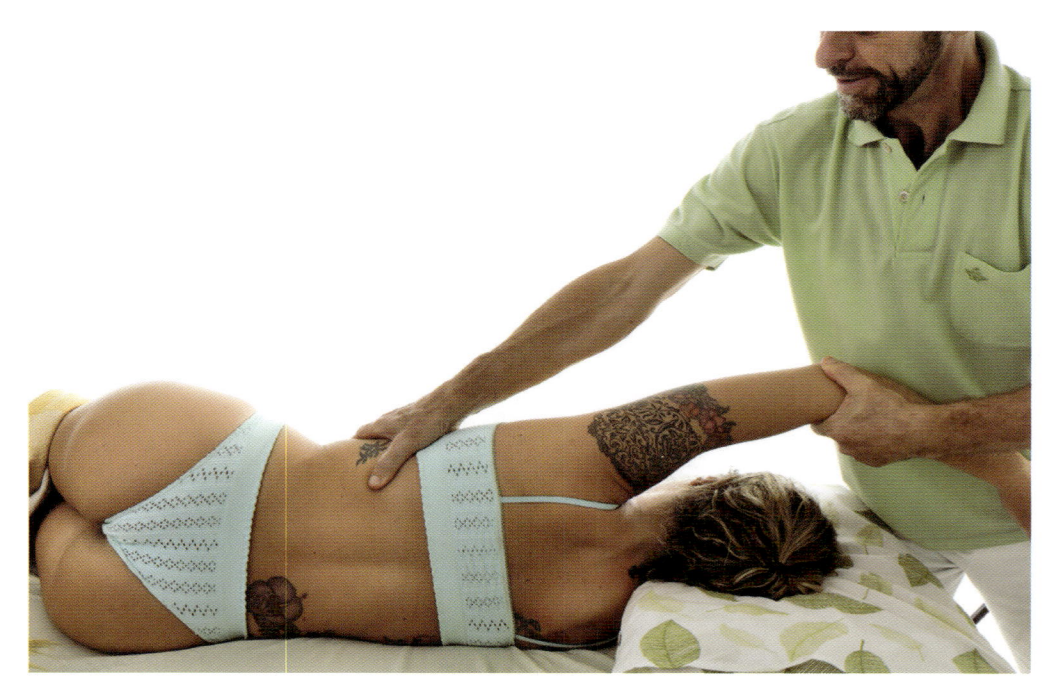

Figura 7.48 Sequência da manobra 47.

Posição. Decúbito lateral com almofada sob a cabeça.

Apoios. Uma das mãos envolvendo o úmero próximo ao cotovelo em rotação lateral e a outra aberta sobre as laterais das costelas inferiores.

Manobra. Oposição dos apoios na expiração (Figura 7.48). Pressão e empurrão nos pontos.

O que promove. Alongamento dos músculos intercostais e serrátil anterior. Estímulo da respiração costal e eliminação de resíduos do sistema respiratório.

Atuação. Nos meridianos VB, C e CS; pontos VB 22 a 25; tórax; esqueletos axial e apendicular. Qualidade energética: sentir e sentir para o agir; *chakra*: 4º.

Manobra 48

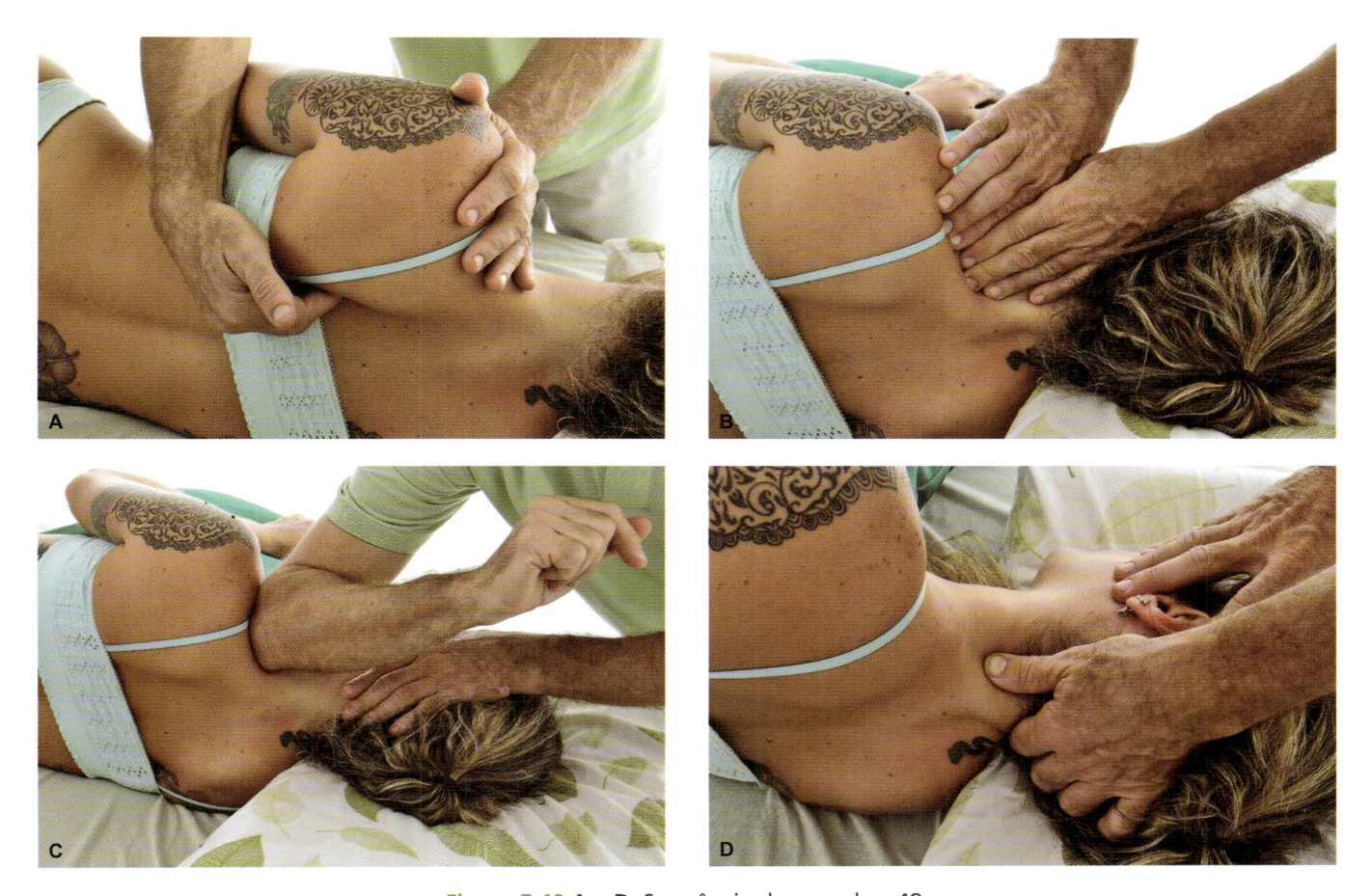

Figura 7.49 A a **D**. Sequência da manobra 48.

Posição. Decúbito lateral com um travesseiro abaixo da cabeça e outro abaixo do braço.

Apoios. 1. Uma das mãos na face anterior do ombro, a outra com os quatro dedos penetrando sob a borda medial da escápula (Figura 7.49 *A*). 2. Acima do massageado, com os dedos, cotovelo ou polegares na face superior do ombro (Figura 7.49 *B* e *C*). 3. Acima do massageado, com o polegar ou os dedos indicador e médio na face lateral do pescoço (Figura 7.49 *D*).

Manobra. 1. Báscula (deslizamento lateral) da escápula. 2. Compressão constante na área do trapézio e supraespinal. 3. Deslizamento lento no trajeto da região dos escalenos e levantador da escápula.

O que promove. 1. Mobilização da escápula, alongamento dos músculos romboides, porção média do trapézio e levantador da escápula; abertura para o fluxo de energia da região alta torácica. 2. Liberação miofascial e redistribuição das pressões teciduais dos músculos trapézio e supraespinal. 3. Liberação miofascial nos músculos escalenos e levantador da escápula; diferenciação das camadas miofasciais dos músculos escalenos, esternocleido-occipitomastóideo e levantador da escápula.

Atuação. Meridianos: segmento de VB, ID, IG e TA da região do ombro; pontos VB21, TA15, IG16 a 18, ID17 e 18; cíngulo peitoral; esqueleto apendicular. Qualidade energética: pensar para o sentir. *chakra*: 4º.

Manobras para pescoço em decúbito dorsal

A manobra 12 também se aplica para o pescoço.

Manobra 49

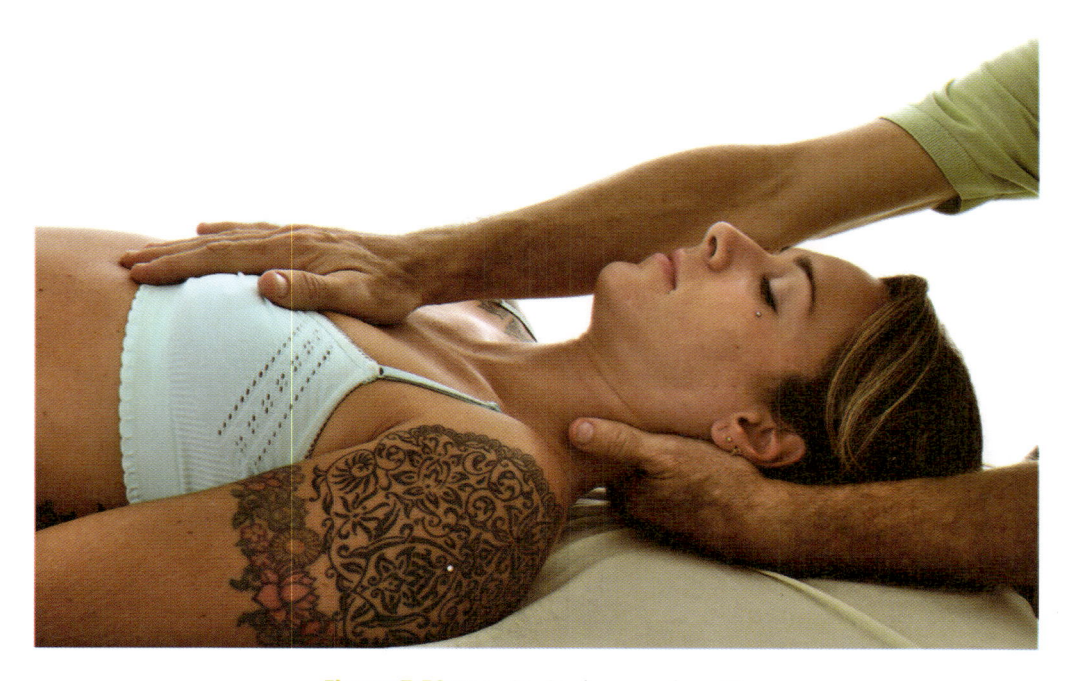

Figura 7.50 Sequência da manobra 49.

Posição. Decúbito dorsal. Apoio sob os joelhos.

Apoios. Uma das mãos envolve a base do occipital. Coloque as eminências tenar e hipotenar da outra mão sobre o esterno.

Manobra. Na expiração, oposição entre os apoios, de maneira a tracionar a cabeça verticalmente para cima e pressionar o esterno para baixo e para a superfície (Figura 7.50).

O que promove. Alongamento da musculatura cervical e torácica. Descompressão do anel torácico. Incentivo ao alinhamento de hiperlordose cervical. Alinhamento da cabeça em relação ao tronco. Abertura do fluxo de energia pelo pescoço.

Atuação. Nos meridianos B e VB no segmento cervical; e VG e VC no segmento da região torácica à cabeça: pescoço e tórax. Qualidade energética: pensar para o sentir; *chakras:* 4º e 5º.

Manobra 50

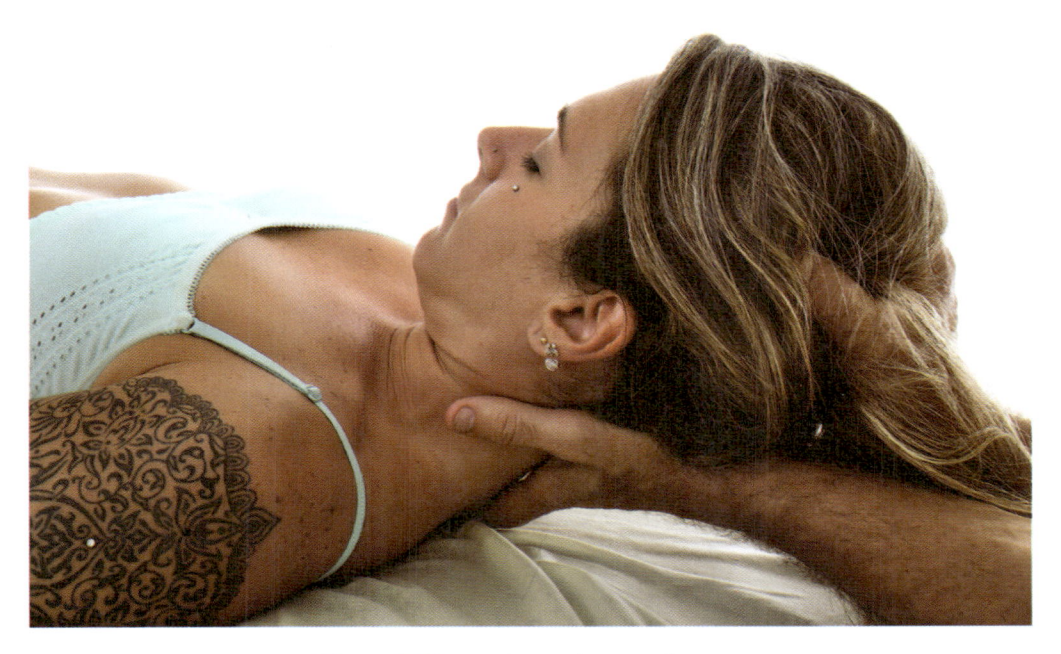

Figura 7.51 Sequência da manobra 50.

Posição. Decúbito dorsal. Apoio sobre os joelhos.

Apoios. Mão 1: envolvendo o pescoço até a nuca. Mão 2: face posterior da cabeça.

Manobra. Flexão da cabeça e do pescoço até a C7, com as escápulas na superfície, mantendo uma direção longitudinal, de forma que as vértebras fiquem em arco e não "dobradas", preservando os espaços articulares (Figura 7.51).

O que promove. Alongamento dos músculos semiespinais da cabeça e do pescoço, dos esplênios da cabeça e do pescoço, suboccipitais e a cadeia dos eretores. Mobilização das vértebras cervicais.

Atuação. Nos meridianos B, VB e VG; pescoço e cervical; esqueleto axial. Qualidades energéticas: pensar e pensar para o sentir; *chakras:* 5º e 6º.

Manobra 51

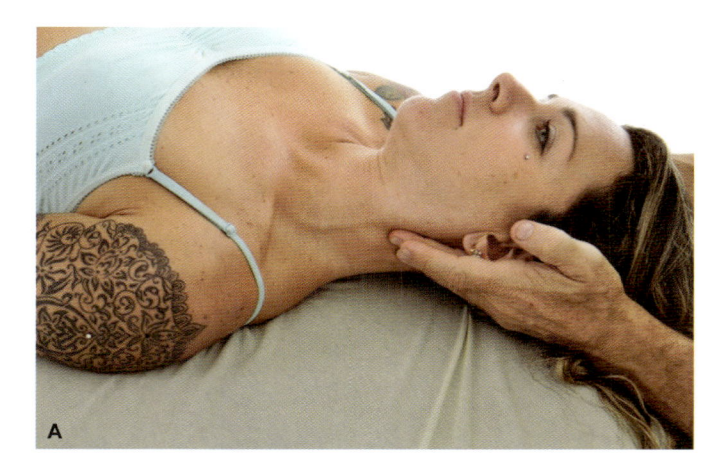

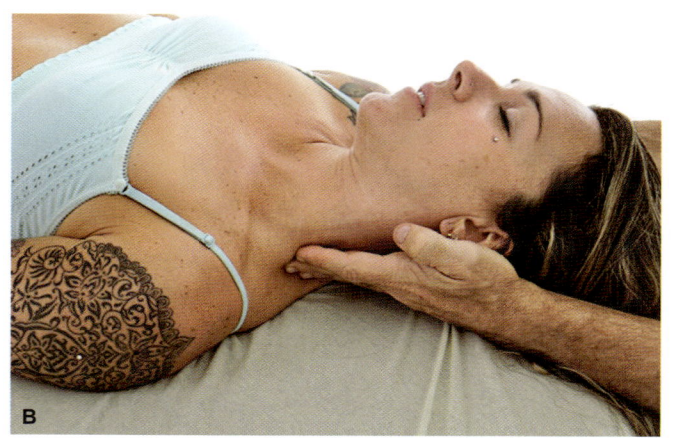

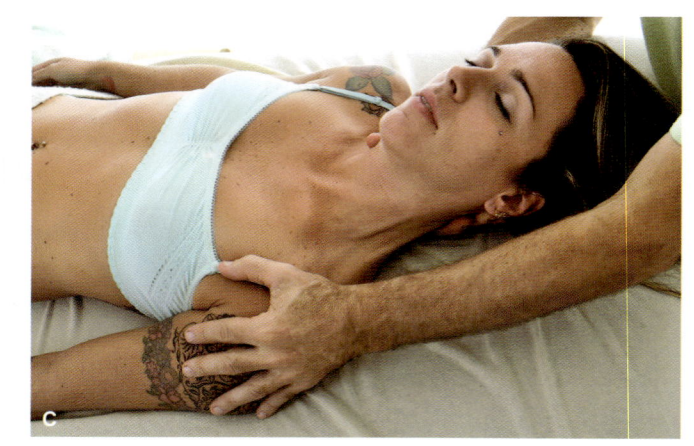

Figura 7.52 A a C. Sequência da manobra 51.

Posição. Decúbito dorsal com a cabeça em inclinação lateral. Apoio sob os joelhos.

Apoios. 1. Dedos na face lateral do pescoço (Figura 7.52 *A* e *B*). 2. Mão 1: envolvendo a base do occipital. Mão 2: no ombro oposto à inclinação lateral (não promova a rotação da cervical) (Figura 7.52 *C*).

Manobra. 1. Deslizamento profundo e lento no trajeto do trapézio superior e linhas de clivagem (espaços) entre os escalenos anterior, médio e posterior (Figura 7.52 *A* e *B*); pressão nos pontos. 2. Oposição dos apoios de maneira a projetar o ombro para baixo (caudal), mantendo a cabeça na máxima articulação da inclinação e o movimento em aproximadamente 20" para promover micromovimentos na articulação da C1 com a cabeça (atlanto-occipital) (Figura 7.52 *C*). 3. Pressão constante com o polegar ou com os quatro dedos na parte superior do ombro na região do músculo supraespinal, promovendo micromovimentos de inclinação lateral do pescoço.

O que promove. Liberação miofascial e diferenciação das camadas miofasciais no segmento do pescoço para o ombro nos músculos escalenos, levantador da escápula e supraespinal e trapézio superior. Alongamento dos músculos esternocleido-occipitomastóideo, escalenos, levantador da escápula, trapézio superior e médio e semiespinal da cabeça. Mobilização das vértebras cervicais.

Atuação. Nos meridianos VG e B no segmento da cervical, ID, TA, IG e VB no segmento do ombro à cabeça; pontos TA15, VB21 e IG16; pescoço e cervical em relação ao cíngulo peitoral; esqueletos axial e apendicular. Qualidades energéticas: pensar para o sentir e sentir para o agir; *chakra*: 5º.

Manobra 52

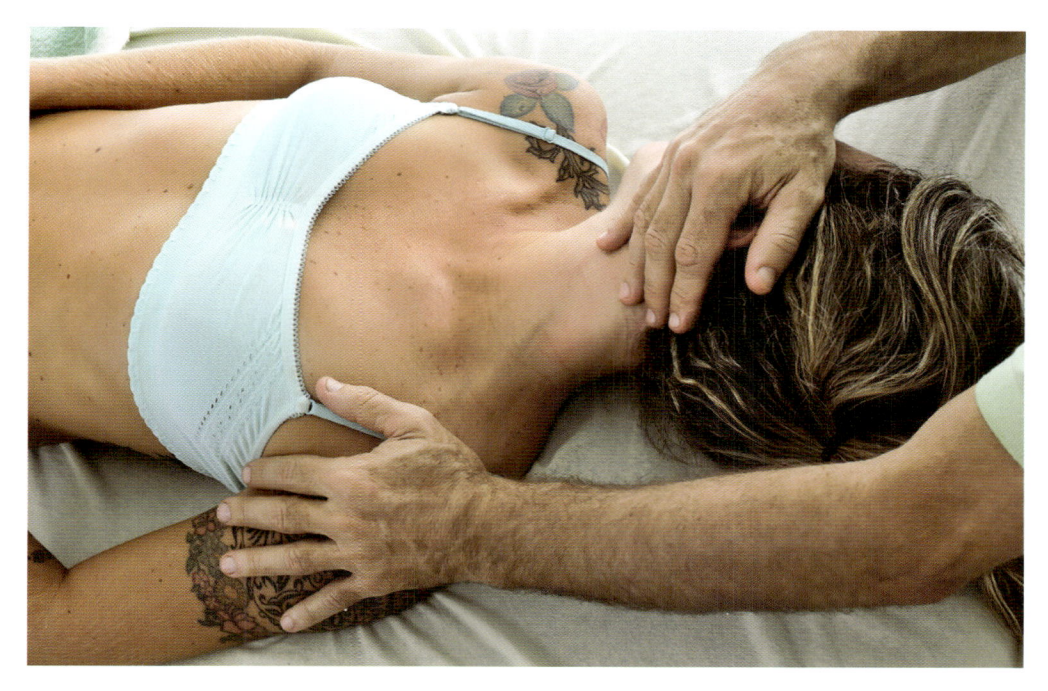

Figura 7.53 Sequência da manobra 52.

Posição. Decúbito dorsal com a cabeça em rotação. Apoio sob os joelhos flexionados.

Apoios. Mão 1: envolvendo a base do occipital e lateral do crânio. Mão 2: aberta no ombro oposto ao do lado da rotação da cabeça.

Manobra. Na expiração, oposição sobre os apoios, de maneira a projetar o ombro para baixo e em direção à superfície e manter a cabeça na máxima articulação da rotação (Figura 7.53).

O que promove. Alongamento da musculatura cervical na direção diagonal. Alongamento dos músculos trapézio e esternocleido-occipitomastóideo. Mobilização das vértebras cervicais. Desobstrução do fluxo de energia da cabeça para o ombro.

Atuação. Nos meridianos B e VB no segmento cervical, ID, TA, IG no segmento do ombro à cabeça; pescoço e cervical em relação ao cíngulo peitoral; esqueletos axial e apendicular. Qualidade energética: pensar para o sentir; *chakra:* 5º.

Manobra 53

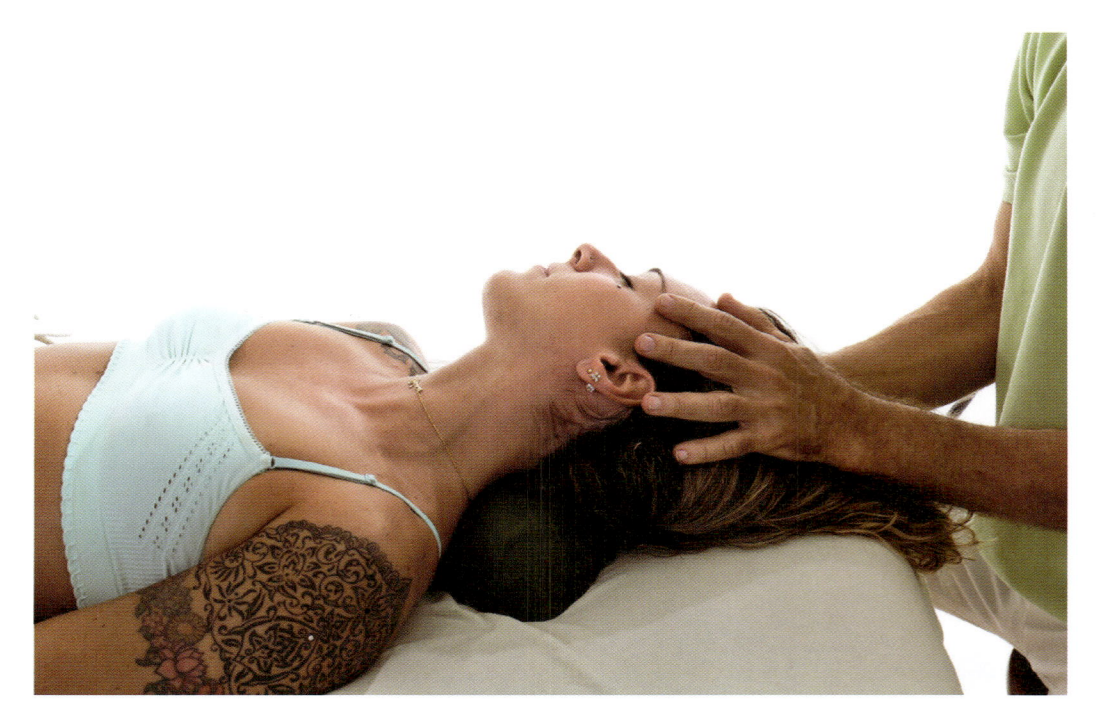

Figura 7.54 Sequência da manobra 53.

Posição. Decúbito dorsal, joelhos flexionados com a lombar apoiada.

Apoios. Rolinho sob a base do osso occipital.

Manobra. 1. Manter o rolinho em relaxamento da cervical enquanto outra parte do corpo está sendo massageada. 2. Rotação passiva da cabeça (Figura 7.54). 3. O terapeuta lentamente vai movimentando o rolinho para o topo da cabeça até retirá-lo. É importante manter a articulação da mandíbula (ATM) relaxada.

O que promove. Descontração do pescoço e da nuca. Organização das vértebras cervicais.

Atuação. Nos meridianos VG, B e VB no segmento cervical.

Manobra de percepção e relaxamento para a totalidade do corpo

Manobra 54

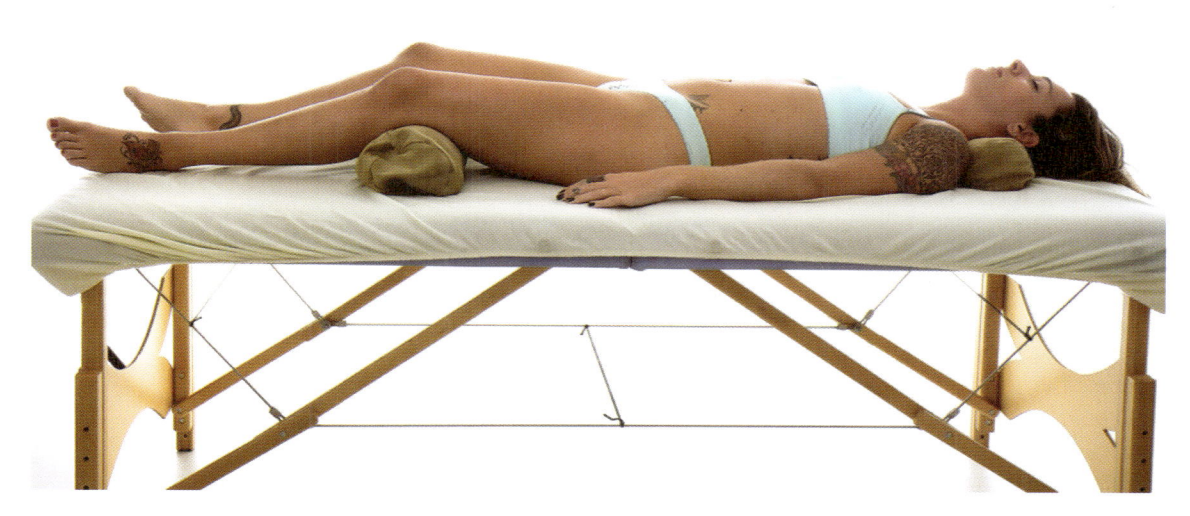

Figura 7.55 Sequência da manobra 54.

Posição. Decúbito dorsal. Apoio espesso sob os joelhos e apoio sob a curva cervical.

Apoios. Deve-se sentir os apoios do corpo na superfície, as regiões que tocam na superfície e as que não tocam.

Manobra. Permanência na posição, com atenção na respiração. A cada expiração, entrega-se mais o peso do corpo à superfície, na inspiração, expande-se o abdome e as costelas (Figura 7.55).

O que promove. Descontração do corpo. Conscientização da relação das partes do corpo. Ampliação e harmonização respiratória. Abertura para o fluxo de energia por todo o corpo.

Atuação. Nos meridianos da grande e pequena circulação de energia; corpo todo; *chakras*: 1º a 7º.

Massagem em cadeiras especiais

O atendimento de massoterapia feito em cadeiras próprias para massagem vem sendo pesquisado desde a década de 1990 e foi divulgado como *Quick Massage*. No Brasil, no final da década de 1990, passou a ser empregado em duas circunstâncias:

- Em consultório de massoterapia: a cadeira é utilizada como um recurso a mais por 10 a 20 min, durante a sessão de massoterapia de 60 min
- Como massagem expressa: sessões de 15 a 20 min, que podem ser realizadas em qualquer local, inclusive espaços públicos.

Regiões do corpo

As partes trabalhadas são:

- Região torácica e cervical da coluna e das costas
- Cíngulo peitoral
- Ombros, braços e mãos
- Cabeça.

Essa área do corpo é a que normalmente retém mais tensão cotidiana, daí a atuação benéfica da massagem expressa, mesmo sendo restrita a essa região e relativamente em pouco tempo, pois possibilita a distribuição da energia acumulada e a transformação do padrão de retenção.

Técnica

A técnica indicada é a massagem oriental e a ocidental que atuam:

- Fisicamente sobre músculos, tecido conjuntivo, tecido adiposo, articulações e circulações sanguínea e linfática
- Indiretamente nos sistemas nervoso, respiratório e digestório
- No nível energético: nos meridianos chineses e pontos para a regulação da energia (**qì**) no corpo.

Efeitos

- Desenrijecimento dos músculos e fáscia muscular
- Estimula a nutrição da musculatura
- Melhoria na organização osteoarticular
- Melhoria na circulação sanguínea e linfática
- Relaxante do sistema nervoso
- Distribuição da energia interna (**qì**)
- Auxilia nos tratamentos de distúrbios da região.

Proporciona

- Combate ao estresse
- Fortalecimento das defesas naturais do organismo
- Diminuição no índice de desarranjos físicos da região
- Relaxamento interno
- Disposição física.

Morfologia do tronco

A morfologia do tronco está demonstrada na Figura 7.56.

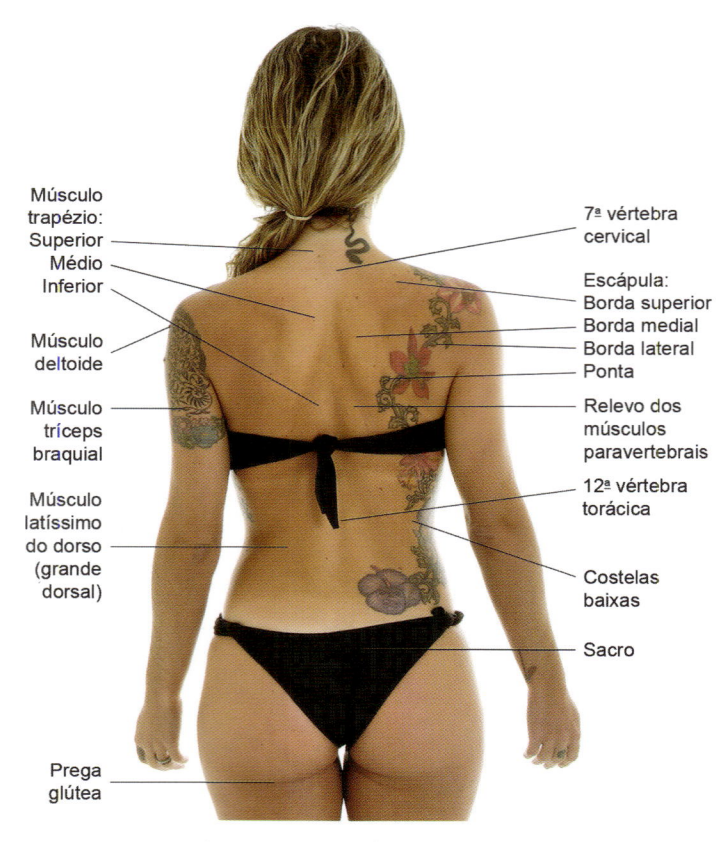

Figura 7.56 Morfologia do tronco.

Posições do massoterapeuta

O massoterapeuta pode se posicionar em pé ou sentado em um banco (Figura 7.57).

O apoio da cabeça deve ser esterilizado após o uso, ou pode ser usada uma touca de cabeça com orifício no centro para a respiração do massageado.

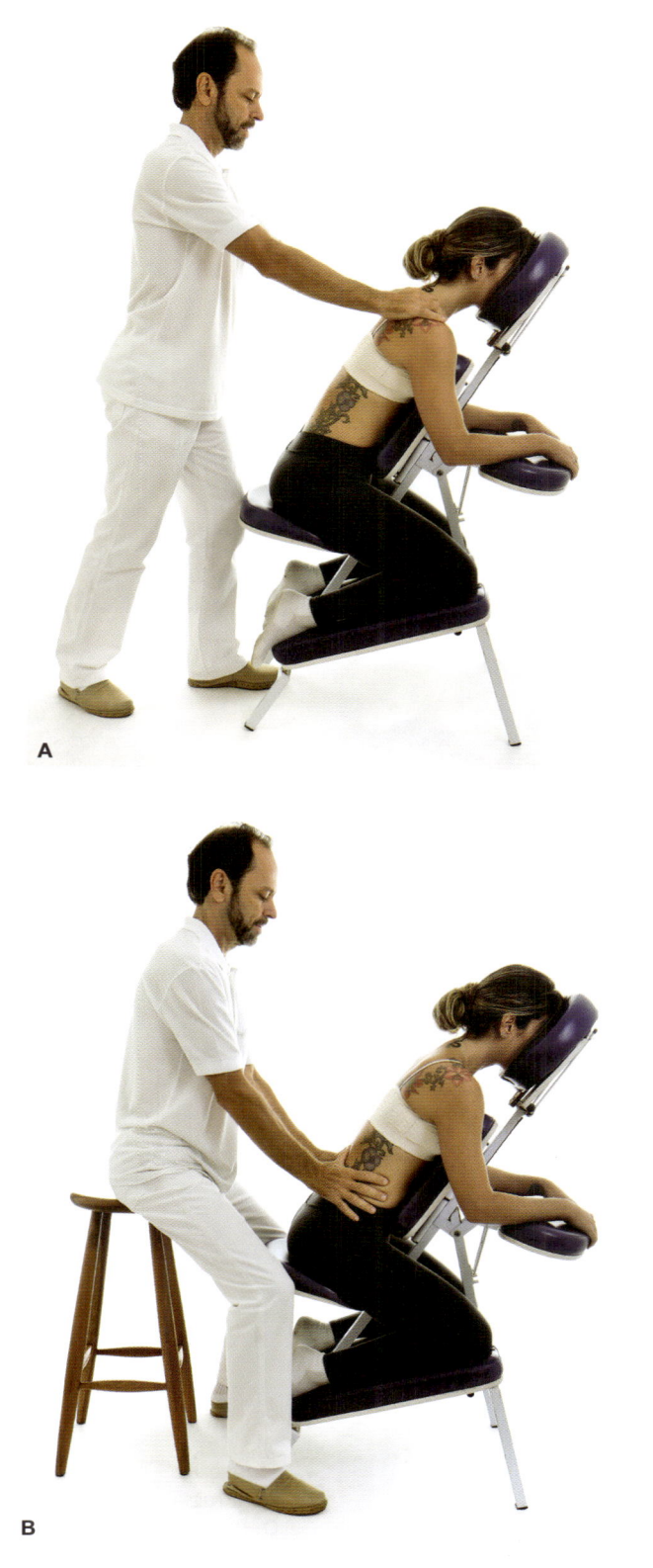

Figura 7.57 Posições do massoterapeuta. **A.** Em pé. **B.** Sentado.

Técnicas dos movimentos das mãos

As técnicas de movimentos das mãos são: pressão, empurrão, pinçamento, pinçamento vibratório, fricção, vibração, percussão com a mão fechada e percussão com os dedos (Figura 7.58).

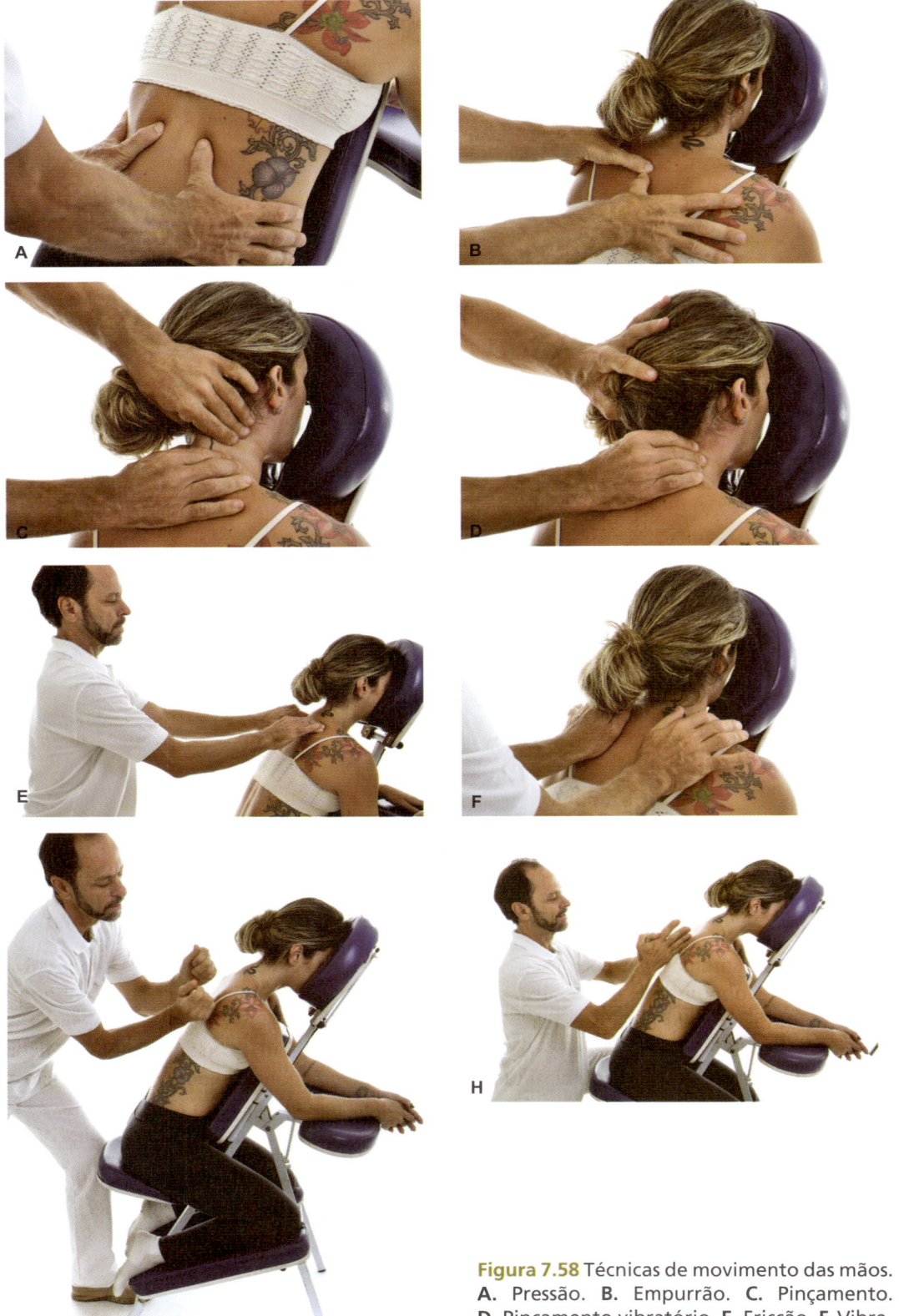

Figura 7.58 Técnicas de movimento das mãos. **A.** Pressão. **B.** Empurrão. **C.** Pinçamento. **D.** Pinçamento vibratório. **E.** Fricção. **F.** Vibração. **G.** Percussão com a mão fechada. **H.** Percussão com os dedos.

Manobras
Posição posterior | Pontos das costas e da coluna vertebral

Realizar massagem nos pontos das costas e da coluna vertebral (Figura 7.59). Os pontos das costas e da coluna vertebral são:

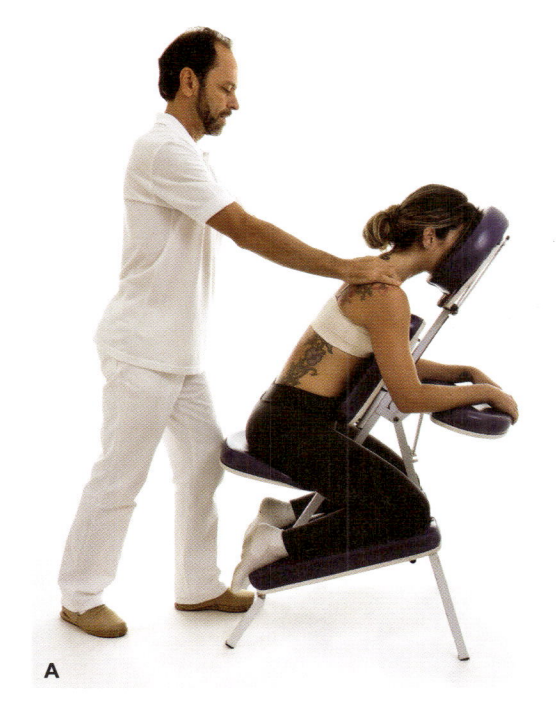

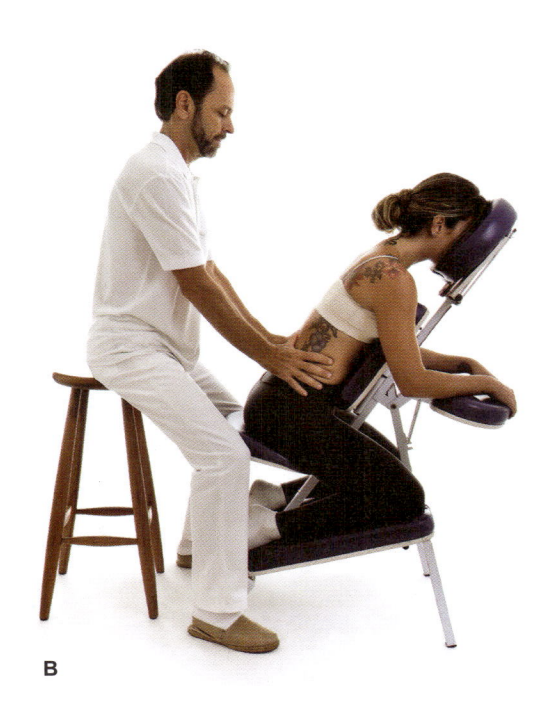

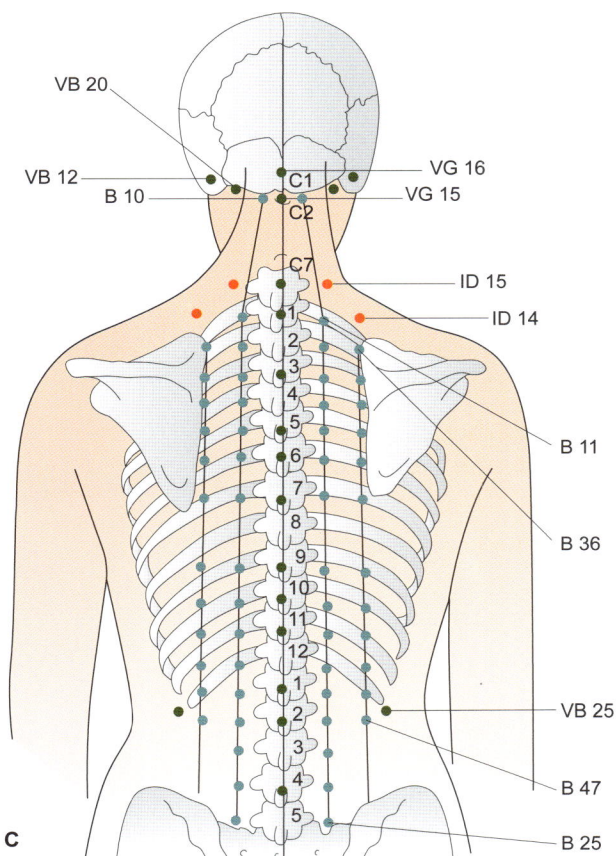

- VG3 a 15 – Abaixo dos processos espinhosos das vértebras: VG3 – 4ª lombar; VG4 – 2ª lombar; VG5 – 1ª lombar; VG6 – 11ª torácica; VG7 – 10ª torácica; VG8 – 9ª torácica; VG9 – 7ª torácica; VG10 – 6ª torácica; VG11 – 5ª torácica; VG12 – 3ª torácica; VG13 – 1ª torácica; VG14 – 7ª cervical; VG15 – 1ª cervical; VG16 – linha média do occipital a um dedo de distância da linha de inserção dos cabelos
- B11 a 25 – Dois dedos de distância da linha média, na horizontal que passa abaixo dos processos espinhosos das vértebras: B11 – 1ª torácica; B12 – 2ª torácica; B13 – 3ª torácica; B14 – 4ª torácica; B15 – 5ª torácica; B16 – 6ª torácica; B17 – 7ª torácica; B18 – 9ª torácica; B19 – 10ª torácica; B20 – 11ª torácica; B21 – 12ª torácica; B22 – 1ª lombar; B23 – 2ª lombar; B24 – 3ª lombar; B25 – 4ª lombar; B26 – 5ª lombar
- B36 a 47 – Quatro dedos de distância da linha média, na horizontal que passa abaixo dos processos espinhosos das vértebras: B36 – 2ª torácica; B37 – 3ª torácica; B38 – 4ª torácica; B39 – 5ª torácica; B40 – 6ª torácica; B41 – 7ª torácica; B42 – 9ª torácica; B43 – 10ª torácica; B44 – 11ª torácica; B45 – 12ª torácica; B46 – 1ª lombar; B47 – 2ª lombar.

Figura 7.59 A e B. Massagem nas costas e na coluna vertebral. **C.** Ponto das costas e da coluna vertebral.

Pescoço e ombros

A Figura 7.60 *A* demonstra o pinçamento e as fricções na musculatura do pescoço, a Figura 7.60 *B* demonstra o pinçamento e o pinçamento vibratório na musculatura dos ombros.

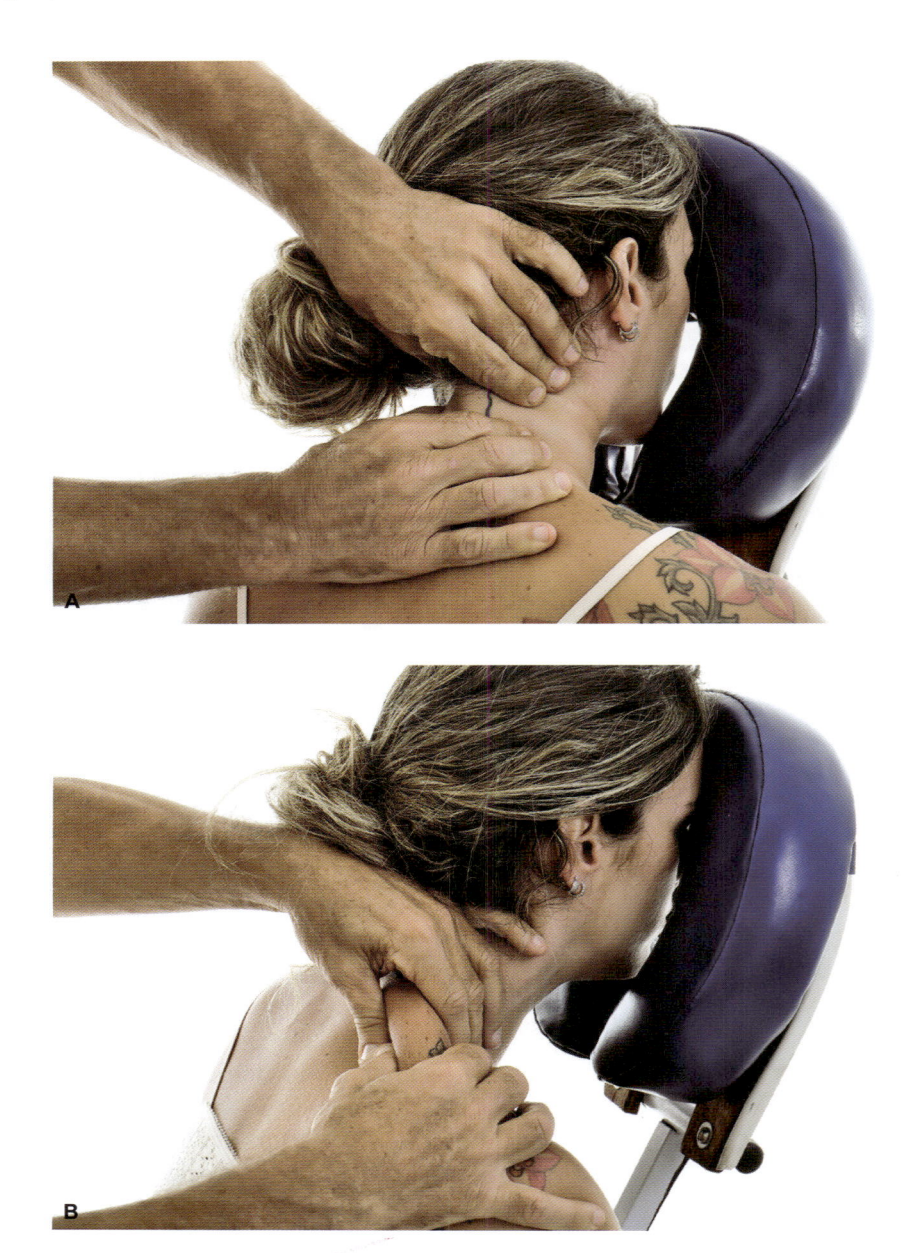

Figura 7.60 A. Pinçamento e fricções na musculatura do pescoço. **B.** Pinçamento e o pinçamento vibratório na musculatura dos ombros.

Posição posterior | Pontos da escápula

Realizar massagem nos pontos da escápula (Figura 7.61).

Com o braço em adução, o ID9 e ID10 ficam alinhados verticalmente na linha axilar.

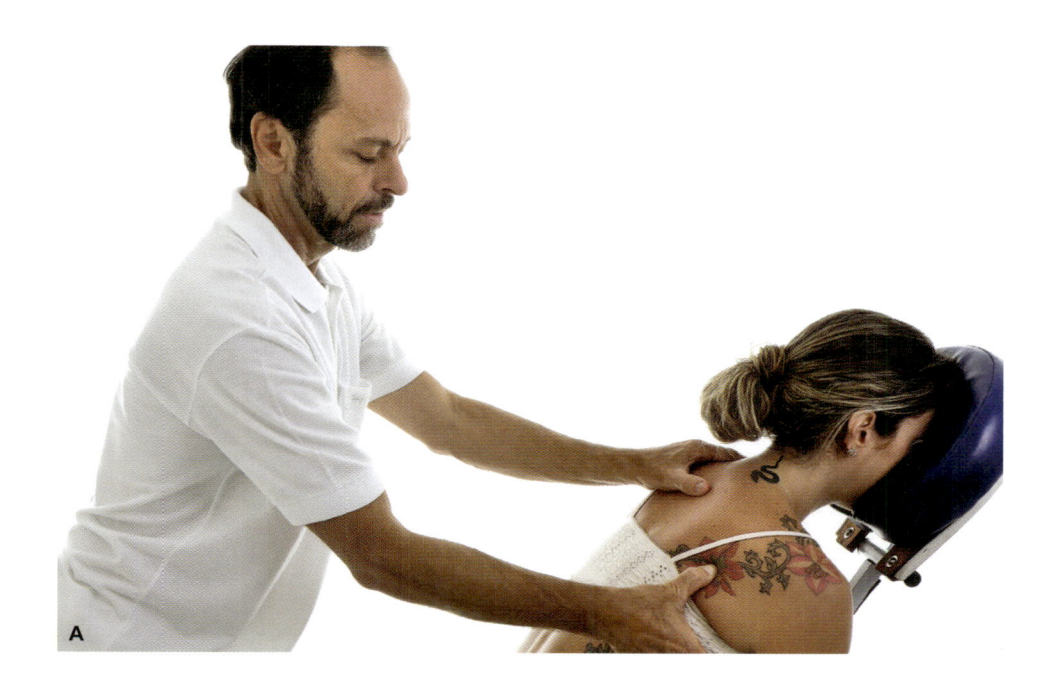

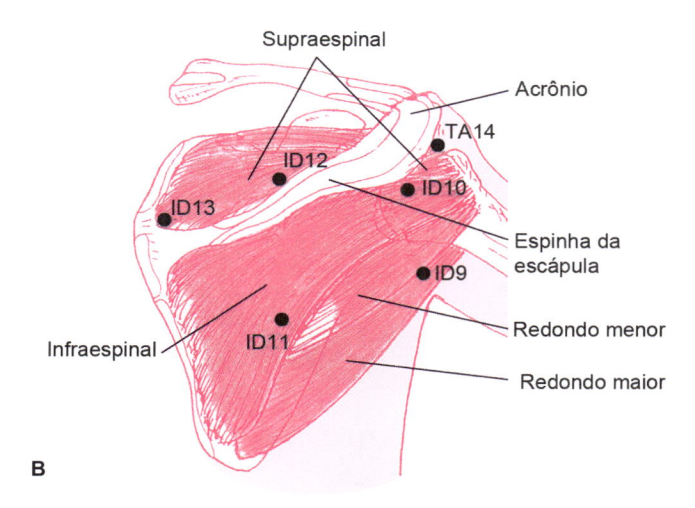

Figura 7.61 A. Massagem na escápula. **B.** Pontos da escápula. ID9 – Um dedo de distância acima da linha horizontal da axila; ID10 – margem inferior da espinha da escápula, na linha vertical da linha axilar; ID11 – centro da fossa infraespinal da escápula; ID12 – na fossa supraespinal, no centro da borda superior da escápula; ID13 – em uma depressão no ângulo da fossa supraespinal; TA14 – depressão interóssea entre o acrômio e o úmero.

Mobilização nas escápulas

Inserção dos dedos entre a escápula e as costelas (Figura 7.62 *A*) e movimentação das escápulas em várias direções (Figura 7.62 *B*).

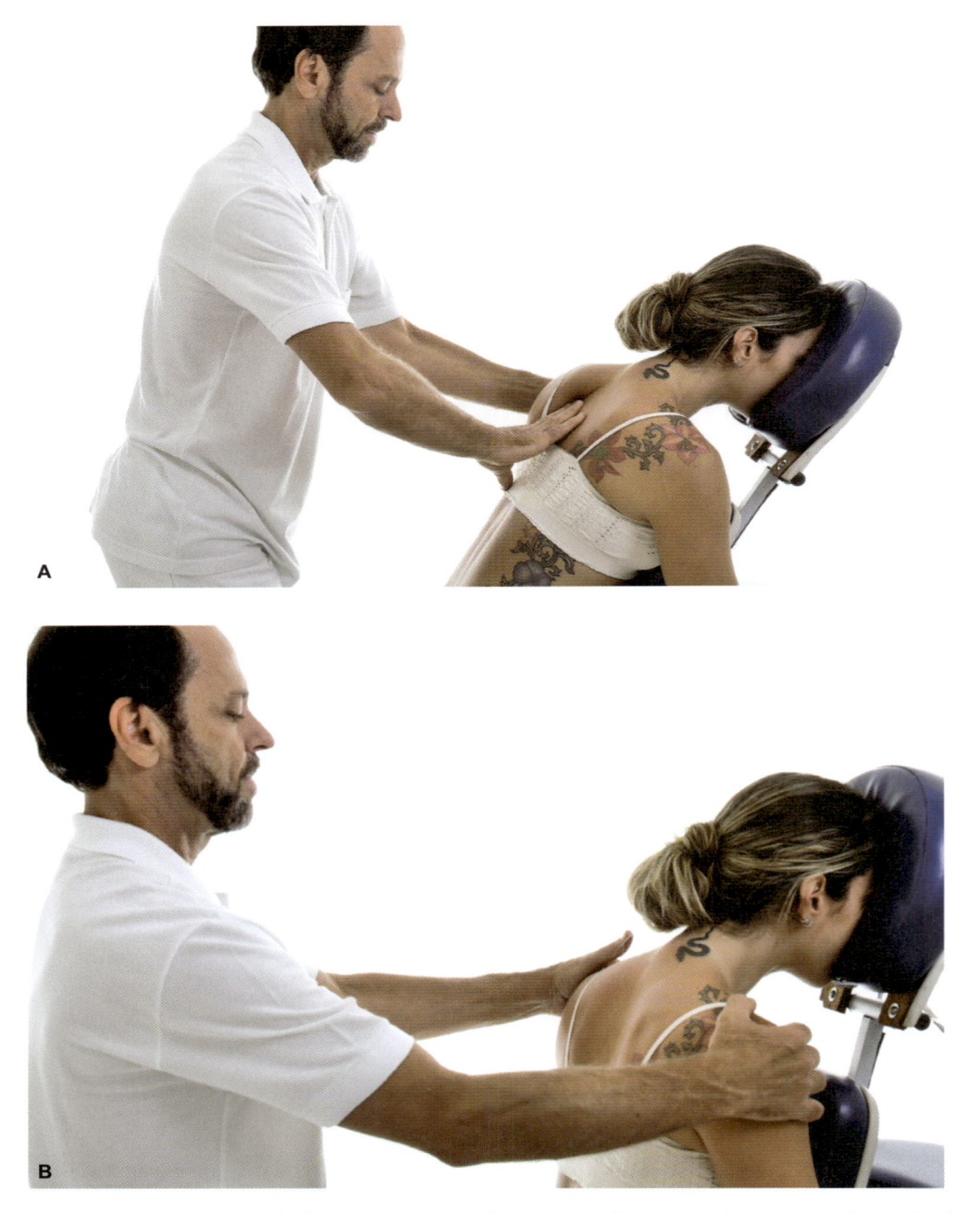

Figura 7.62 A. Inserção dos dedos entre a escápula e as costelas. **B.** Movimentação das escápulas.

Posição anterior do massoterapeuta | Pontos da nuca

Realizar massagem nos pontos da nuca (Figura 7.63).

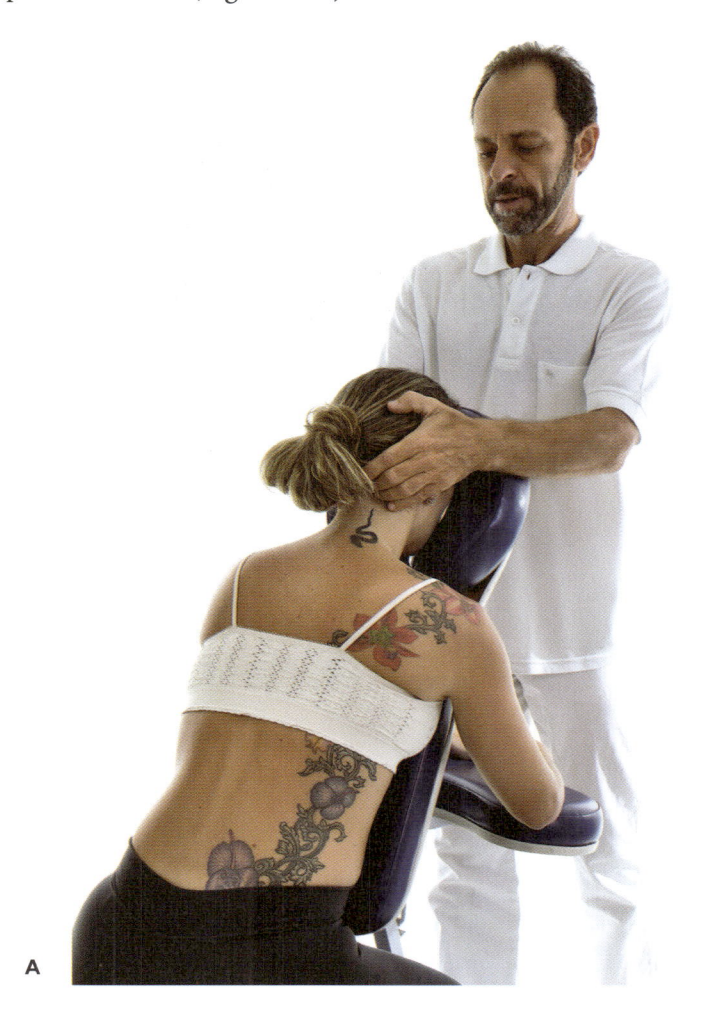

A

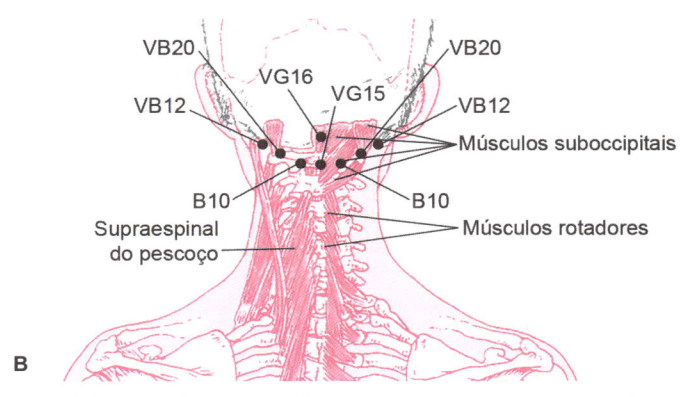

B

Figura 7.63 A. Massagem na nuca. **B.** Pontos da nuca. VG15 – entre os processos espinhosos da 1ª e 2ª vértebras cervicais; VG16 – região occipital, na linha média a um dedo da distância da linha da inserção dos cabelos; B10 – base do occipital a um dedo de distância da linha média, na linha horizontal do VG15; VB12 – depressão atrás e abaixo do processo mastoide; VB20 – na base do occipital a quatro dedos da linha média, na depressão entre os músculos trapézio e esternocleido-occipitomastóideo, na linha horizontal do VG16.

Posição anterior do massoterapeuta | Pontos do cíngulo peitoral

Realizar massagem nos pontos do cíngulo peitoral (Figura 7.64).

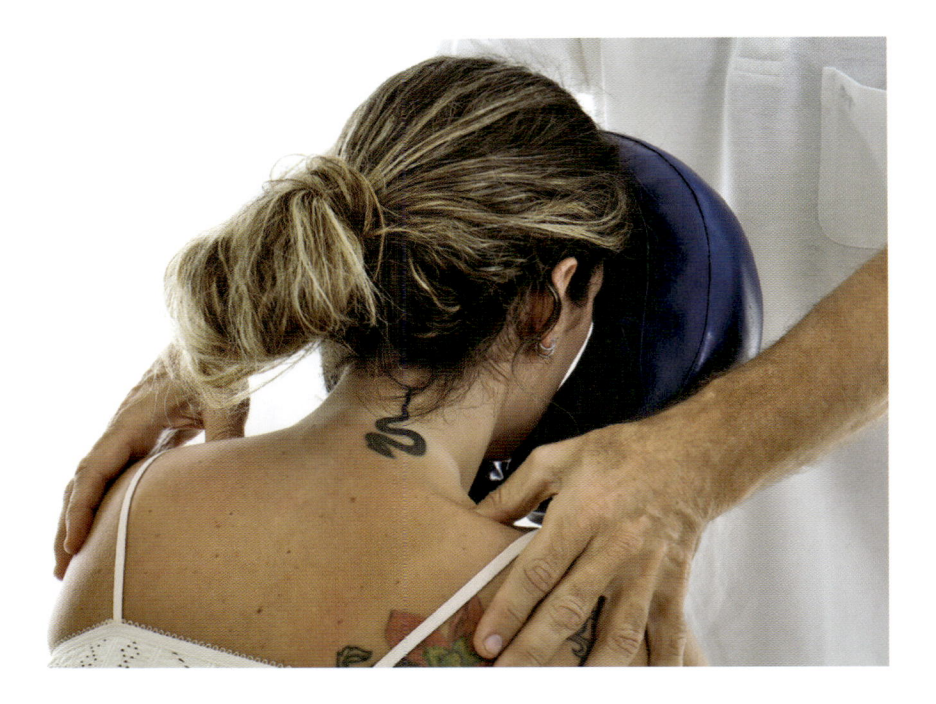

A

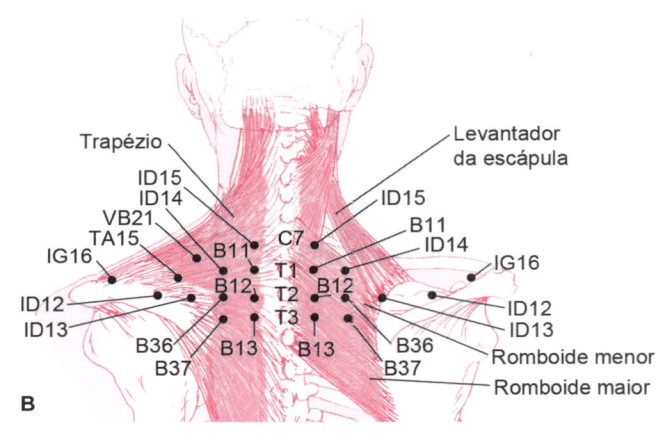

B

Figura 7.64 A. Massagem no cíngulo peitoral. **B.** Pontos do cíngulo peitoral. B11 – dois dedos de distância da base da T1; B12 – dois dedos de distância da T2; B13 – dois dedos de distância da T3; B36 – dois dedos de distância da T2; B37 – dois dedos de distância da T3; IG15 – depressão abaixo na articulação acromioclavicular no centro do ombro; IG16 – depressão no ângulo entre o acrômio e a clavícula; TA15 – quatro dedos de distância da C7, nos músculos trapézio e supraespinal; VB21 – na parte superior do ombro, no centro da distância entre o acrômio e a C7, nos músculos trapézio, supraespinal; ID12 – centro da fossa supraespinal da escápula; ID13 – depressão na face medial da fossa supraespinal; ID14 – quatro dedos de distância lateral da T1; ID15 – dois dedos de distância lateral da C7.

Posição lateral do massoterapeuta | Braços e mãos

Nos braços, realizar pressão, amassamento, pinçamento, fricção, deslizamento nos músculos, nas articulações, nos meridianos e pontos (Figura 7.65 *A*).

Nas mãos, realizar pressão, fricção e movimento passivo (Figura 7.65 *B*).

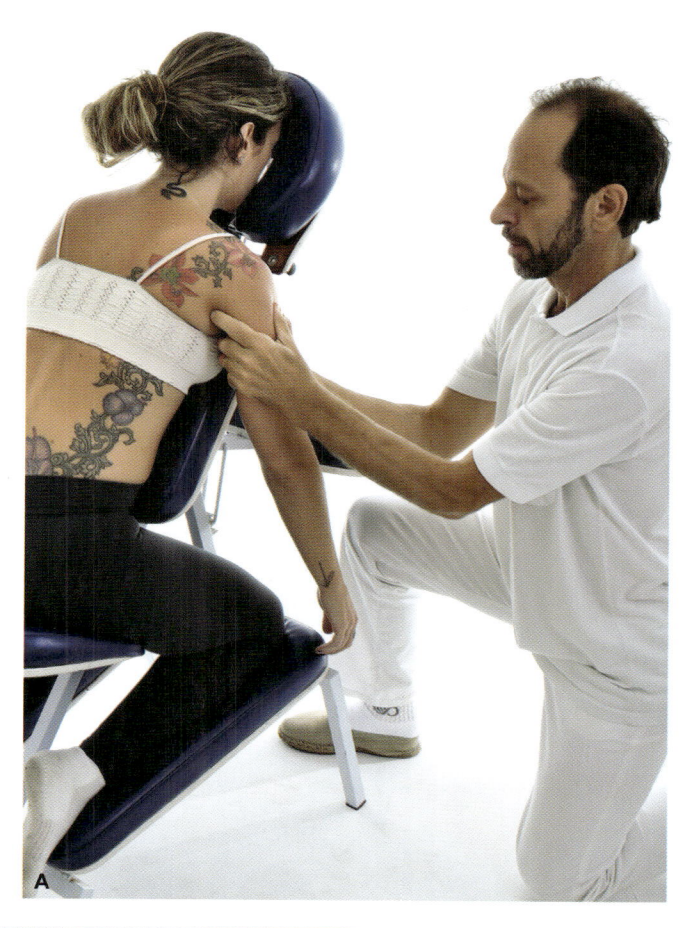

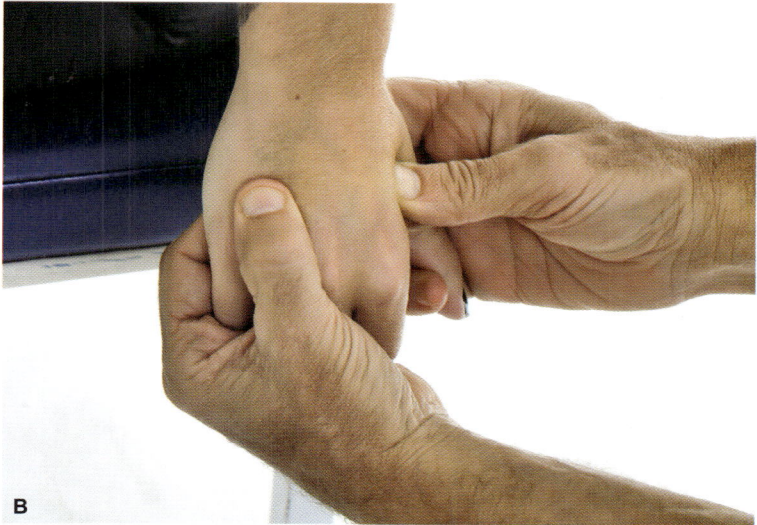

Figura 7.65 A. Pressão no braço. **B.** Pressão na mão.

Mobilização das costas, dos ombros e dos braços

Iniciar com a conscientização da respiração observando os limites do corpo do massageado:

- Na inspiração, promover uma extensão da coluna (Figura 7.66 *A*)
- Na inspiração, alongar os braços superiormente (Figura 7.66 *B*)
- Na expiração, projetar o joelho na musculatura torácica, um lado por vez (Figura 7.66 *C*).

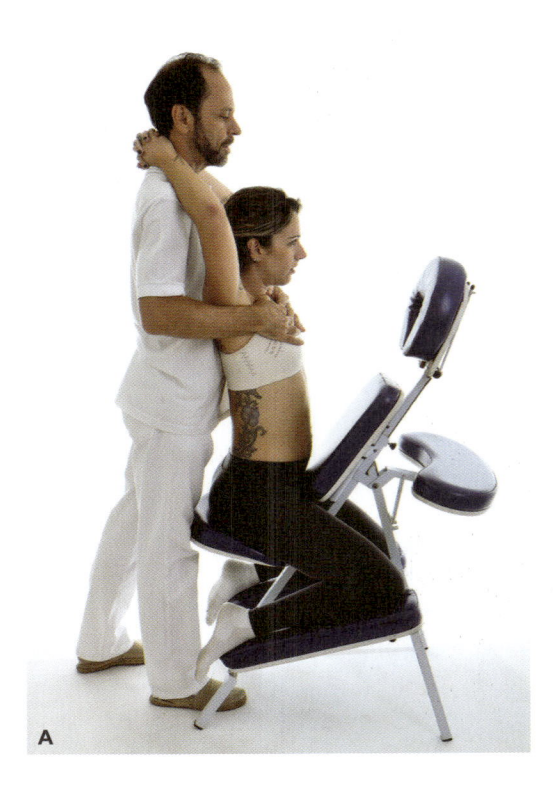

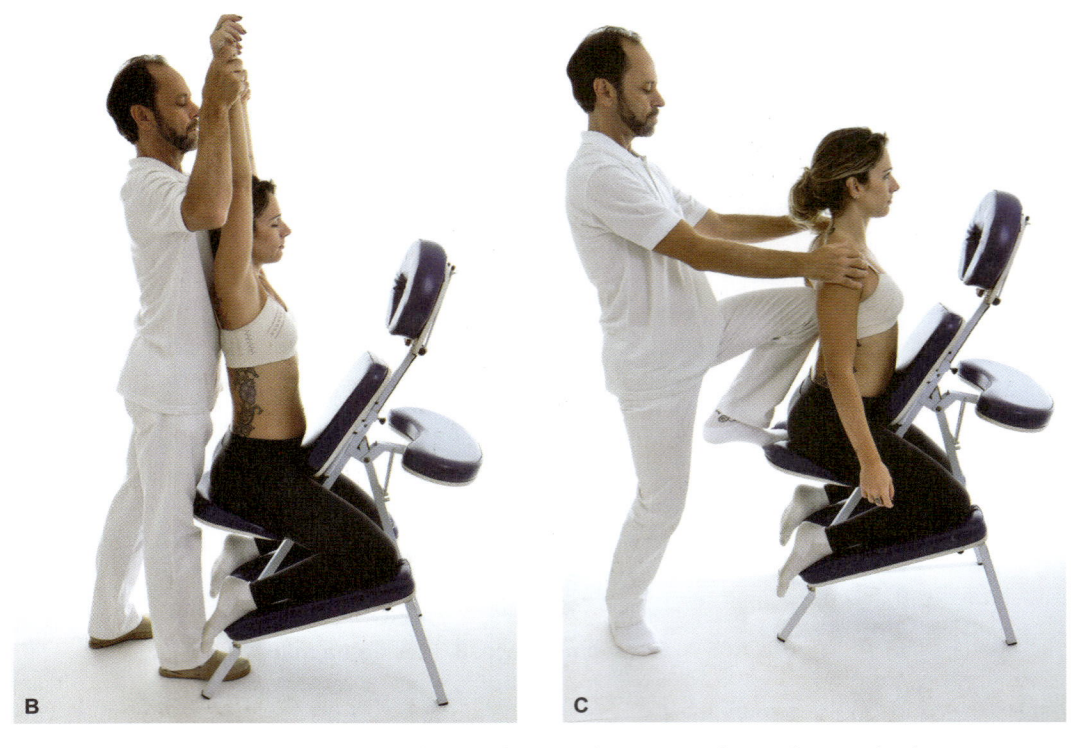

Figura 7.66 A a C. Sequência de mobilização das costas, dos ombros e dos braços.

Tração na cervical

Com as mãos bem apoiadas e que seja confortável para o massageado, tracionar superiormente a curva cervical e promover micromovimentos na articulação atlanto-occipital e atlantoaxial (Figura 7.67).

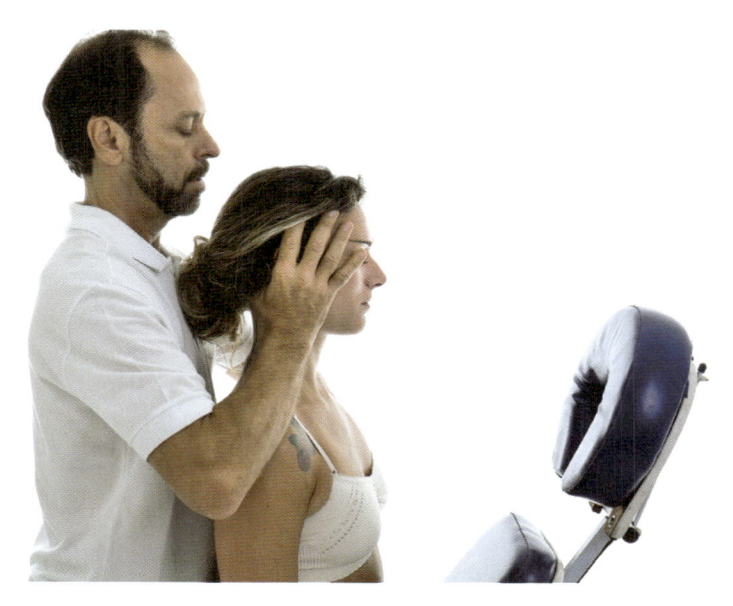

Figura 7.67 Tração na cervical.

Finalização

Realizar um deslizamento que inicia na coluna lombar, subindo pelas costas e descendo para o braço, fazer dos dois lados (Figura 7.68).

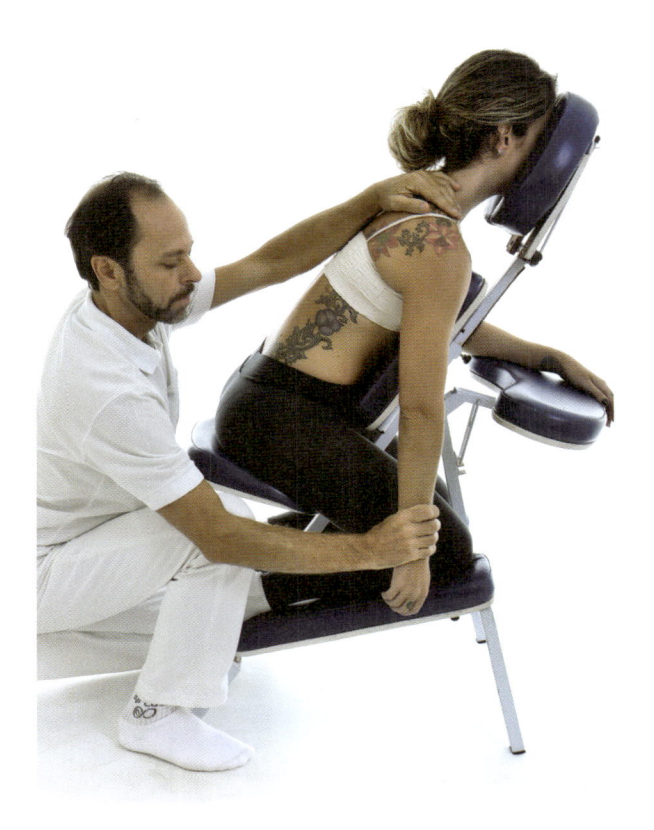

Figura 7.68 Finalização da massagem.

Massagem expressa

A sequência básica da massagem expressa está descrita na Tabela 7.2.
A duração dessa sequência é de 20 min.

Tabela 7.2 Sequência básica da massagem expressa.

Tempo (min)	Posição	Região	Referência	Movimento
1	Posterior	Costas	Percepção do corpo do massageado	Contato, deslizamento, apalpação, micromovimento
3	Posterior	Costas	Músculos, meridianos e pontos	Pressão, fricção
1,5	Posterior	Coluna	Vértebras, meridianos	Pressão, empurrão, fricção
0,5	Posterior	Ombros	Músculo trapézio	Pinçamento, pinçamento vibratório
1,5	Posterior	Pescoço	Músculos e pontos	Pinçamento, pressão, fricção
1,5	Posterior	Escápula	Ossos, pontos	Fricção, pressão, vibração
1,5	Posterior	Escápula	Ossos, músculos, pontos	Mobilizações
1	Posterior	Costas Escápulas	Ossos, músculos	Percussões
1	Anterior	Nuca	Ossos, pontos	Pressão, fricção, vibração
1	Anterior	Cintura escapular	Pontos, músculos, alinhamento	Pressão, vibração, alinhamento ósseo
3	Lateral	Braços Mãos	Músculos, meridianos e pontos	Amassamento, pressão, deslizamento
1,5	Posterior	Costas	Ossos e músculos	Percussões, deslizamentos
1	Posterior	Braços Costas	Ossos e músculos	Mobilização
0,5	Posterior	Cabeça	Ossos e músculos	Tração e micromovimentos
0,5	Posterior	Geral	Pele	Deslizamento

8

Tratamentos Específicos

Introdução

A sessão de massoterapia tem em média, 1 h de duração. A partir do que o paciente traz de queixas e da leitura feita pelo terapeuta, enfatiza-se o tratamento correspondente, dentro da sequência completa no corpo todo.

Neste capítulo, serão abordados os tratamentos para: cefaleia, distúrbios respiratórios, digestórios e urogenitais, ciatalgia, torcicolo, entorses e contusões e desarranjos na coluna vertebral e nas costas.

Cefaleia

Os sintomas da cefaleia afetam a região da cabeça, o sistema neurossensorial e a qualidade energética do pensar. Os meridianos associados são F e VG.

A cefaleia (dor na cabeça) é um sintoma que por si só não apresenta um distúrbio específico, normalmente acusa um desequilíbrio em algum sistema. São três meridianos que se originam na cabeça: Estômago, Bexiga e Vesícula; e três que terminam nela: Intestino Grosso, Intestino Delgado e Triplo Aquecedor. A dor pode se manifestar na disfunção de qualquer desses sistemas, além de sinais do sistema nervoso (meridiano Vaso Governador) e no meridiano do Fígado, como estresse, humores alterados e tensão psíquica.

Os órgãos dos sentidos manifestam-se como sensores, originários da dor de cabeça (vista cansada, som muito alto, cheiro forte, luz muito forte etc.), ou então, a partir da dor de cabeça, as pessoas apresentam sintomas como zumbido nos ouvidos ou dor na vista.

A cabeça comanda a função do pensar, assim as pessoas com excesso de trabalho mental ou muito racionais, não permitindo o fluxo de energia ao longo do corpo, ou por outro lado, as que usam pouco o potencial do pensamento como organização, ou então pessoas sensíveis, que, no contato com a energia de outras, apresentam-se excessivamente abertas na troca, são alguns exemplos de propensão à retenção energética na cabeça, que se manifesta como dor e retração muscular na cervical.

Base para avaliação

As bases para avaliação da cefaleia são:

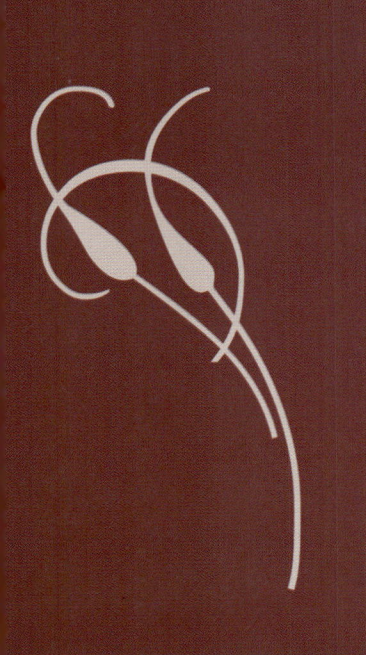

- Dor na musculatura do pescoço e desarranjos nas vértebras cervicais
- Dor na cabeça
  - Na região do osso frontal, normalmente associada a excesso de atividade mental ou emocional e/ou vista cansada

- Na região temporal e nas laterais do crânio, normalmente associada a excesso de atividade física e/ou excessos alimentares e de bebidas alcoólicas
- Na região da nuca (occipital), normalmente associada a tensões musculares dos ombros e cervical
- No vértice da cabeça, normalmente associado a transtornos do sistema nervoso e insônia
- Enxaqueca, normalmente associada ao desequilíbrio do elemento Madeira (F e VB), por quaisquer excessos mentais, emocionais e físicos e por fatores genéticos.

Procedimento na massagem

A seguir, serão apresentados alguns pontos, procedimentos e sequências para o tratamento global e de primeiros socorros. A partir disso, o massoterapeuta deve discriminar mais as manifestações do massageado, procurando a origem do sintoma e direcionar o tratamento nesse sentido.

Todos os movimentos que a anatomia corporal possibilite podem ser aplicados como automassagem.

Os movimentos que seguem um trajeto devem ser repetidos aproximadamente 20 vezes, com a pressão crescente a cada passada e nas últimas passadas diminuindo a intensidade.

Para os tópicos 1 a 7, a seguir, preferencialmente o massoterapeuta deve estar situado acima da cabeça do massageado.

Os pontos dos meridianos estão descritos e ilustrados com fotos no Capítulo 9.

1. Deslizamento profundo simultâneo com os polegares na órbita ocular (o dedo vai de encontro ao osso, e não às pálpebras). Inicie com pressão no ponto B1 e siga com deslizamento circulando na órbita ocular; sempre que retornar ao ponto inicial, friccione-o.

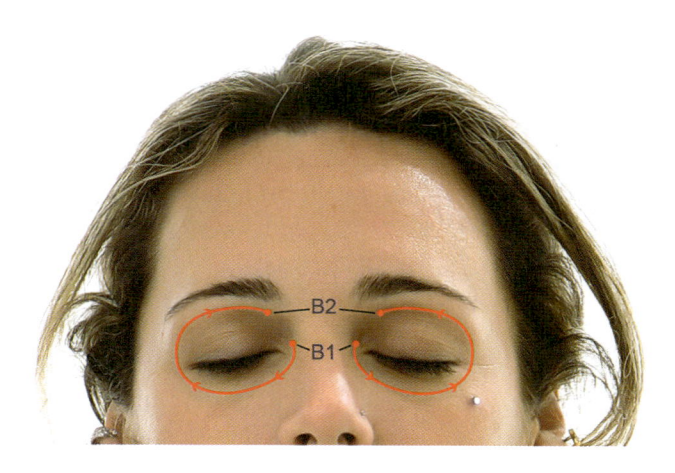

2. Deslizamento profundo no osso frontal, simultâneo nos dois lados, com os polegares ou com os quatro dedos (para automassagem). Parta da linha média no osso do frontal (acima das sobrancelhas), com fricção e deslize até as têmporas; sempre que voltar ao ponto inicial, friccione-o.

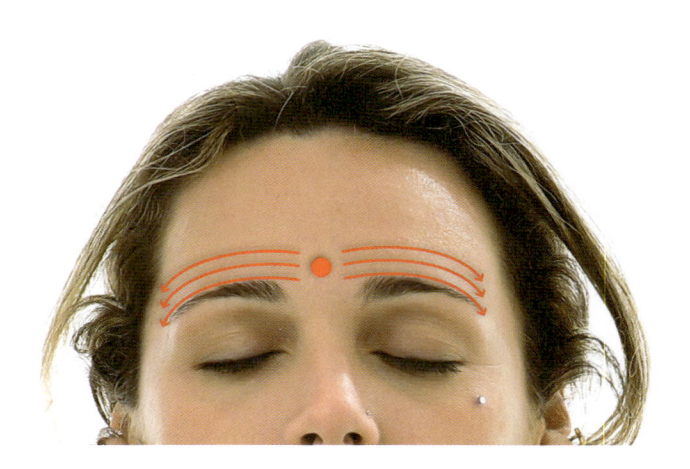

3. Deslizamento profundo, simultâneo nos dois lados, com os polegares ou indicadores, nas têmporas. Parta do ponto na lateral das sobrancelhas (TA23) e siga com deslizamento nas têmporas; sempre que voltar ao ponto inicial, friccione-o. Intercale com esse movimento, uma pressão média durante 10 a 30 s no ponto central da cavidade temporal.

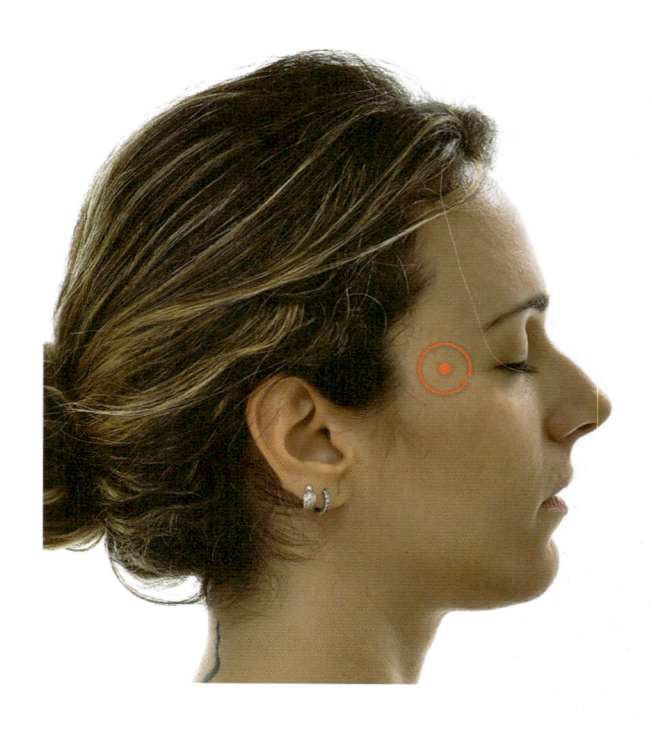

4. Fricções e pressões subsequentes no trajeto do meridiano da Vesícula Biliar e Bexiga, no segmento do couro cabeludo.

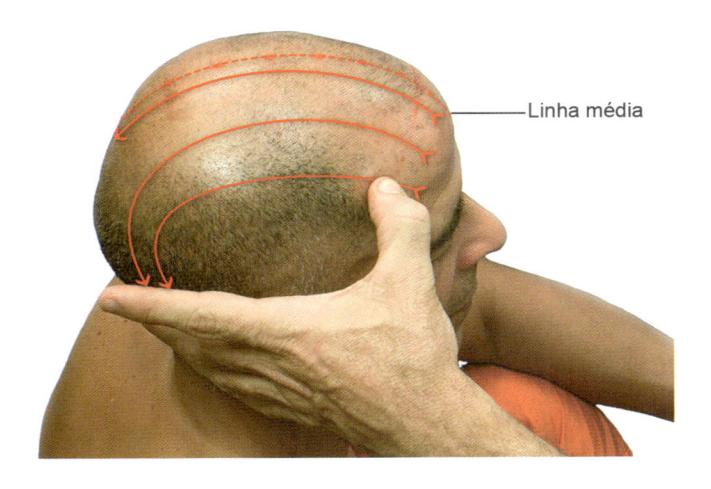

Linha média

5. Fricções e pressões subsequentes no pescoço, começando na base do occipital nos pontos B10, VB12 e VB20 e descendo pelo trajeto do meridiano da Bexiga até a altura dos ombros.

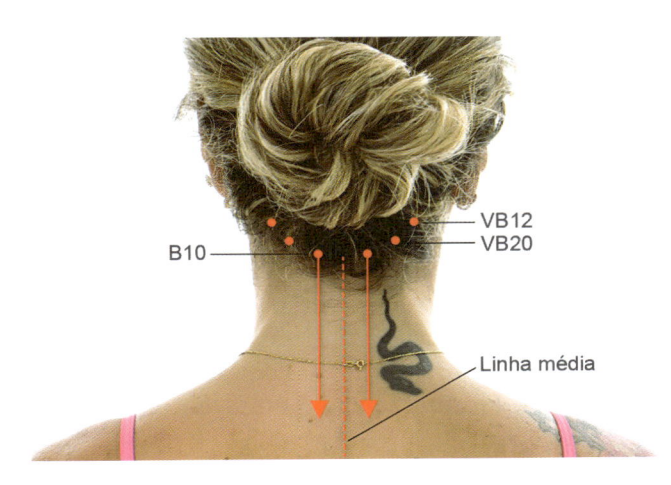

VB12
VB20
B10
Linha média

6. Movimentos passivos nas articulações atlanto-occipital e nas vértebras cervicais.
7. Pressão permanente (nos pontos mais doloridos, aproximadamente 2 min) ou fricção lenta e profunda:
   - Para todas as dores: B1, B2, VB20, VG16, VG20, IG4 e VB21
   - Para dores na região do occipital: ID3 e 6; VB11, 12 e 20; B9, 10 e 62; VG15 a 19
   - Para dores na região do vértice da cabeça: B7, F2, R1, VG19 e 20
   - Para dores na região frontal: IG4, VB14, B1 a 4, E1(4) e 8(1), VG24
   - Para dores na região lateral da cabeça (temporal e parietal) TA5, 18, 19, 21 a 23; ID3; VB1, 5 a 10, 41 e 43; F3
   - Enxaqueca: IG4; TA22 e 23; VB3 a 6, 8, 9, 12, 16, 20, 37, 38, 43 e 44; F3; VG16 e 20.
8. Manobras: 50 a 54 (ver Capítulo 7).

Outros procedimentos

1. Relaxamento em decúbito dorsal (aproximadamente 10 min) com respiração lenta. Deixe a dor se manifestar sem resistência a ela, permita que os pensamentos passem, sem envolver-se com eles e observe a totalidade do seu organismo, sem atuar sobre ele.
2. Alongamento cervical: deitado em decúbito dorsal com os membros inferiores flexionados, trance as mãos na parte posterior da cabeça e traga-a em direção ao peito na expiração, sem tirar os ombros do chão. A força deve vir dos braços, não contraia os músculos do pescoço, nem os músculos abdominais; na inspiração volte à posição inicial, com a cabeça no chão.

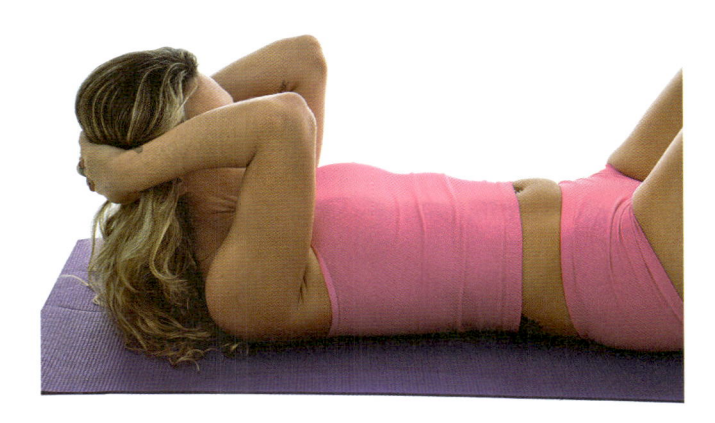

3. Compressa fria de melissa na testa: macere as folhas e coloque sobre a testa, usando pano de algodão fino, durante 20 min.
4. Cataplasma de argila na testa: coloque argila medicinal e uma gota de óleo essencial de menta ou lavanda em um pano de algodão fino, durante 30 min.

Pontos de tratamento

Os pontos de tratamentos indicados para dor e desarranjos que se manifestam na cabeça são:

Os pontos são descritos e ilustrados com fotos no Capítulo 9.
- Dentes: IG1 a 5, 10, 11 e 15; TA10, 11, 15, 16 e 20; ID14 a 17; P7; VB10 e 20; E3 a 6
- Febre: IG1, 4 e 11; TA1, 3 e 5; ID1, 2, 7 e 9; P10 e 11; CS6, 8 e 9; C8
- Gaguez: VC24
- Garganta: E9; VB12 e 20; P5 a 11; C5; IG1 a 7, 11, 17 e 18; TA1 a 3; ID1, 3, 16 e 17
- Gengiva: VB10 e 12; TA20 e 21; ID18
- Insônia: VG19, 20, 22, 24 e 26; CS6; C7; B10, 13, 15, 39(44) e 42(47); E12, 13, 27 e 44; VB12, 13 e 17
- Nariz: IG20, B1, B2, (B10 olfato), massagem na região do osso nasal
- Olhos: B1, 2 e 9; TA16 e 23; VB1, 3, 4, 6, 8, 9, 10, 14, 15, 16, 20, 37, 41 a 44

- Ouvidos: ID16, 17 e 19; TA16 a 22; VB2, 3, 10, 12 e 20; VG15
- Paralisia facial: VB1 a 4, 12; B1, 2 e 8; E1, 2, 3, 5, 6, 8 e 42; VG27; IG19 e 20; VC24
- Rinite: IG19 e 20; VB4, 6 e 20; B5 a 8; E2 e 3; VG22 a 25
- Reanimação (em caso de desmaios) – tonifique os pontos: VG 28, IG1, TA1, ID1, E45, VB44, B67, P11, CS9, C9, BP1, F1 e R1
- Sinusite: IG19 e 20; VB18; B2, 3 e 7; E2; VG23
- Vertigem: IG7.

Distúrbios respiratórios

Os sintomas dos distúrbios respiratórios afetam a região do tórax, o sistema rítmico e a qualidade energética do sentir. Os meridianos associados são P, C e IG.

A respiração é, em primeira análise, a relação do interno do corpo com o externo; é por meio dela que nos alimentamos da fonte prioritária de sustentação da vida: o ar. Desde o momento do nascimento, no corte do cordão umbilical, até o suspiro final da vida de um ser, a respiração é o caminho para se estabelecer o intercâmbio da energia interna com o meio.

O agente central do processo respiratório é o pulmão, auxiliado pela pele e vias respiratórias que catalisam a energia do ar (oxigênio) e eliminam as toxinas em forma de gases. O Intestino Grosso entra juntamente com o pulmão nesse sistema de contato com o exterior, eliminando os sólidos que o corpo não necessita para se desenvolver, e, se essa matéria não for eliminada, gases internos nocivos se difundem no corpo.

Pela compreensão desse sistema, conclui-se que os distúrbios respiratórios estão ligados à dificuldade na relação da interioridade do ser com o meio, relacionadas com a atitude da ação (força **yáng**) com o mundo exterior. Essa dificuldade essencial muitas vezes se manifesta na falta da objetividade ou em movimentos bruscos, desajeitados; a pessoa minimiza o seu contato com o mundo e a sua respiração se torna muito curta, independentemente de ser agitada ou imperceptível, o intestino se desregula, algumas vezes ele fica "preso", "não se solta para o mundo", conservando assim substâncias "venenosas" ao corpo e, em outros casos, permanece com diarreia, como consequência de uma incapacidade da assimilação de substâncias para o organismo, como se o ser "não quisesse" assimilar as novas experiências.

A pessoa fica com uma vida interna muito distante da realidade exterior, a angústia se desenvolve excessivamente, prevalece o medo de se abrir para receber e se expor para as pessoas, as coisas se tornam sem graça, não faz muita diferença fazer uma coisa ou outra, ou então se fixa rigidamente em um padrão de relação fechado para transformações. De uma maneira ou de outra, há uma restrição no processo de troca e amadurecimento, com uma tendência depressiva.

Considerando-se essa dificuldade na relação com o exterior, a expressão do toque na massagem, deve ser cautelosa e respeitar absolutamente os limites do massageado, para que gradativamente e dentro de um pacto amigável, estabeleça-se a aproximação do seu mundo interno, e assim a possibilidade das transformações dos significados cristalizados.

Base para avaliação

- Angústia, pouca sociabilidade, ansiedade, dissimulação
- Respiração curta, asma (na maioria dos casos, maior incapacidade expiratória), inflamação no sistema respiratório, bronquite
- Tendência a resfriados, tosse, acúmulo de mucos e alergias
- Tendências a constipações (intestino preso)
- Dor no tórax e na região torácica da coluna e dos ombros.

Procedimento na massagem

Serão citados algumas sequências, pontos e procedimentos para o tratamento global e de primeiros socorros, a partir disso o praticante deve discriminar mais as manifestações do massageado, procurando a origem do sintoma e direcionar o tratamento nesse sentido.

Todos os movimentos que a anatomia corporal possibilite, podem ser aplicados como automassagem.

Os movimentos que seguem um trajeto devem ser repetidos aproximadamente 20 vezes com a pressão crescente a cada passada, e nas últimas passadas diminuindo.

1. Pontos: a localização dos pontos encontra-se no Capítulo 9.
   - Avalie os pontos do Pulmão: (P1), tonificação (P9) e sedação (P5) e do Intestino Grosso: alarme (E25), tonificação (IG11) e sedação (IG2) e enfatize os mais sensíveis
   - Pontos gerais: R22 a 27; VC17; P1 a 11; VB23 a 25; IG20; B12 a 17
   - Resfriados: P3, 7, 9 e 11; IG4 e 20; TA2, 3, 5, 6, 11, 15 e 19; VB5, 6 e 20; B4, 6, 10 e 12; VG14 e 16
   - Tosse: P1 a 11; CS2; IG5, 12, 16, 17 e 18
   - Asma: P1, 2 e 8; CS5; C4; IG18; VB18 e 23; VG9 a 14; VC16 a 22; B12, 13, 23, 37 (42), 38 (43), 39 (44) e 40 (45); E9 a 16, 18, 36, 37 e 40
   - Nos momentos de crise respiratória, pressione e friccione o ponto Acúmulo do Pulmão (P6)
   - Nos casos crônicos, trabalhe com pressão e fricção o ponto de assentamento do Pulmão (B13).
2. Decúbito ventral:
   - Fricção em toda a região torácica, promovendo fricções nos nódulos encontrados e pressões entre as vértebras T12 a T1

- Deslizamento profundo, simultâneo em linha e pressão subsequente, saindo do ponto B11 e indo até o B17
- Deslizamento profundo e pressão subsequente nas bordas internas das escápulas. Empurre as escápulas em uma linha diagonal, para baixo e para fora
- Deslizamento profundo e pressão subsequente nas bordas superiores das escápulas

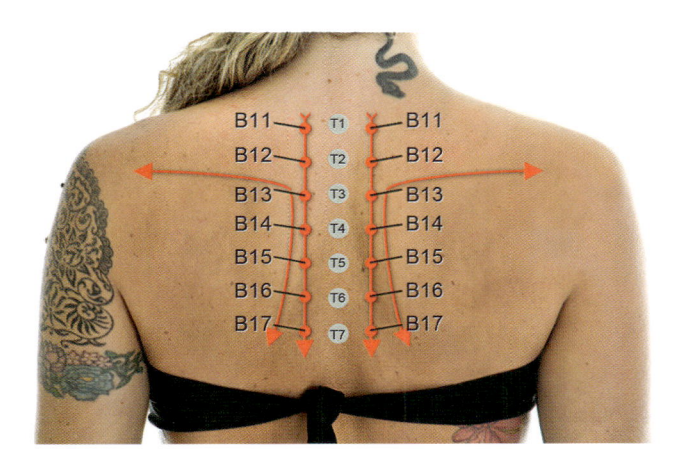

- Pressão com as duas mãos inteiras na musculatura torácica, na expiração.
3. Decúbito dorsal:
   - Deslizamento na borda do osso nasal, de cima para baixo, e fricção no IG20

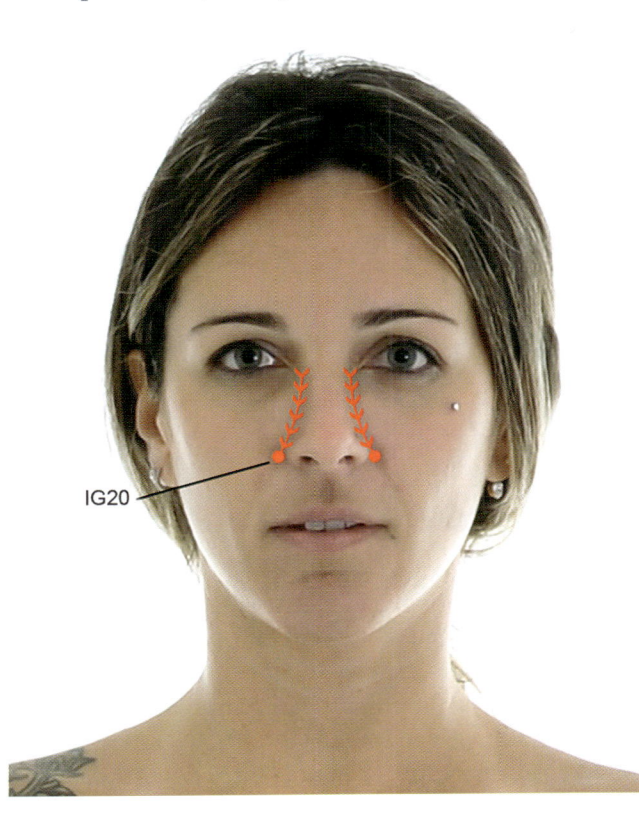

- Pinçamentos e pressões subsequentes, nas bordas do músculo trapézio, na direção do ombro para a cabeça
- Fricção com óleo de eucalipto ou de copaíba sobre o osso esterno e tórax
- Pressão, fricção e deslizamento vai e vem, no segmento do Meridiano do Rim, de R22 a R27
- Pressão, fricção e vibração no ponto VC17
- Deslizamento profundo e pressão subsequente, partindo do osso esterno, passando no 3º, 2º e 1º espaços intercostais, chegando às laterais das costelas
- Pressão, fricção e vibração em P1

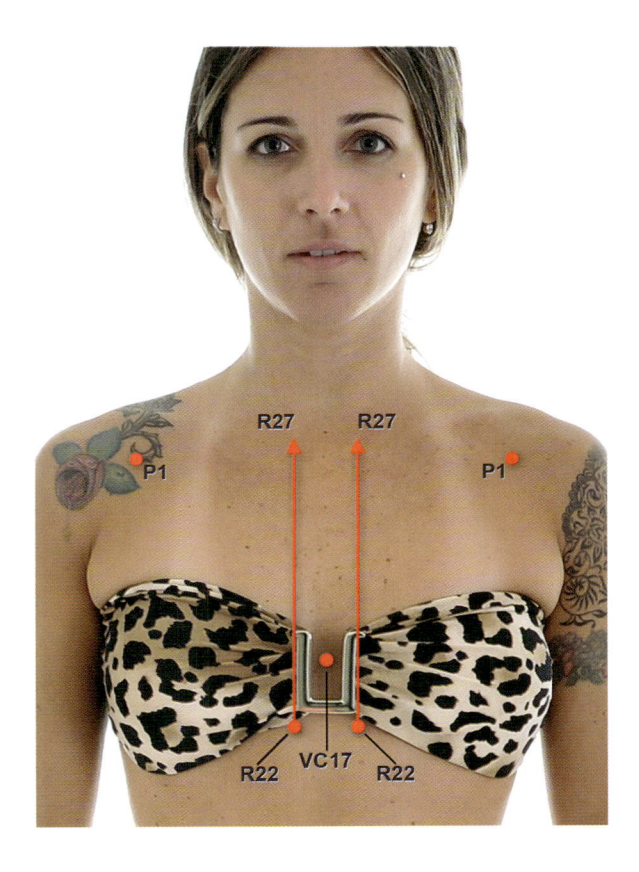

- Deslizamento vai e vem nos espaços intercostais nas costelas, abaixo dos mamilos, e pressão com a mão inteira, na expiração
- Pressão com a mão inteira sobre o osso esterno, na expiração, opondo com alongamento cervical
- Percussão com a mão em concha (tapotagem) e com os dedos na caixa torácica
- Pinçamento e deslocamento no músculo peitoral
- Deslizamento, partindo do esterno e seguindo para as costelas superiores.
4. Decúbito lateral ou dorsal:
   - Deslizamento profundo com as eminências da mão na face lateral das costelas e tracionamento do membro superior na direção oposta

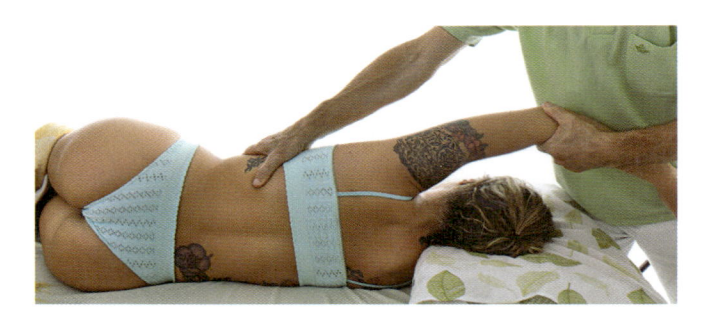

- Fricção e deslizamento nas bordas do músculo esternocleido-occipitomastóideo e pinçamento com os dedos indicador e médio, um lado por vez.

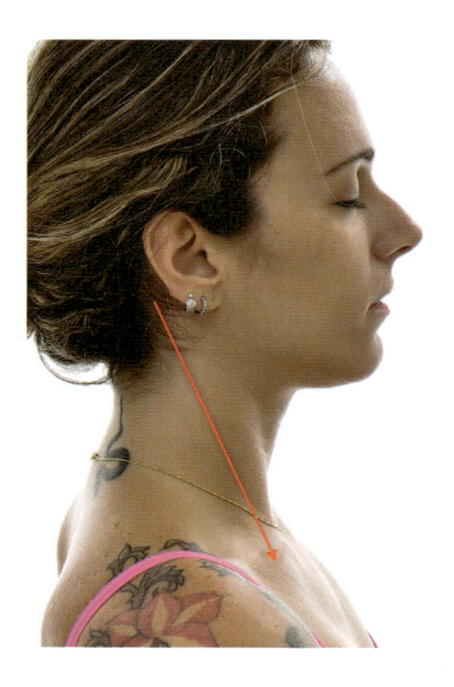

5. Decúbito dorsal ou sentado:
   - Vigorosa fricção e pressão subsequente no meridiano do Pulmão, no segmento da parte inferior do membro superior
   - Fricção, compressão óssea e rolamentos nos polegares e indicadores.
6. Consulte tratamento de distúrbios digestivos (no Intestino Grosso) e proceda à massagem indicada.
7. Manobras: de 34 a 49 (ver Capítulo 7).

Outros procedimentos

1. Alongamento: deitado em decúbito lateral, joelhos flexionados, uma perna sobre a outra, braço de baixo perpendicular ao corpo, o ponto fixo é a lateral do tronco (perpendicular ao chão). Solte o membro superior de cima atrás do tronco e deixe o seu peso direcioná-lo à superfície, faça lentamente uma circundução ao longo do tronco. Faça um lado e depois o outro.

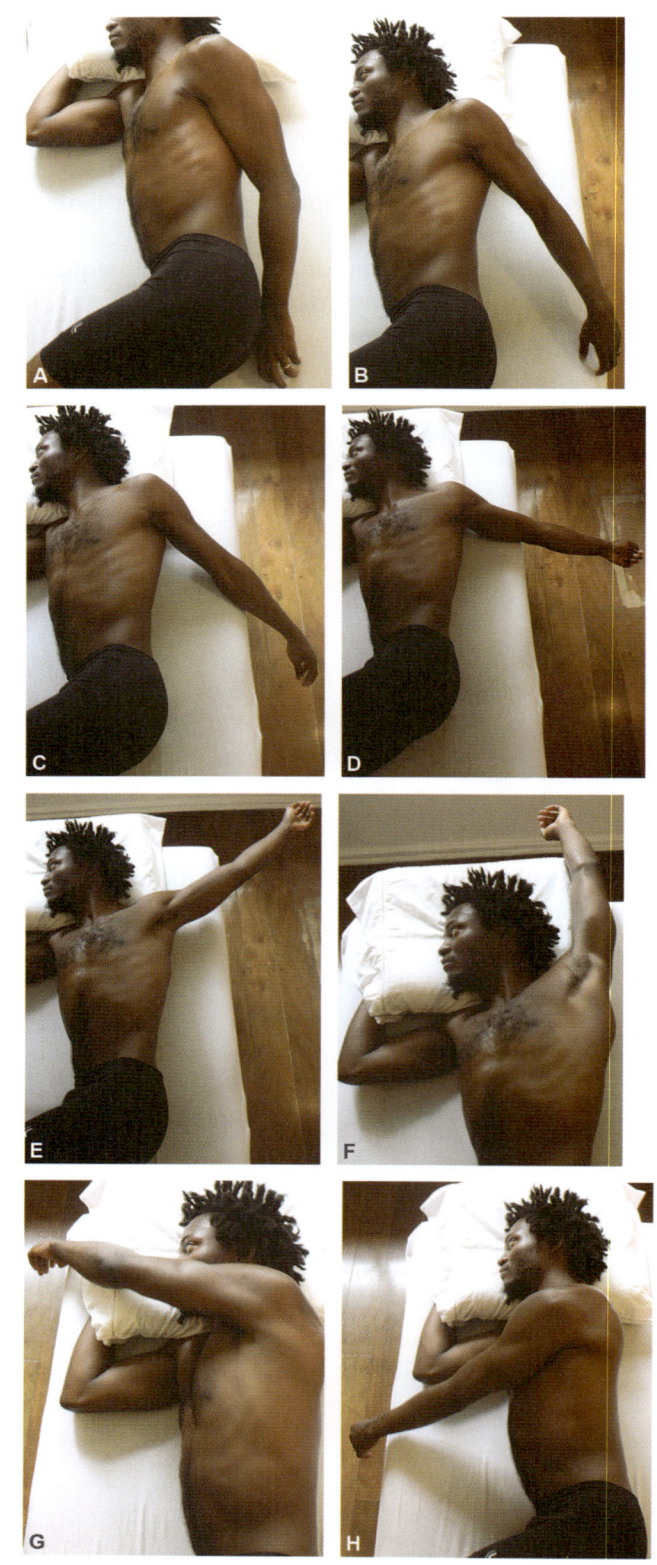

2. Movimento ativo: em pé, com os membros inferiores bem sustentados, o cíngulo pélvico alinhado e voltado para a frente, faça o movimento do membro superior com impulso, desenhando um oito no espaço; comece com menos impulso e gradativamente vá aumentando. Faça um lado e depois o outro.

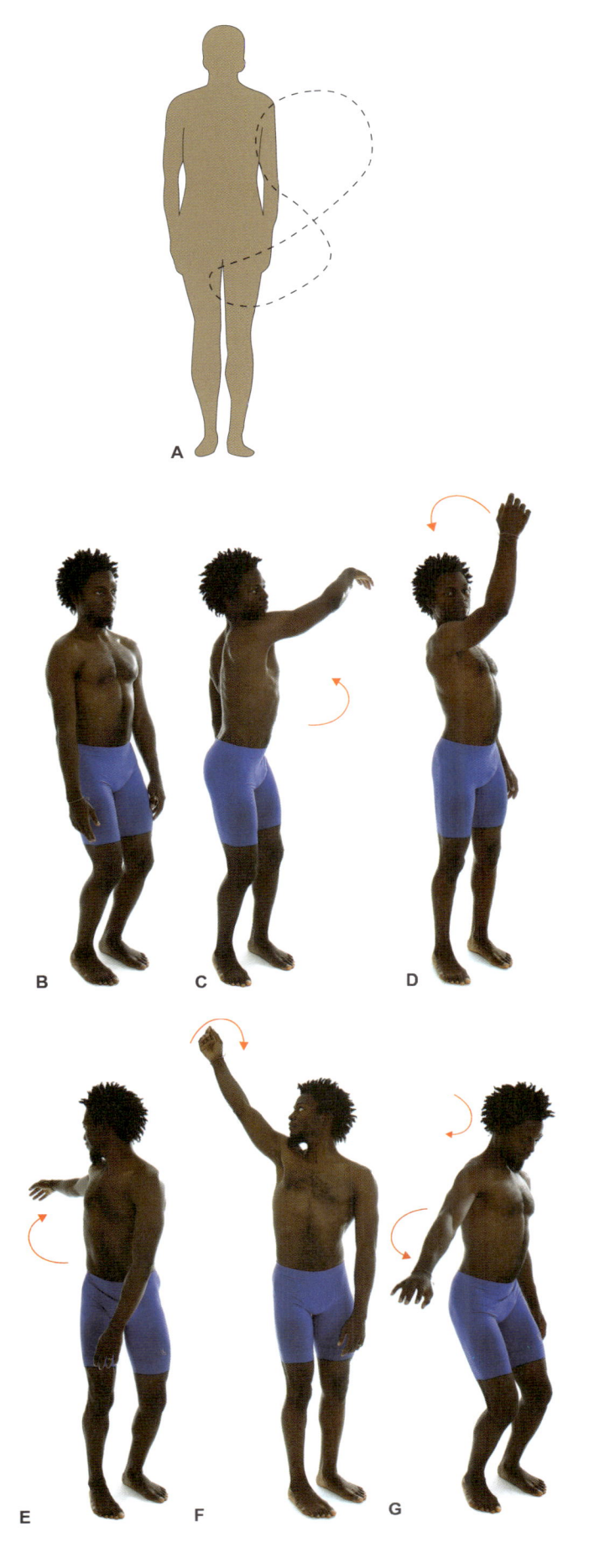

3. Automassagem:
   - Deitado em decúbito dorsal, pregueie a pele com as mãos dos dois lados, na altura das costelas, abaixo dos mamilos, e respire nessa condição, depois solte e sinta a expansão respiratória torácica
   - Deitado em decúbito dorsal, faça uma percussão vigorosa com a ponta dos dedos das duas mãos, na expiração, e procure exalar um som que saia do músculo diafragma.
4. Compressas:
   - Faça um chá quente de eucalipto ou sálvia e aplique com toalha no tórax, e cubra com pano de lã. Troque de 3 em 3 min durante aproximadamente 20 min
   - Prepare repolho roxo em ebulição (não ponha direto na água, coloque-o em uma peneira acima da água fervente ou em uma cuscuzeira) e coloque direto na pele ou sobre um pano fino de algodão, e cubra com pano de lã; a aplicação deve manter a temperatura quente. Troque de 3 em 3 min, durante aproximadamente 20 min.
5. Óleos indicados para massagem: eucalipto e copaíba.
6. Alimentação: evite ingerir tudo que produz mucos, como laticínios, gordura e carboidratos. Procure ingerir cebola, agrião, gengibre, raiz de lótus, raízes em geral, folhas em geral.
   - Chás: raiz de lótus, gengibre, eucalipto, malva
   - Gargarejos: limão e própolis mornos
   - Suplementos: própolis em tintura, xarope de mel com agrião.
7. Exercícios respiratórios. Ver Capítulo 4.

Distúrbios digestórios

Os sintomas dos distúrbios digestórios afetam a região do abdome, o sistema metabólico e a qualidade energética do querer. Os meridianos associados são Baço-Pâncreas, Estômago, Fígado, Vesícula Biliar, Intestino Grosso, Intestino Delgado e Triplo-Aquecedor.

O sistema digestório envolve os meridianos:

- Estômago/Baço-Pâncreas. Movimento ou Elemento Terra. São os primeiros abrigos do alimento ingerido. Na visão da Medicina Tradicional Chinesa, o meridiano Baço-Pâncreas transforma a energia dos alimentos (**qí** dos alimentos) em energia para o organismo humano (**gú qì**).
Esse sistema sinaliza o grau de aceitação do organismo do alimento ingerido, e emocionalmente, a aceitação das situações cotidianas: muitas vezes não se consegue "digerir" as situações e circunstâncias.
Os desarranjos se apresentam com problemas gástricos, enjoo, apetite irregular, dores na região do estômago, sintomas na boca e nos lábios.
Estão ligados, por um lado, a ansiedade e obsessão, que levam à ingestão de alimentos por uma compensação

emocional e não por necessidade de se alimentar; e, por outro lado, à apatia, relacionada com a indiferença ao alimento, que expressa uma defesa na transição com o mundo externo

- Fígado/Vesícula Biliar. Movimento ou Elemento Madeira. Constituem o sistema de assimilação: filtragem e processamento metabólico a partir dos alimentos ingeridos. Essa assimilação pode também ser vista no aspecto energético e emocional, muitas vezes digerimos o que chega a nós, mas não assimilamos. Ficamos com uma pendência emocional, algo que não se completa nem se libera, causando tensões e frustrações. Essa carga não assimilada, por um lado leva à cólera exacerbada, raiva, irritação e intolerância; e, por outro lado, à conivência excessiva, falta de determinação e preguiça. Todos os alimentos distantes da sua forma natural (p. ex., produtos químicos, conservantes ou corantes) ou bebidas alcoólicas, quando em excesso, sobrecarregam o trabalho desse sistema, apresentando problemas hepáticos, gosto amargo na boca, dores localizadas na região do fígado e alteração na vitalidade (sensação de prostração, ressaca)

- Intestino Grosso. Movimento ou Elemento Metal. Tem papel importante na função da mobilização de energia: executa a eliminação do que o organismo não assimila.

A vivência de situações em que não se consegue processar a vontade deixa o intestino sobrecarregado, do mesmo modo que os alimentos refinados ou muito farináceos, com carência de fibras, também podem "entupir" esse tubo, que tem a função de excretar.

Nessas situações, o intestino terá a tendência a se "prender", o que também ocorre nos processos internos, quando há alterações em nossos hábitos cotidianos, no trabalho, nas relações afetivas e no *habitat* (p. ex., quando viajamos para um lugar não familiar, o intestino reage prendendo-se durante algum tempo; é o tempo de adquirirmos segurança para podermos nos exteriorizar). Por outro lado, a reação de defesa pode ser não querer assimilar; a insegurança, em vez de causar uma retração da matéria, no mesmo instinto de proteção, impossibilita a fixação da matéria ingerida. Do mesmo modo que se usa a expressão "entrou por um ouvido e saiu pelo outro", os alimentos "entram por um buraco e saem pelo outro" sem serem assimilados e utilizados pelo organismo.

Desarranjos intestinais

Base para avaliação

- Funcionamento do Intestino Grosso com o levantamento da sua irregularidade, com tendência à constipação intestinal ou diarreia
- Dor espontânea no abdome

- Dor no abdome ao ser tocado
- Inchaço do abdome (distensão)
- Dores lombares principalmente durante a noite ou ao acordar.

Procedimento na massagem

Citamos algumas sequências, pontos e procedimentos para o tratamento global e de primeiros socorros: a partir disso, o praticante deve discriminar mais as manifestações do massageado, procurando a origem do sintoma, e direcionar o tratamento nesse sentido.

Todos os movimentos que a anatomia corporal possibilite podem ser aplicados como automassagem.

Os movimentos que seguem um trajeto devem ser repetidos aproximadamente 20 vezes com a pressão crescente a cada passada e, nas últimas passadas, diminuindo.

A localização dos pontos dos meridianos encontra-se no Capítulo 9.

1. Avalie e trabalhe conforme a "lei da dor" os pontos de alarme, tonificação e sedação do Baço-Pâncreas, Estômago e Intestino Grosso e, na medida do necessário, nos outros meridianos associados: F, VB, TA, ID.
2. Decúbito ventral:
   - Deslizamento profundo simultâneo em linha com os polegares no meridiano da Bexiga no segmento toracolombar dos pontos B18 a B26
   - Pressão nos pontos de assentamento: B18, 19, 20, 21, 22, 25 e 27

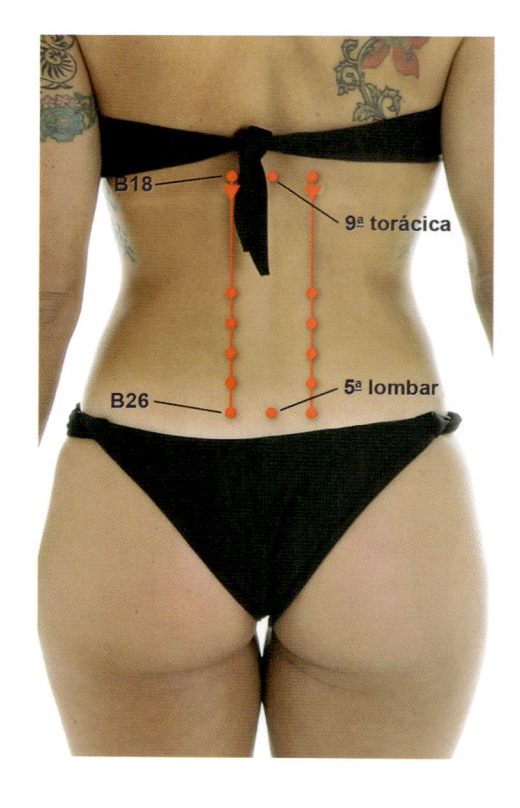

- Deslizamento dos dois lados na região lombar, usando toda a mão partindo do centro (coluna vertebral) e deslizamento até a lateral do corpo
- Pressão com empurrão, um lado por vez, na musculatura paravertebral, nos pontos paravertebrais (pontos **huá tuó** – próximos às vértebras), no segmento lombar do meridiano da Bexiga: B22 a 26 e B45 (50) a B47 (52)
- Fricção na borda superior do ilíaco.

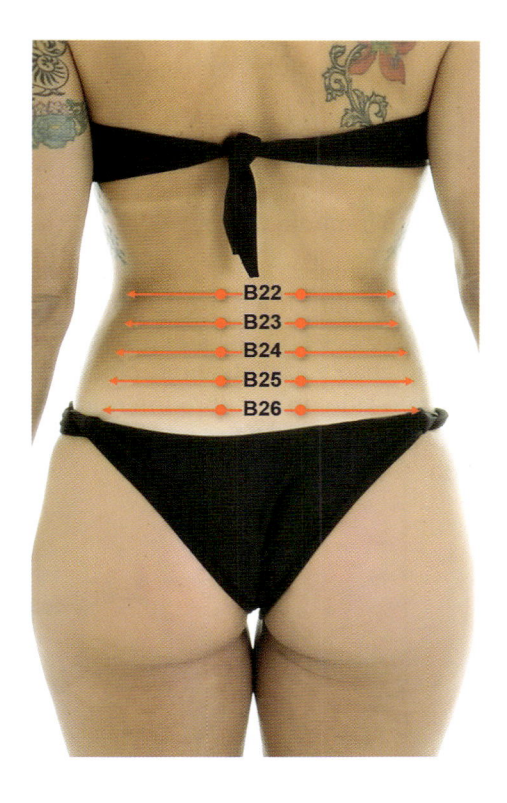

3. Decúbito dorsal para diarreia:
   - Percussão com a mão em concha no abdome e fricções circulares
   - Pressão permanente nos pontos VC12, VC8 (umbigo), VC4 a 6, 8, 10 e12; E20 a 23, 25 e 28; BP12, 14 e 15; VB25 e 26; R13, 14, 16, 17 e 20, no abdome e mais os pontos: E16 e 18 no tórax, BP2 a 6, 8 e 9; E34, 36, 37 e 44; F6 e 13; R7 e 8 nas pernas e pés, IG10 e 11 nos braços e VG1, 2, 4 a 6; B20, 22, 25, 26, 28, 33, 35, 42 (47), 43 (48) e 44 (49) nas costas. Usar também fricção e vibração nesses pontos
   - Vibração com a palma da mão no **dān tián** (**tan tien**) inferior (região entre o umbigo e o púbis), com a outra mão depositada sobre o osso esterno ou sobre a testa.
4. Decúbito dorsal para constipação intestinal:
   - Fricção lenta e aprofundamento da pressão no limite do corpo do massageado, seguindo um percurso circular pelo abdome, no sentido do intestino grosso, iniciando próximo à crista ilíaca

do lado direito (colo ascendente), passando pelo colo transverso, descendo pelo cólon descendente e terminando no colo sigmoide. Três passadas no percurso
- Pressão subsequente a 2 distâncias (largura de dois dedos polegares) do raio do umbigo, completando um círculo com oito pontos. O movimento segue no sentido horário. Faça oito passadas

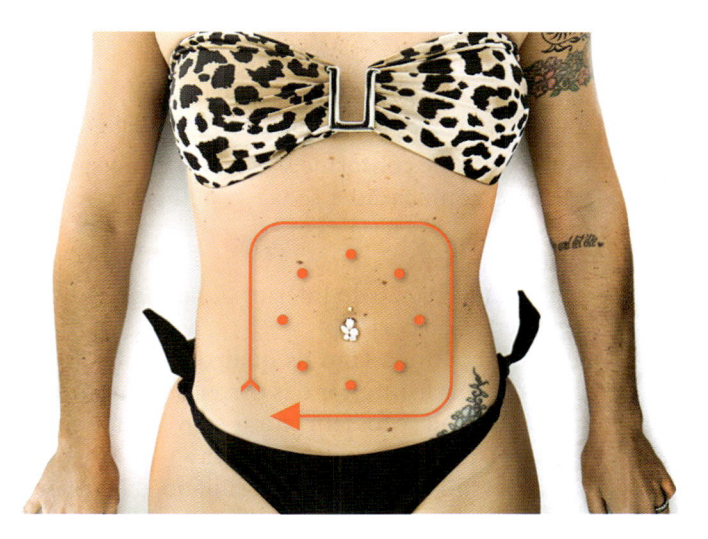

- Fricção e pressão lenta, aprofundando-se no limite do corpo do massageado, usando os quatro dedos de cada mão na borda superior da crista ilíaca e púbis do lado esquerdo do corpo. O movimento deve ser feito em direção à parte interna desses ossos (parte final do colo descendente do intestino)
- Pressão contínua e fricções nos pontos: E24 a 28 e 30; BP15 e 16; F11; R15 a 20; VC1; VB27 e 28 no abdome e mais os pontos: IG4 e TA6 nos braços, B50 (36), 52 (38), 54 (40) e 57; E36, 37, 40 e 41; BP2, 3 e 5; F2, 10 e 11; R4 e 8; VB34, nas pernas e pés, VG1 e 4; B25, 27, 28, 31, 33, 34 e 46 (51)
- Na constipação intestinal, provavelmente o ponto de sedação – IG2 – e o ponto fonte – IG4 – estarão sensíveis e devem ser trabalhado com pressão permanente.
5. Manobras: 13, 14, 15, 19, 20, 22, 24, 27, 32, 33 (ver Capítulo 7).

Dores no estômago, gases estomacais e enjoo

1. Avalie e trabalhe conforme a "lei da dor" nos pontos de alarme, tonificação, sedação do Estômago e Baço-Pâncreas.
2. Decúbito dorsal:
   - Fricções na região do Estômago e Pâncreas
   - Pressão nos pontos E1 abaixo do olho a E5 na mandíbula

- Fricções na região da boca
- Enjoo: pressão nos pontos E19, E20, E21 e BP16 no abdome, CS6, ID5 nos braços
- Gastralgia: pressão e fricção nos pontos: VB24 e 29; B21; E18 a 24, 34, 36, 41, 42 e 44; CS5 a 7; BP2 a 4 e 19; R10, 16 a 19 e 21; VC10 a 13; VG6 a 8 e 10.
3. Decúbito ventral: fricções circulares nas costas, pressões e deslizamentos na região lombotorácica, sobre as vértebras, na musculatura paravertebral e no meridiano da Bexiga de B19 a B23.

Dores no fígado e sensação de peso

1. Avalie e trabalhe conforme a "lei da dor" nos pontos de alarme, tonificação e sedação do Fígado e Vesícula Biliar.
2. Decúbito dorsal:
   - Fricções na região do inferior das costelas na parte anterior do corpo
   - Pressão contínua com os quatro dedos dos dois lados, na parte inferior das costelas. Os dedos penetram como se fossem entrar suavemente sob as costelas, dentro da caixa torácica
   - Pressões nos pontos do meridiano da Vesícula Biliar no segmento da cabeça, F10 e BP21.
3. Decúbito ventral: Fricções circulares nas costas, pressões e deslizamentos na região lombotorácica, sobre as vértebras, na musculatura paravertebral e no meridiano da Bexiga de B19 a B23.

Inchaço no abdome (distensão)

1. Fricções circulares no abdome, no sentido horário.
2. Pressão nos pontos: VB25 a 27 e 39; B19, 20, 22, 25 a 27, 43 (48) a 45 (50), 48 (53), 53 (39); E20 a 25, 33, 36, 43 e 44; BP1 a 9 e 17; F5, 13 e 14; R16 a 20; VC7, 8, 10 a 15.

Outros procedimentos

Alongamentos

Alongamento sacrolombar:

- Permaneça em postura sentada em cima dos calcâneos com a coluna solta à frente e os membros superiores ao longo do corpo

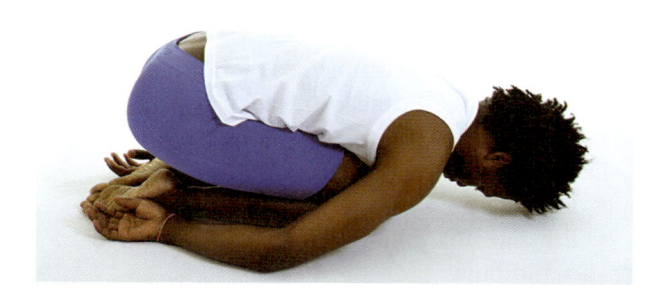

- Deitado em decúbito dorsal, na expiração, flexione os joelhos em direção ao tronco e cruze as mãos sobre os joelhos em direção ao tronco, sem tirar o osso sacro do chão; na inspiração, volte à posição inicial.

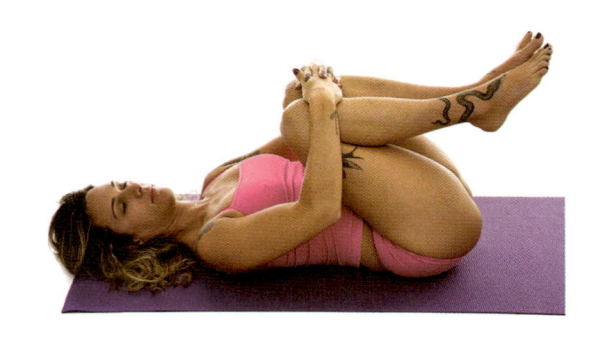

Alongamento lombotorácico:

- Deitado em decúbito dorsal com os joelhos flexionados e um membro inferior cruzado sobre o outro, com os pés apoiados no chão. Fixe bem as escápulas e ombros no chão e execute uma rotação do cíngulo pélvico para o lado do membro inferior cruzado acima. Troque o membro inferior cruzado e repita do outro lado

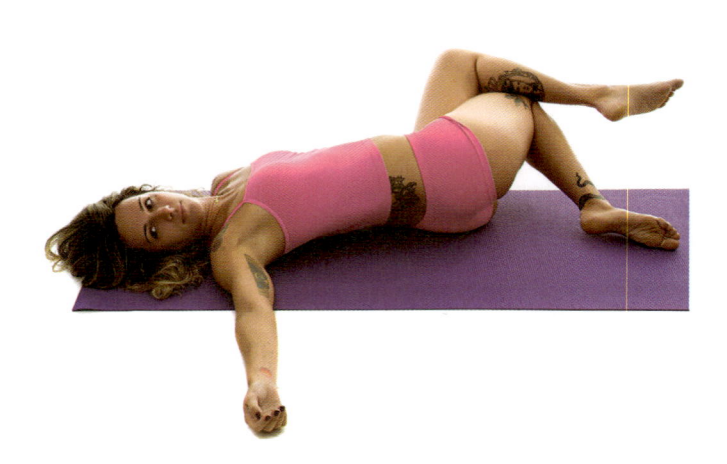

- Deitado em decúbito dorsal, cruze um membro inferior sobre o outro, executando uma rotação do cíngulo pélvico. Os ombros devem estar fixos no chão.

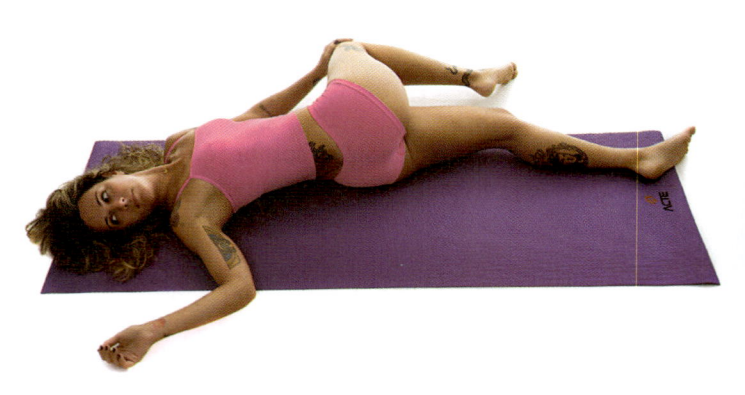

Compressas

- Constipação intestinal: faça um chá quente de hortelã e aplique com toalha no ventre
- Diarreia: faça um chá de dente-de-leão, esfrie e aplique com tecido de algodão ou toalha no ventre
- Dor de estômago ou fígado: aplique tintura de manjerona dissolvida em água fria com pano de algodão no local.

Alimentação

Para os tratamentos do sistema digestório, é fundamental a atenção à alimentação para produzir uma situação de equilíbrio.

- Constipação intestinal: frutas oleaginosas (p. ex., abacate, castanha, nozes, coco) e frutas ácidas com bagaço (p. ex., laranja, abacaxi); sementes (p. ex., gergelim e linhaça); vegetais verde-escuros (p. ex., agrião, escarola, almeirão)
- Diarreia: líquidos para hidratar o organismo; cereais integrais (p. ex., arroz, trigo)
- Observação: nos dois casos, os frutos que contêm bastante água são aconselhados: abobrinha e chuchu.

Óleos para massagem

Óleos de camomila, rosas, calêndula, hortelã.

Distúrbios urogenitais

Os sintomas dos distúrbios urogenitais afetam as regiões do ventre, do sacro e da genitália, os sistemas urinário e sexual e a qualidade energética do fluir. Os meridianos associados são R, B, TA e VC.

O sistema urogenital é o instrumento de fluência do corpo, é ele que contém a porta de saída de elementos energéticos (sêmen masculino), de substâncias não mais assimiláveis (menstruação feminina) e por onde se regula o sistema de águas.

Esse sistema se caracteriza pela condução da reciclagem orgânica, ele elimina o impuro ou o que está simplesmente carregado, para o puro e o novo terem espaço, e como trata de substâncias líquidas, comanda um aspecto mais sutil (mais **yīn**) em relação às excreções intestinais.

Os órgãos genitais são como a flor ou o fruto na vida vegetal, que são o último estágio físico (mais **yīn**), e contêm a sutileza das cores, perfumes, exteriorização da beleza, enfim o estímulo à vitalidade, e contêm a semente (jovem **yáng**). Esses órgãos são os mais sensíveis na circulação da sexualidade, pois têm o maior potencial erógeno, mas a sexualidade se manifesta por todo o corpo e em qualquer idade, em termos de prazer. Análogo ao vegetal, esse sistema manifesta a exalação da troca sutil e dá o "colorido" e o estímulo à vitalidade.

Além da sexualidade, os órgãos genitais formam o sistema reprodutivo. O sêmen masculino, como a semente, traz o potencial da vida, e ficará ao sabor do tempo ou será fecundado pelo solo (ovário feminino), que caracteriza a energia **yīn**, da fêmea, que contém o potencial da receptividade e transformação.

Os meridianos envolvidos no sistema urogenital são:

- Rins e Bexiga (sistema de águas – reserva e eliminação), além do Rim ser a raiz da essência para a constituição do sêmen e ovários
- Circulação-Sexo e Triplo Aquecedor (na sua regulação pélvica)
- Vaso da Concepção, dos pontos VC 1 a 8, e Vaso Governador, dos pontos VG 1 a 4 (ligados à energia ancestral e potencialidade)
- Baço-Pâncreas (que trabalha com a transformação de energia/sangue e hormônios sexuais) e Estômago (ligado ao apetite e a ansiedade).

Esses são os meridianos ligados mais primariamente e, como vemos, são muitos, já que o aparelho urogenital demonstra a capacidade de fluência do ser; além desses, temos ainda o Fígado e a Vesícula Biliar, que trabalham com a seleção e distribuição de energia, ligadas ao descontrole e à cólera.

Desequilíbrios

Como esse sistema lida com a fluência, qualquer desequilíbrio será pelo excesso ou escassez de fluxo; no excesso, a pessoa se torna vulnerável, instável, nervosa, como uma cachoeira forte com um rio pequeno alimentando-a; e, na escassez, a pessoa não estabelece contato criativo com o mundo, vive em uma falsa estabilidade, em desânimo, sem amor próprio; com medo preso, aparenta tranquilidade, mas o seu mundo interno está retido, confuso, é como uma pequena gruta de vazante para um rio enorme.

O medo é a manifestação que regula a fluência, ou vice-versa: a fluência regula o medo. É por causa dele que nos fechamos para o mundo, ou então nos atiramos exageradamente nas coisas para não dar espaço para sofrê-lo. A vivência harmônica do medo é tê-lo como o despertar para a autopreservação.

Distúrbios

Os distúrbios se apresentam:

- No sistema urinário (p. ex., cistite, pedra nos rins)
- Nos órgãos genitais (p. ex., inflamação de útero, ovário, próstata e miomas)
- Na menstruação (p. ex., desregulação, dores)
- Na sexualidade (p. ex., impotência, falta de apetite sexual, obsessividade sexual, ejaculação precoce).

Base para avaliação

- Inchação no corpo, enegrecimento da pele, problemas auditivos, hipotonia na musculatura posterior, dores no ventre, nas laterais do quadril e no sacro, rigidez nos músculos glúteos, pernas inseguras e joelhos tensos. Esses sintomas estão ligados principalmente a Rins e Bexiga
- Pessoa muito rígida com regras e determinações, dificuldade com desapego, excesso de dependência ou independência do sexo oposto, dores no ventre nas bordas do sacro, na região do púbis, parte interna da coxa dolorida, amolecida ou rígida. Esses sintomas estão ligados a distúrbios sexuais e menstruais.

Procedimento na massagem

Citamos algumas sequências, pontos e procedimentos para o tratamento global e de primeiros socorros, a partir disso o praticante deve discriminar mais as manifestações do massageado, procurando a origem do sintoma, e direcionar o tratamento nesse sentido.

Todos os movimentos que a anatomia corporal possibilite podem ser aplicados como automassagem.

A localização dos pontos dos meridianos encontra-se no Capítulo 9.

1. Decúbito ventral:
   - Avalie e trabalhe conforme a lei da dor nos pontos de alarme, tonificação ou sedação nos meridianos de Bexiga, Rim, Circulação-Sexo e Triplo Aquecedor
   - Massagem de fricção no osso sacro e nas suas bordas laterais
   - Pressão com as eminências das mãos nas laterais do quadril e sobre os glúteos
   - Deslizamento na região lombar seguindo do centro (coluna vertebral) para as laterais
   - Deslizamento profundo no meridiano da Bexiga na região lombar
   - Fricção sobre a coluna vertebral do cóccix à 1ª lombar, ênfase nos pontos VG1 a 4
   - Pressões subsequentes e deslizamentos em linha ao longo do meridiano da Bexiga da coxa ao calcâneo
   - Pressão nos pontos B23, 25, 26, 28, 31, 32, 33, 34 e 60.
2. Decúbito dorsal:
   - Massagem nas bordas interna e externa do osso calcâneo e na borda interna do pé na parte correspondente a lombar, sacro e cóccix (reflexologia)
   - Pressão nos pontos B60 e R3 e massagem no tendão do calcâneo
   - Massagem na parte interna da coxa e tendões da virilha, suaves fricções e amassamentos, prestando muita atenção à suportabilidade do massageado

- Fricção no osso púbis. Toque só quando o massageado receber o toque sem constrangimento e sem contrações musculares
- Fricção e pressão com os quatro dedos ou eminências das mãos no ventre, comece muito suave e se aprofunde na medida da aceitação do massageado
- Pressão nos pontos VC1 a VC8, conforme o limite do massageado e a "lei da dor".
3. Manobras: 13, 14, 15, 19 a 28, 30 a 32 (ver Capítulo 7).

Outros procedimentos

1. Permanecer em postura sentado em cima dos calcâneos com a coluna solta à frente e os membros superiores ao longo do corpo.

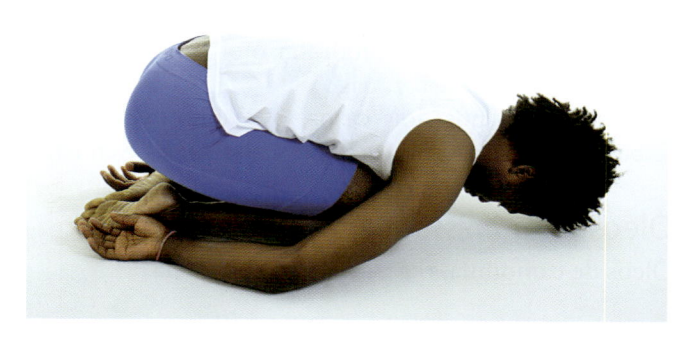

- Deitado em decúbito dorsal, na expiração, flexione os joelhos em direção ao tronco e cruze as mãos sobre os joelhos. Na expiração, pressione os joelhos em direção ao tronco, sem tirar o osso sacro do chão; na inspiração, volte à posição inicial

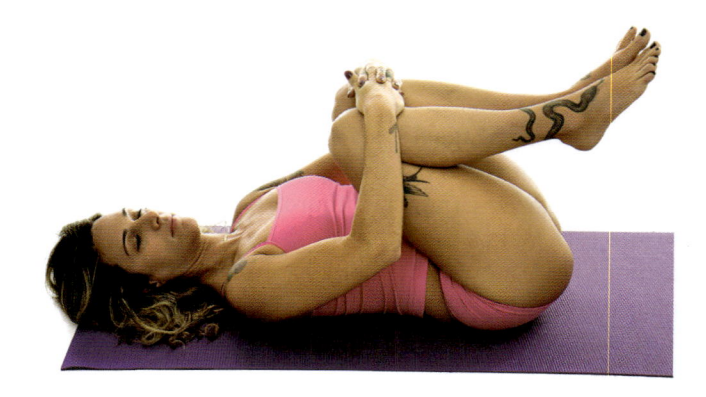

- Deitado em decúbito dorsal com os joelhos flexionados e um membro inferior cruzado sobre o outro, com os pés apoiados no chão. Fixe bem as escápulas e ombros no chão e execute uma rotação do cíngulo pélvico para o lado do membro inferior cruzado acima. Troque o membro inferior cruzado e repita do outro lado.

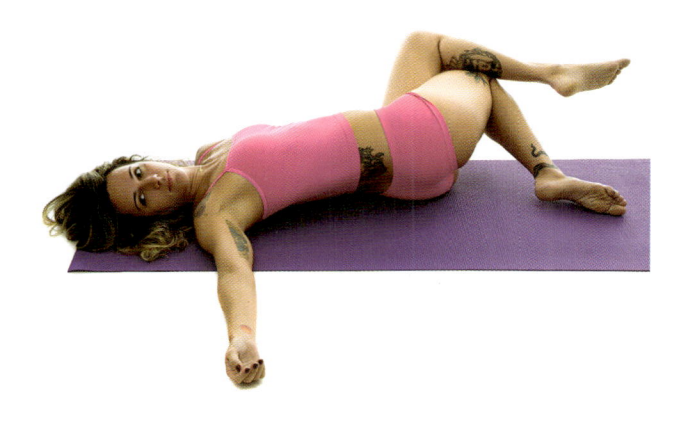

2. Movimento ativo do quadril:
   - Possibilidade 1: em pé com os calcâneos bem fixos no chão, faça movimentos do quadril para cada lado e volte ao centro sem deixá-lo "sentar"; a sensação é distanciar o cíngulo pélvico dos pés, depois faça movimentos circulares. Atenção para não encurtar o espaço da curva lombar no movimento e não contrair o ânus

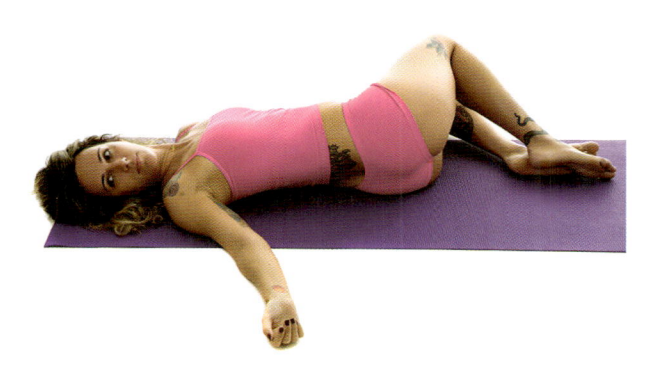

   - Possibilidade 2: micromovimentos: deitado com os joelhos flexionados, pés inteiros apoiados no chão, pise com mais pressão dos pés no chão e consequentemente faça pequenos movimentos de quadril em báscula, sem contrair o ânus.

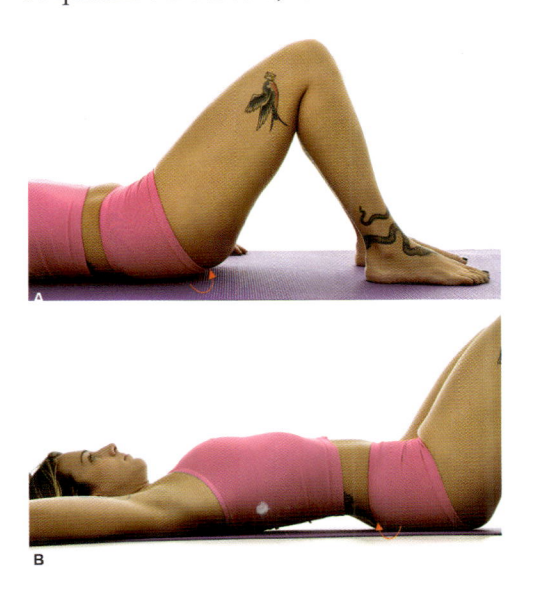

3. Compressas:
   - Para sintomas de retenção: compressa quente de hortelã no ventre
   - Para sintomas de excesso: compressa fria de dente-de-leão ou argila no ventre
   - Para qualquer caso: banho de assento quente com folha de nabo ou cavalinha. Bom para cistite que apresenta desequilíbrio tanto de retenção como de excesso de fluência.

Específicos para distúrbios menstruais

Além do procedimento geral, pode-se observar:

- Para excesso de fluxo (menorragia): pressão e fricção nos pontos BP1 e 8; VB38; F1 a 3
- Para ausência do fluxo (amenorreia): pressão e fricção nos pontos VG1 e 2; VC1, 2, 3, 5 e 7; F1 e 2; BP6 e 10; E29 e 40; VB26 e 43; IG4; TA4 ventre na região de VC e R
- Irregularidade: pressão e fricção nos pontos VC2 a 7; VG2 a 4; R2, 3, 5, 6, 8, 12 a 15; B18, 23, 24, 30 a 33, 47 (52); F1 a 3, 5, 6, 9, 11; BP4, 6, 8, 9, 10; E25 a 30; VB25, 26, 40 e 41
- Cólicas (dismenorreia): deslizamento profundo vai e vem entre B60 e B62, pressão e fricção nos pontos R5, 14, 15, 16 e 18; VC2, 3, 4 e 6; VG4; BP1, 6, 8, 9 e 10; CS5 e 6; E25 a 30; B24, 31, 32 e 33; VB26 e 41
- Tensão pré-menstrual: pressão e fricção nos pontos TA6; VB41; B 20 e 36; CS5 e 6; BP6; F3; R6 e 13
- Para todas as situações: respiração ventral com pressão do abdome na expiração. Posição de cócoras (permanência) e posição de lótus (sentada, pernas cruzadas).

Específicos para energia sexual

Além do procedimento geral, pode-se observar:

1. Para harmonização:
   - Fricção e pressão na região do **dān tián** inferior (abaixo do umbigo), serve também para todas as infecções urogenitais
   - Pressão contínua ou leve vibração no *chakra* basal (região do VC1)
   - Amassamento e fricção na parte interna da coxa e subindo pelo púbis sobre o meridiano do Rim. Atenção às reações de incômodo e excitação, trabalhar no limite de "producência" (do massageado e do massoterapeuta)
   - Fricção, amassamento, deslizamento, pinçamento nos músculos glúteos.
2. Para impotência: pressão e fricção nos pontos VC2 a 4 e 6; VG1 a 4; CS8 e 9 (tonificar), VC2, 3 e 6; R2, 3, 10 a 12; F5, 8 e 11; E27 a 30; B23, 24, 31 a 35, 38(43) e 47(52); BP6.

3. Para ejaculação precoce: na massagem, observe os meridianos que estão com excesso e sede-os (começando por CS e E). Pressão e fricção nos pontos E27, BP6, 8, VC2 e 3, VG4. É fundamental a conscientização da ansiedade individual e a troca com a outra pessoa.

Ciatalgia

Os sintomas da ciatalgia são dor e dormência na região lombar, no sacro, nos glúteos e nos membros inferiores. Afetam o sistema locomotor e a qualidade energética do fluir externo. Os meridianos associados são B e R.

O nervo isquiático (ciático) se origina na altura das vértebras L4, L5, S1 e S2, como um grande cordão; passa pelo cíngulo pélvico e vai se ramificando pelos membros inferiores.

A dor no isquiático se dá quando há compressão no nervo por causa da diminuição nos espaços intervertebrais citados, causada por alguma patologia degenerativa nas vértebras, acidente (nesses casos, a massagem deve ser suave) ou principalmente (na maioria dos casos) por um desarranjo postural. O cíngulo pélvico (cintura pélvica) é uma grande bacia que se articula com a 5ª vértebra lombar; se apresentar uma báscula para um dos lados, fechará esse espaço intervertebral, pinçando o nervo.

O cíngulo pélvico e membros inferiores manifestam a função da fluência do seguir, pelas excreções e locomoção, e o nervo ciático funciona como uma "ponte" entre o tronco, a pelve e as pernas. As pessoas com a sua capacidade de fluência desequilibrada, como pessoas com dificuldade de se lançarem em novas situações ou muito presas às regras, ou então pessoas que se lançam externamente, mas mantendo um medo interno em oposição, têm a tendência ao desequilíbrio da região pélvica, impedindo assim a boa passagem pela "ponte" do nervo ciático.

O meridiano da Bexiga (ligado ao movimento do medo) passa em duas linhas no segmento sacrolombar na parte posterior e o da Vesícula Biliar na parte lateral.

Base para avaliação

- Dor na baixa lombar, sacro e glúteos, que desce para a perna se espalhando, por vezes acompanhada de dormência
- Báscula acentuada no cíngulo pélvico
  - Em pé, olhe lateralmente e avalie a báscula anteroposterior pela projeção do púbis, e olhando anteriormente, avalie a báscula lateral, traçando uma linha imaginária na altura das cristas do ilíaco
  - Deitado em decúbito dorsal, junte os calcâneos e avalie a diferença da extensão das pernas, e o desalinhamento lateral do cíngulo pélvico
  - Deitado em decúbito ventral, a dificuldade de elevar os membros inferiores do chão em decorrência da dor.

Procedimento na massagem

Citamos algumas sequências, pontos e procedimentos para o tratamento global e de primeiros socorros, a partir disso, o massoterapeuta deve discriminar mais as manifestações do massageado, procurando a origem do sintoma, e direcionar o tratamento nesse sentido.

Todos os movimentos que a anatomia corporal possibilite podem ser aplicados como automassagem.

Os movimentos que seguem um trajeto devem ser repetidos aproximadamente 20 vezes com a pressão crescente a cada passada e, nas últimas passadas, diminuindo.

Os pontos dos meridianos são descritos e ilustrados com fotos no Capítulo 9.

1. Fricção e pinçamento na parte posterior das articulações do tornozelo, joelho e coxofemoral.
2. Deslizamento profundo simultâneo e pressão no meridiano da Bexiga no segmento das pernas até o sacro, no sentido contrário do seu fluxo. Parta do ponto B60 com pressão, suba a perna deslizando até B54 (40) e pressione; deslize até B53 (53) e pressione; continue subindo até B50(36) e pressione. Volte ao ponto de origem.

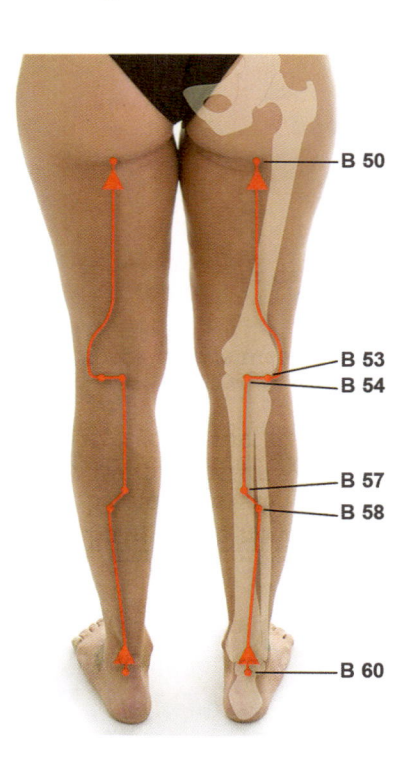

3. Percussão com os nós dos dedos nos pontos B57 e B58.
4. Pressão nos quatro forames do sacro. Deslizamento profundo simultâneo com os polegares no sacro: parta dos quatro forames do sacro e deslize horizontalmente passando pelos glúteos até a lateral do corpo.

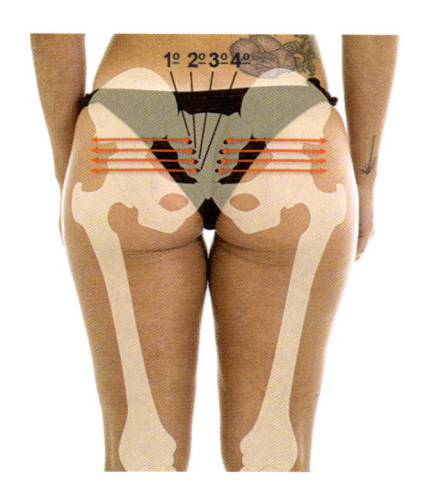

Atenção à pressão no limite de suportabilidade do massageado. A ciatalgia deixa a região muito sensível.

5. Fricção com as eminências das mãos na parte lateral do cíngulo pélvico.
6. Fricção e deslizamento ao longo do meridiano da Vesícula Biliar no seu fluxo no segmento do cíngulo pélvico até os pés.
7. Fricção nas bordas do sacro, cóccix e músculos glúteos.
8. Fricção e deslizamentos no meridiano da Bexiga no seu fluxo no segmento da região lombar e deslizamentos saindo para as laterais horizontalmente.
9. Movimentos passivos no quadril.
10. Em decúbito lateral, membro inferior de baixo estendido e o de cima flexionado. Pressão, fricção e pinçamento (*A*) na face medial da perna de baixo, chegando até a virilha e soltando a inserção dos músculos pelvetrocanterianos. Deslizamento de profundidade média (*B*).

11. Pressão e fricção nos pontos VB30, 32, 33, 38, 39 e 40; B25 a 29 (54), 50 (36), 51 (37), 54 (40), 57 e 60; VG2 a 4.
12. Manobras: 19 a 28 (ver Capítulo 7).

Outros procedimentos

1. Alongamentos:
   - Permaneça em postura sentado em cima dos calcâneos com a coluna solta à frente e membros superiores ao longo do corpo

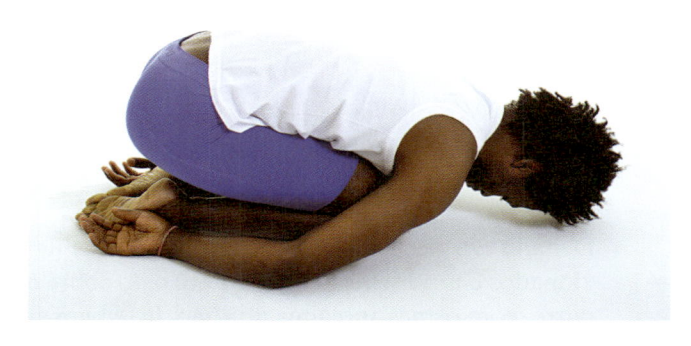

   - Permaneça deitado com o sacro no chão e próximo à parede com os membros inferiores elevados paralelos na parede, os joelhos devem estar estendidos, mas não hiperestendidos

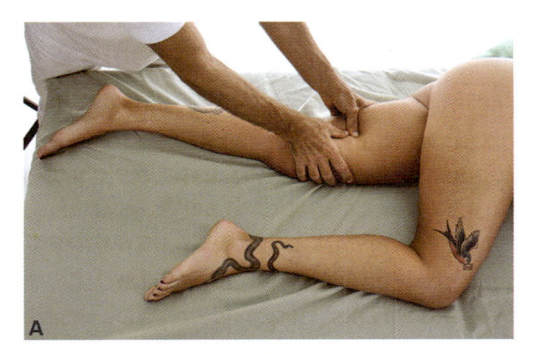

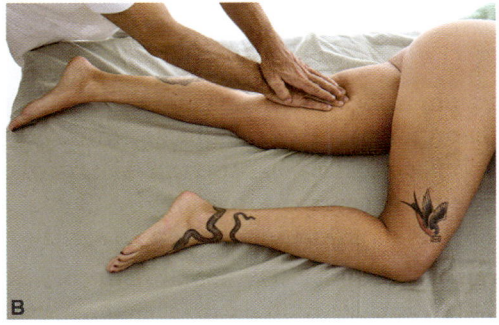

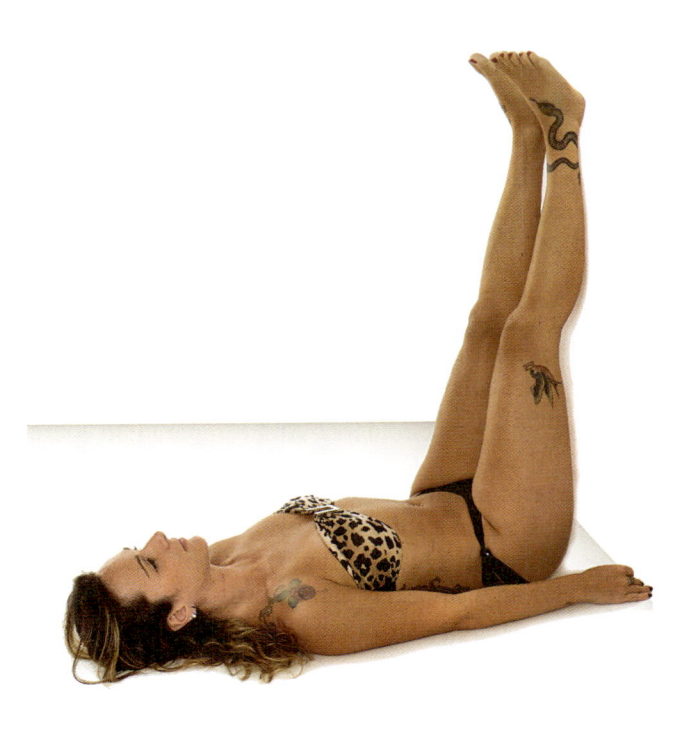

- Deitado em decúbito dorsal; na expiração, flexione os joelhos em direção ao tronco e cruze as mãos sobre o joelho. Na expiração, pressione os joelhos em direção ao tronco, sem tirar o osso sacro do chão; na inspiração, volte à posição inicial

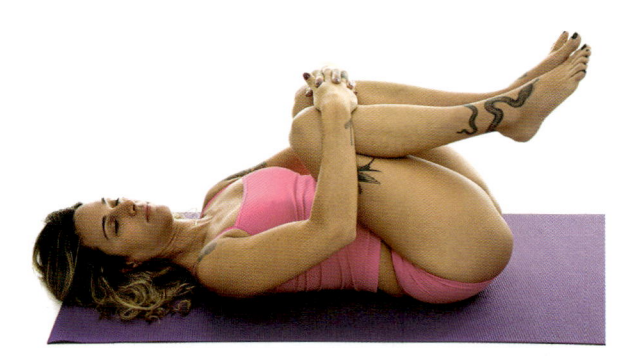

- Deitado em decúbito dorsal com os joelhos flexionados e um membro inferior cruzado sobre o outro, com os pés apoiados no chão. Fixe bem as escápulas e os ombros no chão e execute uma rotação do cíngulo pélvico para o lado do membro inferior cruzado acima. Troque o membro inferior cruzado e repita do outro lado.

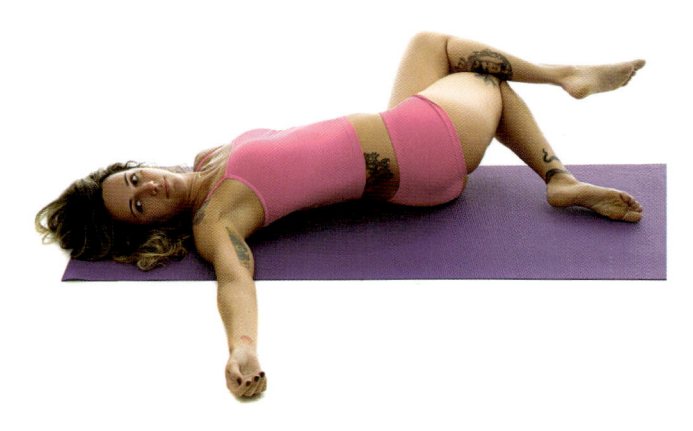

2. Movimento ativo do quadril:
   - Em pé com os calcâneos bem fixos no chão, faça movimentos do quadril para cada lado e volte ao centro sem deixá-lo "sentar"; a sensação é de distanciar o cíngulo pélvico dos pés, depois faça movimentos circulares. Atenção para não encurtar o espaço da curva lombar no movimento e não contrair o ânus
   - Micromovimentos
     - Deitado com os joelhos flexionados, pés inteiros apoiados no chão, pisar com mais pressão dos pés no chão e consequentemente faça pequenos movimentos de quadril em báscula, sem contrair o ânus

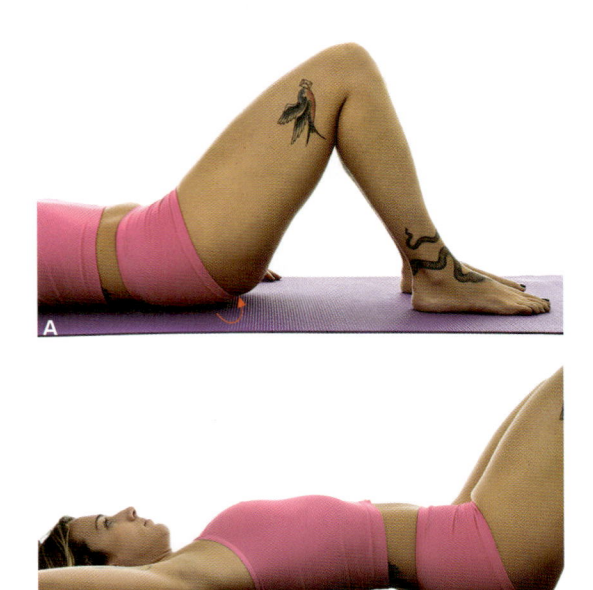

- Deitado com os joelhos flexionados, um membro inferior estendido e o outro pé inteiro apoiado no chão, pise com mais pressão do pé no chão e consequentemente faça pequenos movimentos de quadril em báscula diagonal, sem contrair o ânus.

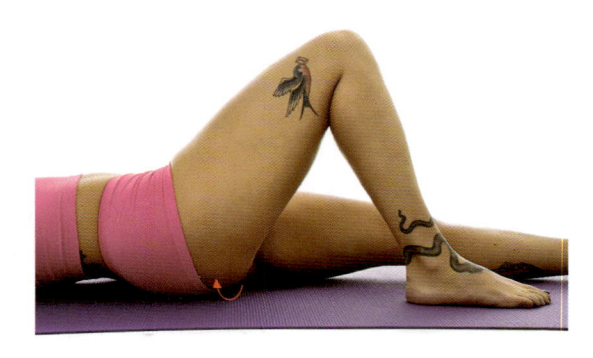

3. Compressa quente de couve em vapor de água, aplique diretamente no corpo na região posterior mais afetada. Faça a massagem após a aplicação da compressa.

Torcicolo

Os sintomas do torcicolo são dor na região do pescoço e limitação dos movimentos das vértebras cervicais e da cabeça. Afetam o sistema muscular e a qualidade energética do pensar. Os meridianos associados são Intestino Grosso, Intestino Delgado e Triplo-Aquecedor.

O torcicolo ("pescoço torto") é uma lesão muscular e, por vezes, articular na região do pescoço, abrangendo ombros e algumas vezes também a região torácica das costas, que impede a movimentação da cabeça.

Do ponto de vista físico, o torcicolo pode ocorrer pela repetição de uma posição forçada do pescoço em estado ativo, por exemplo, dirigindo em uma situação de tensão na cervical, ou em estado passivo na permanência de uma posição inadequada da cervical, por exemplo, dormindo.

Outra possibilidade é um movimento repentino da cabeça, além do limite articular ou com a musculatura da região desaquecida.

Um terceiro fator externo pode ser a exposição a friagens.

Do ponto de vista anímico, a obstrução de energia do pensar para o sentir nos torna vulneráveis a tal sintoma, e já que este limita o movimento da cabeça para olharmos em torno, simbolicamente nos remete à percepção das nossas dificuldades de olharmos com flexibilidade todas as situações que vêm a nós.

Muitas vezes, ocorre em um dos lados, assim podemos avaliar também se a obstrução nos alerta para o aspecto **yáng**, mais objetivo e de encaminhamento ao externo (lado direito), ou para o aspecto **yīn**, mais complexo e interior (lado esquerdo), no sentido da canalização do pensar.

De modo geral, estamos mais suscetíveis ao torcicolo em estados de extremo cansaço ou estresse e em momentos de repetição de atividades e ausência da reciclagem do sentir e atuar.

Base para avaliação

Dor na região do pescoço e limitação dos movimentos das vértebras cervicais e cabeça, principalmente as rotações, pelo excesso de dor.

Rigidez na musculatura local e dor ao ser tocada. Não apresenta necessariamente inchaço ou vermelhidão, apesar de geralmente apresentar inflamação na musculatura.

Os músculos mais afetados são o trapézio (principalmente na porção superior), o esternocleido-occipitomastóideo, semiespinal da cabeça e esplênios da cabeça e pescoço, mas também podemos encontrar contraturas na musculatura paravertebral da cabeça até a região torácica.

Posições para o massageado

1. Sentado com os ísquios bem colocados e a coluna ereta (mas não rígida).
2. Sentado com o tronco, cabeça e membros superiores apoiados em uma mesa, com uma almofada fina entre o peito e a mesa, a cabeça apoiada na mesa em rotação para o lado mais confortável e os membros superiores em diagonal (*A*), ou com as mãos sob a testa no caso de não ser possível nenhuma rotação (*B*).

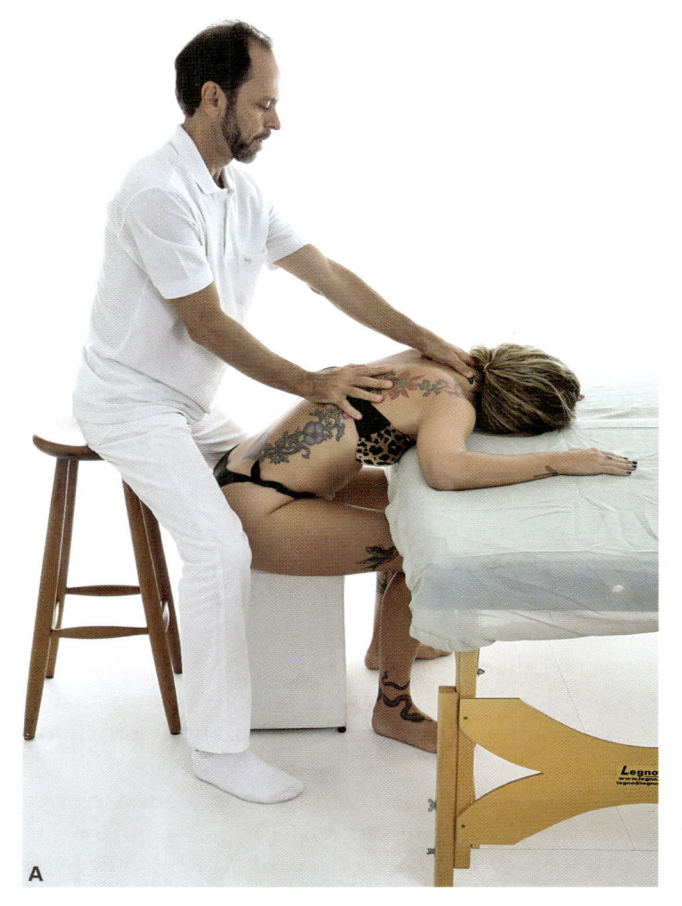

A

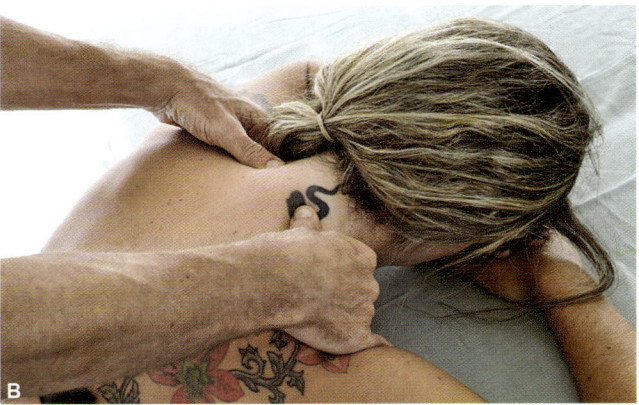

B

3. Decúbito ventral com almofada alta sob o peito e almofada mais baixa sob a testa.
4. Decúbito dorsal.
5. Cadeira para massagem expressa.

Procedimentos na massagem

Citamos algumas sequências, pontos e procedimentos para o tratamento global e de primeiros socorros; a partir disso, o praticante deve discriminar mais as manifestações do massageado, procurando a origem do sintoma e direcionar o tratamento nesse sentido.

Os pontos dos meridianos são descritos e ilustrados com fotos no Capítulo 9.

- Meridianos principais a se trabalhar: ID e TA no seu todo e VG no segmento da torácica à cabeça
- Pontos principais a se trabalhar: ID9 a 15; TA14 e 15; VB12, 20 e 21; IG16; ênfase em VB20 e 21
- Usar óleo de alecrim (*Rosmarinus*), tintura e pomada de cânfora, friccionando a região lesada
- Massageado na posição 1, massoterapeuta por trás promove fricções e pressões leves na região, pressão e vibração nos pontos. Movimentos das escápulas e ombros, em um primeiro momento sem muita profundidade, para produzir uma descontração geral. Movimento de tração na cabeça com apoio na base do occipital, com atenção à suportabilidade do massageado
- Nas posições 2, 3 ou 5: pressão, fricção ou vibração na musculatura torácica. Pinçamento e pressão no ombro e pescoço, pressão e vibração nos pontos citados com maior profundidade. Pressão nos espaços intervertebrais (VG) da região torácica. Pressão, fricção e deslizamento profundo nos braços, principalmente nos meridianos citados
- Na posição 3, pressão com as falanges na musculatura paravertebral e nos espaços intercostais próximo à coluna
- Na posição 4, pinçamento na musculatura cervical como um todo, pressão e fricção nos segmentos de VG, B e VB da cabeça e cervical. Movimentos passivos da cabeça em flexão, rotação e inclinação, iniciando-se lenta, e com percursos pequenos, e gradativamente (na suportabilidade do massageado) levando às máximas articulações dos movimentos em alongamento passivo
- Manobras: 12 (se for possível), 48 a 54 (ver Capítulo 7).

  Atenção para respeitar o limite do massageado.

Outros procedimentos

- Compressa de confrei, hortelã, malva ou macela canforada, na posição 2
- Conscientize o massageado da necessidade de se trabalhar com alongamentos preventivamente para essa região
- Suco indicado: limão.

Entorse e contusão

O sintoma da entorse e da contusão é a dor na região afetada. Afeta os sistemas dos tecidos conjuntivos, muscular e articular. A qualidade energética e os meridianos associados são determinados de acordo com a região da lesão.

São lesões no corpo que se apresentam na sua superfície, na "casca" que se relaciona fisicamente com o mundo, basicamente no aparelho locomotor (articulações, músculos, fáscias, pele e ossos). Devemos considerar também o estado psíquico do massageado, que pode estar hipersensível no seu contato com o mundo externo. A massagem é um estímulo externo, que passa pela superfície do corpo e estabelece o contato interno, estimulando o processo curativo da lesão. Deve ser aplicada somente no limite em que o massageado seja receptivo, independentemente de ser no local da lesão ou em outros pontos e regiões. O primeiro objetivo é acalmar e "sintonizar" a pessoa com a circunstância diante do trauma.

Nas lesões, a dor sempre se manifesta nitidamente, cada corpo tem um limite de suportabilidade à dor, mantendo-se em condições de troca com o externo, ultrapassando-se esse limite, a reação é de fechamento neuromuscular. Por outro lado, se o corpo lesado não recebe um estímulo externo, fecha internamente os seus canais de autoestímulo de energia e acomoda-se na lesão, demorando mais tempo para a sua recuperação, correndo o risco de recuperar-se parcialmente, e ainda o de desequilibrar outras regiões como compensação da área lesada.

O massoterapeuta deve ter esse processo em mente, e usando a sua sensibilidade, relacionar-se tatilmente com o massageado nesse limite, que pode ser desde um toque razoavelmente profundo até uma polarização na região naquele momento, conforme ela "se abre" na sua superfície corporal. Se permanecer insistentemente "fechada", ele deve encaminhar o massageado para uma terapia mais pontual.

A atuação da massagem em lesões tem o objetivo de estimular a recuperação do organismo, acelerando assim o seu processo de cura, e de manter em harmonia o todo do corpo, evitando compensação e deixando os canais de circulação de energia aptos para a fluência de vitalidade e saúde.

Entorses

Lesão ligamentar causada por forças além do limite elástico, causando ruptura fibrosa e instabilidade da articulação envolvida.

Base para avaliação

- Tornozelo – por meio do histórico: a lesão resulta da súbita curvatura do pé, para dentro ou para fora, além do limite articular. Dor na região dos maléolos (mais frequentemente no maléolo externo) com inchaço e hematoma
- Lombar – por meio do histórico: a lesão pode resultar de um levantamento de peso com os braços, em uma posição inadequada das pernas (esticadas), ou de um movimento súbito de flexão ou rotação da coluna lombar. Dor na região lombar de um dos dois lados e impossibilidade de movimento.

Procedimentos na massagem

Citamos algumas sequências, pontos e procedimentos para o tratamento de primeiros socorros, que devem ser aplicados durante 2 ou 3 dias seguidos, e depois espaçando lentamente, ou com espaço de 2 ou 3 dias durante três sessões, dependendo do grau de recuperação do massageado. Se, após três sessões, o corpo não apresentar nenhuma alteração, encaminhe a pessoa para um profissional que avalie com um exame radiológico. Quanto mais imediatamente for aplicada a massagem ao momento da lesão, mais condições de estímulo à recuperação ela terá; juntamente aplique pomada de arnica acompanhada de fricções na região lesada.

Após a recuperação, é importante direcionar o tratamento procurando a origem da vulnerabilidade da região lesada, principalmente quando a lesão não é primária.

Posição para massagem

- Tornozelo: decúbito dorsal, de preferência com a perna elevada com apoio
- Lombar:
  - Decúbito ventral com travesseiro debaixo do ventre
  - Com o tronco flexionado apoiado em uma mesa e os pés no chão (se o massageado estiver possibilitado para esse movimento).

Para qualquer tipo de entorse

Contraindicação: não trabalhe com movimentos na(s) articulação(s) lesada(s) nem alongamentos na região.

Os pontos dos meridianos são descritos e ilustrados com fotos no Capítulo 9.

1. Fricção, pressão subsequente e deslizamento vai e vem em torno da região lesada.
2. Pressão subsequente e vibração nos pontos dos Meridianos no sentido da energia, que passam próximos à região lesada.
3. Sequência de deslizamento, fricção, pressão e vibração, partindo da periferia para o centro da área lesada, com a profundidade no limite de suportabilidade do massageado.
4. Deslizamento profundo, em linha, sobre o meridiano que passa sobre a lesão; se não passar exatamente em cima, execute esse movimento no meridiano mais próximo, e em uma linha paralela ao meridiano que passe sobre a lesão. Quando passar sobre o ponto da lesão, o deslizamento é mais suave.

Para entorse do tornozelo

1. Movimentos 1 e 4 do item anterior.
2. Amassamentos no sentido da circulação de retorno e deslizamento profundo na região **yīn** do pé e perna (que vem no mesmo sentido da circulação de retorno).
3. Pressão constante e vibração no B59, B60 e B62; E41, E42; VB 34, VB39 e VB40. Uma boa técnica é iniciar a pressão, ir aprofundando lentamente até o limite da dor suportável. Em seguida, deve-se aplicar a vibração, e posteriormente voltar à pressão, e lentamente ir afrouxando; esse procedimento deve durar no mínimo 50 s.

Para entorse lombar

O massageado estará impossibilitado de fazer movimentos de rotação da coluna, esses não deverão ser feitos até a reconciliação da lesão, nem ativa nem passivamente. Atenção ao pedir para a pessoa se posicionar para a massagem, de modo que não requeira rotação da coluna.

1. Movimentos 1 e 4 do primeiro item do tópico.
2. Deslizamento profundo em linha, simultâneo com os polegares, ao longo do meridiano da Bexiga no segmento das costas.
3. Deslizamento profundo com as mãos inteiras, da região lombar, partindo do centro (próximo à coluna e indo até as laterais).
4. Deslizamento profundo com os quatro dedos no meridiano da Vesícula Biliar no segmento lombar-pélvico.
5. Pressão constante e vibração nos pontos B23, VG4, B31, B22, VB30, B50, B60 e B62.
6. Pressão com toda a mão na coluna lombar (não possibilitando a rotação das vértebras), com uma mão, e com a outra pequenos movimentos da pelve para cima, faça um lado e, em seguida, o outro.
7. Massageie com fricção e deslizamento no local as regiões com os músculos em contratura.

Outros procedimentos

Não trabalhe com alongamentos durante o período de lesão. Somente depois de totalmente recuperado, os alongamentos lombares são aplicados.

- Compressa – lombar: água fervente com alecrim ou cânfora ou os dois. Aplique com toalhas o chá quente na região, antes de massagear
- Tornozelo – contraste de água fervente com gelo, usando recipientes em que possa mergulhar o pé até a canela; aproximadamente 1 min cada, durante 15 a 20 min.

Contusão

Base para avaliação

Por meio do histórico de batida em alguma parte do corpo. A área contundida forma edema e apresenta dor ou sensação de dormência. Ocorre um traumatismo dos tecidos moles (pele, subcutânea, músculos, nervos, vasos sanguíneos e linfáticos). Quando a contusão é muito violenta, encaminhe para um profissional que faça um exame radiológico, para saber se houve lesão do osso.

Procedimentos na massagem

1. Compressa com gelo sobre o local traumatizado.
2. Use pomada de arnica e óleo de alecrim, friccionando a região lesada.
3. Coloque o membro contundido em uma posição elevada, para fazer a massagem.
4. Pressão intermitente e vibração em pontos dos meridianos que passam próximos à região lesada.
5. Deslizamento vai e vem, e fricção na periferia da área contundida, com a profundidade no limite de suportabilidade do massageado. Em fase posterior, parta da periferia e chegue ao centro da contusão.
6. Amassamento ou pressão suaves, usando as eminências das mãos, ou a borda dos dedos, sobre o local lesado. Em fase posterior, acrescente-se percussão com leveza.
7. Amassamentos envolvendo toda a musculatura próxima à região lesada, no sentido da circulação de retorno.
8. Trabalho nas articulações próximas à contusão, com movimentos passivos, explorando toda a mobilidade articular, e alongamento da musculatura do tronco, próximo à contusão.

Para tratamentos gerais no joelho

1. Liberação miofascial nas bordas de todos os tendões que se fixam ou passam pelo joelho.
2. Movimente a patela, com delicadeza, em todas as direções.
3. Movimentos passivos da articulação do joelho, enfatizando as rotações.
4. Pressão com fricção no trajeto dos meridianos que cruzam o joelho: R, BP, F, B, E e VB.
5. Pressão nos pontos: R10; BP10; F8; E34, 35 e 36; B52 (38), 53 (39) e 54 (40).

Coluna vertebral e costas

Os sintomas são dor e limitação de movimento da coluna vertebral e das costas. Afetam os sistemas musculofascial e articular e a qualidade energética, de acordo com a região afetada. Os meridianos associados são VG e B.

Base para avaliação

- Dor nas vértebras, na escápula e na musculatura das costas

- Limitação da movimentação do tronco
- Postura inadequada. Avalie os hábitos
  - Posturas ligadas a nossa personalidade e emoções, projetando ou arqueando o corpo
  - Posições em descanso com o corpo "largado"
  - Posições em atividade, no computador, telefone, carregar bolsas, andar com as pernas desalinhadas etc.
  - Posições forçadas de quem usa o corpo como instrumento de trabalho
- Nódulos e enrijecimento observados pelo massoterapeuta
- Histórico: exemplos mais comuns de processos patológicos (as patologias são diagnosticadas pelos médicos)
  - Nos músculos: contraturas e hipotonia
  - Nas articulações: artrite (inflamação) e artrose (desgaste)
  - Nos ossos: osteófitos (bico de papagaio), calcificações e osteoporose (degeneração)
  - Nos ligamentos: entorses
  - Nos discos.

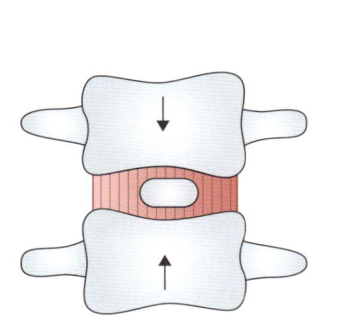 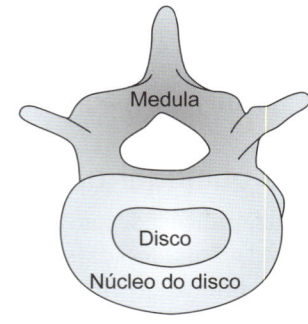

A Pressão sobre o disco **B**

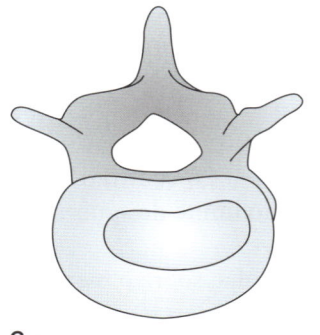 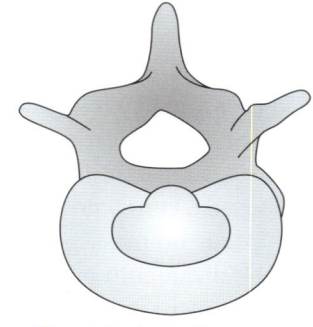

C Protrusão ou abaulamento (deslocamento do disco) **D** Hérnia de disco (deslocamento do disco rompendo seu anel fibroso)

Procedimentos na massagem

O trabalho do massoterapeuta é localizar os desarranjos e trabalhar na reeducação somático-psíquica do massageado, mesmo que paralelamente a outros tratamentos. As frentes de trabalho para o reequilíbrio da coluna são:

1. Massagem
   - Na harmonização da musculatura na região
   - Na flexibilidade das articulações intervertebrais e dos membros com o tronco, micromovimentos
   - Ative os meridianos e trabalhe os pontos na região
   - Nos pontos de comando dos meridianos dos órgãos correspondentes à região do desarranjo
   - Alongamento passivo
   - Reflexologia nas áreas dos pés correspondentes. Ver Capítulo 3.
2. Óleos indicados: lavanda, bétula, alecrim e cânfora (nas áreas lesadas). Pomadas de arnica e ervas.
3. Compressas quentes e banhos do tronco com as plantas: arnica, camomila, hortelã, manjerona, melissa.
4. Sequência de alongamento ativo para o massageado praticar diariamente ou no mínimo 3 vezes por semana.
5. Conscientização das áreas desarranjadas e trabalho ativo postural no cotidiano.

Prática de massagem das costas

Os pontos dos meridianos são descritos e ilustrados com fotos no Capítulo 9.

Percepção e leitura da pele, músculos, ossos e pontos

- Leitura com a pessoa em pé, sentada e sentada em inclinação anterior
- Deslizamento superficial com as palmas das mãos, nas costas e nos ombros, observando a pele
- Fricções ao longo da musculatura das costas, do ombro para o quadril, observando fáscias e músculos
- Fricção, pressão e empurrão nos espaços intervertebrais e nas laterais das apófises espinhosas, ao longo do meridiano Vaso Governador do cóccix a C7, observando as vértebras
- Pressão nos pontos da Bexiga (B11 a B30), observando os pontos sensíveis e detectando pontos de assentamento.

Micromovimentos passivos

- Decúbito dorsal
  - Do quadril com as pernas no rolinho (báscula). Região sacrolombar
  - Um lado por vez do quadril (báscula em diagonal). Região sacrolombar
  - Cervicais e articulação atlanto-occipital
- Decúbito lateral
  - Quadril
  - Vértebras lombares
  - Caixa torácica

- Decúbito ventral
  - Quadril um lado por vez. Vértebras lombares
  - Caixa torácica.

Liberação miofascial, nos tecidos restritos

- Alta torácica
- Baixa torácica
- Lombar
- Sacrolombar.

Massagem profunda nos pontos

- Do Vaso Governador
- Da Bexiga
- Nos pontos paravertebrais (pontos extras **huá tuó jià jí**) que estão lateralmente dos dois lados da coluna, a 1 cm de distância das apófises espinhosas das vértebras T1 a L5 (17 pontos de cada lado).

Massagem profunda para alinhamento vertebral

- Pressão seguida de vibração em sentido diagonal na direção das "paredes" laterais das apófises ou processos espinhosos das vértebras intervertebrais
- Com os polegares trançados, pince cada vértebra e promova um pequeno deslocamento em rotação.

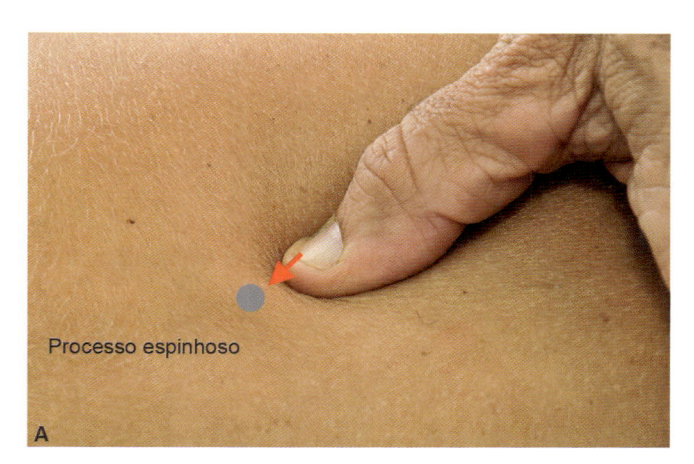

Processo espinhoso

A

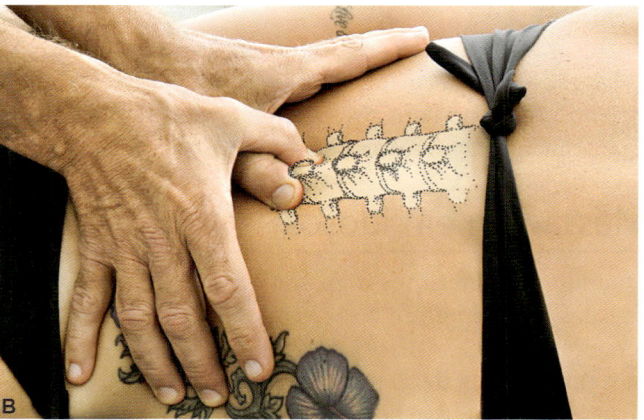

B

Sequência e especificidades

- Vibração e deslizamento no trajeto do meridiano Vaso Governador do sacro a C7, partindo para os ombros e braços até as mãos
- Pressão subsequente nas bordas superiores das escápulas, do centro para laterais
- Percussão com as mãos unidas e os polegares enlaçados na musculatura torácica medial e superior das escápulas
- Percussão "martelinho" sobre as escápulas, mobilizando os pontos no Intestino Delgado
- Pressões e movimentação passiva da escápula do lado oposto ao que a cabeça está virada. Outro lado, após virar a cabeça
- Situado acima da cabeça da pessoa, deslizamento médio/profundo com os polegares ao longo do meridiano da Bexiga (nas duas linhas) do ombro para o sacro, com os polegares, eminências da mão e os quatro dedos (repetições)
- Deslizamento profundo e "vai e vem" nos espaços intercostais, do centro para as laterais
- Situado lateralmente ao corpo do massageado, pressão subsequente ao longo do meridiano da Bexiga, do ombro para o glúteo, usando o peso do corpo e sincronizando ritmicamente as pressões mais profundas na expiração da pessoa
- Deslizamento médio com os dedos e as palmas na região lombar do centro para as laterais
- Pressões e fricções nas bordas superior do sacro e do ilíaco, do centro para as laterais, nos forames sacrais e nas bordas laterais do sacro
- Pressões com as eminências das mãos (pode-se usar cotovelos ou joelhos) nos glúteos, do quadril para as coxas
- Fricção vigorosa com as eminências das mãos nas laterais do quadril na área do meridiano Vesícula Biliar
- Promover um balanço da cintura pélvica apoiando as mãos nas suas laterais.

Manobras

De 1 a 19, 22, 23, 27, 30, 32, 45 (ver Capítulo 7).

Advertência

- Dosar a pressão exercida, em relação ao peso do massageado e à sua aceitação sem contrações musculares
- Não pressione com profundidade nos casos de descalcificação generalizada e osteoporose.

Massagem em idosos

Quando nos referimos à pessoa idosa, referimo-nos às pessoas que atingiram 65 a 70 anos, ou seja, a chamada terceira idade. Essa fase de vida é atingida de maneira bastante variada pelas pessoas, seja em seus aspectos físicos, seja em seus aspectos emocionais ou energéticos.

Ao mesmo tempo, dentro do ciclo de vida humana, podemos traçar algumas características comuns que auxiliam a leitura para um tratamento ou profilaxia das pessoas nessa fase.

Observamos que essa é uma fase que tende a causar maior internalização. A energia do ser está voltada para o seu aspecto interno, em que o físico apesar de ainda ser o "suporte" de conexão com o mundo, já não responde tanto como fonte de autoconhecimento e necessita buscar a preservação para continuar o seu ciclo.

É um momento em que a pessoa se aprofunda no que já foi vivido e necessariamente entra em contato sentimental com tudo que foi "plantado". O reconhecimento daquilo que foi conquistado aquece o coração, assim como gera peso aquilo que não foi realizado. A serenidade da sabedoria pode se fazer presente, assim como o medo diante da fragilidade física e da consciência da morte.

Assim, dentro da filosofia taoísta, essa é uma fase final de um ciclo de manifestação, retratada nos potenciais do elemento água.

No encaminhamento terapêutico, pode-se incentivar as pessoas a realizar coisas possíveis e a expressar seus desejos pessoais, individuais. Pode-se estimulá-las a se relacionarem com outras pessoas, a se desapegarem de conflitos alheios e a buscarem uma maior e melhor adaptação da sua realidade.

1. Considerações sobre os aspectos físicos: menor flexibilidade, pele mais fina, ossos mais sensíveis, propensão à osteoporose, corpo com marcas temporais (totalmente passíveis de serem estimulados, se necessário). Diminuição da circulação global, de sangue, líquidos e energia, causando distúrbios mais específicos, dependendo do histórico de cada pessoa.
2. Considerações sobre aspectos anímicos: menor disponibilidade para mudanças específicas, período de busca de adaptação para a senilidade. A sexualidade tende a diminuir, variando de caso para caso. Potencialmente, a espiritualidade tende a aumentar.

Procedimentos no atendimento em massoterapia

1. Durante o período de avaliação, é importante priorizar as queixas atuais para o encaminhamento, pois, na maioria das vezes, encontramos várias marcas corporais significativas, porém adaptadas. Assim, a leitura corporal é um instrumento para focarmos a queixa e também observarmos atentamente como está o eixo de sustentação da pessoa, atentando às curvas da coluna vertebral (preservação dos espaços de lordose cervical e lordose lombar), à firmeza das pernas e soltura de braços.

2. Procure utilizar bastante a orientação em Educação Somática, tendo como objetivo maior adaptação e bem-estar, tanto posturalmente como em atitudes do dia a dia. Oriente alongamentos, respiração e automassagem adequados. Conscientize a pessoa diante dos desgastes físicos, emocionais e energéticos desnecessários.

3. Como o corpo tende a ter menor flexibilidade, muitas vezes posições variadas são necessárias para a pessoa poder relaxar mais durante o atendimento (principalmente lordose cervical). O decúbito lateral tem boa aceitação no geral, decúbito ventral depende das curvas da coluna e flexibilidade do pescoço. Coloque pequenos apoios nos espaços entre o corpo e a maca, para haver maior relaxamento.

4. O sono na massagem acontece, como um "vai e vem", assim como a fala espontânea. Maior dificuldade de "entregar" a cabeça.

5. No toque, priorize a queixa no tratamento, enfatizando a área relatada. Ao mesmo tempo, trabalhe áreas e pontos específicos ligados à circulação como um todo:

   A localização dos pontos dos meridianos e suas funções encontram-se no Capítulo 9.

   - Regiões: nuca, dorsal (primeira à quinta torácica), região inferior ao processo xifoide
   - Meridianos: Coração, Circulação-Sexo e Rim
   - Pontos: B14, B15: Pontos de assentamento de CS e C
     - C7 – Ponto de sedação e Fonte, C9 – ponto de tonificação: trabalhar o mais sensível
     - CS4 – Ponto de acúmulo; CS6 – ponto de conexão ou **luò**; CS8 – ponto de energia máxima
     - TA5 – Ponto de conexão ou **luò**
     - R3 – Ponto fonte
     - VC14 – Ponto de alarme; VC17 – ponto alarme superior
   - Membros (principalmente as pernas).

6. Terapêutica do toque: evite grandes pressões, trabalhe bastante com mobilização articular, respeite os limites de alongamento, toque de forma mais leve as peles mais finas.

Massagem em bebês e crianças*

Dentro do nosso método, ao fazermos massagem em bebês e crianças, além de termos os mesmos objetivos e princípios daqueles aplicados aos adultos – estímulo à grande e pequena circulação de energia e à organização da estrutura do corpo – também temos o compromisso de acolher os pequenos no seu *processo de formação*, considerando a sua chegada ao mundo das coisas e das pessoas.

É importante entendermos que as crianças, a partir do momento que nascem, continuam seu processo de formação nos vários níveis – afetivo, emocional, cognitivo e físico. O bebê nasce com um corpinho ainda em constituição – tendões, vasos sanguíneos e meridianos a formar, insuficiência de **qì** (energia **yīn/yáng**), de sangue e sistemas imaturos –, acompanhado de um crescimento vigoroso que exige cuidados externos específicos e regulações internas por parte de seu próprio organismo. As regulações necessárias criam calores, vapores (febres), suores, diarreias, além da presença das doenças infantis. É uma adaptação exigente que vai trazendo maturidade ao organismo e constituindo identidade ao indivíduo, lembrando que a plena formação orgânica se dará quando os hormônios começarem a fazer parte do corpo, já na puberdade.

Diante desse processo intenso de constituição e sintomas pelo qual a criança passa, a massagem pode ser uma grande aliada dos pequenos na regulação do metabolismo, auxiliando nas assimilações e eliminações necessárias, assim como no equilíbrio da energia do corpo, fortalecendo o sistema imunológico e evitando maiores desequilíbrios e possíveis somatizações diante das vivências intensas.

Além desse enfoque físico, a massagem em bebês e crianças é um meio de relação, de brincadeira corporal que desperta autoconhecimento, bem-estar, amorosidade e segurança, fortalecendo aspectos do humano tão necessários.

Contextos da massagem

A massagem em crianças pode acontecer na realidade do lar, em que os pais e pessoas próximas estarão ministrando o toque; também em instituições (escolas, abrigos) ou em consultório, em caráter terapêutico, podendo estar somada a outras técnicas, dependendo da formação e experiência do massoterapeuta.

Os contextos em que a massagem acontece, a consciência e experiência de quem toca e a permissividade da criança determinam a profundidade da massagem e seus resultados.

Massagem caseira

Em casa, a massagem pode se dar em momentos mais informais, de curta duração, ou em momentos planejados e lugares organizados para o ritual.

A massagem em certas partes do corpo é bem recebida, muitas vezes, um pouco antes do sono da criança – não há necessidade de despi-la inteiramente, podendo a massagem concentrar-se nas extremidades do corpo,

---

* Este material foi elaborado pela professora Claudia Regina Passos: pedagoga, psicopedagoga e massoterapeuta, que atua na área clínica e institucional com bebês e crianças desde 1987, integrando a terapêutica do toque e seus aspectos psicomotores.

cabeça; e os toques mais deslizantes e globais serem executados por cima da roupa, integrando as áreas que não estejam tão acessíveis. Outros exemplos mais informais acontecem em experiências espontâneas, quando os pequenos sentam em nosso colo, deitam suas cabeças no nosso corpo, e nossas mãos passam a tocar de forma sistemática, produzindo pequenas sequências que as crianças se entregam e reconhecem como contato e bem-estar.

Como dito, podemos também criar momentos na rotina caseira e organizar o ambiente com vários elementos que passam a fazer parte do ritual da massagem: momento e lugar específicos, ambiente aquecido, música tranquila, óleos e materiais intermediários que podem servir tanto para tocar o bebê, como para ele segurar (bolinha, esponja, guizo etc.).

Massagem no consultório

No nosso enfoque, o trabalho de massagem é somado a brincadeiras corporais que procuram organizar o movimento ativo da criança e também despertar o vínculo entre a criança e o terapeuta, pois como todos sabem (ou deviam saber), brincar é muito importante. Isso quer dizer que durante o atendimento teremos um momento para as brincadeiras corporais e outro para a massagem propriamente dita.

É importante perceber que a criança não "chega" sozinha ao consultório do massoterapeuta e são várias as demandas que trazem uma criança para o trabalho. Muitas vezes, os pais querem saber como se faz a massagem, principalmente em bebês e crianças pequenas, para poderem aplicar nos seus filhos, podendo assim o massoterapeuta orientá-los.

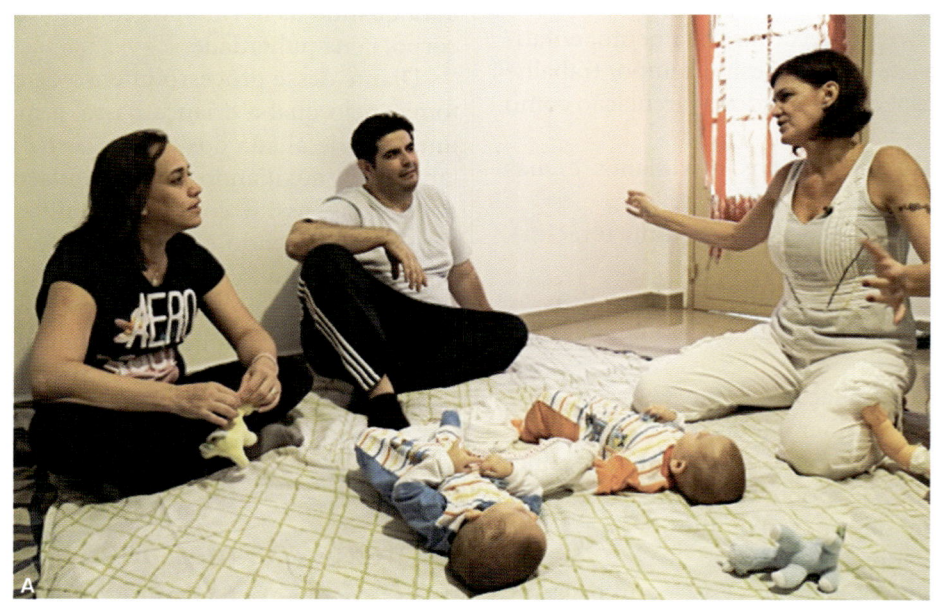

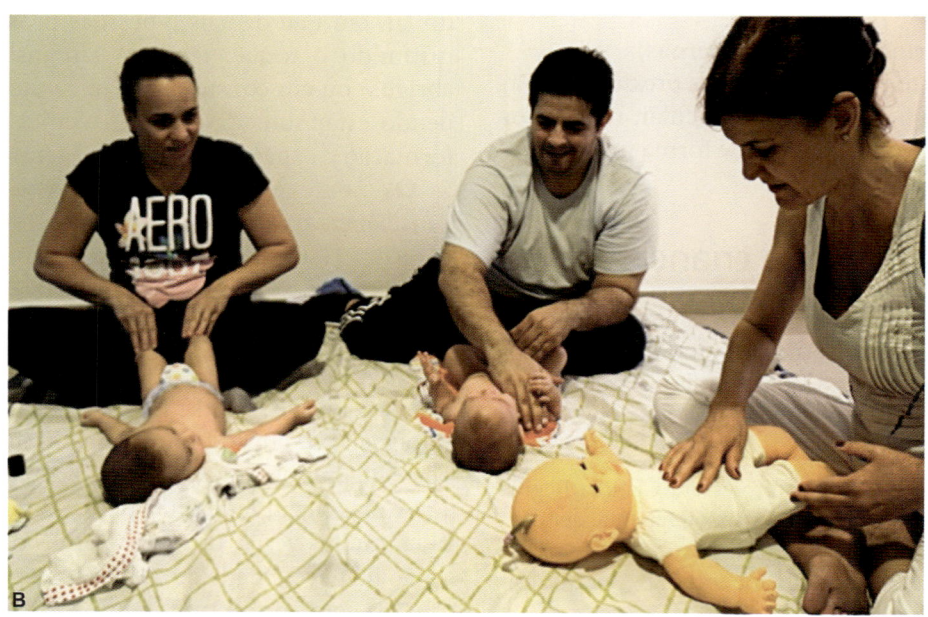

A massagem também é procurada para "acalmar" a criança mais hiperativa – queixa esta comum do movimento da criança, atualmente. Nesses casos, para o trabalho terapêutico ter um bom desenvolvimento, é necessário que o massoterapeuta avalie todos os aspectos relacionados com a possível agitação da criança – sua rotina, momentos de acolhimento e limites, alimentação, sono – tendo a clareza de que a massagem pode auxiliar no processo regulador da criança, mas é insuficiente, caso sua rotina e suas relações não estiverem colaborando nesse sentido.

Os distúrbios de saúde, quando surgem no consultório (p. ex., o pulmonar), costumam ter um histórico bastante significativo, cabendo ao massoterapeuta explorar os dados e planejar o seu atendimento, pesquisando pontos, regiões e sequências de toques eficazes. A parceria com outros profissionais também é indicada.

Quanto maior for o conhecimento do massoterapeuta sobre o desenvolvimento infantil, mais ferramentas terá para atuar com crianças de fases diversas, conseguindo adaptar suas técnicas à realidade de cada uma.

Rotina do consultório

Motivo do trabalho (a queixa)

Normalmente os pais procuram o massoterapeuta com uma queixa específica e um histórico significativo. Veja que dificilmente o massoterapeuta será procurado para trabalhar com uma criança dentro de um caráter preventivo (para tal, os pais procuram trabalhos coletivos, natação, esportes, dança etc.).

Um primeiro contato com os pais (sem a criança) é importante para situar a "queixa". A partir daí o massoterapeuta terá os encontros com a criança, complementando a entrevista com os pais, para fazer sua leitura e propor um caminho para o trabalho.

Trabalho ativo

O trabalho ativo (as brincadeiras) procura estimular e organizar o movimento corporal da criança. Ele será organizado conforme a queixa, o interesse e a idade da mesma. Sua duração será de aproximadamente 20 min.

Esse é um momento do trabalho que pode ser bem aproveitado para o desenvolvimento psicomotor da criança, se o massoterapeuta explorar com intenção. Para tal, é importante ter claro o que se quer com o "brincar" corporal, senão tudo fica muito solto, já que esse é o movimento natural da criança.

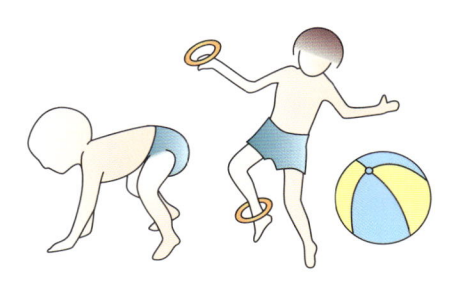

Nesse momento, por exemplo, podem ser explorados gestos de contenção (virar semente) e ampliação (rolar como água), caso a criança necessite vivenciar essas posições; ou algo mais focado em alguma região do corpo, por exemplo, os pés (pegar bolinhas de gude, andar sobre a baguete etc.); ou ainda brincadeiras corporais com o apoio do corpo do massoterapeuta.

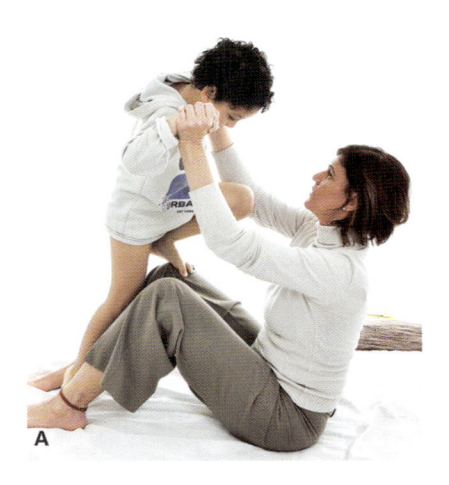

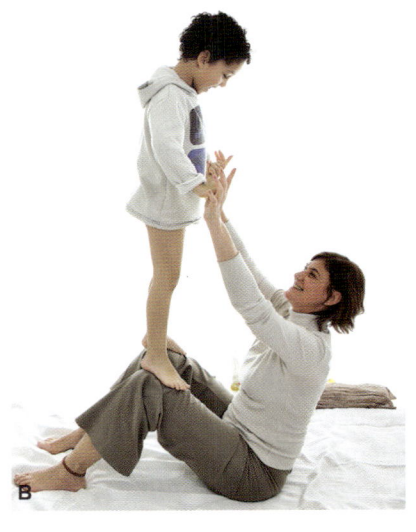

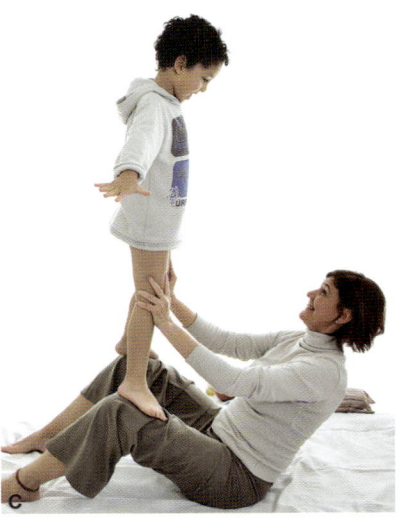

Massagem

O momento da massagem é um ritual que se constrói com a criança a cada sessão. A faixa etária da criança, assim como a "queixa" inicial determinam o desenvolvimento do trabalho.

O tempo de massagem é de aproximadamente 40 min; complementando com o trabalho ativo (brincadeiras), a sessão dura cerca de 1 h. Essa distribuição do tempo depende de cada criança e das técnicas empregadas.

Técnicas de massagem em crianças

Encontramos técnicas de massagem em bebês e crianças que atuam desde o seu corpo mais sutil (camada extrafísica e *chakras*), até o físico (ver Capítulo 2), variando a forma do toque em cada abordagem.

Assim, quem quer aprofundar seus estudos em massagem com crianças, acredito que possa ou se fixar em uma única abordagem, estudar sua prática e benefícios, ou em várias abordagens, introduzindo características de cada uma, conforme a necessidade de cada criança.

A seguir, há uma rápida exposição de algumas técnicas. O critério para o uso de cada uma dessas, individualmente ou compostas, sem dúvida é o *movimento corporal* da criança, sua *faixa etária* e o *desequilíbrio* que cada criança apresente.

Shantala. Técnica indiana, muito antiga, trazida para o Brasil por Frederick Leboyer. Trabalha com movimentos roliços (amassamentos) e deslizamentos. O sentido do toque prevalece do centro para a periferia, produzindo ao mesmo tempo alongamentos. É um método interessante para as crianças hipertônicas, que têm o corpinho dominado por ações flexoras, mas que já descobriram um pouco seus movimentos mais extensores. Também é adequada para aquelas que recebem bem o toque, que não se "debatem".

Chinesa e japonesa (tuī ná/*do-in/shiatsu*). Enfatiza a grande circulação de energia, ou seja, o equilíbrio das energias **yīn** (feminino) e **yáng** (masculino) que estão presentes no corpo. É um estímulo que desperta a energia vital do ser humano, que está vinculada ao movimento da natureza (rotação e translação) e que procura regular a fluência dessa manifestação energética (energia **qì**). O toque se dá em pontos no corpo, em pequenos trajetos e nos meridianos de energia que estão em plena formação. É uma abordagem que trabalha fortalecendo o organismo, de modo preventivo, mas que também tem eficácia diretamente em distúrbios. Repetições e toques mais profundos são necessários, assim, a receptividade da criança é fundamental.

Coordenação motora na abordagem do método Béziers. Esse método, criado por Marie-Medeleine Béziers, não é assumido como uma técnica de massagem propriamente dita, mas se utiliza muito do toque na criança para trabalhar com sua musculatura, na busca da organização do movimento corporal da criança. Parte do princípio que, quanto mais eficaz for o gesto da criança, maior instrumental terá para se autoconhecer, desenvolver-se, relacionar-se e adaptar-se de forma expressiva e pessoal. Os toques procuram dar direções aos músculos e ossos, enfatizando movimentos de torções, enrolamentos e endireitamento inerentes ao corpo coordenado. É um método interessante para crianças que têm desorganizações motoras, ligadas às disfunções articulares e musculares, sobretudo, aquelas hipotônicas.

Toques sutis (bioenergética e eutonia). Toques leves que são bem recebidos por qualquer criança. Buscam o estímulo da energia no corpo, incentivando o aspecto mais sutil da mesma. É necessário manter o contato corporal com as mãos, dando um ritmo suave e contínuo, leve e amoroso. Em certos movimentos, o toque enfatiza trajetos. O método "Toque da Borboleta" (bioenergética) propõe o toque da cabeça aos pés, passando por regiões que costumam se desequilibrar ("encouraçar") durante o nosso desenvolvimento. Além de dissolver possíveis couraças energéticas, incentiva um alinhamento energético, longitudinal (cefalocaudal), acentuado. O toque eutônico já busca uma conexão entre quem toca e é tocado, enfatizando bastante o toque em articulações e músculos, produzindo um grande campo relacional. Nessa abordagem, a respiração profunda com consciência e presença, intensifica a energia de troca.

Estratégias na massagem e faixas etárias

A dinâmica da massagem se altera sensivelmente conforme a faixa etária da criança. No início, a entrega da criança é grande, permitindo vários tipos de toque e aceitando determinadas posições. Conforme se desenvolve, seu desejo pelo movimento e deslocamento próprio é grande, exigindo adaptações tanto para os tipos de toques empregados, quanto para as posições e sequências. Alguns materiais intermediários podem ser favoráveis para essas adaptações e, quando bem selecionados, também podem ser pertinentes para a organização corporal da criança (bolinha, bolão, bastão, esponja, rolos etc.). Veja a seguir algumas posições alternativas.

É importante construir uma rotina no trabalho de massagem, junto à criança, pois esta vai compreendendo a maneira de estar nesse trabalho corporal. Assim, o espaço organizado, os lugares elegidos para a massagem, os materiais conhecidos ou não, as posições; tudo poderá auxiliar na dinâmica do atendimento.

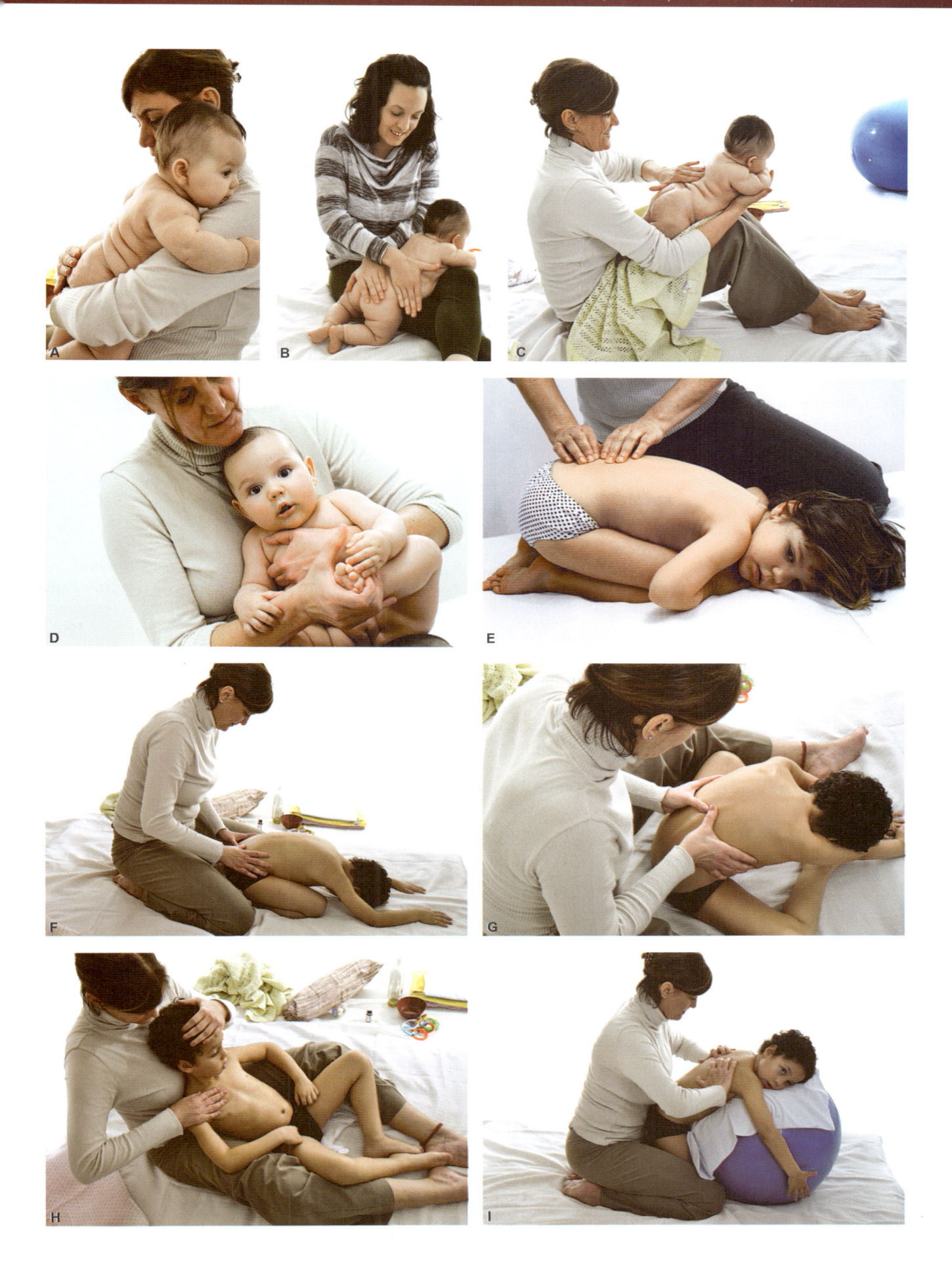

Adiante estão relacionadas algumas características das crianças (0 a 18 meses), considerando as faixas etárias, para melhor atendimento à criança e compreensão do seu processo.

Recém-nascidos até 3 meses

- Hipertonia do plano dorsal
- No início, não mantém a cabeça na linha média do corpo
- Membros aduzidos e flexionados
- Aos 15/20 dias conquista a fixação ocular
- Coluna: o tônus está concentrado no plano dorsal
- Membros: o tônus está no plano flexor
- Tem reflexos arcaicos (sistema nervoso central + labirinto + cervical)
- Tem cabeça grande/cíngulos peitorais (ombros) largos
- Sente o mundo como sua extensão
- Movimentos incansáveis, ondulatórios, percorrem todo o corpo, fundamentais para o desenvolvimento de sua propriocepção
- O bebê exerce pequenos movimentos de enrolamentos e endireitamento.

De 3 a 6 meses

- Bebê simpatia – adora rostos e sorrisos
- Não gosta de estar sozinho
- Conquista o alinhamento cefalocaudal
- Duplica de tamanho
- Firma a cabeça
- Perde a rigidez corporal
- Perde a assimetria, podendo cruzar mão-mão, pé-pé
- Perde o reflexo no 3º mês de preensão palmar
- Agita o corpo quando quer o objeto
- Puxa as coisas com a mão
- Cabeça levanta no eixo corporal – conquista o enrolamento do eixo
- Conquista a posição sentada de "balconeio" libera uma mão – membros inferiores não ajudam muito no movimento de sentar.

De 6 a 9 meses

- Inquieta e curiosa
- Com maior consciência, passa a estranhar – angústia dos 8 meses
- Explora, tocando partes do corpo
- Imita
- Ganha certa consistência muscular
- A possibilidade da passividade corporal aumenta, também há a resistência ativa
- Conquista a posição sentada – todo o corpo participa do sentar (as coxas apoiam o corpo próximo aos 8 meses)

- Conquista o engatinhar – mãos atuam e apoiam o corpo nos deslocamentos
- Exercita a posição de pé: reação de apoio – primeiro momento, sem mão (não segura), segundo momento, ela mesma se segura
- Emite sons linguodentais.

De 9 a 12 meses

- Estranha, observa
- Desloca-se bem
- Conquista um bom apoio das mãos para elevar-se
- Desenvolve noções espaciais (profundidade, distância) e de tempo (joga tudo no chão)
- Mãos com grande desenvolvimento de pinça
- Linguagem simbólica surge – ma-ma/pa-pa.

18 meses

- Transição do bebê para a criança pequena
- Maior representação interna do mundo – início do faz de conta
- Início do uso de palavras com significado
- Conquista o andar
- Quer correr, exercita seu ritmo próprio: tombos
- Movimento corporal é o meio total de relação e experimentação do mundo.

Postura e orientações no atendimento

- Evite massagear a criança quando estiver doente, muito cansado ou emocionalmente desequilibrado
- Procure dar total atenção ao ato de tocar, procurando não se dispersar com motivações externas
- Deixe "a graça" da criança permear todo o trabalho, mergulhando no movimento expressivo de cada uma. Ao mesmo tempo, não deixe essa característica fazer o seu toque perder ritmo e intenção
- O envolvimento com a criança é intenso, mas não deve ser permeado por dó, medo ou autoritarismo. Firme o vínculo em uma relação em que juntos irão encaminhar o que surgir
- Crianças sentem bastante a alteração da temperatura, influenciando diretamente e significativamente todo o seu bem-estar. Procure deixar o ambiente aquecido e se não for possível, manter a criança com um mínimo de roupa que garanta que o corpo não resfrie. Você pode deixar peito e pés aquecidos com roupas finas, pois isso não dificultará a massagem
- As mãos do praticante devem estar aquecidas, limpas, unhas aparadas; sua postura e posição devem estar confortáveis, com roupas que possibilitem desenvoltura e bem-estar
- A massagem pode acontecer no chão, em cima de um edredom, colchonete, sofá, *futon* ou cama

- Poderá ser usado óleo ou não, conforme intenção no atendimento. Nos toques mais tônicos, profundos, os óleos são necessários para o toque deslizar e aprofundar e, conforme sua terapêutica, trarão determinados benefícios.

Óleos indicados e terapêuticas das ervas

Encontramos os óleos essenciais (óleo puro da erva) e aqueles que as essências são diluídas, normalmente em uma base (semente de uva, girassol). O óleo essencial puro deve ser diluído em uma base, caso seja utilizado em grande volume, ou pode ser usado no enfoque da aromaterapia, na medida em que colocamos uma gotinha em nossas mãos e os pequenos, conforme recebem o toque, respiram a fragrância (Tabela 8.1). Cuide dos fortes odores para as crianças com menos de 1 ano.

Tabela 8.1 Óleos para massagem em bebês e crianças.

Óleo	Terapêutica	Onde usar
Camomila	Relaxamento	Todo o corpo
Lavanda	Circulação, harmonização energética	Todo o corpo
Calêndula	Regeneração da pele, tonificação	Abdome, partes específicas do corpo
Alecrim	Tonificação, ativação da circulação sanguínea	Em tratamentos específicos (p. ex., hipotonia), partes específicas do corpo Evite o uso noturno
Eucalipto	Tonificação	Tórax e membros superiores. Óleo forte para crianças alérgicas (diluir em óleo de semente de uva) Não é indicado para as crianças em tratamento homeopático

Sequência de massagem no bebê

Chegou o momento da prática da massagem. Após tantas considerações, nada melhor do que "esquecer" de tudo e se entregar para o encontro por meio do toque. Muitas das técnicas de massagem em bebês se formalizaram a partir de toques que acontecem espontaneamente na experiência da massagem com os pequenos. Se você tocar com presença, explorando as possibilidades do toque, acabará produzindo várias sequências que hoje são divulgadas como técnica de massagem em crianças.

- Posicione-se bem ao sentar-se; veja se é necessário colocar uma almofada embaixo do quadril para que este fique um pouco mais elevado, sustentando assim sua coluna
- Você pode repetir cada movimento proposto, aproximadamente, 3 vezes
- O encontro é uma grande brincadeira, uma dança, um carinho; um despertar, acolher e acompanhar
- Procure estar bem presente e deixe também as sensações guiarem suas intenções
- Você pode cantar suavemente durante o encontro, conversar com o bebê, emitir sons, gemidos e balbucios que servirão de expressão e comunicação entre vocês
- Aqueça bem suas mãos.

1. O começo

- Comece "apresentando-se" ao bebê, converse com ele, mostre seu tom de voz, olhe nos seus olhos. Nesse momento, você pode colocar um pouco de óleo nas mãos e aproximá-las, para que ele sinta o cheiro que você lhe oferece. Cada novo movimento deve ser cuidadoso e ritmado

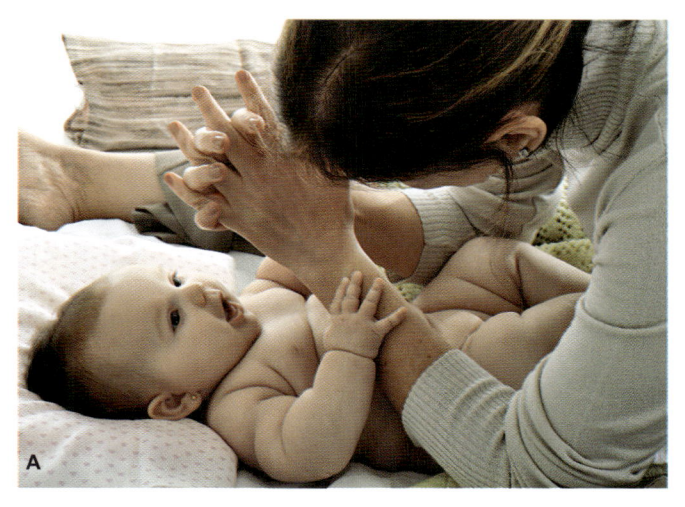

A

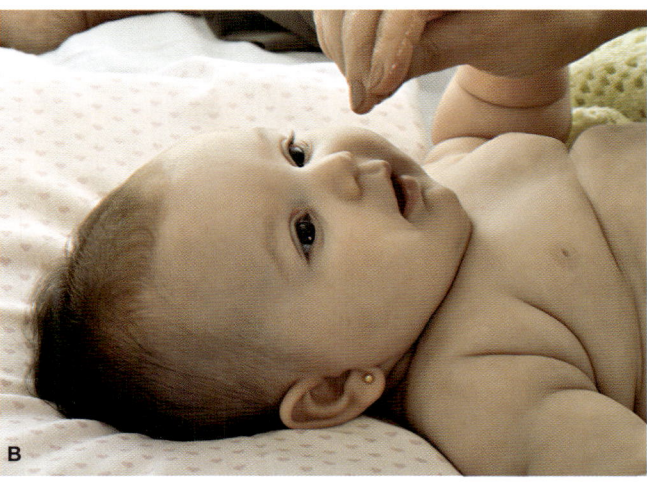

B

- Passe a tocar o corpo todo do bebê, deslizando as mãos, tocando sua pele. Acompanhe seus movimentos, dando boas-vindas para uma brincadeira que vai começar, aceitando e recebendo os movimentos que surgirem
- Deslize o toque da cabeça aos pés; e da cabeça às mãos.

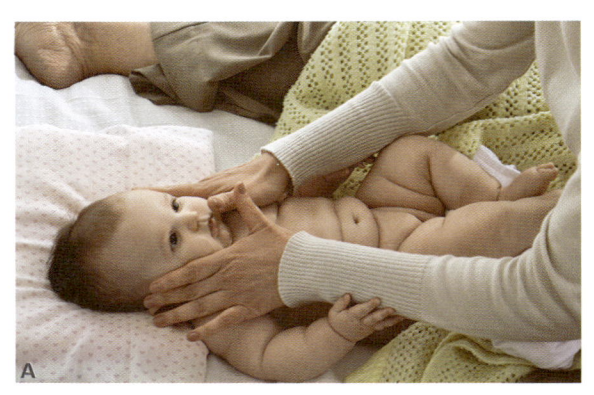

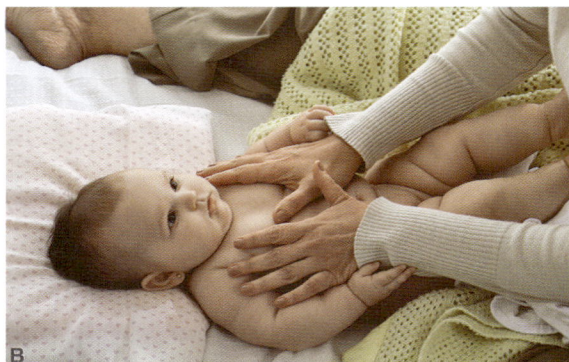

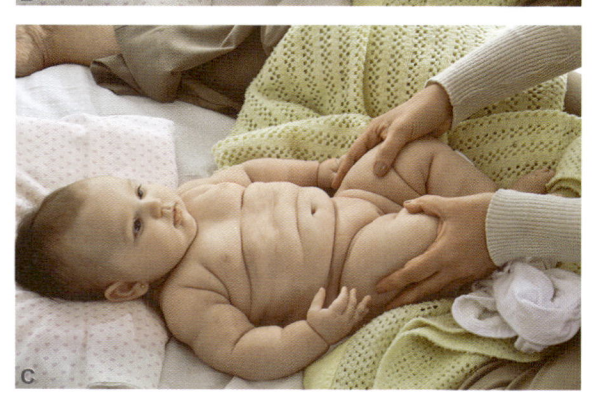

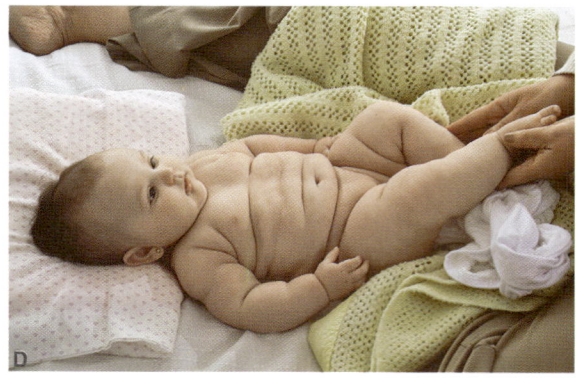

2. Toques e movimentos nos membros inferiores

- Os bebês adoram brincar com suas pernas, joelho e pés. Aos 4 meses, muitos já conseguem segurá-los e claramente mostram prazer e satisfação em interagir por meio do toque com essa região
- Afague com suas mãos os pezinhos e, aos poucos, escolha uma das pernas para aprofundar o toque

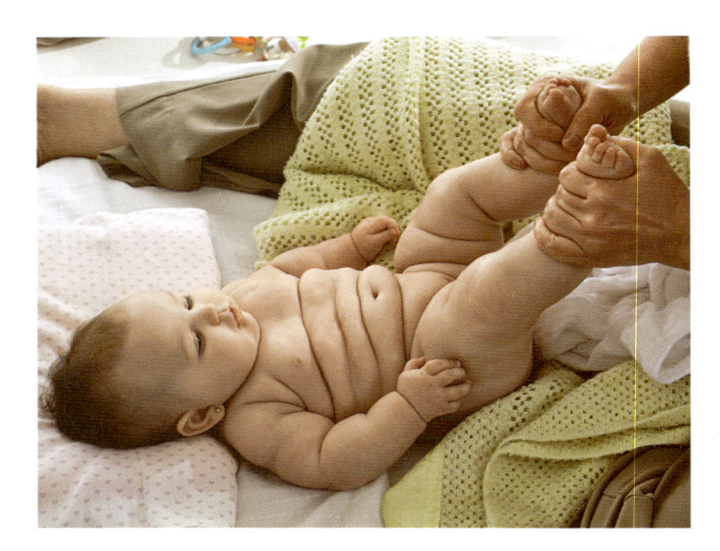

- A – Posicione bem a perna inteira do bebê para você tocar o pé, alinhando-a, com o pé na direção do joelho e do quadril. Faça uma leve rotação externa na musculatura da coxofemoral, deixando o pé fixo

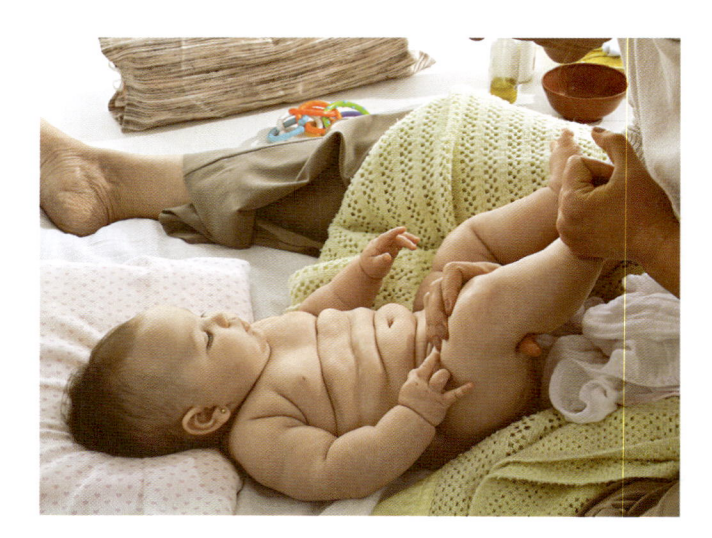

- B – Faça movimentos de amassamento na musculatura, rolando uma das mãos na coxa e a outra na parte inferior da perna. Role a musculatura da coxa para o lado de fora (lateral) e, a musculatura da parte inferior, para dentro (interno)
- Outro movimento possível é o deslizamento, desde a articulação coxofemoral até os pés

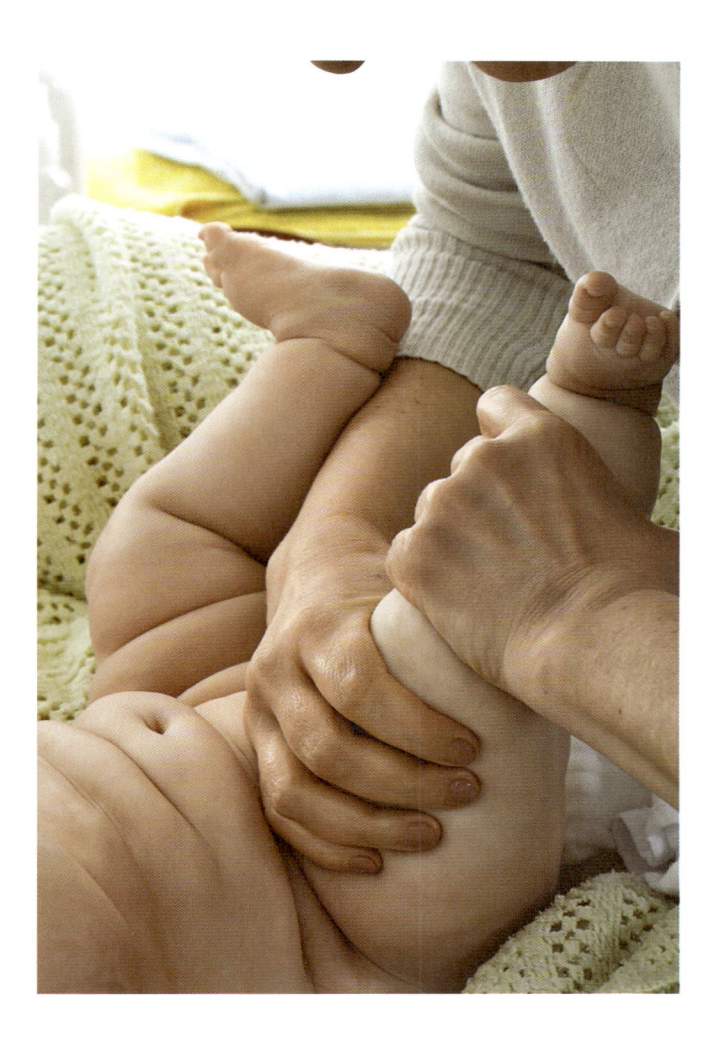

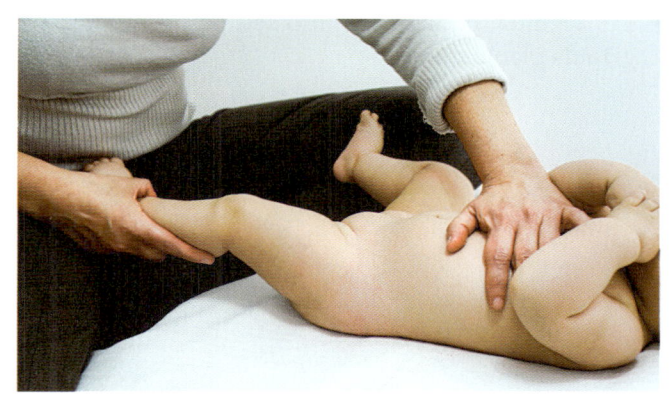

- Repita os movimentos A, B, C e D na outra perna.

3. Toque nos pés

- Na massagem, ao tocar os pés do bebê, uma das suas mãos sempre dará um bom apoio para a outra mão poder tocar com precisão, pressão e de maneira ritmada
- Há cinco regiões dos pés para aprofundarmos o toque: o calcâneo, o meio do pé, o arco medial (interno), o arco anterior e os dedinhos
- Começamos pelo calcâneo, pressionando e friccionando
- Muitos desses toques estão relacionados com a reflexologia, uma terapia que trata de forma aprofundada a massagem nos pés

- C – Alongue lateralmente a perna que está sendo tocada e deslize a mão na lateral da perna, com a palma toda, do início do quadril, até os pés

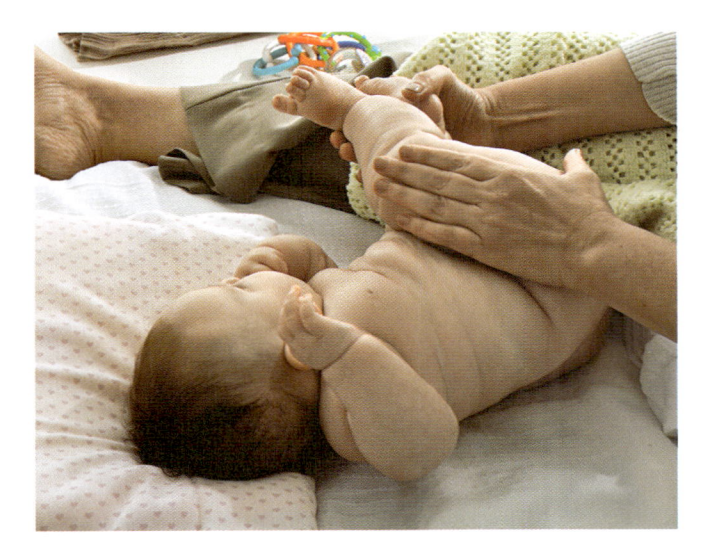

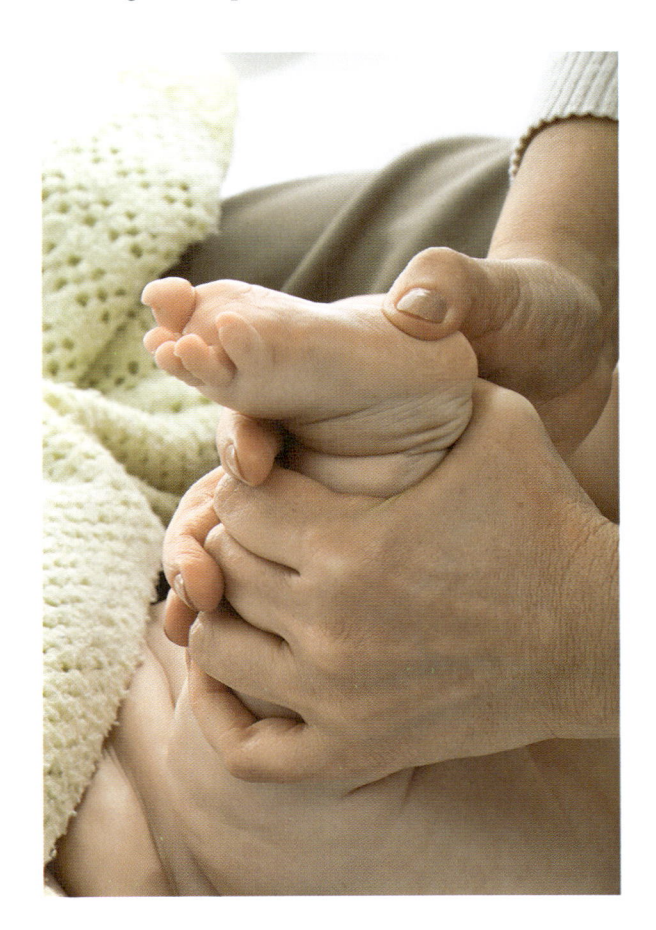

- D – Alongue a perna trabalhada, abrindo o espaço que vai da costela do bebê até seu pé. Procure manter o alinhamento da crista ilíaca, joelho e pé

- Em seguida, pressione com o seu polegar toda a região da planta do pé

- Com os seus polegares, faça deslizamentos do centro para as laterais, abrindo o arco anterior do pé do bebê

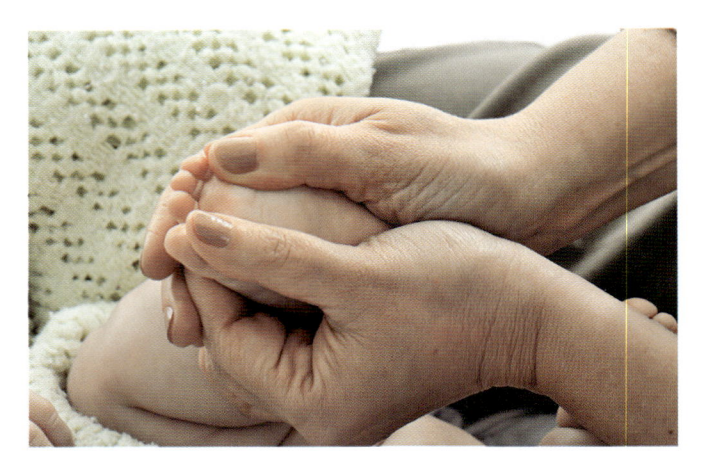

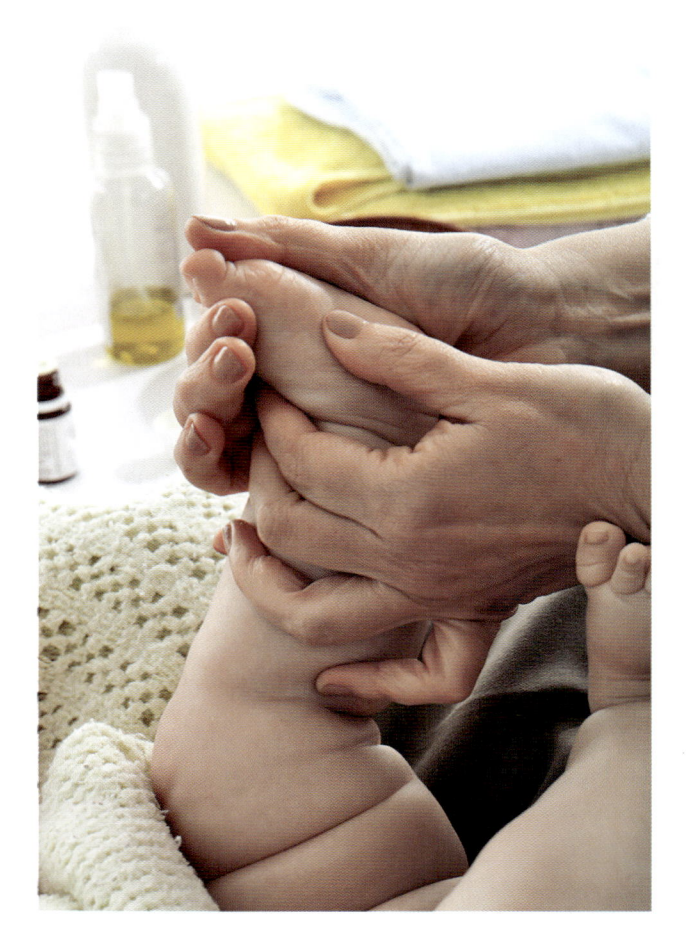

- Passe a massagear os dedinhos do pé. Friccione, role e puxe levemente cada um destes.

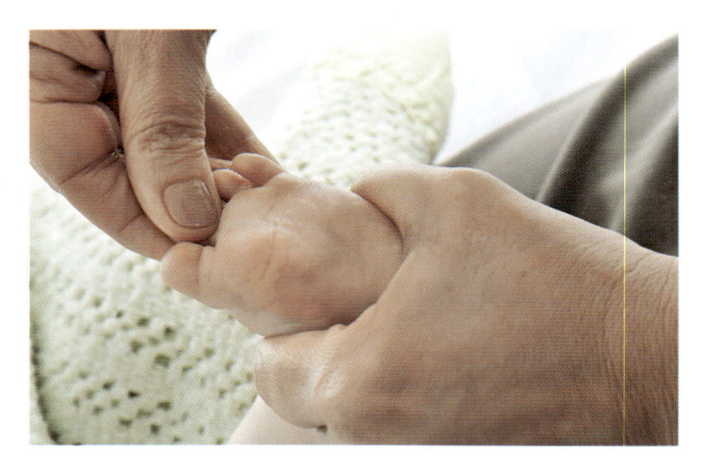

- Passe a exercer pressões na região do arco interno, desde o calcâneo, até o hálux, dedo maior do pé

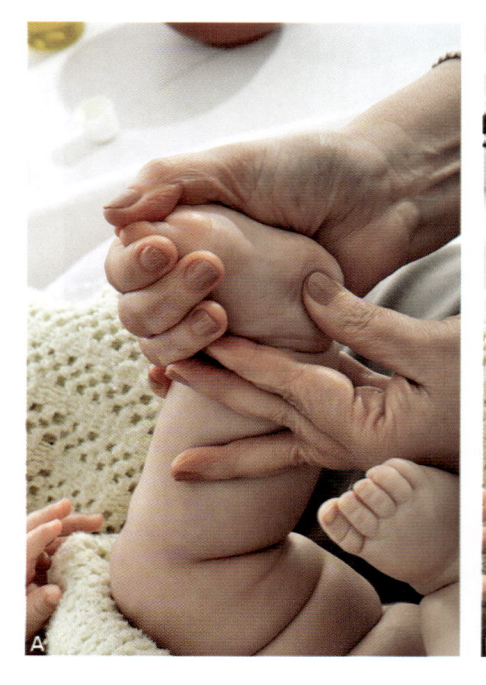

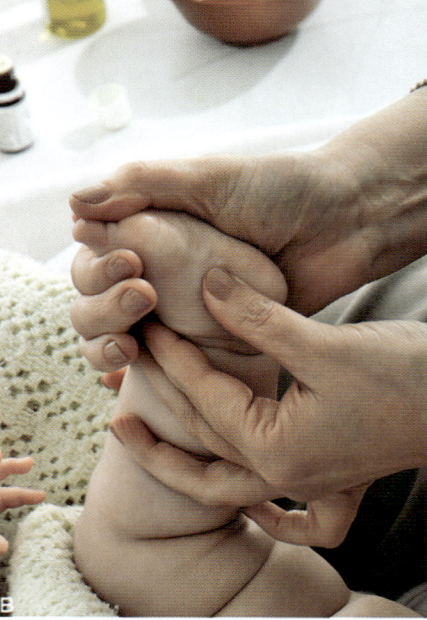

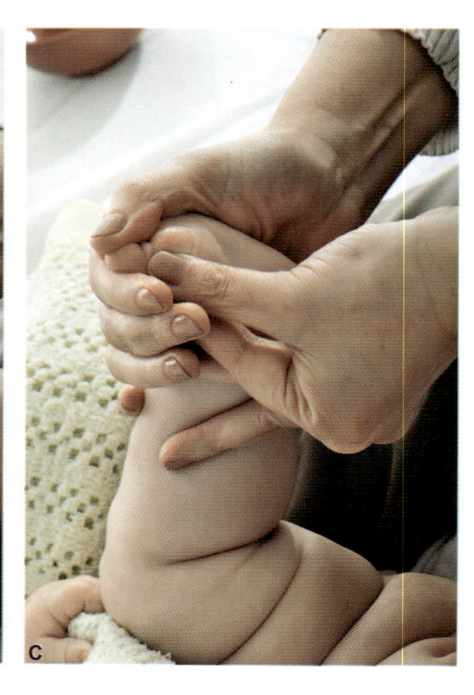

4. Toques no peito

- Alguns bebês costumam reagir ao toque no peito, segurando a mão de quem vai tocar, ora intencionalmente, ora de forma mais reativa (movimento de adução nos membros superiores). Parece também ser uma região bem sentida por eles, que passam a mostrar no olhar a percepção diferenciada do contato (muitas vezes respirando mais fundo)
- Faça deslizamentos, do centro do peito para a periferia, no sentido de abrir o tórax, com leve pressão, dando continuidade pelas axilas (delicadamente) e membro superior do bebê, até chegar às mãos

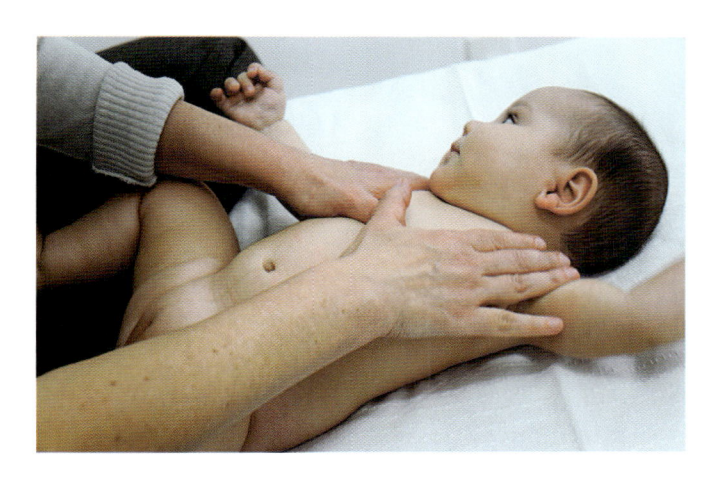

- Você pode incluir os membros superiores ao tocar essa região, alongando cada um e realizando deslizamentos a partir do peito em direção às mãos.

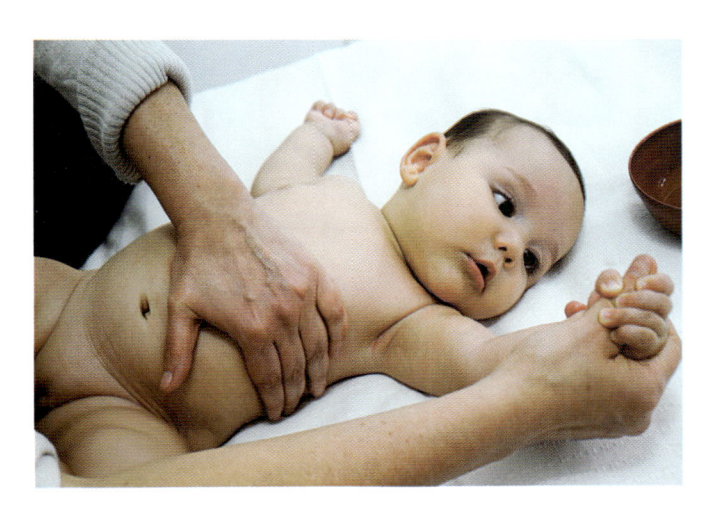

5. Abdome e cíngulo pélvico (quadril)

- Os bebês adoram massagem na barriga e também brincadeiras com o quadril. Os movimentos de enrolamento – movimento este que os bebês conquistam perto dos 4 meses – e os balanços laterais são importantes para o momento psicomotor do bebê

- Assim, encaixe bem a sua mão na parte posterior do quadril do bebê e dê apoio para o movimento, auxiliando-o no enrolamento, que é realizado de forma ativa pelo pequeno

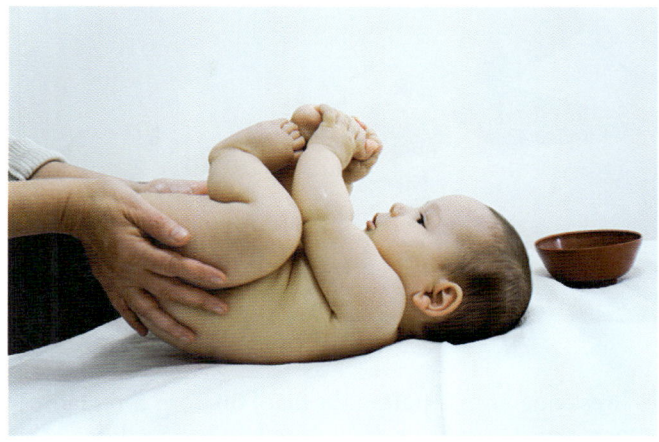

- Você pode também flexionar os membros inferiores do bebê em direção ao abdome, pressionando-os suavemente e voltando a esticá-los, em um leve alongamento. Isso auxilia na eliminação de gases e cólicas (atue delicadamente com a pressão, quando for o exato momento das cólicas)

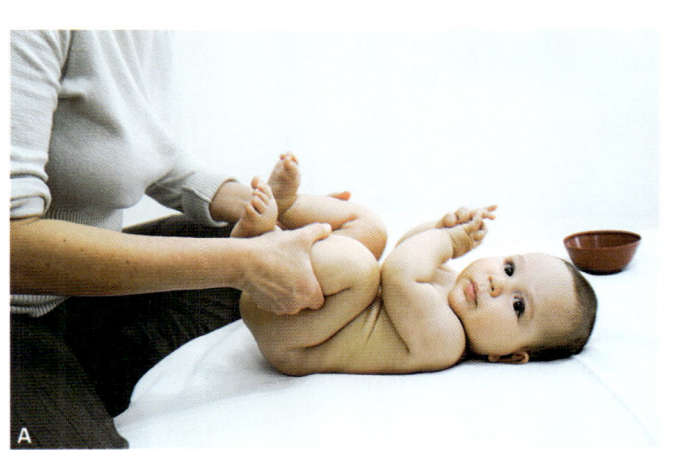

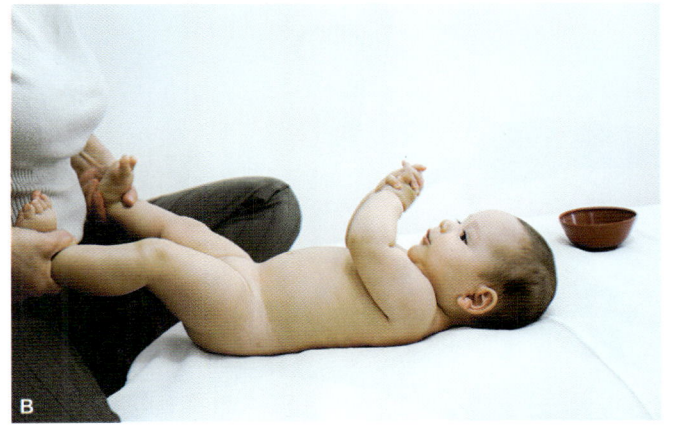

- Cruze um membro inferior sobre o outro e os pressione em direção ao abdome do bebê. Depois troque a posição dos membros inferiores e repita o alongamento

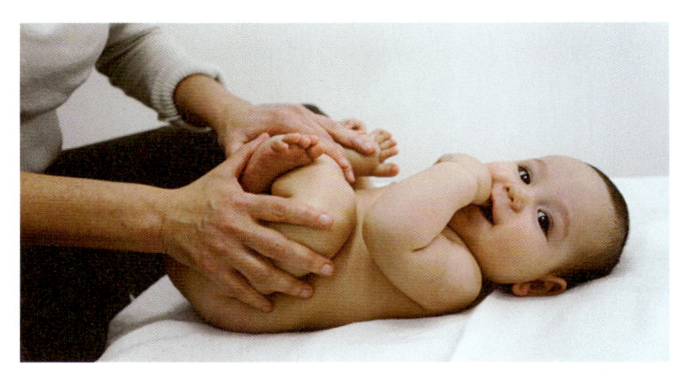

- Pressione com a palma da mão, ou com a região ulnar, a parte superior do abdome do bebê e desça até o quadril, trocando as mãos, de forma ritmada

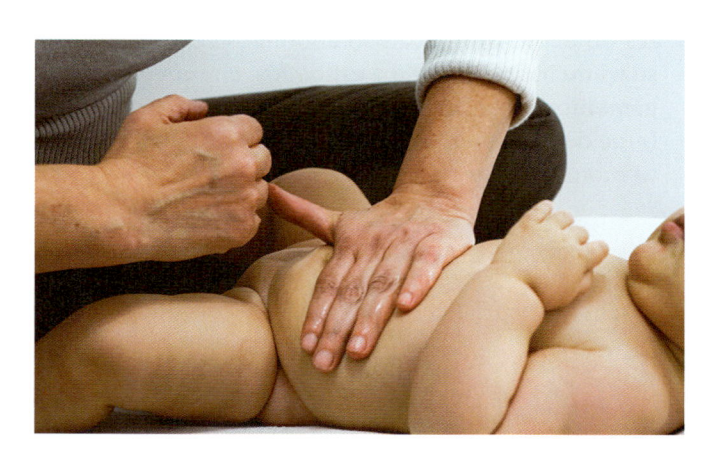

- Faça pressões ao redor do umbigo, sempre no sentido horário. Isso pode ser feito com a mão toda ou com a ponta dos dedos. Use também pinçamentos e vibração na região

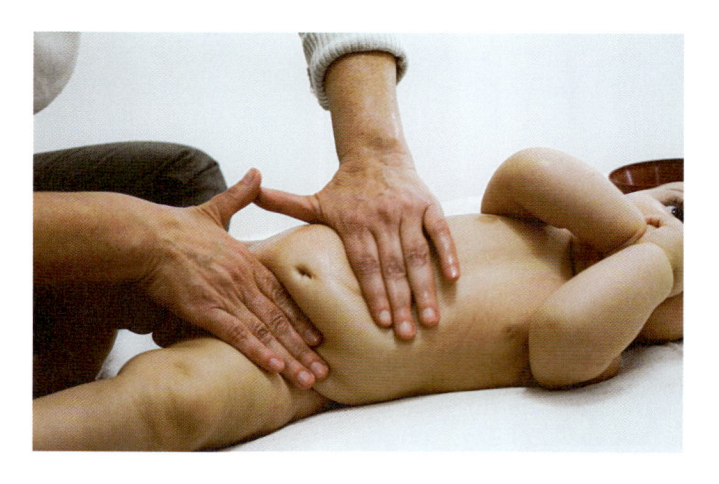

- Você pode aproveitar a região que está sendo trabalhada, virar o bebê na lateral e friccionar a região do sacro, com a região tenar e hipotenar da mão, ou com as pontas dos dedos.

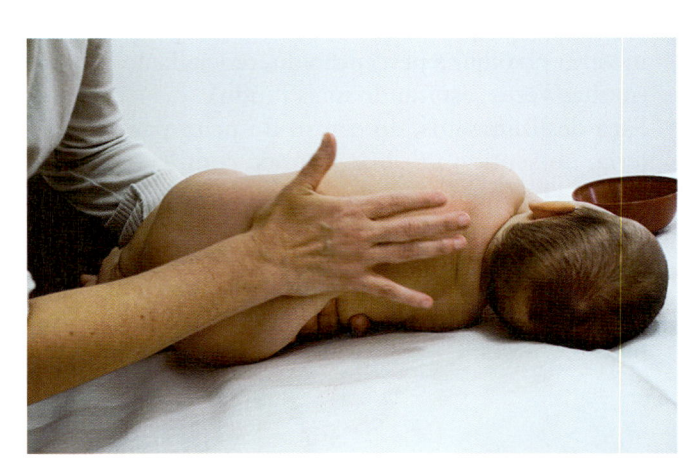

6. Toque e articule os membros superiores e as mãos

- Os pequenos adoram brincar com suas mãos e braços; olhar seus próprios movimentos, reconhecendo suas estruturas e possibilidades

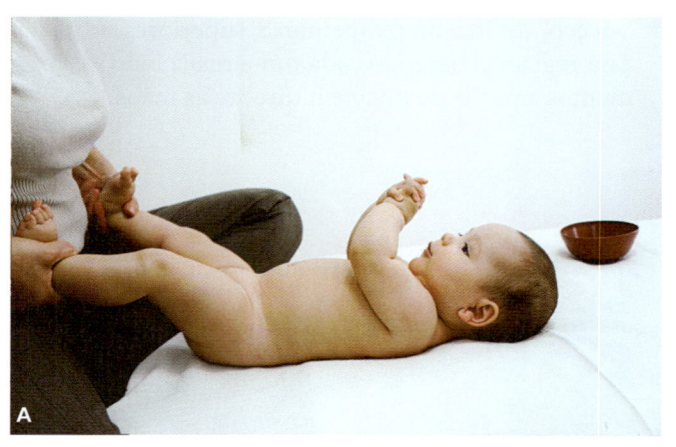

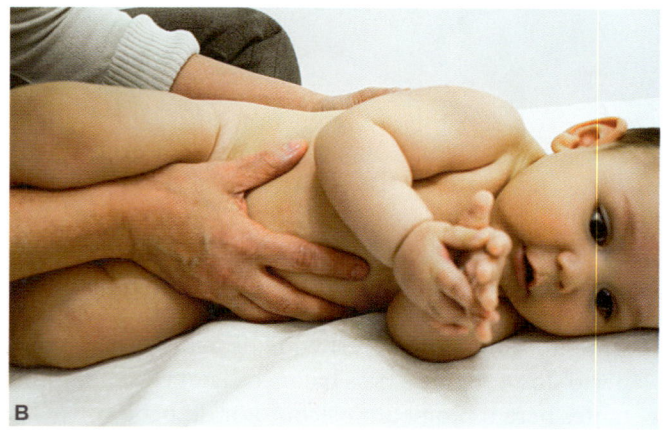

- Você pode fazer massagem em um membro superior do bebê de cada vez ou nos dois ao mesmo tempo
- Brinque com os braços do bebê, fazendo movimentos nas diversas direções
- Você pode abrir e alongar, ao mesmo tempo, os dois membros superiores, assim como membros superiores e inferiores opostos

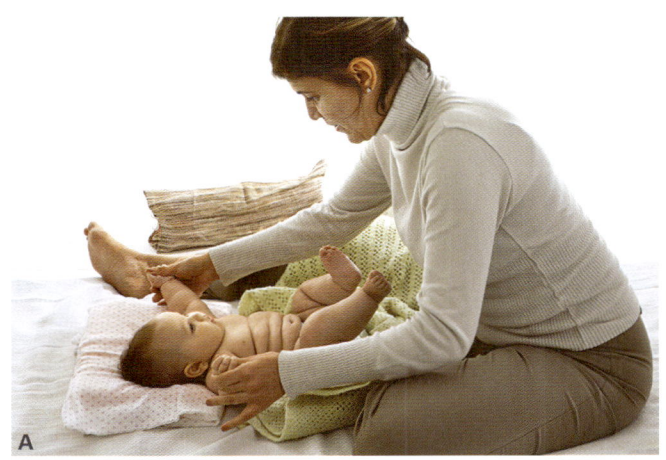

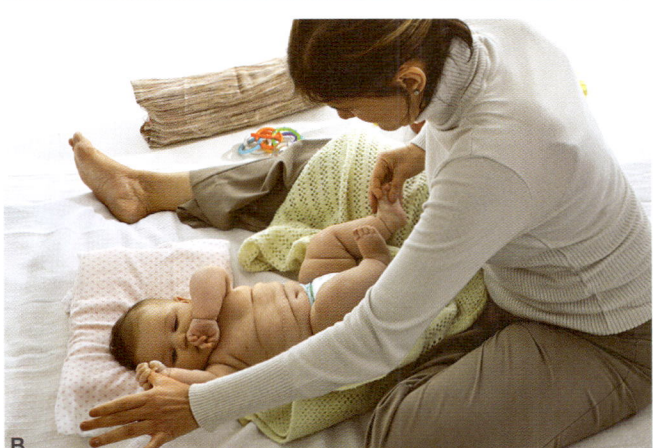

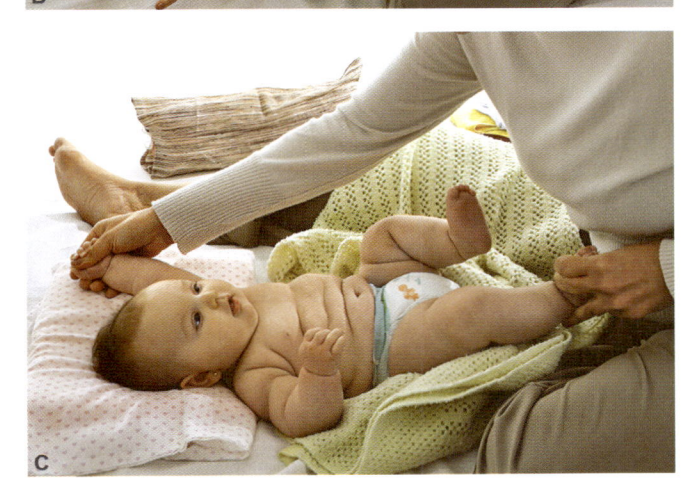

- Toque cada membro superior, utilizando-se dos movimentos de deslizamento e amassamento; movimentos parecidos com aqueles que foram utilizados nos membros inferiores

- No movimento de amassamento, mantenha sua coluna bem posicionada e faça rolamentos nos membros superiores do bebê, desde axilas até as mãos (esses movimentos são bem explorados por Leboyer, no livro *Shantala*).

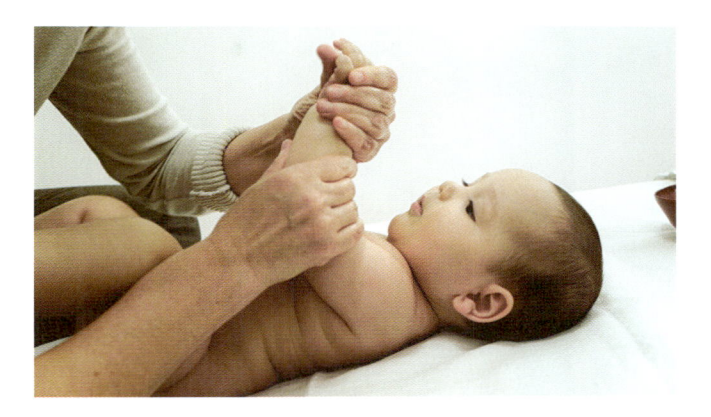

7. Toque a face e a cabeça do bebê

- Muita energia está concentrada nessa região do corpo do bebê, já que o pequeno é todo sensações e percepções. Tudo entra por olhos, boca, ouvidos, nariz e pele. Toque com cuidado, ritmo e intenção
- Segundo Eva Reich (1998), pelo toque pode-se liberar possíveis couraças (concentrações de energia) que estejam se formando, principalmente nos olhos e na boca
- Apesar do grande interesse do bebê pela sua fala e olhar, ao tocá-lo no rosto, você verá que o bebê vai querer pegá-lo com a boca, ou "fugir" do toque, principalmente perto dos olhos. Não deixe de tocá-lo por isso. Mantenha o ritmo, alterne as mãos e converse com ele, você verá que tudo se torna uma grande brincadeira
- Inicie com um cafuné, passando com as pontas dos dedos por toda a cabeça do bebê

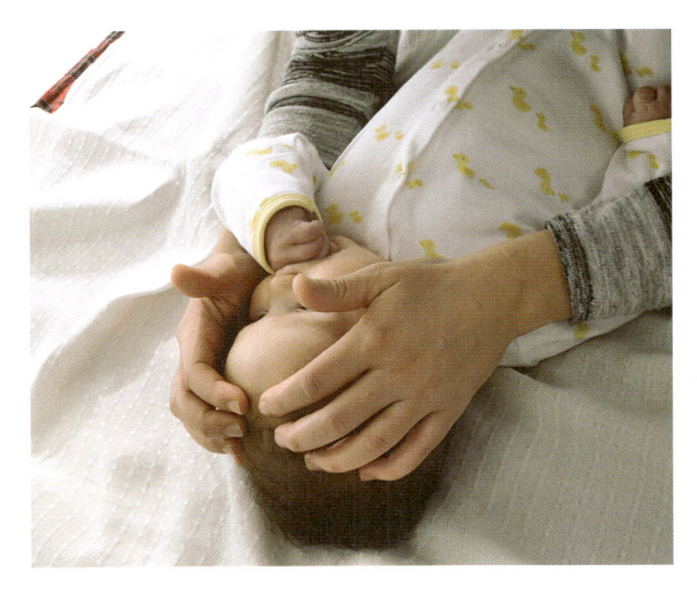

- Toque sua testa em uma linha vertical, entre os olhos, até chegar à linha do cabelo e, depois, do centro até as têmporas

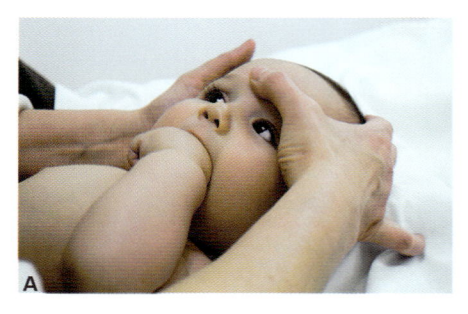

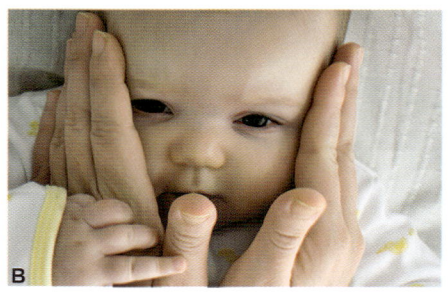

- Faça pequenas pressões ao redor dos dois olhos, deslocando delicadamente a pele do bebê. Depois faça leves pressões e pinçamentos nas bochechas e ao redor da boca.

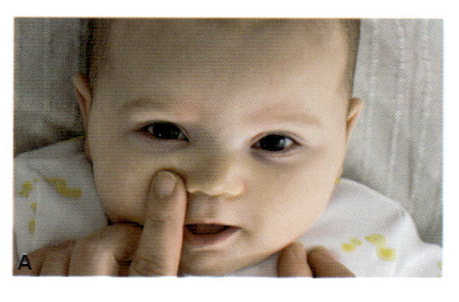

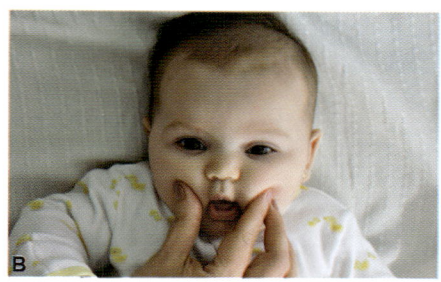

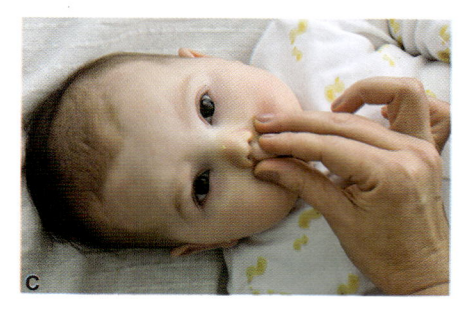

8. Toque nas costas

- Existem algumas posições possíveis para se fazer a massagem nas costas do bebê. Encontre a melhor para a criança e para você
- O toque nas costas se dá de cima para baixo e do centro da coluna para a lateral, por meio de deslizamentos. Os deslizamentos também podem ser feitos cruzados, opondo um ombro e um lado do quadril

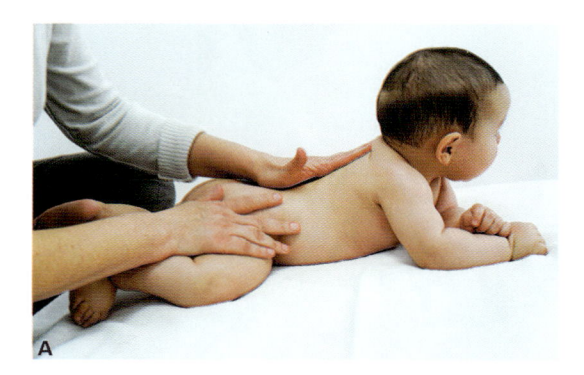

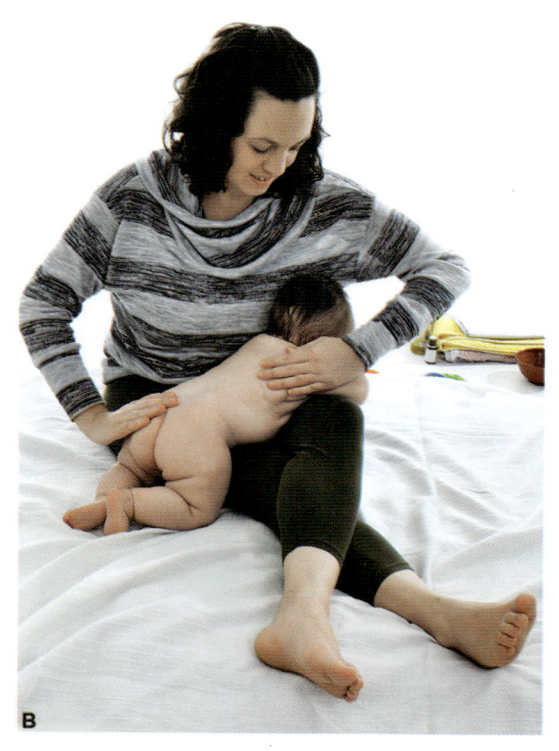

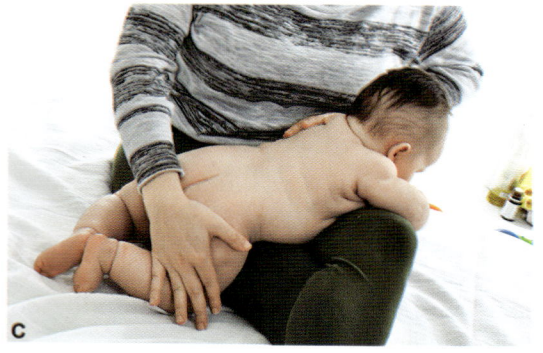

- Bem em cima da coluna do bebê, suba friccionando e pressionando levemente as vértebras, com um ou mais dedos. Depois friccione o sacro.

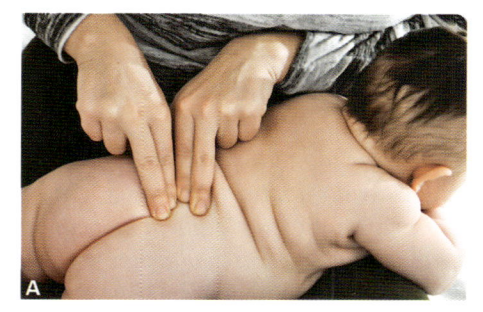

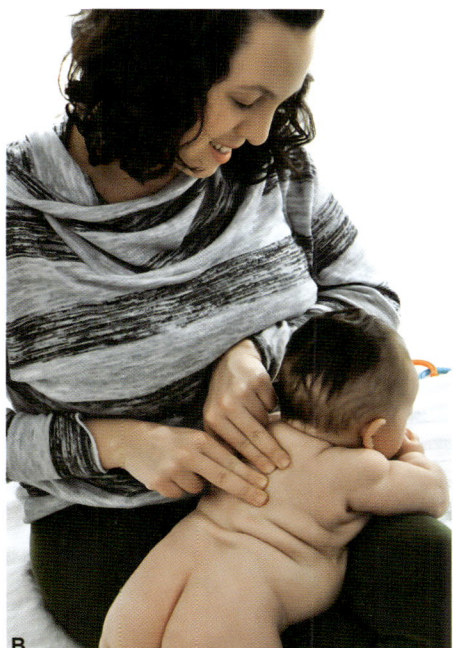

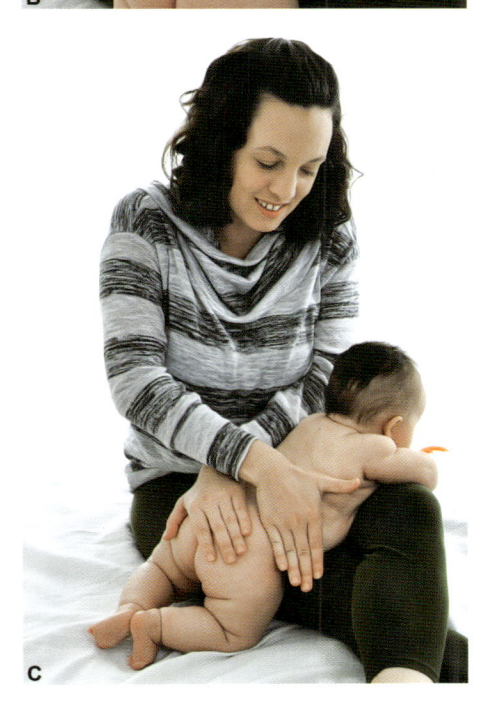

9. Finalizando o encontro

- Chegou a hora de vocês se despedirem. Coloque o bebê em uma posição que ele possa lhe ver, toque-o com deslizamentos, carinhos, firmando e agradecendo o afeto e o contato despertados
- A entrega e o bem-estar do bebê lhe serão referência para você aprimorar cada vez mais o encontro
- A rotina do bebê e o seu estado definirão o que virá no momento seguinte: um banho, um soninho, uma brincadeira, um passeio.

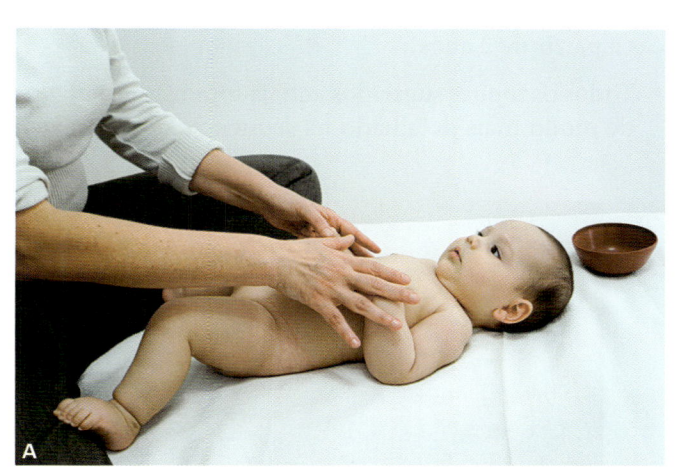

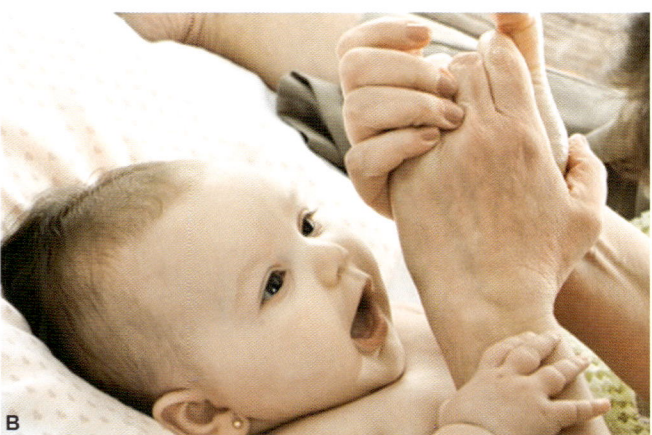

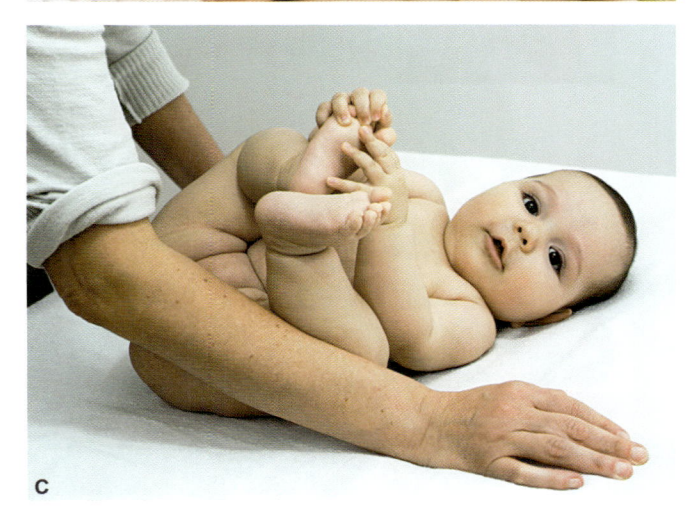

Sequência de massagem em crianças

Crianças adoram histórias, músicas e "contações". A partir do momento que já conseguem criar em suas mentes imagens internas e suas imaginações crescem, as histórias podem ser boas companheiras dos momentos de massagem; e os toques e movimentos, os personagens da narrativa.

Você pode inventar a história que quiser. Verá que os toques e a narrativa, diante da criança, criam muitas possibilidades, e os pequenos, com certeza, têm ótimas ideias para o enredo.

História "Os bichos da floresta" (indicada para crianças a partir de 3 anos):

- Todos os toques sugeridos aqui já foram apresentados de modo mais detalhado na sequência de massagem em bebês ou na sequência de massagem profilática (Capítulo 3)

- Coloque a criança entre as suas pernas. Toque-a levemente e inaugure um diálogo, apresentando a história

- *Você conhece uma floresta? Sabe o que tem lá?* – Escute o que a criança tem a dizer e depois continue, talvez ela lhe ofereça novos rumos para a história – *Lá é a casa de muitos animais; animais que vivem pelo ar, pelas árvores, pelo chão...animais de tamanhos e jeitos diferentes. E eles adoram brincar*

- *Adoram sentir o vento, que também brinca, assoprando, e os galhos das árvores balançam* – Movimente os braços, mãos e articulações possíveis do corpo da criança; balance o quadril, flexione suas pernas. *O vento está soprando*

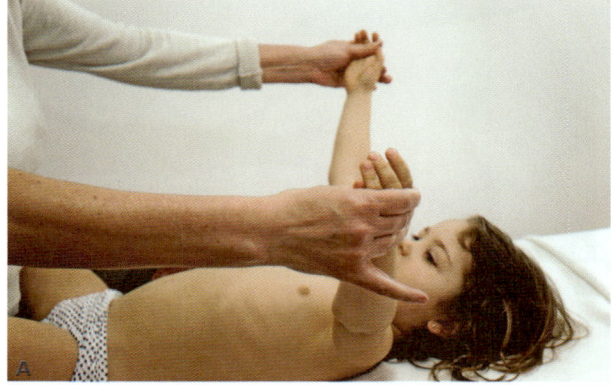

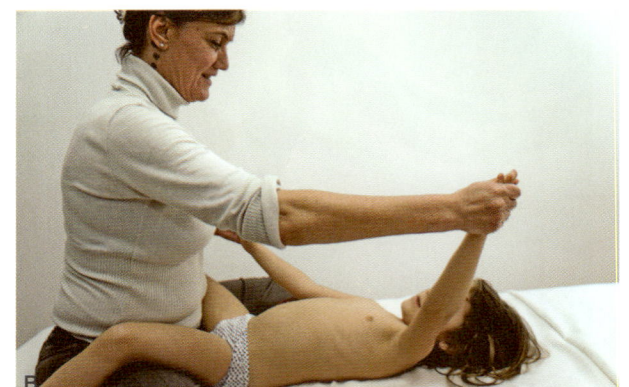

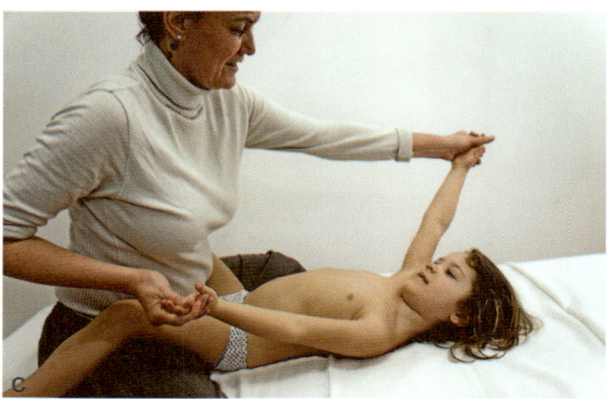

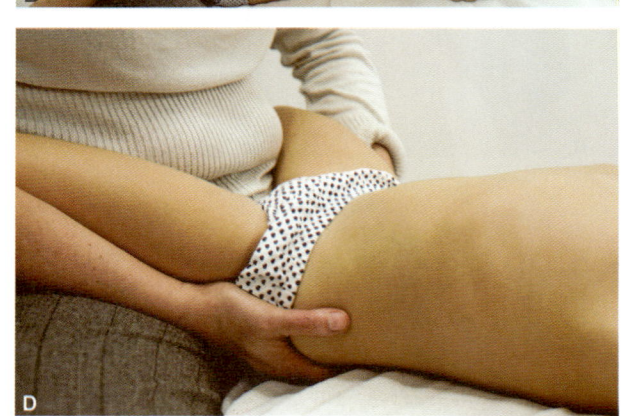

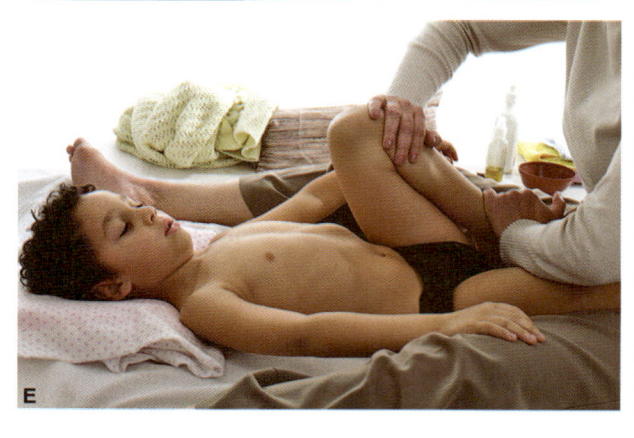

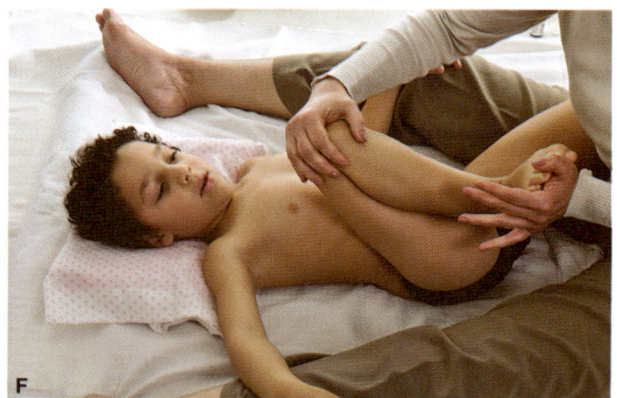

- *E com essa dança que o vento provoca, cada animal resolve dar o seu show na floresta. A borboleta voa, suavemente* – Realize toques de deslizamento do peito, até as mãos, com os braços da criança acima da cabeça. A cada movimento, procure aprofundar um pouco mais o deslizamento. Ao final, faça leves pressões na altura das costelas e alongue um braço de cada lado, segurando a costela na lateral do corpo

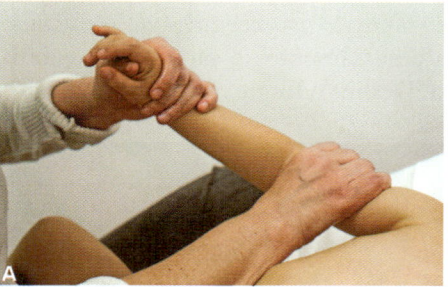

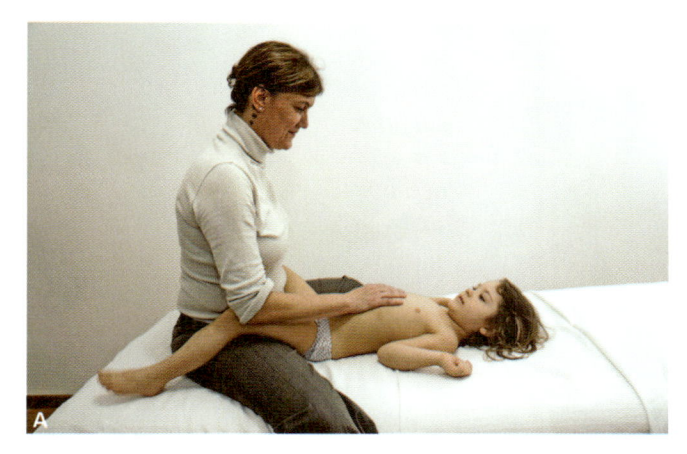

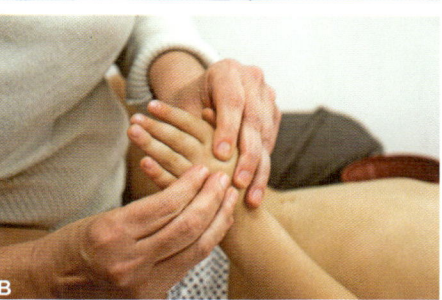

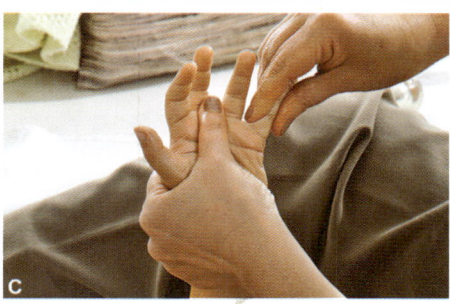

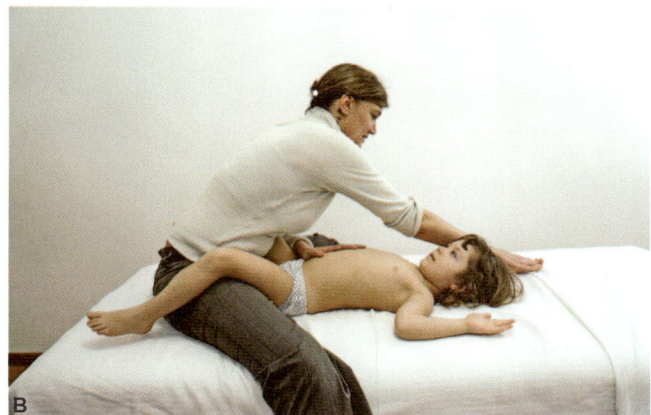

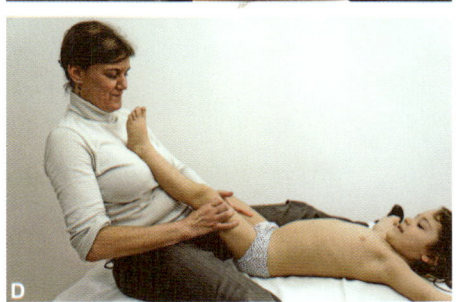

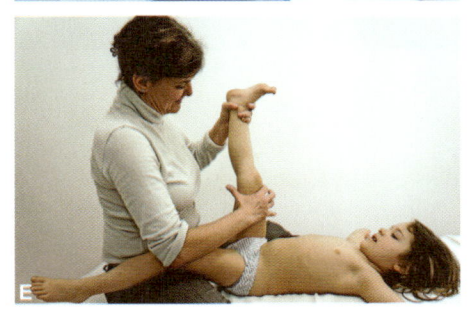

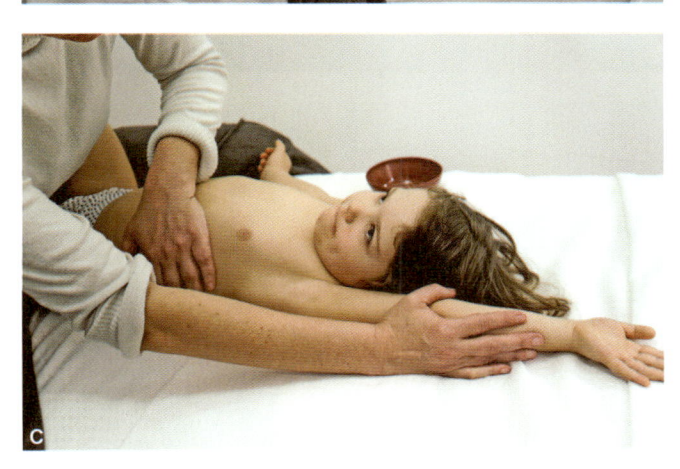

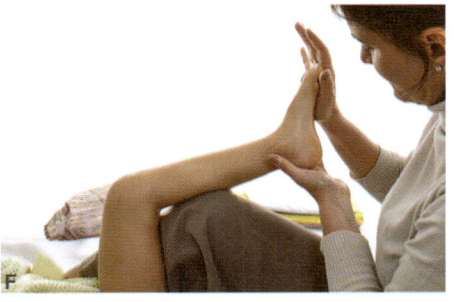

- *E o macaco adora pular de galho em galho e enroscar o seu rabo* – Faça amassamentos, rolamentos, nos membros (braços e pernas), mãos, pés, e dedos, do lado direito e do esquerdo

- *E o gato do mato aparece cavando e afofando a terra...* – Faça amassamentos e pinçamentos na barriga da criança. Deslize o toque no sentido horário

- *E o sapo dá os seus pulos...Você sabe fazer perna de sapo?* Posicione a perna da criança, apoiando-a na sua perna e faça percussões, dos pés até o quadril

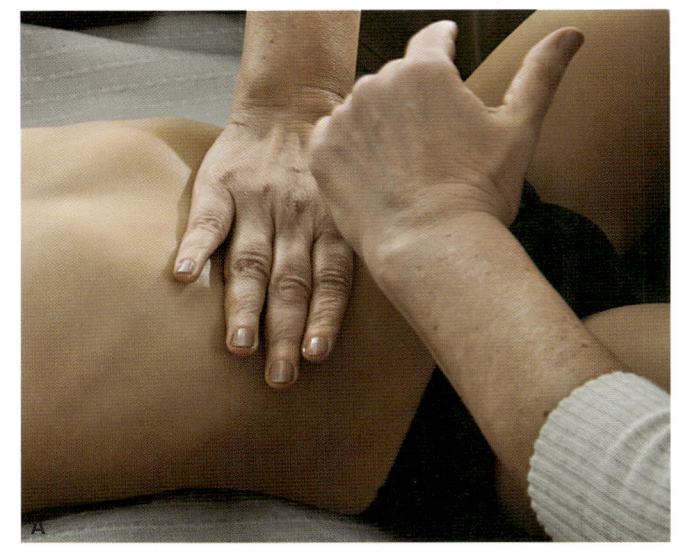

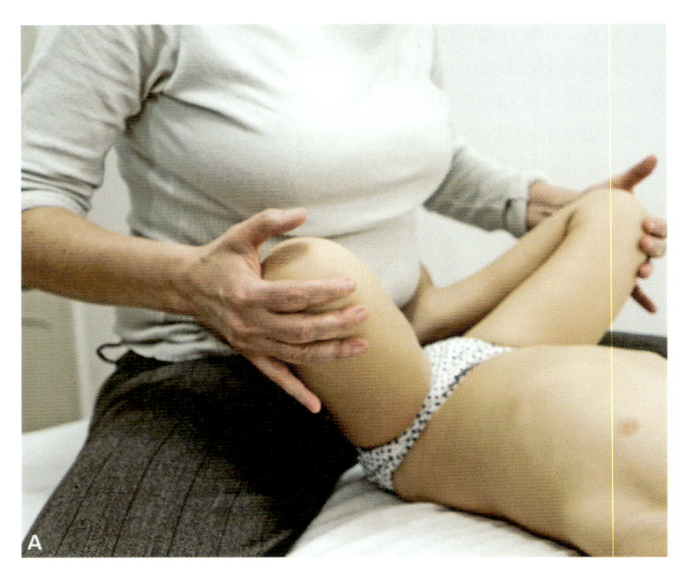

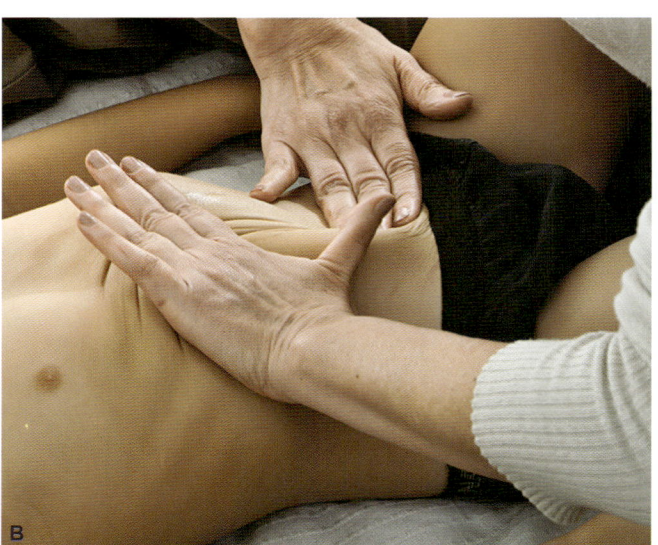

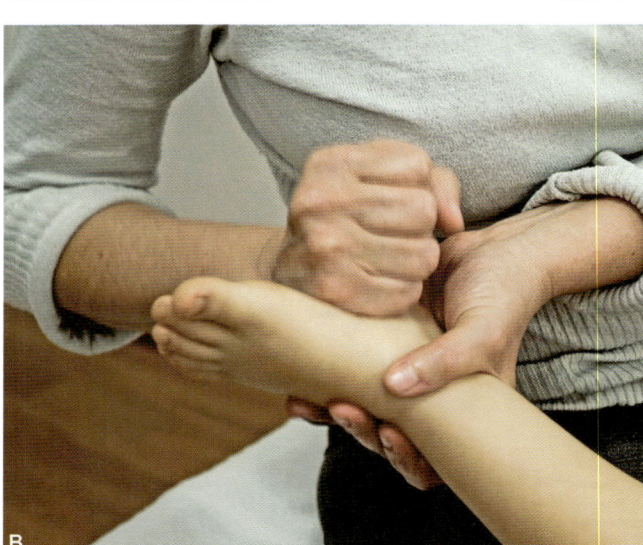

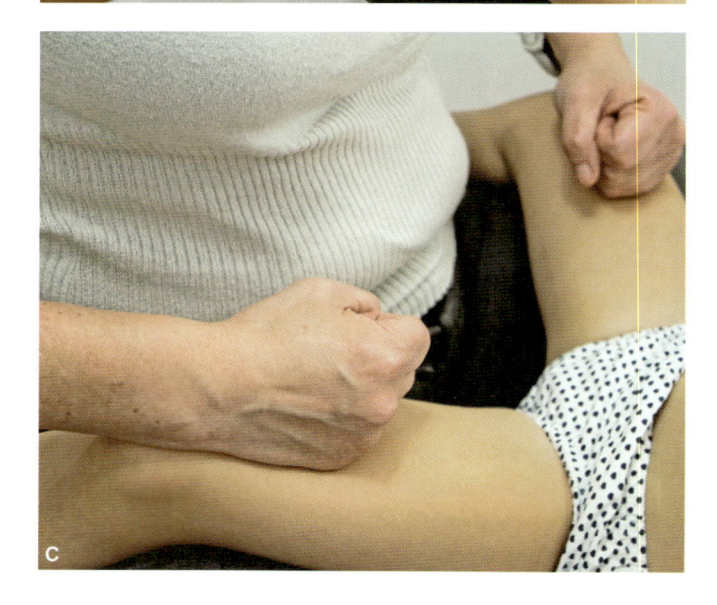

- *E o leão com a sua juba e sua grande boca passeia, passo a passo, pela floresta* – Ao falar da juba, friccione o coro cabeludo da criança e levante os seus cabelos; ao falar da boca, pergunte se ela sabe fazer boca de leão... quem sabe um rugido... faça pinçamentos ao redor dos lábios, toque seu rosto deslocando toda a pele.

Aproveite o toque na região e friccione os pontos da Bexiga (B1 e B2), próximos ao canto dos olhos; e o ponto do Intestino Grosso (IG20). Puxe levemente suas orelhas.

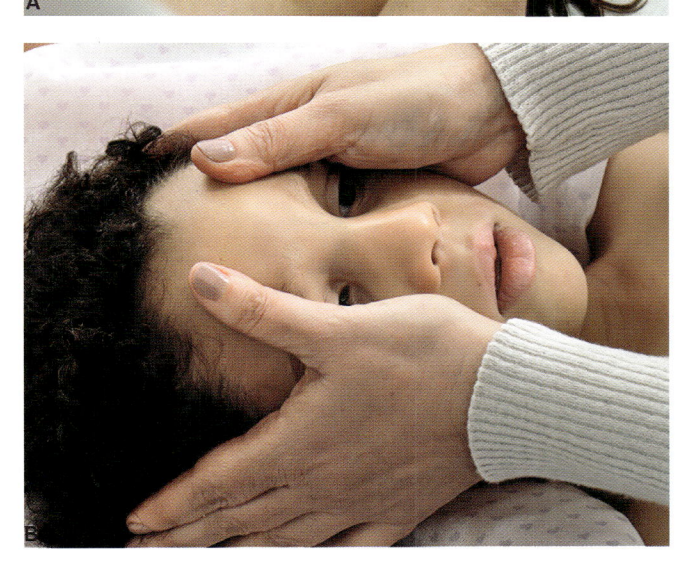

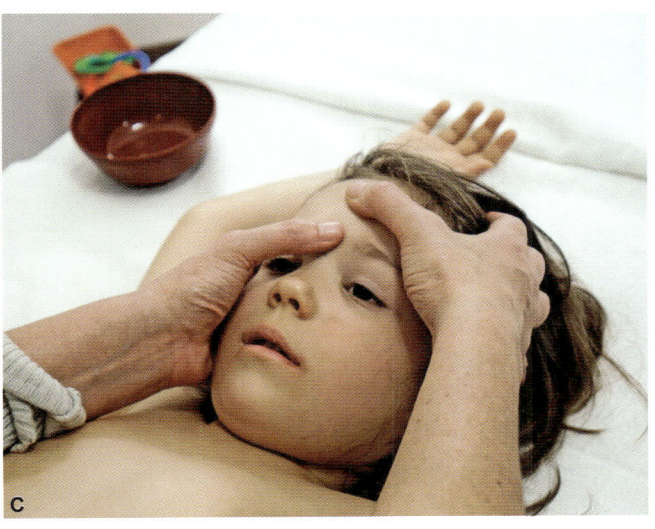

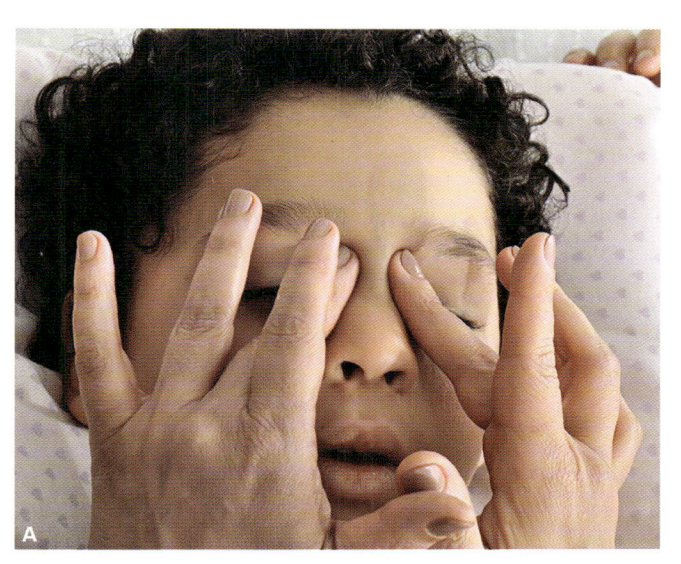

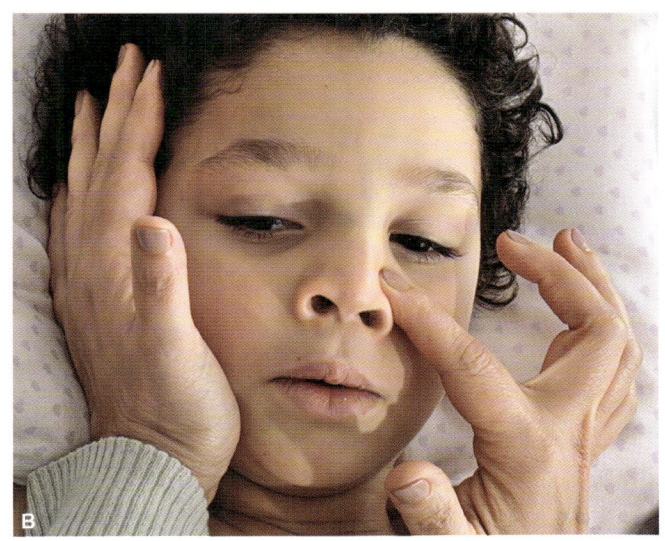

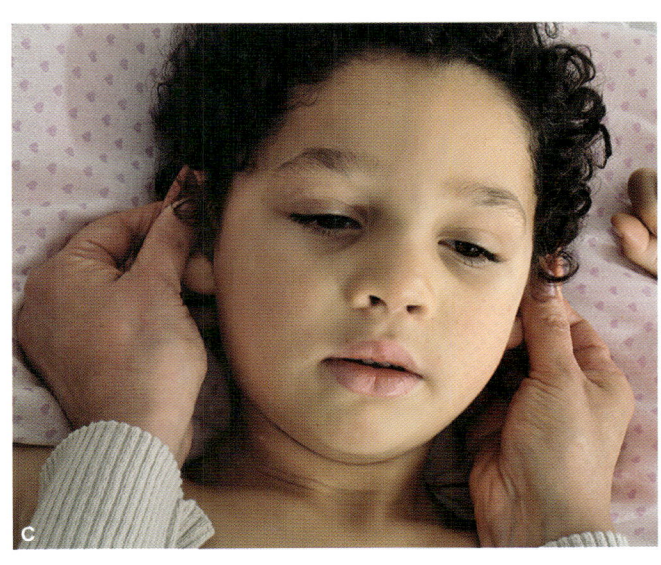

- Convide a criança para se virar de costas, pois... *O último animal vai aparecer e ele gosta de se enroscar da cabeça até os pés, veja se você adivinha qual é...*
- Posicione a criança de barriga para baixo com uma das pernas flexionadas, o seu rosto deve estar virado para a mesma direção dessa perna (depois troque o lado)
- Friccione com todos os dedos da sua mão a coluna da criança, subindo, da altura do cóccix, até pescoço, como o movimento... *de uma cobra.* (Você também pode usar somente o indicador e o dedo médio, ou a região tenar e hipotenar das mãos). Depois desça pela lateral da coluna, deslizando profundamente

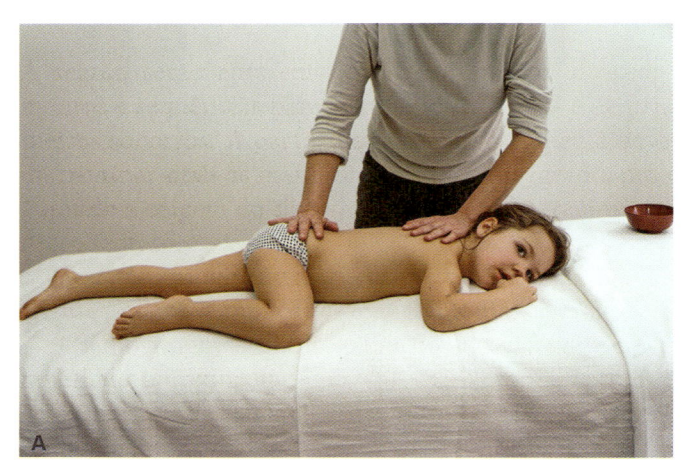

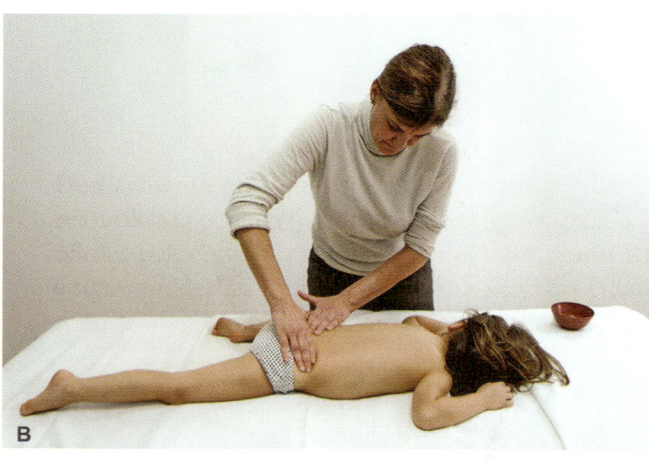

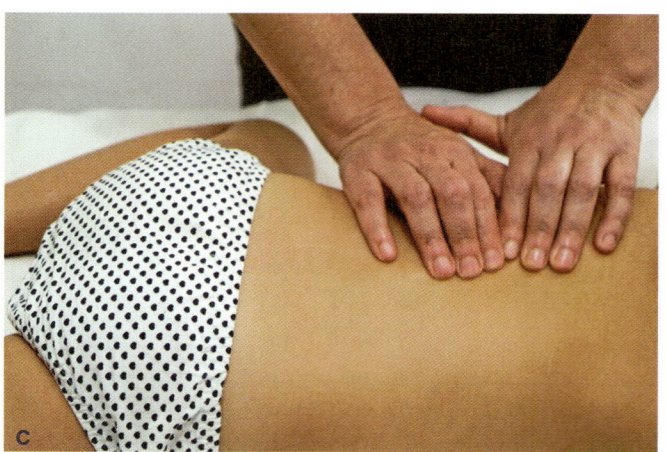

- *A cobra se enrosca nas pernas, se enrosca no pé* – Dobre a perna que está esticada, alinhe bem o joelho e o pé da criança, faça amassamentos na panturrilha e pinçamentos no calcâneo

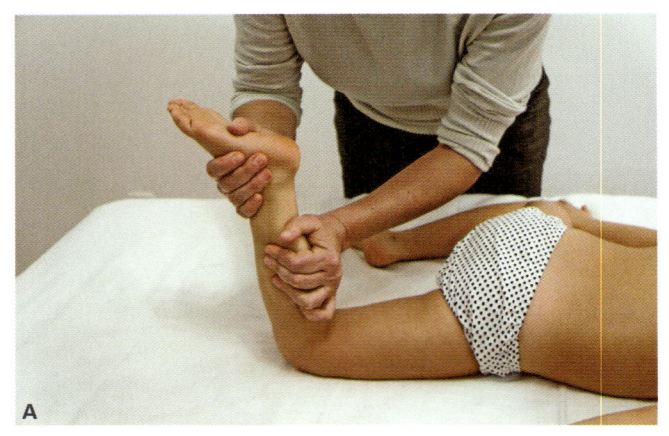

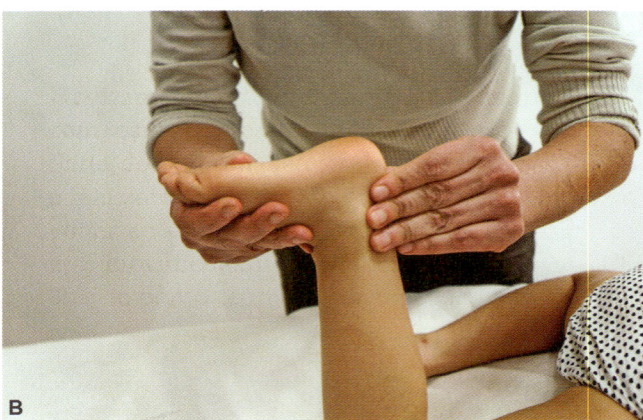

- Antes de convidar a criança para virar-se novamente, deslize o toque por toda a parte posterior do seu corpo
- E a nossa história está chegando ao fim, e sabe por quê? *As nuvens do céu ficaram bem escuras, gordinhas, carregadas de chuva* – Esfregue bem as suas mãos na frente da criança

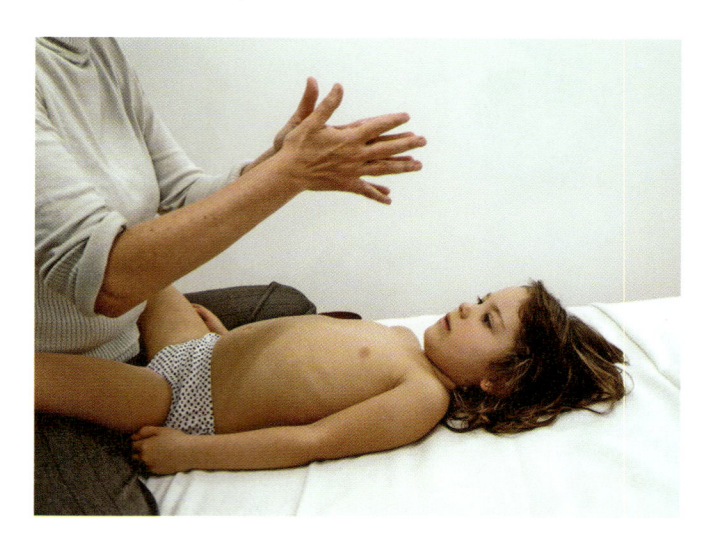

- *E começou a chover; muita água caiu do céu e escorreu em muitas direções* – Desça suas mãos e deslize seu toque pelo corpo da criança
- Do peito para os braços e mãos

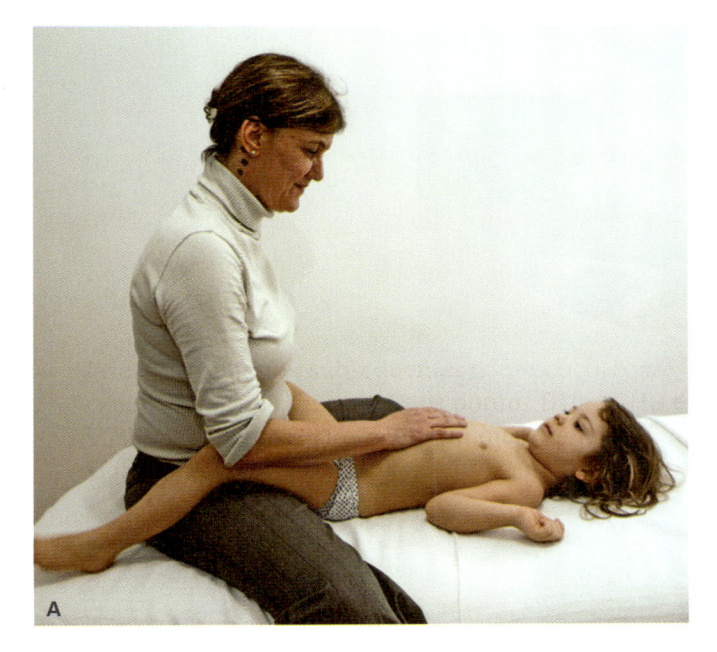

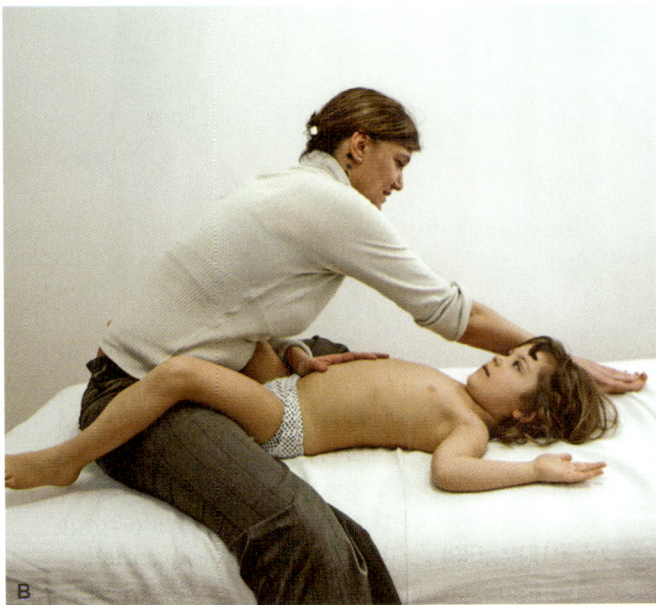

- Da cabeça aos pés. Nesse toque você pode usar um pouquinho de tintura; cuidado com os olhos da criança

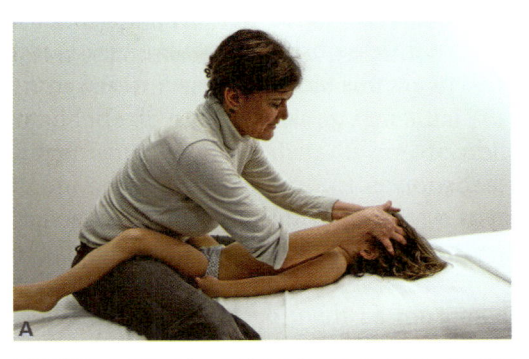

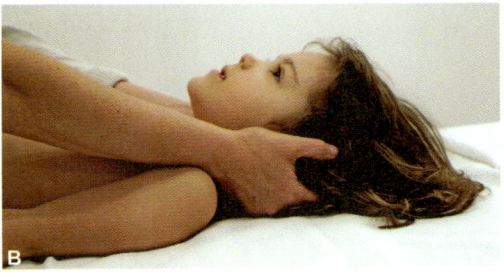

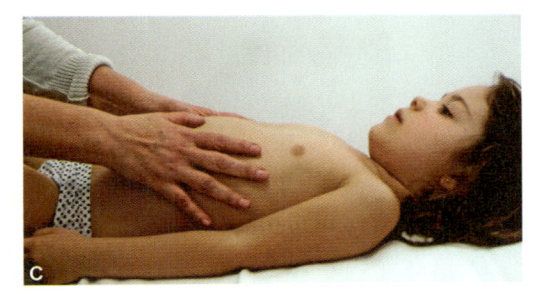

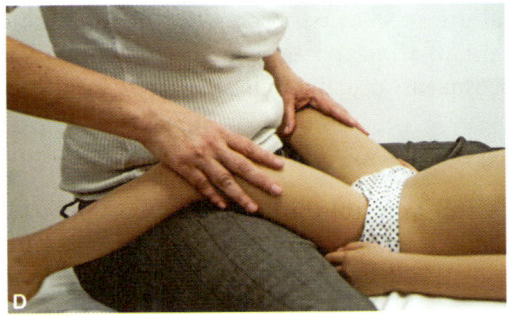

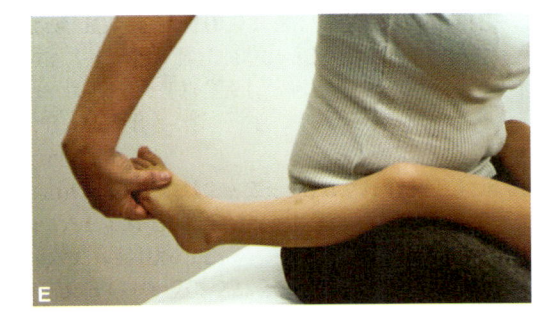

- *E todos os animais foram para a sua casa. Será que faltou algum animal?* (As crianças são ótimas para inventar novos animais e tipos de toque, não deixe de pesquisar, estando com elas).

Brincando com o toque

À medida que as crianças são tocadas e esse tipo de prática e relação lhe são familiares, elas também passam a tocar e a gostar dessa brincadeira. Podemos, assim, incentivar os pequenos também a fazer massagem.

E, por fim, fica o desejo de que todos possam tocar uns aos outros, com respeito, amor, carinho, fluência e que a prática da massagem, presente e potente em nossas mãos possam dar conforto e bem-estar às nossas crianças.

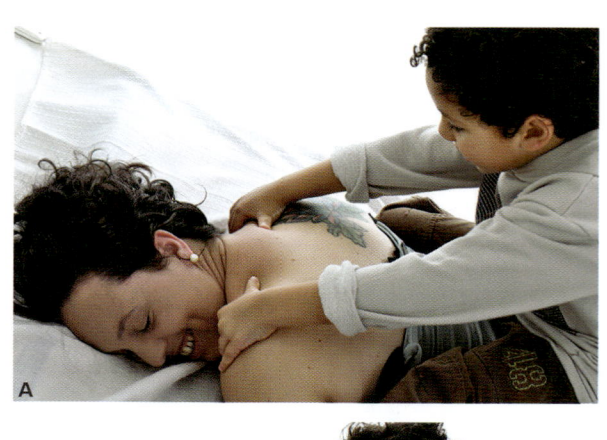

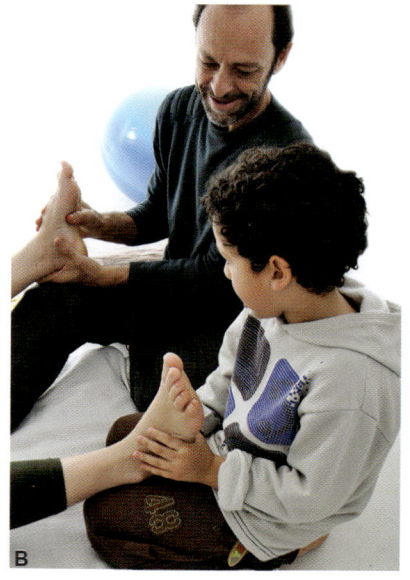
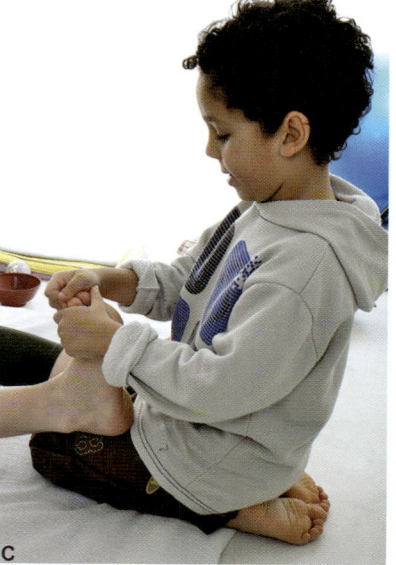
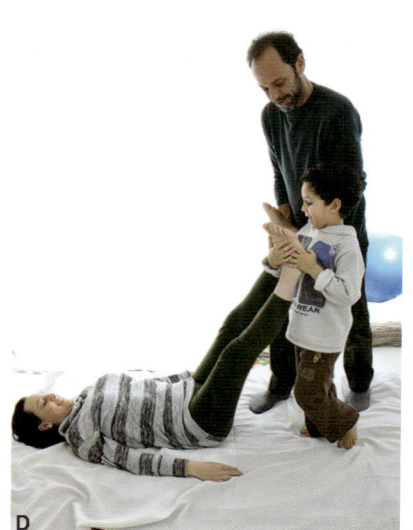

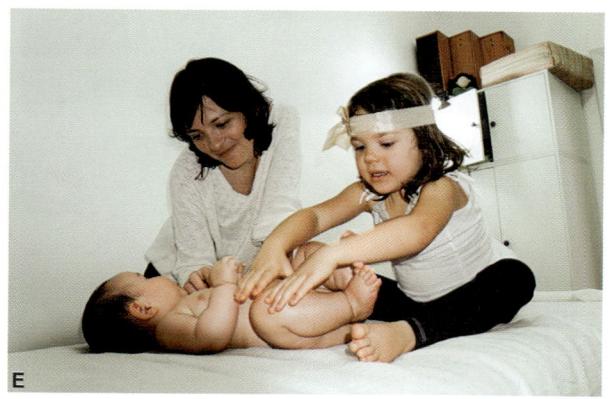
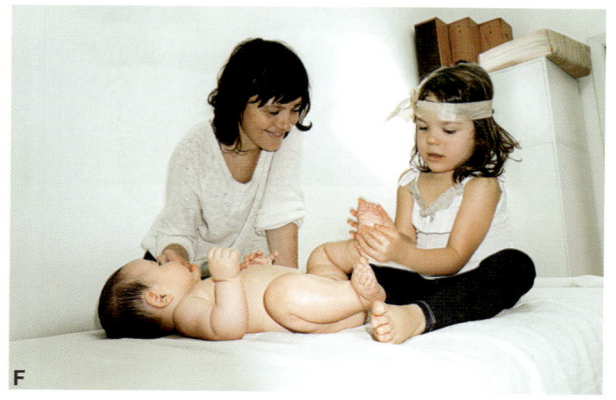

9

Medicina Tradicional Chinesa e *Chakras*

Medicina Tradicional Chinesa

Os conceitos mais aprofundados do Taoismo e da Medicina Tradicional Chinesa (MTC) encontram-se no livro *Macro e Microcosmos* (Donatelli, 2007), e o detalhamento completo dos meridianos e pontos encontra-se no livro *Caminhos de energia. Atlas dos meridianos e pontos para massoterapia e acupuntura* (Donatelli, 2011).

Ao longo deste livro, foram abordados aspectos da MTC. No Capítulo 1, a origem e as técnicas da massagem oriental; no Capítulo 2, uma síntese dos meridianos; e, no Capítulo 6, a avaliação energética com base nos conceitos **yīn** e **yáng** e dos Cinco Movimentos.

A origem da MTC é o ensinamento do **Dào** (*Tao*) ou Taoismo, que tem o seu primeiro tratado, escrito há 7.500 (aproximadamente 5.500 a.C.), trata-se do **Yì Jīng** (*I Ching*), que já apresenta os termos **yīn** e **yáng**. O outro tratado, que apresenta os meridianos e pontos, é o **Nèi Jīng**, escrito há aproximadamente 4.800 anos, pelo Imperador Amarelo – **Huáng Dì**. E o terceiro tratado importante é o **Dào Dé Jīng** (*Tao Te Ching*), escrito por **Lao Zi** (*Lao Tsé*), no período entre 3.300 e 2.500 anos, este livro, em aforismos, aborda a relação do **Dào** com a humanidade, é o substrato da filosofia Taoista junto com o **Yì Jīng**. Já o **Nèi Jīng** é a base da MTC.

Na tradição do Taoismo, não há uma separação entre ciência, filosofia e espiritualidade, os três aspectos são indivisíveis no que diz respeito à manutenção e evolução do ser individual e da comunidade humana.

O substrato dos três aspectos é o fluxo de Energia (**qì**) e o **shén** (Consciência). O estudo da espiritualidade, filosofia e ciência, incluindo os sentimentos e as emoções humanas, busca o entendimento desse substrato e a união da Consciência, que no ideograma chinês significa também espírito, com a Energia (Figura 9.1).

O conceito do **tài jí** representa a Unidade, onde tudo se une, sua tradução é "Sublime Polaridade", ou seja, tudo que se manifesta cria uma polarização, mas tem um ponto de equilíbrio na sua complementaridade, expresso nas forças **yáng** e **yīn** (Figura 9.2).

Qì **Shén**

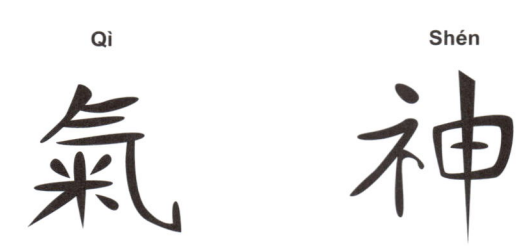

Figura 9.1 Ideogramas **qì** e **shén**.

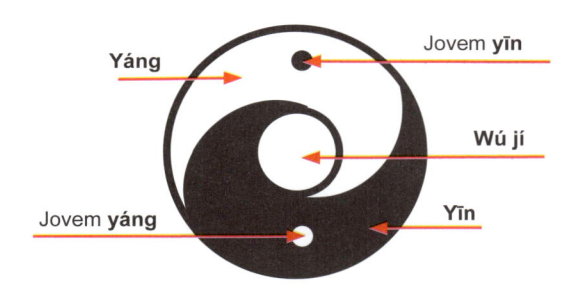

Figura 9.2 Tài Jí.

Assim, o **Tài Jí** é a Unidade Primordial manifestada sobre o Eterno Vazio Potencial (**Wú Jí**), através do Absoluto (**Dào**).

O fluxo da energia no corpo se mantém em equilíbrio na oscilação complementar das forças **yīn** e **yáng**, mas os fatores externos (p. ex., os climas) e os internos (as emoções) desequilibram a estabilidade, quando as forças vão para os seus extremos e não permitem o "diálogo" complementar. Cria-se assim um conflito, em que o extremo de uma força se reverte no extremo da outra, dando margem à doença.

As forças **yīn** e **yáng** estão descritas com mais detalhes no Capítulo 6.

A Unidade inclui o aspecto energético, que é a força plasmadora de tudo que se manifesta e a Consciência Universal, possibilitando a ordenação para a subsistência de todas as manifestações.

Os seres humanos, mesmo vivendo na dualidade, têm a capacidade de unir essas duas forças, ou seja, equilibrar o fluxo da sua Energia por meio da sua Consciência, mas, quando vão para seus extremos, como usar a sua Energia de maneira desordenada ou usar a sua Consciência de maneira controladora, desagregam-se da fluidez natural dos eventos, distanciam-se da Unidade e se tornam vulneráveis. Assim, retornar à unidade (**tài jí**) é unir **shén** e **qì**, ou unir **yīn** e **yáng**.

Na *espiritualidade*, a Unidade é a Consciência Universal ou Espírito Universal (**shén**), que reside em todas as manifestações materiais, como os minerais, os vegetais, os animais, as montanhas, os planetas, as galáxias e o ser humano, que, por meio do córtex, tem a consciência da sua Consciência. A consciência individual é chamada de **hún**, pronuncia-se **huén**, que viverá suas experiências anímicas e corporais até o retorno, ou união, à Unidade.

Na *filosofia*, a Unidade se manifesta nas forças complementares **yīn** (receptiva) e **yáng** (ativa) e nos ciclos da natureza (Figura 9.3). Existem três sistemas cíclicos nos quais os seres humanos e animais estão inseridos: a rotação da Terra (ciclo noite e dia), a translação da Terra (ciclo das estações do ano) e o da Lua (ciclo mensal).

A linha reta representa a força **yáng** e a linha partida representa a força **yīn**.

O jovem **yáng** traz o início e a força da manifestação, em que tudo está para crescer. O velho **yáng** traz a fartura da manifestação, a exteriorização. O jovem **yīn** traz o efeito das ações, a coleta, a reflexão e a lapidação. O velho **yīn** traz apreensão das experiências vividas, a noção dos limites e a interiorização, dando margem ao novo, completando o ciclo.

Por meio dos instintos, da intuição e da consciência, pode-se caminhar harmonicamente com os potenciais de cada momento do ciclo, e assim, preservar o fluxo de energia individual.

O tempo cíclico é global e contínuo, o fim de uma manifestação é o início de outra.

"Todos os seres vivos nascem e morrem, mas a vida é imortal" (**Dào Dè Jīng**).

Outro aspecto dos ciclos se expressa nos *Cinco Movimentos* (Figura 9.4).

No ciclo de geração, chamado pelos chineses de relação mãe-filha, a madeira é mãe do fogo, que é a mãe da terra, e assim por diante (Tabela 9.1).

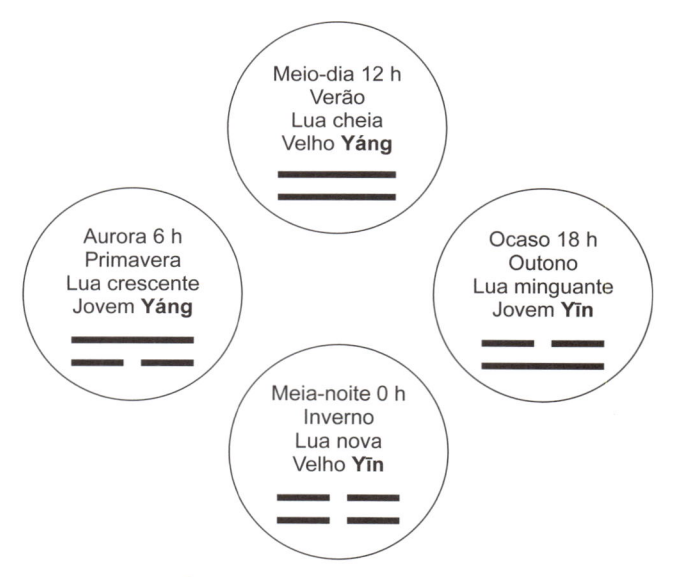

Figura 9.3 Ciclos da natureza.

Wǔ Xīng

五行

Figura 9.4 Ideograma dos Cinco Movimentos.

Tabela 9.1 Ciclos dos Cinco Movimentos.

Ciclo de geração – Shēng	Ciclo de dominância – Kè (pronúncia Ko)
• Madeira cria fogo (queimando) • Fogo cria terra (pelas cinzas) • Terra cria metal (no seu íntimo subsolo) • Metal cria água (a fusão o liquefaz) • Água cria madeira (nutrindo-a)	• A madeira se sobrepõe à terra (cobrindo) • A terra se sobrepõe à água (absorvendo e represando) • A água se sobrepõe ao fogo (apagando) • O fogo se sobrepõe ao metal (derretendo) • O metal se sobrepõe à madeira (cortando)

Como há o ciclo de geração, há como oposição complementar, o ciclo de dominância, chamado de relação avó-neta. As imagens são usadas no feminino, pois a cultura da China antiga era de característica matriarcal.

Os elementos, os climas, a estação, a cor, a ação, o sentimento, a emoção, os órgãos do sentido, os tecidos e os meridianos se agrupam pelas características semelhantes de suas manifestações, formando assim um ciclo contínuo dos Cinco Movimentos ou Cinco Elementos (Figura 9.5).

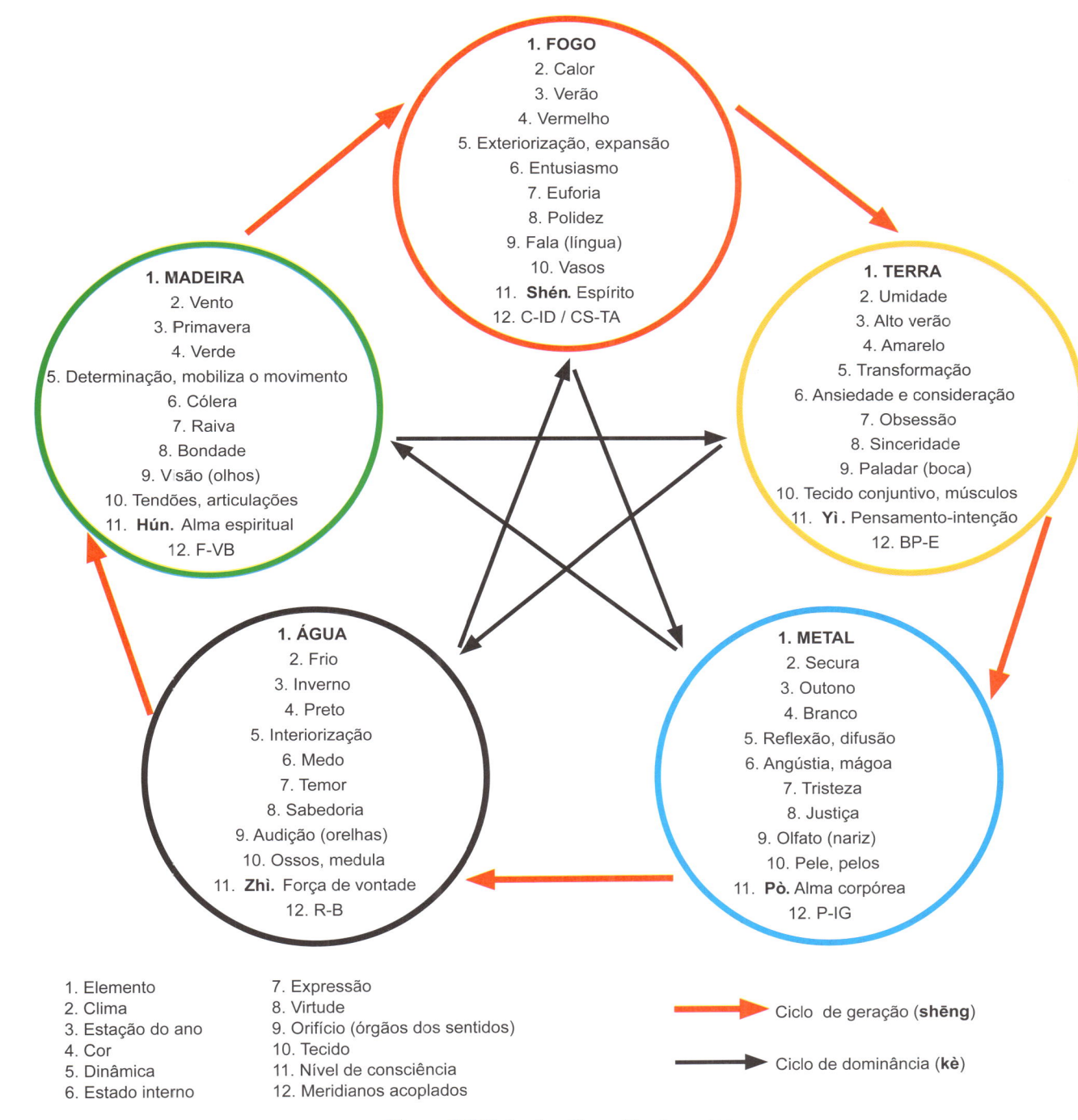

Figura 9.5 Ciclo dos Cinco Movimentos.

Cada Movimento ou Elemento tem seu potencial e se relaciona com os outros quatro, criando um sistema dinâmico para a sua preservação da totalidade. Quando um Movimento encontra-se defasado, por excesso ou deficiência de energia, os outros interagem, tanto sofrendo as consequências, como também permitindo a estabilidade daquele defasado, por meio da intervenção nos meridianos e pontos específicos, que estarão, dependendo do caso, tonificando (quando há uma deficiência) ou sedando (quando há excesso) a sua energia.

Na *ciência* da MTC, a Unidade se manifesta no circuito de energia que transita entre o Céu e a Terra, que permeia o ser humano, por meio dos meridianos. Quando um meridiano está com excesso ou deficiência no seu fluxo de energia, desequilibra o organismo e enfraquece sua conexão com o circuito da Unidade.

A referência para a preservação do fluxo encontra-se na fisiologia do **qì** (Figura 9.6): são dois caminhos que configuram a energia macrocósmica (Unidade) no ser: a ancestral (**jīng** – Essência) e a energia adquirida por meio da respiração (**qì** do céu) e alimentação (**qì** da terra).

No caminho da energia ancestral, no momento da fecundação, a Essência Universal (**jīng**) doa para o novo ser um quantum de **qì**, denominado Energia Original ou da Fonte – **yuán qì**, que ficará armazenado nos Rins. O meridiano Triplo Aquecedor (TA) será o condutor dessa força ancestral para o corpo, por meio dos pontos-fonte.

No caminho da energia adquirida, na alimentação, o Baço processará o **qì** dos alimentos transformando em **qì** do corpo humano, denominado Energia dos Alimentos – **gú qì.** Já a captação da energia do ar será processada pelo Pulmão. Na junção dessas duas fontes de captação, forma-se o **zàng qì**, denominado **qì** do Tórax, é uma força que mobiliza as funções do Pulmão e do Coração.

A soma do **yuán qì** (força ancestral) com o **zàng qì** (força adquirida) formam o **zhèng qì**, denominado Energia Verdadeira, que circula em todos os meridianos.

Na dinâmica do **zhèng qì**, apresentam-se o **wèi qì** (**qì** defensivo)**,** que é a capacidade de proteção do organismo ou as resistências naturais, e o **yíng qì** (**qì** nutritivo)**,** que é a força que nutre os órgãos e células e circula na energia do sangue, chamado **xuè** – traduzido como Sangue (com letra maiúscula, pois é um conceito da MTC e não uma substância no sentido bioquímico).

O **xuè** também recebe diretamente energia proveniente do oxigênio, a partir do processamento do Pulmão e do Coração.

A fisiologia do **qì** é o alicerce da ciência da preservação da saúde e da intervenção terapêutica nos meridianos de energia, que mobilizarão o metabolismo e os aspectos emocionais, que por sua vez, possibilitarão a conexão da natureza humana com o macrocosmos.

A eficácia da intervenção terapêutica está vinculada às origens das alterações energéticas no organismo, que se verifica na etiopatogenia.

A etiopatogenia é formada pela etiologia, o estudo das causas das doenças, e pela patogenia, a formação e o desenvolvimento de qualquer processo mórbido.

Segundo a MTC, o desequilíbrio ou as doenças se originam no desequilíbrio do **qì**, a partir dos fatores cronobiológicos, internos (endógenos) e externos (exógenos).

Os *fatores cronobiológicos* se manifestam nos ciclos na natureza, nos quais estamos inseridos. A sustentação do organismo se dá no equilíbrio desses ciclos:

- Horários do dia
- Sono/vigília
- Fases da Lua
- Estações do ano
- Ciclos planetários.

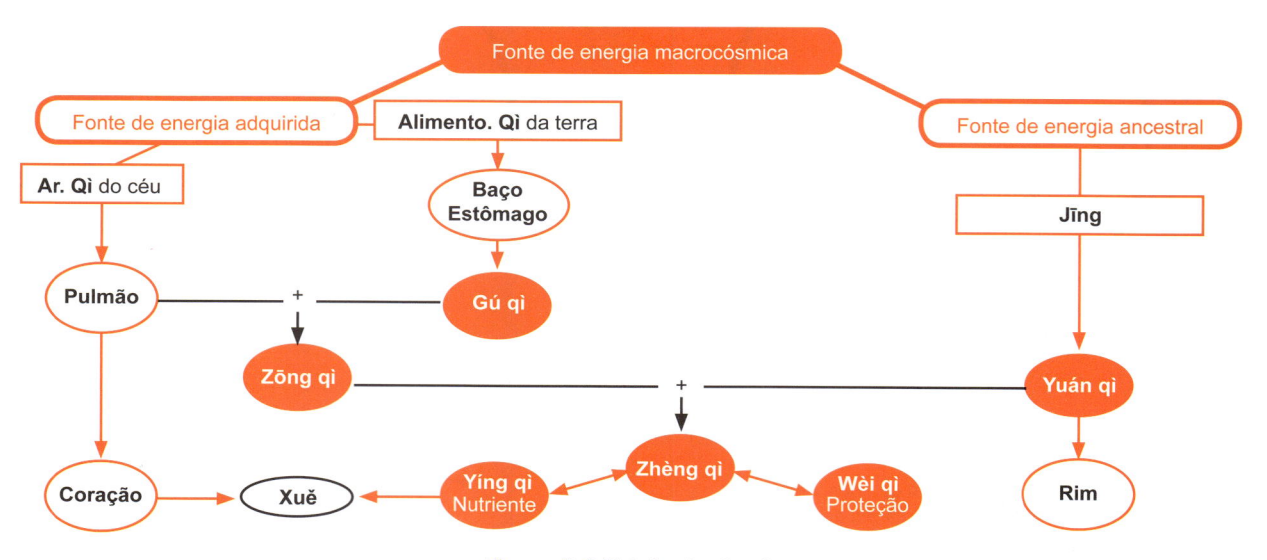

Figura 9.6 Fisiologia do **qì**.

Nos *fatores exógenos*, a energia perversa (**xié qì**) chega à pele, passa para os meridianos, para o Sangue e para os meridianos **zàng fǔ**:

- Energia climática
  - Calor: variações climáticas brutais
  - Frio: diminuição da resistência orgânica
- Vento (**fēng**)
  - Frio (**hán**)
  - Calor (**rè**)
  - Umidade (**shí**)
  - Secura (**zào**)
  - Canícula (**shǔ**).

> *O* **xié qì** *(energia perversa), atacando o homem, apresenta-se na forma de calafrios. O ataque verdadeiro* **xié***, agente patogênico, lesa levemente o homem. É ele visível primeiro na face, pela cor, mas não é perceptível no corpo. Sem ou com o agente patogênico* **xié***, a impressão é a mesma, sem ou com traço de doença. Não é fácil definir as circunstâncias. Eis por que o clínico superior trata previamente o* **qì** *patogênico, em seu início.* (**Nèi Jīng Líng Shū**)

A Tabela 9.2 apresenta como os fatores exógenos se tornam fatores patogênicos e os sinais no organismo.

Os *fatores endógenos* ou internos são as emoções, o psiquismo e a mente. Na visão da MTC, emoções, sentimentos, mente e corpo estão integrados, são facetas de uma unidade: o **shén**, ou seja, a Consciência manifesta, que se expressa nos potenciais do ser. Assim, o potencial são os sentimentos e as emoções (ver Capítulo 6). Os seus desequilíbrios ocorrem quando estão excessivos, prolongados, reprimidos ou não reconhecidos ou vividos.

Na Tabela 9.3, a referência é do potencial anímico e nas defasagens, nos seus dois extremos, que sinalizam o excesso ou a deficiência no fluxo dos meridianos correspondentes.

Ressaltamos que os movimentos Metal e Água são de natureza **yīn**, desse modo, o excesso é interiorizado e a falta é a não vivência do potencial, outros autores têm outras interpretações.

Desta forma, os fatores cronobiológicos fragilizam o organismo, os fatores exógenos penetram na pele e proliferam nos meridianos; os fatores endógenos também desestabilizam o fluxo nos meridianos; nesta circunstância, não estarão nutrindo adequadamente os órgãos e vísceras, possibilitando as doenças (Figura 9.7). A intervenção, na ciência da MTC, ocorre na mobilização da Energia de Defesa que o organismo tem, na busca de sua estabilidade.

A intervenção terapêutica ou profilática se dá por meio da ativação dos pontos dos meridianos, embasada no conceito **zàng fǔ**. O termo **zàng** significa órgão e **fǔ** significa víscera, mas não na visão anatômica e bioquímica, e sim na concepção energética e funcional. Fazendo-se uma analogia com a iluminação elétrica: a lâmpada, que expande a luz, seriam os órgãos físicos; mas a energia, que possibilita a luz, seriam os meridianos, que têm sua fonte na queda da água, que seria a fonte da energia dinâmica da totalidade.

Tabela 9.2 Fatores patogênicos.

Fatores patogênicos	Características	Manifestações
Vento (**fēng**) **Yáng** Primavera	Evolução rápida e brutal, mudanças rápidas de sintomas, função de abrir e escoar, deslocar e transformar, invade primeiro a parte superior do corpo	Aversão ao vento, dor de cabeça, febre, tosse, garganta irritada, obstrução nasal, dores articulatórias migratórias, erupções de pele, urticária, reumatismo
Frio (**hán**) **Yīn** Inverno	Obstrui a passagem, oclusão tipo Frio, produz contrações, dores que repuxam	Ausência de suor, febre, cabeça e corpo doloridos, articulações doloridas, contraturas, dificuldades de mover os membros, secreções de fluidos claros
Calor (**rè**) Fogo (**huǒ**) **Yáng** Verão	Inflama e eleva, movimenta e empurra para o alto, diminui o **yīn** e **jīn yè***, produz Vento e agita o **xū**	Leve temor ao frio, febre com calafrio, cefaleia, garganta inchada, boca seca, sede, agitação, ansiedade e insônia
Umidade (**shí**) **Yīn** Quinta estação (verão prolongado)	Acomete a parte inferior do corpo, colante e estagnante, impura e pesada, para nos órgãos e meridianos, bloqueando o **qì** e desregulando a atividade de subida e descida	Articulações doloridas e pesadas, dores fixas, dificuldade em parar de se mover, parestesia dos músculos e da pele, febre vespertina, cabeça e corpos pesados
Secura (**zào**) **Yáng** Outono	Natureza seca e adstringente, penetra pela boca e pelo nariz, ataca o Pulmão e a energia de Proteção (**wèi qì**), fator menos invasivo	Febre, sede, garganta seca, tosse seca com pouco muco, boca e nariz secos, cefaleia, angústia, frio
Canícula (**shǔ**) **Yáng** Verão	Calor exagerado penetra no corpo, sobe, se espalha, ferindo **jīn yè*** e esgotando o **qì**, resultado da transformação do Calor e Fogo, mistura-se facilmente com a Umidade	Aumento da temperatura corpórea, suor abundante, sede, desejo de beber, urina avermelhada, angústia, síncope, náuseas e vertigem

Jīn yè são os líquidos orgânicos, incluindo o sêmen.

Tabela 9.3 Potencial e desequilíbrios anímicos dos meridianos.

Meridianos	Excesso	Potencial	Deficiência
Madeira F(–) VB(+)	Descontrole, irritação, raiva, indignação	Determinação, iniciativa	Indecisão, falta de iniciativa, preguiça
Fogo príncipe C(–) ID(+)	Euforia sem razão	Exteriorização, entusiasmo	Ausência de comunicação e exteriorização
Fogo ministro CS(–) TA(+)	Expectativa na relação, desejo ardente	Ânimo	Desprazer
Terra BP(–) E(+)	Ideia fixa, ansiedade exacerbada, pensamento rápido e desordenado	Disponibilidade para as transformações	Apatia
Metal P(–) IG(+)	Mágoa, melancolia, angústia exacerbada	Reflexão, autoaprimoramento	Incapacidade de se perceber, dissimulação
Água R(–) B(–)	Medo retido, pânico	Interiorização, percepção dos riscos, autopreservação	Falta de noção dos limites, autoritarismo

Os meridianos **yáng** (+) sinalizam manifestações mais recentes, e os meridianos **yīn** (–) sinalizam manifestações mais antigas ou mais profundas.

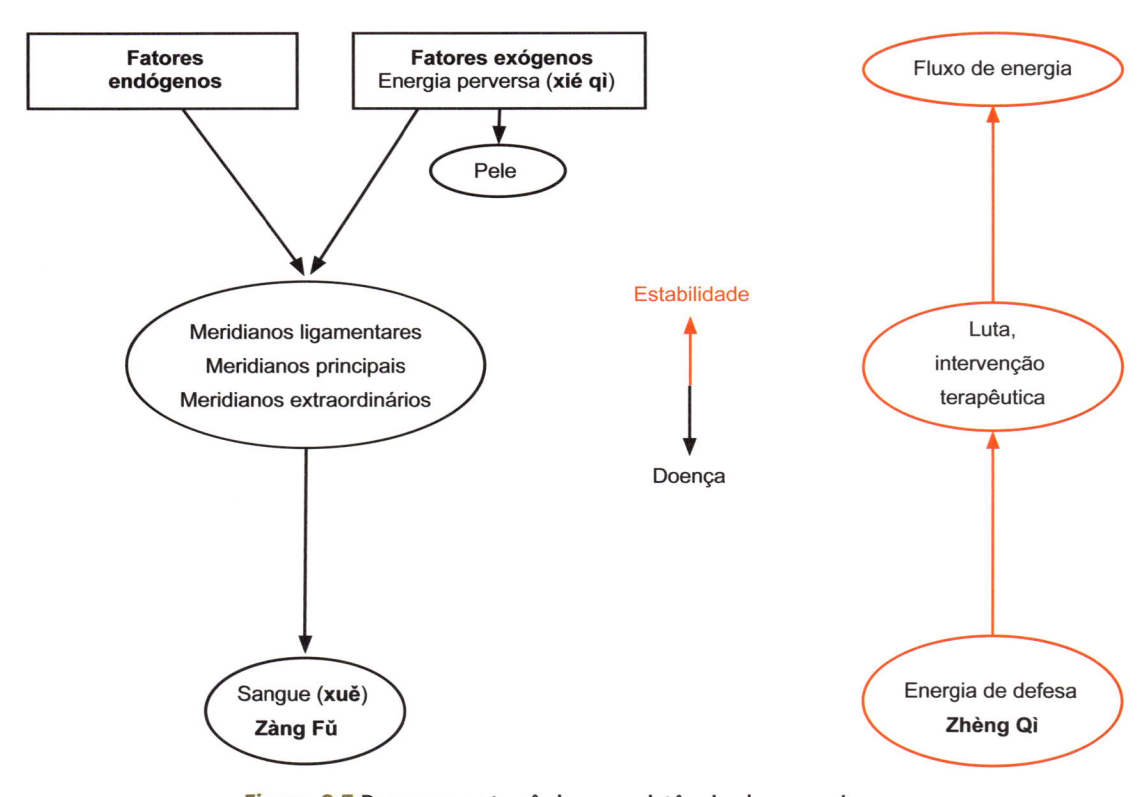

Figura 9.7 Processo patogênico e resistência do organismo.

No Capítulo 2, foram descritas a conceituação dos **zàng fŭ** e os meridianos correspondentes. Na Tabela 9.4, são retomados os catorze meridianos e, na sequência deste capítulo, as estratégias para a sua utilização, seus trajetos e pontos.

Meridianos

Pode-se usar a imagem do fluxo dos rios do planeta formando o seu grande sistema de águas, para vislumbrar o fluxo de energia pelos meridianos no corpo. A fluidez em todo o sistema é que garante o equilíbrio do todo, daí a importância do *shiatsu*, que na sua aplicação, percorre todos os trajetos.

Os meridianos se juntam em pares, dando continuidade ao outro. São segmentos de um circuito que interliga todo o organismo, subindo e descendo e percorrendo o centro e a periferia do corpo.

Esses pares são chamados de meridianos *acoplados* e têm as seguintes características:

- Um representa um órgão cheio (**zàng**), o outro uma víscera oca (**fŭ**)
- Um é de natureza **yīn**, o outro de natureza **yáng**

Tabela 9.4 Os doze meridianos.

Meridiano	Polaridade	Horário de maior fluxo	Trajeto no corpo	Movimento ou elemento
Pulmão (P)	**Yīn (zàng)**	Das 3 às 5 h	Do tronco para a mão	Metal
Intestino Grosso (IG)	**Yáng (fǔ)**	Das 5 às 7 h	Da mão para a cabeça	Metal
Estômago (E)	**Yáng (fǔ)**	Das 7 às 9 h	Da cabeça para o pé	Terra
Baço-Pâncreas (BP)	**Yīn (zàng)**	Das 9 às 11 h	Do pé para o tronco	Terra
Coração (C)	**Yīn (zàng)**	Das 11 às 13 h	Da mão para a cabeça	Fogo príncipe
Intestino Delgado (ID)	**Yáng (fǔ)**	Das 13 às 15 h	Da mão para a cabeça	Fogo príncipe
Bexiga (B)	**Yáng (fǔ)**	Das 15 às 17 h	Da cabeça para o pé	Água
Rim (R)	**Yīn (zàng)**	Das 17 às 19 h	Do pé para o tronco	Água
Circulação-Sexo (CS)	**Yīn (zàng)**	Das 19 às 21 h	Da mão para a cabeça	Fogo ministro
Triplo Aquecedor (TA)	**Yáng (fǔ)**	Das 21 às 23 h	Da mão para a cabeça	Fogo ministro
Vesícula Biliar (VB)	**Yáng (fǔ)**	Das 23 à 1 h	Da cabeça para o pé	Madeira
Fígado (F)	**Yīn (zàng)**	Da 1 às 3 h	Do pé para o tronco	Madeira

- Trajetos paralelos, sendo um a continuidade do outro, seguindo o fluxo da Grande Circulação de Energia
- Um está na sequência do outro nos horários de maior atividade (2 h cada um) no ciclo da rotação da Terra
- Cada dupla acoplada está relacionada com um dos Cinco Movimentos; no quadro, ambos têm a mesma cor associada, correspondente ao seu Movimento (ciclo da translação); Funções associadas complementares, formando um sistema funcional (Tabela 9.5).

Estratégias na intervenção nos meridianos

Pontos de energia

Os pontos nos meridianos são como portais de passagem da pele para o circuito de energia interna do corpo. A tradução do ideograma **xuè** 穴 é "caverna", "abrigo" ou "cova". É através deles que, pela percepção tátil, podemos identificar e discernir um desequilíbrio e suas características, além de estimular o organismo de maneira ordenada, segundo a sua necessidade.

A sensibilidade (ou dor) do ponto é a sinalização do organismo, ou seja, os pontos de energia mais sensíveis (ou doloridos) são os que precisam ser trabalhados.

A localização dos pontos sempre se encontra em depressões, reentrâncias ou bordas ósseas, musculares ou tendinosas. O diâmetro do ponto é aproximadamente de 1 a 2 mm, quando ele é alcançado pelo toque ou na inserção da agulha; o corpo sente uma pequena dor, ou queimação, denominada **dé qì**, na MTC.

O estímulo nos pontos visa à fluência no circuito de energia nos meridianos, não se trata de "pôr" ou "tirar" energia, mas de estabilizar o sistema, para isso se faz uso dos Pontos de Comando e Pontos dos Cinco Movimentos (Pontos **shù** antigos – **Wǔ Shù**).

A síntese no trabalho dos pontos é reconhecer se o meridiano está com excesso de energia, e assim intervir sedando-o, ou, se estiver com deficiência, tonificando-o, mas existem também outras propriedades complementares que serão vistas a seguir.

Tabela 9.5 Funções dos meridianos acoplados.

Meridianos acoplados	Função
P/IG	Relação do interior do corpo com o exterior, por meio da respiração e excreção, permitindo a eliminação. O Pulmão acumula e depois difunde, organizando a distribuição da energia
BP/E	Recepção e digestão do que vem do exterior, por meio da alimentação, fermentação e liberação de líquidos digestórios. O Baço é que transforma a energia do alimento em energia metabólica no organismo humano
ID/C	Circulação e nutrição do interior do corpo, por meio do sangue e componentes nutrientes. O Coração comanda e circula a energia interna do organismo e contém o **shén**, que é a consciência ou o espírito vital
R/B	Armazenagem e reciclagem das substâncias vitais do corpo, por meio da eliminação líquida e da liberação de hormônios. Os Rins controlam a reprodução e contêm a herança genética, que é a energia ancestral
CS/TA	Proteção e circulação do interior do corpo, por meio do sistema térmico, da circulação periférica e linfática e da libido. Circulação-Sexo é um auxiliador e protetor do Coração. O Triplo Aquecedor proporciona a distribuição da energia de defesa e nutriente
VB/F	Seleção e controle das substâncias do interior do corpo, por meio da organização do metabolismo. O Fígado é o responsável pelo fluxo livre da energia no organismo, ele permeia todos os sentimentos e todas as emoções

Pontos de comando (especiais ou específicos)

Alguns autores os denominam Pontos Especiais ou Pontos Específicos, mas será usado o termo Pontos de Comando para reunir as propriedades principais dos efeitos dos pontos (Tabela 9.6). Cada uma dessas propriedades tem um ponto para cada meridiano, com as exceções do ponto de Alarme do TA e CS, que tem mais de um ponto.

A Tabela 9.7 resume os Pontos de Comando dos doze meridianos.

Pontos dos Cinco Movimentos ou pontos **shù** antigos

Na utilização deste recurso, haverá também a interferência de pontos de outros meridianos relacionados com o sistema dos Cinco Movimentos. No ciclo de geração (**shēng**) um Movimento ou Elemento gera o outro, são chamados de mãe e filha, no ciclo de dominância (**kè**) um predomina sobre o outro, chamados de avó e neta, a regra é:

- Ciclo de geração: ao tonificar a mãe tonificamos a filha. Ao sedar a filha, sedamos a mãe
- Ciclo de dominância: ao tonificar a avó, sedamos a neta. Ao sedar a avó, tonificamos a neta.

São quatro pontos para promover a sedação ou tonificação: dois são do próprio meridiano, um deles é o mesmo ponto visto no quadro dos Pontos de Comando, ou o de sedação (relativo ao Elemento filha) ou o de tonificação (relativo ao Elemento mãe) e o outro é relativo ao Elemento avó. Os outros dois pontos estão ligados aos meridianos relacionados com o Movimento ou Ele-

Tabela 9.6 Atributos dos Pontos de Comando.

Ponto de alarme	Verificador do fluxo de energia no meridiano. Também tem efeito para equilibrar o sistema do meridiano e para desarranjos locais
Ponto de tonificação	Aumenta o fluxo de energia no meridiano
Ponto de sedação	Diminui o fluxo de energia no meridiano
Ponto-fonte	Fortalece as funções do meridiano, expele fatores patogênicos. Serve também como verificador do fluxo de energia no meridiano
Ponto de assentamento ou assentimento	Combate sintomas crônicos; usado em tratamentos no meridiano e desarranjos locais. Serve também como verificador do fluxo de energia do meridiano
Ponto de acúmulo ou xī	Combate sintomas agudos; usado para conter as crises do sistema do meridiano e algias; geralmente deve ser sedado
Ponto-horário ou energia máxima	Ponto a ser usado no intervalo de 2 h, correspondente ao maior fluxo de energia do meridiano; nesse horário deve ser sedado. É também um ponto de destaque na utilização para nos pontos **shù** antigos
Pontos de conexão ou luò	Ponto a ser usado quando os meridianos acoplados estão em desequilíbrio em forças opostas, um com escassez de fluxo e o outro com excesso. Usa-se a estratégia de tonificar o ponto do meridiano em deficiência ou sedar o do meridiano em excesso. Também é usado quando há um desequilíbrio em forças opostas nos lados direito e esquerdo do meridiano, empregando-se a mesma estratégia

Tabela 9.7 Pontos de Comando dos doze meridianos.

Meridianos	Pontos							
	Alarme	Tonificação	Sedação	Fonte	Assentamento	Acúmulo ou xī	Horário	Conexão ou lùo
Pulmão	P1	P9	P5	P9	B13	P6	P8	P7
Intestino Grosso	E25	IG11	IG2	IG4	B25	IG7	IG1	IG6
Estômago	VC12	E41	E45	E42	B21	E34	E36	E40
Baço-Pâncreas	F13	BP2	BP5	BP3	B20	BP8	BP3	BP4
Coração	VC14	C9	C7	C7	B15	C6	C8	C5
Intestino Delgado	VC4	ID3	ID8	ID4	B27	ID6	ID5	ID7
Bexiga	VC3	B67	B65	B64	B28	B63	B66	B58
Rim	VB25	R7	R1	R3	B23	R5	R10	R4
Circulação-Sexo	CS1, R11	CS9	CS7	CS7	B14	CS4	CS8	CS6
Triplo Aquecedor	VC5, 7, 12, 17	TA3	TA10	TA4	B22	TA7	TA6	TA5
Vesícula Biliar	VB23	VB43	VB38	VB40	B19	VB36	VB41	VB37
Fígado	F14	F8	F2	F3	B18	F6	F1	F5

mento mãe ou filha, do meridiano em pauta, de acordo com a sua necessidade.

Mais detalhes sobre esses conceitos e pontos constam no livro *Caminhos de Energia – Atlas dos Meridianos e Pontos para Massoterapia e Acupuntura* (Donatelli, 2011). A Tabela 9.8 descreve os quatro pontos para sedar ou tonificar um meridiano, observe-se que dois pontos devem ser manipulados com toque de tonificação e dois com toque de sedação, que serão vistos a seguir.

Estratégias do toque para os pontos

O estímulo nos pontos vistos nos quadros anteriores, seja por meio do toque, seja por meio da aplicação de agulhas de acupuntura, ou com outros instrumentos usados na MTC, mobiliza a sedação ou tonificação do meridiano, mas há uma especificidade de como tocar, para promover a sedação, tonificação ou harmonização dos pontos de energia descritos e para quaisquer outros pontos do corpo (Tabela 9.9).

Tabela 9.8 Aplicação dos pontos dos Cinco Movimentos ou pontos **shù** antigos.

Meridiano	Para tonificar				Para sedar			
	Ciclo de criação. Trabalhar com toque de tonificar		Ciclo de dominância. Trabalhar com toque de sedar		Ciclo de criação. Trabalhar com toque de sedar		Ciclo de dominância. Trabalhar com toque de tonificar	
P	P9	BP3	P10	C8	P5	R10	P10	C8
IG	IG11	E36	IG5	ID5	IG2	B66	IG5	ID5
E	E41	ID5	E43	VB41	E45	IG1	E43	VB41
BP	BP2	C8	BP1	F1	BP5	P8	BP1	F1
C	C9	F1	C3	R10	C7	BP3	C3	R10
ID	ID3	VB41	ID2	B66	ID8	E36	ID2	B66
B	B67	IG1	B54	E36	B65	VB41	B54	E36
R	R7	P8	R3	BP3	R1	F1	R3	BP3
CS	CS9	F1	CS3	R10	CS7	BP3	CS3	R10
TA	TA3	VB41	TA2	B66	TA10	E36	TA2	B66
VB	VB43	B66	VB44	IG1	VB38	ID5	VB44	IG1
F	F8	R10	F4	P8	F2	C8	F4	P8
Pontos **shù**	Relativo ao elemento da mãe	Dominante da mãe	Relativo ao elemento da avó	Dominante da avó	Relativo ao elemento da filha	Dominante da filha	Relativo ao elemento da avó	Dominante da avó
Pontos de comando	Tonificação	Horário	–	–	Sedação	Horário	–	–

Tabela 9.9 Estímulo nos Pontos de Comando.

Ponto dolorido	Como estimulá-lo	Circunstância
Alarme	Harmonizar Tonificar ou sedar	Verificar os pontos de tonificação e sedação De acordo com o estado do ponto
Tonificação	Tonificar Harmonizar	Em geral Se o ponto estiver duro
Sedação	Sedar Harmonizar	Em geral Se o ponto estiver mole
Fonte	Harmonizar ou tonificar	De acordo com o estado do ponto
Horário	Harmonizar Sedar	Em qualquer horário No horário do meridiano
Assentamento	Harmonizar Sedar ou tonificar	Em geral De acordo com o estado do ponto
Acúmulo (**xū**)	Sedar Tonificar	Se o meridiano estiver em excesso e o acoplado, em deficiência Se o meridiano estiver com deficiência e o acoplado, em excesso
Shù antigos	Harmonizar Sedar ou Tonificar	Em geral Verificar na tabela dos pontos **shù** que tipo de toque deve ser aplicado

Cada tipo de toque tem um efeito:

- Harmonizar: fricção circular (1 s por rotação), intercalando-se três rotações no sentido horário e três no sentido anti-horário; com as eminências da mão, deve-se promover uma leve vibração
- Sedar: pressão constante; fricção circular lenta no sentido anti-horário
- Tonificar: pressão intermitente e rápida; fricção circular rápida no sentido horário.

O tempo de permanência em cada toque varia, dependendo do efeito

- Para harmonizar, de 6 (uma respiração) a 18 s
- Para sedar, de 18 s a 6 min
- Para tonificar, até 18 s, no mínimo.

Dependendo do estado do ponto, **yīn** ou **yáng**, ele deve ser trabalhado de uma forma:

- O ponto em estado **yīn** apresenta-se frio, mole e esbranquiçado ao toque, e deve ser tonificado
- O ponto em estado **yáng** apresenta-se quente, duro e, ao toque, vermelho no centro e esbranquiçado em volta. Deve ser sedado.

As estratégias para a utilização dos pontos e os tipos de toque são os recursos do **tuī ná**.

Para localizar precisamente os pontos no corpo, usa-se a referência das distâncias.

Distâncias | Cùn

Cùn (pronuncia-se **tsun**) é o tamanho entre as pregas articulatórias da segunda falange do dedo médio, ou da largura maior do nó articulatório das falanges do polegar da própria pessoa. Estarão descritas nos quadros da localização anatômica dos pontos e nas Figuras 9.8 a 9.16, em que há uma numeração em linhas paralelas, nos membros, no tronco e na curva da cabeça.

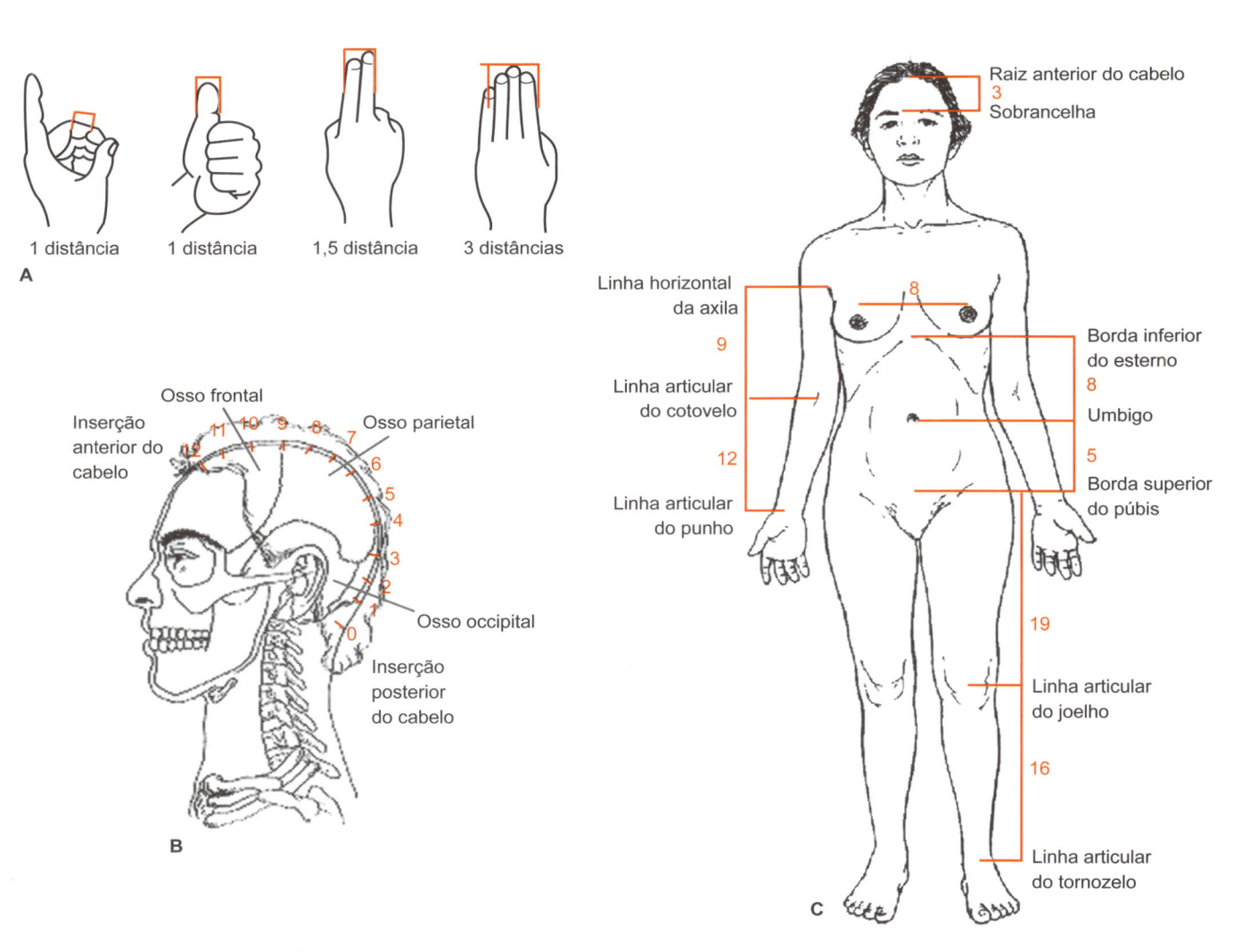

Figura 9.8 A. Tamanho das distâncias. **B.** Mapeamento das distâncias (**cùn**) na cabeça. **C.** Mapeamento das distâncias (**cùn**) no corpo.

Pontos de alarme

Esses pontos estão localizados aproximadamente sobre os respectivos órgãos.

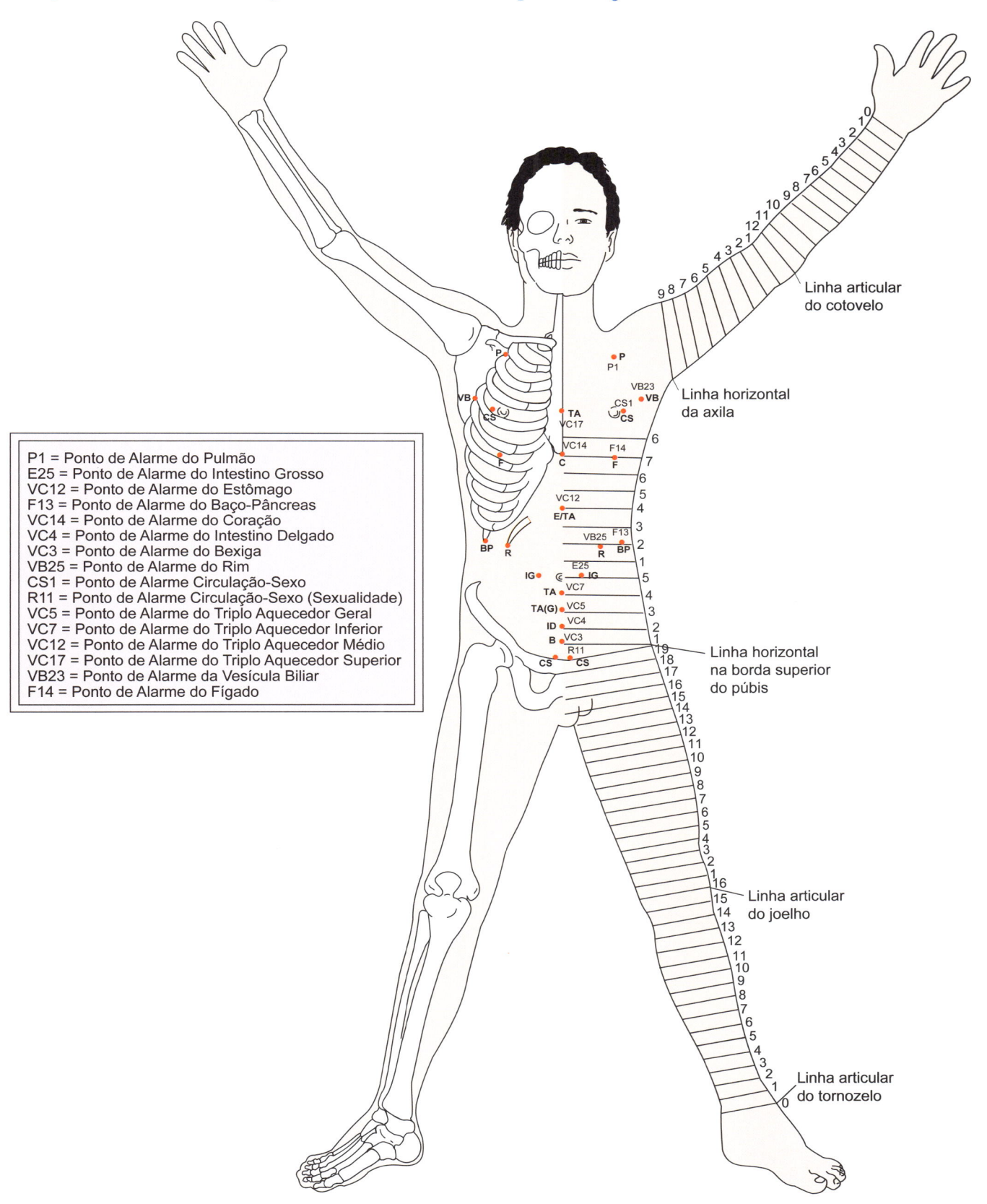

P1 = Ponto de Alarme do Pulmão
E25 = Ponto de Alarme do Intestino Grosso
VC12 = Ponto de Alarme do Estômago
F13 = Ponto de Alarme do Baço-Pâncreas
VC14 = Ponto de Alarme do Coração
VC4 = Ponto de Alarme do Intestino Delgado
VC3 = Ponto de Alarme do Bexiga
VB25 = Ponto de Alarme do Rim
CS1 = Ponto de Alarme Circulação-Sexo
R11 = Ponto de Alarme Circulação-Sexo (Sexualidade)
VC5 = Ponto de Alarme do Triplo Aquecedor Geral
VC7 = Ponto de Alarme do Triplo Aquecedor Inferior
VC12 = Ponto de Alarme do Triplo Aquecedor Médio
VC17 = Ponto de Alarme do Triplo Aquecedor Superior
VB23 = Ponto de Alarme da Vesícula Biliar
F14 = Ponto de Alarme do Fígado

Figura 9.9 Pontos de alarme.

Pontos de assentamento

Os pontos de assentamento dos doze meridianos estão localizados no meridiano da Bexiga.

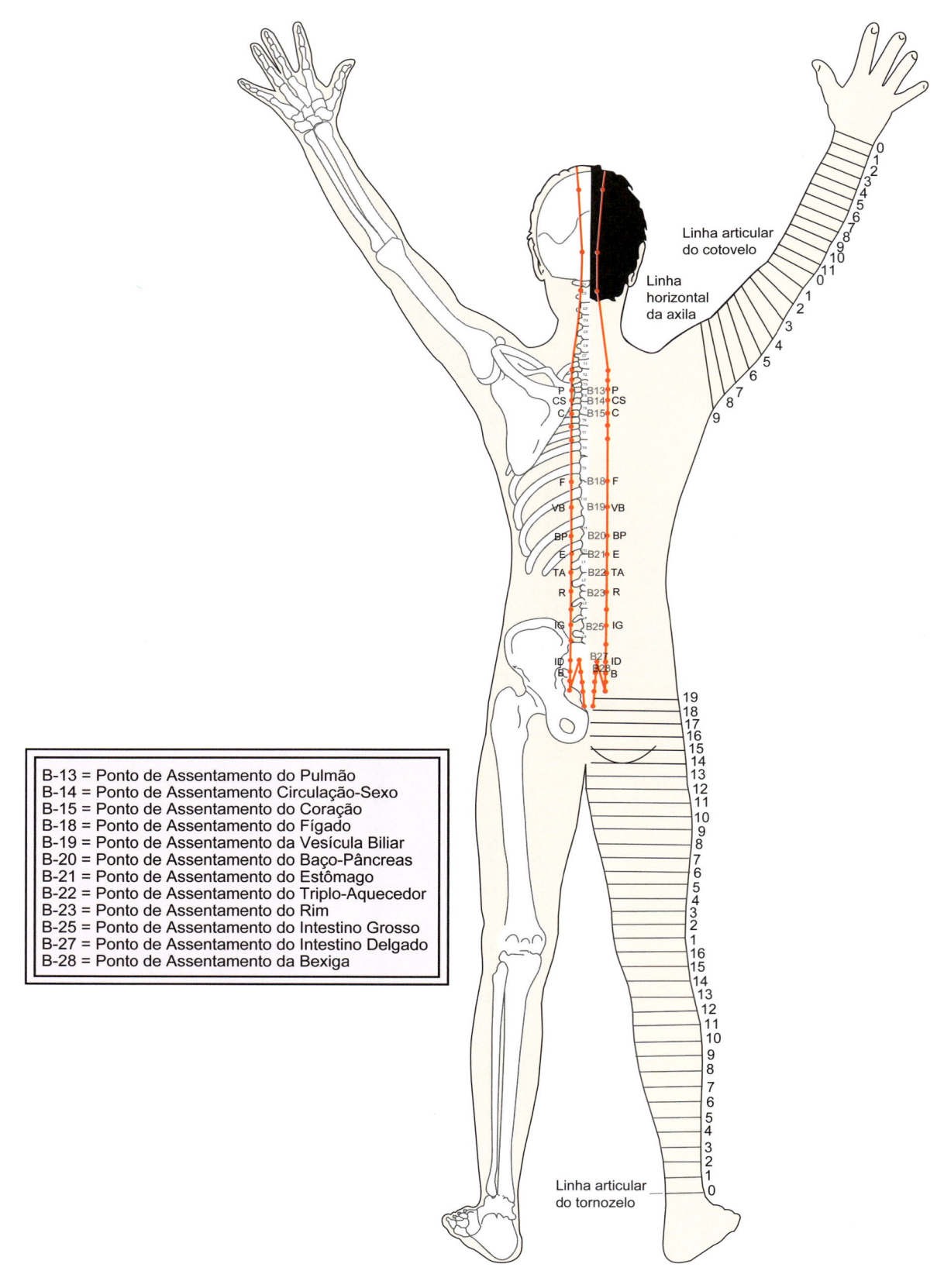

B-13 = Ponto de Assentamento do Pulmão
B-14 = Ponto de Assentamento Circulação-Sexo
B-15 = Ponto de Assentamento do Coração
B-18 = Ponto de Assentamento do Fígado
B-19 = Ponto de Assentamento da Vesícula Biliar
B-20 = Ponto de Assentamento do Baço-Pâncreas
B-21 = Ponto de Assentamento do Estômago
B-22 = Ponto de Assentamento do Triplo-Aquecedor
B-23 = Ponto de Assentamento do Rim
B-25 = Ponto de Assentamento do Intestino Grosso
B-27 = Ponto de Assentamento do Intestino Delgado
B-28 = Ponto de Assentamento da Bexiga

Figura 9.10 Pontos de assentamento.

Pontos de tonificação, sedação, fonte, acúmulo (ou **xī**), horário (ou energia máxima) e conexão (ou **luò**)

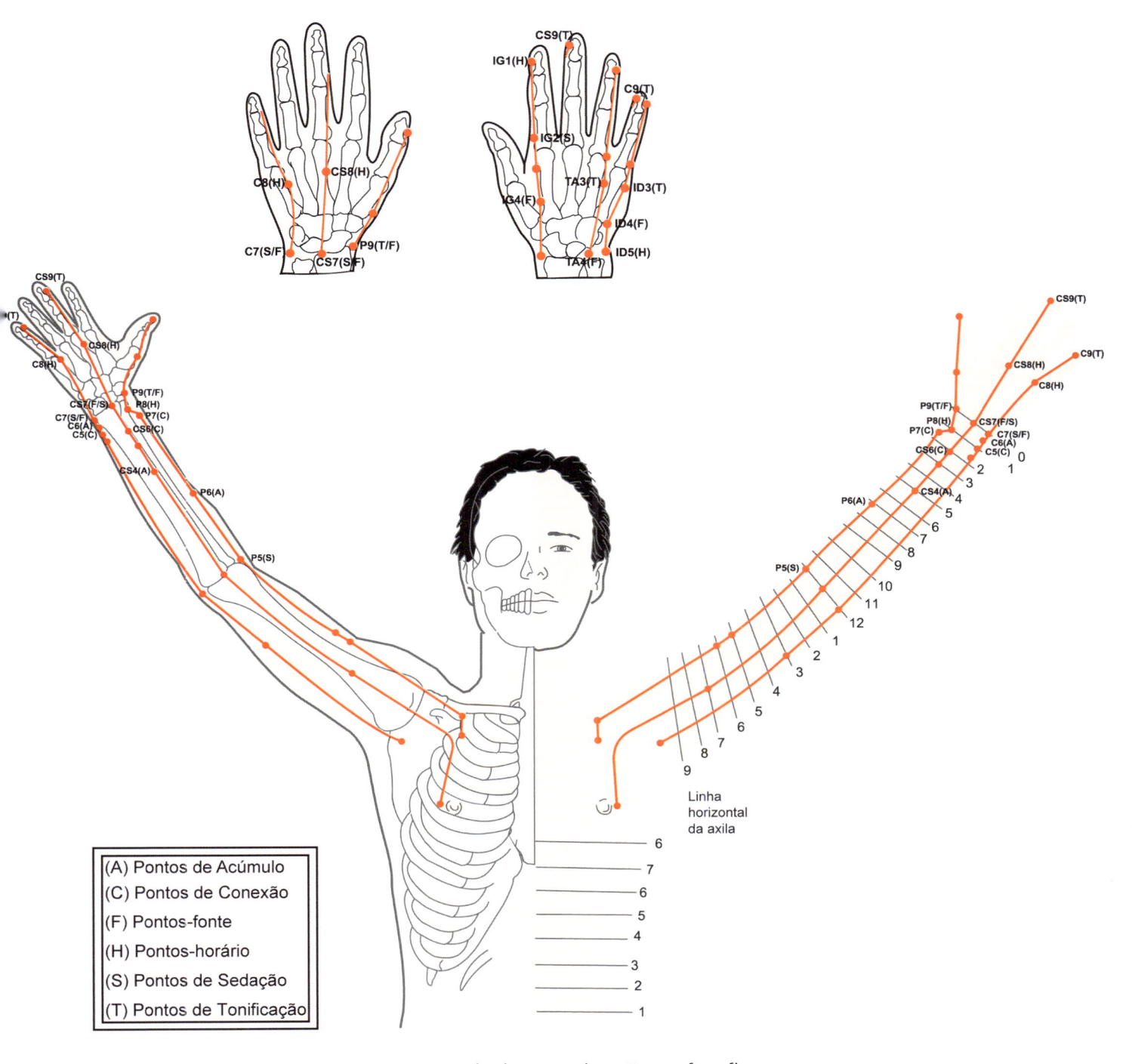

Figura 9.11 Pontos dos braços e das mãos na face flexora.

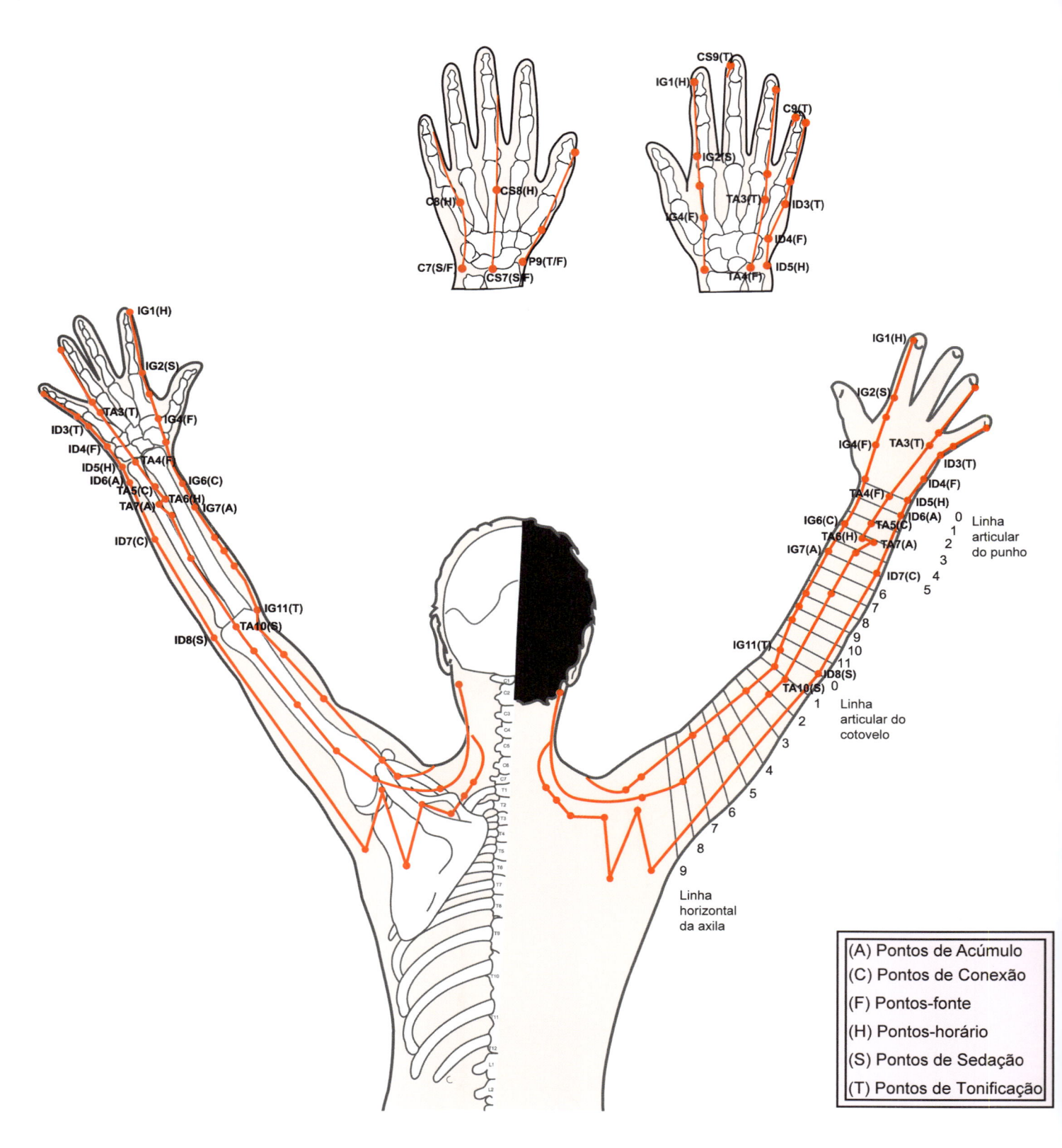

Figura 9.12 Pontos dos braços e das mãos na face extensora.

(A) Pontos de Acúmulo
(C) Pontos de Conexão
(F) Pontos-fonte
(H) Pontos-horário
(S) Pontos de Sedação
(T) Pontos de Tonificação

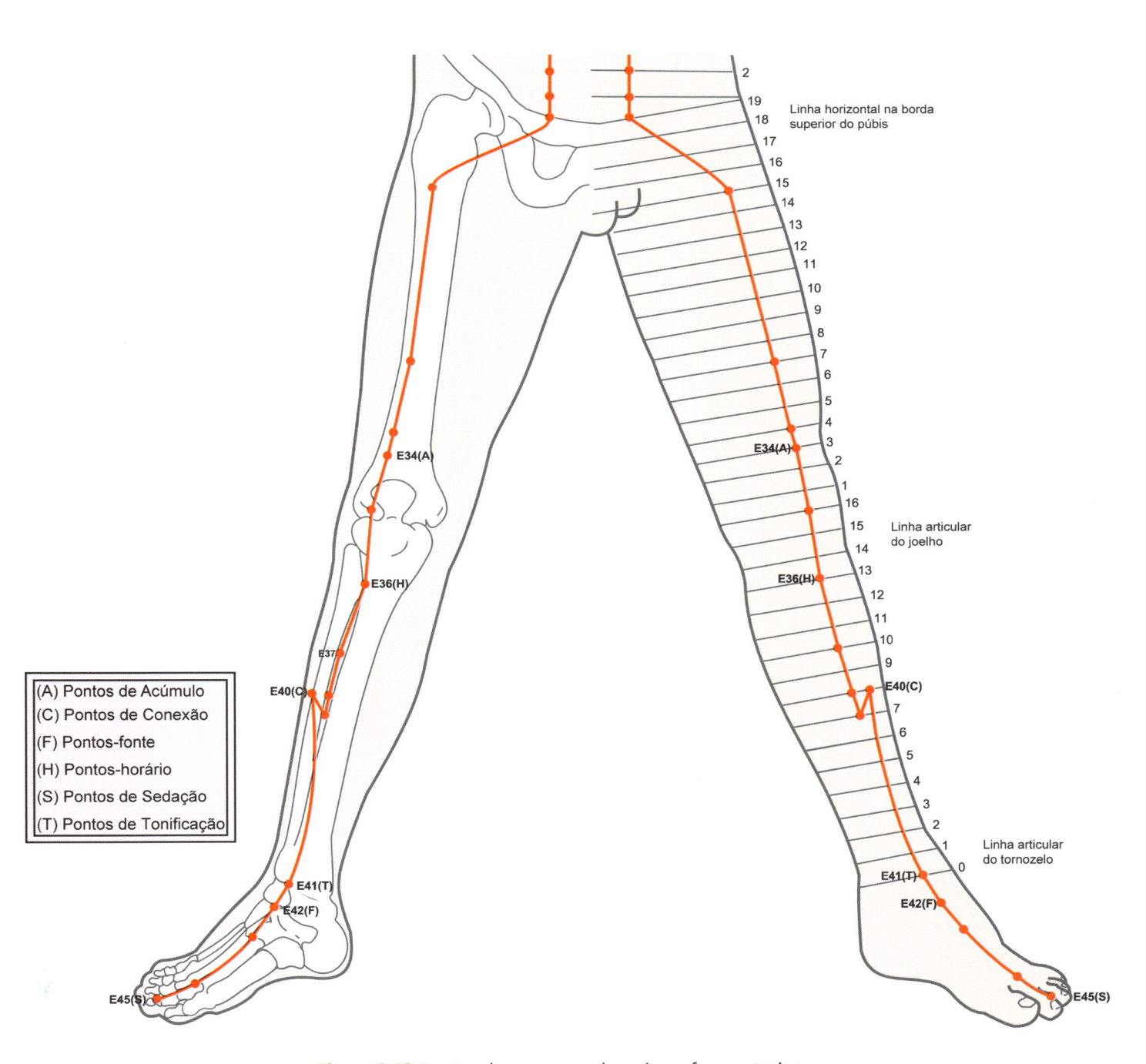

(A) Pontos de Acúmulo
(C) Pontos de Conexão
(F) Pontos-fonte
(H) Pontos-horário
(S) Pontos de Sedação
(T) Pontos de Tonificação

Figura 9.13 Pontos das pernas e dos pés na face anterior.

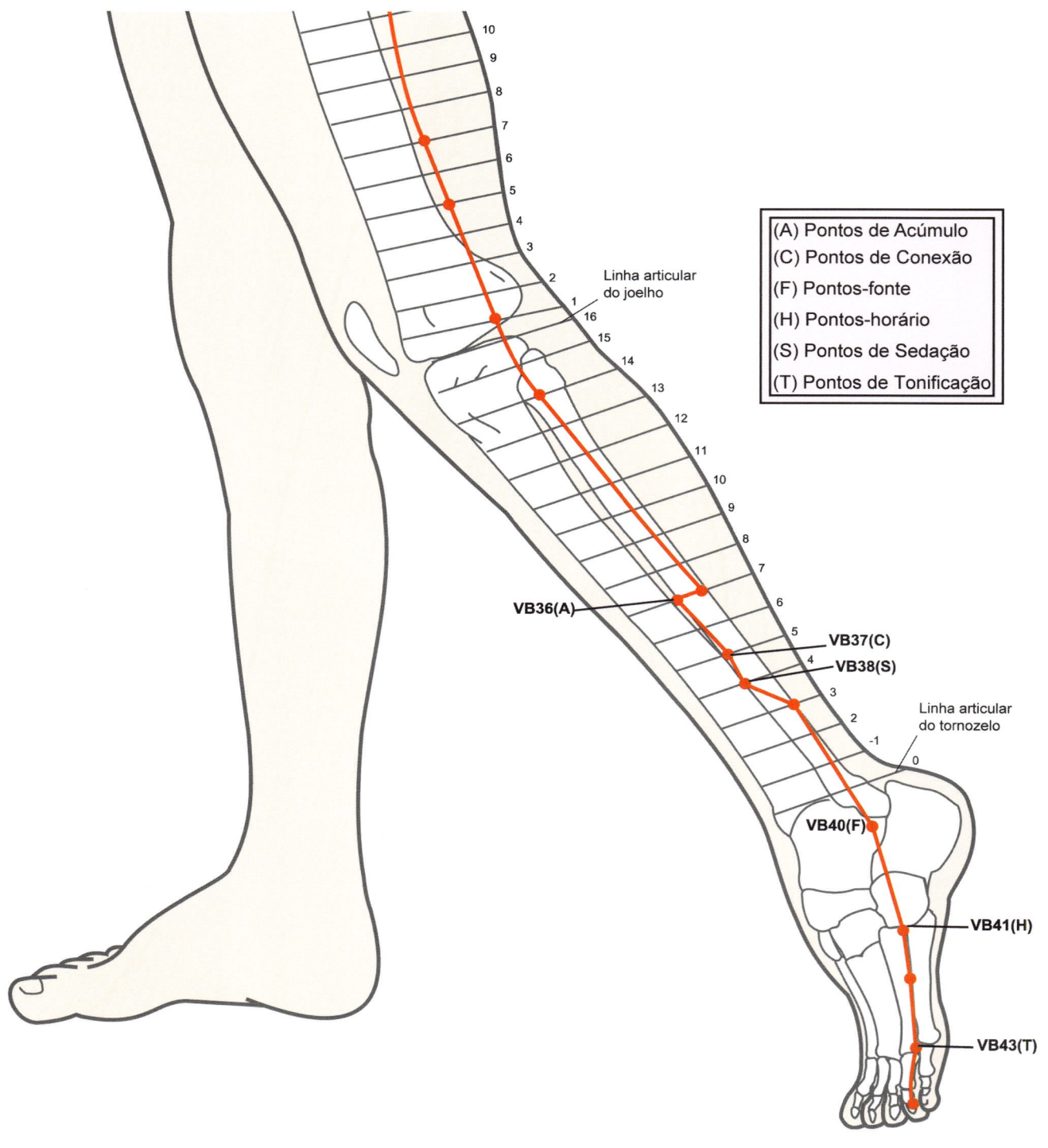

(A) Pontos de Acúmulo

(C) Pontos de Conexão

(F) Pontos-fonte

(H) Pontos-horário

(S) Pontos de Sedação

(T) Pontos de Tonificação

Figura 9.14 Pontos das pernas e dos pés na face lateral.

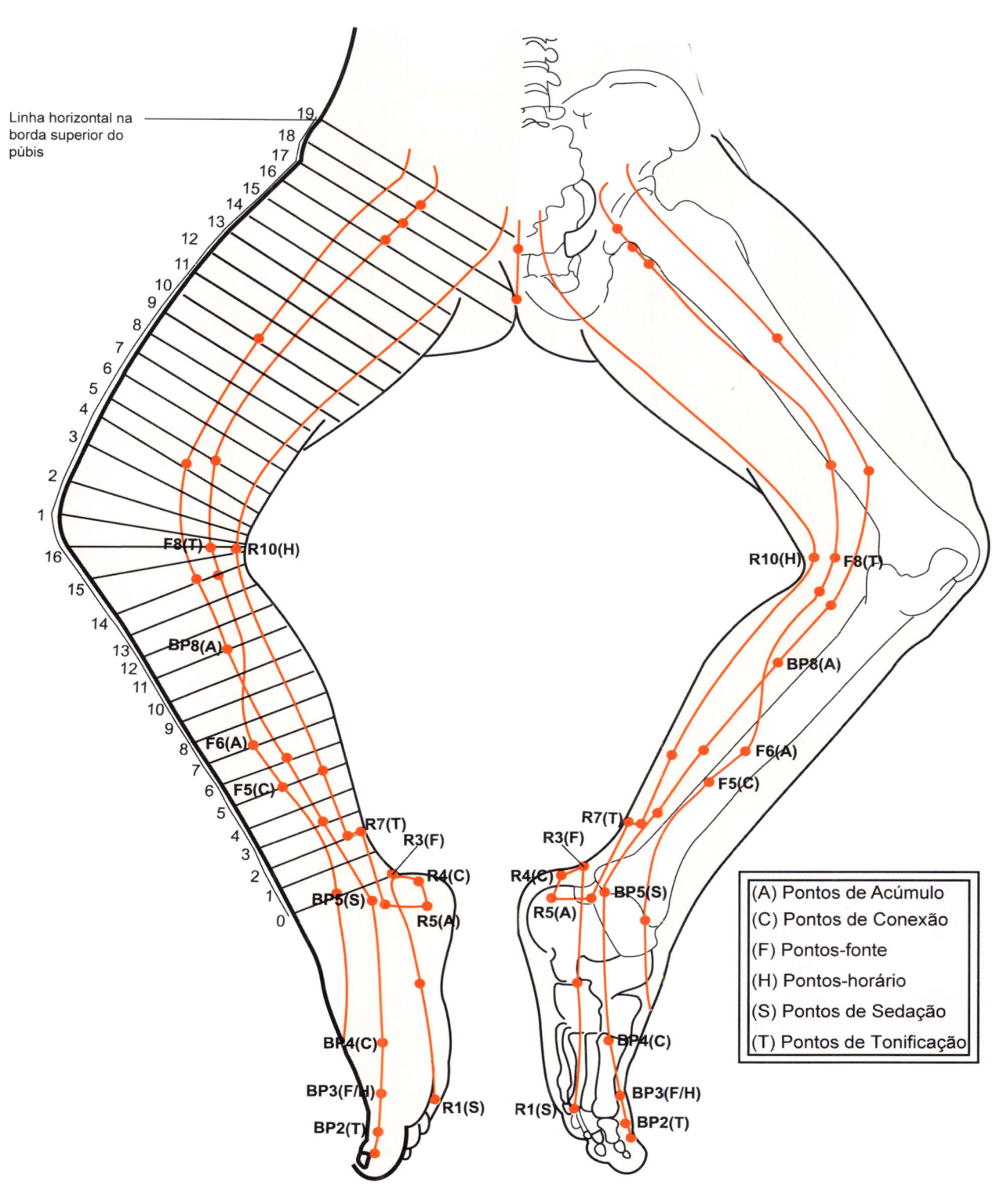

Figura 9.15 Pontos das pernas e dos pés na face medial.

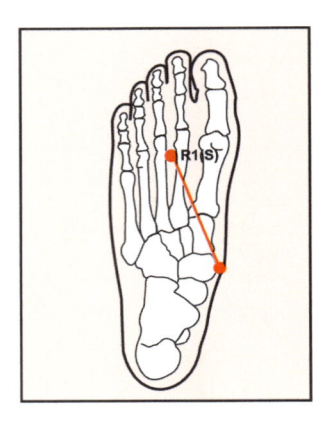
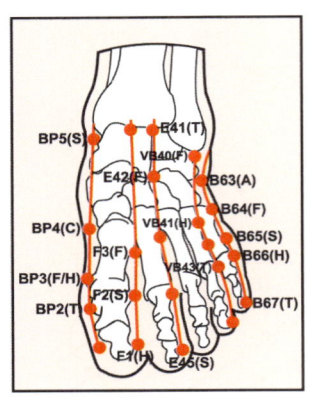

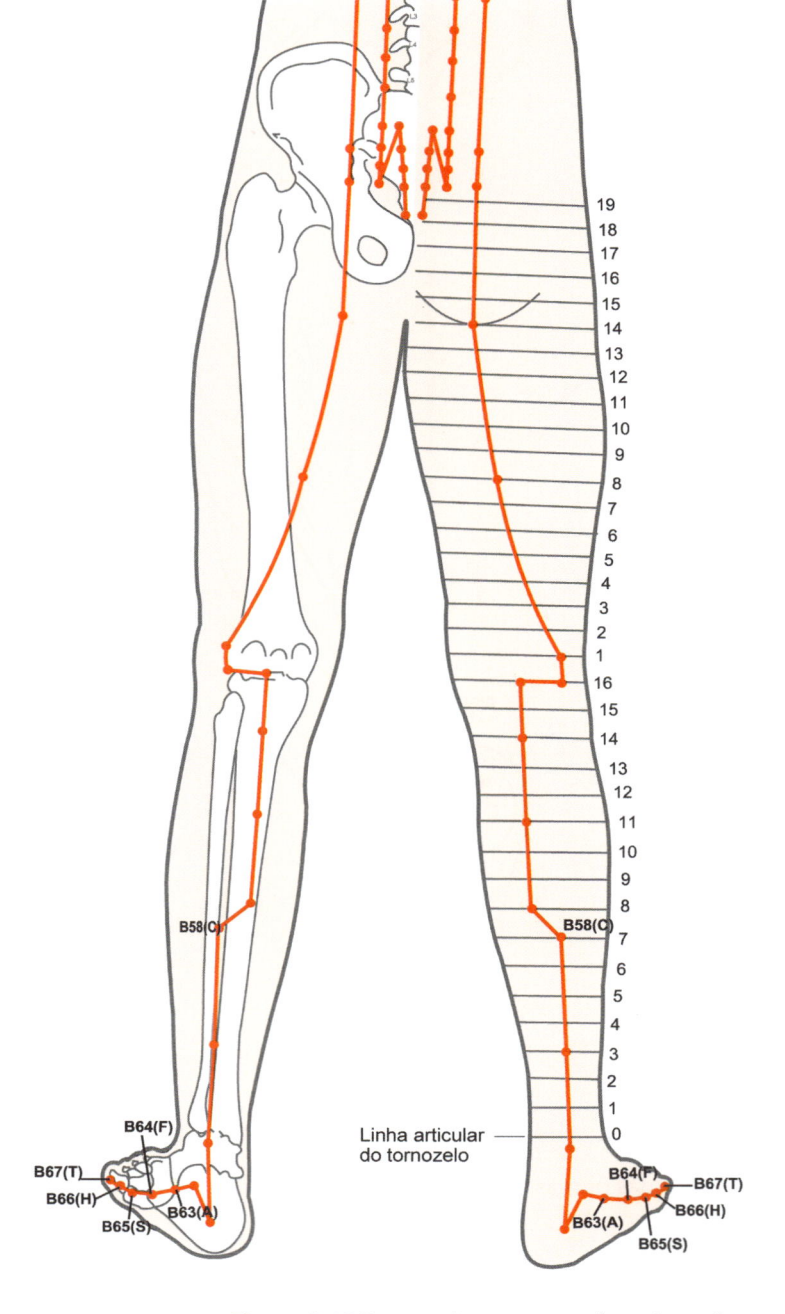

Figura 9.16 Pontos das pernas e dos pés na face posterior.

Localização dos meridianos e pontos

Pulmão

- **Shǒu tài yīn fèi jīng** – Meridiano velho **yīn** do braço
- Horário de atividade mais intensa: das 3 às 5 h
- Movimento: metal – outono
- Estado interno: reflexão, angústia
- Cor associada: branca
- Clima associado: seco.

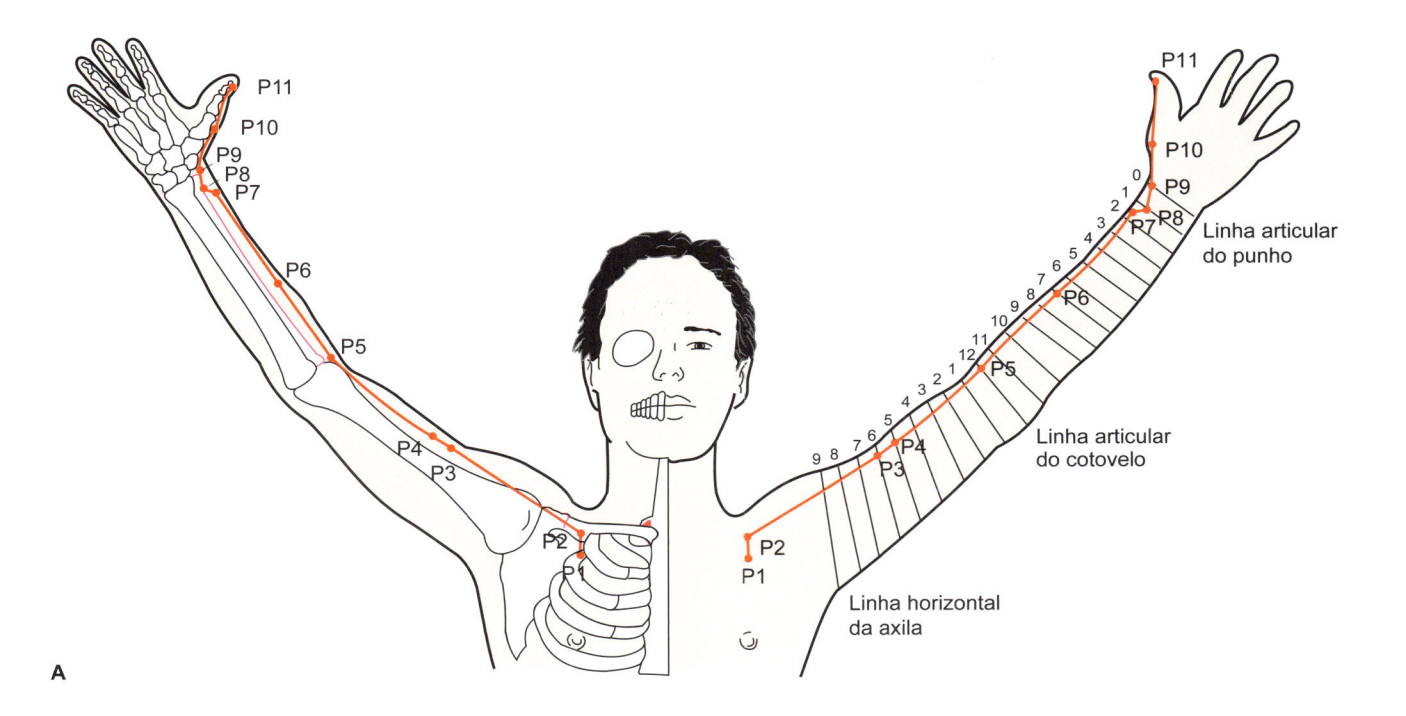

A

Trajeto: do tronco para a mão, pela face flexora do braço (11 pontos)	
P1	Inicia-se no 1º espaço intercostal a 2 distâncias da linha mamilar vertical, sobre o músculo peitoral maior
P2	Sobe verticalmente até a borda inferior da clavícula, sobre o músculo peitoral maior
P3, P4	Chega na face flexora do braço, borda do úmero, sobre os músculos deltoide (anterior) e bíceps braquial
P5	Passa pela face flexora da articulação do cotovelo na borda radial
P6, P7, P8	Segue pelo osso rádio sobre o músculo braquiorradial
P9	Passa pela face flexora da articulação do punho na borda radial do tendão do músculo abdutor longo do polegar
P10	Chega à mão, à face palmar, borda radial do primeiro metacarpo e polegar sobre os músculos abdutor curto do polegar e oponente do polegar
P11	Termina no ângulo ungueal, borda radial do polegar

Há uma outra versão, que localiza o início do meridiano (P1) no 2º espaço intercostal

B

Figura 9.17 A e **B.** Pontos do Pulmão.

Localização dos pontos

P1

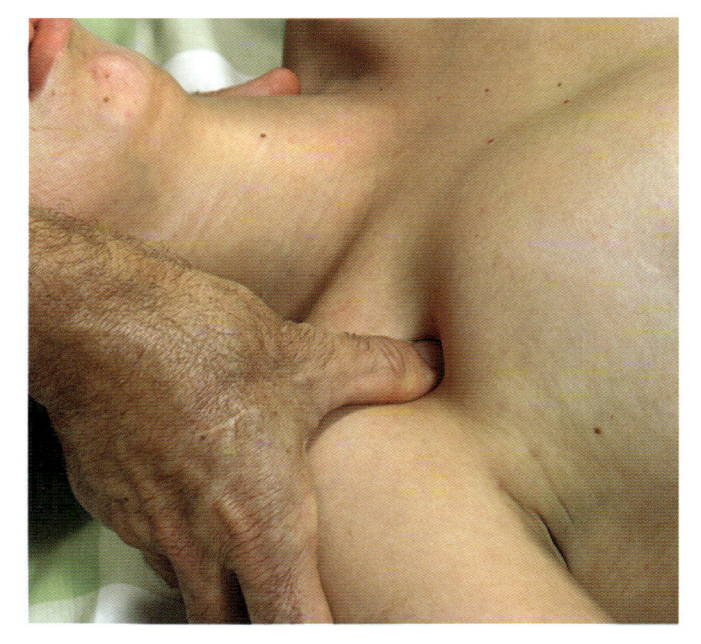

- No tórax, no 1º espaço intercostal (*alguns autores localizam no 2º espaço intercostal*), a 2 distâncias laterais da linha do mamilo (ou 6 distâncias da linha média), na linha vertical axila, a uma distância abaixo da borda inferior da clavícula (do ponto P2)
- Nos músculos peitorais maior e menor, intercostais e margem medial do deltoide anterior.

P2

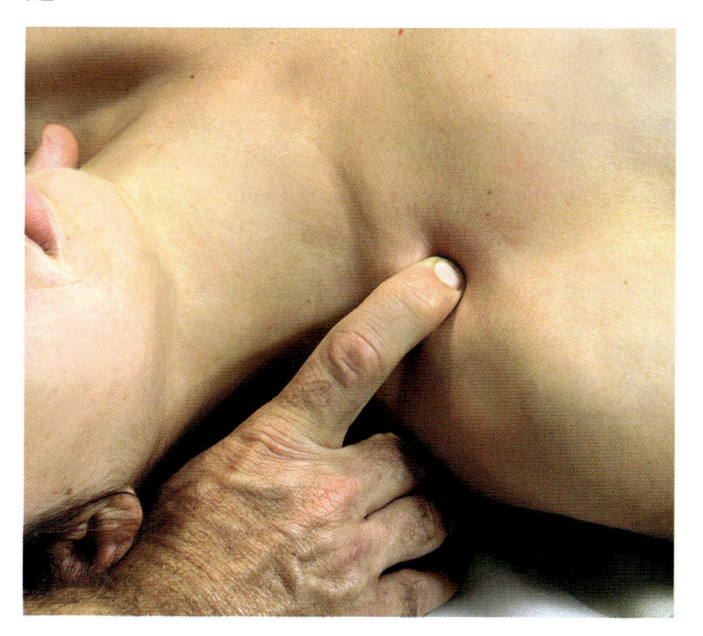

- No tórax, na borda inferior da clavícula a 6 distâncias da linha média, na linha vertical do ponto P1
- Na depressão formada pelos músculos peitoral maior e deltoide anterior.

P3

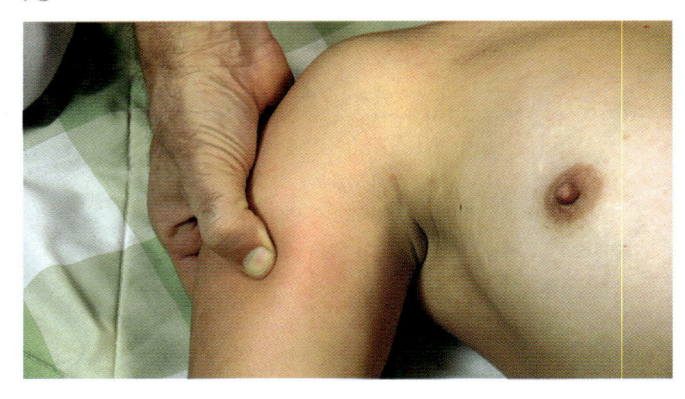

- Na face flexora do braço, na borda radial do úmero, a 3 distâncias abaixo da linha horizontal axilar ou 6 distâncias acima da articulação do cúbito (cotovelo)
- Na borda radial do músculo bíceps braquial.

P4

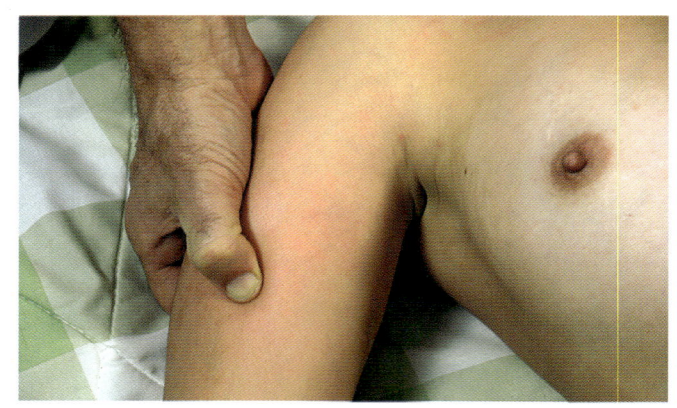

- Na face flexora do braço, na borda radial do úmero, a 4 distâncias abaixo da linha horizontal axilar, ou 5 distâncias acima da articulação do cúbito (cotovelo)
- Na borda radial do músculo bíceps braquial.

P5

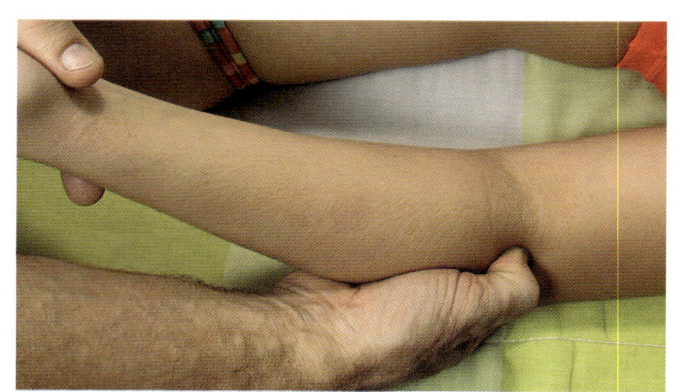

- Na face flexora do braço, na borda radial da linha articular do cúbito (cotovelo)
- Na borda radial do tendão do músculo bíceps braquial e nos músculos braquial e braquiorradial.

P6

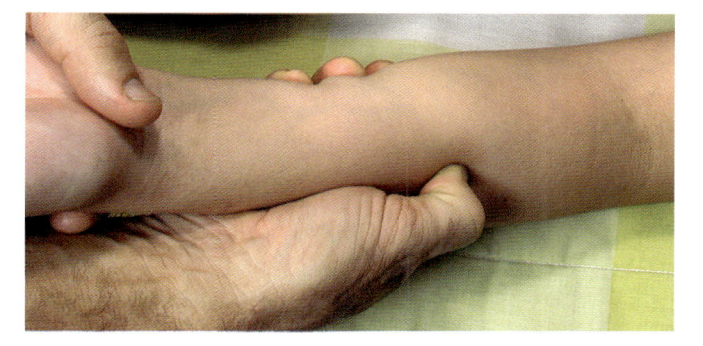

- Na face flexora do braço, na borda anterolateral do rádio, a 5 distâncias abaixo da articulação do cúbito (cotovelo)
- No músculo braquiorradial e mais profundamente nos músculos pronador redondo e flexor longo do polegar.

P7

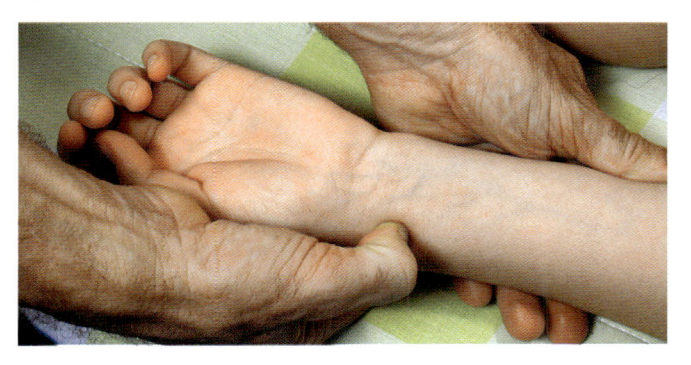

- Na face flexora do antebraço, na borda anterolateral do rádio, próximo a sua apófise estiloide, a 1,5 distância acima da articulação do punho
- Na borda lateral do tendão do braquiorradial e nos músculos pronador quadrado e flexor longo do polegar.

P8

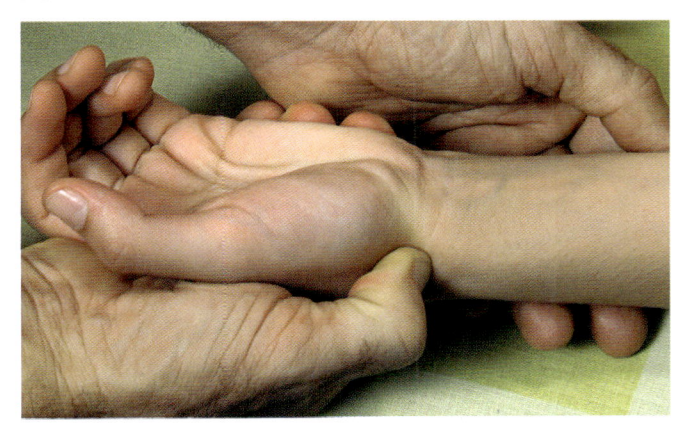

- Na face flexora do antebraço, na borda anterolateral do rádio, em uma depressão na apófise estiloide do rádio, a 1 distância acima da articulação do punho
- Na borda lateral do tendão do braquiorradial e no tendão do músculo abdutor longo do polegar.

P9

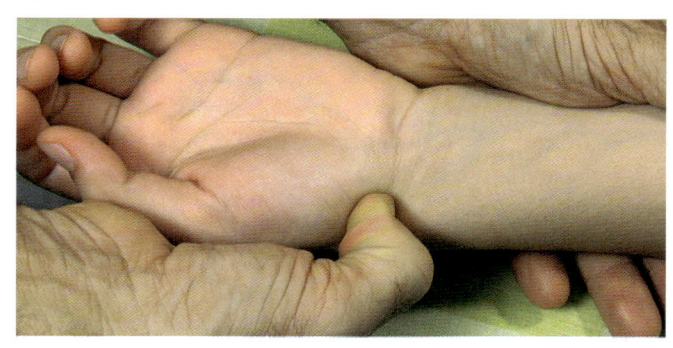

- Na face flexora do punho, na borda radial da linha articulatória do punho
- Na borda ulnar do tendão do músculo abdutor longo do polegar.

P10

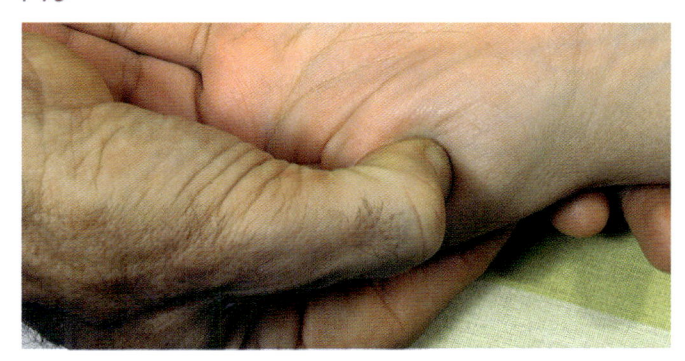

- Na margem lateral da eminência tenar da mão, na borda radial do 1º metacarpo, na passagem da palma e do dorso da mão
- Nos músculos abdutor curto do polegar e oponente do polegar.

P11

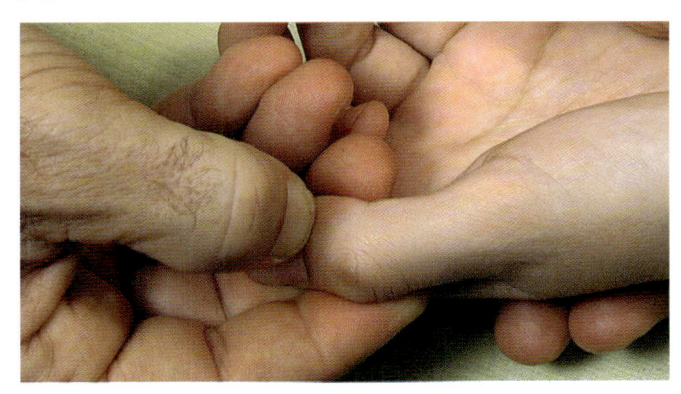

- Na margem radial do polegar, na face dorsal da falange distal, a 0,1 distância do canto inferior da unha, no ângulo ungueal
- No periósteo (bainha fibrosa que reveste exteriormente os ossos e fornece a nutrição sanguínea para as células ósseas).

Intestino Grosso

- **Shǒu yáng míng dá cháng jīng** – Meridiano máximo **yáng** do braço
- Horário de atividade mais intensa: das 5 às 7 h
- Movimento: metal – outono
- Estado interno: reflexão, angústia
- Cor associada: branca
- Clima associado: seco.

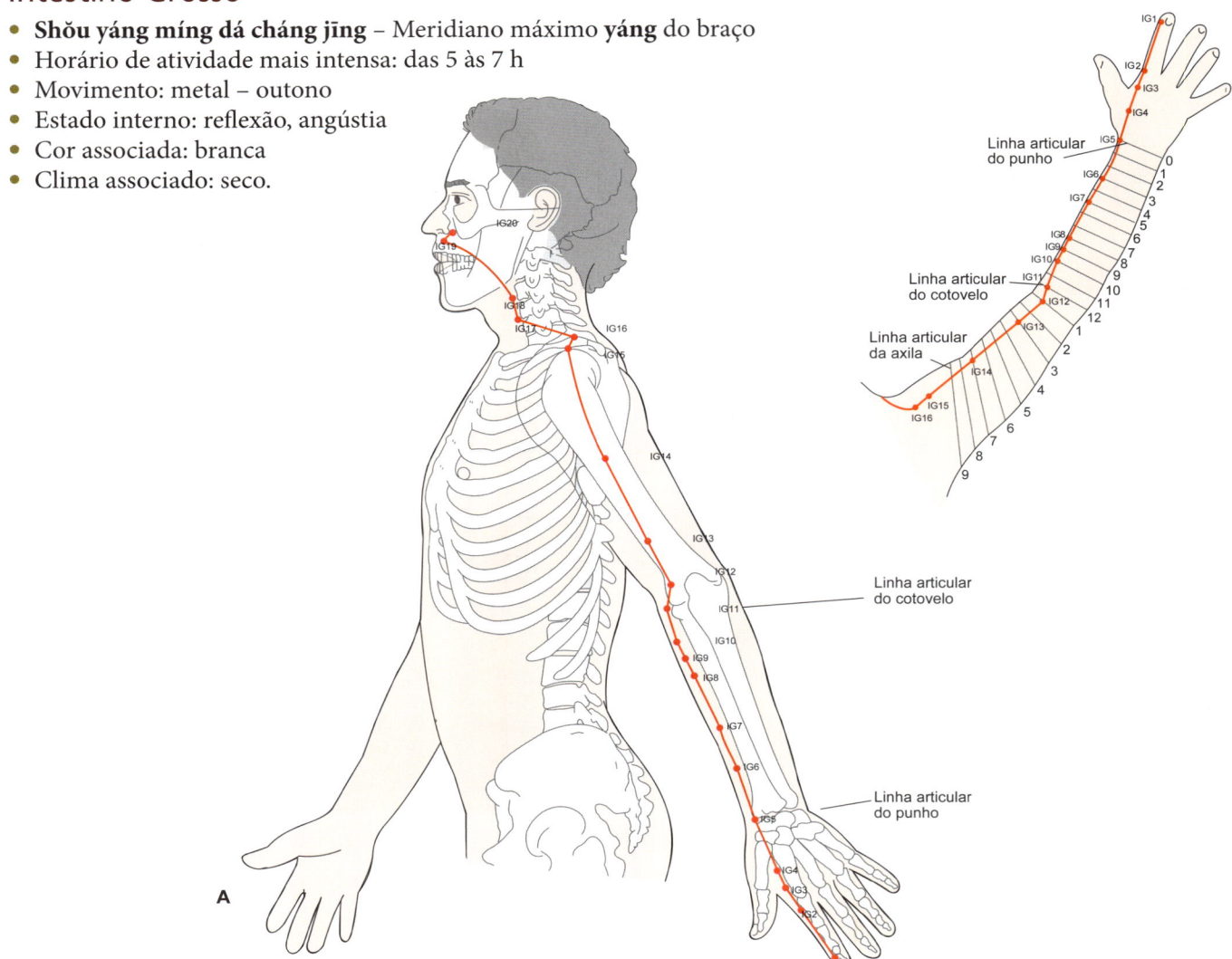

Trajeto: da mão para a cabeça, pela face extensora do braço (20 pontos)	
IG1	Inicia-se no ângulo ungueal do indicador na face correspondente ao polegar
IG2, IG3, IG4	Segue pelo dedo indicador e segundo metacarpo, pela face correspondente ao polegar, passando pelos músculos adutor do polegar e interósseo dorsal
IG5	Passa pela articulação do punho na face extensora, borda radial entre os tendões dos músculos extensor longo e extensor curto do polegar
IG6, IG7, IG8, IG9, IG10	Chega à face extensora do braço, segue pelo rádio passando pelos músculos extensor curto do polegar, abdutor longo do polegar e extensor radial curto do carpo
IG11	Passa pela face extensora da articulação do cotovelo, borda radial
IG12, IG13, IG14	Segue pela face extensora do braço, borda radial na região do úmero, passando pelos músculos extensor radial longo do carpo, tríceps braquial e deltoide
IG15	Passa pela face extensora da articulação do ombro na borda radial do úmero
IG16, IG17, IG18	Segue para o pescoço, passando pelos músculos supraespinal, trapézio e esternocleidomastóideo
IG19	Chega à face, cruzando a mandíbula
IG20	Termina a 0,5 distância da asa do nariz, sobre o músculo levantador do lábio superior

Figura 9.18 A e **B.** Pontos do Intestino Grosso.

Localização dos pontos

IG1

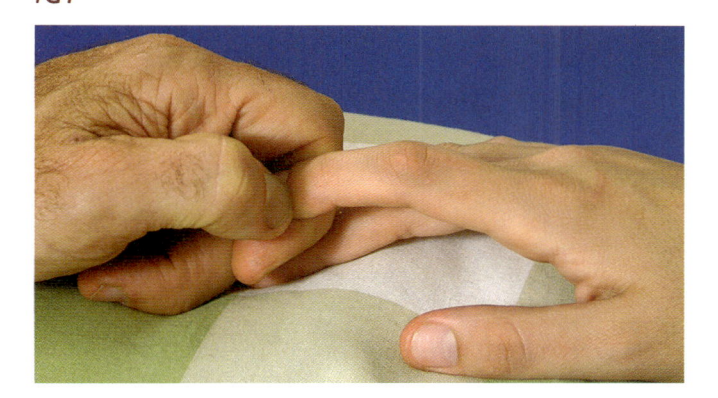

- Na margem radial do dedo indicador, na face dorsal da falange distal, a 0,1 distância do canto inferior da unha, no ângulo ungueal
- No periósteo (bainha fibrosa que reveste exteriormente os ossos e fornece a nutrição sanguínea para as células ósseas).

IG2

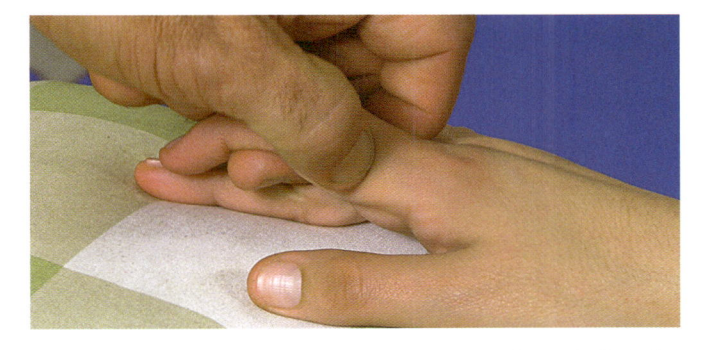

- Na face extensora do indicador, na borda radial da falange proximal, em uma depressão após a articulação metacarpofalângica
- No tendão do músculo 1º interósseo dorsal.

IG3

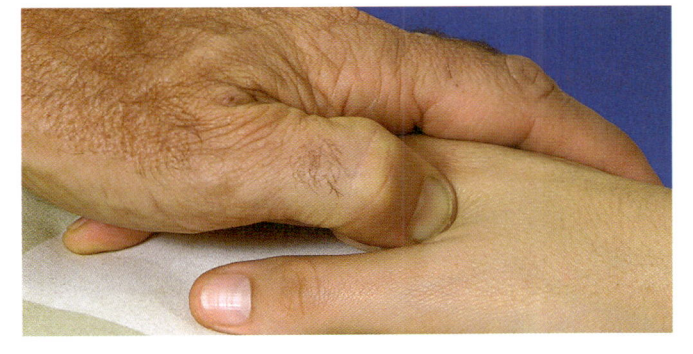

- Na face extensora da mão, na borda radial do 2º metacarpo, na sua extremidade distal, próximo da articulação metacarpofalângica
- No músculo 1º interósseo dorsal.

IG4

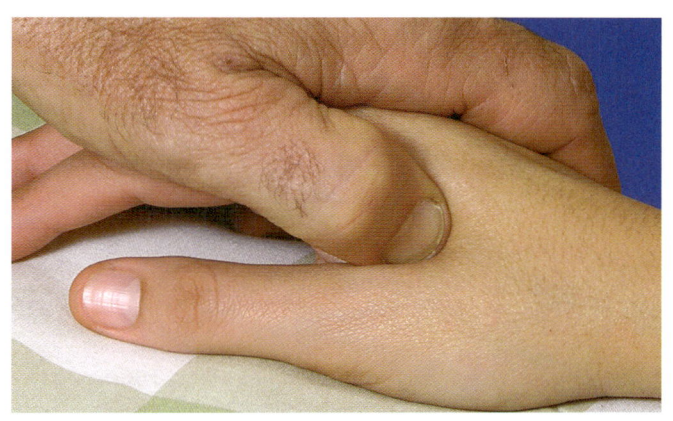

- Na face extensora da mão, no centro da borda radial do 2º metacarpo, sobre uma saliência muscular entre o 1º e o 2º metacarpo, quando se faz a adução do polegar
- Nos músculos primeiro interósseo dorsal e adutor do polegar.

IG5

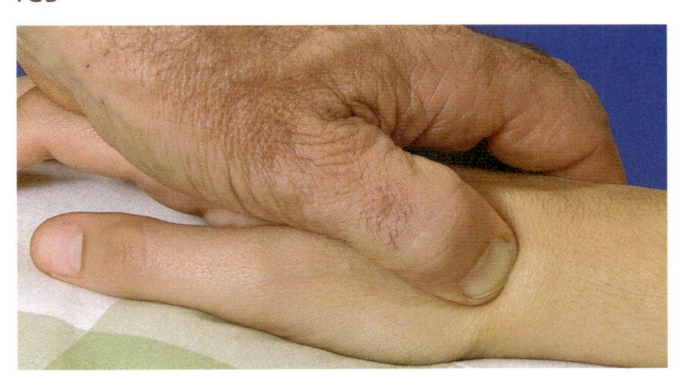

- Na face extensora do punho, na borda radial da linha articulatória do punho
- No retináculo dos músculos extensores, entre os tendões dos músculos extensores longo e curto do polegar.

IG6

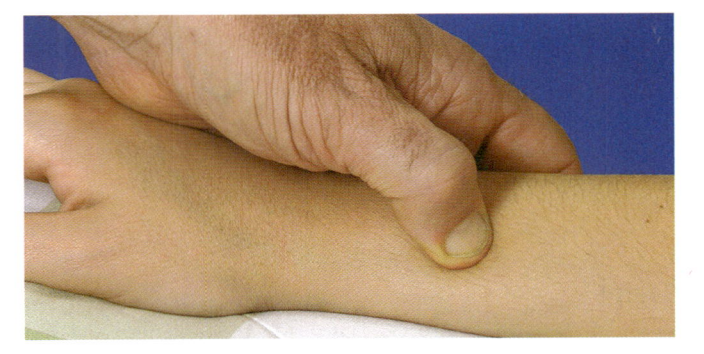

- Na face extensora do antebraço, na borda lateral do rádio, a 3 distâncias acima da linha articulatória do punho
- Nos músculos extensor curto do polegar e abdutor longo do polegar.

IG7

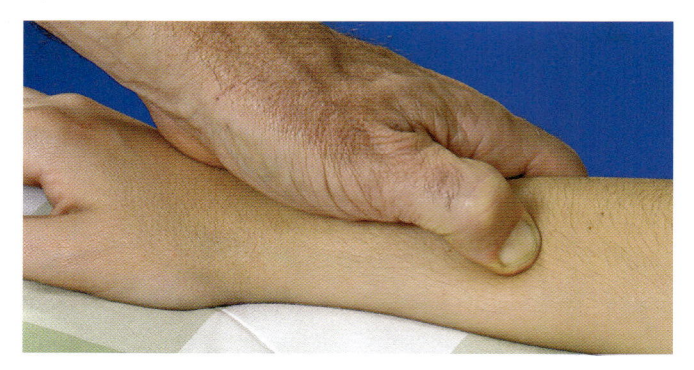

- Na face extensora do antebraço, na borda lateral do rádio, a 5 distâncias acima da linha articulatória do punho
- No músculo abdutor longo do polegar.

IG8

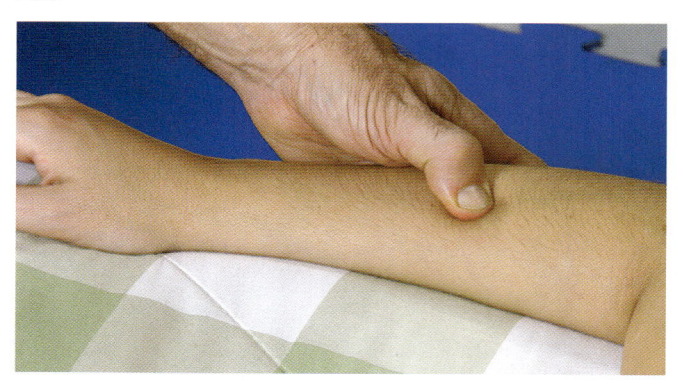

- Na face extensora do antebraço, na borda lateral do rádio, a 4 distâncias abaixo da linha articulatória do cúbito (cotovelo)
- Nos músculos extensores radiais longo e curto do carpo, mais profundamente no músculo supinador.

IG9

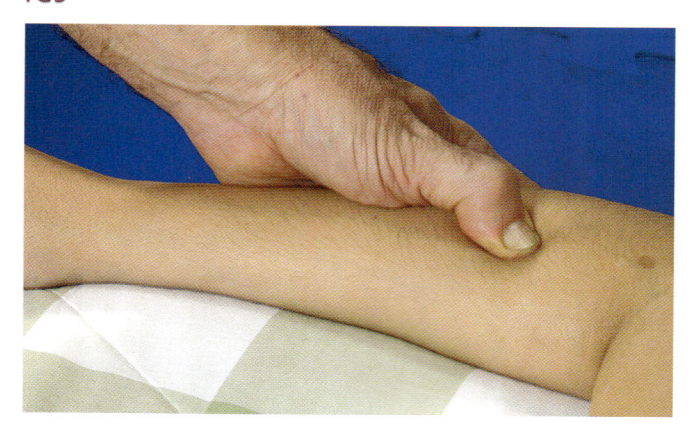

- Na face extensora do antebraço, na borda lateral do rádio, a 3 distâncias abaixo da linha articulatória do cúbito (cotovelo)
- Nos músculos extensores radiais longo e curto do carpo, mais profundamente no músculo supinador.

IG10

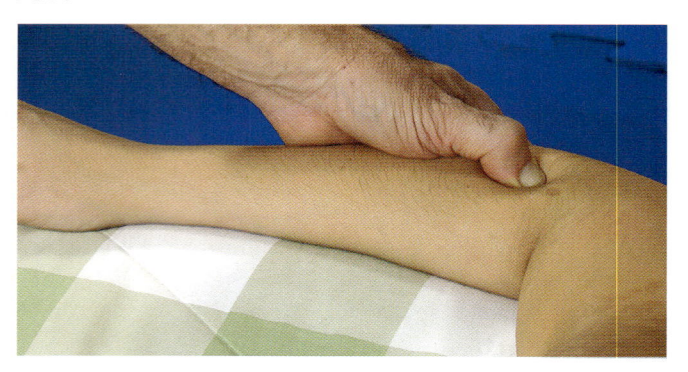

- Na face extensora do antebraço, na borda lateral do rádio, a 2 distâncias abaixo da linha articulatória do cúbito (cotovelo)
- Nos músculos extensores radiais longo e curto do carpo, mais profundamente no músculo supinador.

IG11

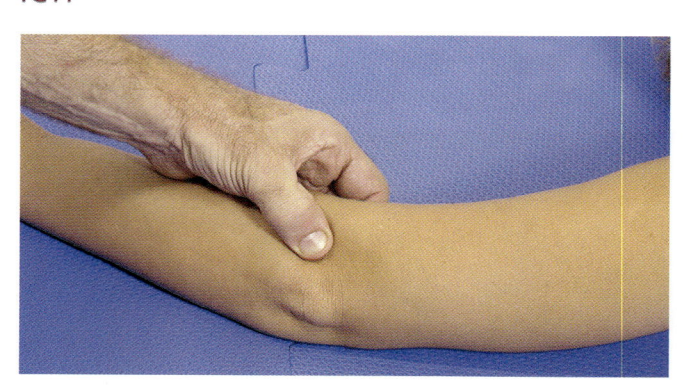

- Na face extensora do braço, na borda radial da linha articulatória do cúbito (cotovelo)
- Nos músculos extensor radial longo do carpo e braquiorradial.

IG12

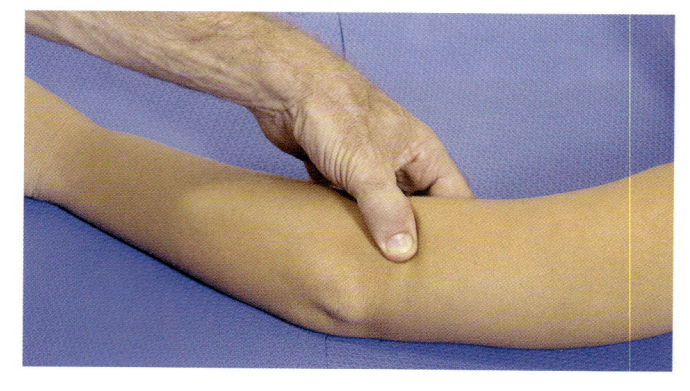

- Na face extensora do braço, na borda radial do úmero, a 1 distância acima da linha articulatória do cúbito (cotovelo)
- Nos músculos extensor radial longo do carpo e braquiorradial.

IG13

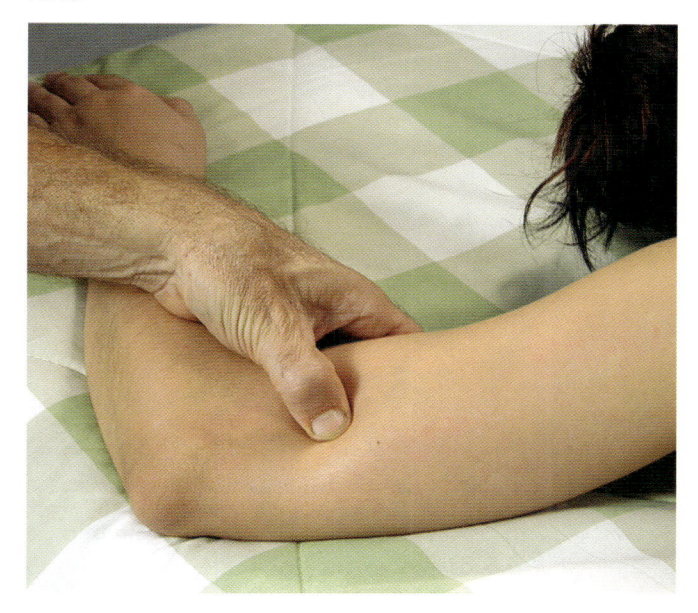

- Na face extensora do braço, na borda radial do úmero, a 3 distâncias acima da linha articulatória do cúbito (cotovelo)
- Nos músculos braquiorradial e na borda radial do tríceps braquial.

IG14

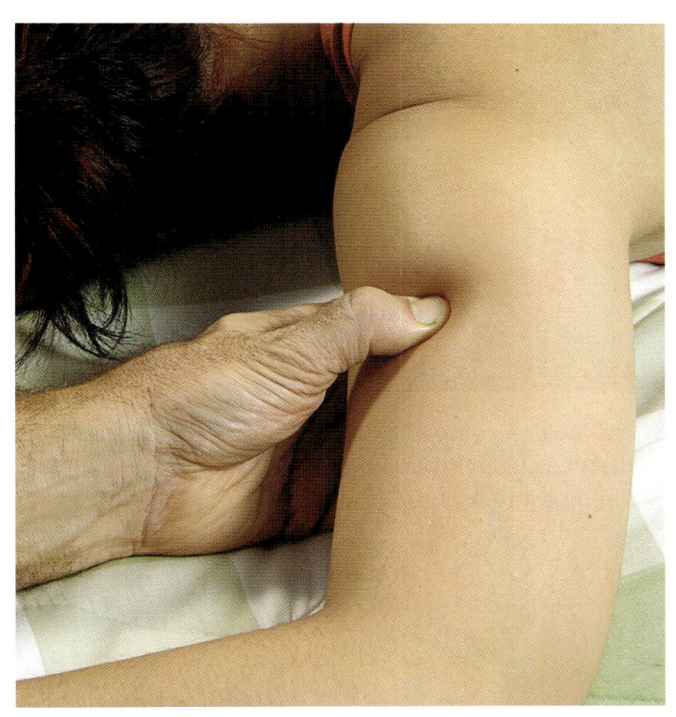

- Na face extensora do braço, na borda radial do úmero, a 7 distâncias acima da linha articulatória do cúbito (cotovelo) ou 2 distâncias abaixo da linha horizontal axilar
- Na borda radial do músculo tríceps braquial e abaixo do músculo deltoide.

IG15

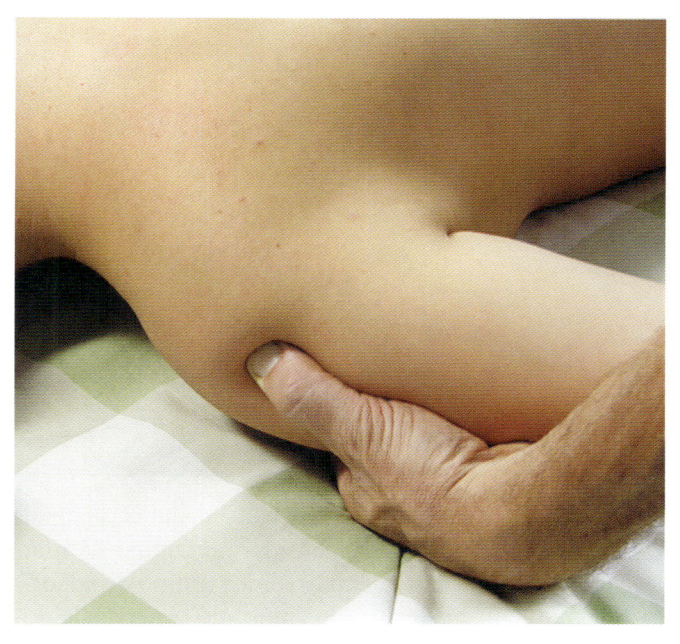

- Na face lateral do ombro, em uma depressão abaixo da articulação acromioclavicular, entre o acrômio e o tubérculo maior do úmero; com o membro superior abduzido, localiza-se na depressão logo abaixo do ombro.
- No músculo deltoide, tendão do músculo supraespinal.

IG16

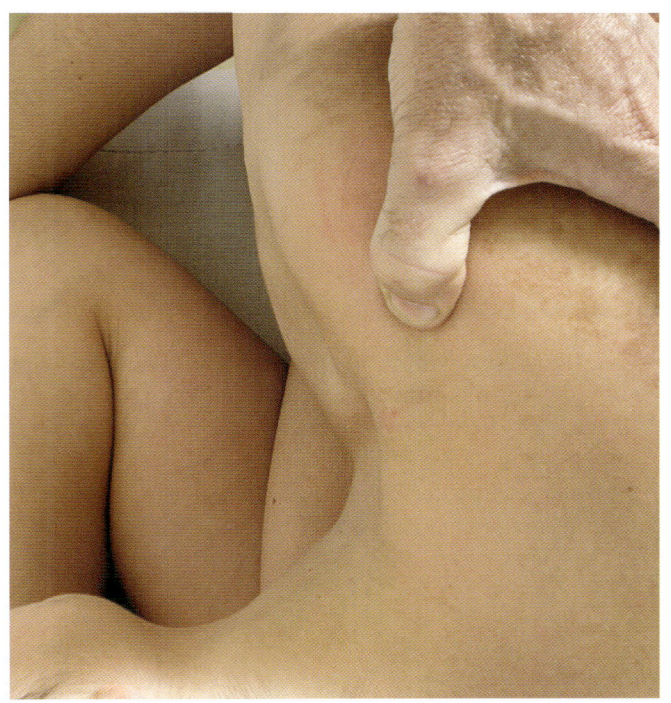

- No ombro, em uma depressão próxima à articulação acromioclavicular, no ângulo entre a clavícula e o acrômio
- Nos músculos trapézio e supraespinal.

IG17

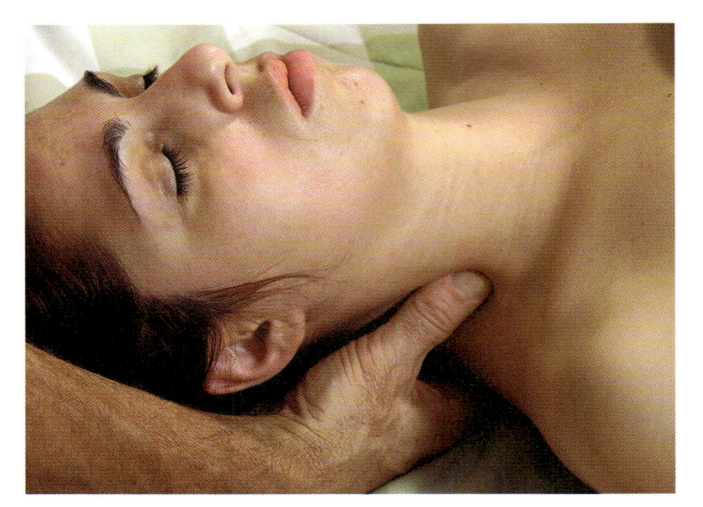

- Na face anterolateral do pescoço, a 3 distâncias laterais da linha média anterior, na linha horizontal da margem inferior da cartilagem tireóidea (pomo de adão)
- Na margem posterior do músculo esternocleido-occipitomastóideo, músculo escaleno anterior.

IG18

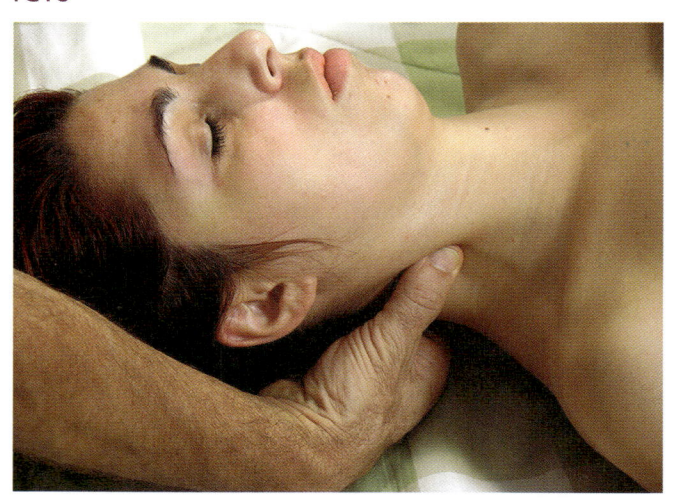

- Na face anterolateral do pescoço, a 3 distâncias laterais da linha média na margem superior da cartilagem tireóidea (pomo de adão), na linha horizontal dos pontos VC3 e E9
- Na margem posterior do músculo esternocleido-occipitomastóideo e no músculo levantador da escápula.

IG19

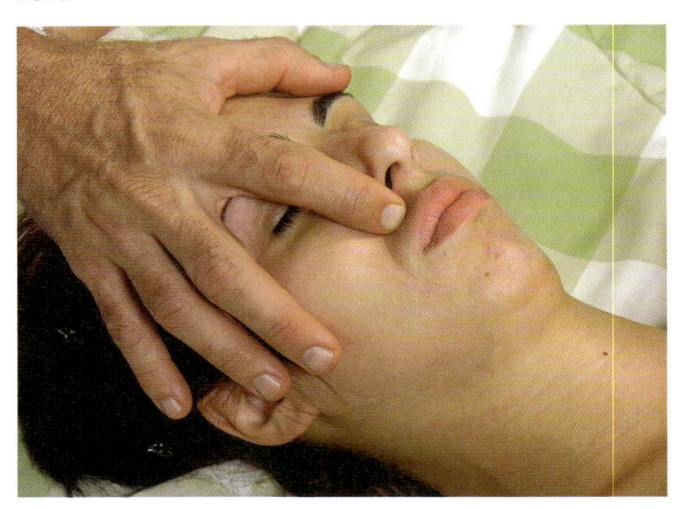

- Na face, no osso maxilar, a 0,5 distância abaixo da narina, a 0,5 distância na linha média (do ponto VG26)
- No músculo orbicular da boca, na fixação inferior do levantador do lábio superior.

IG20

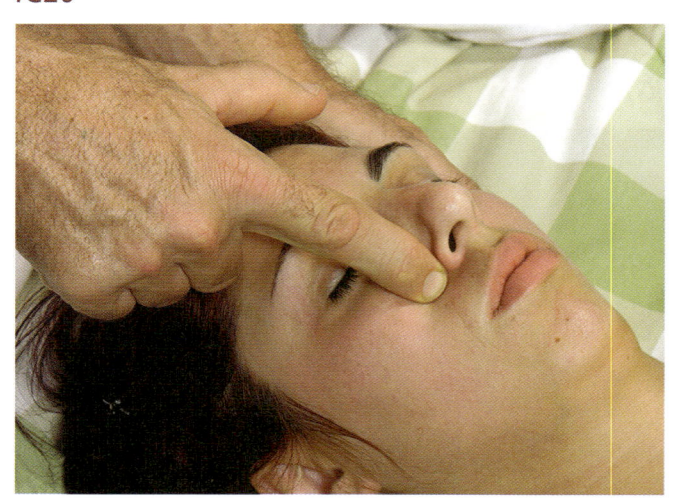

- Na face, no osso maxilar, no sulco nasolabial, a 0,5 distância lateral da asa do nariz
- No músculo levantador do lábio superior.

Estômago

Zú yáng míng wèi jīng Meridiano máximo **yáng** da perna

- Horário de atividade mais intensa: das 7 às 9 h
- Movimento: Terra – alto-verão
- Estado interno: transformação, ansiedade
- Cor associada: amarela
- Clima associado: úmido.

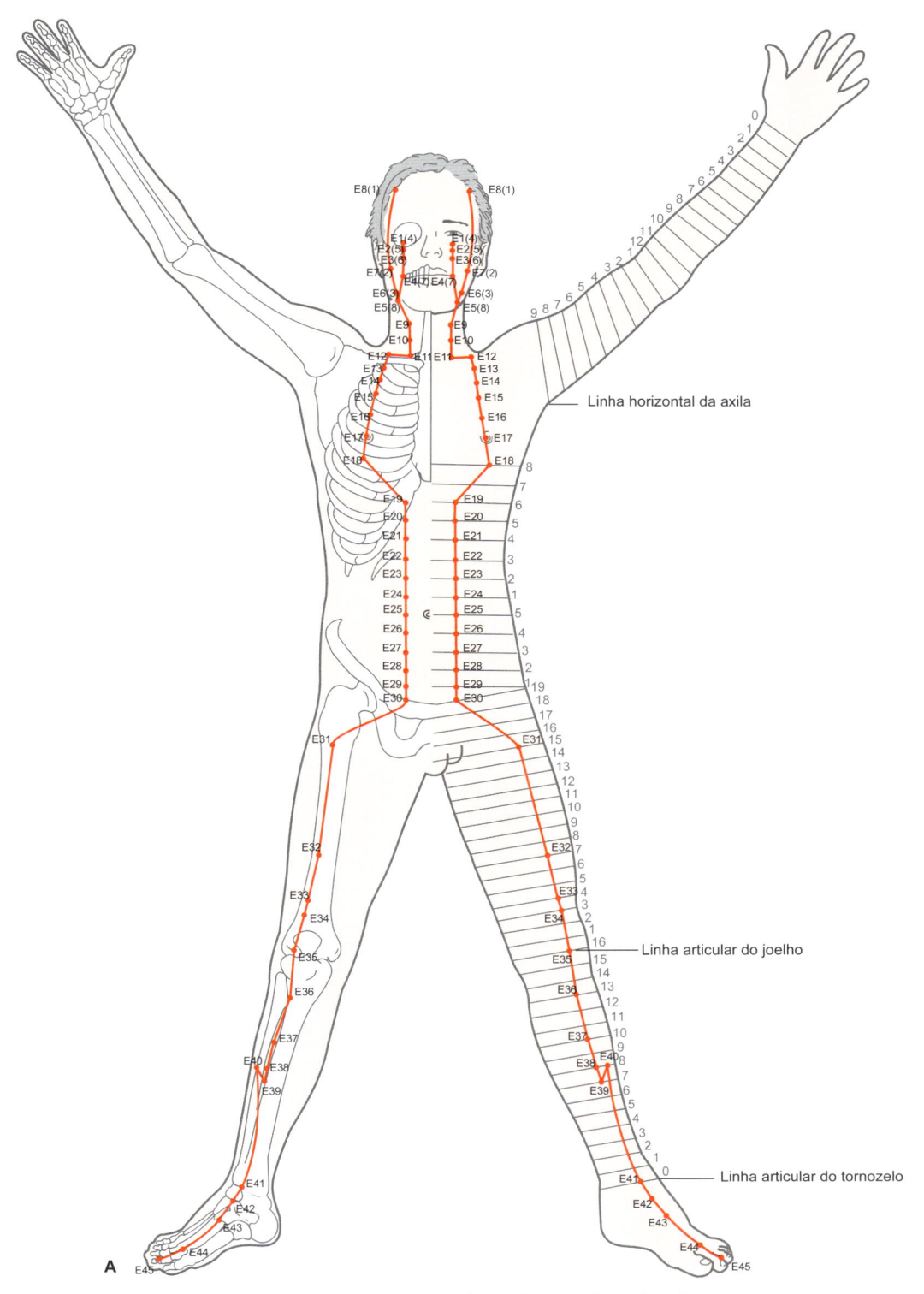

Figura 9.19 A. Pontos do Estômago (*continua*).

Trajeto: da cabeça para o pé, pelo rosto, face anterior do pescoço e tronco e face anterolateral da perna (45 pontos)	
E1	Inicia-se entre o bulbo do olho e o meio da cavidade orbital inferior, sobre o músculo oblíquo inferior do bulbo do olho
E2, E3, E4, E5	Desce verticalmente pela face até o canto da boca e segue para o ângulo da mandíbula, passando pelos músculos orbicular do olho, levantador do lábio superior, orbicular da boca, abaixador do ângulo da boca, abaixador do lábio inferior e masseter
E6, E7, E8	Sobe pela lateral da face, pela mandíbula, cruza os músculos zigomático menor e maior e segue até o ângulo do osso frontal, até a raiz anterior dos cabelos, passando pelos músculos masseter e temporal
E9, E10, E11, E12	Desce pela face anterior do pescoço sobre o músculo esternocleidomastóideo chegando à clavícula, onde faz uma linha horizontal
E13, E14, E15, E16, E17, E18	Desce verticalmente pelo tórax na linha do mamilo até ao 5º espaço intercostal, passando sobre os músculos peitoral menor, peitoral maior e intercostais
E19, E20, E21, E22, E23, E24, E25, E26, E27, E28, E29, E30	Continua a descer, passando pelo abdome, a 2 distâncias da linha média, sobre o músculo reto do abdome, até a borda anterossuperior do ilíaco
E31	Cruza a cintura pélvica e chega à coxa anterior, medialmente ao trocânter maior, sobre o músculo sartório
E32, E33, E34	Desce pela face anterior da coxa, passando pelos músculos reto femoral e vasto lateral
E35	Cruza a articulação do joelho pela face lateral da patela
E36, E37, E38, E39, E40	Desce pela face anterior da perna, na borda lateral da tíbia, passando sobre o músculo tibial anterior
E41	Passa pelo centro anterior da articulação do pé
E42, E43, E44	Segue para o espaço entre o 2º e o 3º metatarso, passando pelos músculos extensor longo do hálux, extensor longo dos dedos e interósseo
Não há pontos	Segue pela borda lateral do 2º artelho
E45	Termina no ângulo ungueal lateral do 2º artelho

Há outra versão, que numera os pontos E1 a 8 (entre parênteses nas figuras) da seguinte maneira:

- Inicia-se no ângulo do osso frontal na raiz anterior dos cabelos, na margem superior do músculo frontal no ponto E1 (correspondente ao E8 da versão descrita)
- Desce pela lateral da face até o músculo masseter acima do ângulo da mandíbula nos pontos E2 e 3 (correspondentes aos E7 e 6 da versão descrita)
- Desce da cavidade orbital inferior até o canto da boca verticalmente e segue para o ângulo da mandíbula nos pontos E4, 5, 6, 7 e 8 (correspondentes aos E1, 2, 3, 4 e 5 da versão descrita)

B

Figura 9.19 B. Pontos do Estômago (*continuação*).

Localização dos pontos

E1 (4)

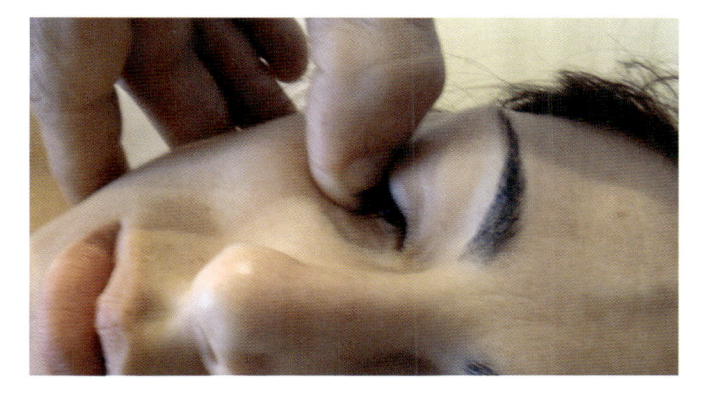

- Na face, no centro da borda inferior da cavidade orbital, na linha vertical da pupila, o ponto está entre o globo ocular e a borda óssea
- No músculo orbicular do olho.

E2 (5)

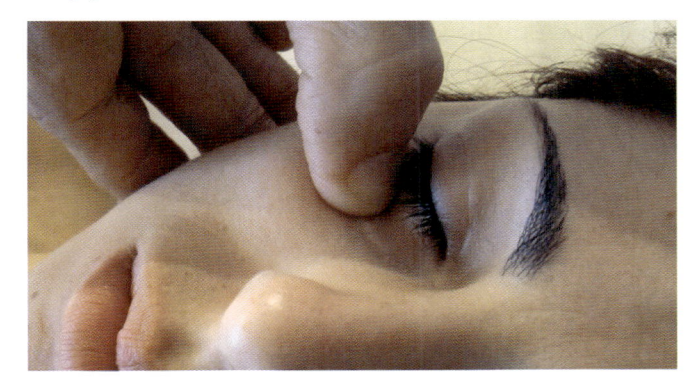

- Na face, no centro da borda inferior da cavidade orbital, na linha vertical da pupila, o ponto está em uma reentrância óssea no forame infraorbital a 0,3 distância do ponto E1.

E3 (6)

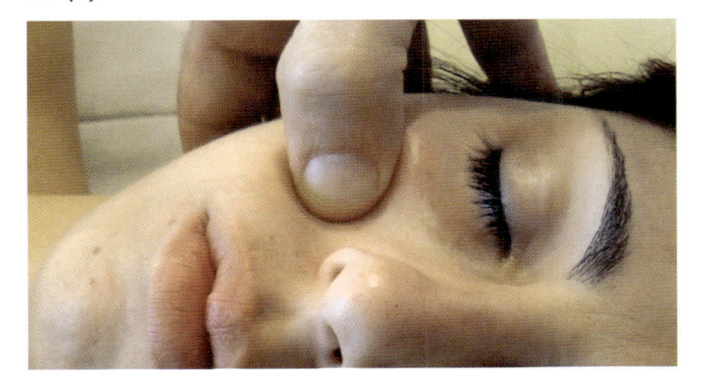

- Na face, no osso maxilar, o ponto está no cruzamento da linha vertical da pupila com a linha horizontal da margem inferior da narina
- No músculo levantador do lábio superior.

E4 (7)

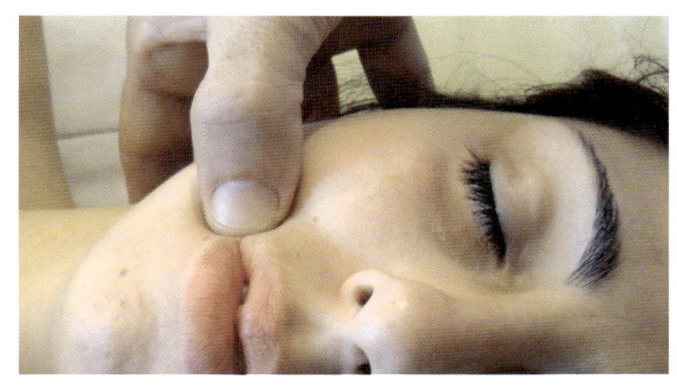

- Na face, a 0,4 distância do canto da boca, na linha vertical da pupila
- Nos músculos orbiculares da boca e bucinador.

E5 (8)

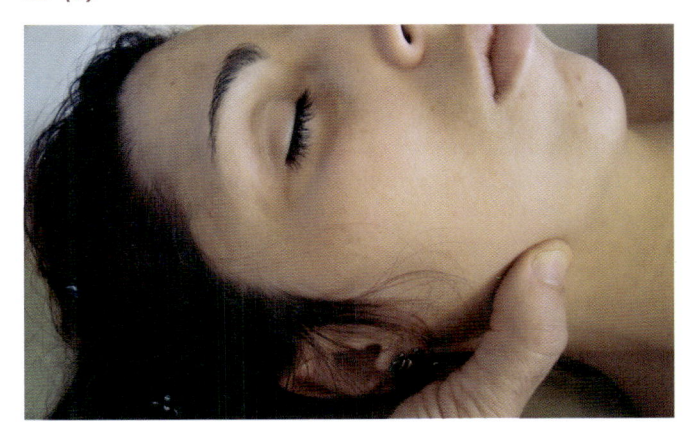

- Na mandíbula, na sua área inferior na passagem para o pescoço, o ponto está em uma depressão óssea a 1,3 distância anterior no ângulo da mandíbula
- Na borda medial do músculo masseter, nos músculos depressor do ângulo da boca e platisma.

E6 (3)

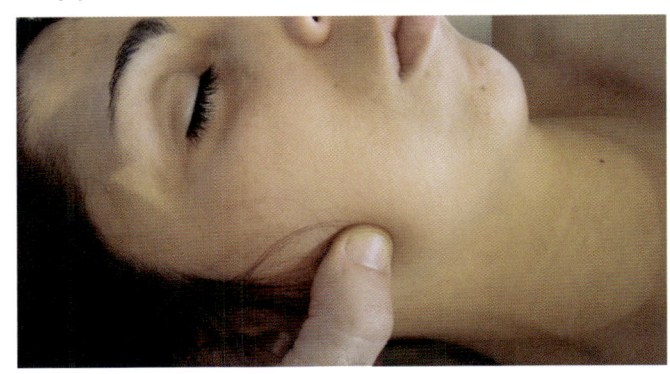

- Na mandíbula, acima e anterior ao ângulo da mandíbula, em uma proeminência muscular quando se cerram os dentes
- No músculo masseter.

E7 (2)

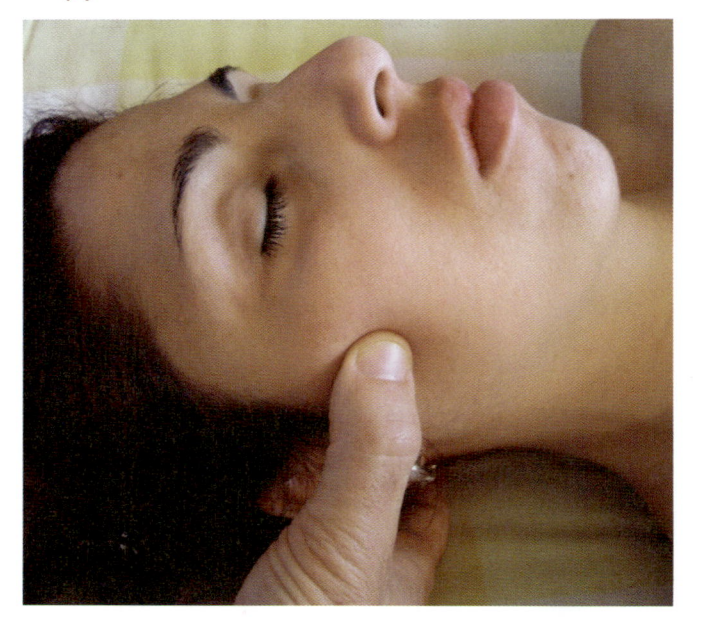

- Na face, na margem inferior do arco zigomático anterior à articulação temporomandibular (ATM), o ponto se localiza em uma depressão quando a boca está fechada (com a boca aberta há uma proeminência muscular)
- Na borda lateral do músculo masseter e músculo pterigóideo lateral.

E8 (1)

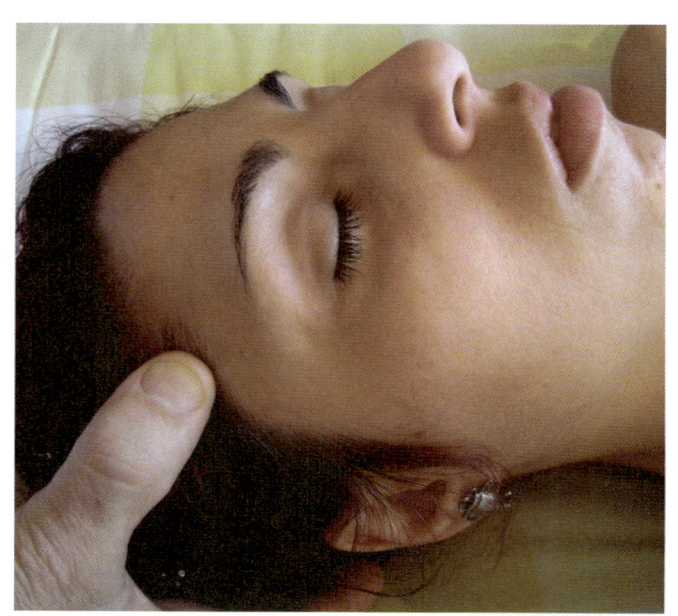

- Na passagem da face para o crânio, no ângulo do osso frontal, a 0,5 distância posterior à linha inserção dos cabelos, a 4 distâncias laterais da linha média (do ponto VG24)
- Na aponeurose epicrânica entre os músculos temporal e frontal.

E9

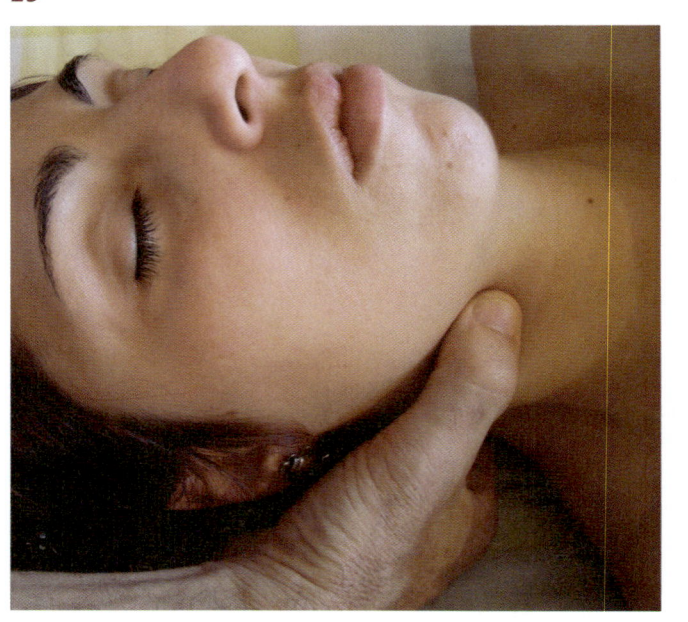

- Na face anterior do pescoço, na altura da margem superior da cartilagem tireóidea (no pomo de adão), a 1,5 distância lateral da linha média, na horizontal do ponto VC23
- Na margem medial do músculo esternocleido-occipitomastóideo e no músculo platisma.

E10

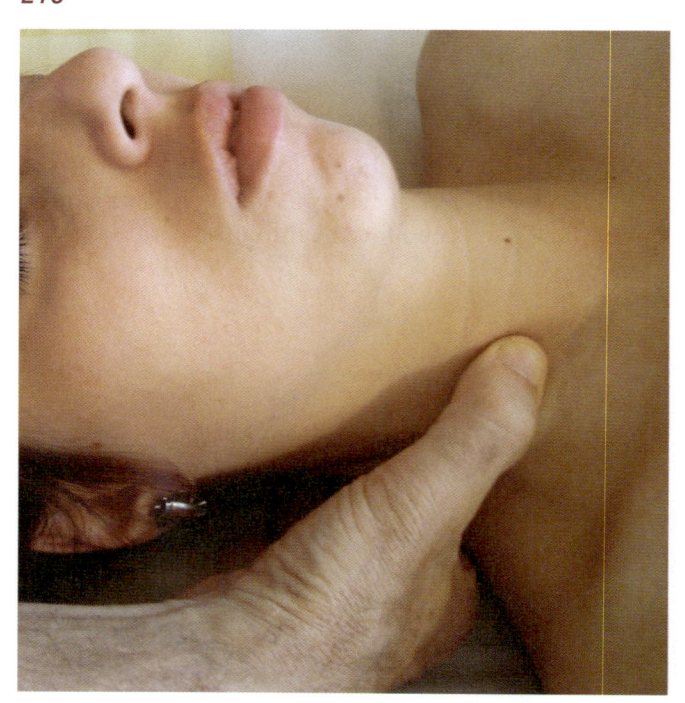

- Na face anterior do pescoço, a 1,5 distância da linha média na região da cartilagem tireóidea, a 0,5 distância entre os pontos E9 e E11 (na clavícula)
- Na margem medial do músculo esternocleido-occipitomastóideo e no músculo platisma.

E11

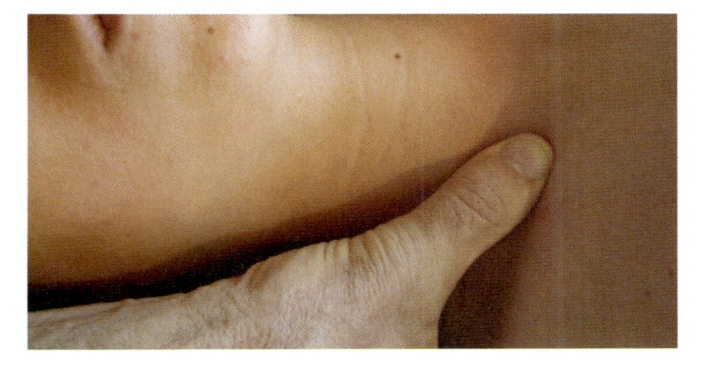

- Na base anterior do pescoço, na borda superior da clavícula, a 1,5 distância lateral na linha média na região da articulação esternoclavicular
- Na margem lateral da face esternal do músculo esternocleido-occipitomastóideo ou entre as suas faces esternal e clavicular. Nos músculos esterno-hióideo e platisma.

E12

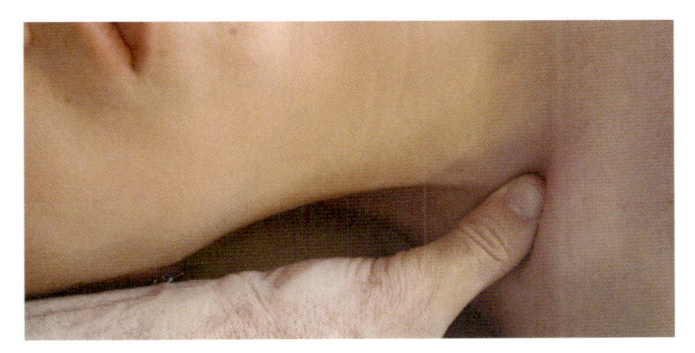

- Na borda superior da clavícula, a 4 distâncias laterais da linha média
- Na margem lateral da face clavicular do músculo esternocleido-occipitomastóideo e nos músculos escaleno anterior e platisma.

E13

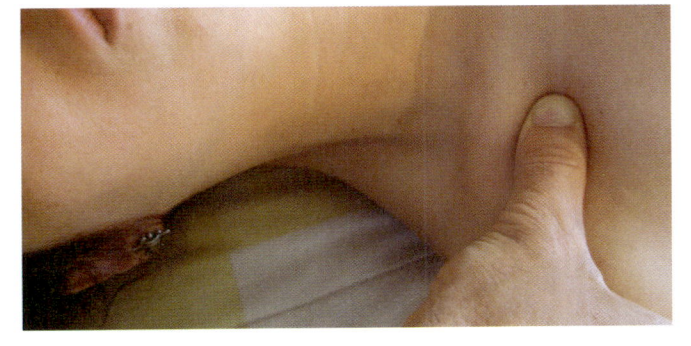

- No tórax, na borda superior da 1ª costela, a 4 distâncias laterais na linha média (do ponto VC21), na vertical do mamilo
- Nos músculos peitoral maior, intercostais e subclávio.

E14

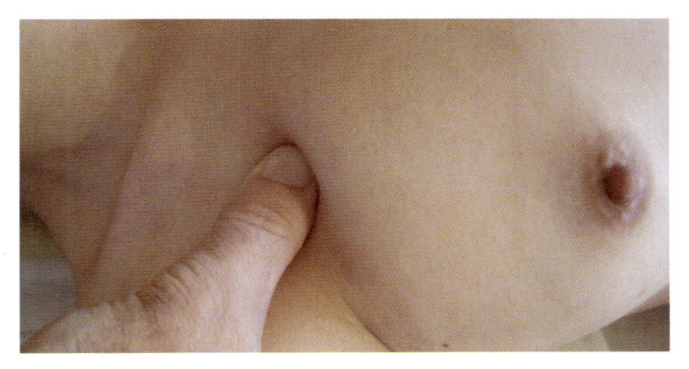

- No tórax, no 1º espaço intercostal, a 4 distâncias laterais da linha média (do ponto VC20), na vertical do mamilo
- Nos músculos peitorais maior e menor e intercostais.

E15

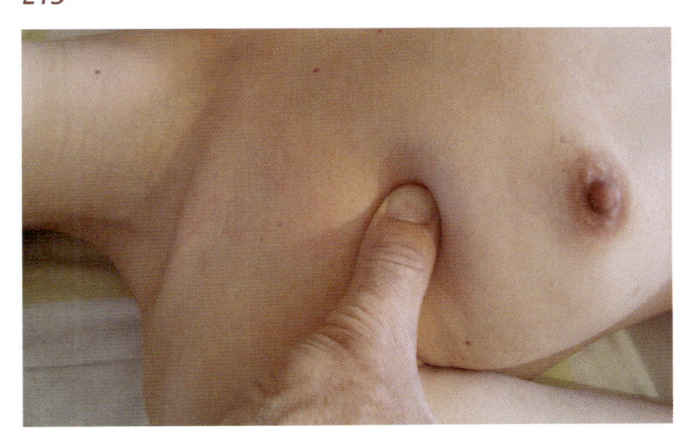

- No tórax, no 2º espaço intercostal, a 4 distâncias laterais da linha média (do ponto VC19), na vertical do mamilo
- Nos músculos peitorais maior e menor e intercostais.

E16

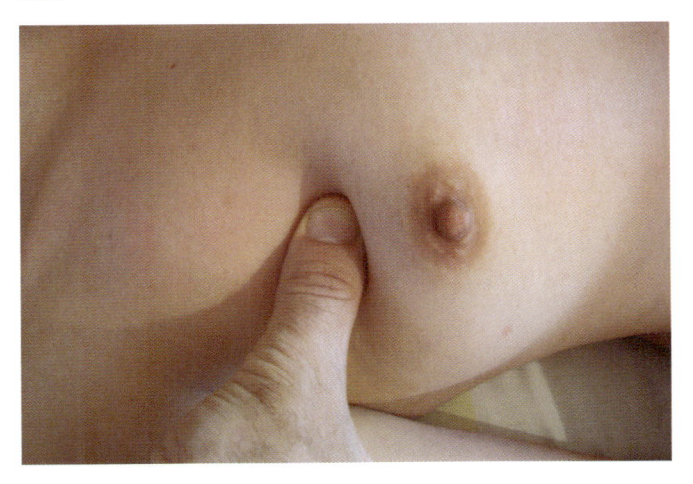

- No tórax, no 3º espaço intercostal, a 4 distâncias laterais da linha média (do ponto VC18), na vertical do mamilo
- Nos músculos peitoral maior, intercostais e borda medial do peitoral menor.

E17

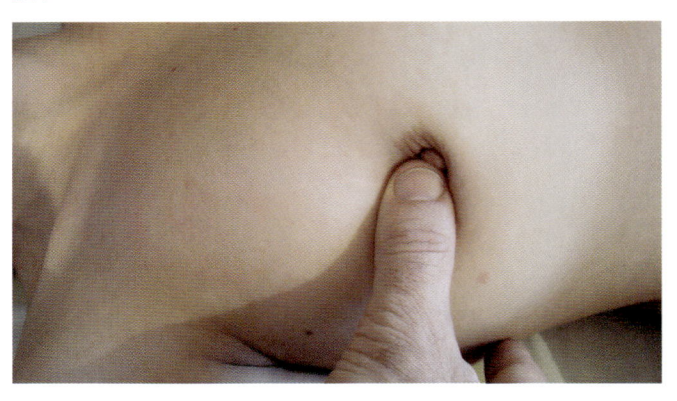

- No tórax, no 4º espaço intercostal, a 4 distâncias laterais da linha média (do ponto VC17), no centro do mamilo
- Nos músculos peitoral maior e intercostais.

E18

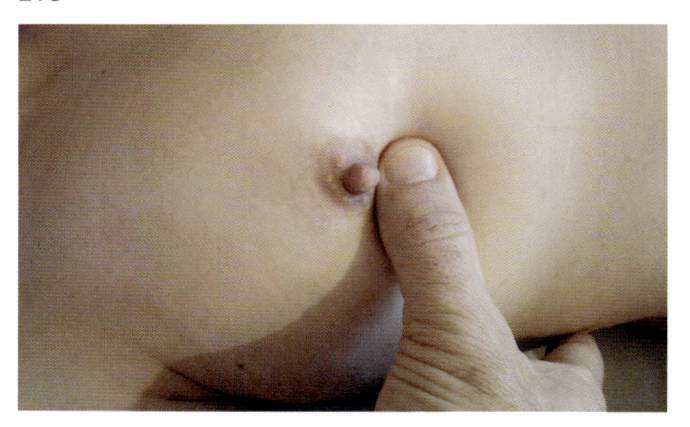

- No tórax, no 5º espaço intercostal, a 4 distâncias laterais da linha média (do ponto VC16), na vertical do mamilo
- Nos músculos peitoral maior, intercostais e oblíquo externo do abdome.

E19

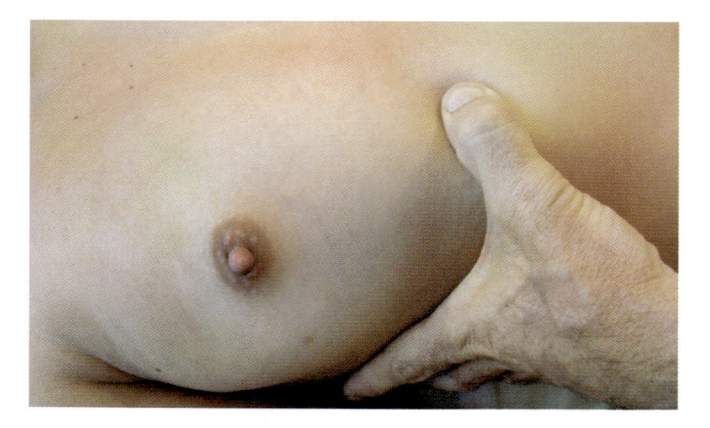

- No tórax, na cartilagem costal, a 2 distâncias laterais da linha média (do ponto VC14), a 6 distâncias acima do umbigo
- No músculo reto do abdome.

E20

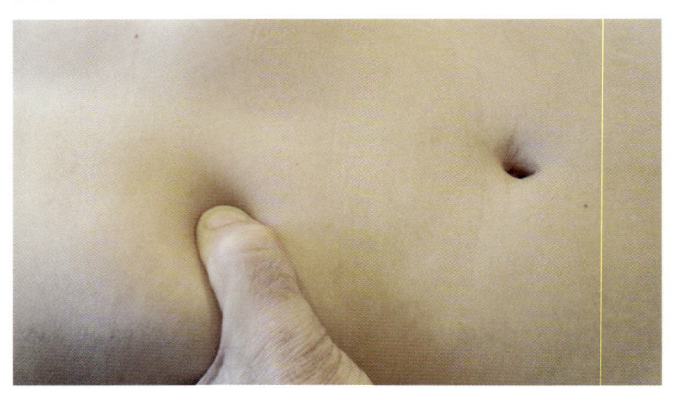

- Na margem superior do abdome, abaixo da borda inferior da caixa torácica, a 2 distâncias laterais da linha média (do ponto VC13), a 5 distâncias acima do umbigo
- No músculo reto do abdome.

E21

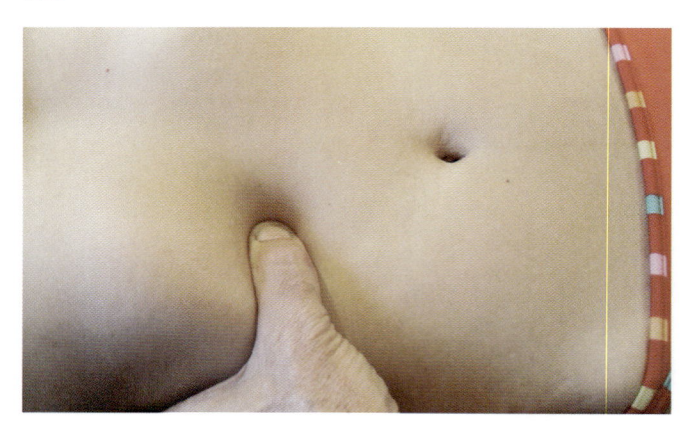

- No abdome, a 4 distâncias acima do umbigo, a 2 distâncias laterais da linha média (do ponto VC12)
- No músculo reto do abdome.

E22

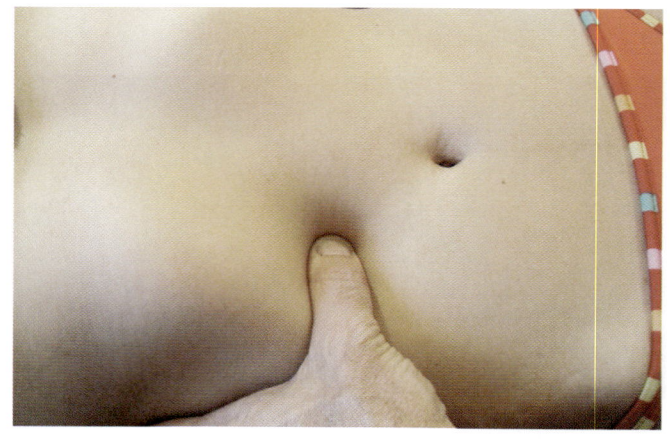

- No abdome, a 3 distâncias acima do umbigo, a 2 distâncias laterais da linha média (do ponto VC11)
- No músculo reto do abdome.

E23

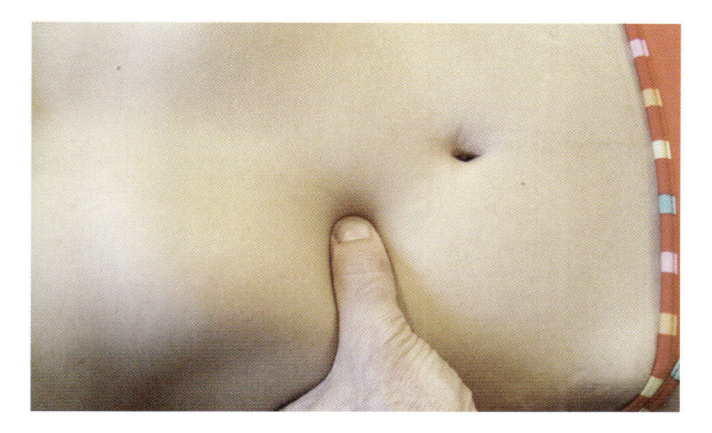

- No abdome, a 2 distâncias acima do umbigo, a 2 distâncias laterais da linha média (do ponto VC10)
- No músculo reto do abdome.

E24

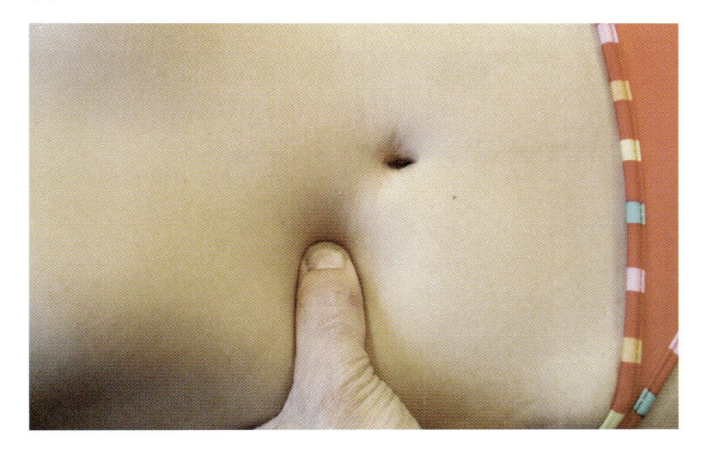

- No abdome, a 1 distância acima do umbigo, a 2 distâncias laterais da linha média (do ponto VC9)
- No músculo reto do abdome.

E25

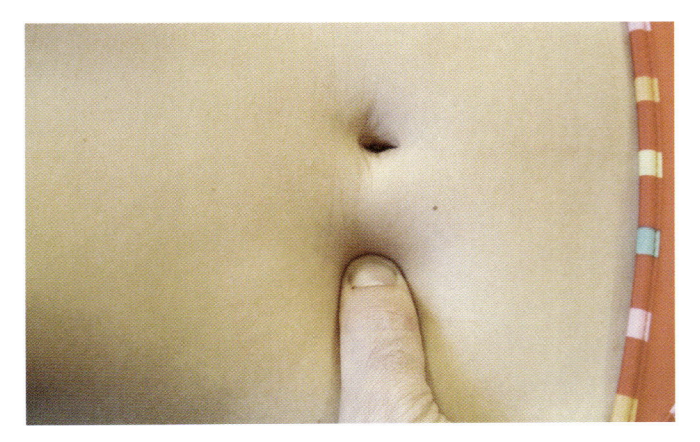

- No abdome, na altura do umbigo, a 2 distâncias da linha média (do ponto VC8)
- No músculo reto do abdome.

E26

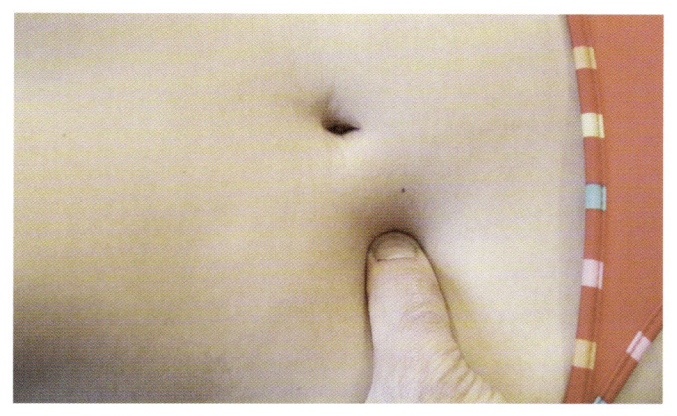

- No abdome, a 1 distância abaixo do umbigo, a 2 distâncias da linha média (do ponto VC7)
- No músculo reto do abdome.

E27

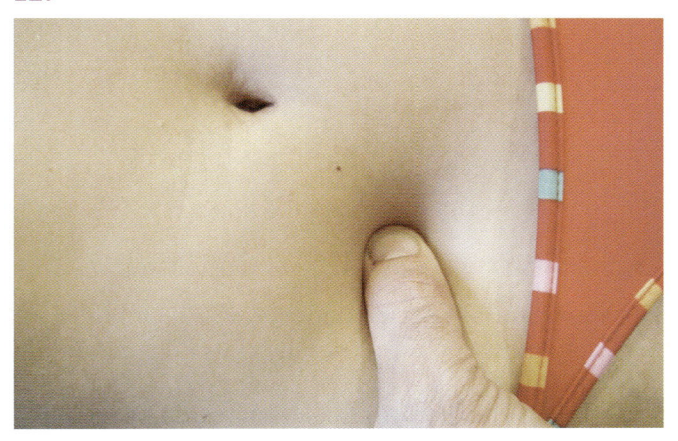

- No abdome, a 2 distâncias abaixo do umbigo, a 2 distâncias da linha média (do ponto VC7)
- No músculo reto do abdome.

E28

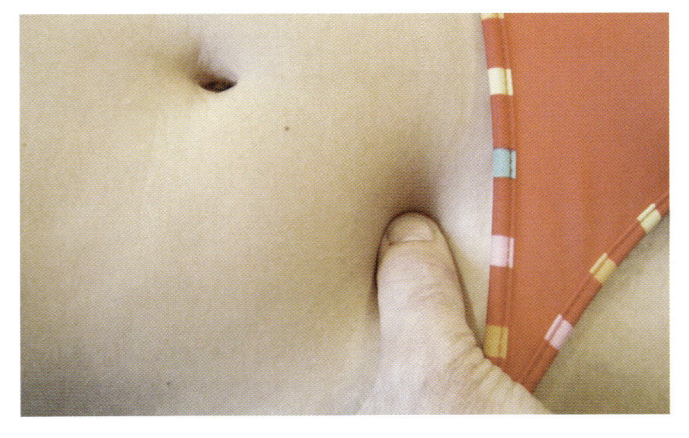

- No abdome, a 3 distâncias abaixo do umbigo, a 2 distâncias da linha média (do ponto VC4)
- No músculo reto do abdome.

E29

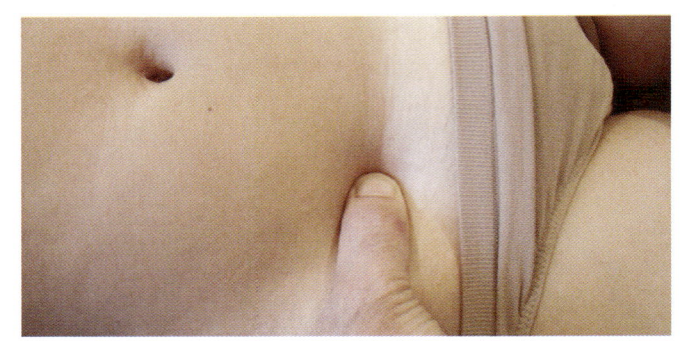

- No abdome, a 1 distância acima da borda superior do osso púbis, a 2 distâncias da linha média (do ponto VC3)
- No músculo reto do abdome.

E30

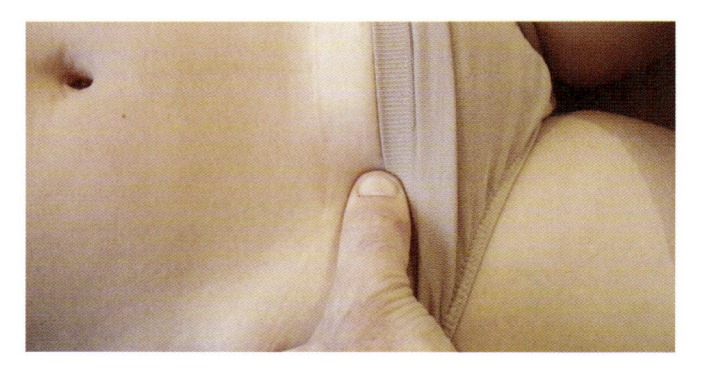

- Na margem inferior do abdome, acima da borda superior do osso púbis, a 2 distâncias da linha média (do ponto VC2)
- Na borda lateral do músculo reto do abdome, músculos oblíquo externo do abdome, oblíquo interno do abdome e profundamente o iliopsoas.

E31

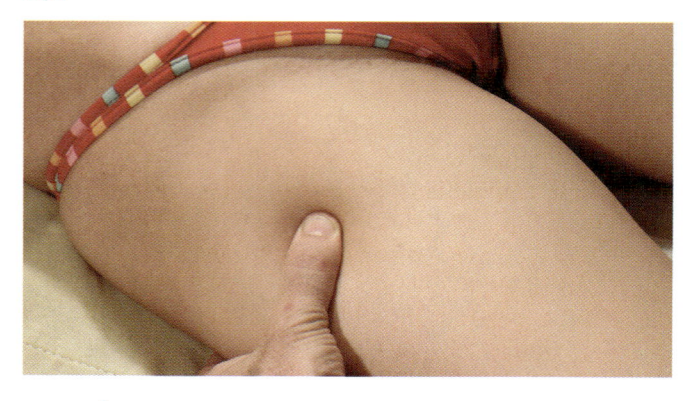

- Na face anterossuperior da coxa, o ponto está na região inferior e medial ao trocanter maior do fêmur, na linha vertical da espinha ilíaca anterossuperior, na linha horizontal da margem inferior da sínfise púbica
- Entre os músculos sartório e tensor da fáscia lata, músculo reto femoral.

E32

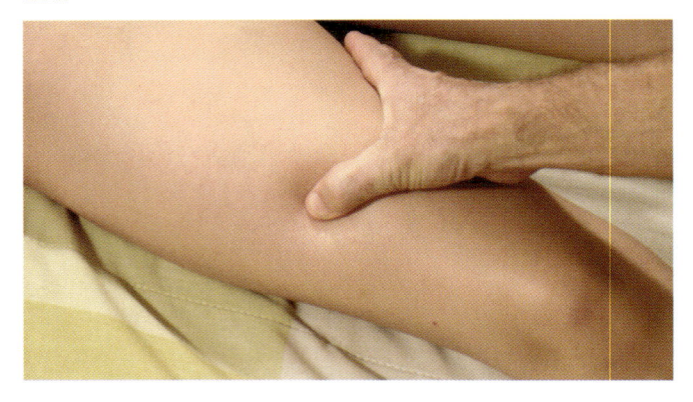

- Na face anterior da coxa, a 7 distâncias da linha articular do joelho, na linha que une a espinha ilíaca anterossuperior com a borda lateral da patela
- Na passagem dos músculos reto femoral e vasto lateral, profundamente no músculo vasto intermédio.

E33

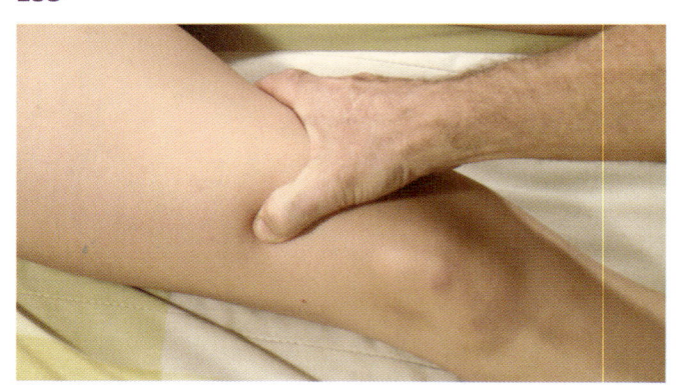

- Na face anterior da coxa, a 4 distâncias da linha articulatória do joelho, na linha vertical da borda da patela
- Na passagem dos músculos reto femoral e vasto lateral, profundamente no músculo vasto intermédio.

E34

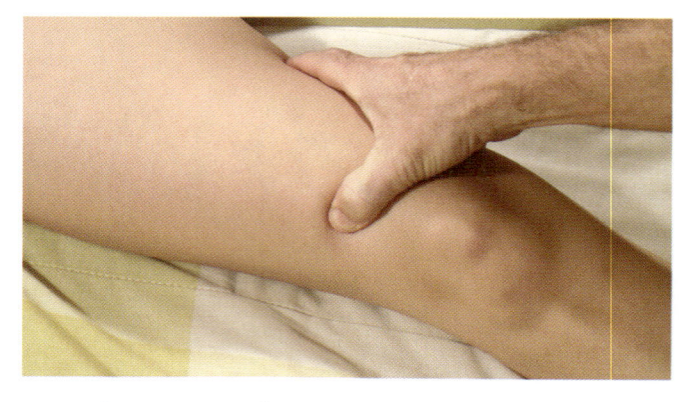

- Na face anterior da coxa, a 3 distâncias da linha articulatória do joelho, na linha vertical da borda da patela
- Na passagem dos músculos reto femoral e vasto lateral, profundamente no músculo vasto intermédio.

E35

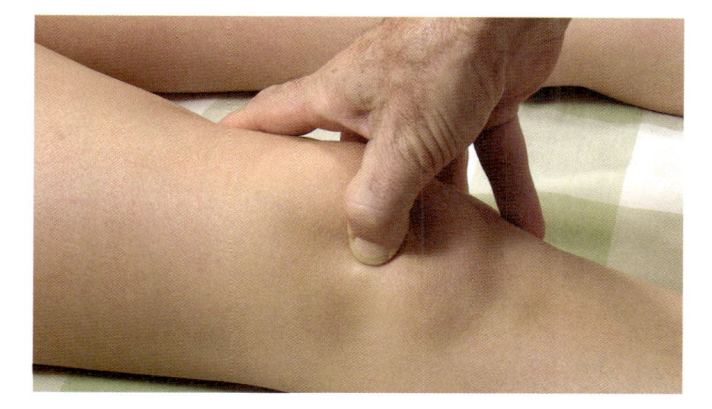

- Na face anterolateral do joelho, na linha articulatória do joelho, em uma depressão na lateral da patela
- Entre o ligamento patelar e o retináculo patelar lateral.

E36

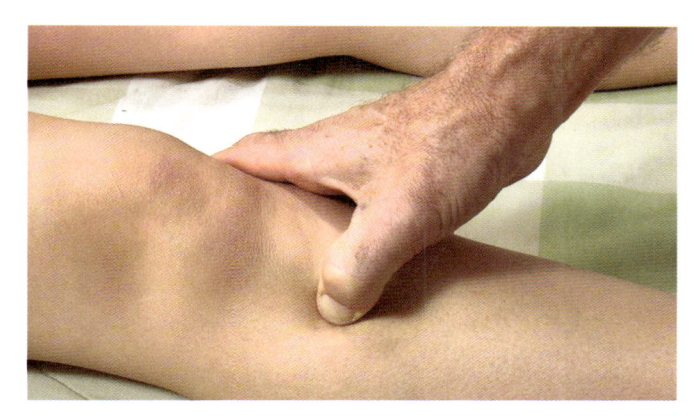

- Na face anterolateral da perna, a 3 distâncias abaixo da linha articulatória do joelho, imediatamente abaixo do ângulo formado entre a tíbia e a fíbula
- Entre os músculos tibial anterior e extensor longo dos dedos.

E37

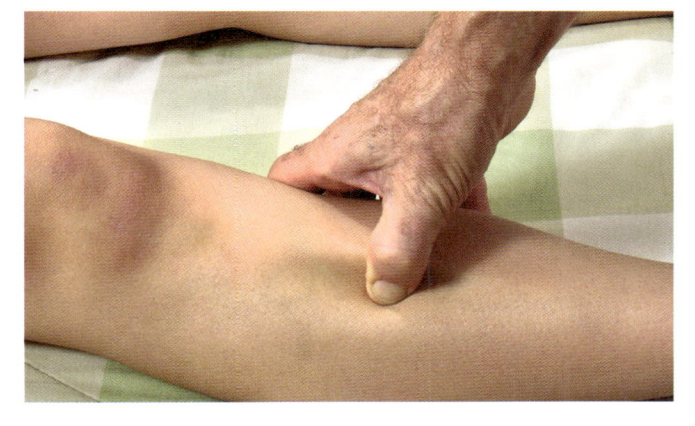

- Na face anterolateral da perna, a 6 distâncias abaixo da linha articulatória do joelho, na borda lateral da tíbia
- No músculo tibial anterior.

E38

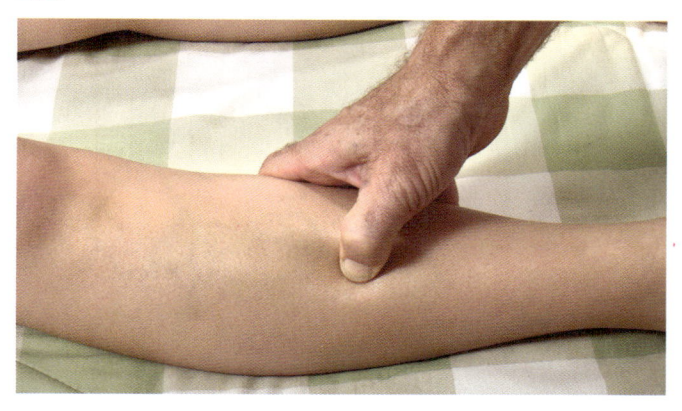

- Na face anterolateral da perna, no meio da distância entre a linha articulatória do joelho e do tornozelo, ou a 8 distâncias destes, na borda lateral da tíbia
- No músculo tibial anterior e mais profundamente o músculo sóleo.

E39

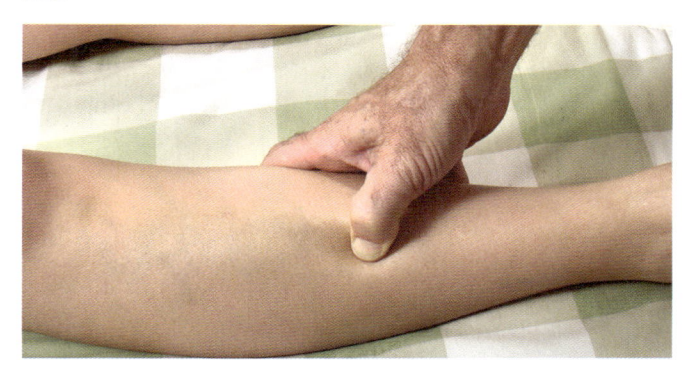

- Na face anterolateral da perna, a 7 distâncias acima da linha articulatória do tornozelo, na borda lateral da tíbia
- Nos músculos tibial anterior e extensor longo dos dedos.

E40

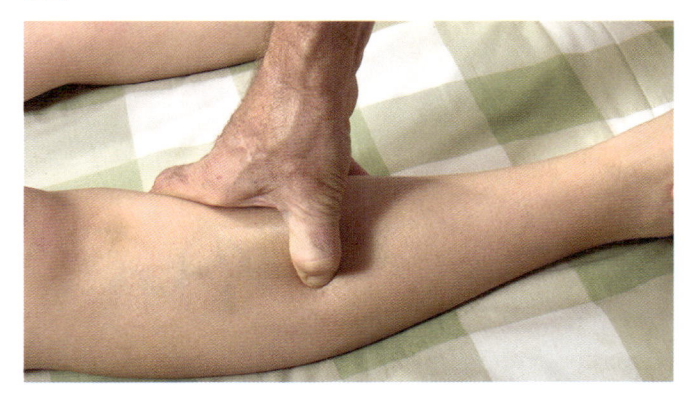

- Na face anterolateral da perna, no meio da distância entre a linha articulatória do joelho e do tornozelo, ou a 8 distâncias destes, a 1 distância lateral da borda lateral da tíbia (do ponto E38)
- Nos músculos extensor longo dos dedos e fibular curto.

E41

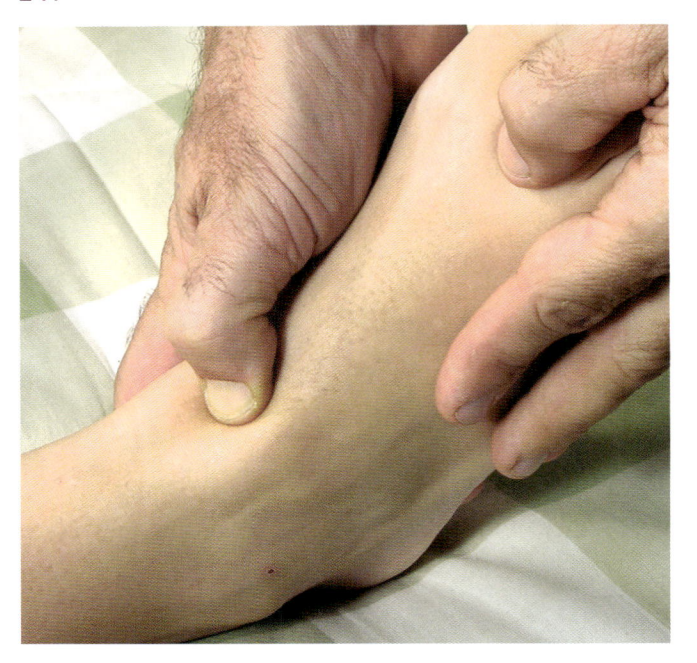

- Na face anterior do tornozelo, na linha articulatória do tornozelo, a 0,5 distância dos maléolos
- Entre os tendões dos músculos extensor longo do hálux e extensor longo dos dedos.

E42

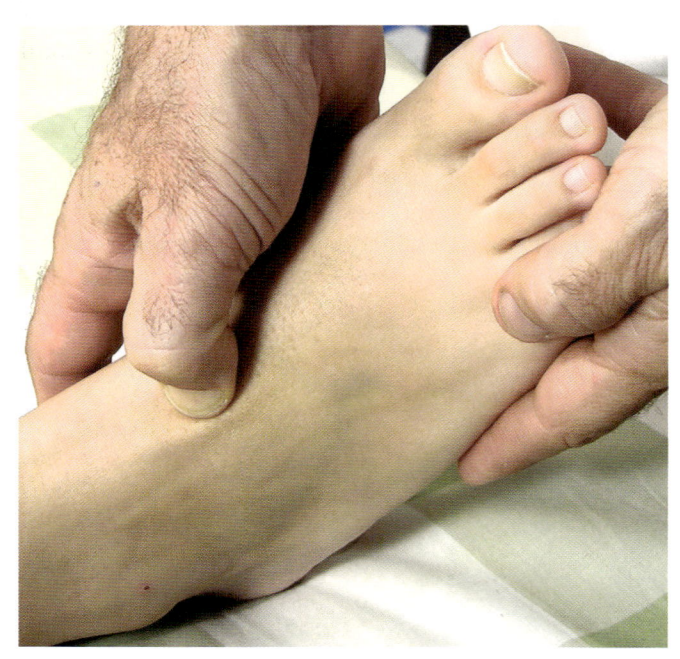

- No dorso do pé, a 1,5 distância da linha articulatória do tornozelo (do ponto E41), no osso cuboide na direção do espaço interósseo entre o 2º e o 3º metatarso, no ponto mais alto do dorso do pé
- No tendão do músculo extensor longo dos dedos, na face medial do músculo e extensor curto do hálux.

E43

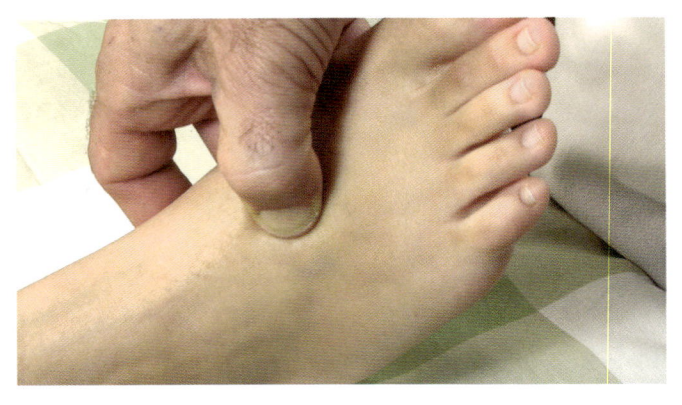

- No dorso do pé, abaixo do ângulo interósseo formado pelo 2º e 3º metatarsos, na borda do 2º metatarso
- No músculo interósseo entre o 2º e o 3º metatarso e extensor curto dos dedos.

E44

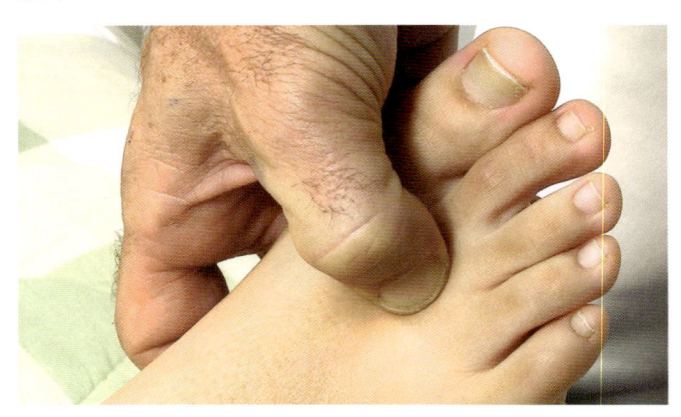

- No dorso do pé, na linha da articulação metatarso-falângica, entre as cabeças do 2º e 3º metatarsos
- No músculo interósseo.

E45

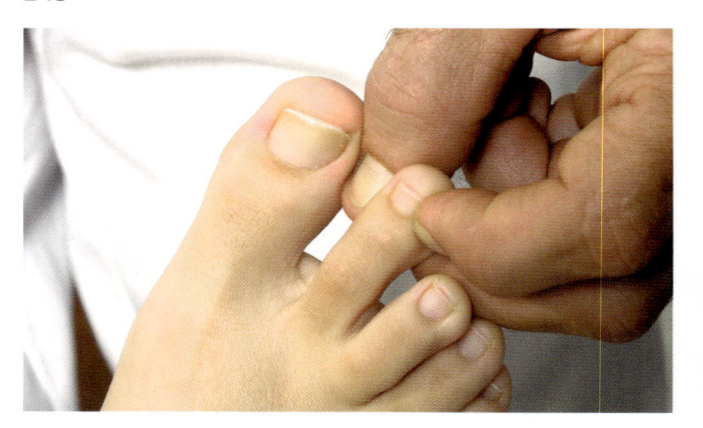

- Na margem lateral do 2º artelho, na face dorsal da falange distal, a 0,1 distância do canto inferior da unha, no ângulo ungueal
- No periósteo.

Baço-Pâncreas

- **Zú tái yīn pí jīng** – Meridiano velho **yīn** da perna
- Horário de atividade mais intensa: das 9 às 11 h
- Movimento: Terra – alto-verão
- Estado interno: transformação, ansiedade
- Cor associada: amarela
- Clima associado: úmido.

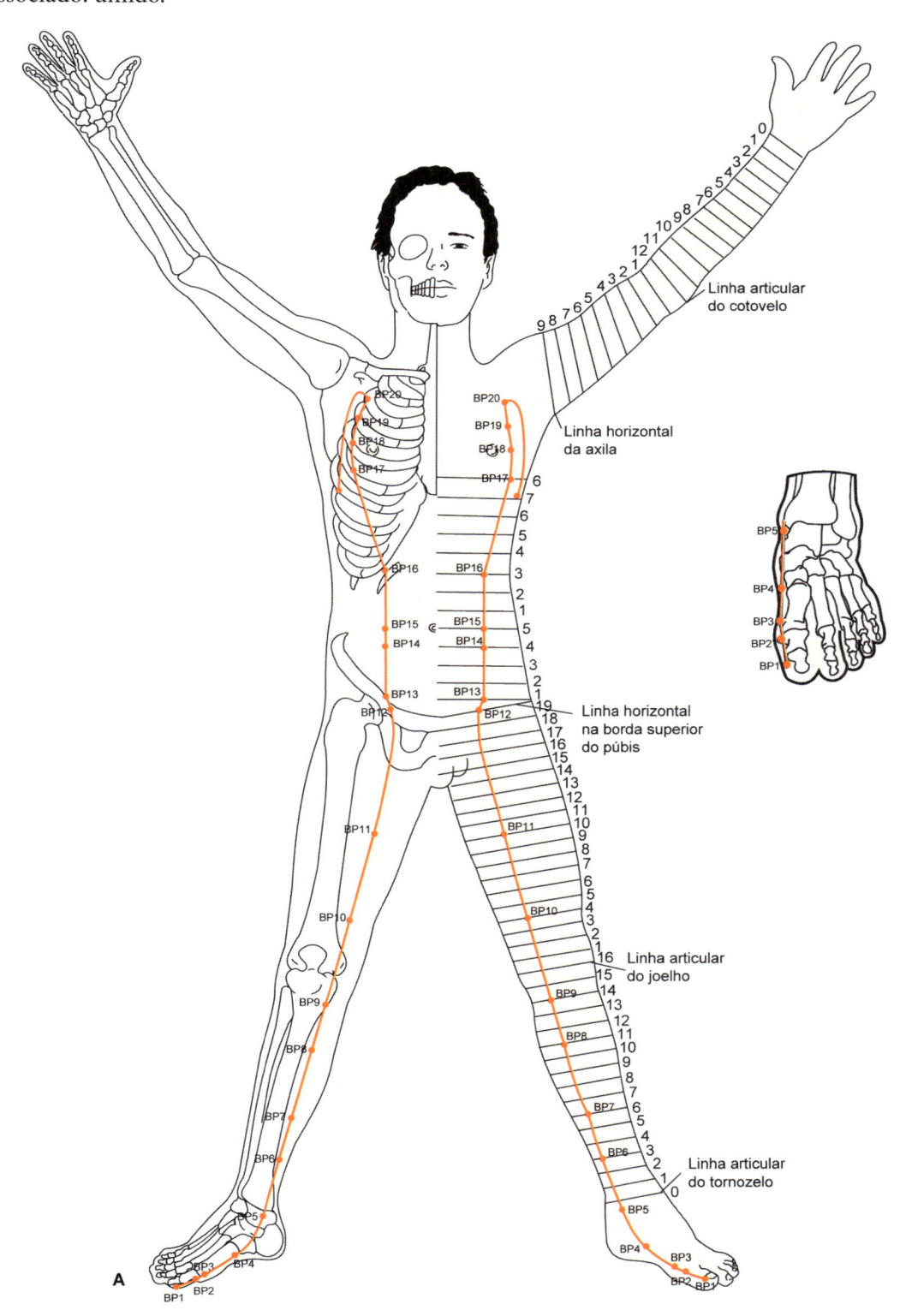

Figura 9.20 A. Pontos do Baço-Pâncreas (*continua*).

Trajeto: do pé para o tronco, pela face medial do pé e da perna, e face anterior da pelve e do tronco (21 pontos)	
BP1	Inicia-se no ângulo ungueal medial do hálux
BP2, BP3, BP4	Sobe pela face medial do pé, passando pelo músculo abdutor do hálux
BP5	Passa pela articulação do pé anteriormente ao maléolo medial
BP6, BP7, BP8, BP9	Sobe pela face medial da perna na borda da tíbia, passando pelos músculos flexor longo dos dedos e sóleo, tendões dos músculos semimenbranáceo e semitendíneo
BP10, BP11	Passa pela face medial da articulação do joelho e sobe pela face medial da coxa na altura do fêmur, passando pelos músculos vasto medial e sartório
BP12	Passa pela face anterior da cintura pélvica a 3,5 distâncias da linha média
BP13, BP14, BP15, BP16	Sobe pelo abdome a 4 distâncias da linha média, passando pelos músculos oblíquo interno, externo e transverso do abdome
BP17, BP18, BP19, BP20	Sobe pelo tórax até o 2º espaço intercostal, a 6 distâncias da linha média, passando sobre os músculos intercostais, serrátil anterior e peitoral maior
BP21	Termina no sexto ou sétimo espaço intercostal na vertical da linha axilar, sobre os músculos serrátil anterior e intercostais

B

Figura 9.20 B. Pontos do Baço-Pâncreas (*continuação*).

Localização dos pontos

BP1

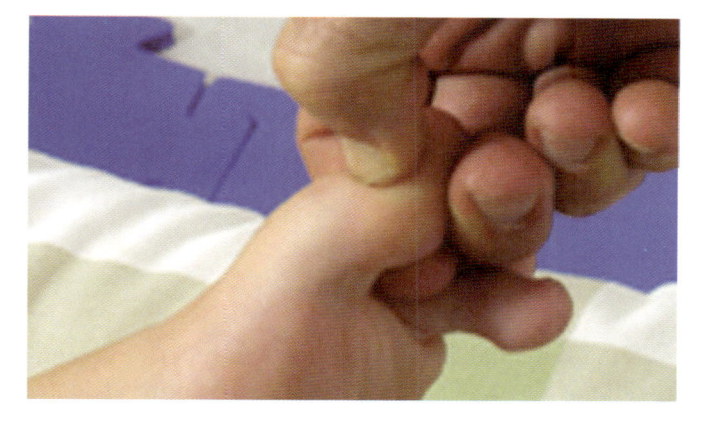

- Na margem medial do hálux, na face dorsal da falange distal, a 0,1 distância do canto inferior da unha, no ângulo ungueal
- No periósteo.

BP2

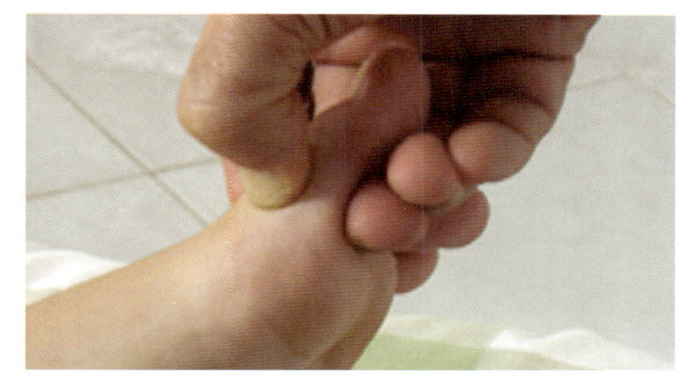

- Na margem medial da falange proximal do hálux, em uma reentrância óssea, após a articulação metatarso-falângica
- No tendão do músculo abdutor no hálux.

BP3

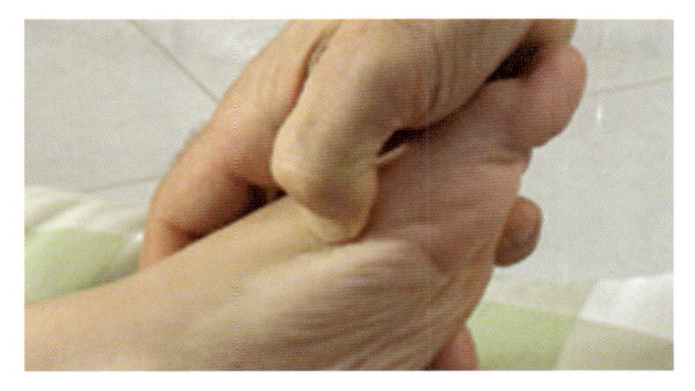

- Na borda medial do pé, na extremidade distal do 1º metatarso, antes da articulação metatarsofalângica
- No tendão do músculo abdutor do hálux.

BP4

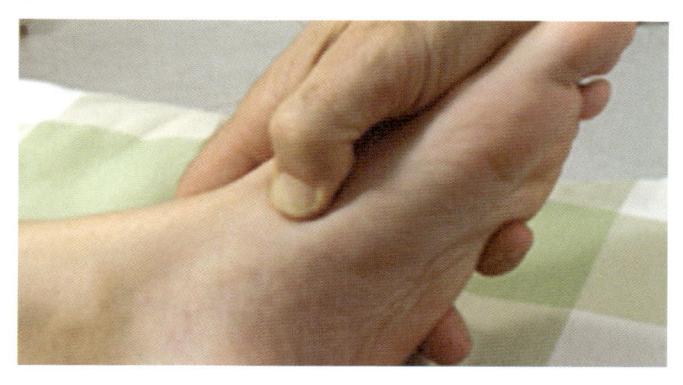

- Na borda medial do pé, face proximal e medial do 1º metatarso, após a articulação tarsometatarsal
- No músculo abdutor do hálux.

BP5

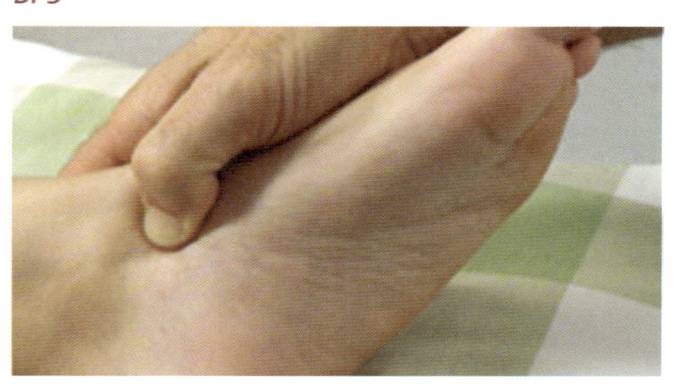

- Na borda medial do pé, entre o maléolo medial e a tuberosidade do osso navicular, em uma depressão adiante e debaixo do maléolo medial, no ângulo entre as linhas das margens inferior e anterior do maléolo medial
- No retináculo dos músculos extensores do pé.

BP6

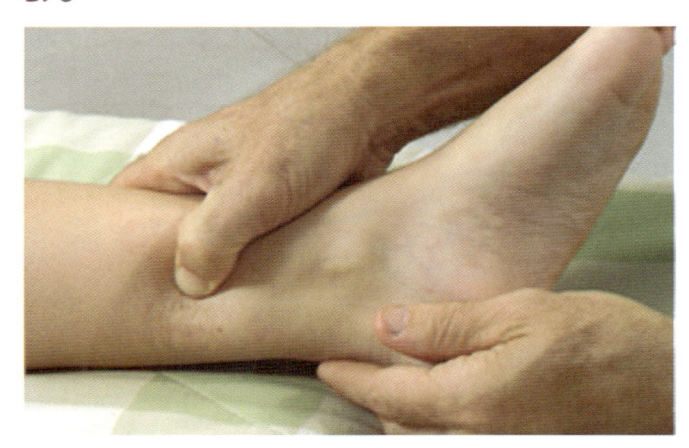

- Na face medial e posterior da tíbia, a 3 distâncias do maléolo medial
- No tendão do músculo sóleo, músculo flexor longo dos dedos e flexor longo do hálux.

BP7

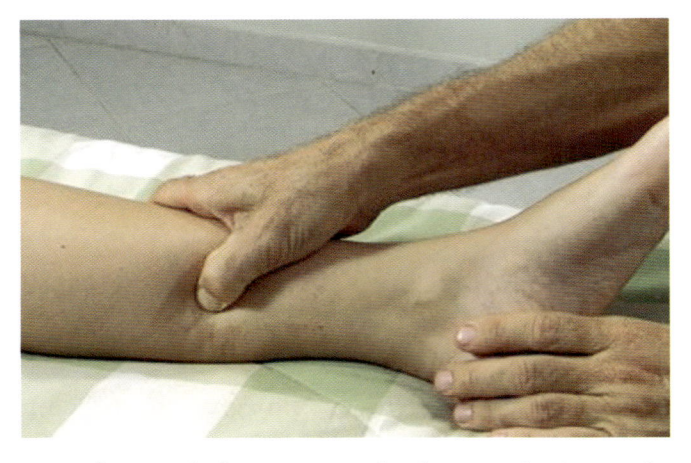

- Na face medial e posterior da tíbia, a 6 distâncias do maléolo medial
- Nos músculos sóleo, flexor longo dos dedos e flexor longo do hálux.

BP8

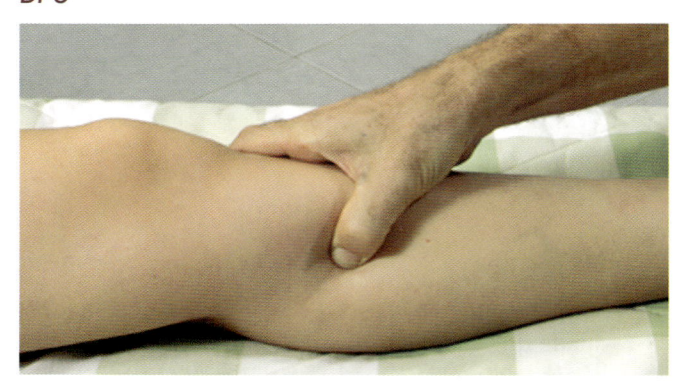

- Na face medial e posterior da tíbia, a 5 distâncias por baixo da linha articulatória do joelho
- Nos músculos sóleo e flexor longo dos dedos.

BP9

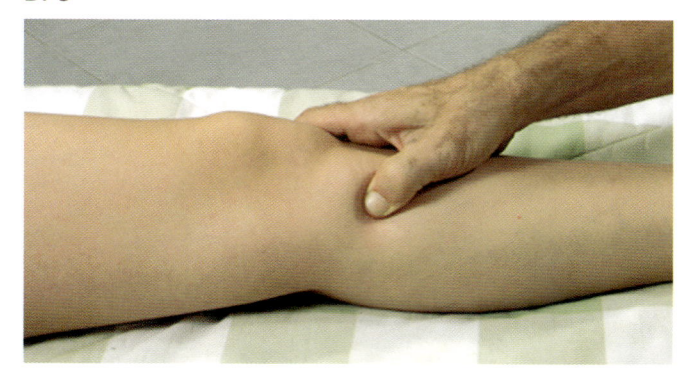

- Na face medial e posterior da tíbia, em uma depressão da margem inferior do côndilo tibial, a 2 distâncias por baixo da linha articulatória do joelho
- Nos tendões dos músculos semimembranáceo e gastrocnêmio.

BP10

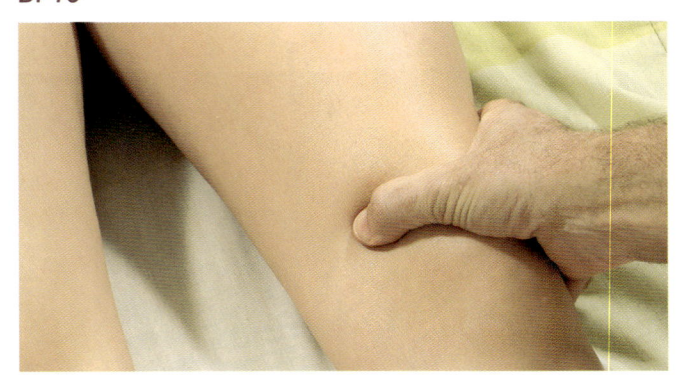

- Na face medial da coxa, na margem superior do côndilo medial do fêmur, a 4 distâncias da linha articular do joelho, com a palma da mão sobre a patela a extremidade do polegar toca no ponto
- No músculo vasto medial.

BP11

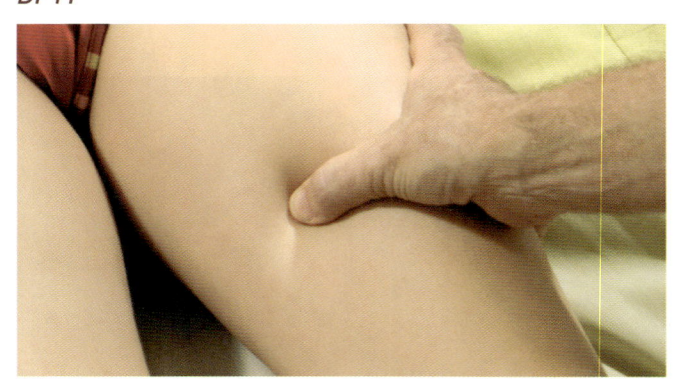

- Na face medial da coxa, a 10 distâncias acima da linha articulatória do joelho
- Nos músculos sartório e vasto medial.

BP12

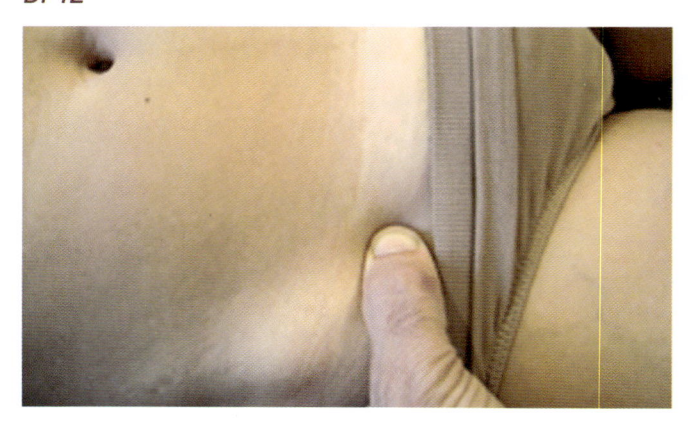

- Na face anterior do quadril, na altura da borda superior do púbis, a 3,5 distâncias da linha média (na altura do ponto VC2), na prega inguinal
- No músculo iliopsoas e nos tendões nos músculos oblíquos interno e externo do abdome.

BP13

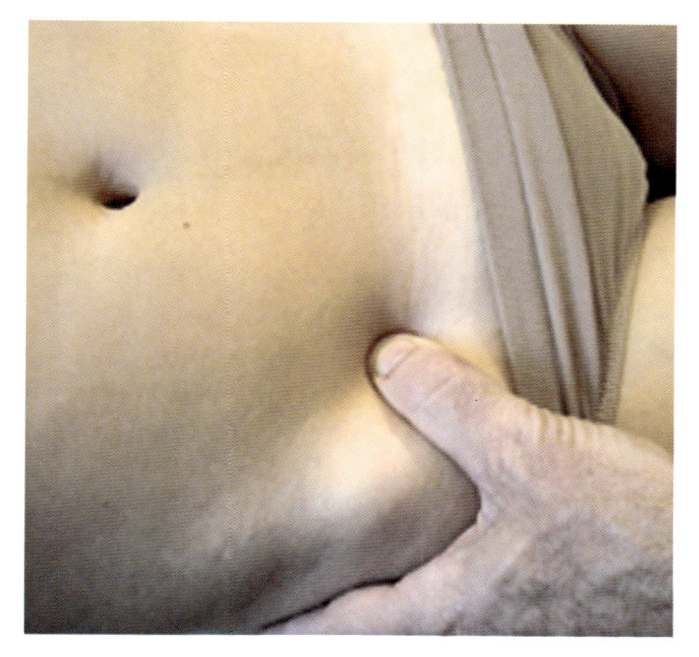

- No abdome, a 4 distâncias da linha média, a 1 distância acima da borda superior do púbis, (na altura do ponto VC3)
- Nos músculos oblíquos externo e interno do abdome.

BP14

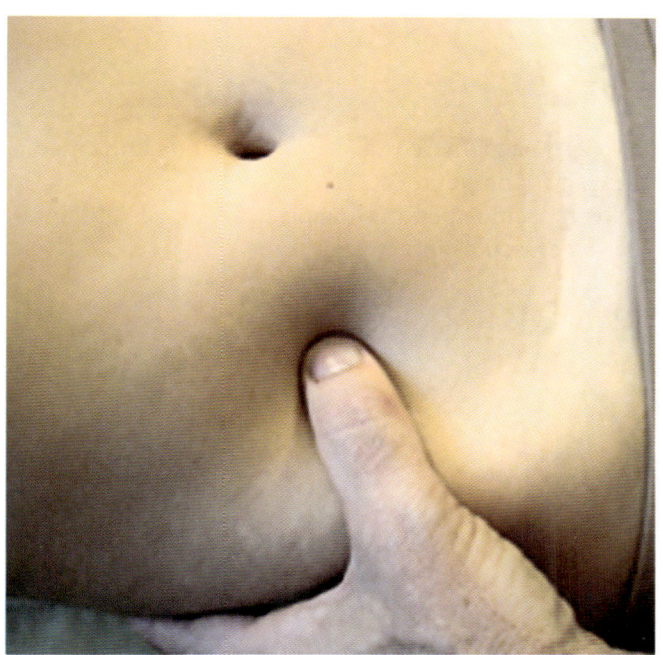

- No abdome a 4 distâncias da linha média, a 4 distâncias da borda superior do púbis ou 1 distância abaixo da linha horizontal do umbigo (na altura do ponto VC7)
- Nos músculos oblíquos externo, interno e transverso do abdome.

BP15

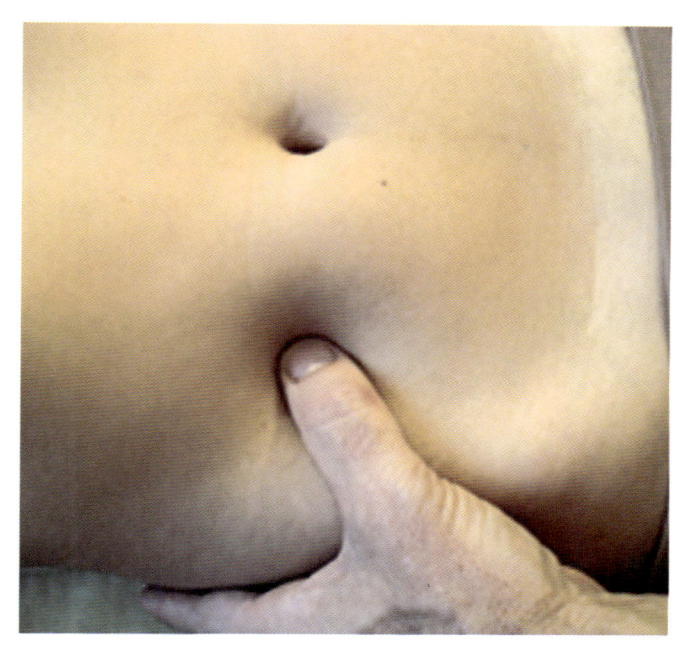

- No abdome, a 4 distâncias da linha média, na linha horizontal do umbigo (na altura do ponto VC8)
- Nos músculos oblíquos externo, interno e transverso do abdome.

BP16

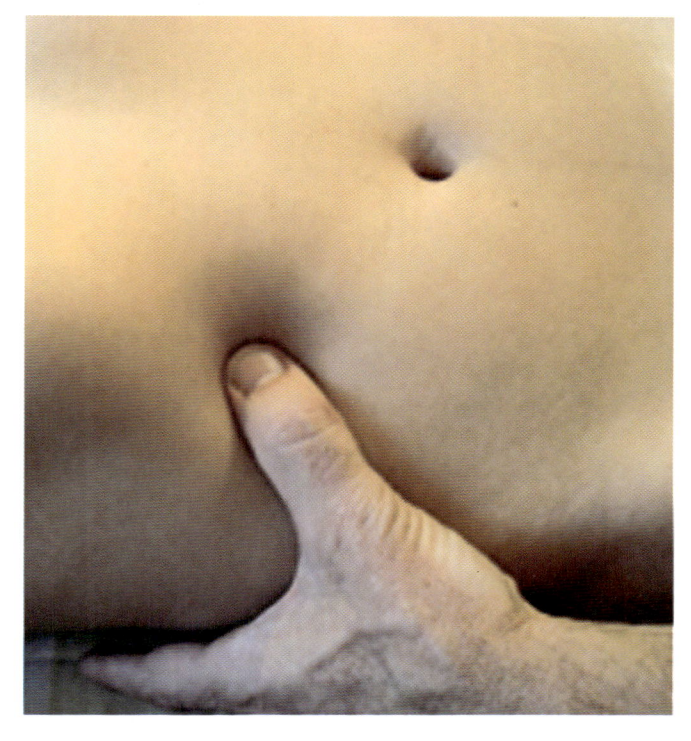

- No abdome, a 4 distâncias da linha média, a 3 distâncias acima da linha horizontal do umbigo (na altura do ponto VC11)
- Nos músculos oblíquos interno, externo e transverso do abdome.

BP17

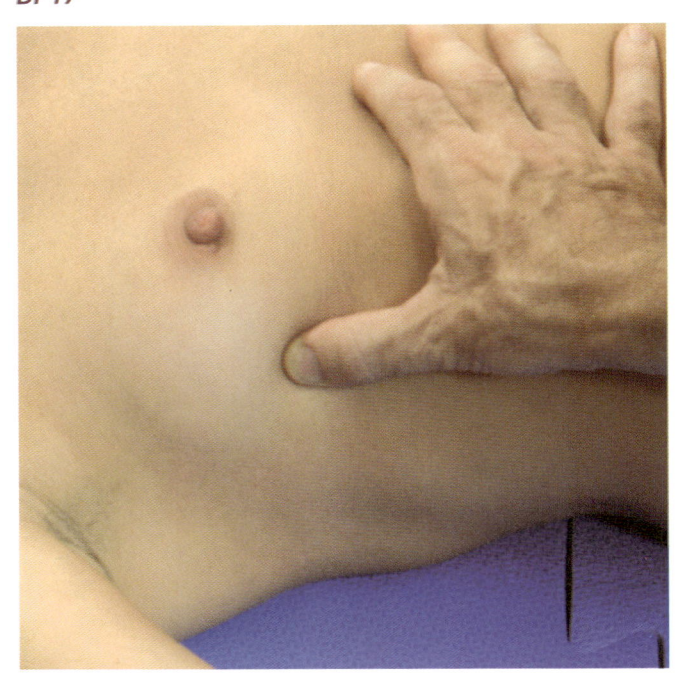

- No 5º espaço intercostal, a 6 distâncias da linha média (na altura do ponto VC16)
- Na passagem dos músculos serrátil anterior e oblíquo externo do abdome e músculos intercostais.

BP18

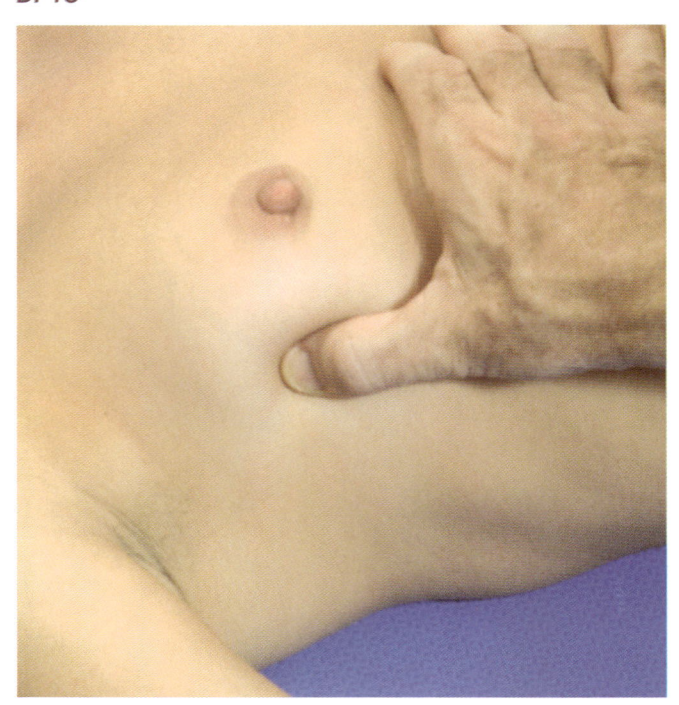

- No 4º espaço intercostal, a 6 distâncias da linha média ou 2 distâncias do centro do mamilo (na altura do ponto VC17)
- Nos músculos peitoral Toior, serrátil anterior e músculos intercostais.

BP19

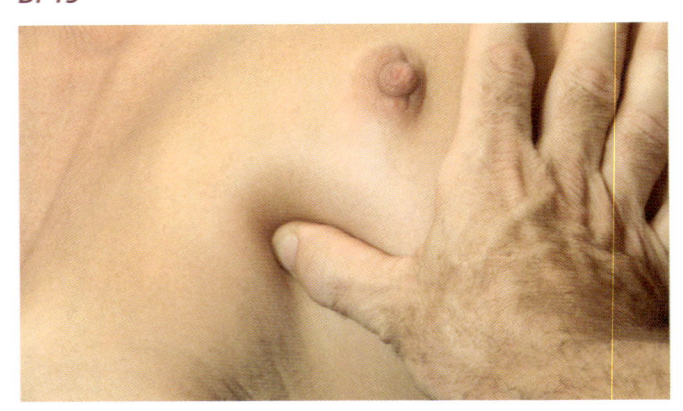

- No 3º espaço intercostal, a 6 distâncias da linha média (na altura do ponto VC18)
- Nos músculos peitoral maior, serrátil anterior e músculos intercostais.

BP20

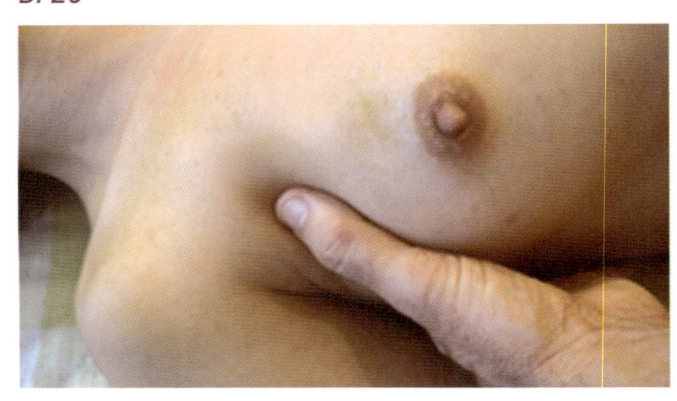

- No 2º espaço intercostal, a 6 distâncias da linha média (na altura do ponto VC19)
- Nos músculos peitoral maior e menor, serrátil anterior e músculos intercostais.

BP21

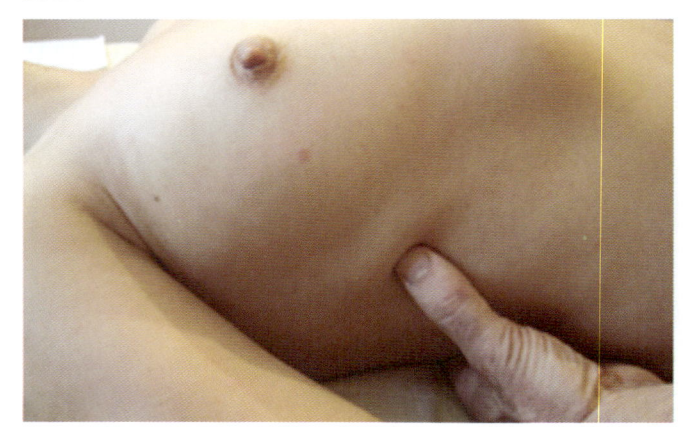

- No 6º ou 7º espaço intercostal, na linha vertical do centro da axila
- No músculo serrátil anterior e músculos intercostais.

Coração

- **Shǒu shào yīn xīn jīng** – Meridiano jovem **yīn** do braço
- Horário de atividade mais intensa: das 11 às 13 h
- Movimento: Fogo (príncipe) – verão
- Estado interno: exteriorização, entusiasmo
- Cor associada: vermelha
- Clima associado: calor.

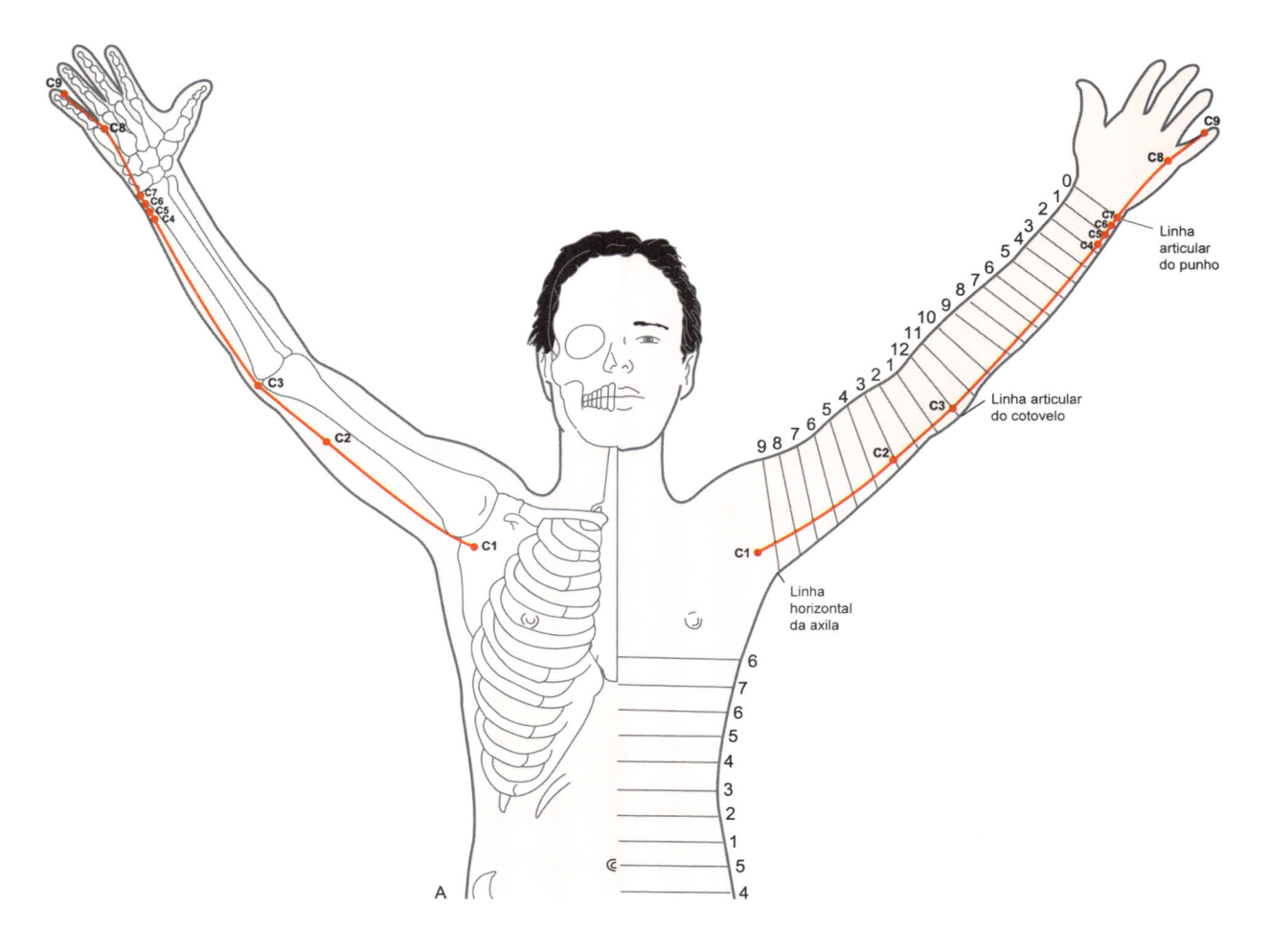

Trajeto: do tronco para a mão, pela face flexora do braço (9 pontos)	
C1	Inicia-se no ponto mais profundo do cavo da axila, na direção do 4º espaço intercostal
C2	Segue pela face flexora do braço na borda ulnar, pela região do úmero medialmente ao músculo bíceps braquial, passando sobre a fáscia braquial e o músculo braquial
C3	Passa pela face flexora da articulação do cotovelo, borda ulnar
C4, C5, C6	Segue pela ulna sobre o músculo flexor ulnar do carpo
C7	Passa pela face flexora da articulação do punho, borda ulnar
C8	Segue pela mão entre o 4º e o 5º metacarpo, sobre fáscia palmar, músculos interósseos e tendões dos músculos flexores superficiais do 4º e 5º dedos
C9	Segue pelo 5º dedo na borda correspondente ao polegar. Termina no 5º dedo, no ângulo ungueal correspondente ao polegar

B

Figura 9.21 A e **B.** Pontos do Coração.

Localização dos pontos

C1

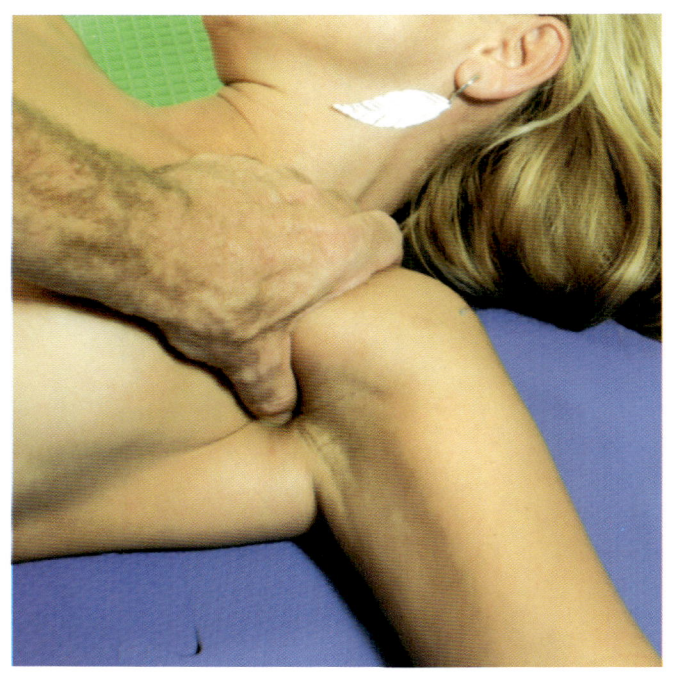

- No tórax, na borda inferior da 3ª costela, no centro do oco axilar (com o braço abduzido horizontalmente)
- Na fáscia axilar, anteriormente ao músculo redondo maior, músculos intercostais.

C2

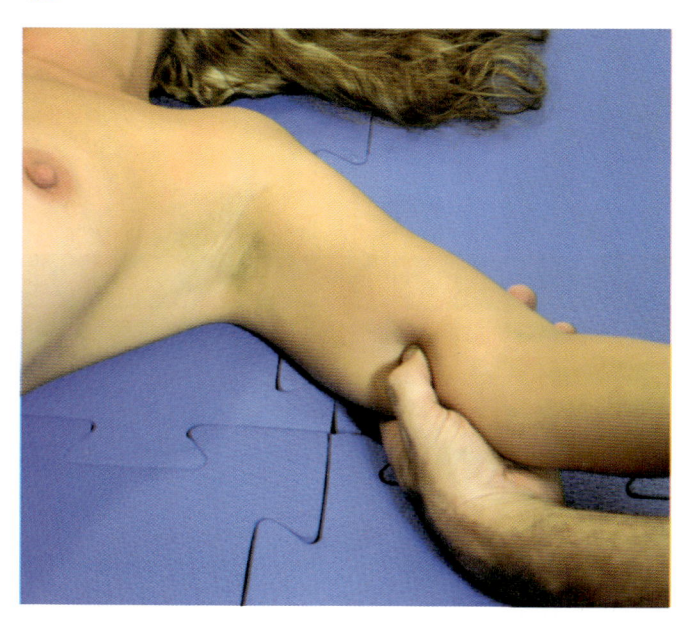

- Na face flexora do braço, na borda ulnar do úmero, a 3 distâncias da linha articulatória do cúbito (cotovelo)
- Na borda ulnar dos músculos bíceps braquial e braquial.

C3

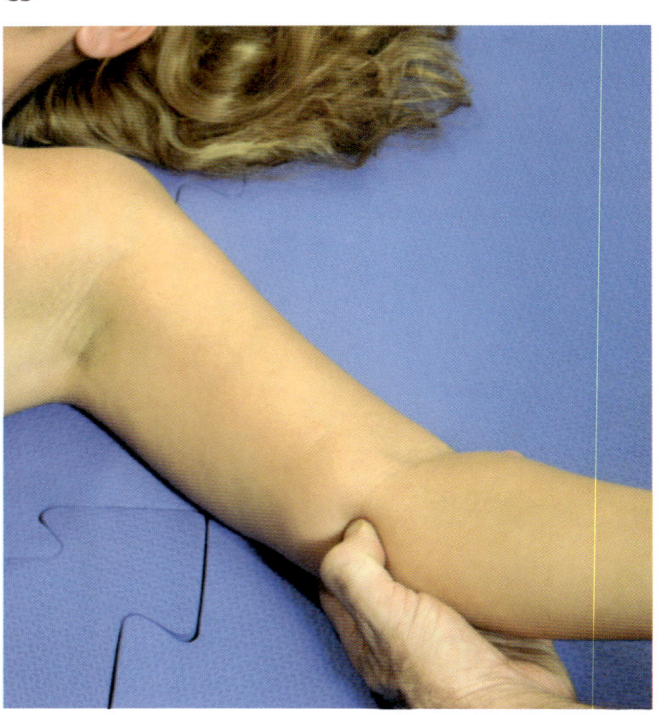

- Na face flexora do braço, na borda ulnar da linha articulatória do cúbito (cotovelo)
- No músculo pronador redondo e borda ulnar do braquial.

C4

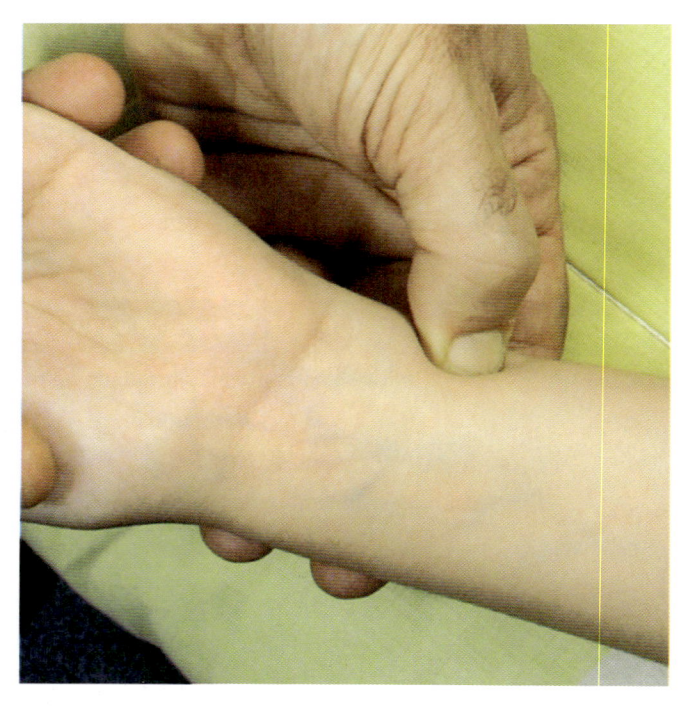

- Na face flexora do antebraço, na borda medial da ulna, a 1,5 distância da linha articular do punho
- No tendão do músculo flexor ulnar do carpo, músculo pronador quadrado.

C5

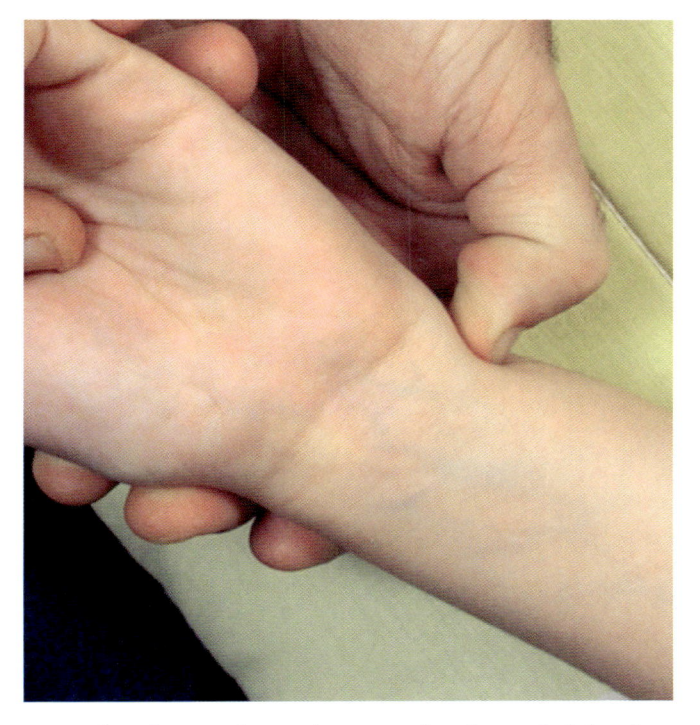

- Na face flexora do antebraço, na borda medial da ulna, próximo à sua apófise estiloide, a 1 distância da linha articular do punho
- No tendão do músculo flexor ulnar do carpo, músculo pronador quadrado.

C6

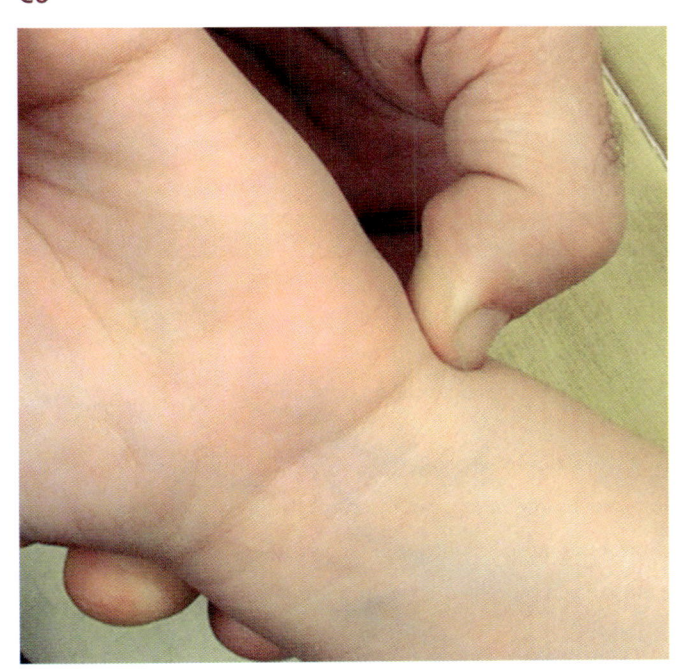

- Na face flexora do antebraço, na borda ulnar do punho, a 0,5 distância da linha articular do punho
- No tendão do músculo flexor ulnar do carpo, retináculo dos músculos flexores da mão.

C7

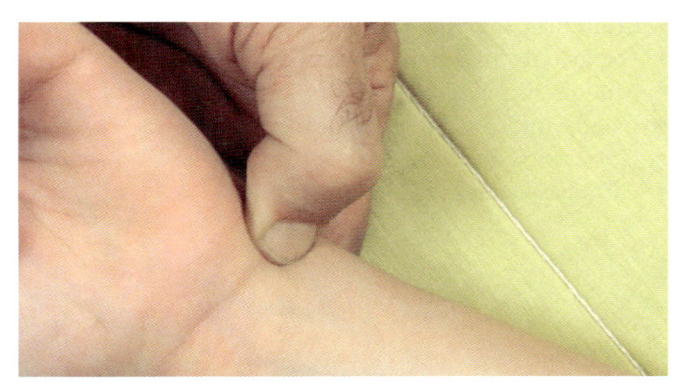

- Na face flexora do punho, na borda ulnar da linha articulatória do punho, na borda proximal e medial do osso pisiforme
- No tendão do músculo flexor ulnar do carpo, retináculo dos músculos flexores da mão.

C8

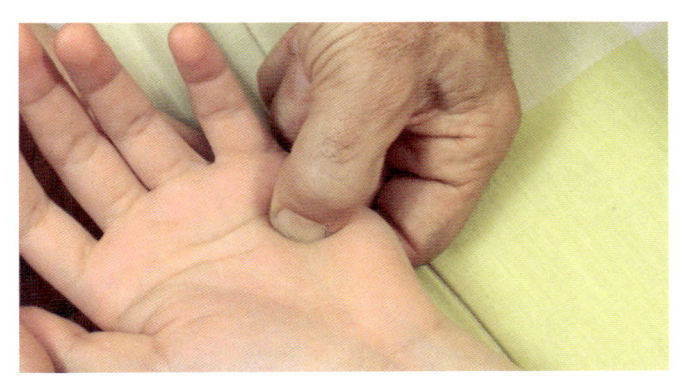

- Na face flexora da mão, na borda radial do 5º metacarpo (entre o 5º e o 4º metacarpo) na sua região distal, flexionando os dedos sobre a palma, o ponto se encontra na ponta do dedo mínimo.

C9

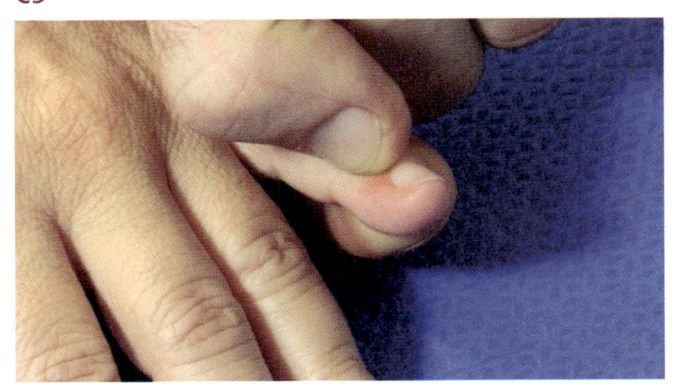

- Na margem radial do dedo mínimo, na face dorsal da falange distal, a 0,1 distância do canto inferior da unha, no ângulo ungueal
- No periósteo.

Intestino Delgado

- **Shǒu tài yáng xiǎo jīng** – Meridiano velho **yáng** do braço
- Horário de atividade mais intensa: das 13 às 15 h
- Movimento: Fogo (príncipe) – verão
- Estado interno: exteriorização, entusiasmo
- Cor associada: vermelha
- Clima associado: calor.

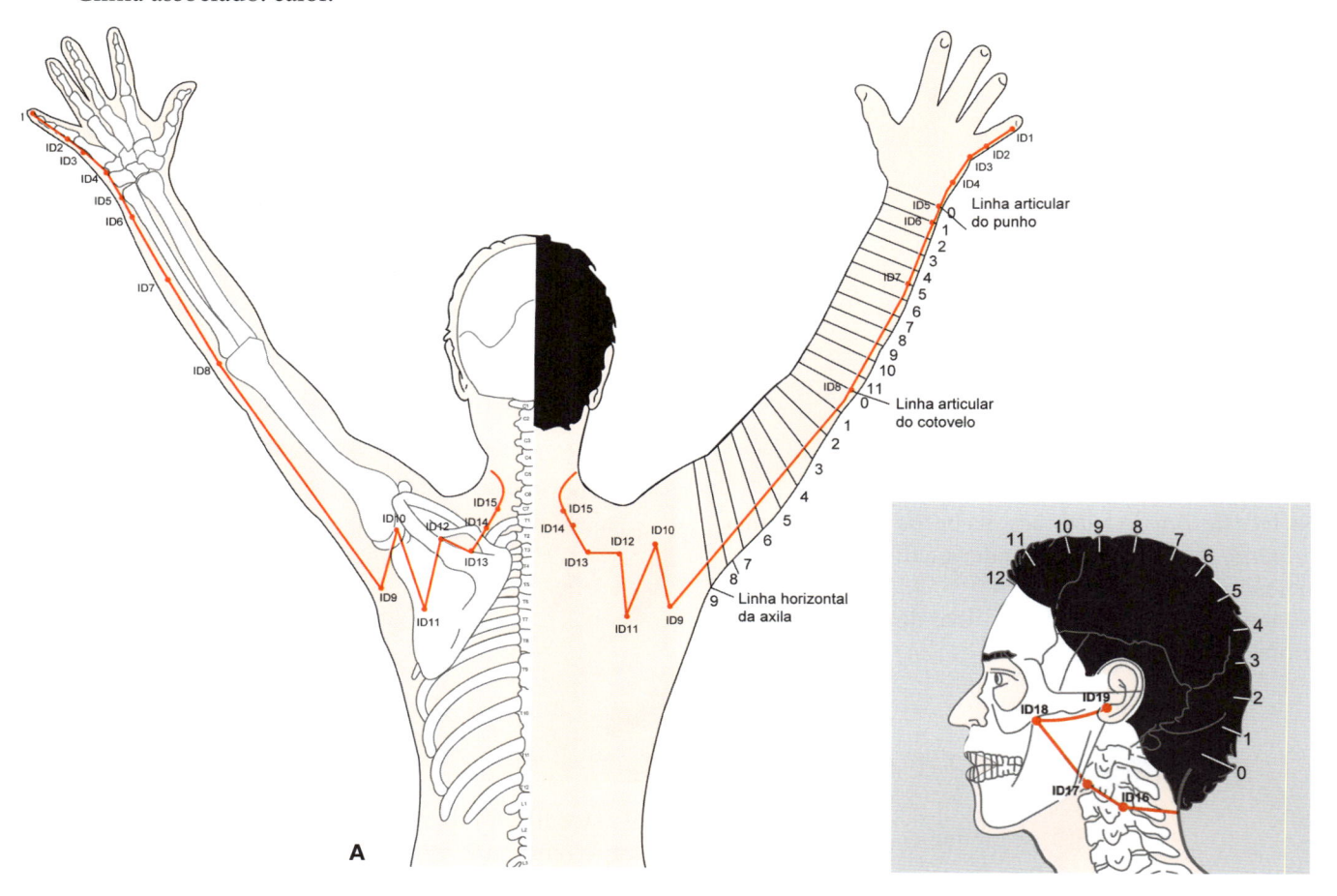

Trajeto: da mão para a cabeça, pela face extensora do braço e da escápula (19 pontos)	
ID1	Inicia-se no 5º dedo, no ângulo ungueal da borda ulnar
ID2, ID3, ID4	Segue pela borda ulnar do 5º dedo e da mão, passando pelo músculo abdutor do dedo mínimo
ID5	Passa pela face extensora da articulação do punho, borda ulnar
ID6, ID7	Segue pela região da ulna, passando pelo tendão do músculo extensor do dedo mínimo e pelo músculo extensor ulnar do carpo
ID8	Passa pela face extensora da articulação do cotovelo, borda ulnar
ID9, ID10	Segue pela região do úmero até a articulação escapuloumeral sobre os músculos tríceps braquial e deltoide
ID11, ID12, ID13	Passa pela escápula fazendo um zigue-zague sobre os músculos infraespinal e supraespinal
ID14, ID15, ID16, ID17	Sobe pelo ombro e pescoço, passando pelos músculos romboide menor, trapézio, levantador da escápula e esternocleidomastóideo
ID18	Chega à face cruzando a mandíbula, passando pelo músculo zigomático
ID19	Termina na face, numa depressão entre o trago da orelha e a articulação da mandíbula com a boca ligeiramente aberta

B

Figura 9.22 A e **B.** Pontos do Intestino Delgado.

Localização dos pontos

ID1

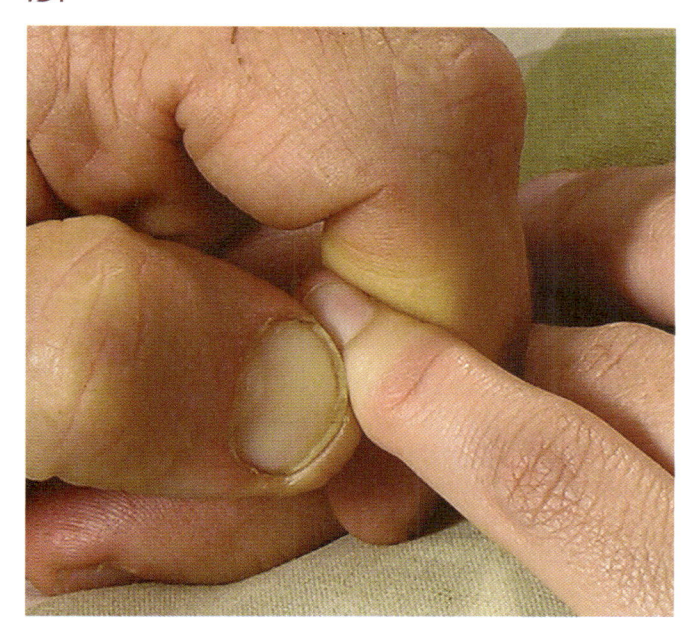

- Na margem ulnar do dedo mínimo, na face dorsal da falange distal, a 0,1 distância do canto inferior da unha, no ângulo ungueal
- No periósteo.

ID2

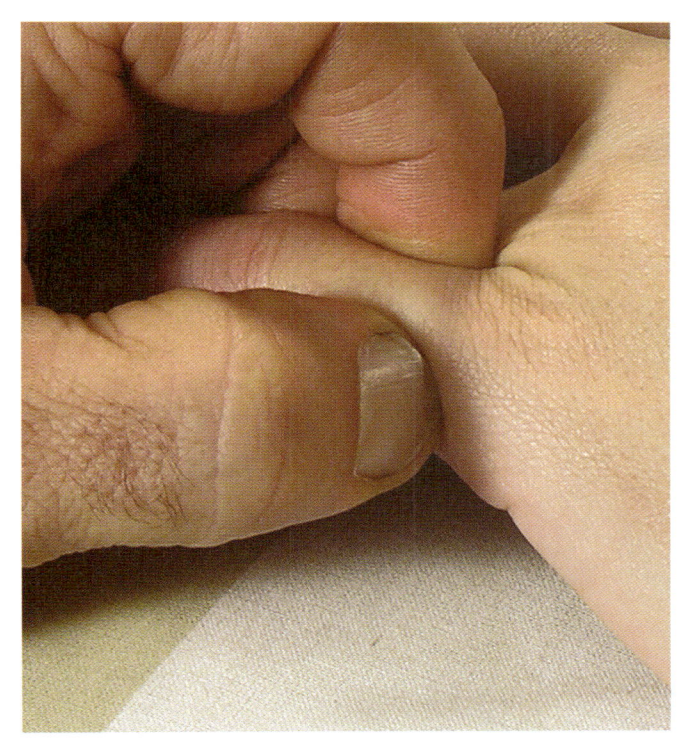

- Na face extensora do dedo mínimo, na borda ulnar da falange proximal, na passagem da palma e dorso da mão onde a pele muda de cor
- No tendão do músculo abdutor do dedo mínimo.

ID3

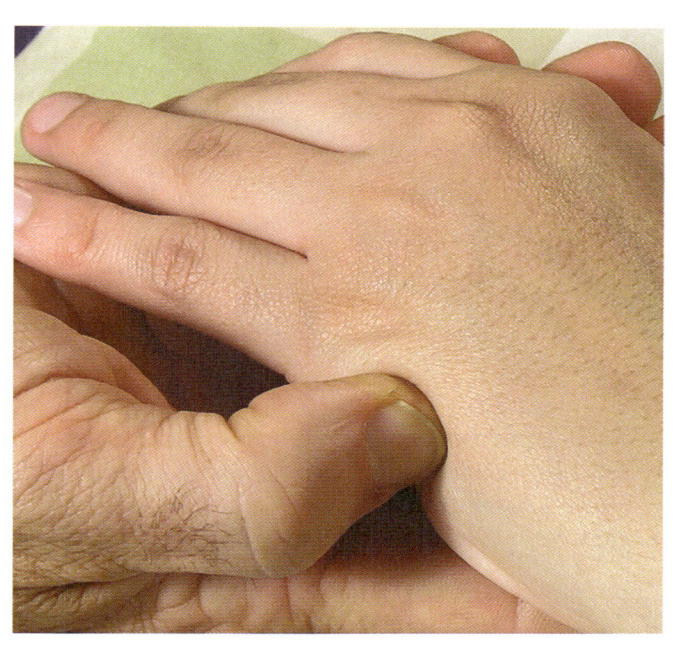

- Na face extensora da mão, na borda ulnar do 5º metacarpo, na sua extremidade distal, próximo da articulação metacarpofalângica, na passagem da palma e dorso da mão onde a pele muda de cor
- No músculo abdutor do dedo mínimo e tendão do músculo extensor do dedo mínimo.

ID4

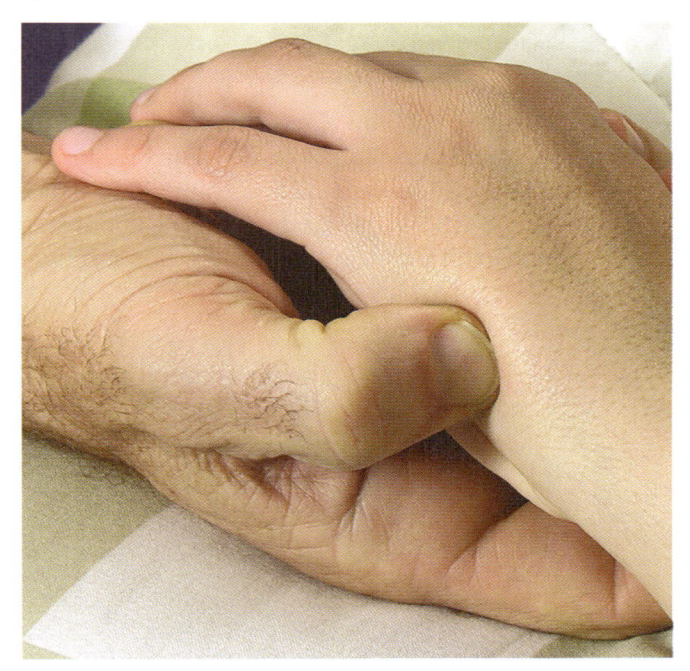

- Na face extensora da mão, na borda ulnar do 5º metacarpo, em uma depressão na articulação do 5º metacarpo com o osso hamato, na passagem da palma e dorso da mão onde a pele muda de cor
- No músculo abdutor do dedo mínimo.

ID5

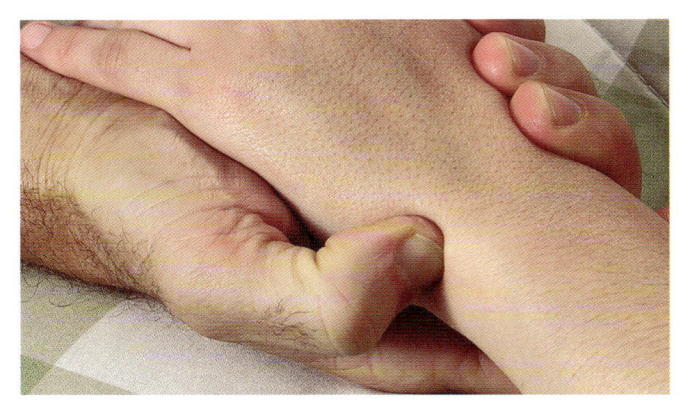

- Na face extensora do punho, na borda ulnar da linha articulatória do punho, entre a apófise estiloide da ulna e o osso pisiforme
- No tendão do músculo extensor ulnar do carpo.

ID6

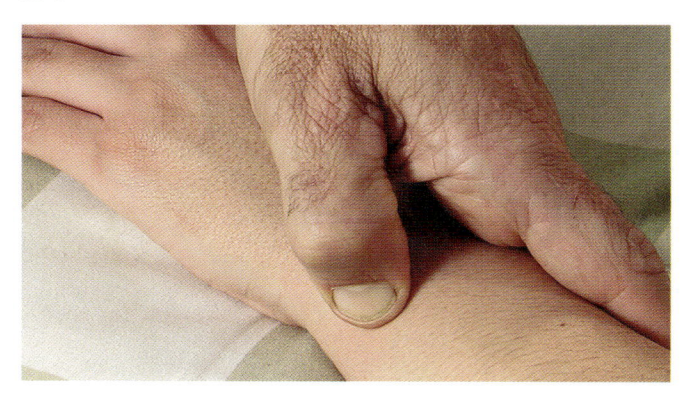

- Na face extensora do antebraço, na borda radial da ulna, em uma depressão próxima à apófise estiloide da ulna, a 1 distância da linha articular do punho
- No tendão do extensor ulnar do carpo e na borda ulnar do tendão do músculo extensor do dedo mínimo.

ID7

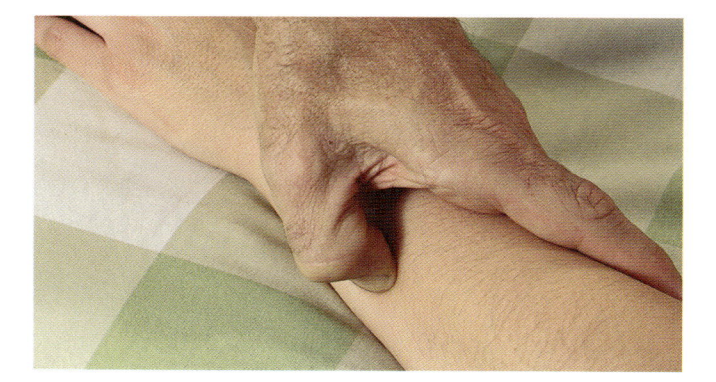

- Na face extensora do antebraço, na borda posteromedial da ulna, a 5 distâncias da linha articulatória do punho
- No músculo extensor ulnar do carpo.

ID8

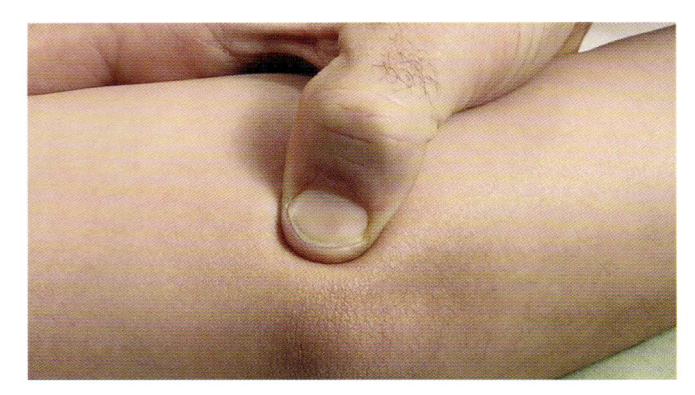

- Na face extensora do braço, na borda ulnar da linha articulatória do cúbito (cotovelo), entre o olécrano e o epicôndilo medial do úmero. No músculo ancôneo e na borda medial do tendão do músculo tríceps braquial
- No músculo ancôneo e na borda medial do tendão do músculo tríceps braquial.

ID9

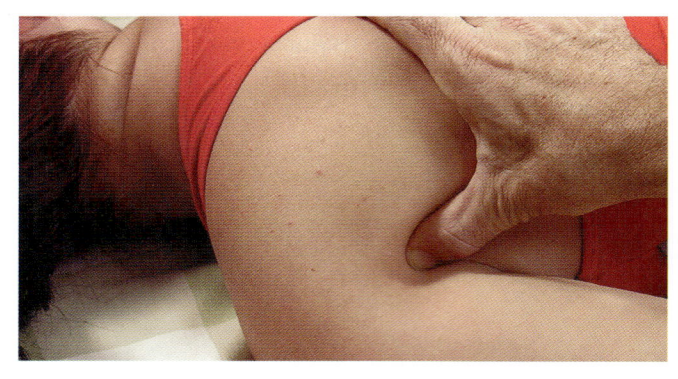

- Na face posterior do ombro, na vertical da borda lateral da escápula, a 1 distância acima da linha horizontal axilar
- No músculo redondo maior.

ID10

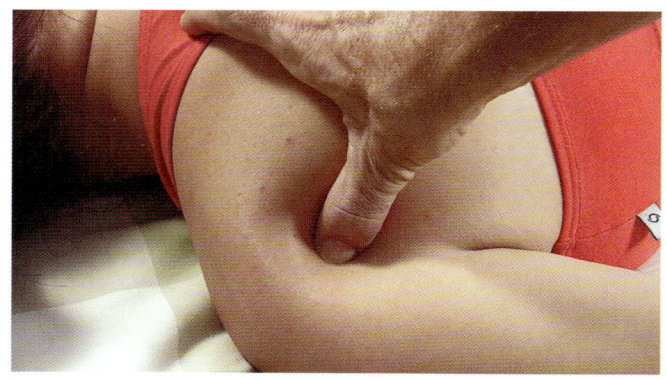

- Na face posterior do ombro, na margem inferior da espinha da escápula, verticalmente na linha axilar
- Nos músculos deltoide e infraespinal.

ID11

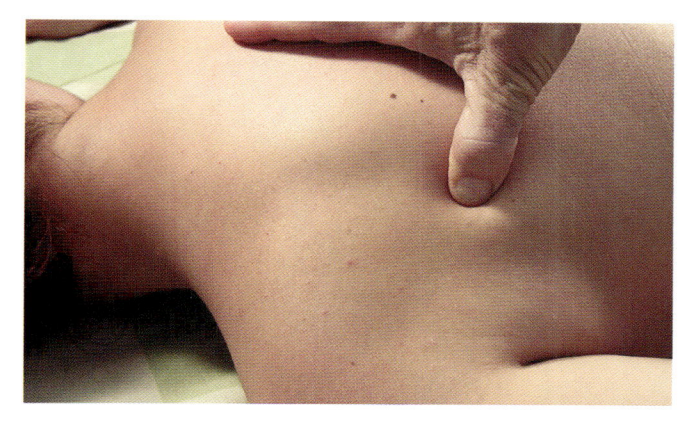

- Na escápula, no centro da fossa infraespinal, forman-do um triângulo isósceles com o ID9 e ID10
- No músculo infraespinal.

ID12

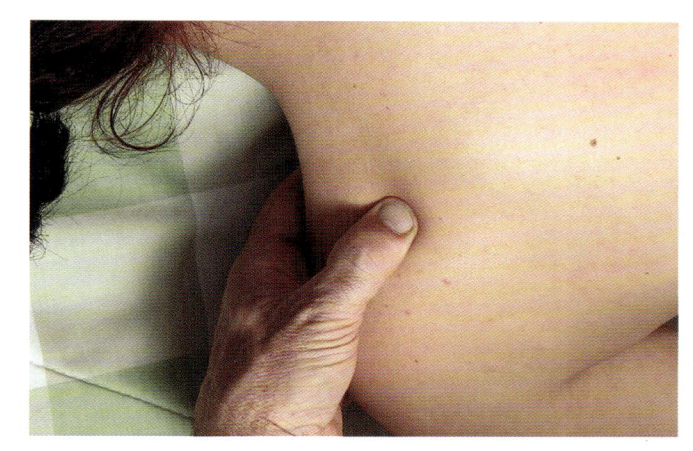

- Na escápula, na fossa supraespinal, no centro da bor-da superior da espinha, na linha vertical do ID11
- Nos músculos trapézio e supraespinal.

ID13

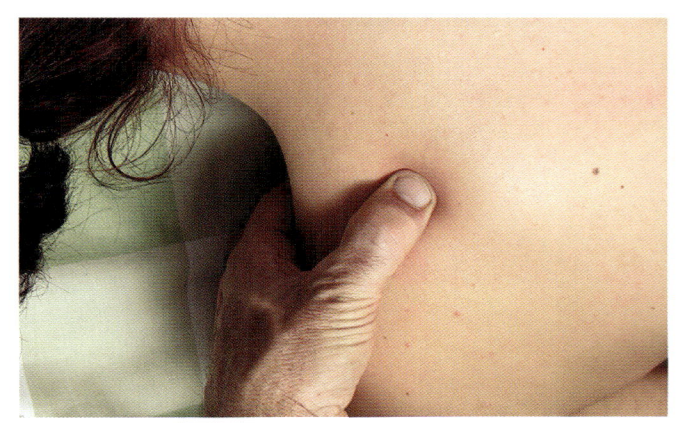

- Na escápula, em uma depressão no ângulo medial da fossa supraespinal
- Nos músculos trapézio e supraespinal.

ID14

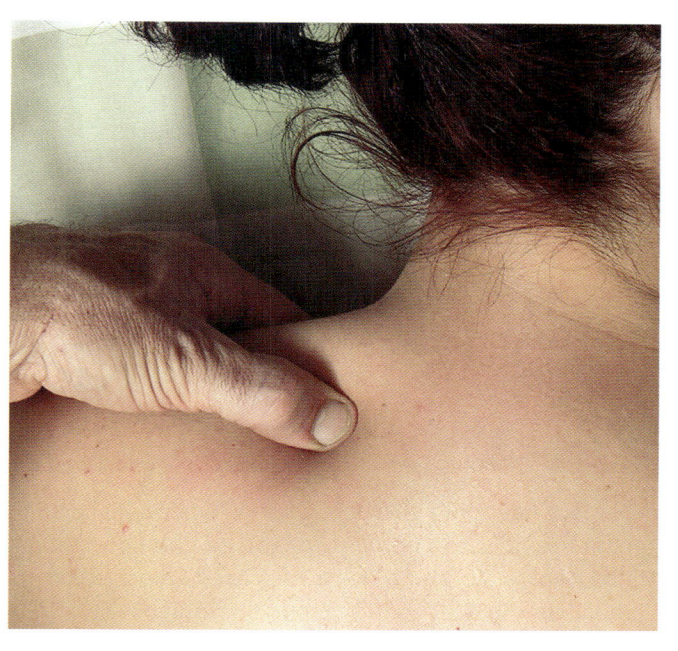

- Na face posteromedial do ombro, a 3 distâncias da borda inferior do processo espinhoso da 1ª vértebra torácica
- Nos músculos trapézio, romboide menor e serrátil posterior superior.

ID15

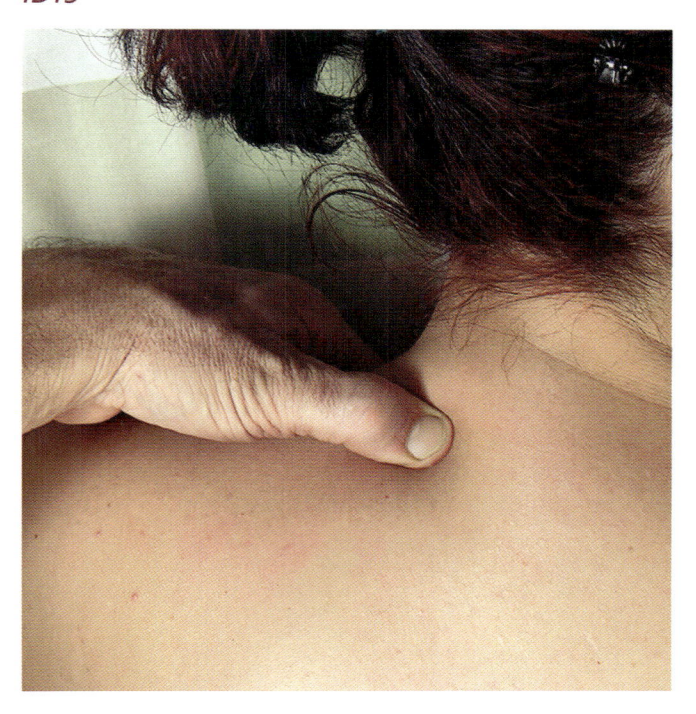

- Na face posteromedial do ombro, a 2 distâncias da borda inferior do processo espinhoso da 7ª vértebra cervical
- Nos músculos trapézio, romboide menor, serrátil posterior superior e esplênio da cabeça.

ID16

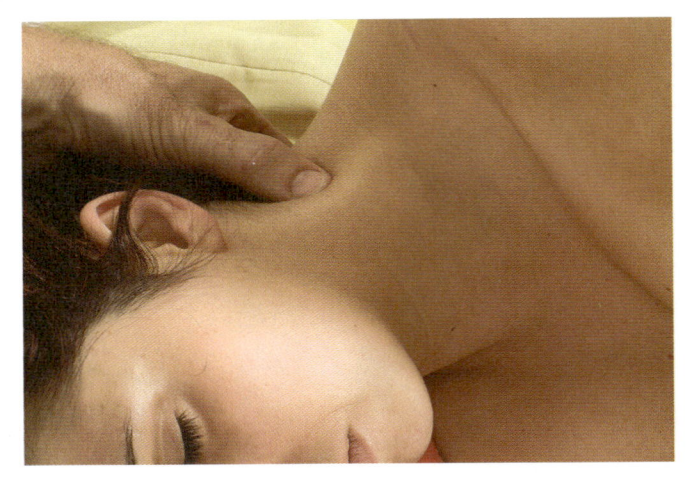

- Na face lateral do pescoço, a 3,5 distâncias da cartilagem tireóidea (do pomo de adão), na linha horizontal dos pontos VC23 e IG18, a 0,5 distância posterior ao músculo esternocleido-occipitomastóideo
- No músculo levantador da escápula.

ID17

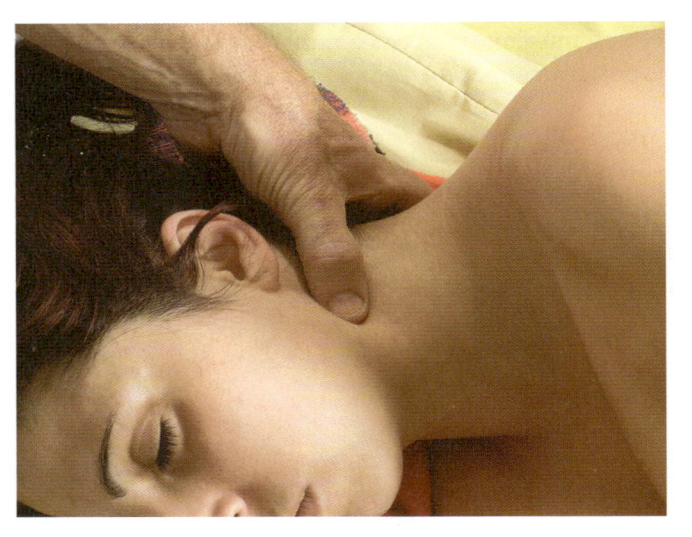

- Na face lateral do pescoço, posteriormente ao ângulo da mandíbula
- Na borda anterior do músculo esternocleido-occipitomastóideo e no músculo digástrico.

ID18

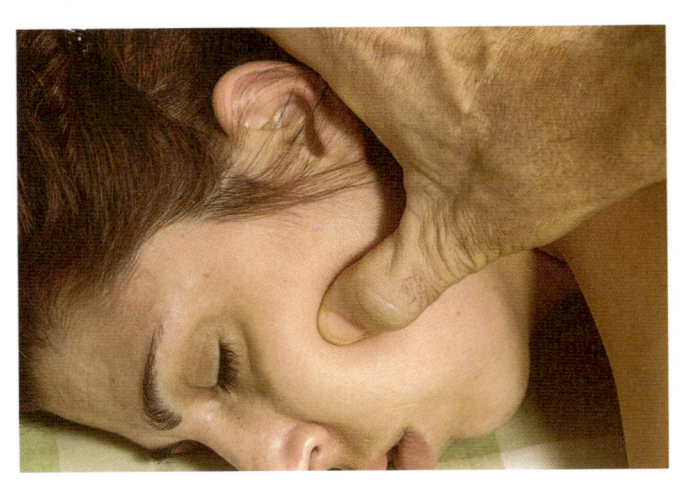

- Na face, na linha vertical do canto externo do olho, em uma depressão na margem inferior do arco zigomático
- No músculo zigomático maior e na borda medial do músculo masseter.

ID19

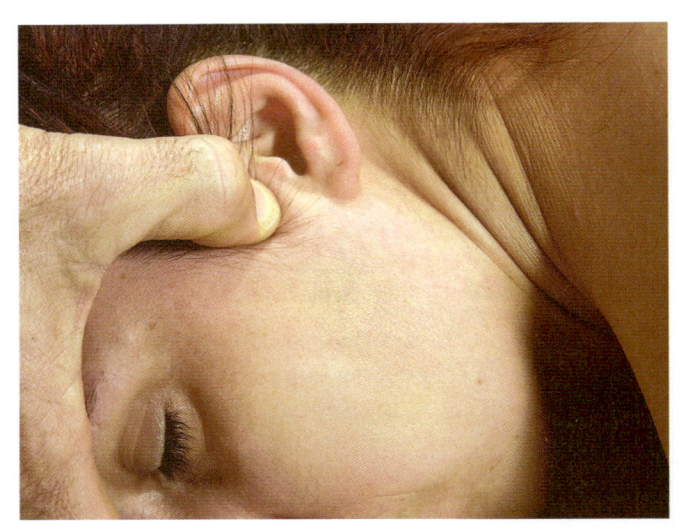

- Na face, com a boca ligeiramente aberta, em uma depressão entre o trago da orelha e a ATM
- No músculo pterigóideo lateral.

Bexiga

- **Zú tái yáng páng guāng jīng** – Meridiano velho **yáng** da perna
- Horário de atividade mais intensa: das 15 às 17 h
- Movimento: Água – inverno
- Estado interno: interiorização, medo
- Cor associada: preta
- Clima associado: frio.

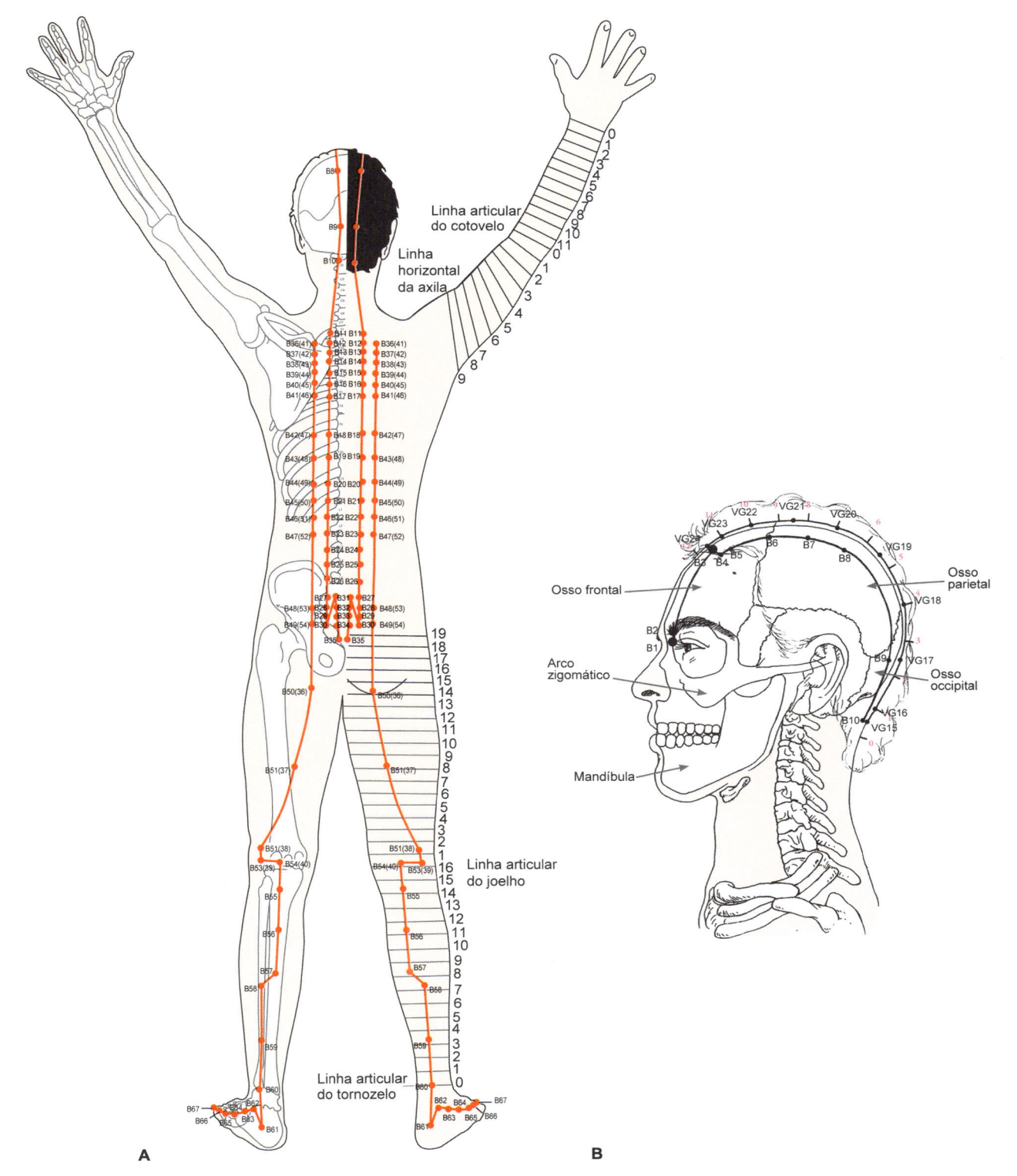

Figura 9.23 A. Pontos da Bexiga (*continua*).

Trajeto: da cabeça para o pé, pela face posterior do tronco, quadril e pernas (67 pontos)	
B1	Inicia-se 0,1 distância acima e para fora do canto interno do olho, sobre o músculo reto medial do bulbo do olho
B2, B3	Passa pela testa, a 0,5 distância da linha média, sobre os músculos corrugador e frontal
B4, B5, B6, B7, B8, B9, B10	Passa ao longo da cabeça a 1,5 distância da linha média até a base do osso occipital, sobre a aponeurose epicrânica
B11, B12, B13, B14, B15, B16, B17, B18, B19, B20, B21, B22, B23, B24, B25, B26	Passa pela face posterior do pescoço e desce pelas costas, verticalmente, a 1,5 distância da linha média desde a 1ª vértebra torácica até a 5ª vértebra lombar, passando pelos músculos trapézio, romboides, serrátil posterior superior, eretor da espinha, latíssimo do dorso e serrátil posterior inferior
B27, B28, B29, B30	Passa pela borda lateral do osso sacro sobre os músculos glúteo máximo e eretor da espinha
B31, B32, B33, B34, B35	Faz uma outra linha descendente vertical passando sobre os forames sacrais, sobre os músculos glúteo máximo e levantador do ânus
B36, B37, B38, B39, B40, B41, B42, B43, B44, B45, B46, B47	Faz uma outra linha que desce pelas costas verticalmente a 3 distâncias da linha média desde a 2ª vértebra torácica até a 5ª vértebra lombar, passando pelos músculos trapézio, romboides, eretor da espinha, latíssimo do dorso, serrátil posterior inferior e quadrado do lombo
B48, B49, B50	Passa pela cintura pélvica a 3 distâncias da linha média sobre o músculo glúteo máximo
B51, B52	Desce pela face posterior da coxa na região do fêmur, entre os músculos semitendíneo e bíceps femoral
B53, B54	Passa pela face posterior da articulação do joelho, na fossa poplítea, fazendo uma pequena linha horizontal da lateral para o centro
B55, B56, B57, B58, B59	Desce pelo centro da face posterior da perna, passando pelos músculos sóleo e gastrocnêmio e segue pela borda lateral do tendão do calcâneo sobre o músculo flexor longo do hálux, na face posterior da fíbula
B60	Passa pela face posterior da articulação do pé, borda lateral
B61, B62, B63, B64, B65, B66	Segue pela borda lateral do pé até o 5º artelho, passando pelos músculos extensor curto dos dedos e abdutor do 5º artelho
B67	Termina no ângulo ungueal lateral do 5º artelho

Esta é uma outra versão para o trajeto dos pontos B36 a B54 (entre parênteses nas figuras):

• B36, B37, B38, B39 e B40, na linha horizontal do cóccix, descendo até o joelho

• B41, B42, B43, B44, B45, B46, B47, B48, B49, B50, B51, B52, B53 e B54, na linha vertical, a 3 distâncias da coluna, a partir da 2ª vértebra torácica até o centro do glúteo

A partir do B55, na perna, o trajeto é o mesmo nas duas versões

B

Figura 9.23 B. Pontos da Bexiga (*continuação*).

Localização dos pontos

Os marcadores da cabeça indicam as distâncias que iniciam na linha de inserção anterior e terminam na linha de inserção posterior dos cabelos. Na coluna indicam o processo espinhoso das vértebras.

B1

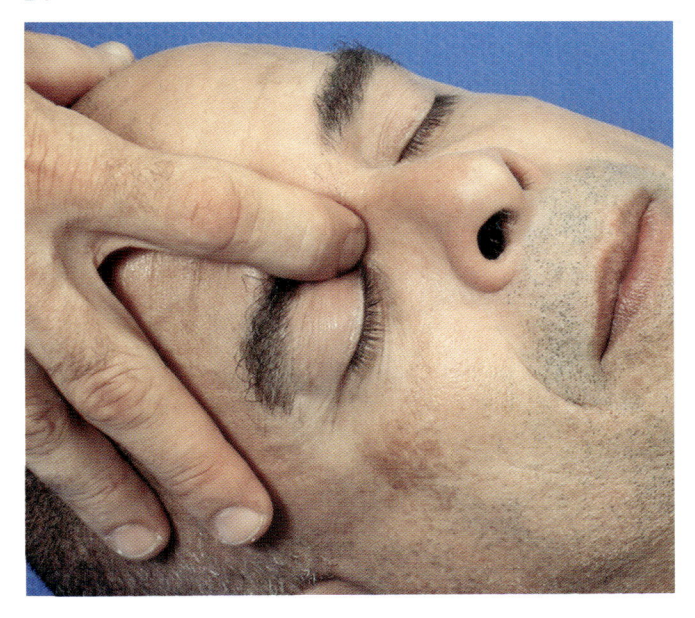

- Na face, a 0,1 distância lateral e superior do canto interno do olho, na borda medial da cavidade orbital
- No músculo orbicular.

B2

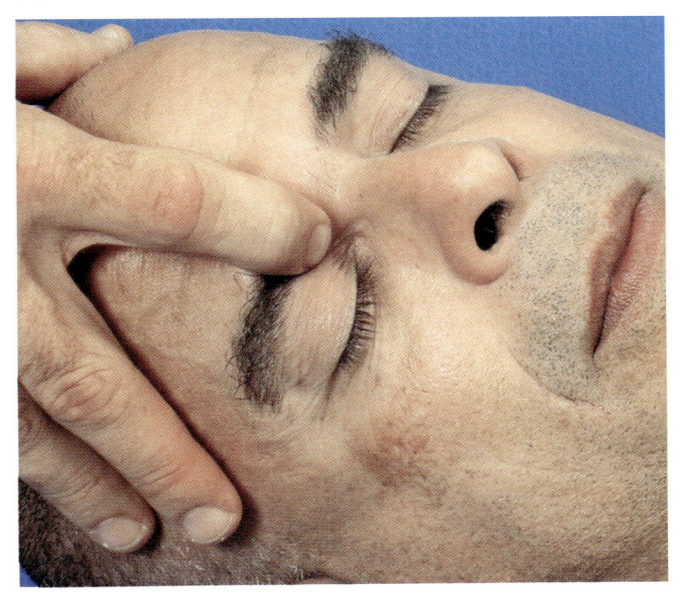

- Na face, na extremidade medial e inferior da sobrancelha, em uma reentrância óssea, na borda da cavidade orbital
- Nos músculos orbicular do olho e corrugador do supercílio.

B3

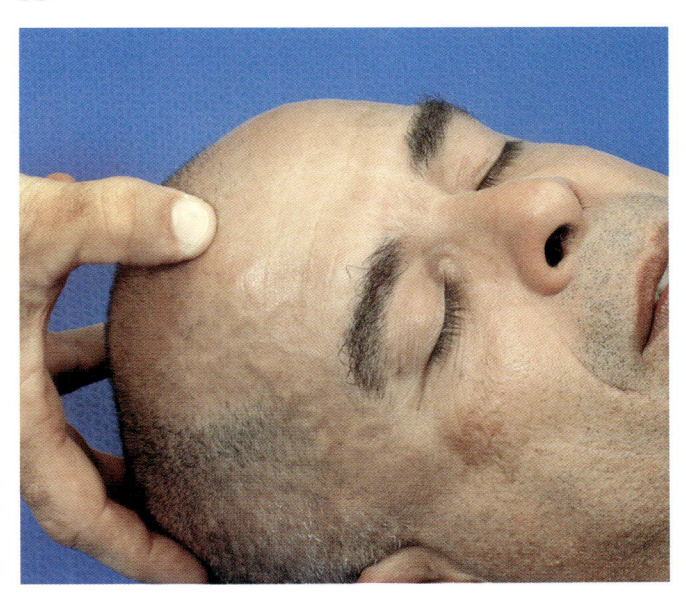

- Na passagem da face para o crânio, no osso frontal, no couro cabeludo a 0,5 distância posterior à linha de inserção anterior dos cabelos, a 0,75 distância da linha média (do ponto VG24)
- Na aponeurose epicrânica, medialmente ao músculo frontal.

B4

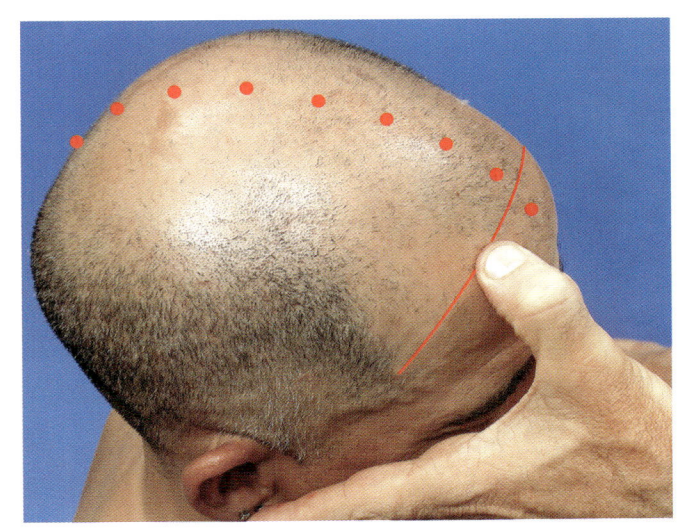

- Na passagem da face para o crânio, no osso frontal, a 0,5 distância posterior à linha de inserção anterior dos cabelos, a 1,5 distância da linha média (do ponto VG24)
- Na aponeurose epicrânica, medialmente ao músculo frontal.

B5

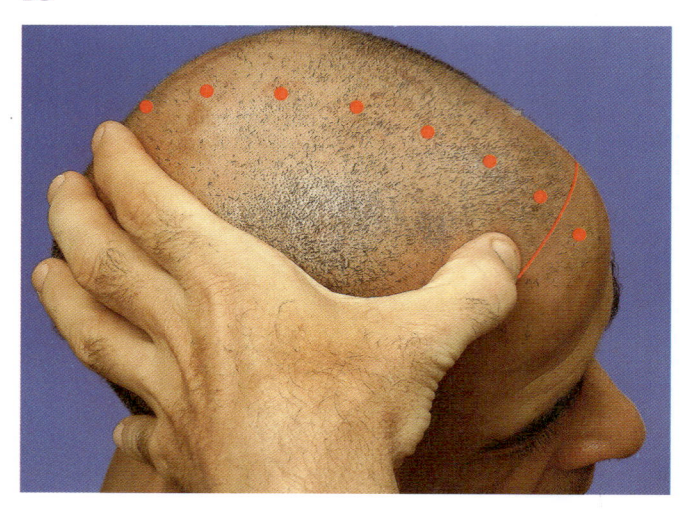

- No crânio, no osso frontal, a 1 distância posterior à linha de inserção anterior dos cabelos, a 1,5 distância da linha média (do ponto VG23)
- Na aponeurose epicrânica, medialmente ao músculo frontal.

B7

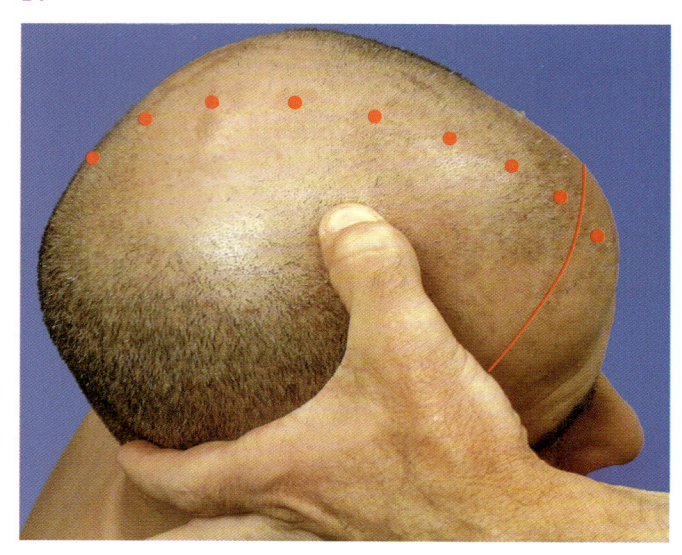

- No crânio, no osso parietal, a 4 distâncias posteriores à linha de inserção anterior dos cabelos, a 1,5 distância da linha média
- Na aponeurose epicrânica.

B6

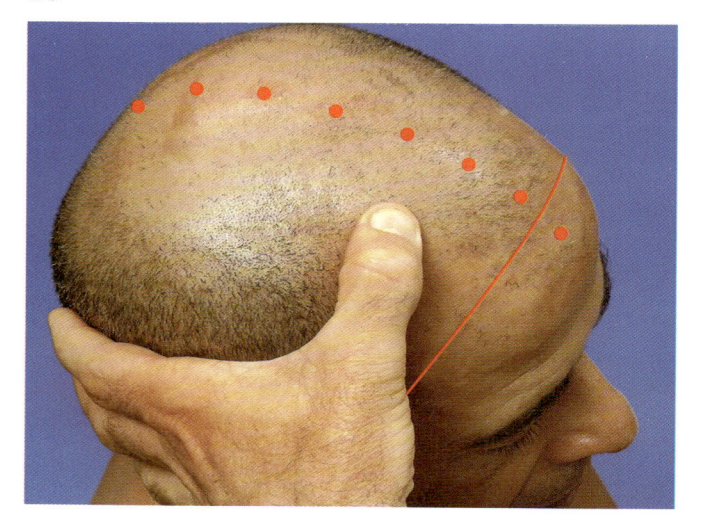

- No crânio, no osso parietal, a 2,5 distâncias posteriores da linha de inserção anterior dos cabelos, a 1,5 distância da linha média
- Na aponeurose epicrânica.

B8

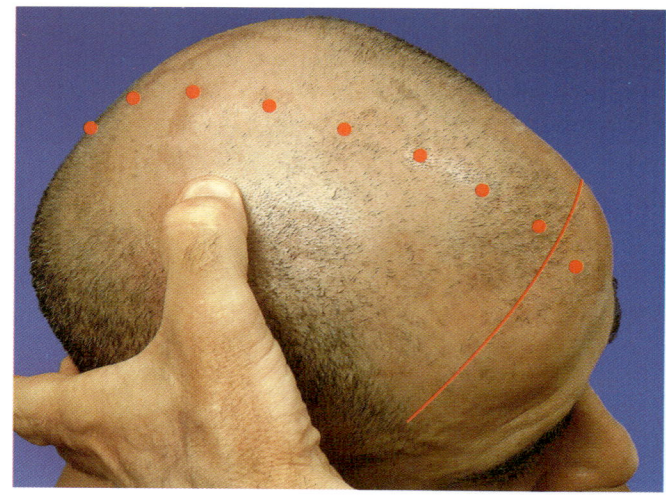

- No crânio, no osso parietal, a 5,5 distâncias posteriores à linha de inserção anterior dos cabelos, a 1,5 distância da linha média (do ponto VG19)
- Na aponeurose epicrânica.

B9

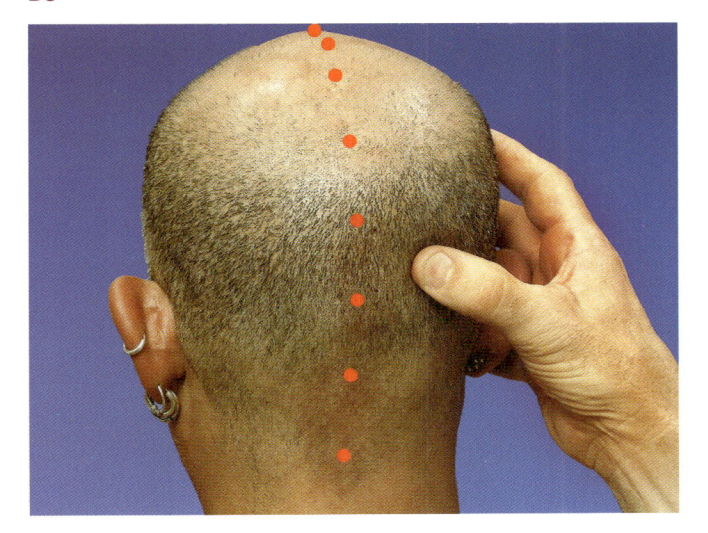

- Na margem posterior do crânio, na protuberância do osso occipital, a 2,5 distâncias acima da linha de inserção posterior dos cabelos, a 1,3 distância da linha média (do ponto VG17)
- Na aponeurose epicrânica, medialmente ao músculo occipital.

B10

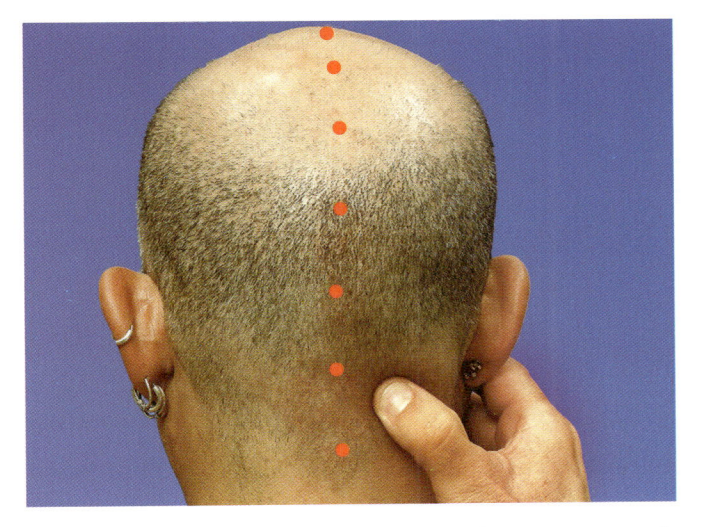

- Na nuca, abaixo da protuberância do osso occipital, 0,5 distância acima da linha de inserção posterior dos cabelos, na altura da passagem do atlas para o áxis, a 1,3 distância da linha média (do ponto VG15)
- Nos músculos trapézio, semiespinal da cabeça e mais profundamente os músculos reto posteriores menor e maior da cabeça.

B11

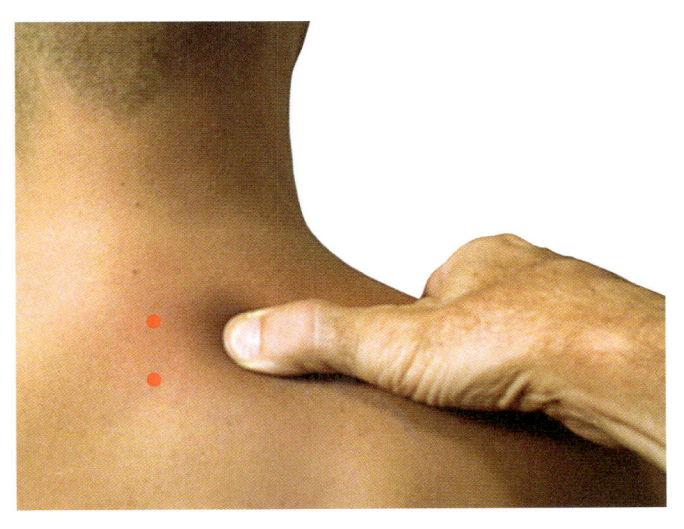

- Nas costas, na altura da borda inferior do processo espinhoso da 1ª vértebra torácica, a 1,5 distância da linha média (do ponto VG13)
- Nos músculos trapézio, romboides, serrátil posterior superior, esplênio da cabeça, eretor da espinha e semiespinal da cabeça.

B12

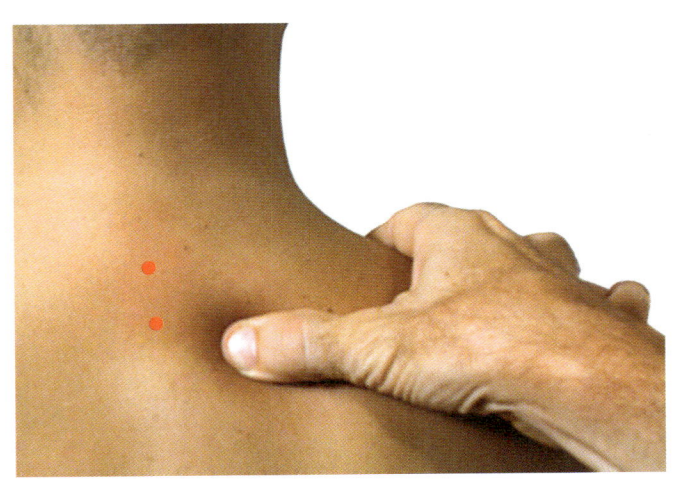

- Nas costas, na altura da borda inferior do processo espinhoso da 2ª vértebra torácica, a 1,5 distância da linha média
- Nos músculos trapézio, romboide maior, serrátil posterior superior, esplênio do pescoço, eretor da espinha e semiespinais da cabeça e do tórax.

B13

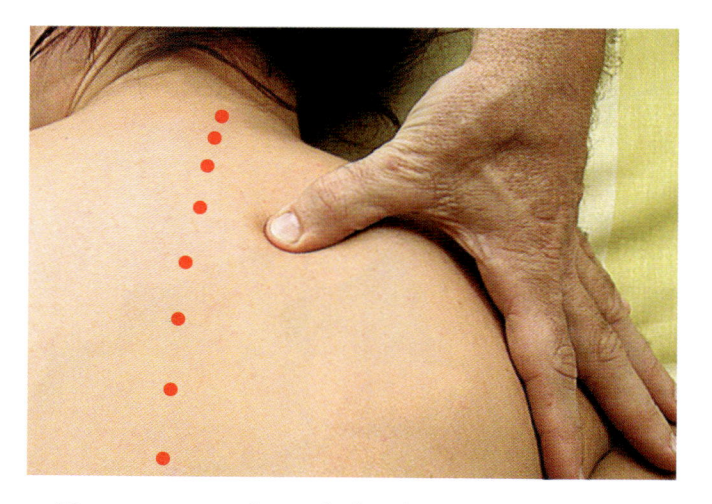

- Nas costas, na altura da borda inferior do processo espinhoso da 3ª vértebra torácica, a 1,5 distância da linha média (do ponto VG12)
- Nos músculos trapézio, romboide maior, serrátil posterior superior, esplênio do pescoço, eretor da espinha e semiespinais da cabeça e do tórax.

B14

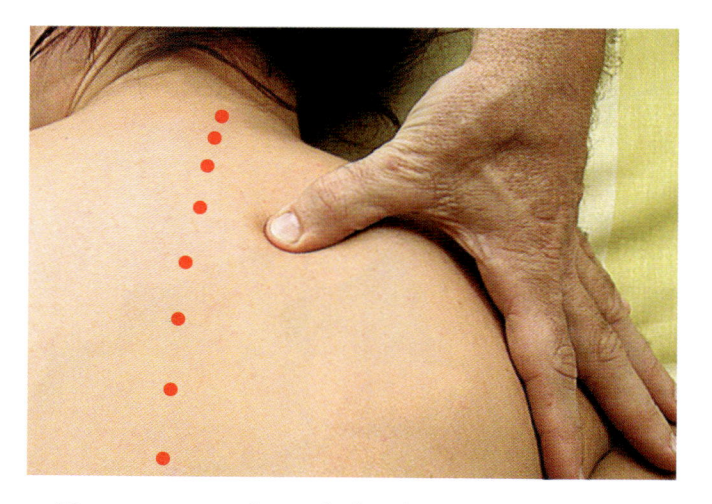

- Nas costas, na altura da borda inferior do processo espinhoso da 4ª vértebra torácica, a 1,5 distância da linha média
- Nos músculos trapézio, romboide maior, eretor da espinha e semiespinais da cabeça e do tórax.

B15

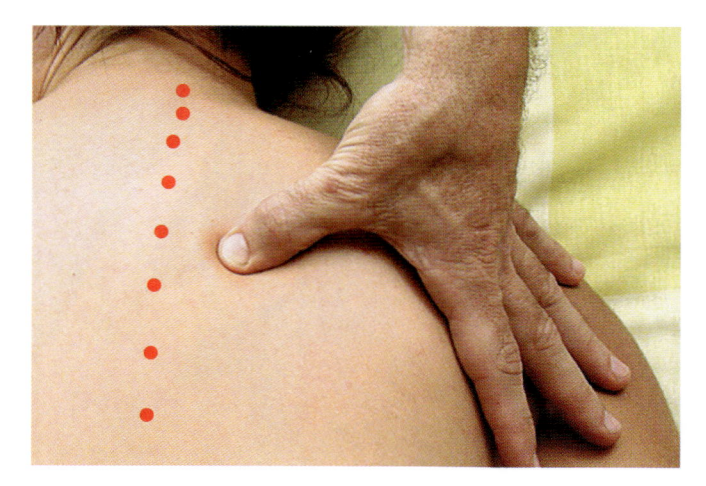

- Nas costas, na altura da borda inferior do processo espinhoso da 5ª vértebra torácica, a 1,5 distâncias da linha média (do ponto VG11)
- Nos músculos trapézio, na borda inferior do romboide maior, eretor da espinha e semiespinais da cabeça e do tórax.

B16

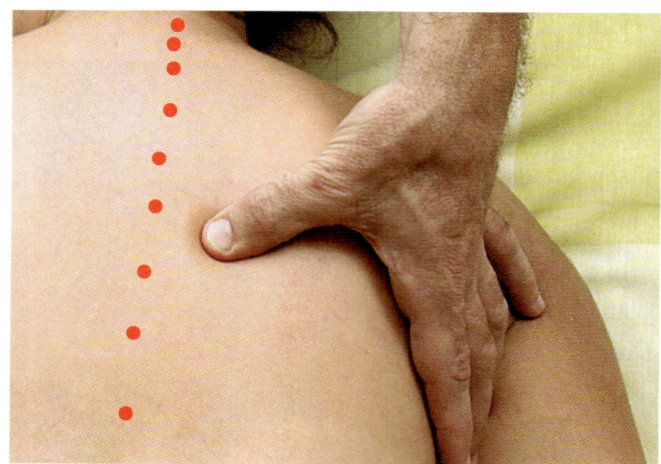

- Nas costas, na altura da borda inferior do processo espinhoso da 6ª vértebra torácica, a 1,5 distância da linha média (do ponto VG10)
- Nos músculos trapézio, esplênio do pescoço, eretor da espinha e semiespinhais da cabeça e do tórax.

B17

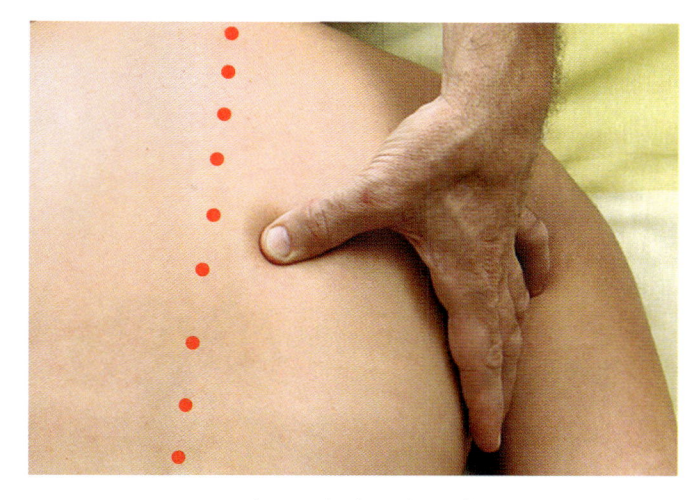

- Nas costas, na altura da borda inferior do processo espinhoso da 7ª vértebra torácica, a 1,5 distância da linha média (do ponto VG9)
- Nos músculos trapézio, eretor da espinha e semiespinal do tórax.

B18

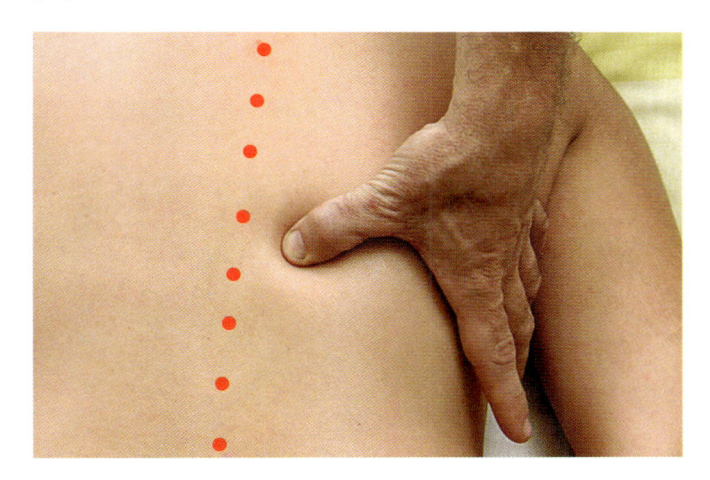

- Nas costas, na altura da borda inferior do processo espinhoso da 9ª vértebra torácica, a 1,5 distância da linha média (do ponto VG8)
- Nos músculos latíssimo do dorso, borda inferior do trapézio, eretor da espinha e semiespinal do tórax.

B19

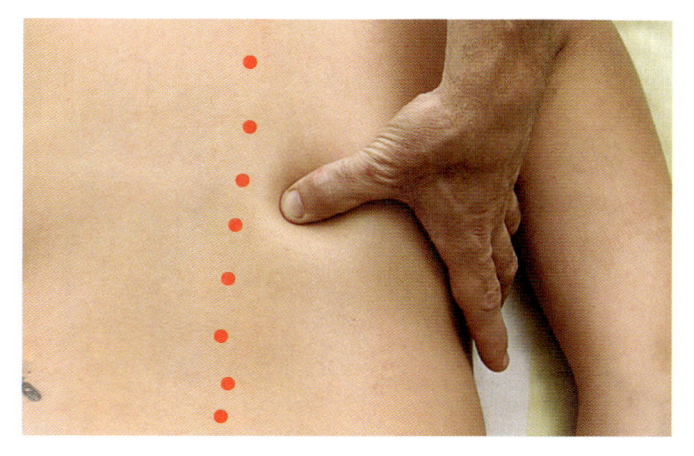

- Nas costas, na altura da borda inferior do processo espinhoso da 10ª vértebra torácica, a 1,5 distância da linha média (do ponto VG7)
- Nos músculos latíssimo do dorso, serrátil posterior inferior, eretor da espinha e semiespinal do tórax.

B20

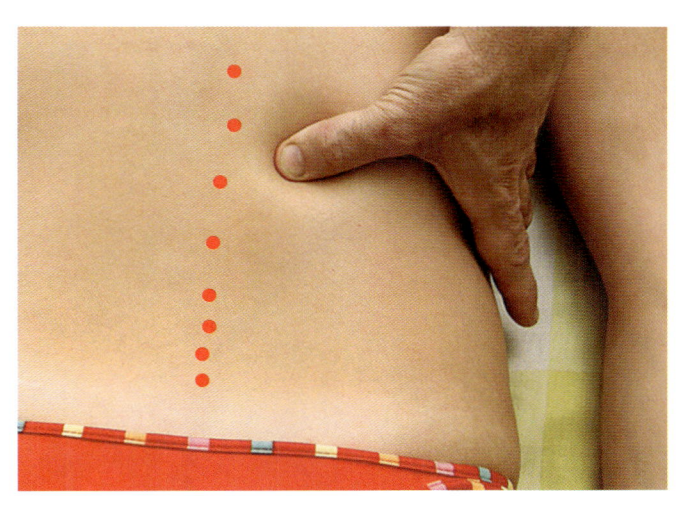

- Nas costas, na altura da borda inferior do processo espinhoso da 11ª vértebra torácica, a 1,5 distância da linha média (do ponto VG6)
- Nos músculos latíssimo do dorso, serrátil posterior inferior e eretor da espinha.

B21

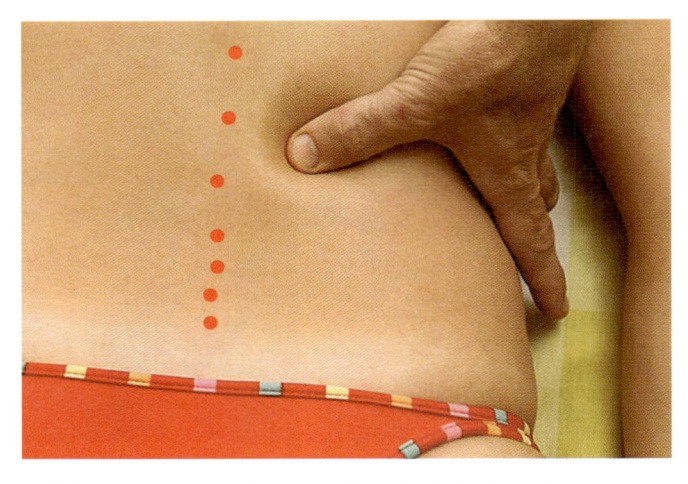

- Nas costas, na altura da borda inferior do processo espinhoso da 12ª vértebra torácica, a 1,5 distância da linha média, na fáscia toracolombar
- Nos músculos latíssimo do dorso, serrátil posterior inferior e eretor da espinha.

B22

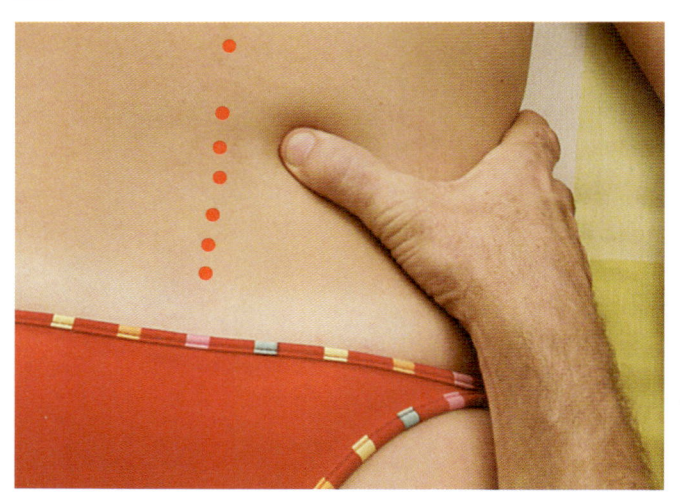

- Nas costas, na altura da borda inferior do processo espinhoso da 1ª vértebra lombar, a 1,5 distância da linha média (do ponto VG5)
- Na fáscia do músculo latíssimo do dorso (toracolombar), nos músculos serrátil posterior inferior, eretor da espinha e profundamente no quadrado do lombo.

B23

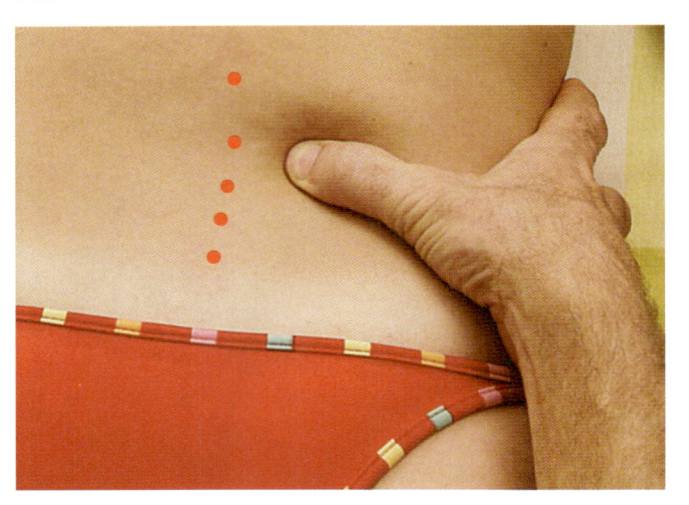

- Nas costas, na altura da borda inferior do processo espinhoso da 2ª vértebra lombar, a 1,5 distância da linha média (do ponto VG4)
- Na fáscia do músculo latíssimo do dorso (toracolombar), na borda inferior do músculo serrátil posterior inferior, e no músculo eretor da espinha e profundamente no músculo quadrado do lombo.

B24

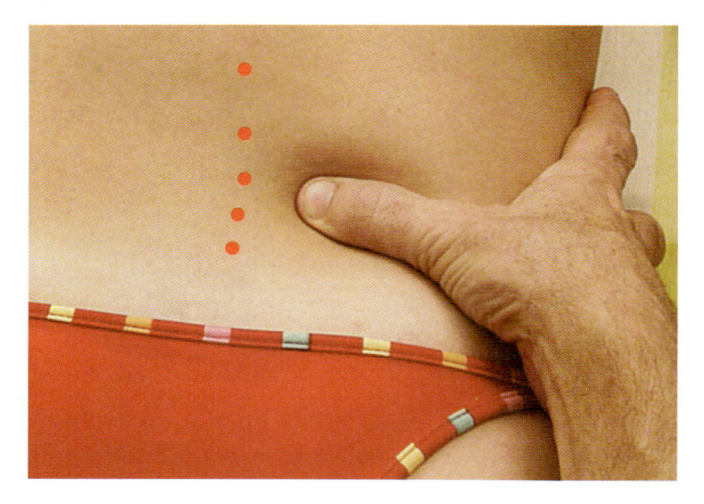

- Nas costas, na altura da borda inferior do processo espinhoso da 3ª vértebra lombar, a 1,5 distância da linha média
- Na fáscia do músculo latíssimo do dorso (toracolombar) e nos músculos eretor da espinha e quadrado do lombo.

B25

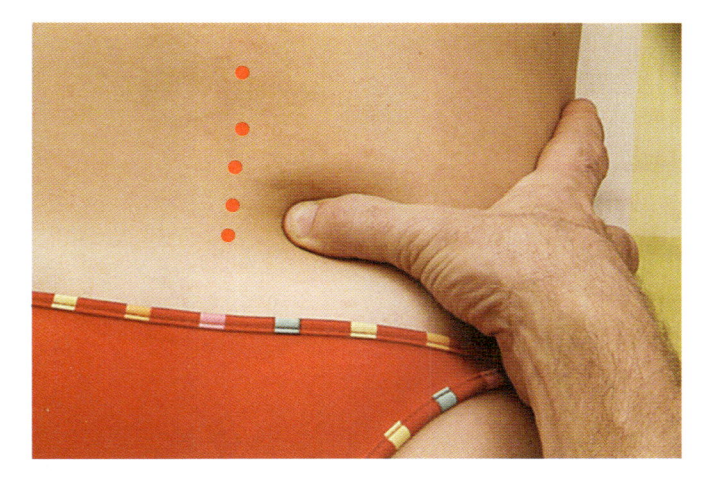

- Nas costas, na altura da borda inferior do processo espinhoso da 4ª vértebra lombar, a 1,5 distância da linha média (do ponto VG3)
- Na fáscia do músculo latíssimo do dorso (toracolombar), nos músculos eretor da espinha e quadrado do lombo, profundamente no músculo psoas maior.

B26

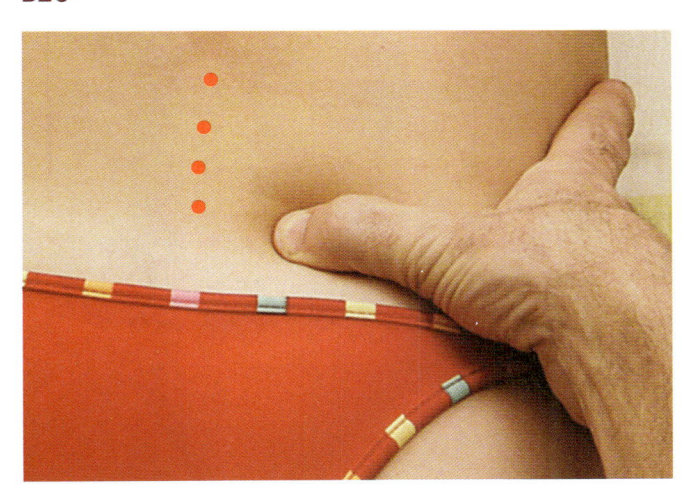

- Nas costas, na altura da borda inferior do processo espinhoso da 5ª vértebra lombar, a 1,5 distância da linha média
- Na fáscia do músculo latíssimo do dorso (toracolombar), nos músculos eretor da espinha e quadrado do lombo, profundamente no músculo psoas maior.

B27

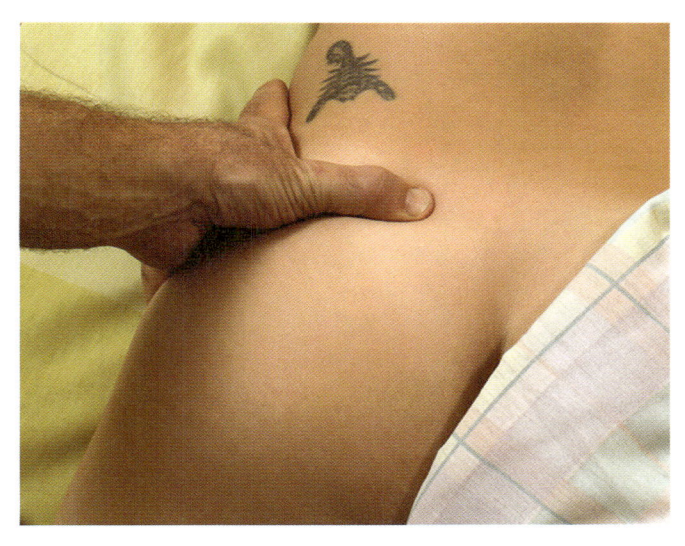

- Na face posterior do quadril, na altura do 1º forame do osso sacro, na linha da articulação sacroilíaca, aproximadamente a 1,5 distância da linha média
- No músculo glúteo máximo e na fixação no osso sacro dos músculos eretor da espinha e multífido.

B28

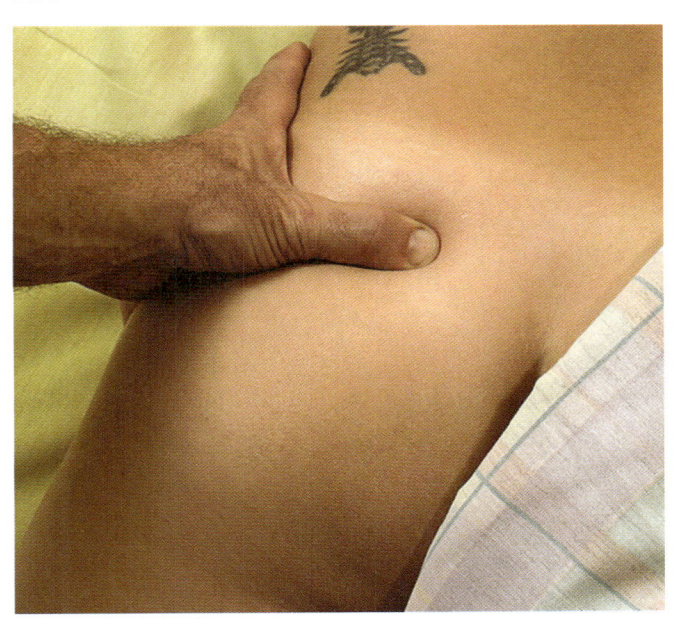

- Na face posterior do quadril, na altura do 2º forame do osso sacro, na linha da articulação sacroilíaca, aproximadamente 1,5 distância da linha média
- No músculo glúteo máximo e na fixação no osso sacro dos músculos eretor da espinha e multífido.

B29

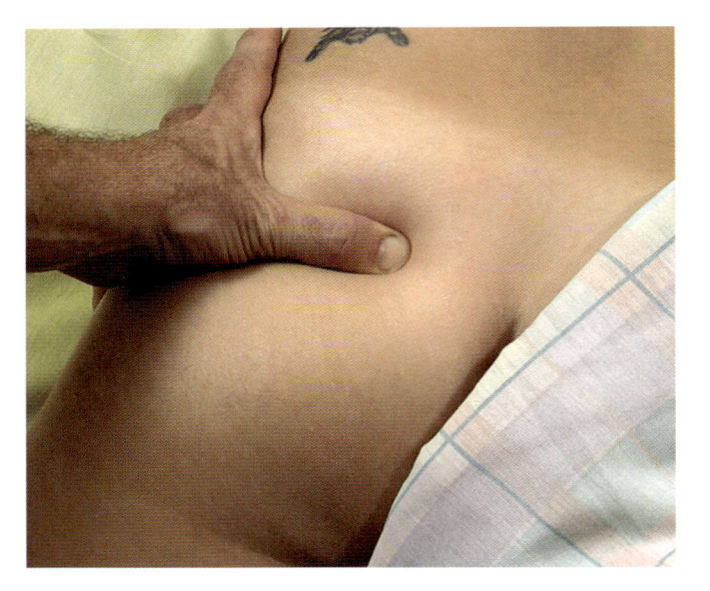

- Na face posterior do quadril, na altura do 3º forame do osso sacro, na borda lateral do osso sacro, aproximadamente 1,5 distância da linha média
- No músculo glúteo máximo e na fixação no sacro do músculo piriforme.

B30

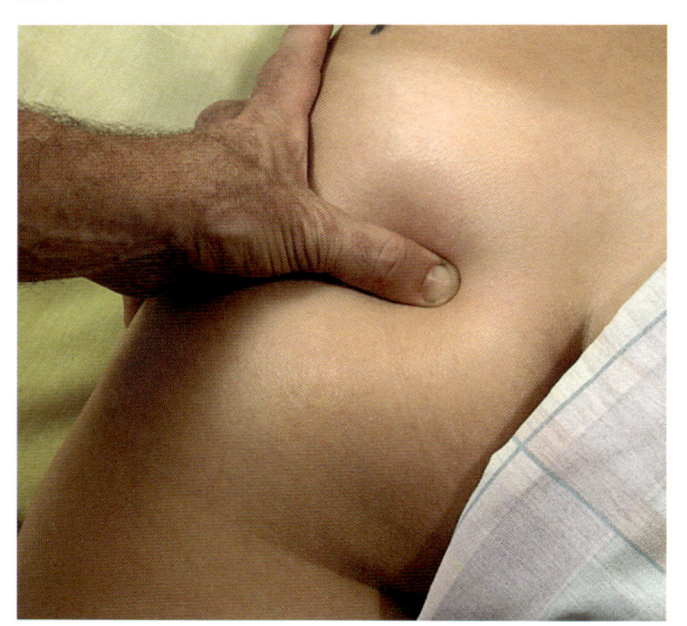

- Na face posterior do quadril, na altura do 4º forame do osso sacro, na borda lateral do osso sacro, aproximadamente 1,5 distância da linha média
- No músculo glúteo máximo e na fixação no sacro do músculo piriforme.

B31

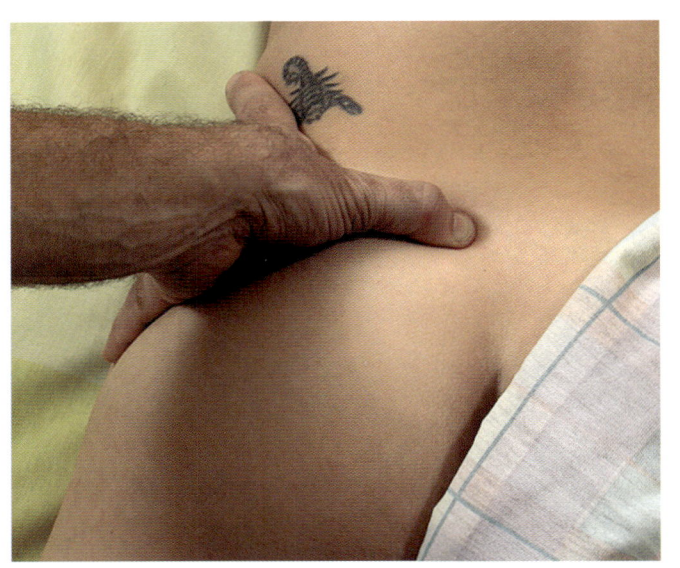

- Na face posterior do quadril, no 1º forame do osso sacro
- Na fixação dos músculos eretores da espinha no osso sacro e no músculo multífido.

B32

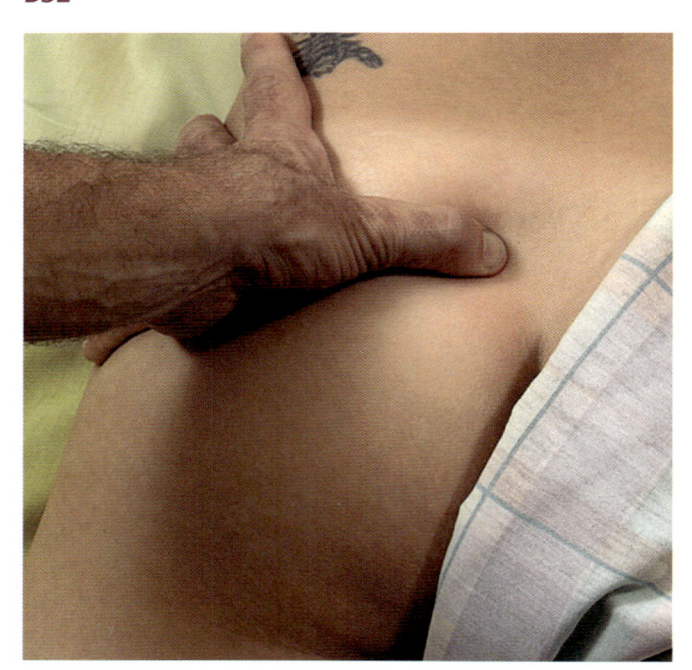

- Na face posterior do quadril, no 2º forame do osso sacro
- Na fixação dos músculos eretores da espinha no osso sacro e no músculo multífido.

B33

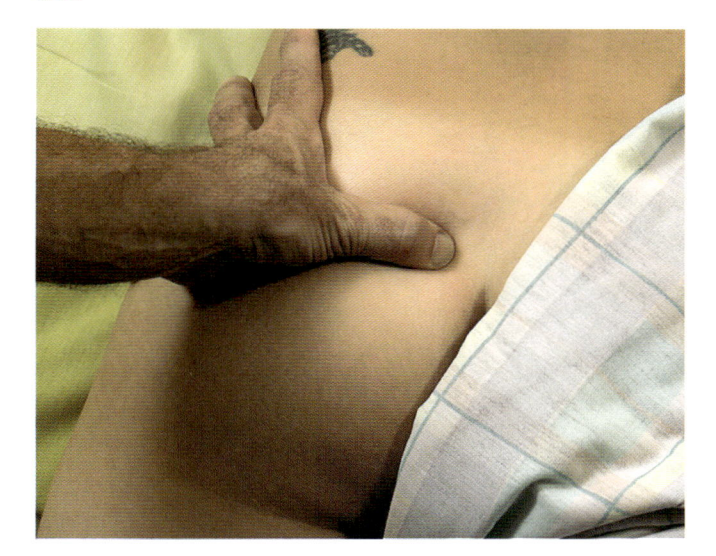

- Na face posterior do quadril, no 3º forame do osso sacro
- Na fixação dos músculos eretores da espinha e músculo glúteo máximo no osso sacro e no músculo multífido.

B35

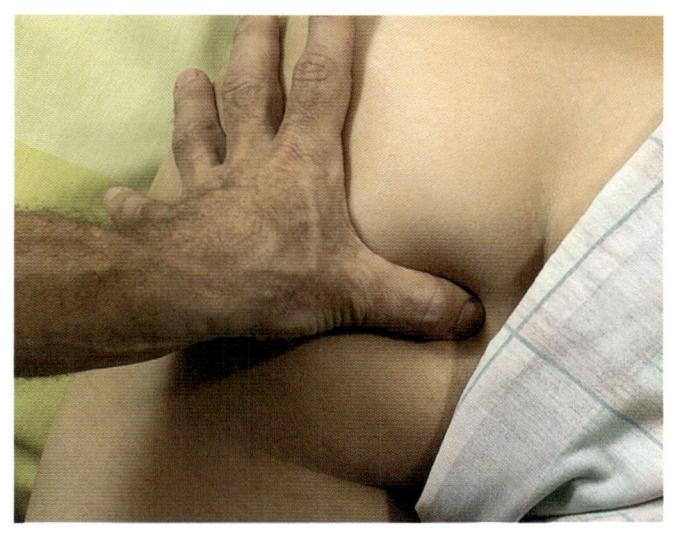

- Na face posterior do quadril, na altura da extremidade inferior do cóccix, a 0,5 distância da linha média
- Nos músculos glúteo máximo, coccígeo e elevador do ânus (diafragma pélvico).

B34

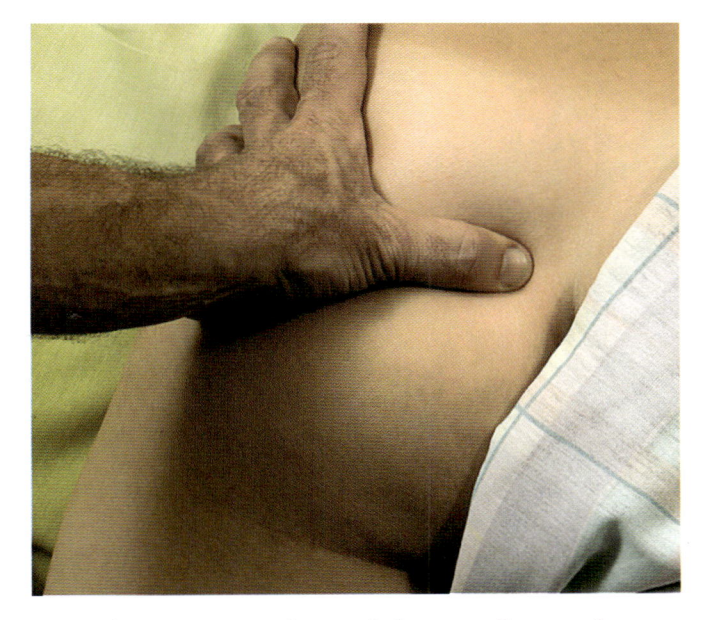

- Na face posterior do quadril, no 4º forame do osso sacro
- Na fixação dos músculos eretores da espinha e músculo glúteo máximo no osso sacro.

B36 (41)

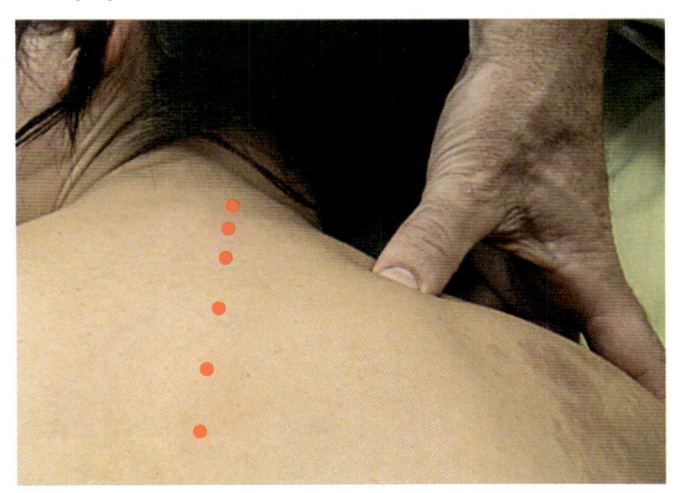

- Nas costas, na altura da borda inferior do processo espinhoso da 2ª vértebra torácica, a 3 distâncias da linha média
- Nos músculos trapézio, romboide menor, serrátil posterior superior, eretor da espinha, na fixação do músculo levantador da escápula e profundamente nos músculos intercostais.

B37 (42)

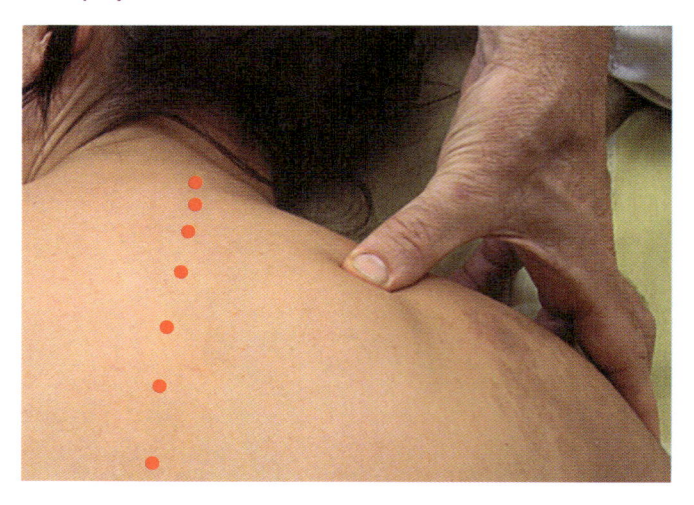

- Nas costas, na altura da borda inferior do processo espinhoso da 3ª vértebra torácica, a 3 distâncias da linha média (do ponto VG12)
- Nos músculos trapézio, romboide maior, serrátil posterior superior, eretor da espinha e profundamente nos músculos intercostais.

B38 (43)

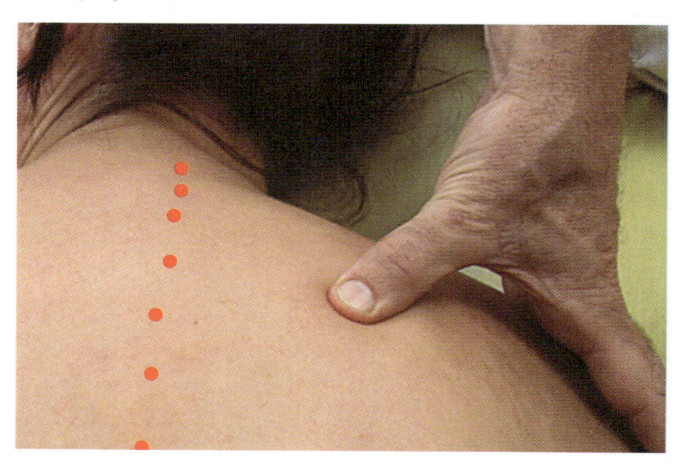

- Nas costas, na altura da borda inferior do processo espinhoso da 4ª vértebra torácica, a 3 distâncias da linha média
- Nos músculos trapézio, romboide maior, na borda inferior do serrátil posterior superior, eretor da espinha e profundamente nos músculos intercostais.

B39 (44)

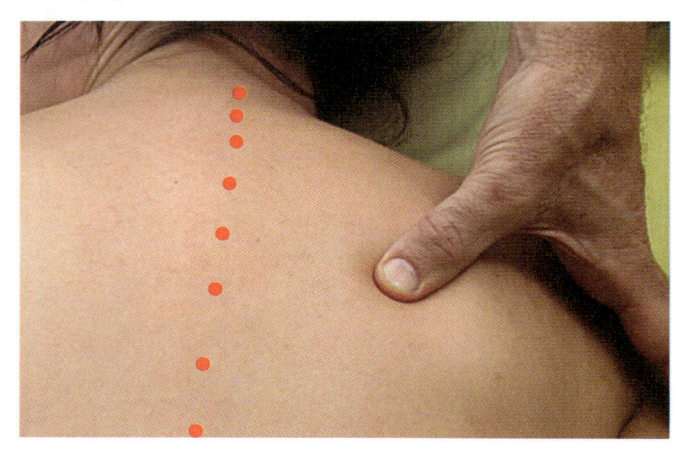

- Nas costas, na altura da borda inferior do processo espinhoso da 5ª vértebra torácica, a 3 distâncias da linha média (do ponto VG11)
- Nos músculos trapézio, romboide maior, eretor da espinha e profundamente nos músculos intercostais.

B40 (45)

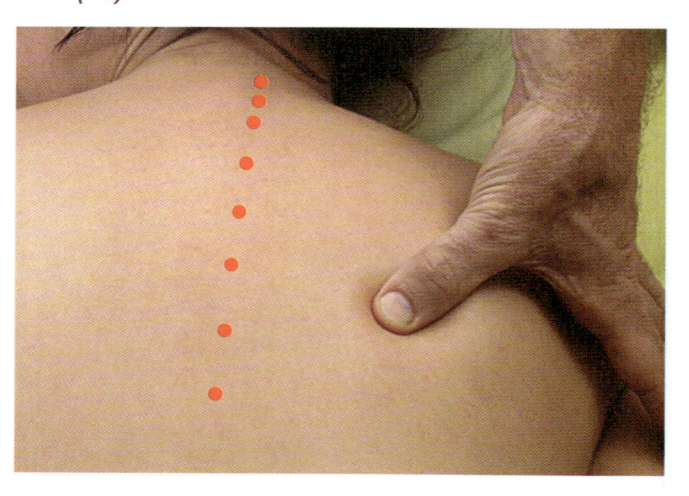

- Nas costas, na altura da borda inferior do processo espinhoso da 6ª vértebra torácica, a 3 distâncias da linha média (do ponto VG10)
- Nos músculos trapézio, na borda inferior do romboide maior, eretor da espinha e profundamente nos músculos intercostais.

B41 (46)

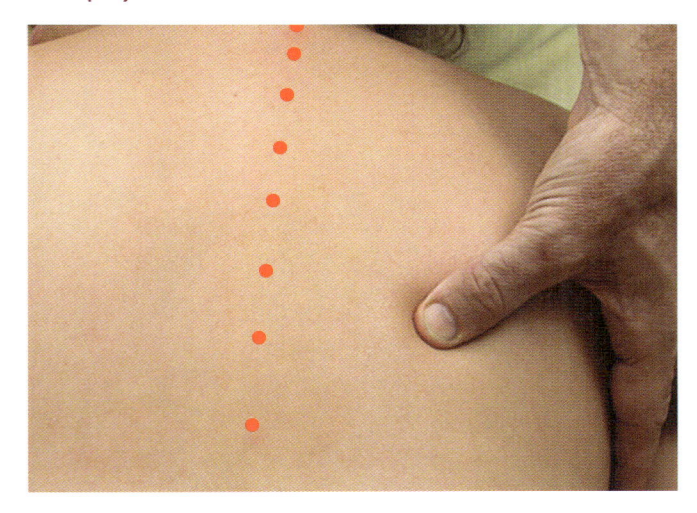

- Nas costas, na altura da borda inferior do processo espinhoso da 7ª vértebra torácica, a 3 distâncias da linha média (do ponto VG9)
- Na borda inferior do músculo do trapézio, no músculo eretor da espinha e profundamente nos músculos intercostais.

B42 (47)

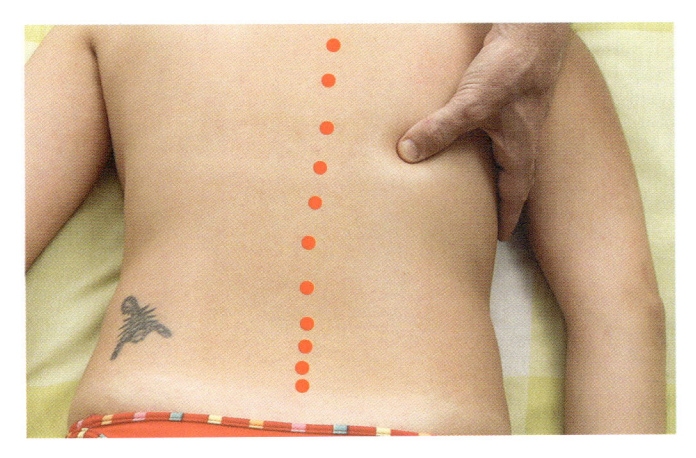

- Nas costas, na altura da borda inferior do processo espinhoso da 9ª vértebra torácica, a 3 distâncias da linha média (do ponto VG 8)
- Nos músculos latíssimo do dorso, borda inferior do trapézio, eretor da espinha, na fixação do músculo serrátil posterior inferior nas costelas e profundamente nos músculos intercostais.

B43 (48)

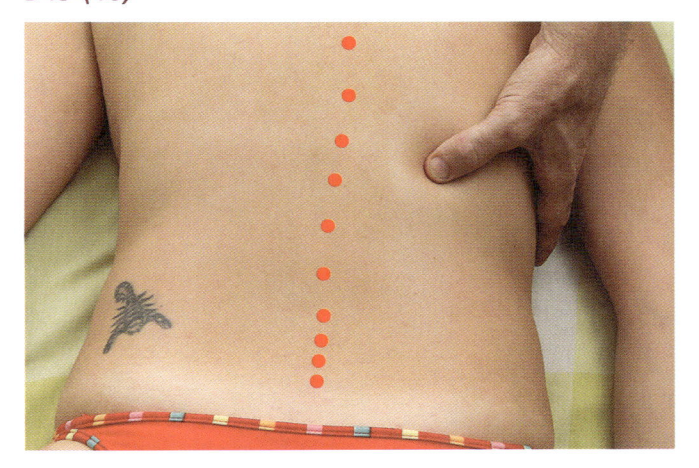

- Nas costas, na altura da borda inferior do processo espinhoso da 10ª vértebra torácica, a 3 distâncias da linha média (do ponto VG7)
- Nos músculos latíssimo do dorso, serrátil posterior inferior, eretor da espinha e profundamente nos músculos intercostais.

B44 (49)

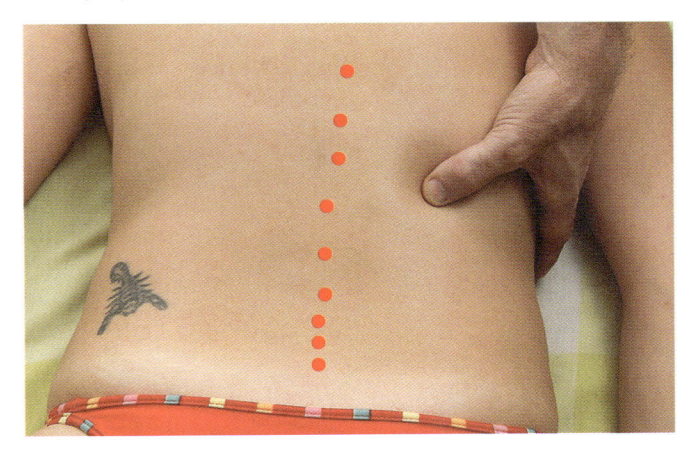

- Nas costas, na altura da borda inferior do processo espinhoso da 11ª vértebra torácica, a 3 distâncias da linha média (do ponto VG6)
- Nos músculos latíssimo do dorso, serrátil posterior inferior, eretor da espinha e profundamente nos músculos intercostais.

B45 (50)

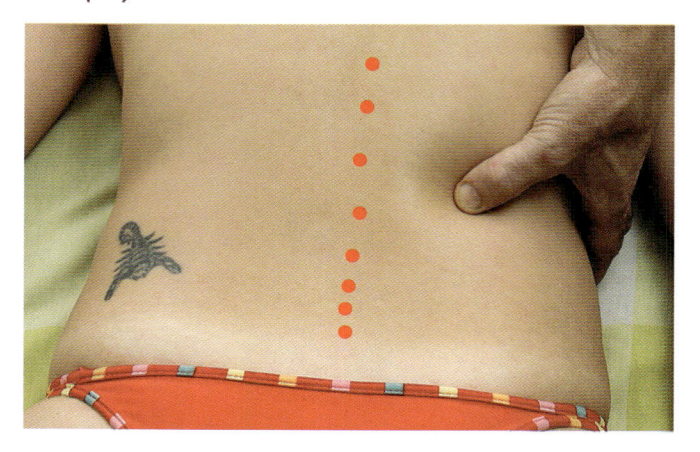

- Nas costas, na altura da borda inferior do processo espinhoso da 12ª vértebra torácica, a 3 distâncias da linha média
- Nos músculos latíssimo do dorso, serrátil posterior inferior, eretor da espinha e profundamente no músculo quadrado do lombo.

B46 (51)

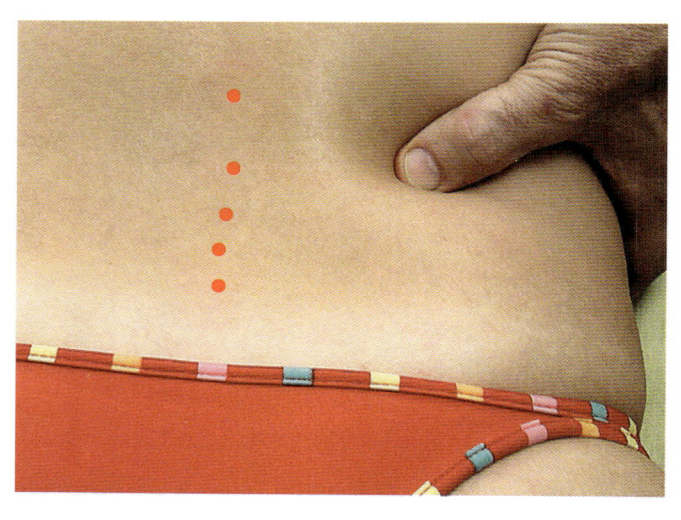

- Nas costas, na altura da borda inferior do processo espinhoso da 1ª vértebra lombar, a 3 distâncias da linha média (do ponto VG5)
- Nos músculos latíssimo do dorso, na borda inferior do serrátil posterior inferior, eretor da espinha e profundamente no músculo quadrado do lombo.

B47 (52)

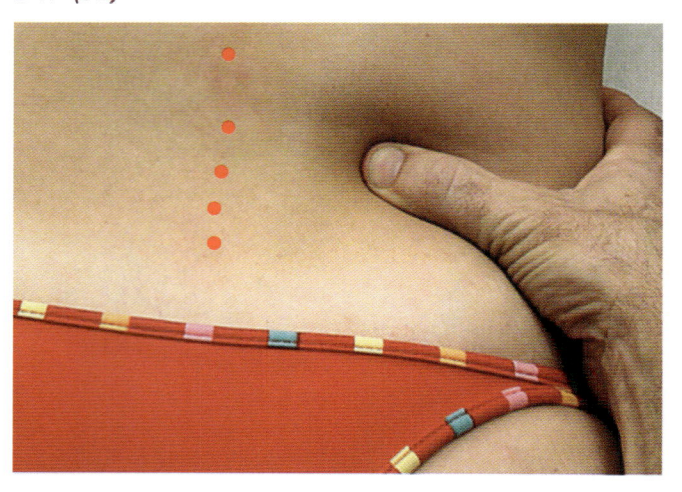

- Nas costas, na altura da borda inferior do processo espinhoso da 2ª vértebra lombar, a 3 distâncias da linha média (do ponto VG5)
- Nos músculos latíssimo do dorso, na borda inferior do serrátil posterior inferior e eretor da espinha e profundamente no músculo quadrado do lombo.

B48 (53)

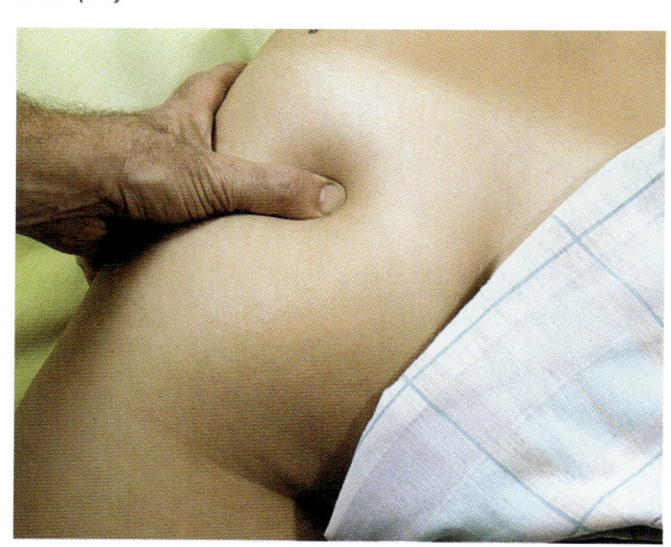

- Na face posterior do quadril, na altura do 2º forame do osso sacro, a 3 distâncias da linha média
- No músculo glúteo máximo e na borda medial do músculo glúteo médio.

B49 (54)

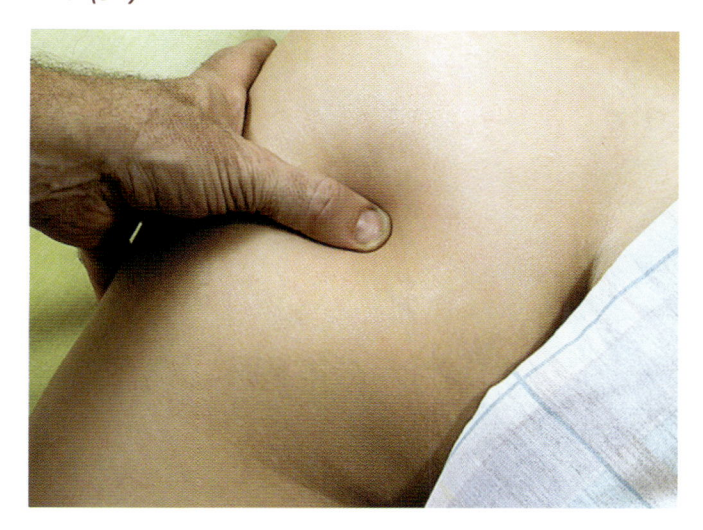

- Na face posterior do quadril, na altura do 4º forame do osso sacro, a 3 distâncias da linha média
- No músculo glúteo máximo e piriforme.

B50 (36)

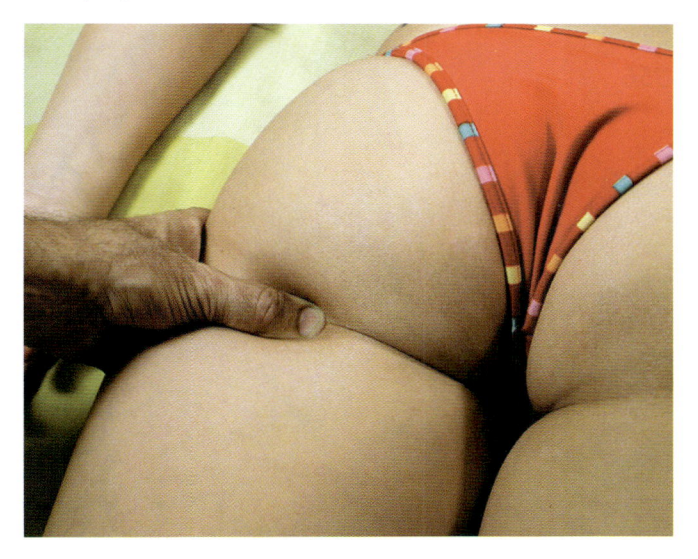

- Na face posterior da coxa, no centro da prega glútea
- Imediatamente abaixo do músculo glúteo máximo, na junção dos músculos semitendíneo, semimembranáceo e bíceps femoral e profundamente no músculo adutor magno.

B51 (37)

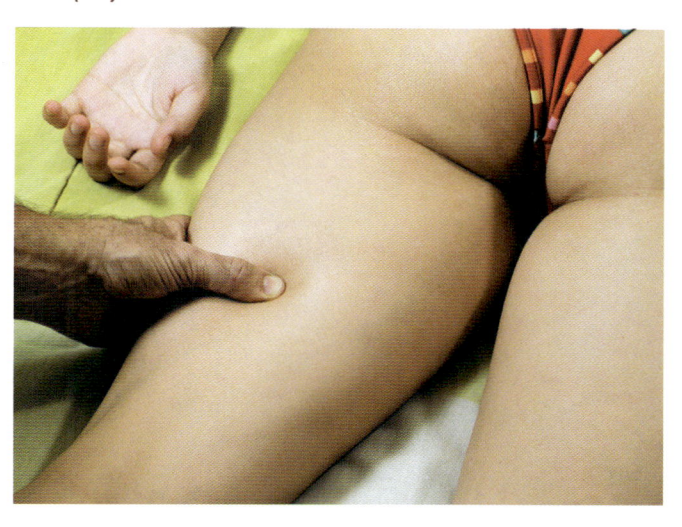

- No centro da face posterior da coxa, a 8 distâncias acima da linha articular do joelho, ou a 6 distâncias abaixo da prega glútea (do ponto B50 [36])
- Na passagem dos músculos semitendíneo e bíceps femoral e profundamente no músculo adutor magno.

B52 (38)

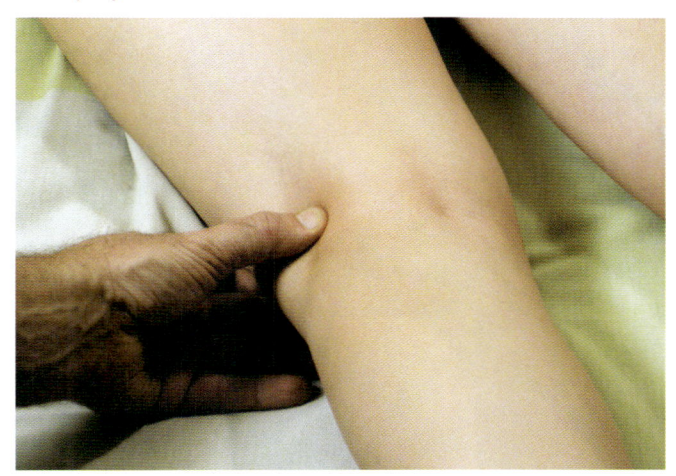

- Na face posterolateral do joelho, a 1 distância acima da linha articulatória do joelho
- No tendão do músculo bíceps femoral.

B53 (39)

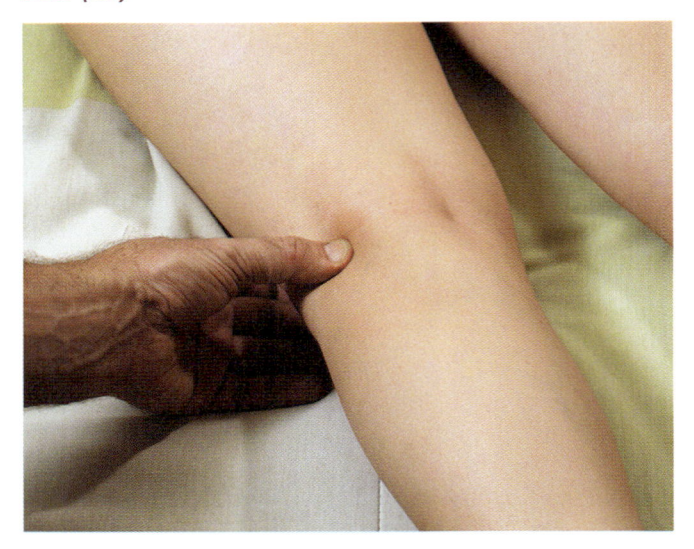

- Na face posterolateral do joelho, na linha articulatória do joelho, na margem lateral da fossa poplítea
- Na fixação da cabeça lateral do músculo gastrocnêmio e na borda medial do tendão do músculo bíceps femoral.

B55

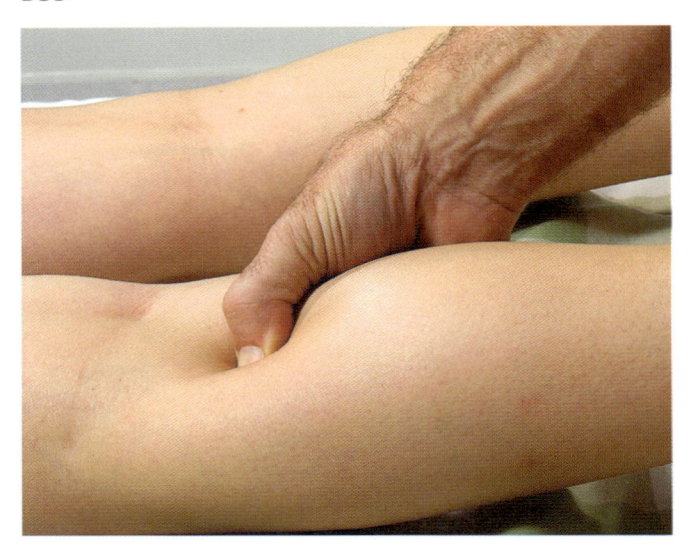

- Na face posterior da perna, a 2 distâncias abaixo da linha articulatória do joelho, na linha média da panturrilha
- Na junção das cabeças medial e lateral do músculo gastrocnêmio, nos músculos poplíteo e sóleo.

B54 (40)

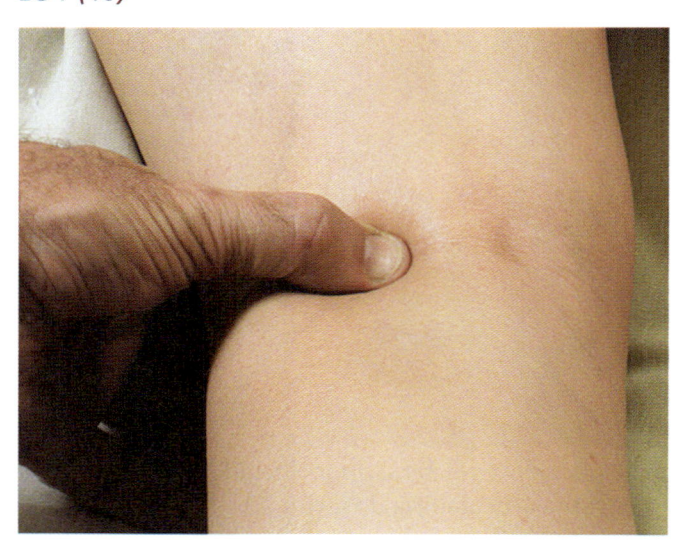

- Na face posterior do joelho, na linha articular do joelho, em uma reentrância dos tecidos moles no centro da fossa poplítea
- Entre a fixação das cabeças medial e lateral do músculo gastrocnêmio.

B56

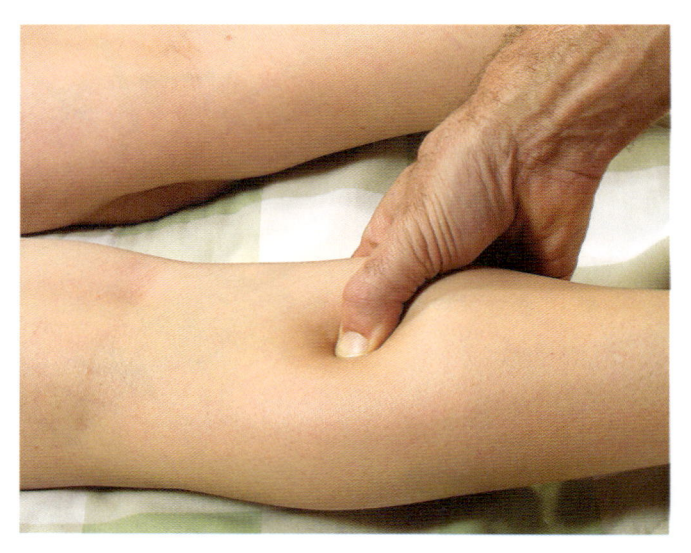

- Na face posterior da perna, a 5 distâncias abaixo da linha articulatória do joelho, na linha média da panturrilha
- Na junção das cabeças medial e lateral do músculo gastrocnêmio, nos músculos sóleo e tibial posterior.

B57

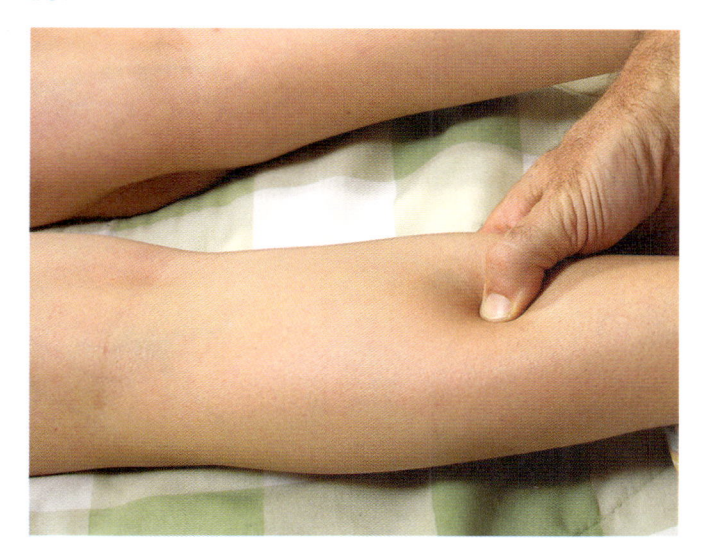

- Na face posterior da perna, a 8 distâncias abaixo da linha articulatória do joelho (do ponto B54 [40]), na linha média da panturrilha
- Nos músculos gastrocnêmio, sóleo e tibial posterior.

B59

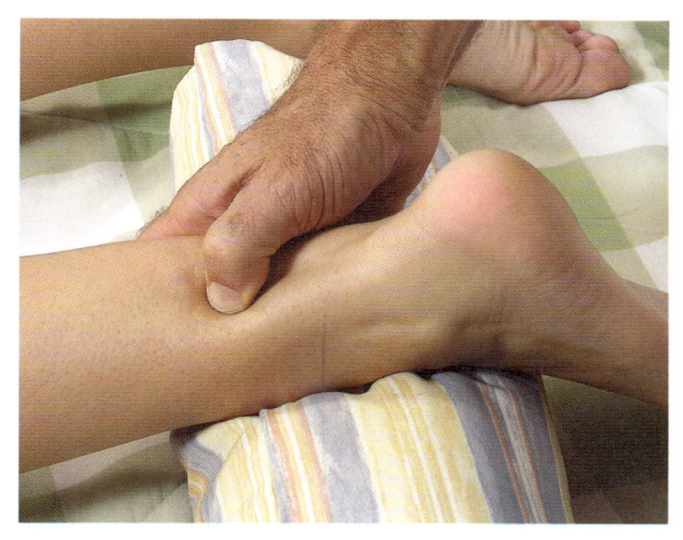

- Na face posterolateral da perna, a 7 distâncias acima da linha articulatória do tornozelo
- Na borda lateral do tendão do calcâneo, nos músculos sóleo e flexor longo do hálux.

B58

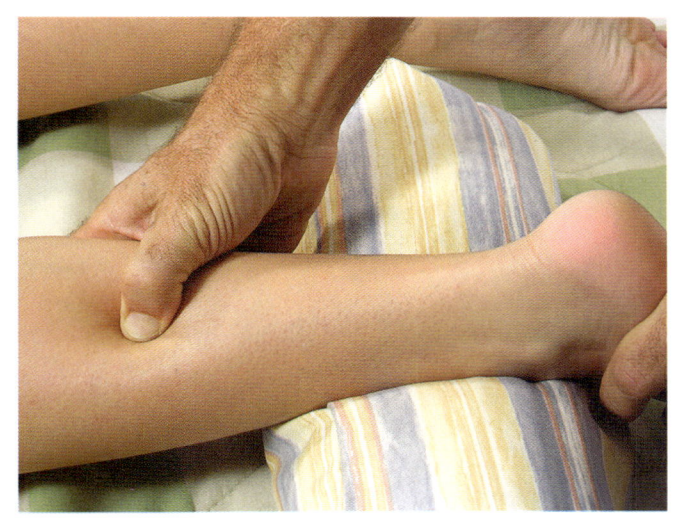

- Na face posterior da perna, a 8 distâncias abaixo da linha articulatória do joelho (do ponto B54 [40]), na linha média da panturrilha
- Nos músculos gastrocnêmio, sóleo e tibial posterior.

B60

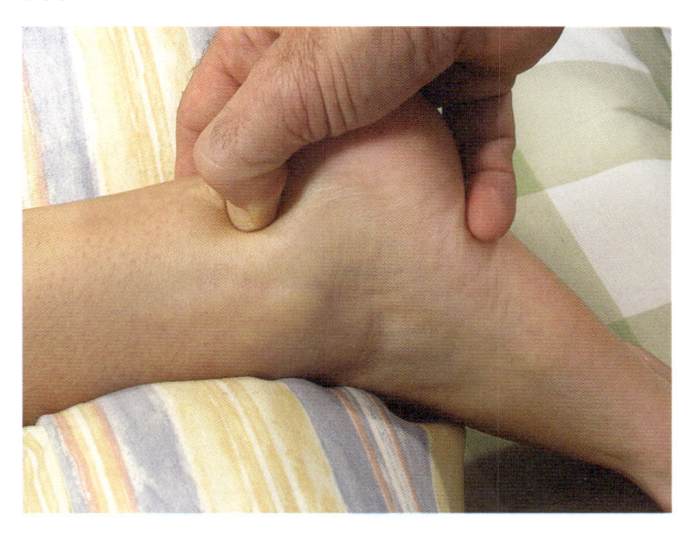

- Na face posterolateral do tornozelo, na depressão entre o maléolo lateral e o tendão do calcâneo, no ângulo formado pelo osso calcâneo com o tendão do calcâneo
- Na margem inferior do músculo flexor longo do hálux e na borda medial dos músculos fibulares longo e curto.

B61

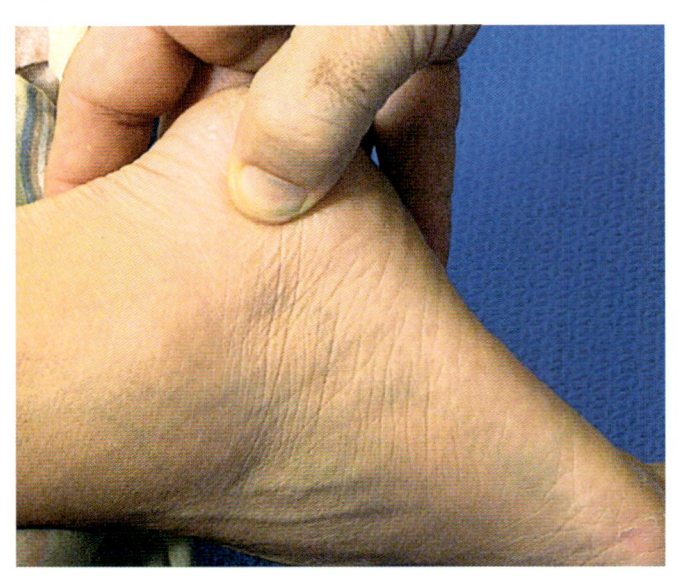

- Na face posterolateral do calcâneo, na linha vertical da borda lateral do tendão do calcâneo (do ponto B60), em uma reentrância óssea na mudança da cor da pele da região dorsal e plantar
- Na aponeurose plantar.

B63

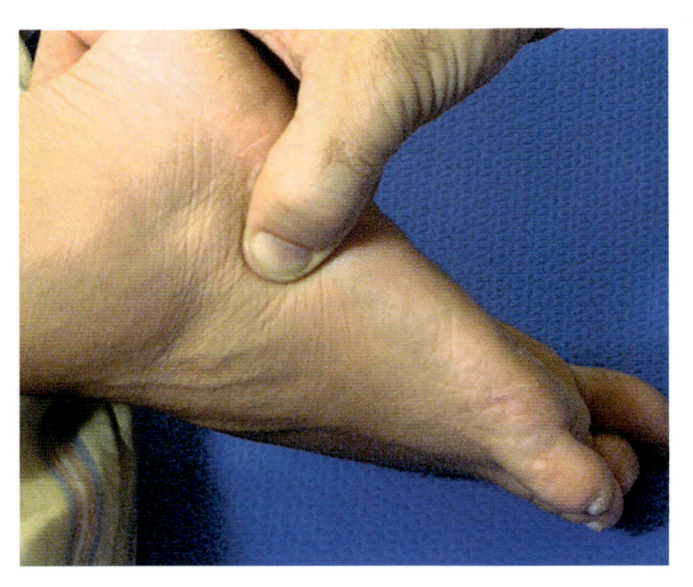

- Na face lateral do pé, em uma reentrância óssea na articulação calcâneo cuboide, na frente e abaixo do maléolo lateral
- No tendão dos músculos fibulares longo e curto e no retináculo inferior dos músculos fibulares.

B62

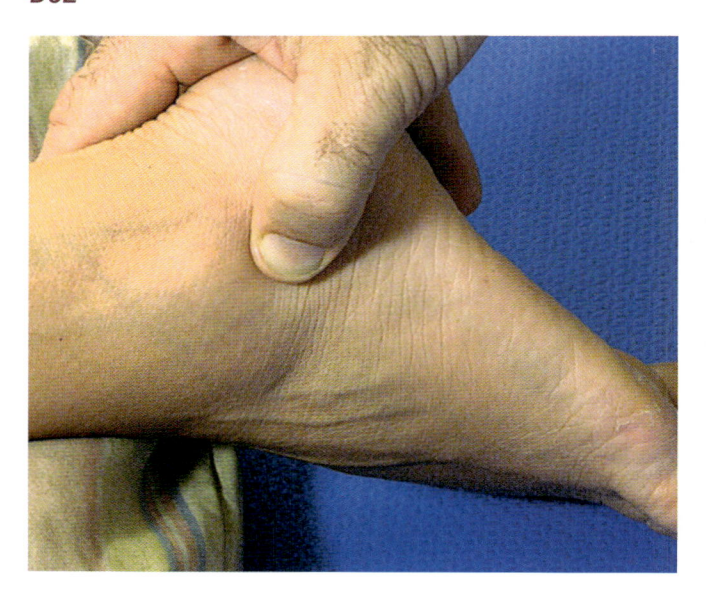

- Na face lateral do calcâneo, em uma reentrância óssea abaixo do maléolo lateral
- Nos tendões dos músculos fibulares longo e curto.

B64

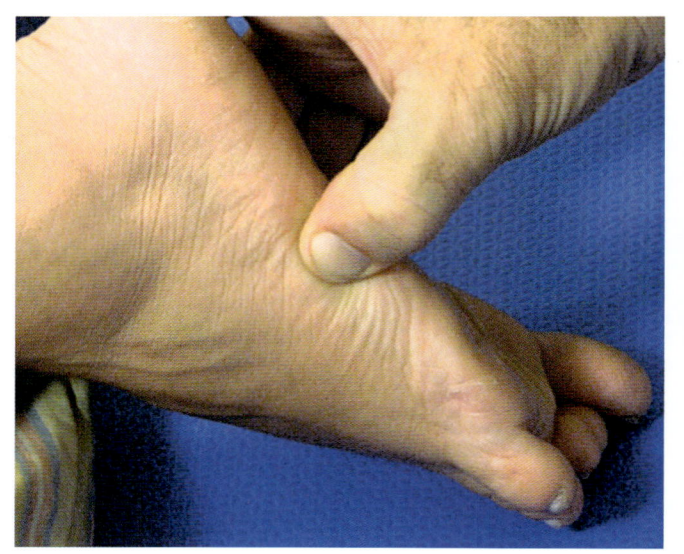

- Na face lateral do pé, na linha da articulação tarsometatarsal, em uma reentrância óssea atrás da tuberosidade do 5º metatarso, na mudança de cor da pele da região dorsal e plantar
- Na fixação dos tendões dos músculos fibulares longo e curto.

B65

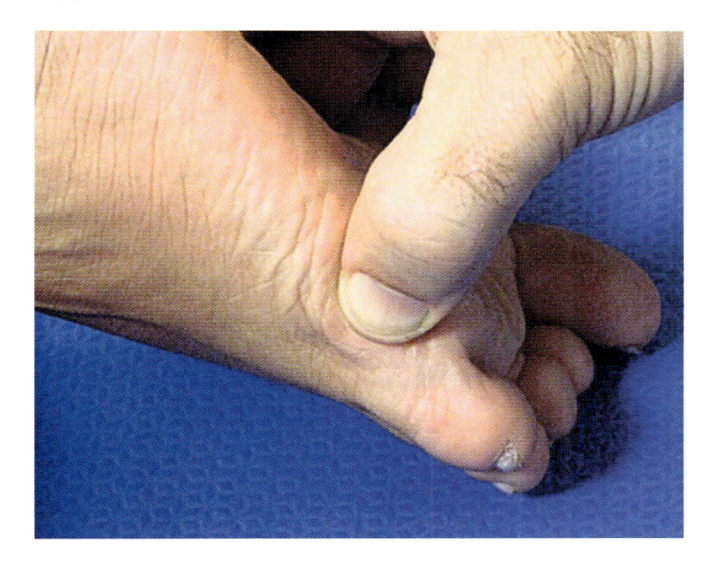

- Na face lateral do pé, em uma reentrância óssea na extremidade distal do 5º metatarso, na mudança de cor da pele da região dorsal e plantar
- No músculo abdutor do dedo mínimo.

B66

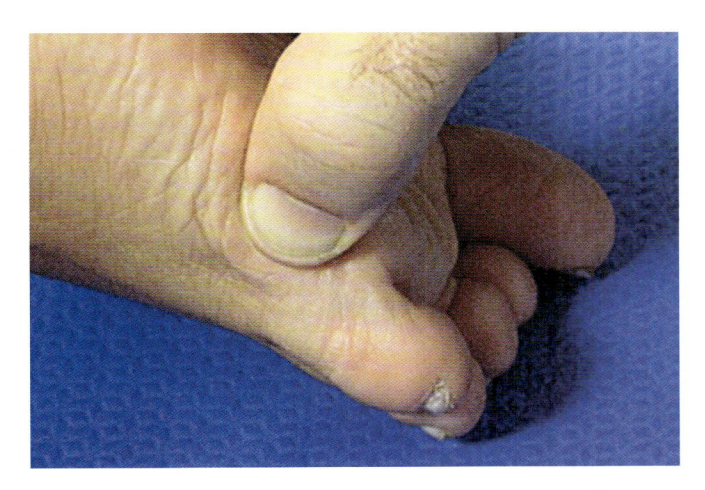

- Na face lateral da falange proximal do 5º artelho, em uma depressão a frente da articulação metatarso-falângica, na mudança da cor da pele da região dorsal e plantar
- Na fixação do tendão do músculo abdutor do dedo mínimo.

B67

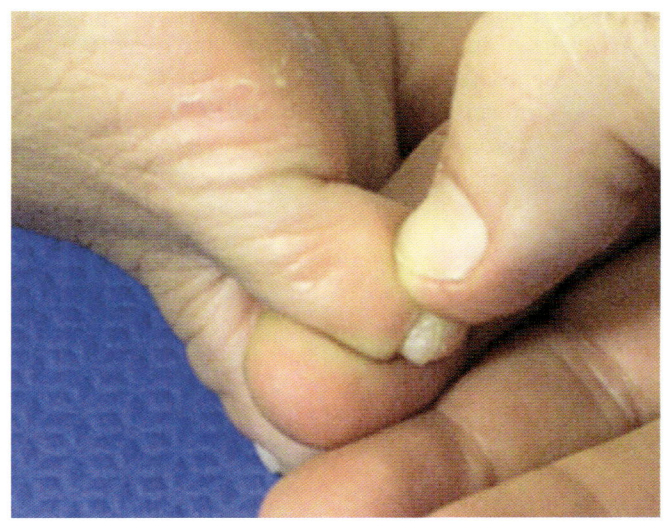

- Na margem lateral do 5º artelho, na face dorsal da falange distal, a 0,1 distância do canto inferior da unha, no ângulo ungueal
- No periósteo.

Rim

- **Zú shào yīn shèn jīng** – Meridiano jovem **yīn** da perna
- Horário de atividade mais intensa: das 17 às 19 h
- Movimento: Água – inverno
- Estado interno: interiorização, medo
- Cor associada: preta
- Clima associado: frio.

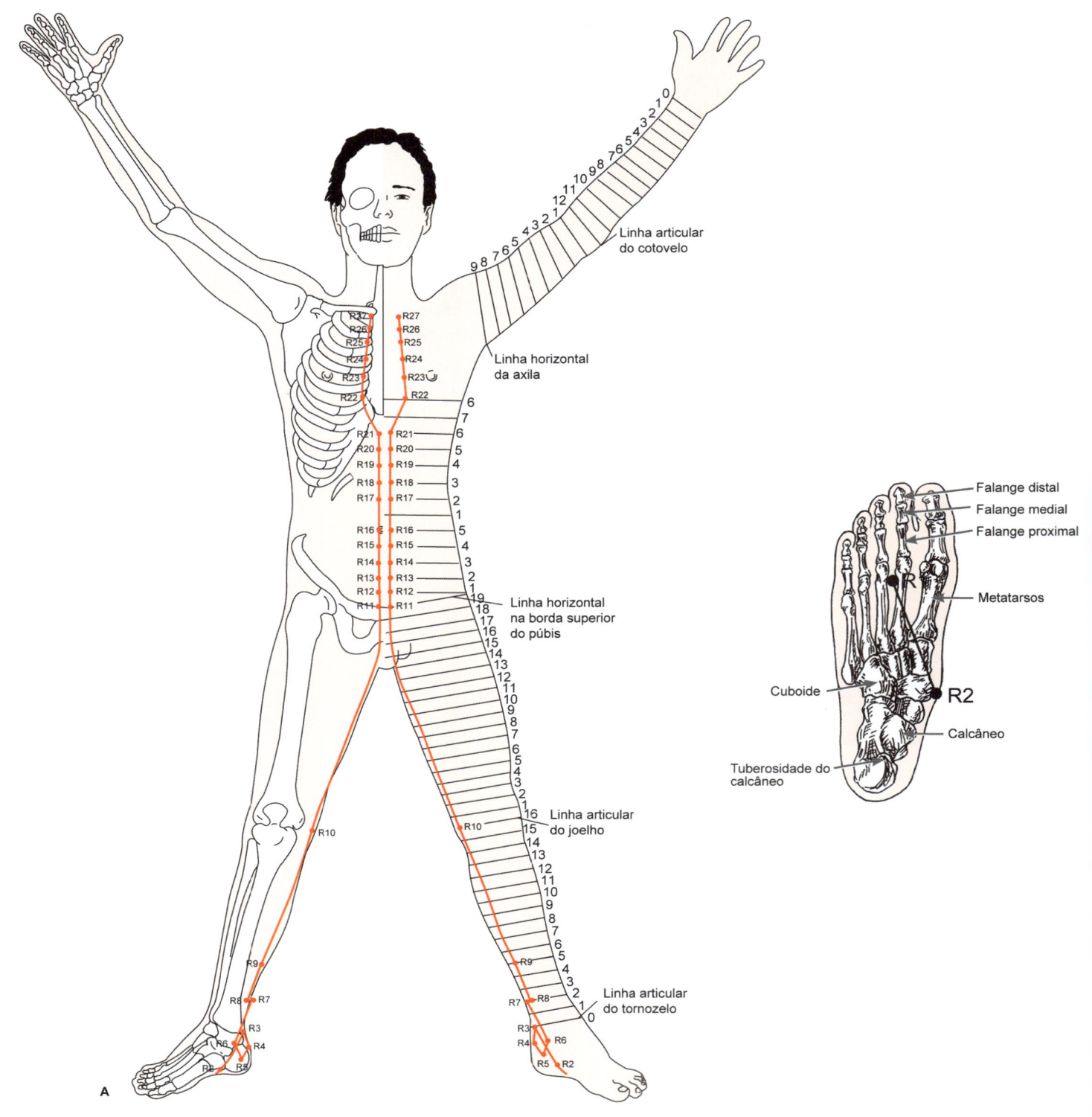

Figura 9.24 A. Pontos do Rim (*continua*).

Trajeto: do pé para o tronco, pela face medial da perna e do quadril para o tronco, pela face anterior (27 pontos)	
R1	Inicia-se no meio da planta do pé, no terço anterior, altura correspondente à articulação metatarsofalângica do 2º e 3º artelhos, sobre a aponeurose plantar, músculos lumbrical e interósseo e tendão do músculo flexor curto dos dedos
R2, R3, R4, R5, R6	Passa pela borda medial do pé, segue em direção ao maléolo interno e traça um círculo passando pela borda medial do calcâneo e retornando posteriormente ao maléolo, passando pelos músculos abdutor do hálux, flexor longo dos dedos e pelo retináculo dos flexores
R7, R8, R9	Sobe pela face medial da perna, borda posterior na região da tíbia, passando pelos músculos flexor longo dos dedos e sóleo
R10	Passa pela face posterior medial da articulação do joelho. Sobe pela face medial da coxa, borda posterior na região do fêmur, passando pelos tendões dos músculos semitendíneo e semimembranáceo, grácil e adutor magno. Passa pela articulação do quadril na borda lateral do músculo isquiocavernoso e na cintura pélvica sobre o osso púbis, a 0,5 distância da linha média
R11, R12, R13, R14, R15, R16, R17, R18, R19, R20, R21	Sobe pelo abdome a 0,5 distância da linha média sobre o músculo reto do abdome
R22, R23, R24, R25, R26	Sobe pelo tórax a 2 distâncias da linha média passando pelos músculos intercostais e peitoral maior
R27	Termina na borda inferior da clavícula a 2 distâncias da linha média sobre os músculos intercostais e peitoral maior

B

Figura 9.24 B. Pontos do Rim (*continuação*).

Localização dos pontos

R1

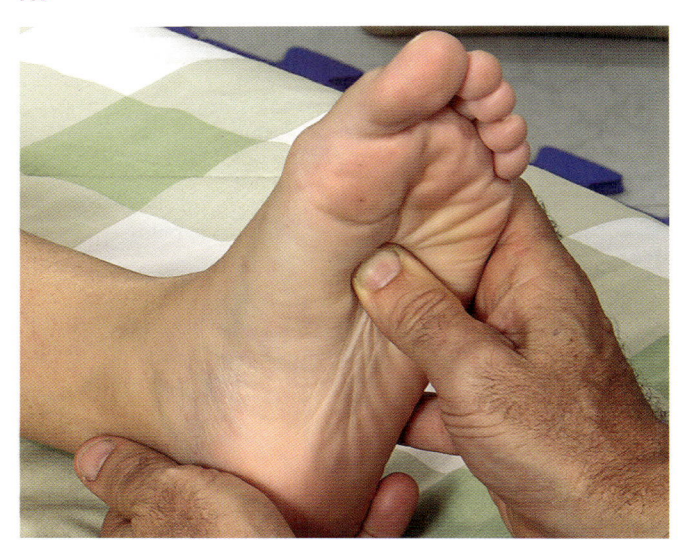

- Na planta do pé, entre o 2º e o 3º metatarso, próximo à articulação metatarsofalângica, em uma depressão a um terço da distância entre a base dos dedos e o calcanhar
- Na aponeurose plantar e no tendão do músculo flexor curto dos dedos, mais profundamente nos músculos 2º lumbrical e interósseos.

R2

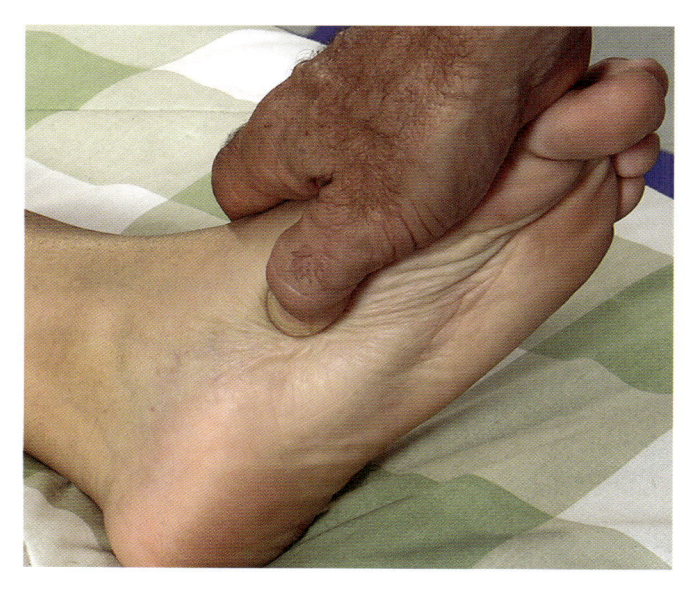

- Na face medial do pé, a frente e abaixo do maléolo medial, na passagem da planta e dorso do pé, em uma depressão na borda inferior da tuberosidade do osso navicular
- No músculo abdutor do hálux.

R3

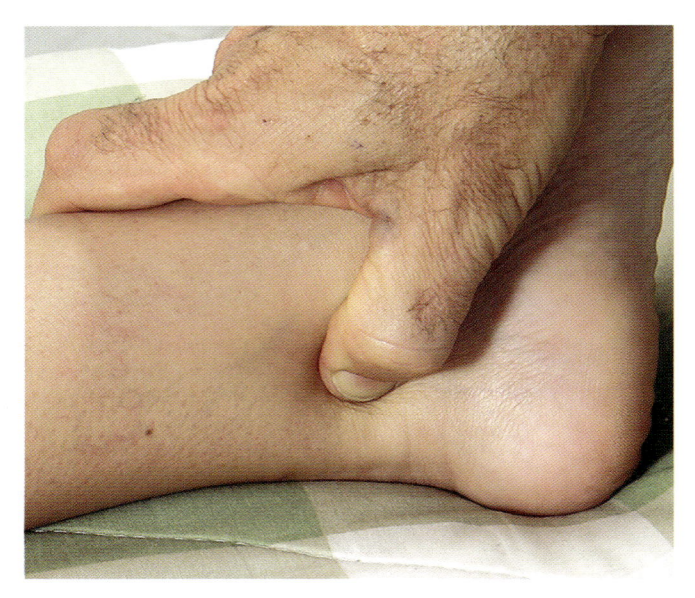

- A 0,5 distância entre a parte mais saliente do maléolo medial e o tendão do calcâneo, percebe-se o batimento da artéria tibial posterior
- Na borda posterior do tendão do músculo flexor longo dos dedos e tendão do flexor longo do hálux.

R4

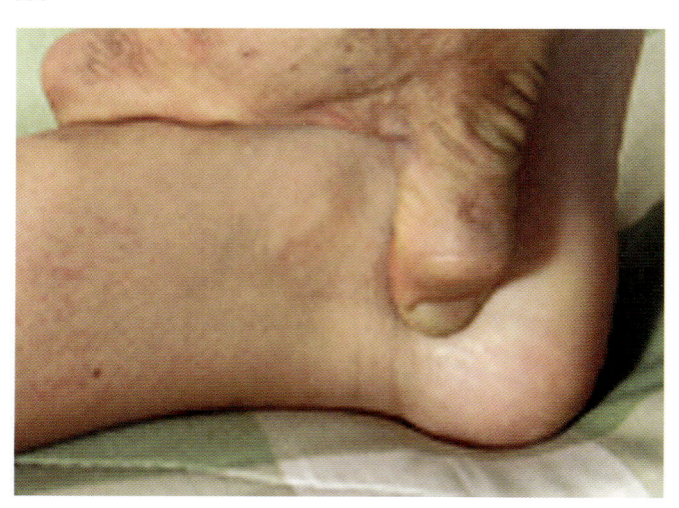

- Na face medial do pé, atrás e abaixo do maléolo medial a 0,5 distância posterior e inferiormente ao ponto R3, no osso calcâneo ao lado da borda interna do tendão do calcâneo
- No tendão do músculo flexor longo do hálux.

R5

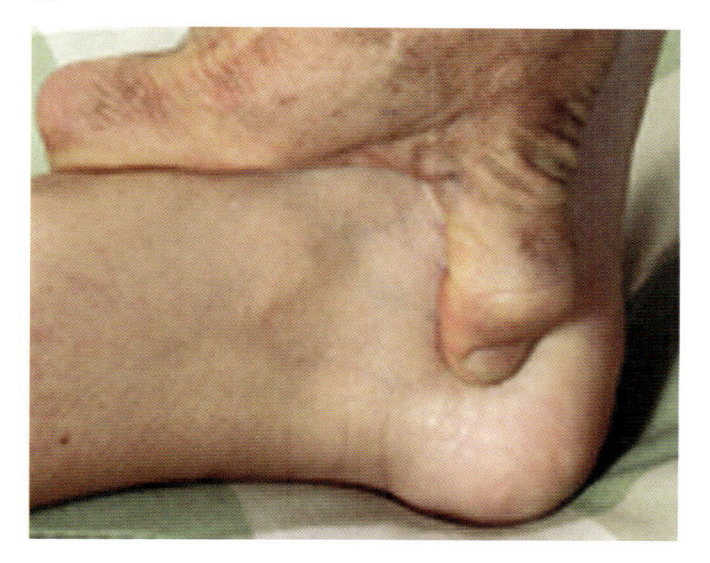

- Na face medial do pé, reentrância óssea ao lado na face interna da tuberosidade do calcâneo, a uma distância vertical abaixo do ponto R3
- No tendão do músculo flexor longo do hálux.

R7

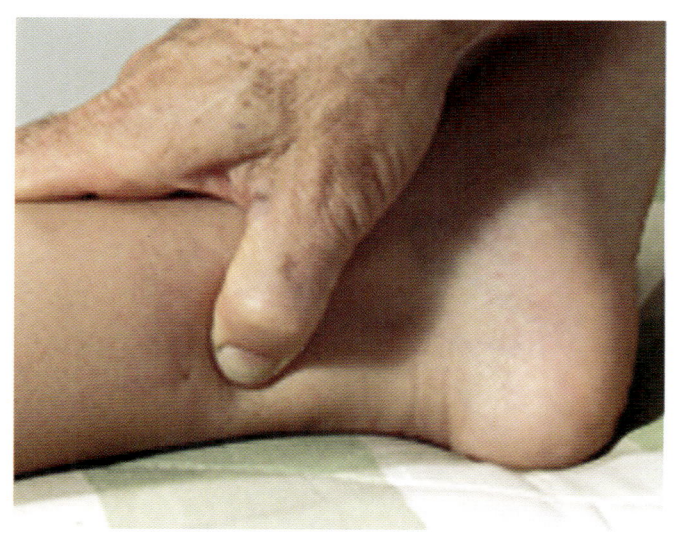

- Na face medial da perna, a 2 distâncias acima do maléolo medial (do ponto R3)
- Ao lado na borda interna do tendão do calcâneo, no músculo flexor longo do hálux.

R6

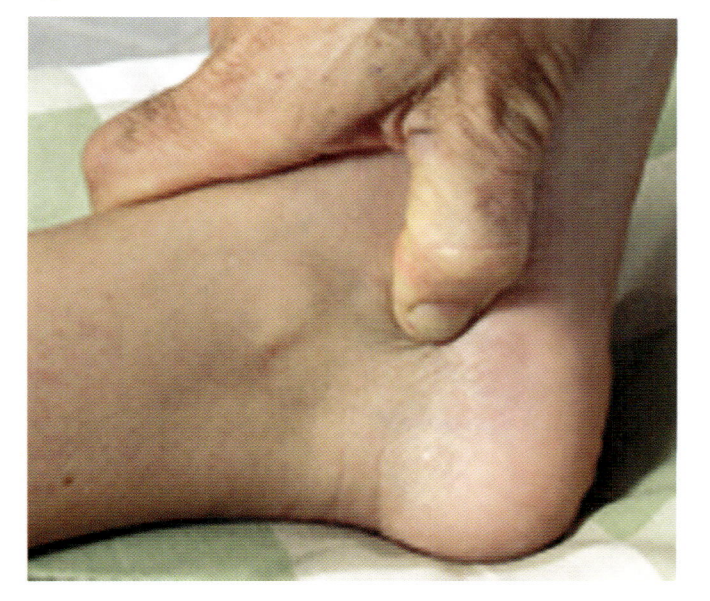

- Na face medial do pé, uma reentrância óssea abaixo da borda inferior do maléolo medial
- Nos tendões dos músculos flexor longo dos dedos e tibial posterior.

R8

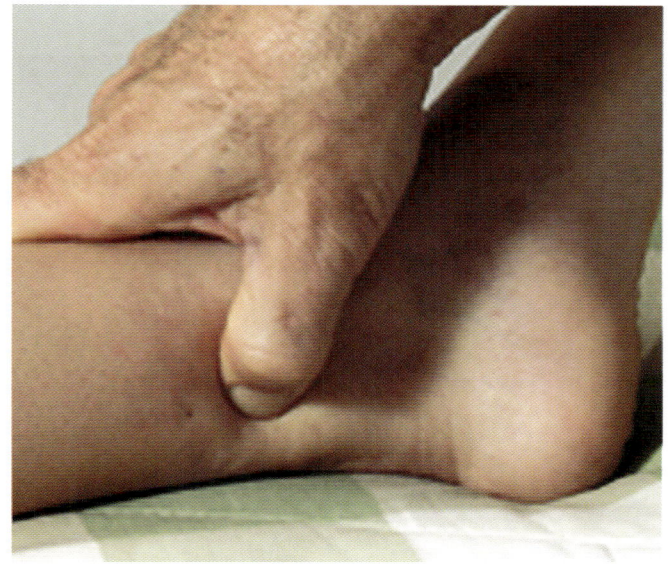

- Na face medial da perna, a 2 distâncias acima do maléolo medial (do ponto R3), ao lado da margem medial da tíbia, a 0,5 distância anterior do ponto R7
- No músculo flexor longo dos dedos.

R9

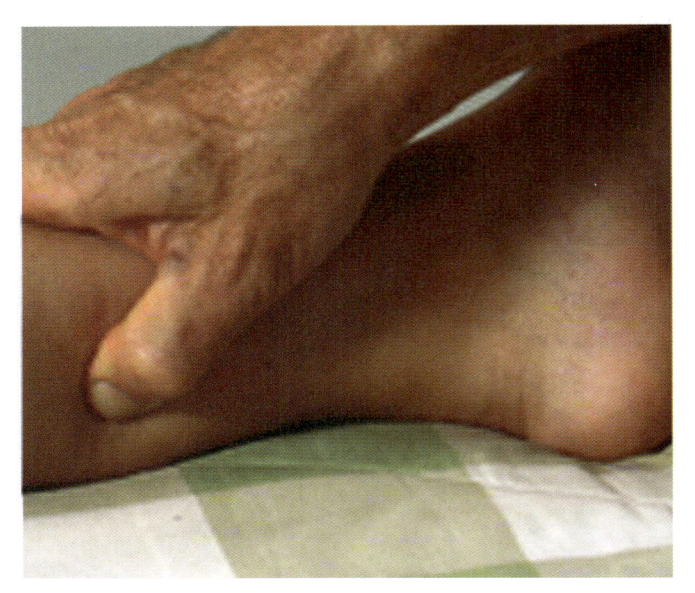

- Na face medial da perna, a 5 distâncias acima do maléolo medial (do ponto R3), a 1 distância lateral da margem medial da tíbia
- Nos músculos sóleo e gastrocnêmio.

R10

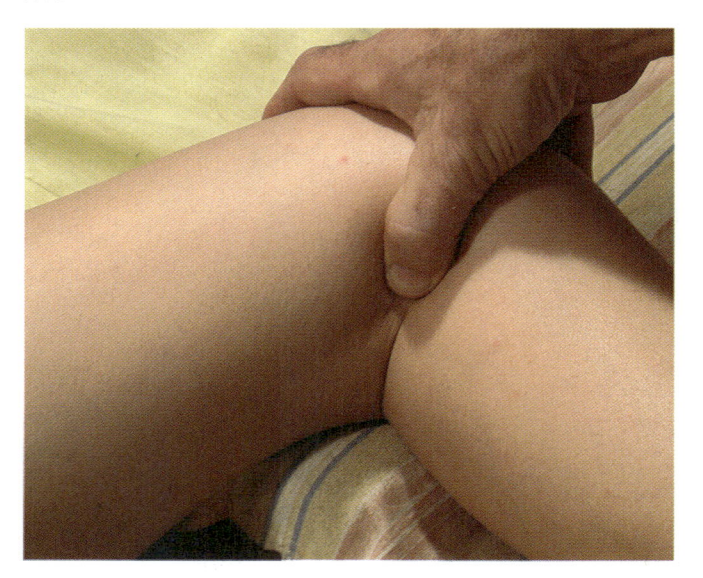

- Na face medial da perna, na linha articulatória do joelho
- Entre os tendões dos músculos semitendíneo e semi-membranáceo.

R11

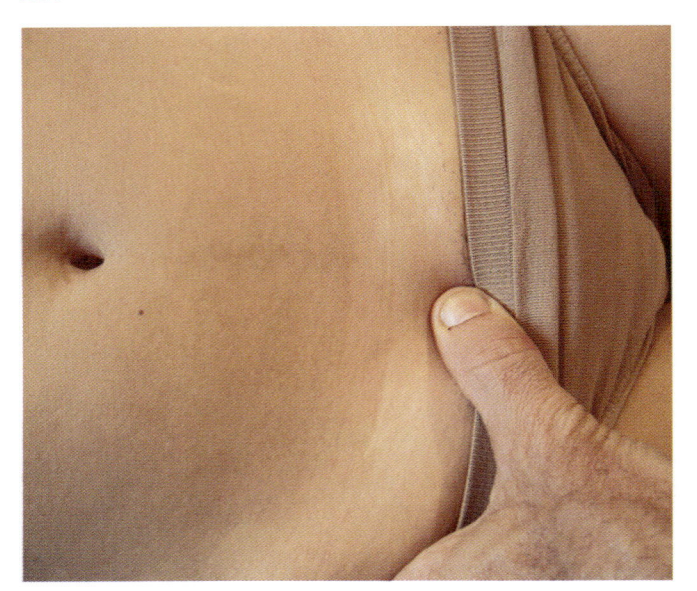

- Na margem inferior do abdome, na borda superior do púbis, a 0,5 distância lateral da linha média (do ponto VC2)
- Nos músculos piramidal e reto do abdome.

R12

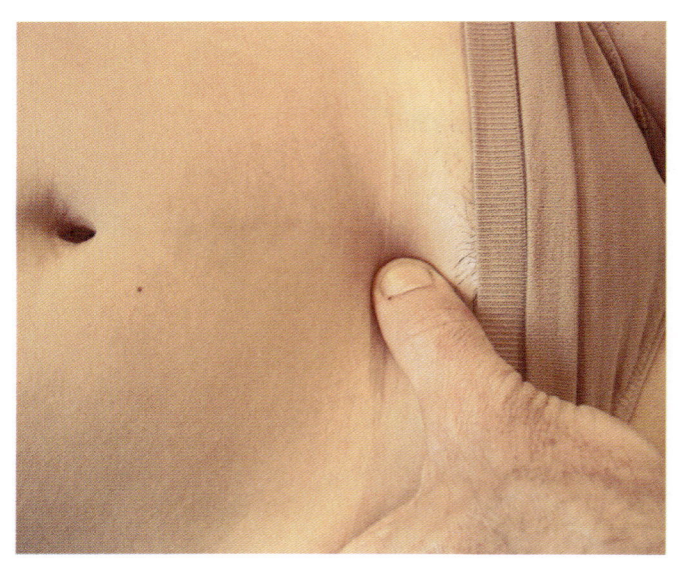

- No abdome, a 1 distância da borda superior do púbis, a 0,5 distância lateral da linha média (do ponto VC3)
- No músculo reto do abdome.

R13

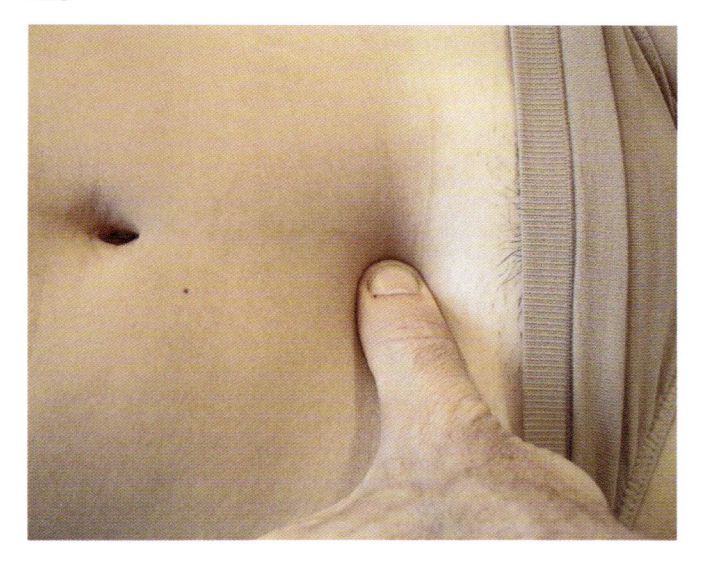

- No abdome, a 2 distâncias da borda superior do púbis, a 0,5 distância lateral da linha média (do ponto VC4)
- No músculo reto do abdome.

R14

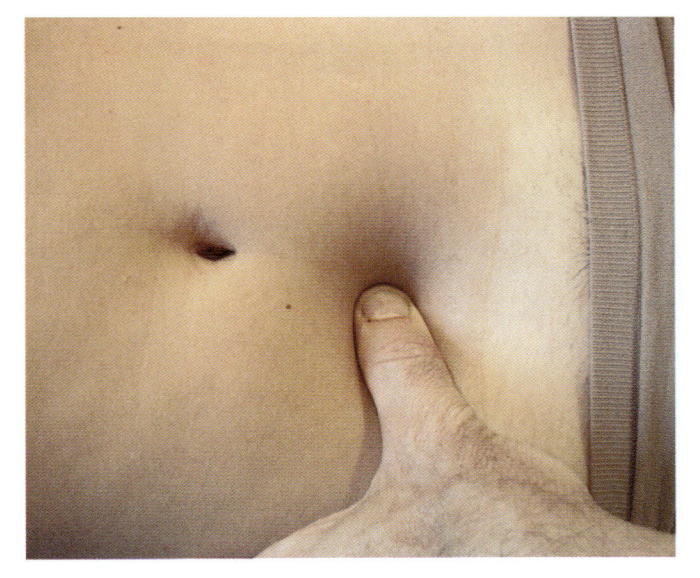

- No abdome, a 3 distâncias da borda superior do púbis, a 0,5 distância lateral da linha média (do ponto VC5)
- No músculo reto do abdome.

R15

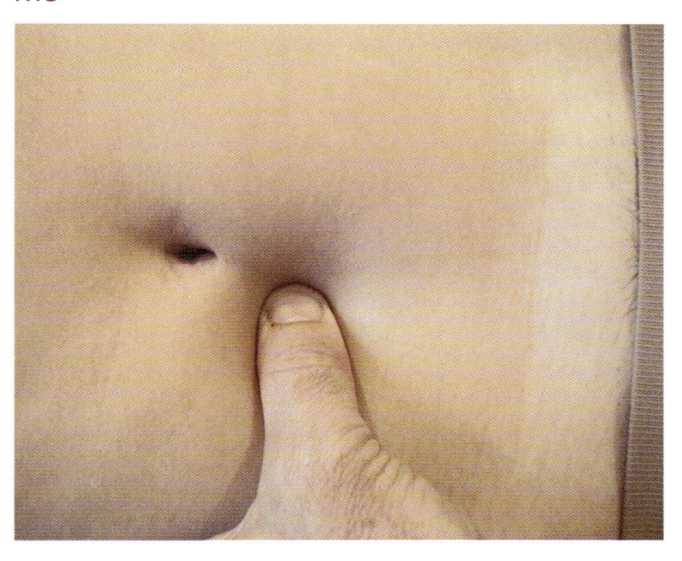

- No abdome, a 4 distâncias da borda superior do púbis, ou a 1 distância abaixo do umbigo, a 0,5 distância lateral da linha média (do ponto VC7)
- No músculo reto do abdome.

R16

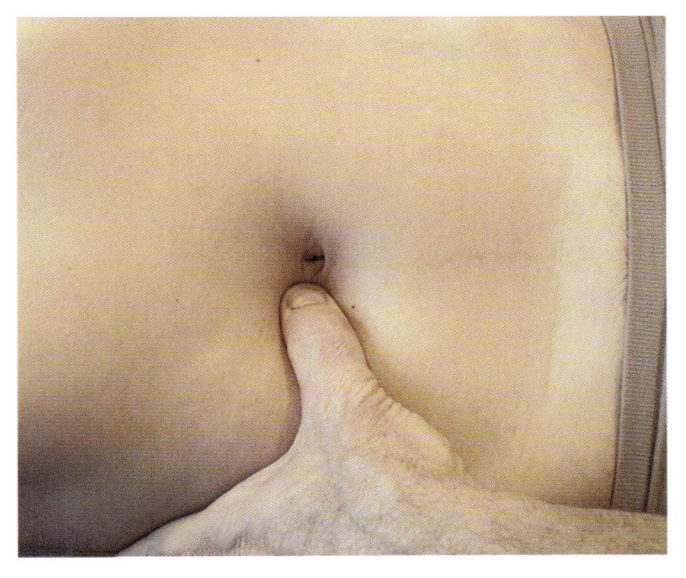

- No abdome, a 0,5 distância lateral do umbigo (do ponto VC8)
- No músculo reto do abdome.

R17

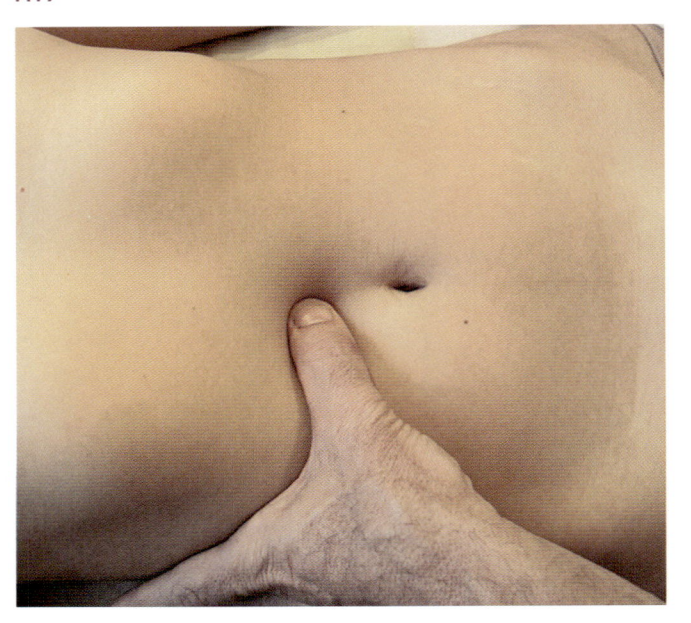

- No abdome, a 2 distâncias do umbigo, a 0,5 distância lateral da linha média (do ponto VC10)
- No músculo reto do abdome.

R18

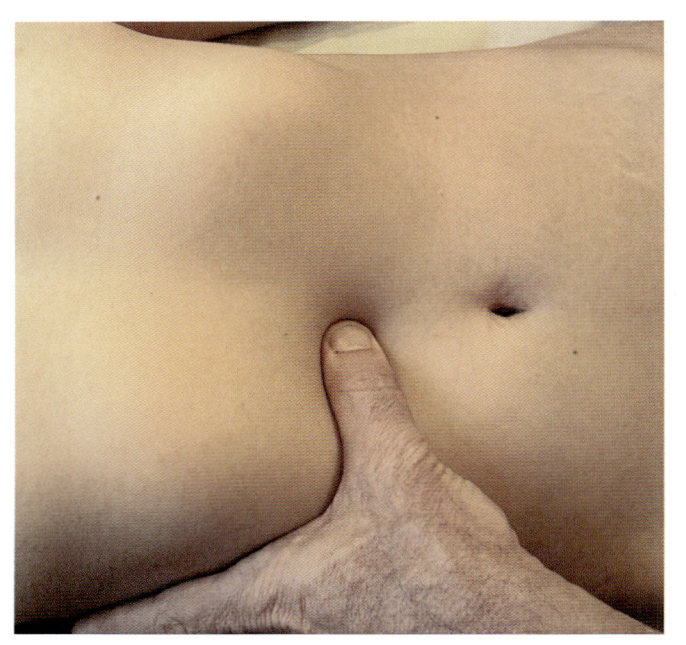

- No abdome, a 3 distâncias do umbigo, a 0,5 distância lateral da linha média (do ponto VC11)
- No músculo reto do abdome.

R19

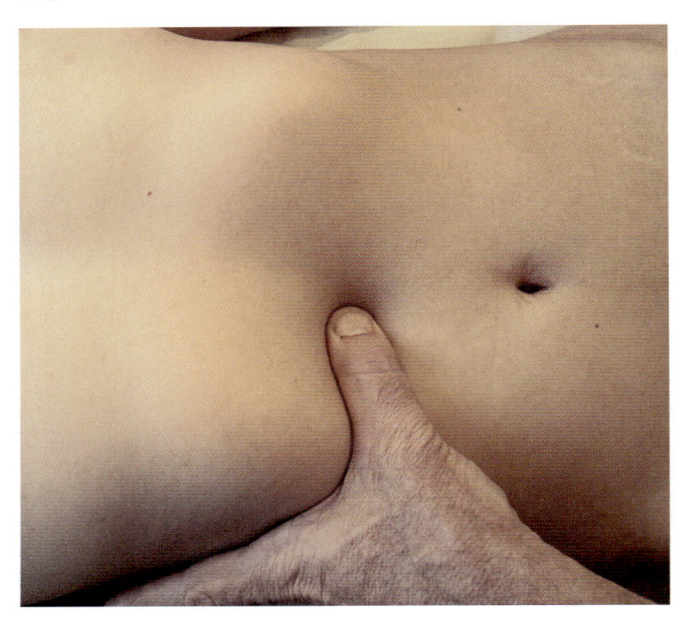

- No abdome, a 4 distâncias do umbigo, a 0,5 distância lateral da linha média (do ponto VC12)
- No músculo reto do abdome.

R20

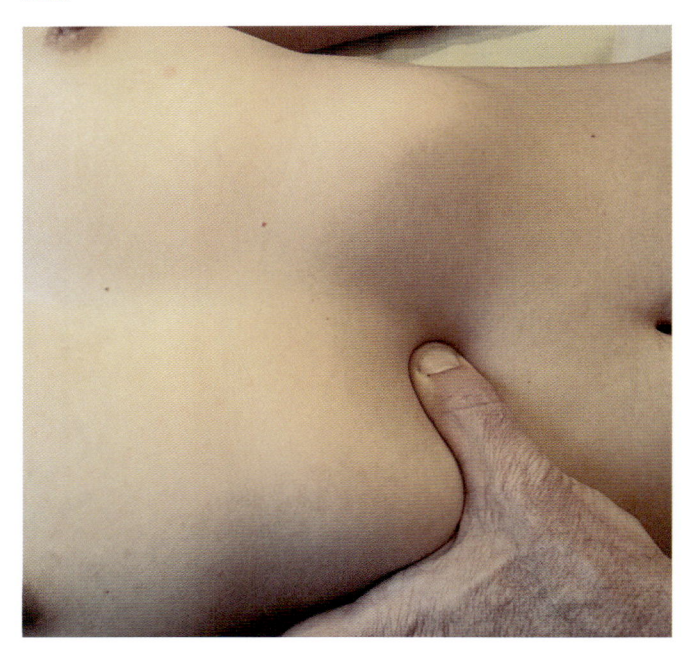

- No abdome, a 5 distâncias do umbigo, a 0,5 distância lateral da linha média (do ponto VC13)
- No músculo reto do abdome.

R21

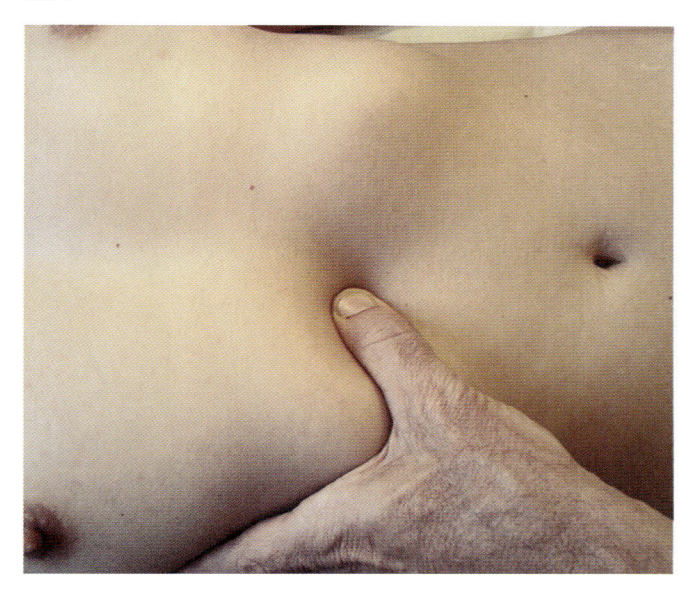

- No abdome, a 6 distâncias do umbigo, a 0,5 distância lateral da linha média (do ponto VC14)
- No músculo reto do abdome.

R22

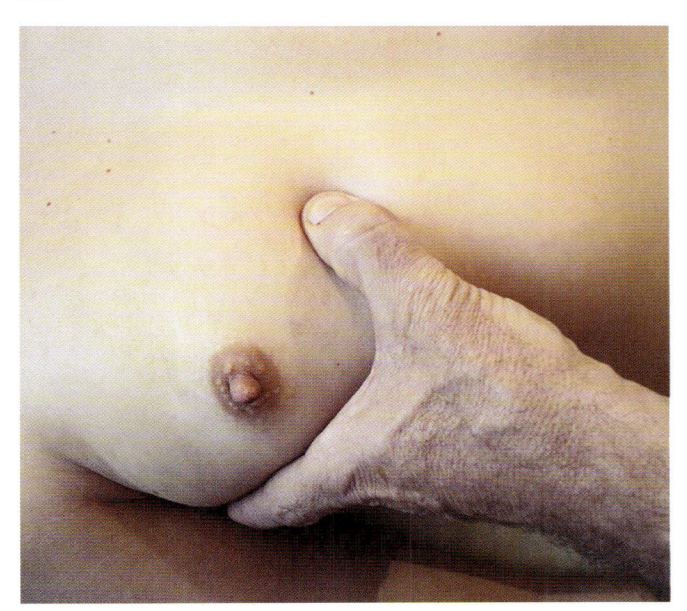

- No tórax, no 5º espaço intercostal, a 2 distâncias da linha média (do ponto VC16)
- Na margem inferior do músculo peitoral maior, na margem superior do músculo oblíquo externo do abdome e músculos intercostais.

R23

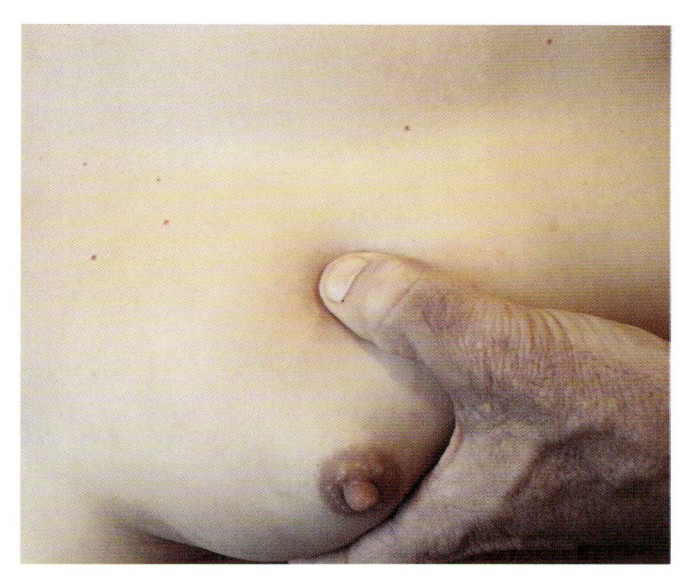

- No tórax, no 4º espaço intercostal na linha horizontal do mamilo, a duas distâncias da linha média (do ponto VC17)
- No músculo peitoral maior e músculos intercostais.

R24

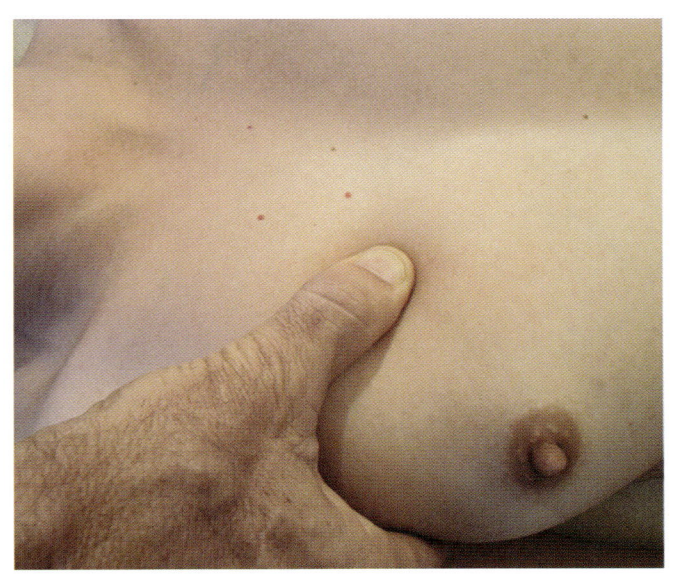

- No tórax, no 3º espaço intercostal, a 2 distâncias da linha média (do ponto VC18)
- No músculo peitoral maior e músculos intercostais.

R25

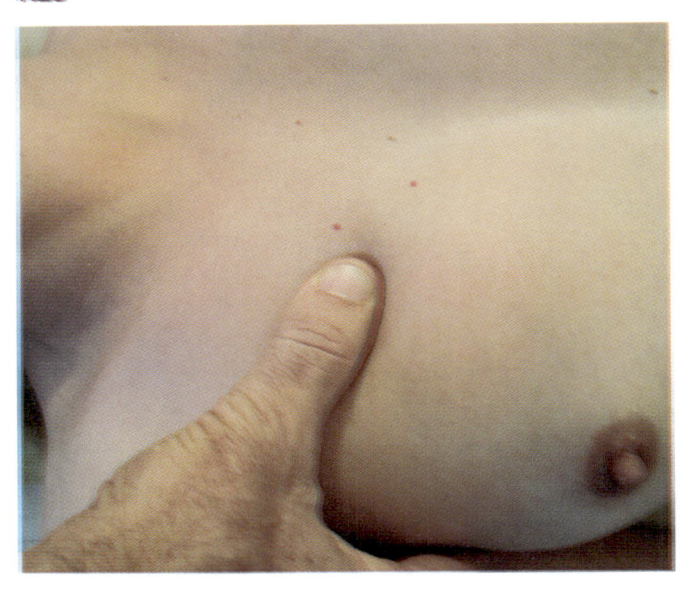

- No tórax, no 2º espaço intercostal, a 2 distâncias da linha média (do ponto VC19)
- No músculo peitoral maior e músculos intercostais.

R26

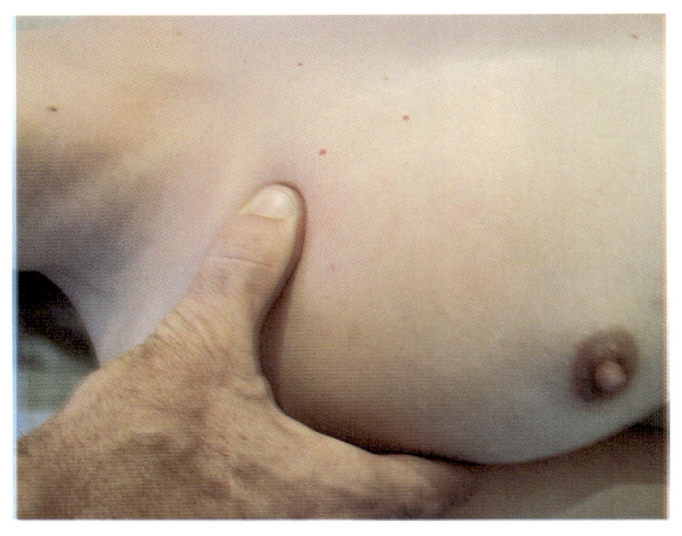

- No tórax, no 1º espaço intercostal, a 2 distâncias da linha média (do ponto VC20)
- Nos músculos peitoral maior e intercostais.

R27

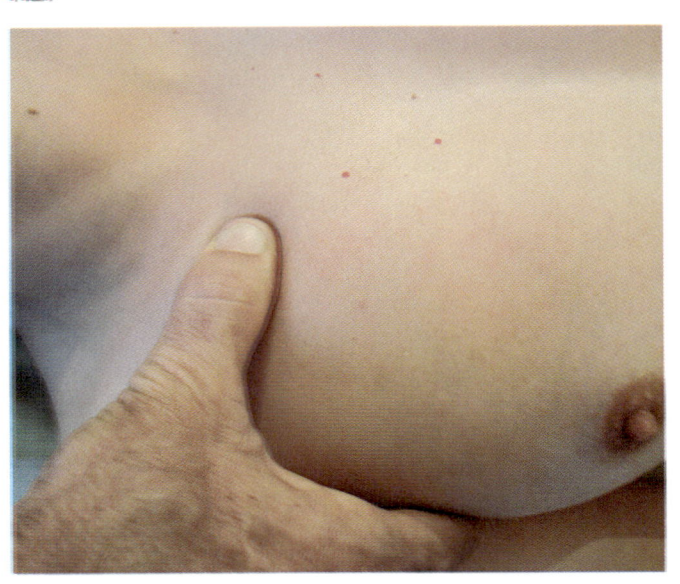

- No tórax, no espaço entre a clavícula e a 1ª costela, a 2 distâncias laterais da linha média (do ponto VC21)
- No músculo peitoral maior e acima e medial ao músculo subclávio.

Circulação-Sexo ou Pericárdio

- **Shǒu jué yīn xīn bāo jīng** – Meridiano mínimo **yīn** do braço
- Horário de atividade mais intensa: das 19 às 21 h
- Movimento: Fogo (ministro) – verão
- Estado interno: exteriorização, entusiasmo
- Cor associada: vermelha
- Clima associado: calor.

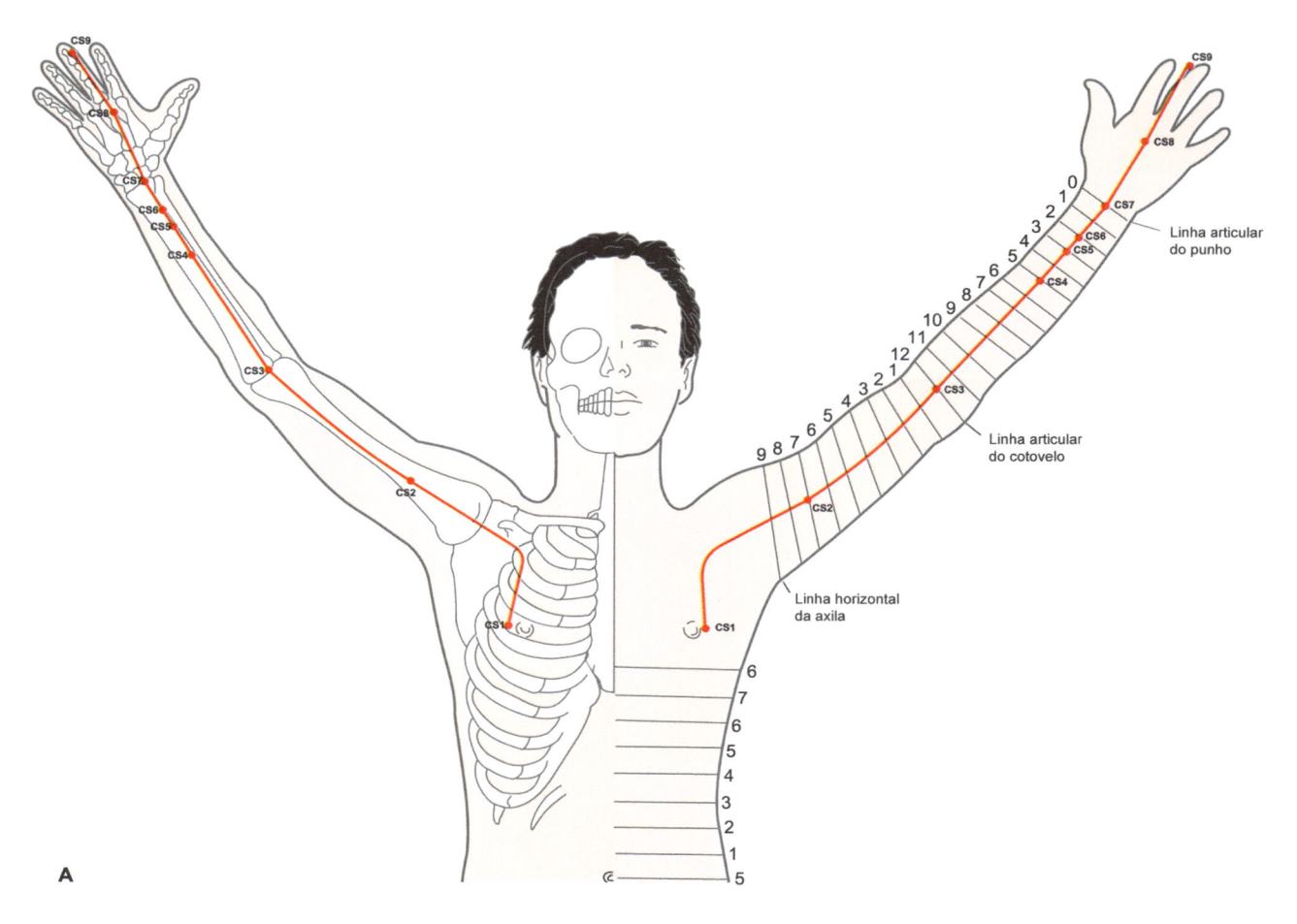

Trajeto: do tronco para a mão, pela face flexora do braço (9 pontos)

CS1	Inicia-se no 4º espaço intercostal, a 1 distância lateral ao mamilo, sobre os músculos peitoral maior e intercostais
CS2	Chega ao centro da face flexora do braço e segue pela região do úmero pelos músculos bíceps braquial e braquial
CS3	Passa no centro da face flexora da articulação do cotovelo
CS4, CS5, CS6	Segue pelo centro da face flexora do braço entre o rádio e a ulna, passando pelos músculos flexor radial do carpo, palmar longo, flexores superficial e profundo dos dedos
CS7	Passa no centro da face flexora da articulação do punho
CS8	Chega à mão na borda radial do 3º metacarpo, passando pelos tendões dos músculos flexores superficiais e músculos interósseos, seguindo pelo 3º dedo na borda correspondente ao polegar
CS9	Termina no ângulo ungueal do 3º dedo correspondente ao polegar

Figura 9.25 A e **B.** Pontos do Pericárdio.

Localização dos pontos

CS1

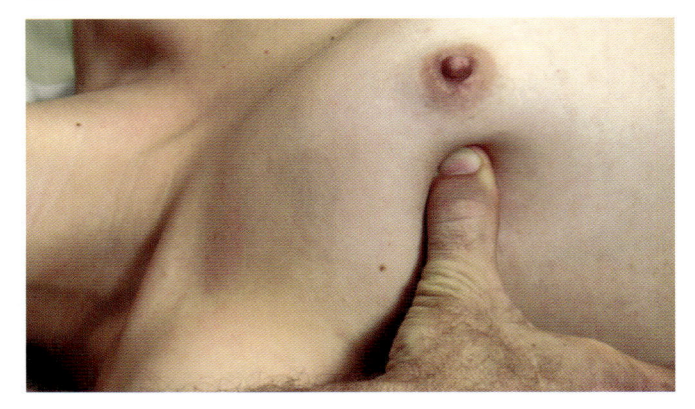

- No tórax, no 4º espaço intercostal, a 1 distância lateral do mamilo
- Nos músculos peitoral maior e menor e intercostais.

CS2

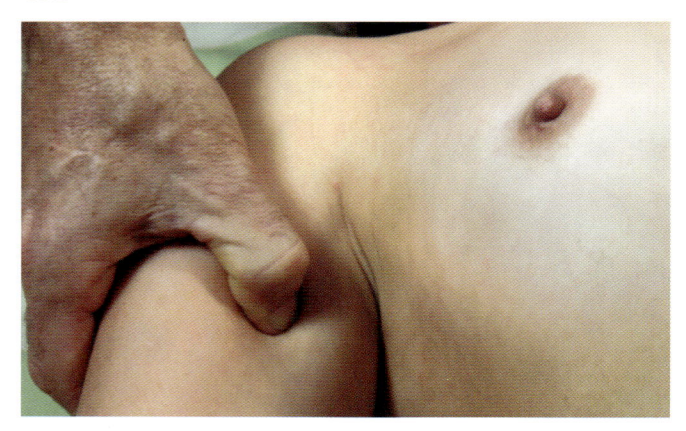

- Na face flexora do braço, a 2 distâncias abaixo da linha horizontal axilar
- No músculo bíceps braquial, entre as cabeças curta e longa.

CS3

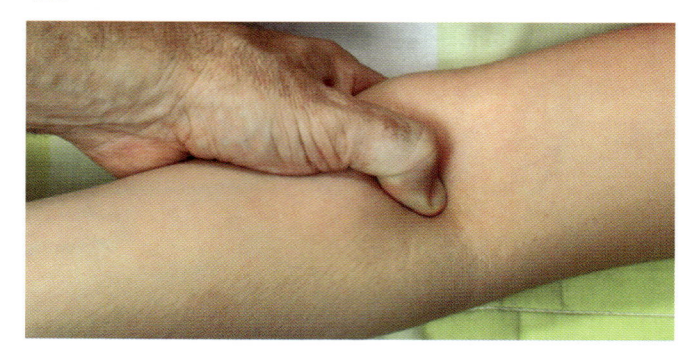

- Na face flexora do braço, no centro da linha articulatória do cotovelo
- Na borda ulnar do tendão do músculo bíceps braquial e no músculo braquial.

CS4

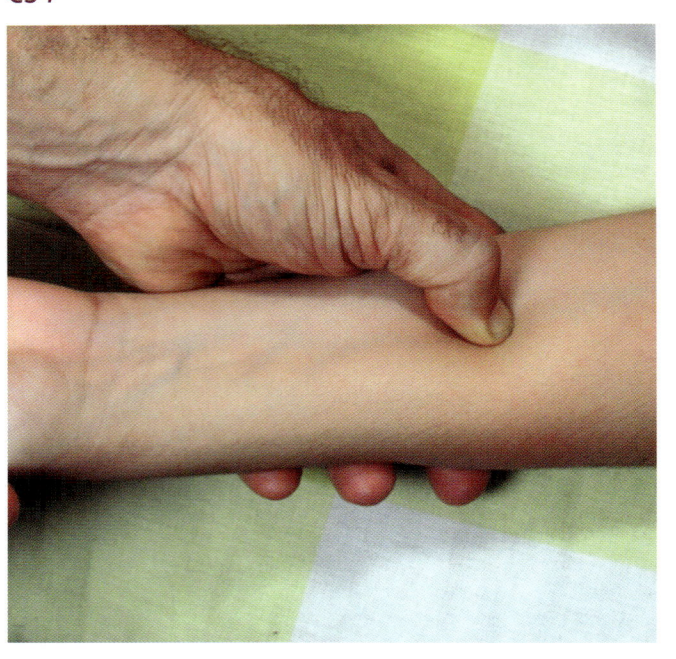

- Na face flexora do antebraço, a 5 distâncias acima da linha articulatória do punho, entre os ossos rádio e ulna
- Nos tendões dos músculos flexor radial do carpo e palmar longo, mais profundamente os músculos flexores superficial e profundo dos dedos.

CS5

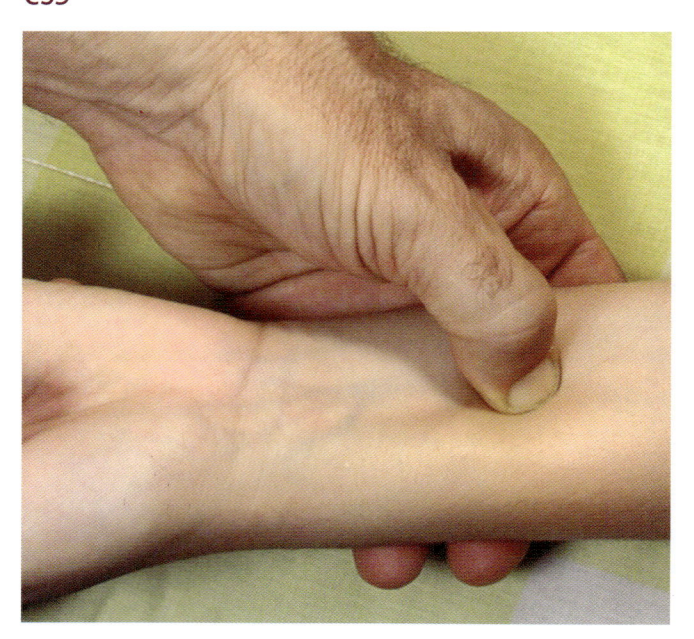

- Na face flexora do antebraço, a 3 distâncias acima da linha articulatória do punho, entre os ossos rádio e ulna
- Nos tendões dos músculos flexor radial do carpo e palmar longo, mais profundamente os músculos flexores superficial e profundo dos dedos.

CS6

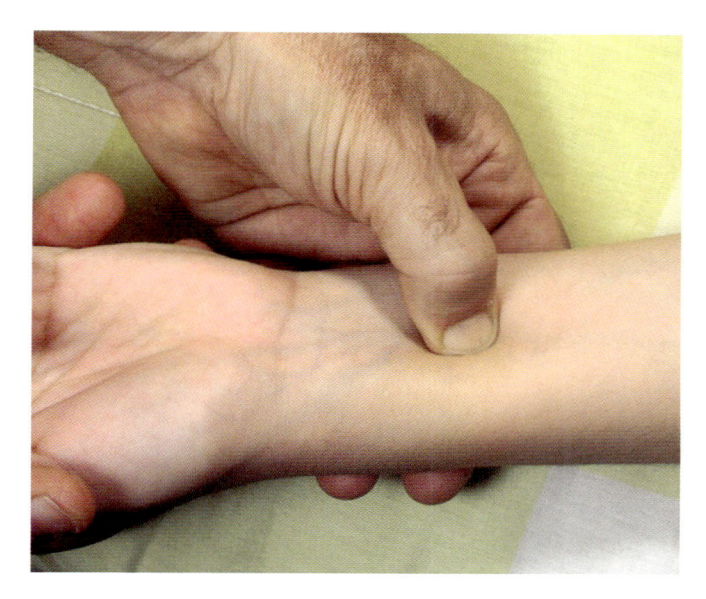

- Na face flexora do antebraço, a 2 distâncias acima da linha articulatória do punho, entre os ossos rádio e ulna
- Nos tendões dos músculos flexor radial do carpo e palmar longo, mais profundamente nos tendões dos músculos flexores superficial e profundo dos dedos e no músculo pronador quadrado.

CS8

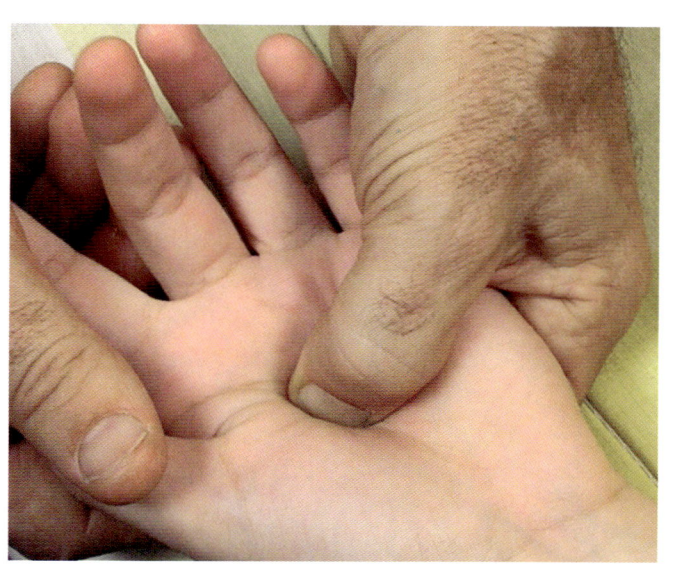

- Na face flexora da mão, na borda radial do 3º metacarpo (entre o 2º e o 3º metacarpo) na prega horizontal da mão, flexionando os dedos sobre a palma, o ponto se encontra entre os dedos anular e médio
- Na borda radial dos músculos flexor superficial e profundo dos dedos (no 3º dedo).

CS7

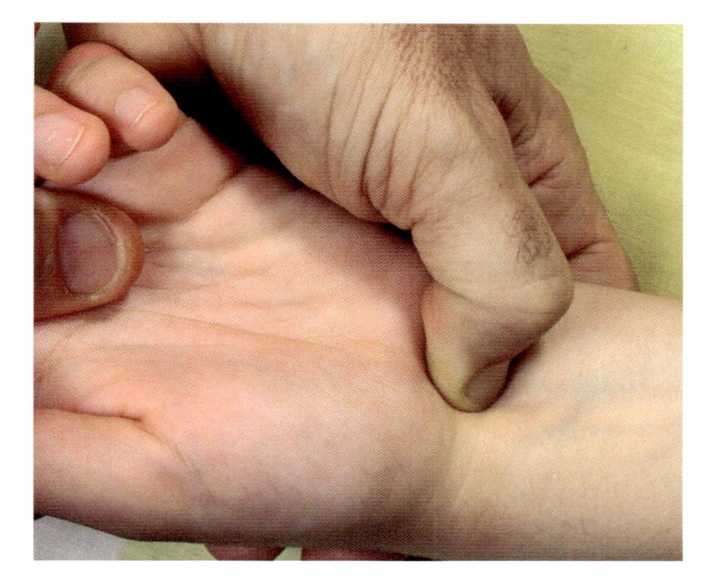

- Na face flexora do punho, no centro da linha articulatória do punho
- No retináculo dos músculos flexores, entre os tendões dos músculos flexor radial do carpo e palmar longo, mais profundamente os tendões dos músculos flexores superficial e profundo dos dedos.

CS9

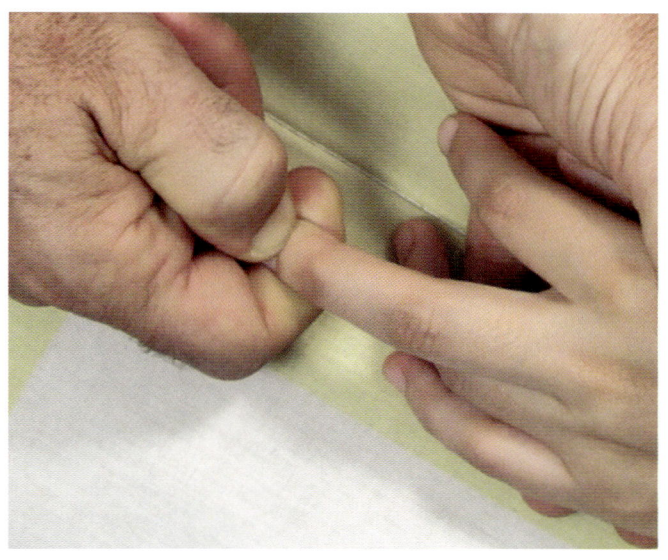

- Na margem radial do dedo médio, na face dorsal da falange distal, a 0,1 distância do ângulo ungueal
- No periósteo.

Triplo Aquecedor

- **Shǒu shào yáng sān jiāo jīng** – Meridiano jovem **yáng** do braço
- Horário de atividade mais intensa: das 21 às 23 h
- Movimento: Fogo (ministro) – verão
- Estado interno: exteriorização, entusiasmo
- Cor associada: vermelha
- Clima associado: calor

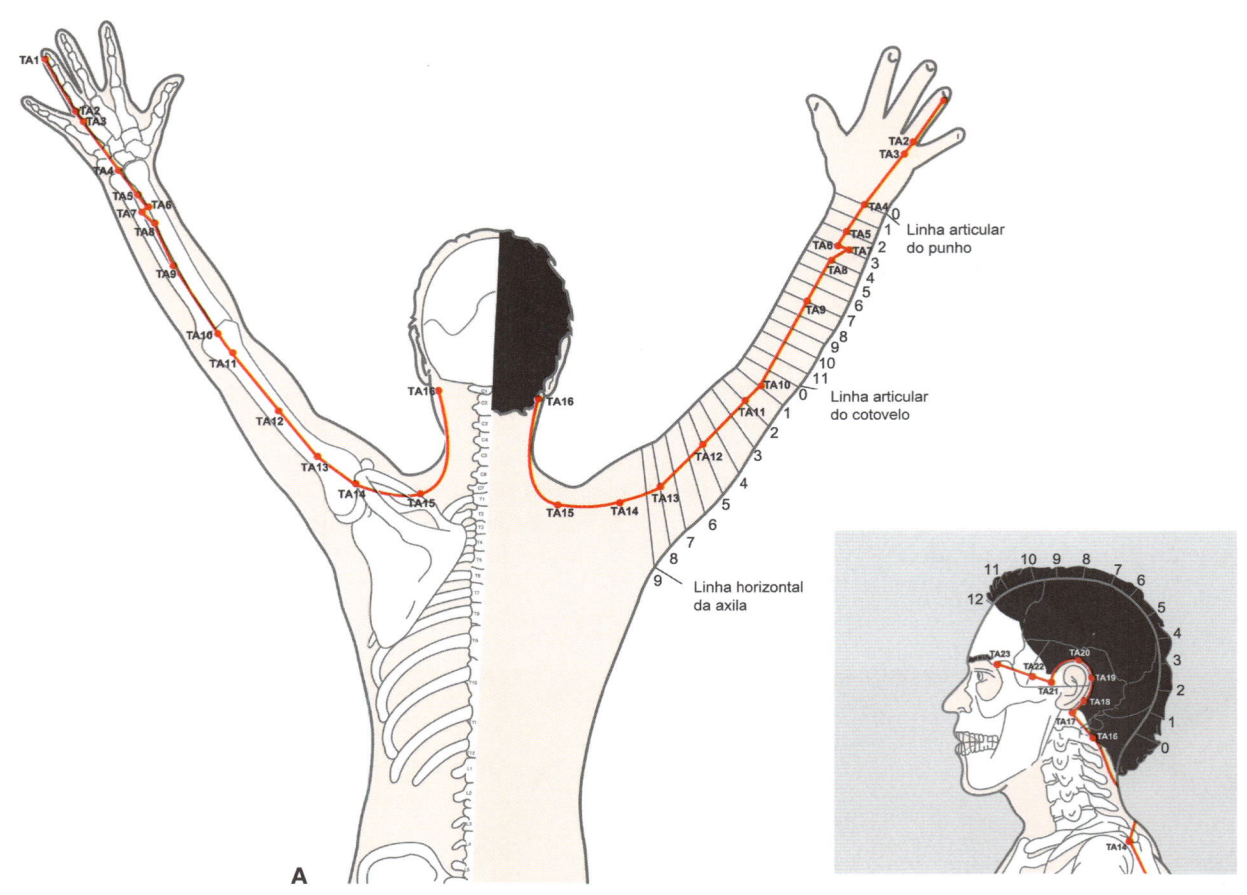

Trajeto: da mão para a cabeça, pela face extensora do braço, passa por trás da orelha (23 pontos)	
TA1	Inicia-se no 4º dedo, no ângulo ungueal correspondente ao dedo mínimo
TA2, TA3	Segue pelo 4º dedo na borda ulnar e pelo espaço entre o 4º e o 5º metacarpos, passando pelos músculos interósseos
TA4	Passa pelo centro da face extensora da articulação do punho
TA5, TA6, TA7, TA8, TA9	Segue na face extensora do antebraço entre o rádio e a ulna, passando pelos músculos extensor dos dedos, extensor longo do polegar, abdutor longo do polegar e extensor ulnar do carpo
TA10	Passa pelo centro da face extensora da articulação do cotovelo
TA11, TA12, TA13, TA14	Segue pelo braço na região do úmero, passando pelos músculos tríceps braquial e deltoide
TA15, TA16	Chega ao ombro e sobe pelo pescoço, passando pelos músculos supraespinal, trapézio e esternocleidomastóideo
TA17, TA18, TA19, TA20, TA21, TA22	Passa por trás da orelha e chega à face, na região do osso temporal
TA23	Termina numa depressão óssea na borda externa da cavidade orbital, na extremidade externa da sobrancelha, sobre o músculo orbicular do olho

Figura 9.26 A e **B.** Pontos do Triplo Aquecedor.

Localização dos pontos

TA1

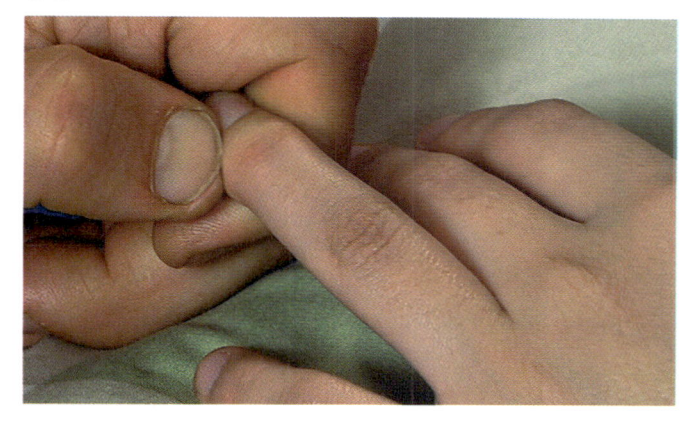

- Na margem ulnar do dedo anular, na face dorsal da falange distal, a 0,1 distância do ângulo ungueal
- No periósteo.

TA2

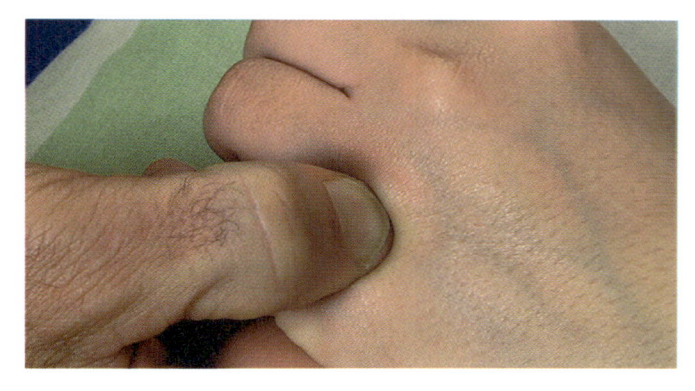

- Na face extensora da mão, na borda ulnar da articulação metacarpofalângica do anular
- Entre as cabeças do 4º e 5º metacarpos, no tendão do músculo interósseo dorsal do anular.

TA3

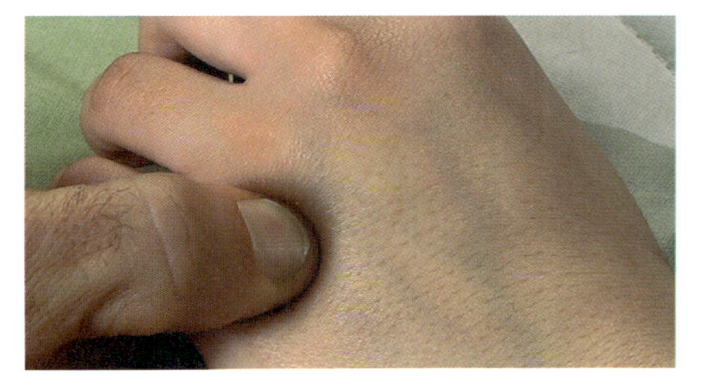

- Na face extensora da mão, na borda ulnar do 4º metacarpo, na sua extremidade distal, próximo à articulação metacarpofalângica
- No músculo interósseo dorsal do dedo anular.

TA4

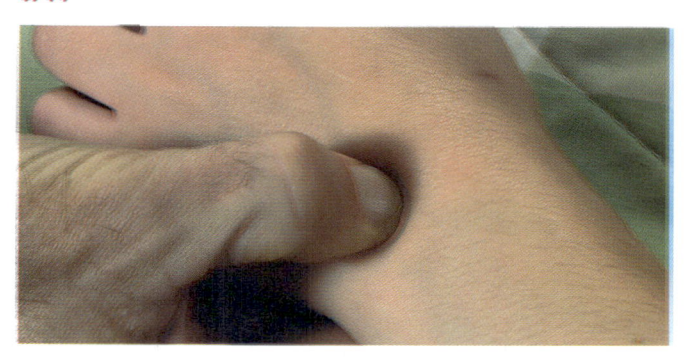

- Na face extensora do punho, em uma depressão no centro da linha articulatória do punho, na linha do espaço entre o rádio e a ulna
- Entre os tendões dos músculos extensor dos dedos e extensor do dedo mínimo.

TA5

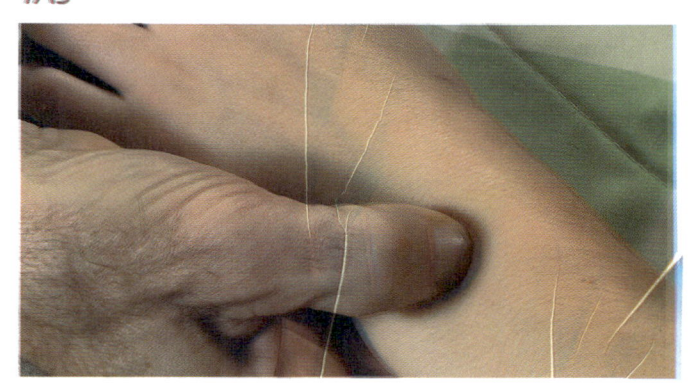

- Na face extensora do antebraço, entre os ossos rádio e ulna, a 2 distâncias acima da linha articulatória do punho
- No músculo extensor longo do polegar, e tendão do músculo extensor dos dedos.

TA6

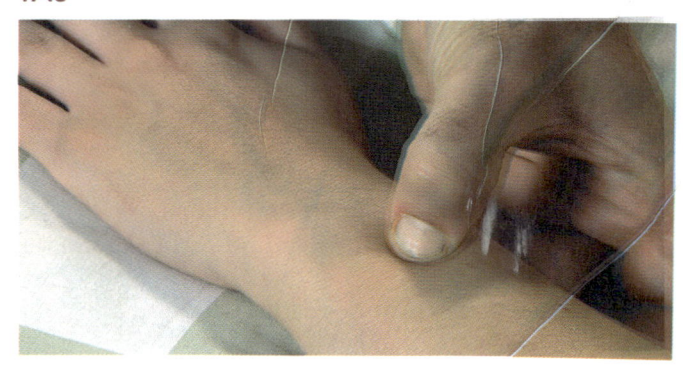

- Na face extensora do antebraço, entre os ossos rádio e ulna mais próximo ao rádio, a 3 distâncias acima da linha articulatória do punho
- Nos músculos extensor longo do polegar e extensor dos dedos.

TA7

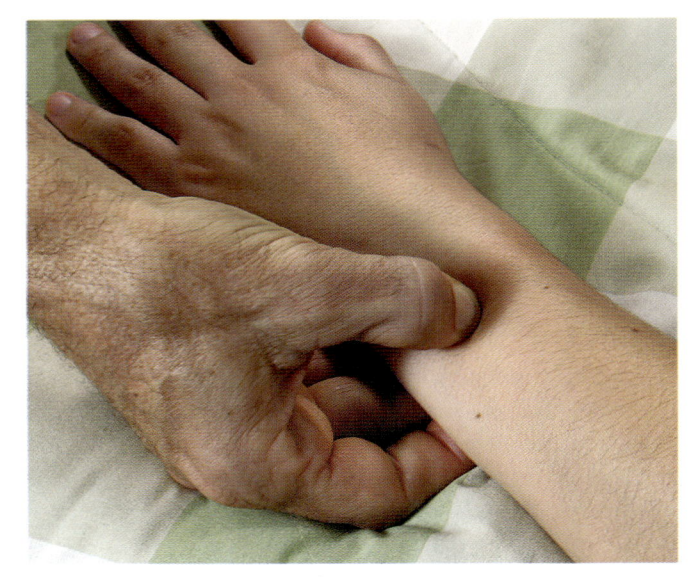

- Na face extensora do antebraço, na borda radial da ulna a 3 distâncias acima da linha articulatória do punho, a 1 distância lateral do TA6
- Nos músculos extensor do dedo mínimo e extensor dos dedos.

TA8

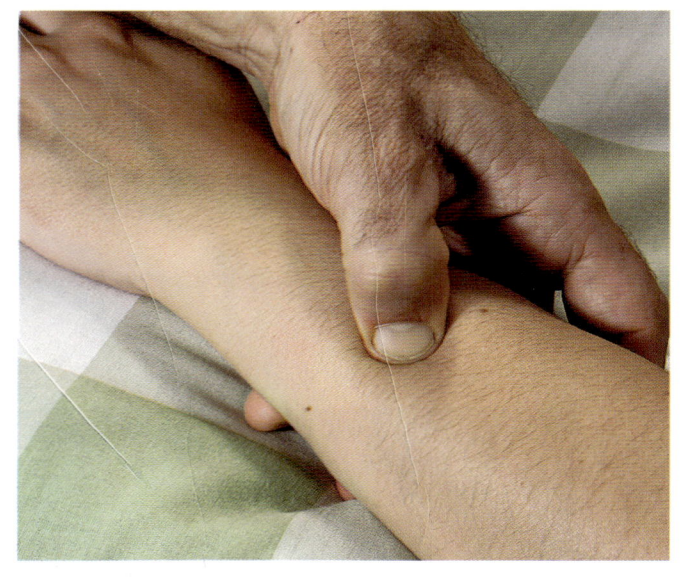

- Na face extensora do antebraço, entre os ossos rádio e ulna, a 4 distâncias acima da linha articulatória do punho
- **Nos músculos extensor dos dedos e abdutor longo do polegar.**

TA9

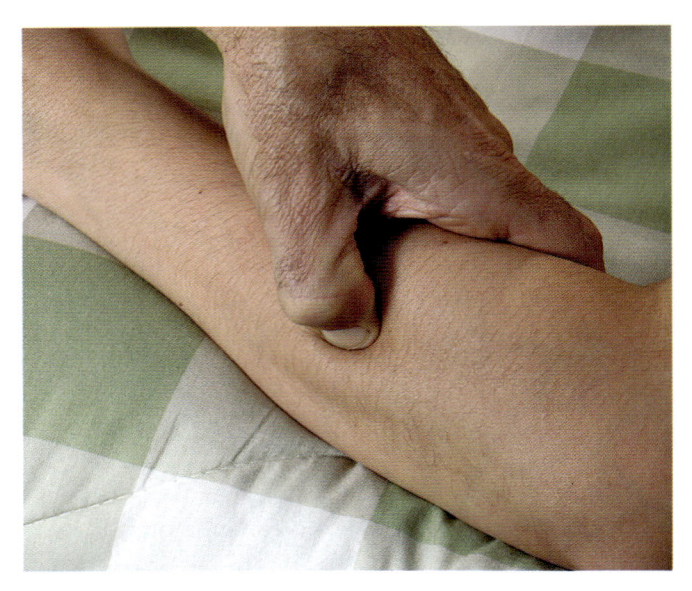

- Na face extensora do antebraço, entre os ossos rádio e ulna, a 5 distâncias abaixo da linha articulatória do cúbito (cotovelo)
- Nos músculos extensor dos dedos, abdutor longo do polegar e extensor do dedo mínimo.

TA10

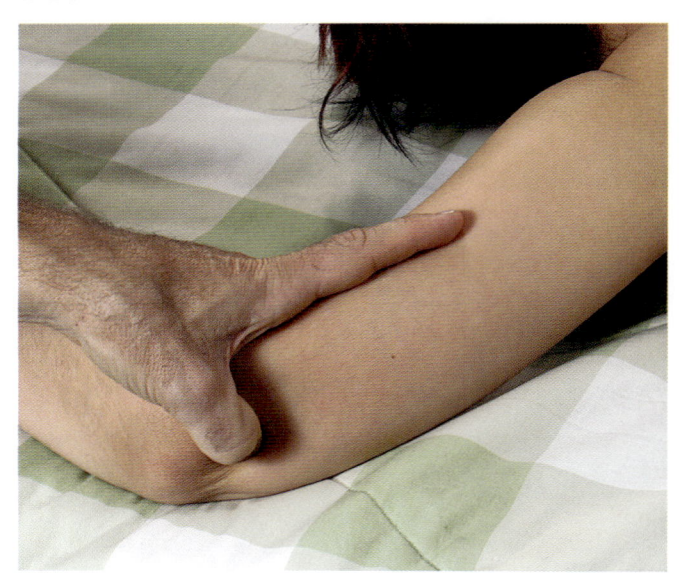

- No centro da face extensora do braço, a 1 distância acima da linha articulatória do cúbito (no olécrano), em uma depressão quando o cotovelo está flexionado
- No tendão do músculo tríceps braquial.

TA11

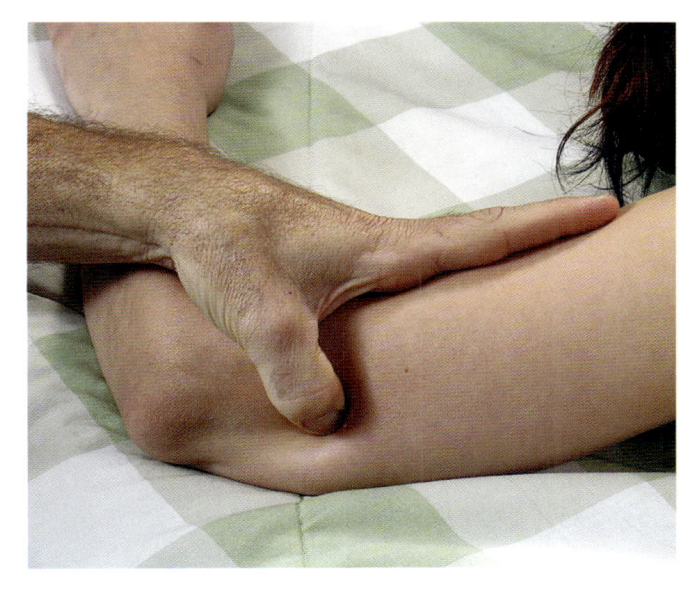

- No centro da face extensora do braço, a 2 distâncias acima da linha articulatória do cúbito (no olécrano)
- No tendão do músculo tríceps braquial.

TA12

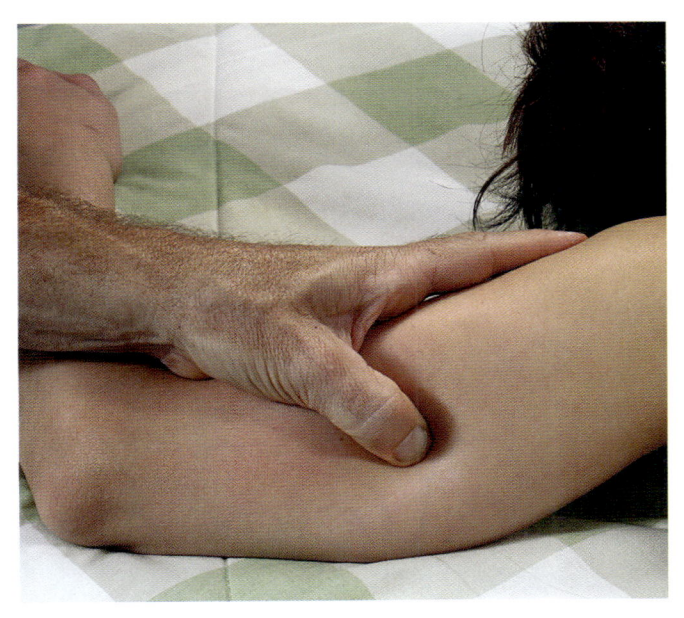

- Na face extensora do braço, a 5 distâncias acima da linha articulatória do cúbito (no olécrano), na linha que liga o centro do olécrano ao acrômio
- No músculo tríceps braquial.

TA13

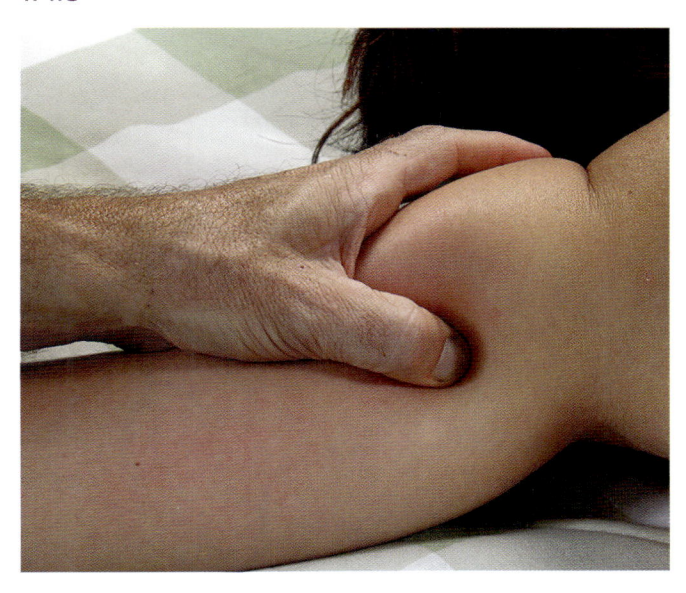

- Na face extensora do braço, a 8 distâncias acima da linha articulatória do cúbito (cotovelo) no olécrano ou 1 distância abaixo a linha horizontal axilar, na linha que liga o centro do olécrano ao acrômio
- No músculo tríceps braquial abaixo do músculo deltoide.

TA14

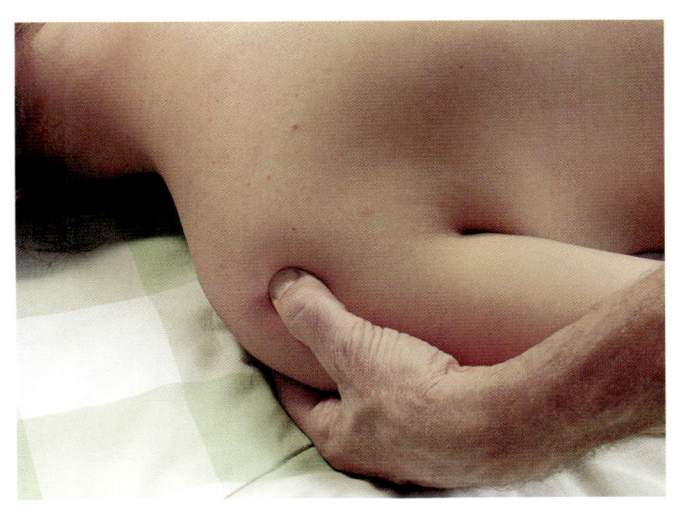

- Na face posterolateral do ombro, na borda posteroinferior do acrômio, em uma depressão entre o acrômio e o tubérculo maior do úmero, a 1 distância posterior ao IG 15
- No músculo deltoide.

TA15

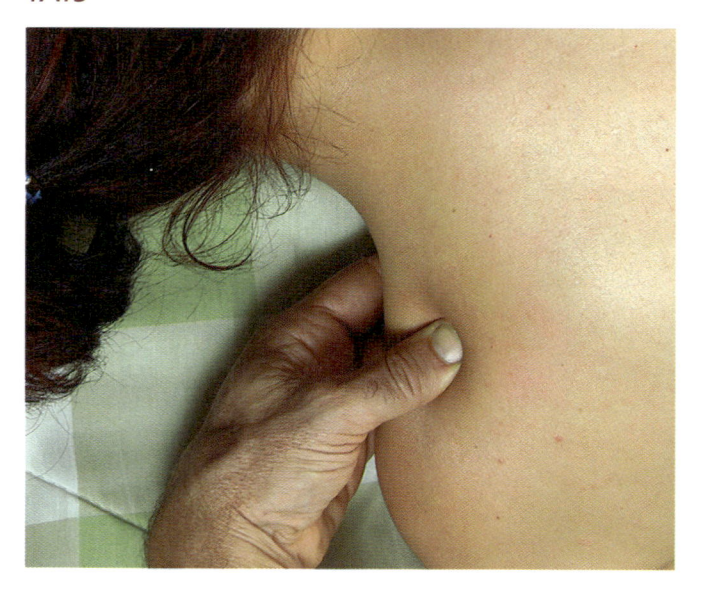

- No ombro, no centro da face superior do músculo trapézio, a 4 distâncias da borda inferior do processo espinhoso da 1ª vértebra torácica (no ponto VG13)
- No músculo trapézio médio e profundamente no músculo supraespinal.

TA16

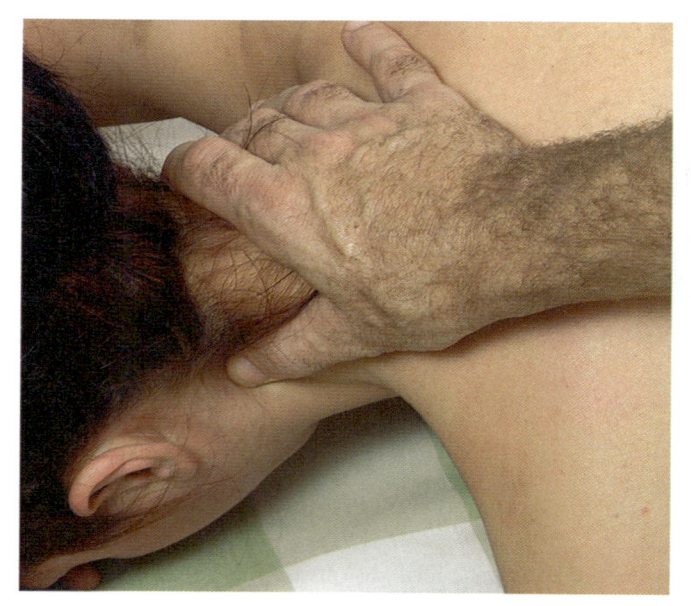

- Na face lateral do pescoço, abaixo e posteriormente do processo mastoide, na linha horizontal do ângulo da mandíbula, na borda posterior do músculo esternocleido-occipitomastóideo
- No músculo esplênio.

TA17

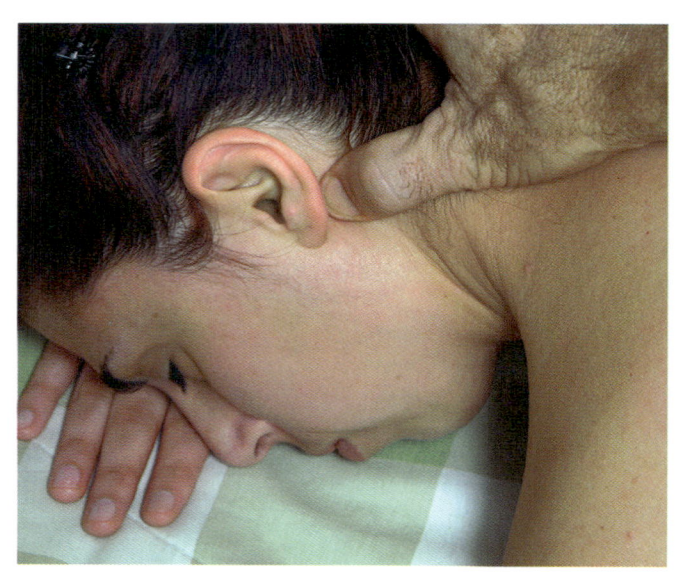

- Na margem inferior do crânio, atrás do lóbulo da orelha, na região anterior da borda inferior do processo mastoide
- Na borda anterior do músculo esternocleido-occipitomastóideo.

TA18

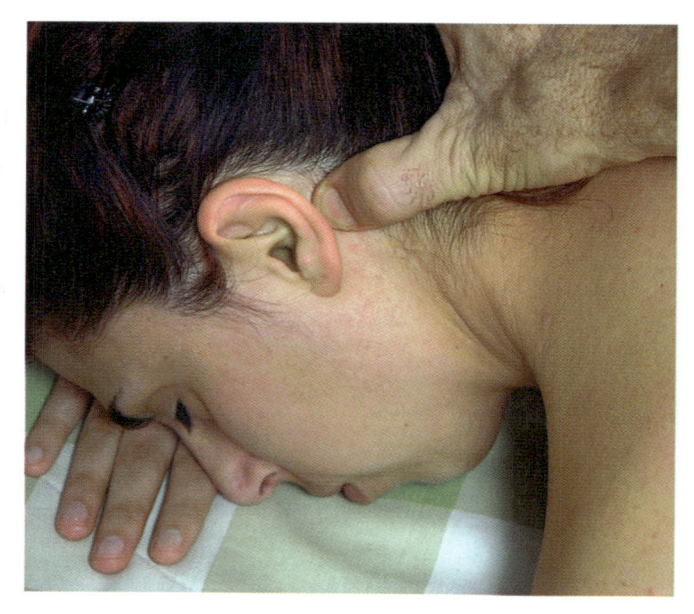

- Na face lateral do crânio, atrás do pavilhão da orelha, no centro do processo mastoide, a 1 distância do TA17, ou no terço inferior da linha curva que une o TA17 com o TA20
- Na aponeurose epicrânica.

TA19

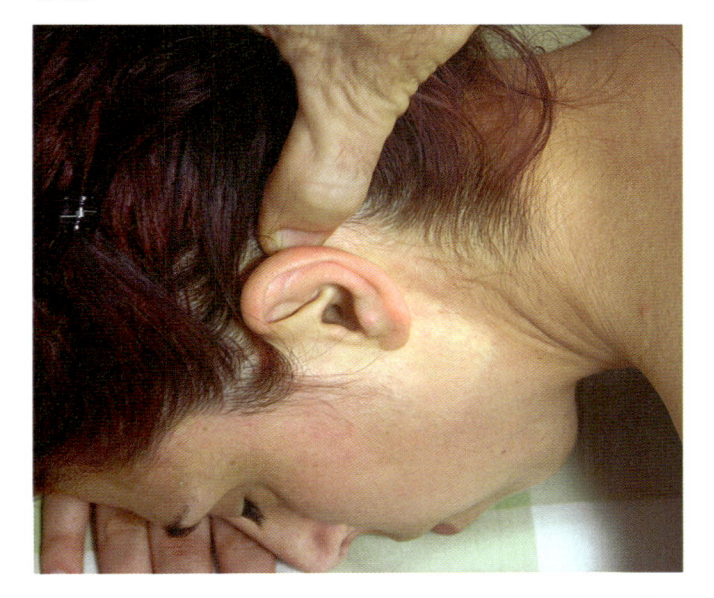

- Na face lateral do crânio, atrás do pavilhão da orelha, no osso temporal, a 1 distância do TA18, ou no terço superior da linha curva que une o TA17 com o TA20
- Na aponeurose epicrânica.

TA20

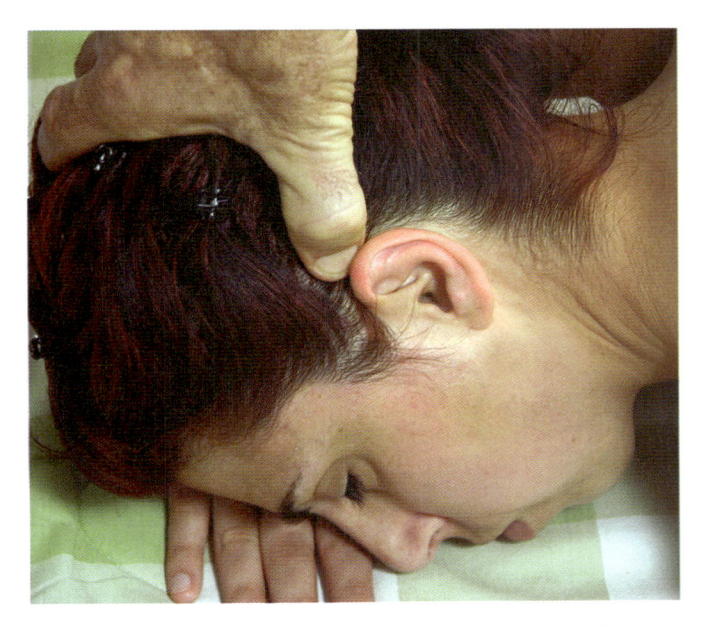

- Na face lateral do crânio, na linha de inserção dos cabelos, em uma depressão no ápice da orelha
- Na aponeurose epicrânica, no músculo temporal.

TA21

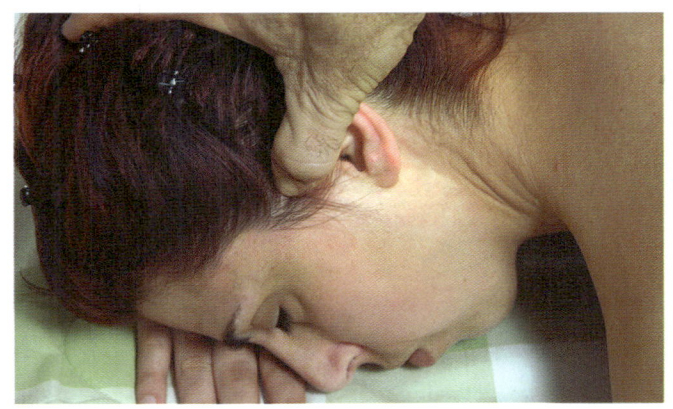

- Na face, no osso temporal, na linha do trago, em uma reentrância acima do côndilo mandibular, a 0,5 distância do ponto ID19
- Na borda inferior do músculo temporal.

TA22

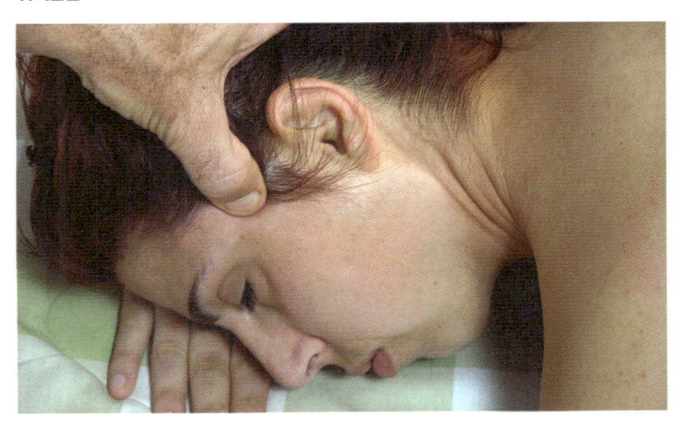

- Na face, no osso temporal, na linha horizontal do ângulo externo do olho, a uma distância do ponto TA21
- No músculo temporal.

TA23

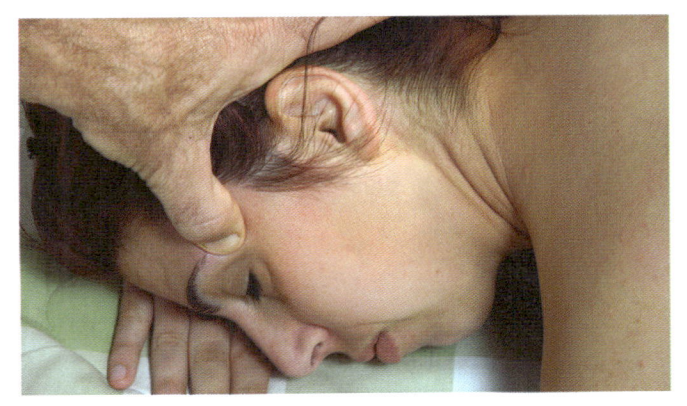

- Na face, no osso frontal, em uma depressão na extremidade externa da sobrancelha
- No músculo orbicular do olho.

Vesícula Biliar

- **Zú shào yáng dăn jīng** – Meridiano jovem **yáng** da perna
- Horário de atividade mais intensa: das 23 à 1 h
- Movimento: Madeira – primavera
- Estado interno: determinação, cólera
- Cor associada: verde
- Clima associado: vento.

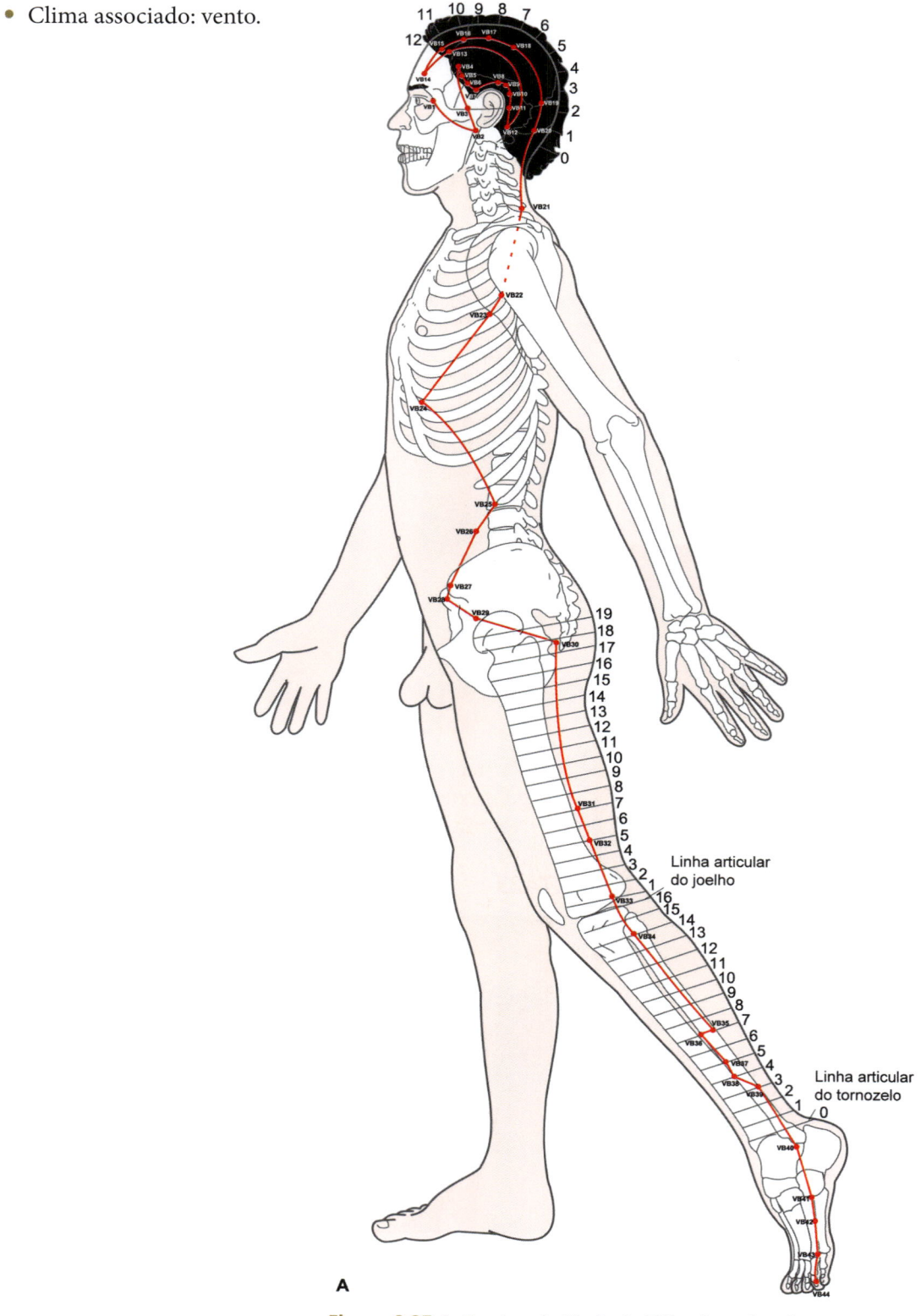

A

Figura 9.27 A. Pontos da Vesícula Biliar (*continua*).

Trajeto: da cabeça para o pé, pela face lateral da cabeça, tronco e perna (44 pontos)	
VB1	Inicia-se a 0,5 distância do canto externo do olho, sobre os músculos orbicular do olho e temporal
VB2, VB3, VB4, VB5, VB6, VB7	Faz um zigue-zague pela região lateral da face, sobre o músculo temporal
VB8, VB9, VB10, VB11, VB12	Desce em curva acompanhando o pavilhão da orelha pelo osso temporal até o processo mastoide
VB13	Sobe em curva acompanhando o pavilhão da orelha pelo osso parietal até o osso frontal
VB14, VB15, VB16, VB17, VB18, VB19, VB20	Desce pela cabeça a 3,5 distâncias da linha média até a base do osso occipital
VB21	Desce por pescoço e ombro, passando pelos músculos esternocleidomastóideo, esplênio da cabeça, trapézio, levantador da escápula e supraespinal
VB22, VB23, VB24, VB25, VB26, VB27, VB28	Passa pelo face lateral do tórax e do abdome, pelos músculos intercostais, serrátil anterior, oblíquo interno, externo e transverso do abdome
VB29, VB30	Passa pela face lateral da cintura pélvica, pelos músculos tensor da fáscia lata, glúteo máximo e piriforme
VB31, VB32	Desce pela face lateral da coxa na região do fêmur, passando pelo trato iliotibial e pelo músculo vasto lateral
VB33	Passa pela face lateral da articulação do joelho
VB34, VB35, VB36, VB37, VB38, VB39	Desce pela perna na região da fíbula, passando pelos músculos fibular longo, extensor longo dos dedos e fibular curto
VB40	Passa pela face lateral da articulação do pé
VB41, VB42, VB43	Segue pelo pé entre o 4º e o 5º metatarsos, passando pelos músculos interósseos
VB44	Segue pela borda lateral do 4º artelho e termina no ângulo ungueal

B

Figura 9.27 B. Pontos da Vesícula Biliar (*continuação*).

Localização dos pontos

VB1

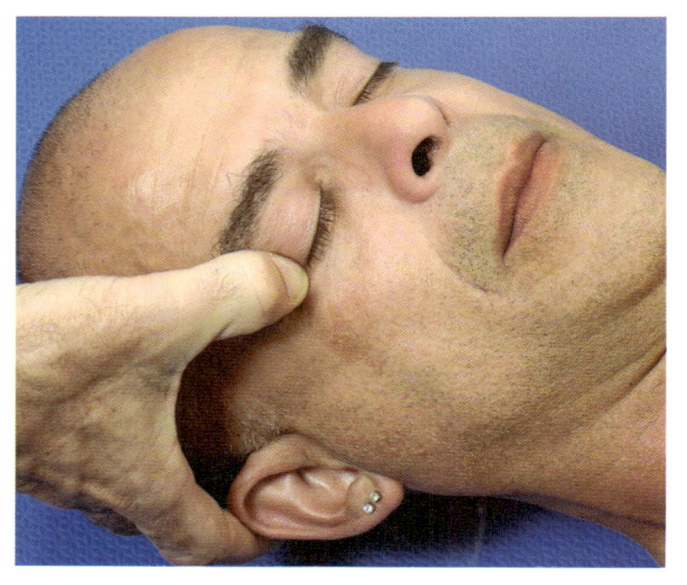

- Na face, a 0,5 distância lateral do canto externo do olho, no ângulo formado pela borda lateral da cavidade orbital e o osso zigomático
- Nos músculos orbiculares do olho e temporal.

VB2

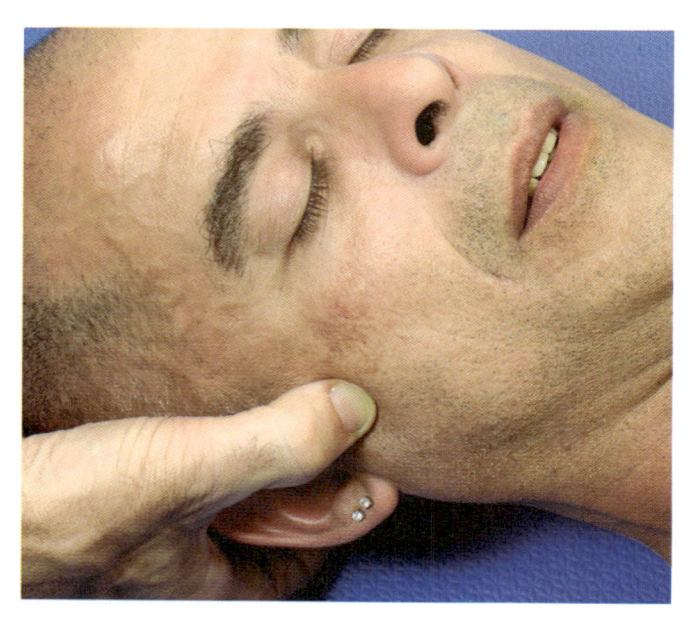

- Na margem lateral da face, adiante de abaixo do trago da orelha, na borda lateral da mandíbula, abaixo da ATM, localiza-se o ponto com a boca aberta
- Na direção do músculo pterigóideo lateral.

VB3

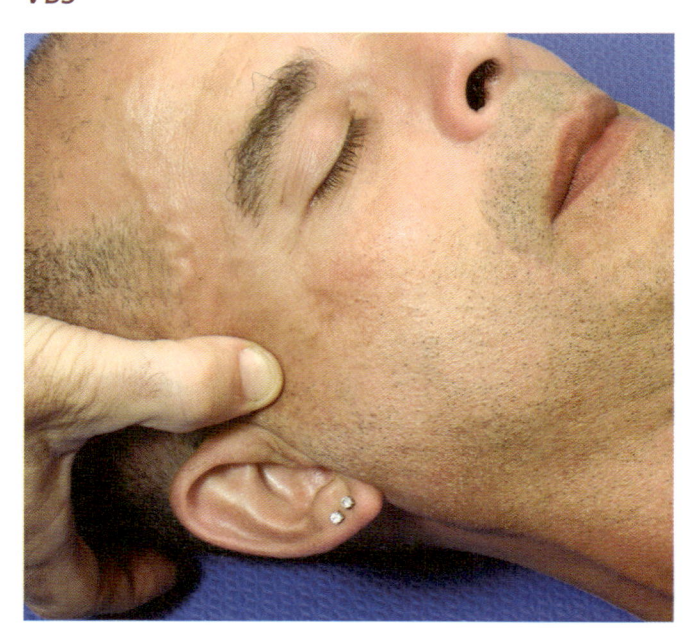

- Na face, na borda superior do arco zigomático, o ponto está anterior e acima da ATM
- No músculo temporal.

VB4

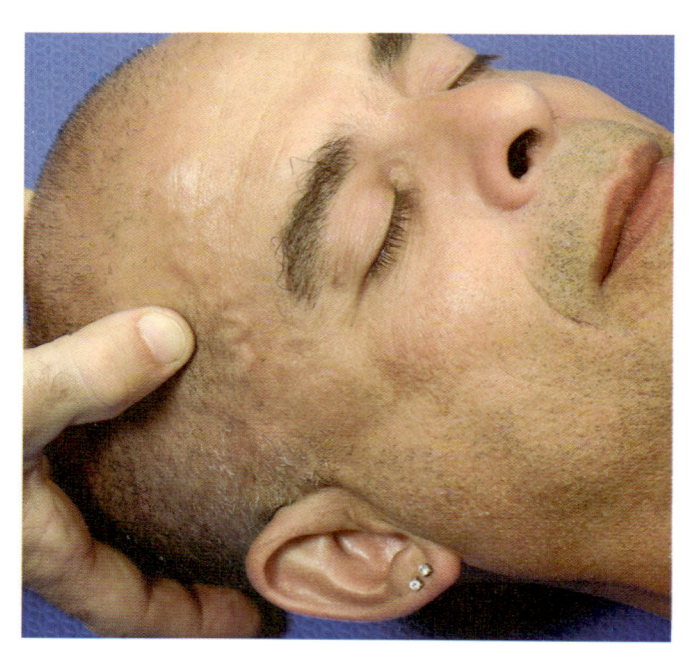

- No couro cabeludo próximo a linha de inserção dos cabelos, no osso parietal próximo à sutura frontoparietal, o ponto está a ¾ de distância acima do VB7 na linha entre o E8 e VB7
- Na borda superior do músculo temporal.

VB5

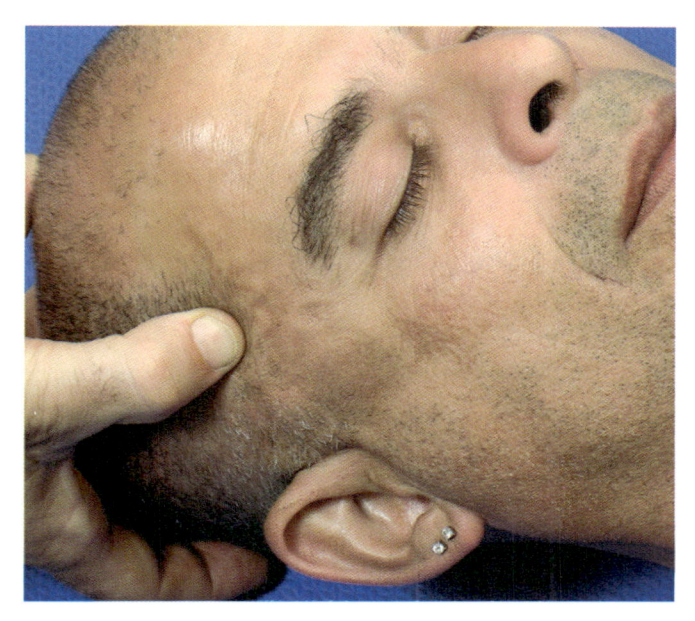

- **No couro cabeludo, acima da cavidade temporal próximo a sutura esfenoparietal, a 0,5 distância entre E8 e VB7**
- **No músculo temporal.**

VB6

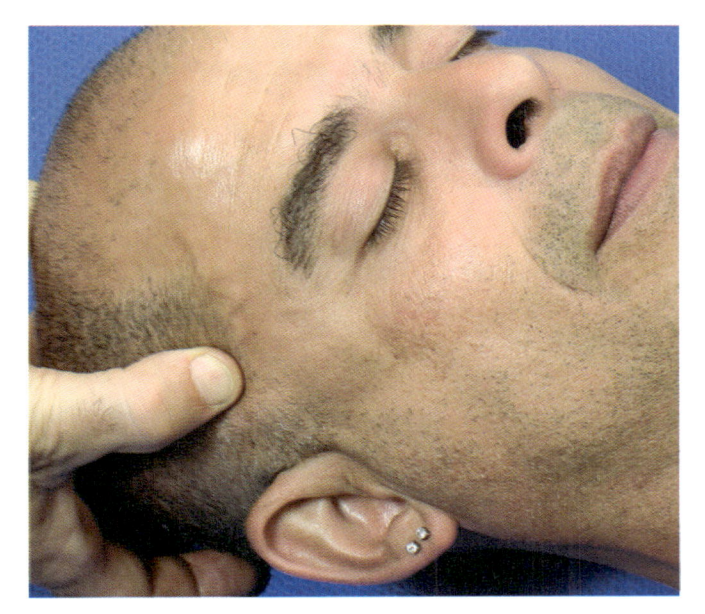

- No couro cabeludo, no osso temporal, o ponto está a 1/4 de distância acima do VB7 na linha entre E8 e VB7
- No músculo temporal.

VB7

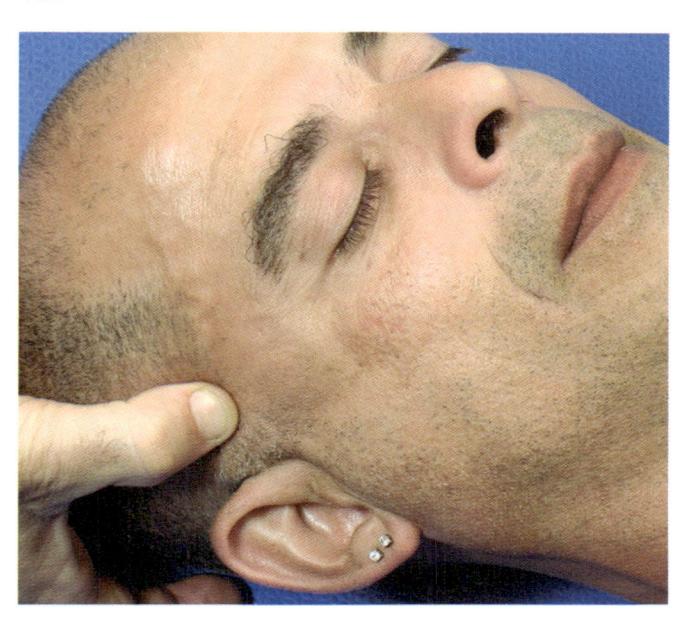

- No couro cabeludo, no osso temporal, no cruzamento na linha horizontal do vértice da orelha com a linha vertical da borda anterior da orelha
- No músculo temporal.

VB8

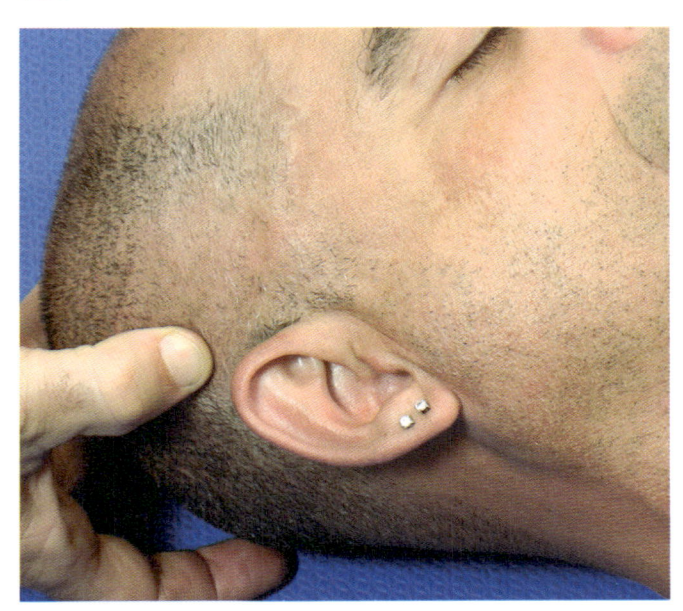

- No crânio, no osso temporal, acima da orelha, na linha vertical do vértice da orelha, a 1,5 distância da linha de inserção dos cabelos
- No músculo temporal.

VB9

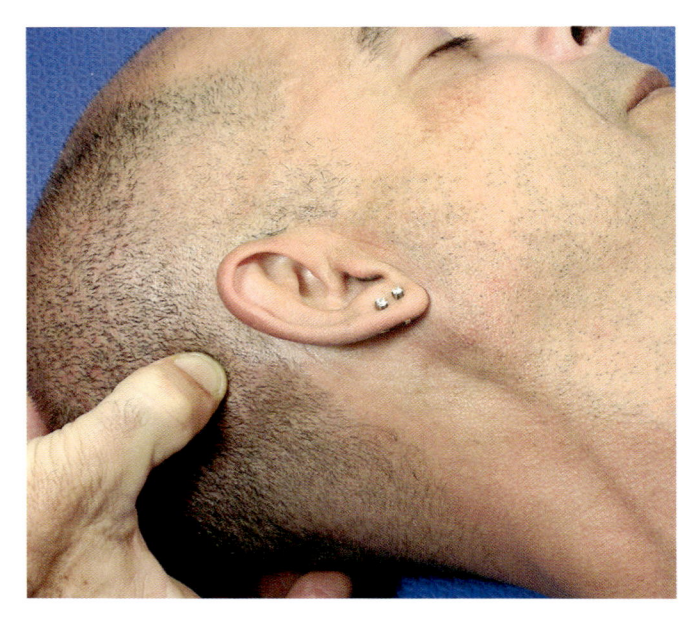

- No crânio, no osso temporal, acima e posterior da orelha, na linha vertical da borda posterior da orelha a 2 distâncias da linha de inserção dos cabelos
- No músculo temporal.

VB10

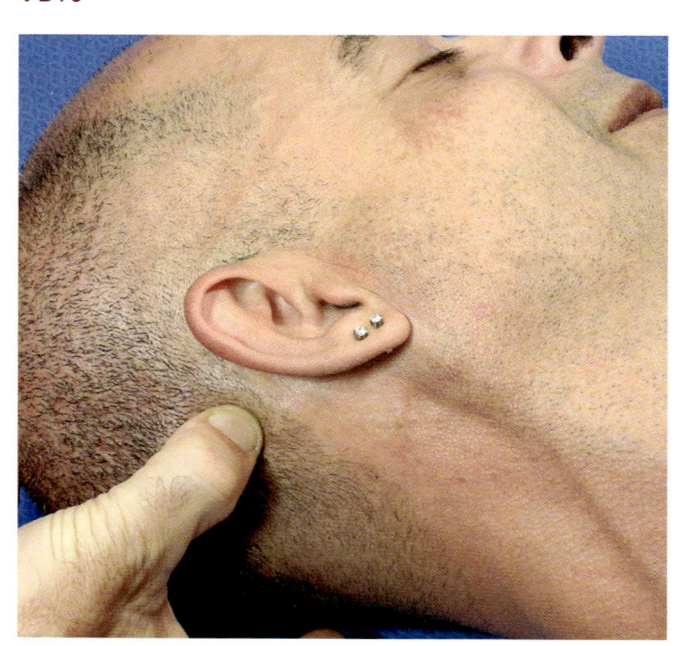

- No crânio, no osso temporal, na linha horizontal da borda superior da orelha, a 1 distância da linha de inserção dos cabelos
- No músculo temporal.

VB11

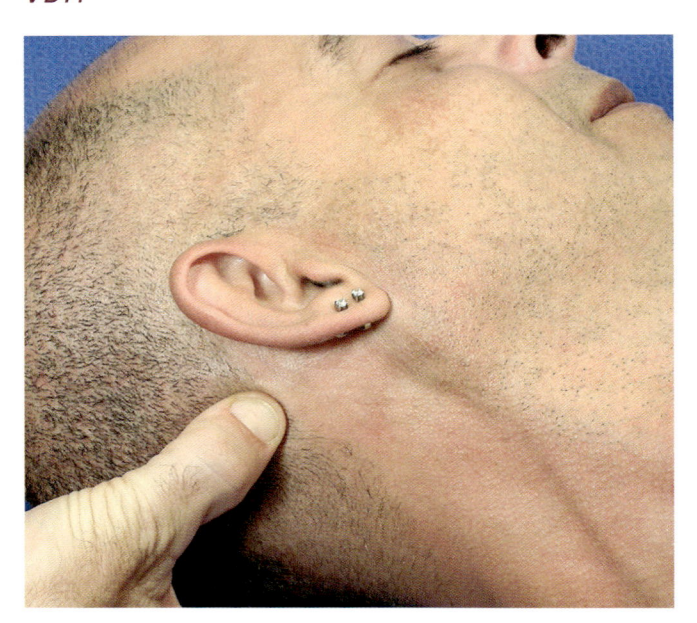

- No crânio, posteriormente a orelha, em uma depressão óssea na base do processo mastoide, o ponto está a 0,5 distância entre VB10 e VB12
- Na fixação do músculo esternocleido-occipitomastóideo.

VB12

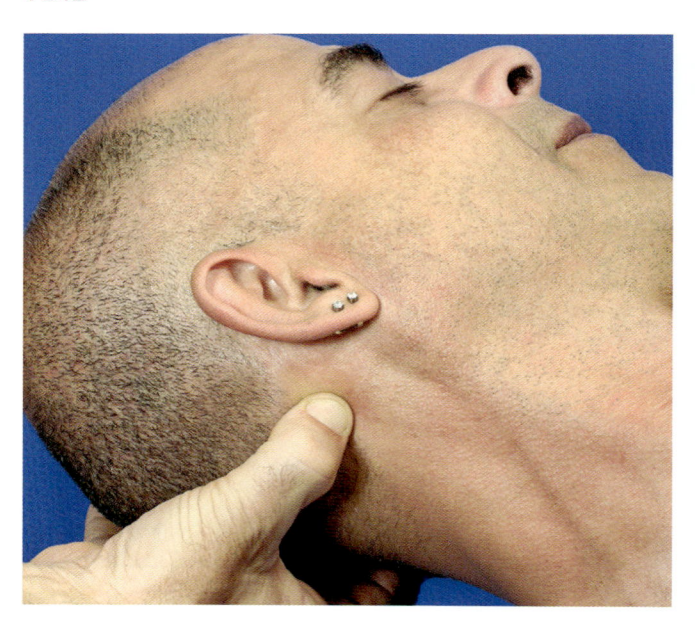

- No crânio, em uma depressão na borda inferior e posterior do processo mastoide na linha horizontal do ponto VG16
- Nos músculos esternocleido-occipitomastóideo e esplênio da cabeça.

VB13

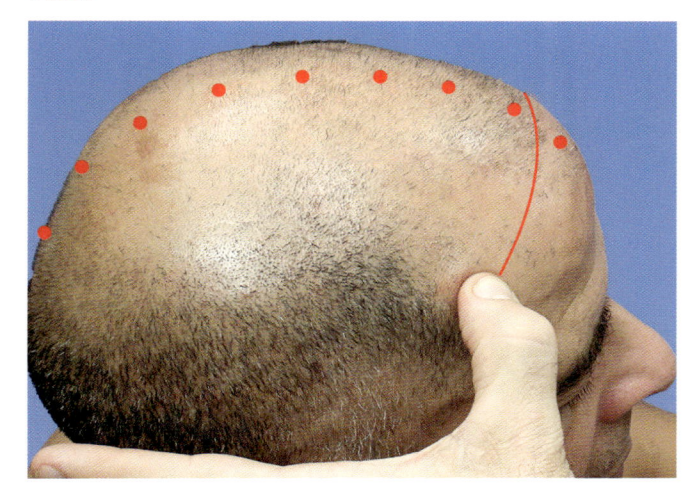

- No crânio, no osso frontal, a 3 distâncias da linha média (do ponto VG24), 0,5 distância posterior à linha de inserção dos cabelos (na entrada dos cabelos)
- Na borda lateral do músculo frontal.

Os marcadores na cabeça indicam as distâncias que se iniciam na linha de inserção anterior e terminam na linha de inserção posterior dos cabelos.

VB14

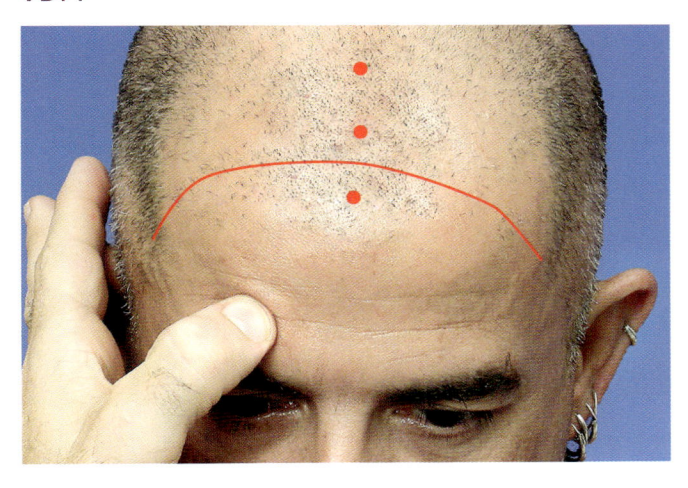

- Na face, no osso frontal, na linha vertical sobre a pupila, a 1 distância acima da sobrancelha
- No músculo frontal.

VB15

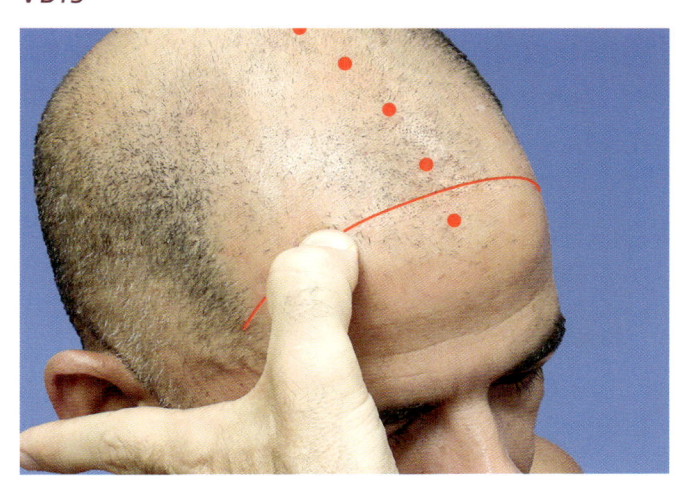

- Na passagem da face para o crânio, no osso frontal, na linha vertical sobre a pupila, a 2,25 distâncias da linha média (no ponto VG24), a 0,5 distância posterior à linha de inserção anterior dos cabelos
- No músculo frontal.

VB16

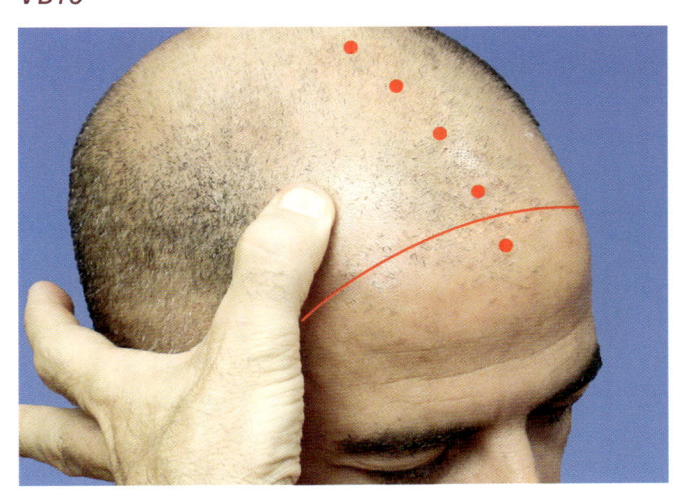

- No crânio, no osso parietal, a 2,25 distâncias da linha média (do ponto VG22), a 2 distâncias posteriores à linha de inserção anterior dos cabelos
- No músculo temporal.

VB17

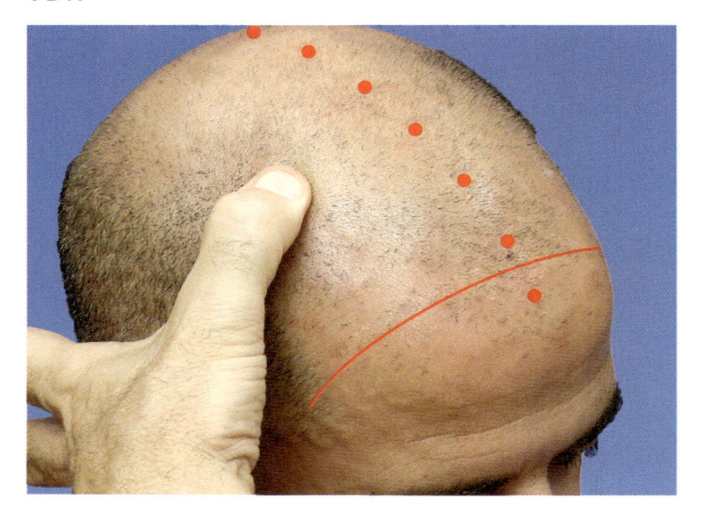

- No crânio, no osso parietal, a 2,25 distâncias da linha média (do ponto VG21) a 3,5 distâncias posteriores à linha de inserção anterior dos cabelos
- No músculo temporal.

VB18

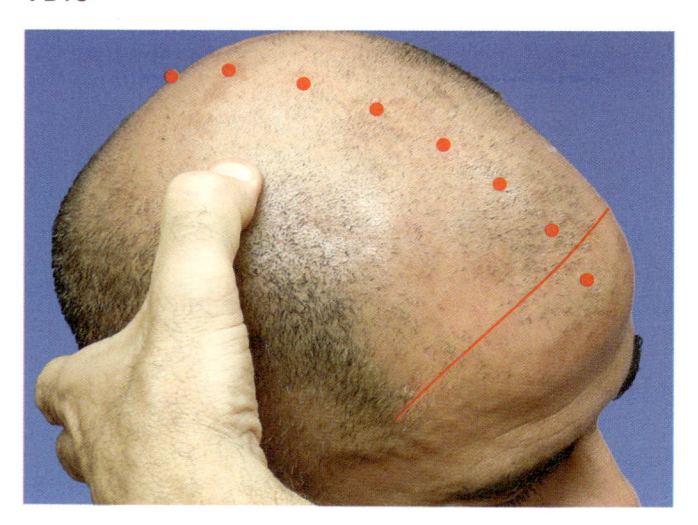

- No crânio, no osso parietal, a 2,25 distâncias da linha média (do ponto VG20), a 5 distâncias posteriores à linha de inserção anterior dos cabelos, na linha vertical do vértice da orelha
- No músculo temporal.

VB19

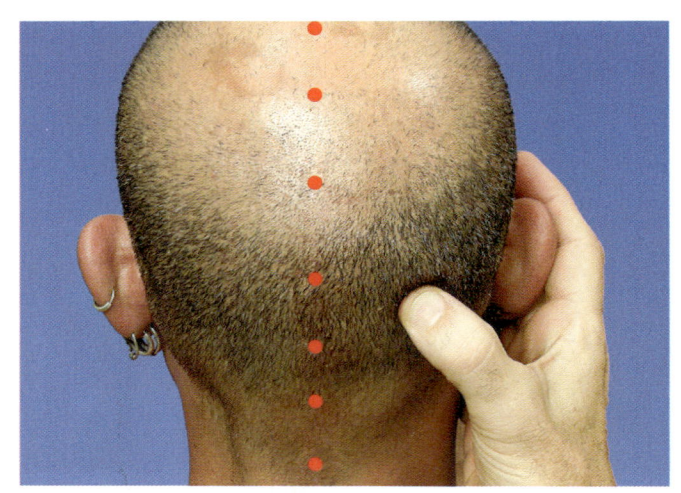

- Na margem posterior do crânio, na sutura occipito-parietal, a 2,25 distâncias da linha média (do ponto VG17), a 1,5 distância acima de VB20
- No músculo occipital.

VB20

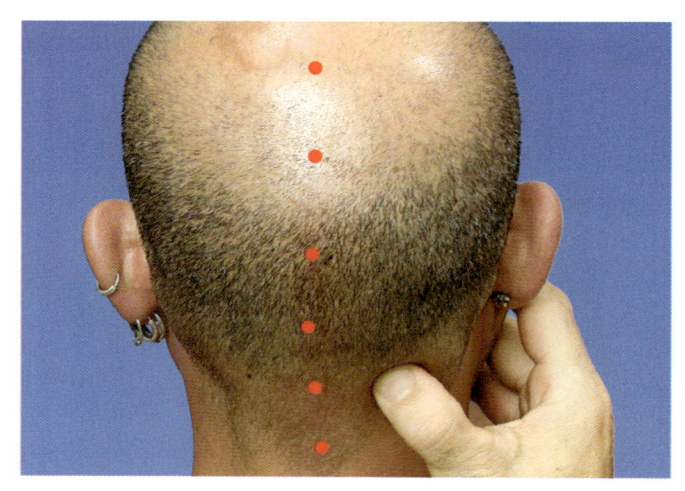

- Na margem posteroinferior do crânio, em uma reentrância óssea na borda inferior do osso occipital, medial ao processo mastoide, a 1,5 distância lateral da linha média (do ponto VG16)
- Entre os músculos esternocleido-occipitomastóideo e trapézio e mais profundamente o esplênio da cabeça e nos músculos suboccipitais: reto posterior menor e maior da cabeça.

VB21

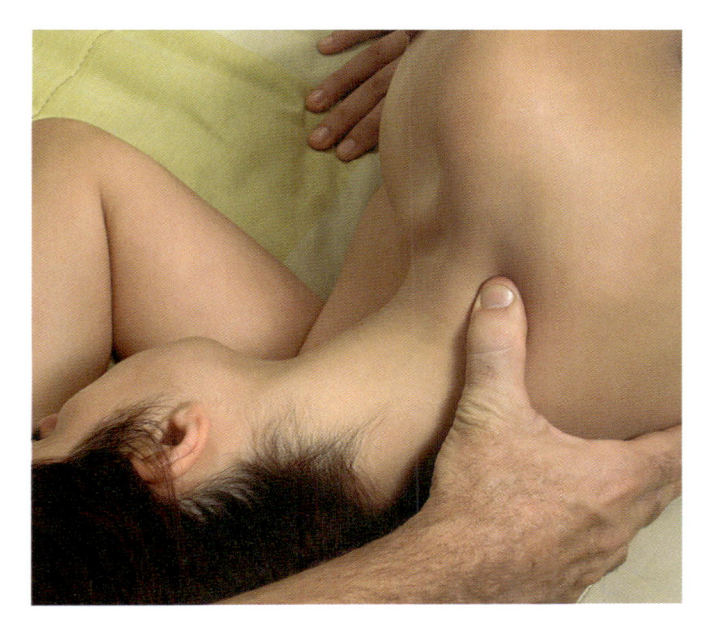

- Na passagem do pescoço para o ombro, a 0,5 distância entre a 7ª cervical (no ponto VG14) e a ponta do acrômio
- Nos músculos trapézio, elevador da escápula e supraespinal.

VB22

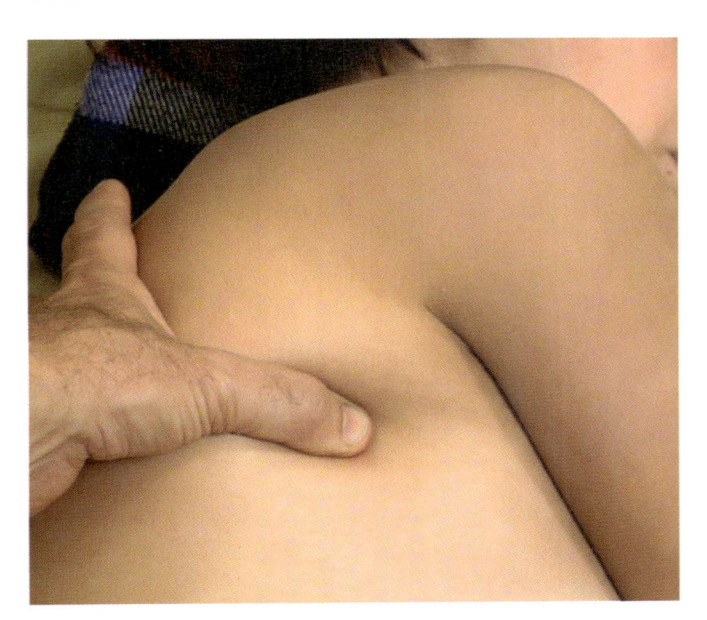

- Na lateral do tórax, no 4º espaço intercostal, na linha vertical anterior da axila, anterior ao músculo latíssimo do dorso
- Nos músculos serrátil anterior e intercostais.

VB23

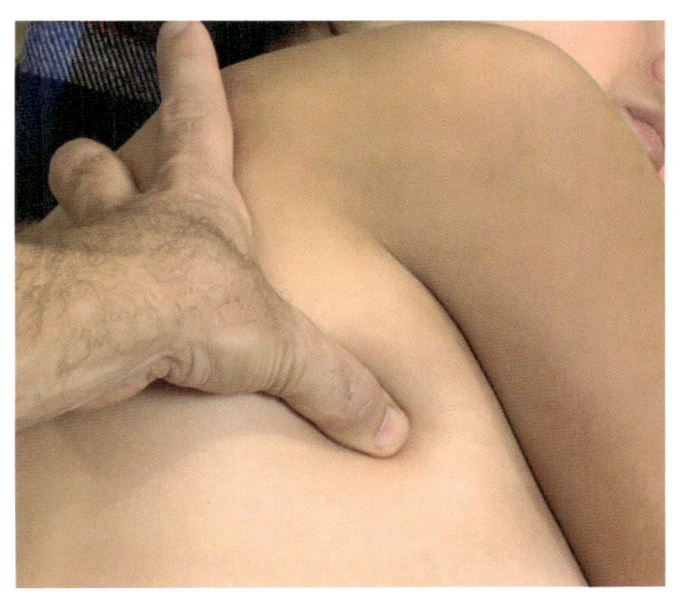

- Na lateral do tórax, no 4º espaço intercostal, na linha horizontal do mamilo, a 1 distância anterior à linha anterior da axila
- Nos músculos serrátil anterior e intercostais.

VB24

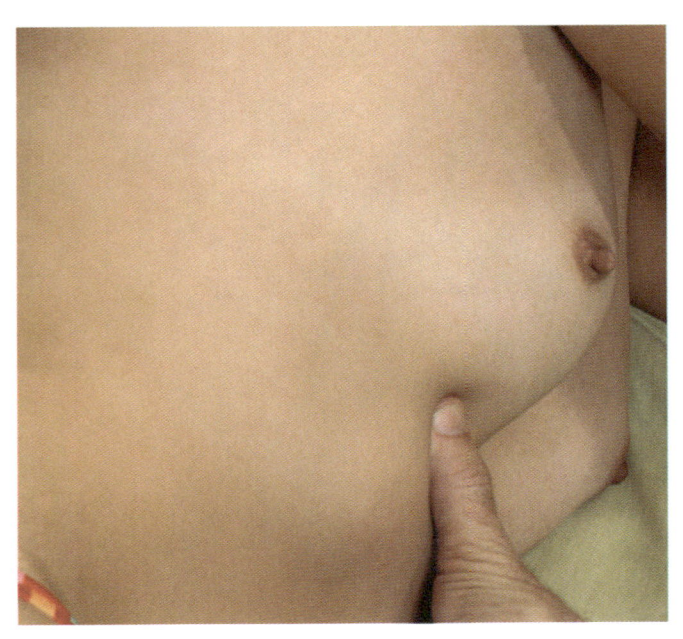

- Na face anterior do tórax, no 7º espaço intercostal, na linha vertical do mamilo, abaixo do ponto F14
- Nos músculos oblíquo externo do abdome e intercostais.

VB25

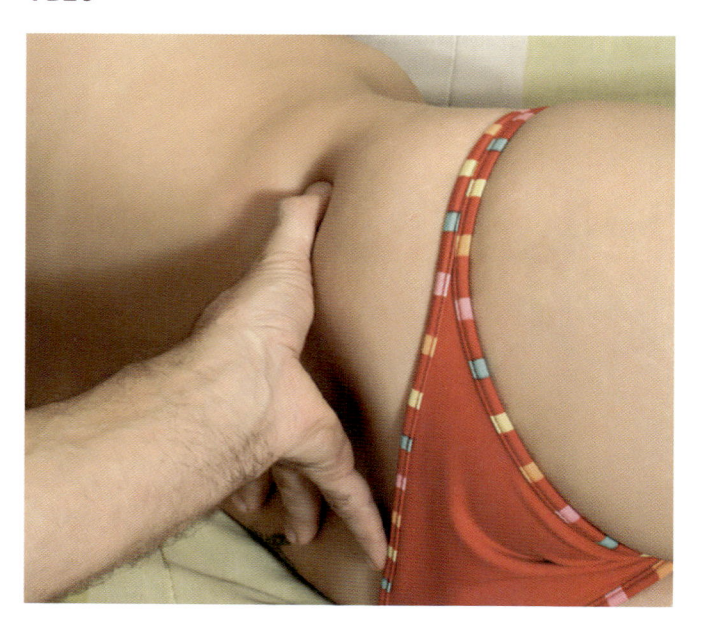

- Na lateral do abdome, imediatamente abaixo da extremidade da 12ª costela
- No músculo oblíquo externo do abdome e na margem lateral do oblíquo externo do abdome.

VB26

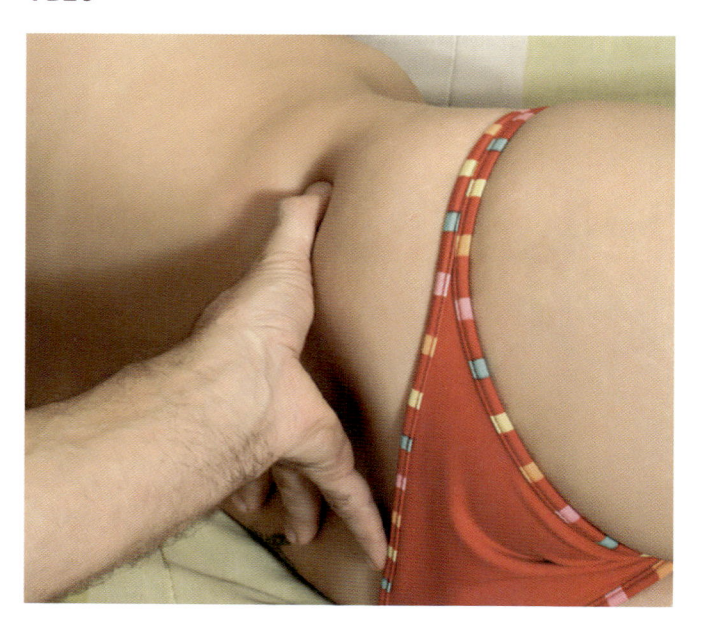

- Na lateral do abdome, a 2 distâncias abaixo da extremidade da 11ª costela (do ponto F13), na linha horizontal do umbigo
- Nos músculos oblíquo externo, interno e transverso do abdome.

VB27

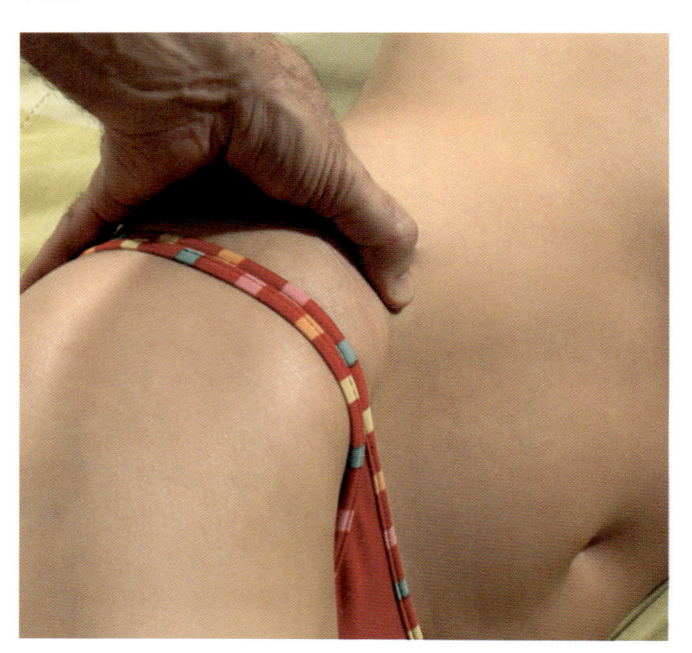

- No quadril, imediatamente medial a espinha ilíaca anterossuperior (crista ilíaca), na linha horizontal do ponto VC4 (a 3 distâncias abaixo do umbigo)
- Nos músculos oblíquo externo, interno e transverso do abdome e profundamente no músculo ilíaco.

VB28

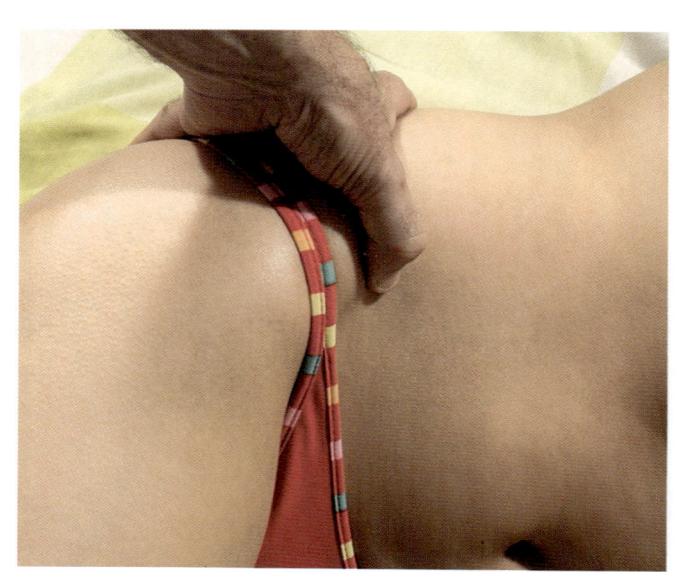

- No quadril, inferior e medial a espinha ilíaca anterossuperior (crista ilíaca), a 0,5 distância abaixo e inferior ao ponto VB27
- Nos músculos oblíquo externo, interno e transverso do abdome.

VB29

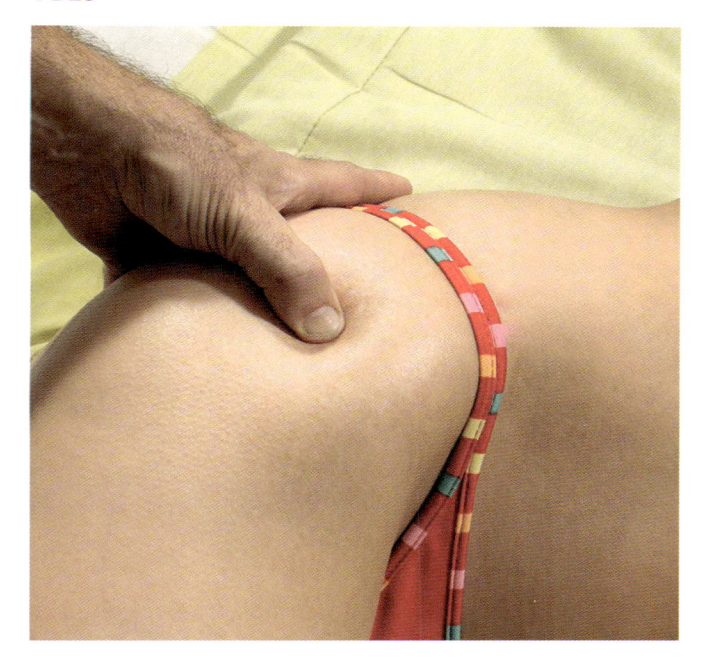

- Na face anterolateral da coxa, acima e anterior do trocanter maior ou a 0,5 distância entre a parte mais elevada do trocanter e a espinha ilíaca anterossuperior
- No músculo tensor da fáscia lata.

VB30

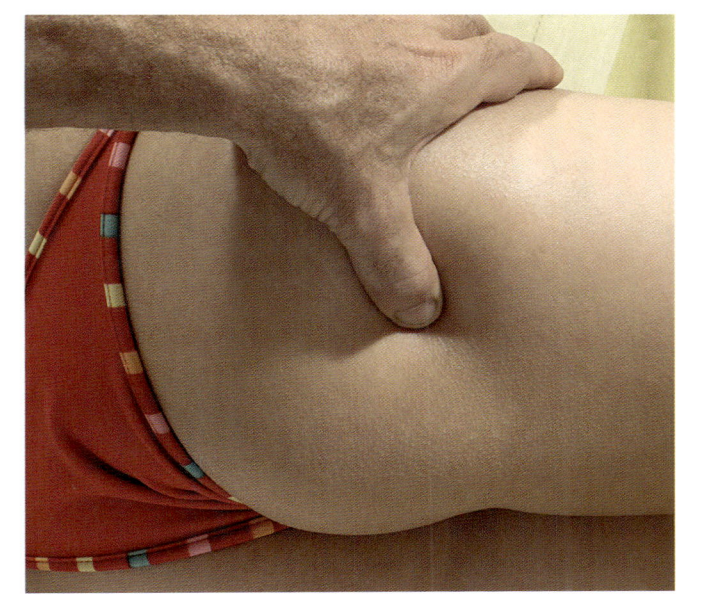

- Na face posterolateral da coxa, abaixo e posterior do trocanter maior, em uma depressão na linha do centro do trocanter maior com a extremidade inferior do sacro (no hiato sacral)
- No músculo glúteo máximo e na borda inferior do músculo piriforme.

VB31

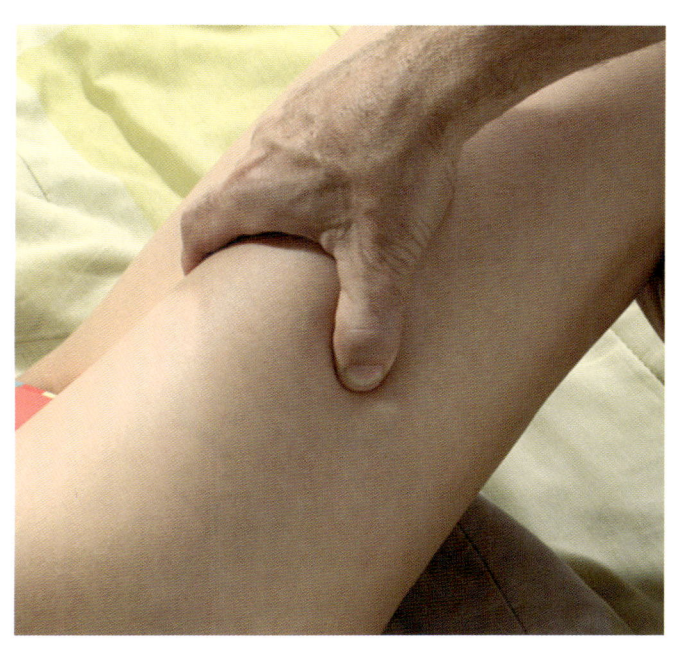

- Na face lateral da coxa, margem posterior do trato iliotibial, a 7 distâncias da linha articulatória do joelho
- Entre os músculos vasto lateral e bíceps femoral.

VB32

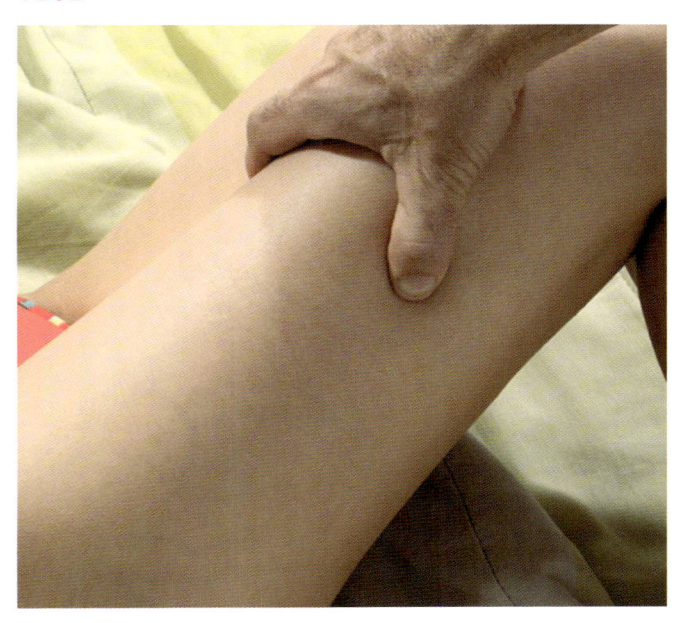

- Na face lateral da coxa, margem posterior do trato iliotibial, a 5 distâncias da linha articulatória do joelho
- Entre os músculos vasto lateral e bíceps femoral.

VB33

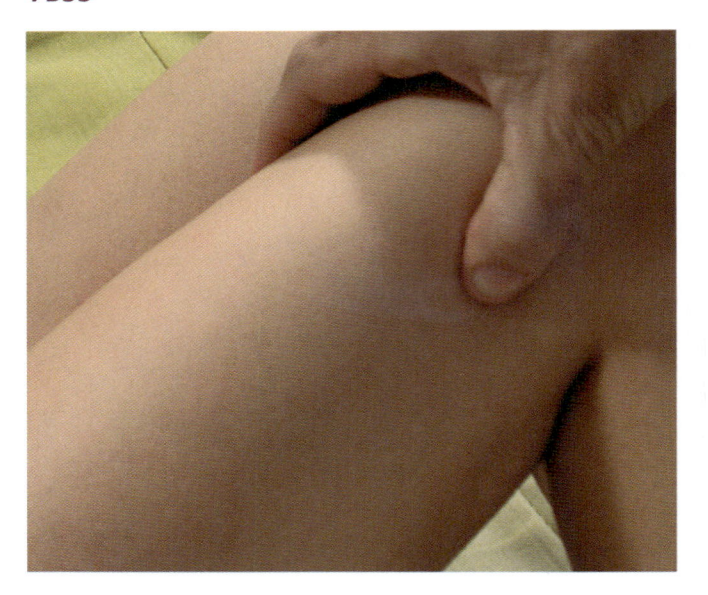

- Na face lateral do joelho, no trato iliotibial, a 1 distância acima da linha articulatória do joelho, na borda externa do côndilo femoral lateral
- No tendão do músculo bíceps femoral.

VB34

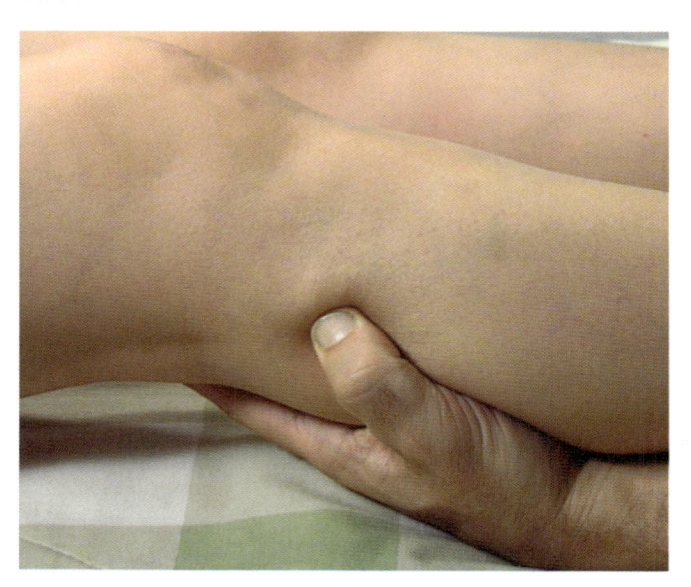

- Na face lateral da perna, a 2 distâncias abaixo da linha articulatória do joelho, em uma reentrância muscular abaixo e a frente da cabeça da fíbula
- Nos músculos extensor longo dos dedos e fibular longo.

VB35

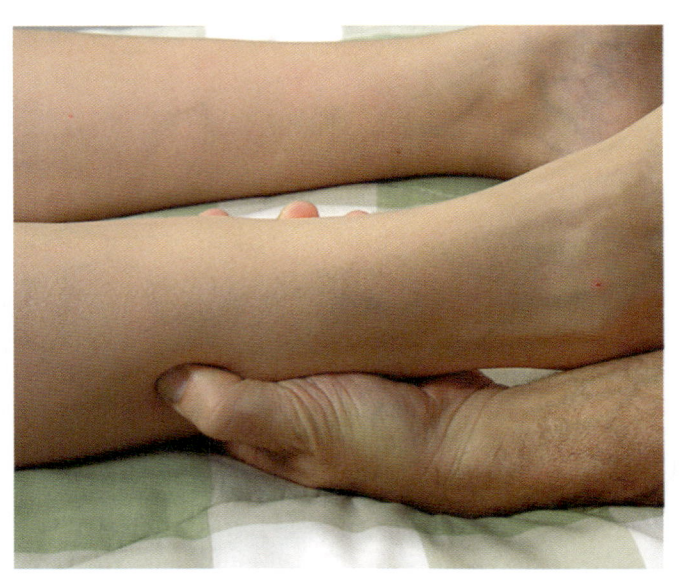

- Na lateral da perna, na borda posterior da fíbula, a 7 distâncias do centro do maléolo lateral
- Nos músculos fibulares longo e curto.

VB36

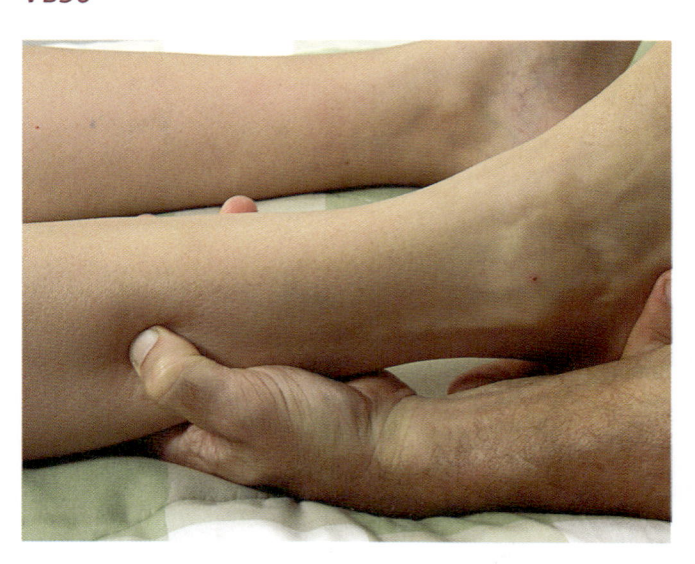

- Na lateral da perna, na borda anterior da fíbula, a 7 distâncias do centro do maléolo lateral, a 1 distância medial ao ponto VB35
- No músculo extensor longo dos dedos.

VB37

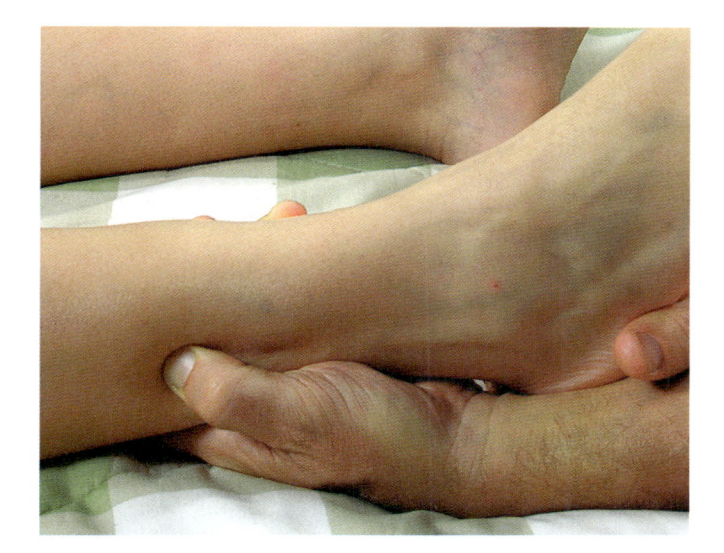

- Na lateral da perna, na borda anterior da fíbula, a 5 distâncias do centro do maléolo lateral
- Nos músculos fibular curto e extensor longo dos dedos.

VB38

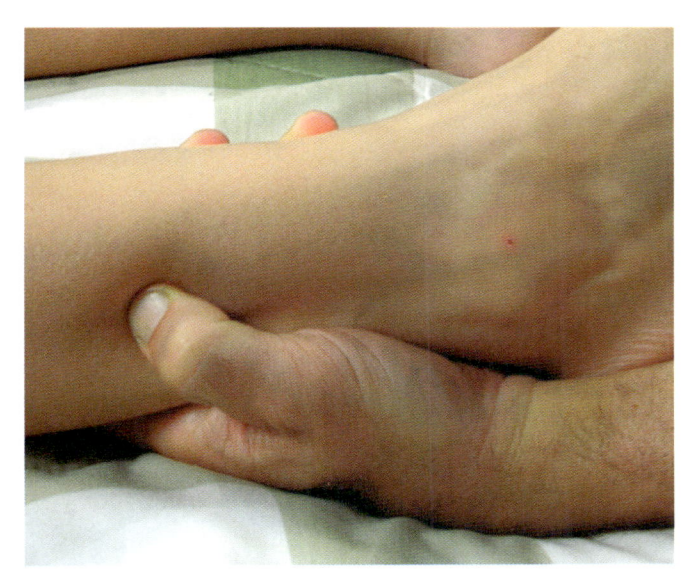

- Na lateral da perna, na borda anterior da fíbula, a 4 distâncias do centro do maléolo lateral
- Nos músculos fibular terceiro e extensor longo dos dedos.

VB39

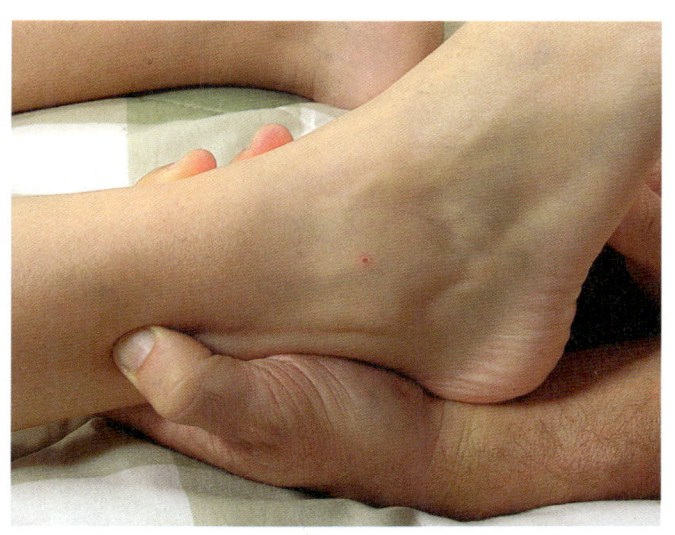

- Na lateral da perna, na borda posterior da fíbula, a 3 distâncias do centro do maléolo lateral
- No músculo fibular curto e no tendão do fibular longo.

VB40

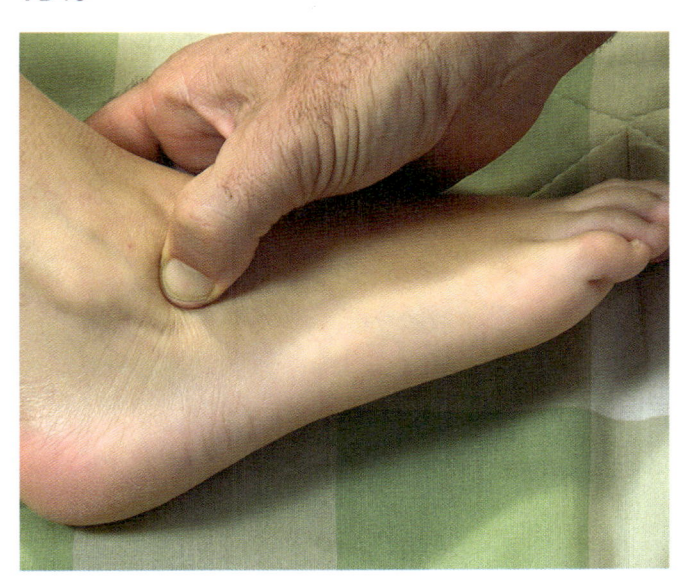

- Na lateral do tornozelo, em uma reentrância óssea, abaixo e anterior ao maléolo lateral, em uma reentrância entre os ossos calcâneo e cuboide
- No músculo extensor curto dos dedos.

VB41

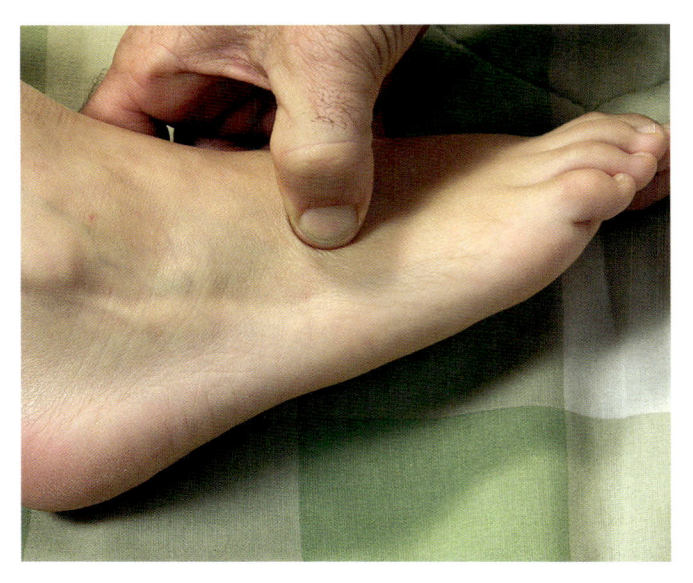

- No dorso do pé, abaixo do ângulo interósseo formado pelo 4º e 5º metatarsos
- No músculo interósseo.

VB42

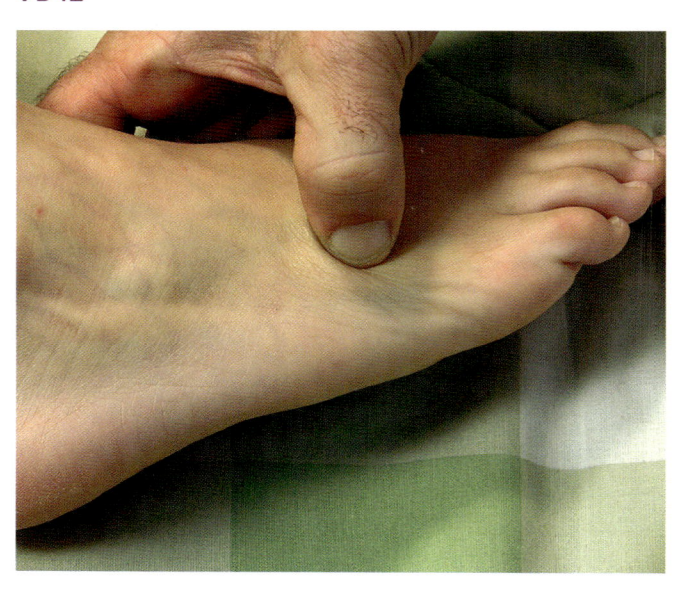

- Do dorso do pé, entre o 4º e o 5º metatarso, no centro do 4º metatarso na sua borda lateral
- No músculo interósseo.

VB43

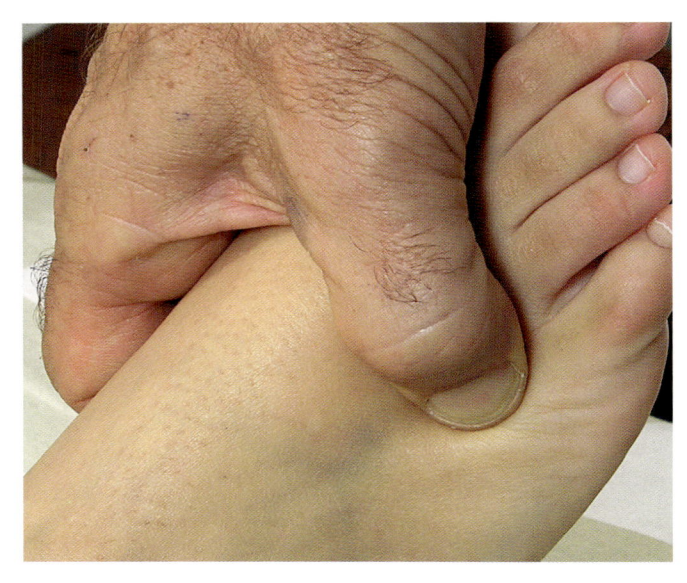

- No dorso do pé, na linha da articulação metatarso-falângica, entre as cabeças do 4º e 5º metatarsos
- Na borda lateral dos tendões dos músculos extensor longo e curto dos dedos.

VB44

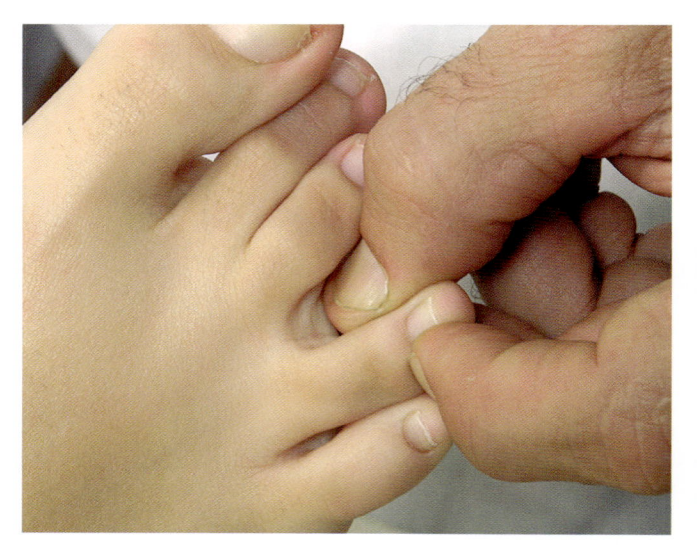

- Na margem lateral do 4º dedo, a 0,1 de distância do ângulo ungueal
- No periósteo.

Fígado

- **Zú jué yīn gān jīng** – Meridiano mínimo **yīn** da perna
- Horário de atividade mais intensa: da 1 às 3 h
- Movimento: Madeira – primavera
- Estado interno: determinação, cólera
- Cor associada: verde
- Clima associado: vento.

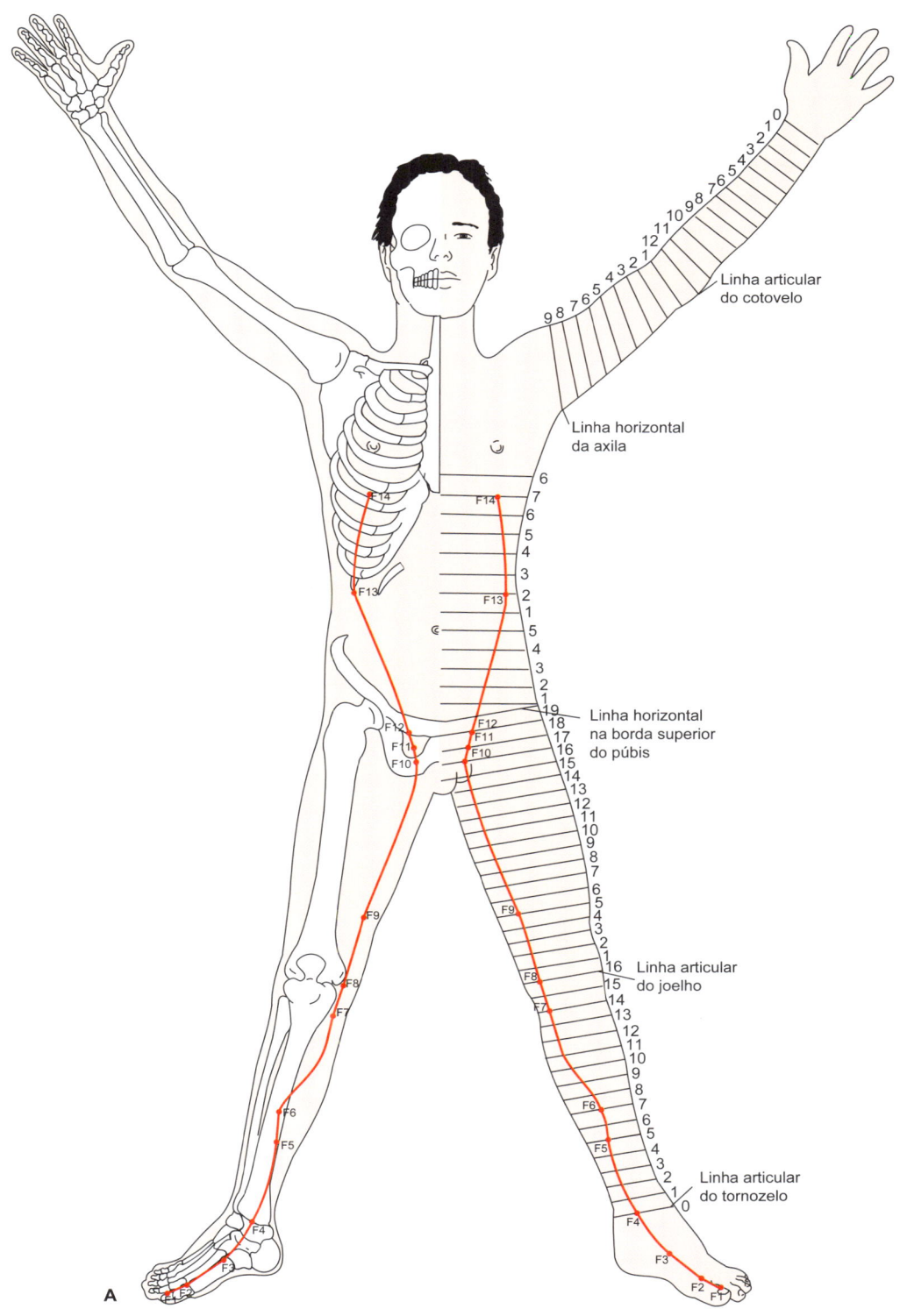

Figura 9.28 A. Pontos do Fígado (*continua*).

Trajeto: do pé para o tronco, pelas faces medial da perna e anterior do tronco (14 pontos)	
F1	Inicia-se no ângulo ungueal lateral do hálux
F2, F3	Segue pela borda medial do hálux e pelo espaço entre o 1º e o 2º metatarso, passando pelo músculo interósseo e pelos tendões dos músculos extensores longo e curto do hálux
F4	Passa pela face anterior da articulação do pé, borda medial
F5, F6, F7	Sobe pela face medial da perna na região da tíbia, passando pelos músculos flexor longo dos dedos, sóleo e poplíteo
F8	Passa pela face medial da articulação do joelho
F9, F10, F11, F12	Sobe pela face medial da coxa na região do fêmur, e pela pelve, passando pelos músculos vasto medial, sartório, adutor magno, adutor longo e pectíneo
F13	Sobe pelo abdome, passando pelos músculos reto, transverso, oblíquo interno e externo do abdome e chega à 11ª costela
F14	Termina no 6º espaço intercostal, na linha vertical do mamilo, sobre os músculos intercostais

B

Figura 9.28 B. Pontos do Fígado (*continuação*).

Localização dos pontos

F1

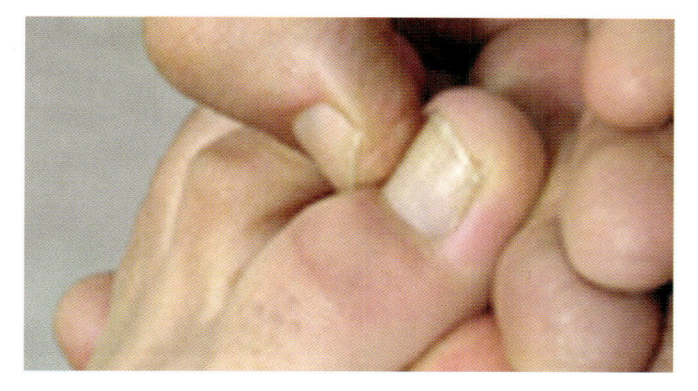

- Na margem lateral do hálux, a 0,1 distância do canto inferior da unha, no ângulo ungueal
- No periósteo.

F2

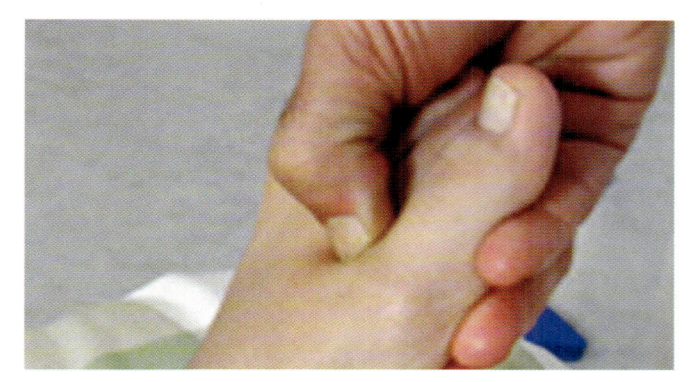

- Do dorso do pé, na linha da articulação metatarso-falângica, entre as extremidades distais do 1º e 2º metatarsos
- Na borda lateral do tendão do músculo extensor curto do hálux e músculo interósseo.

F3

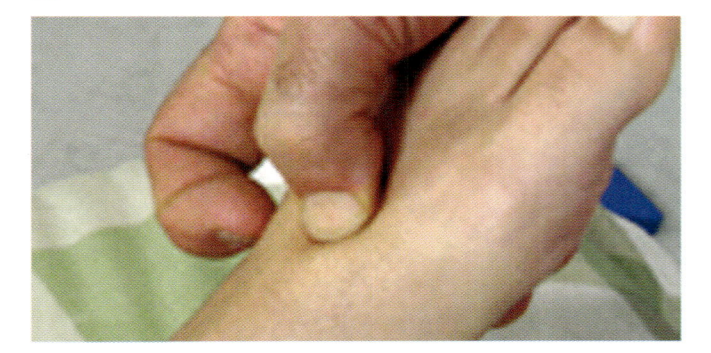

- Do dorso do pé, abaixo do ângulo interósseo formado pelo 1º e 2º metatarsos, na extremidade proximal e medial do 1º metatarso
- Entre os tendões dos músculos extensor longo do hálux e extensor curto do hálux.

F4

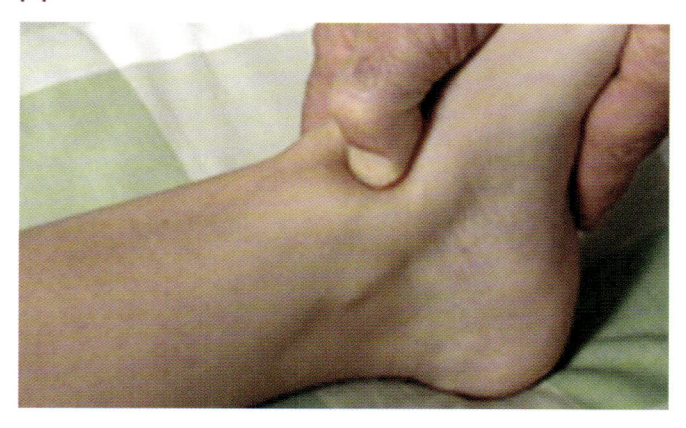

- Do dorso do pé, logo abaixo da articulação do tornozelo, na linha que une as extremidades inferiores dos maléolos, a 1 distância do maléolo medial
- Na borda medial do músculo tibial anterior.

F5

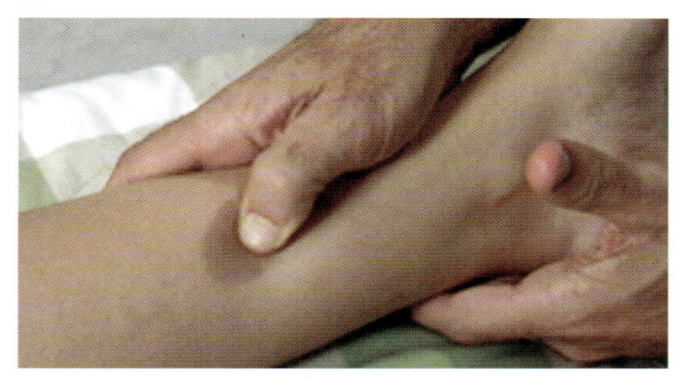

- Na face medial da perna, a 5 distâncias acima do maléolo medial, na margem medial da tíbia
- Anteriormente à borda do músculo flexor longo dos dedos.

F6

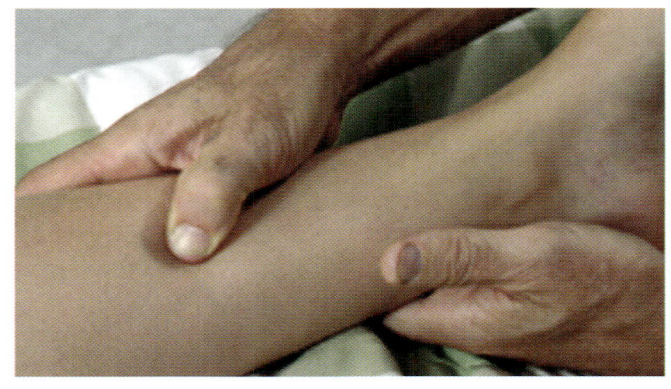

- Na face medial da tíbia, a 7 distâncias acima do maléolo medial
- Anteriormente à borda dos músculos flexor longo dos dedos e sóleo na fáscia da perna.

F7

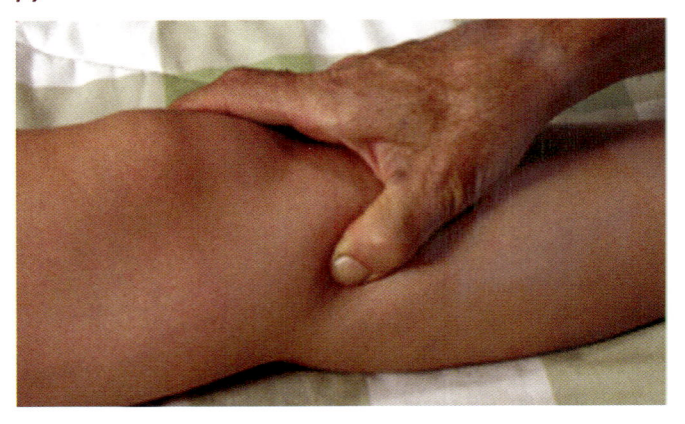

- Na face medial da tíbia a 1 distância medial do côndilo tibial (no ponto BP9), a 2 distâncias abaixo da linha articulatória do joelho
- Na borda medial do músculo gastrocnêmio.

F8

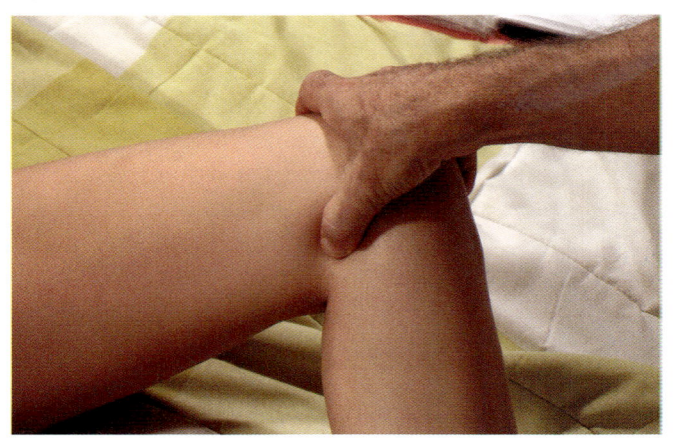

- Na face medial da linha articulatória do joelho
- Entre os tendões dos músculos sartório e grácil.

F9

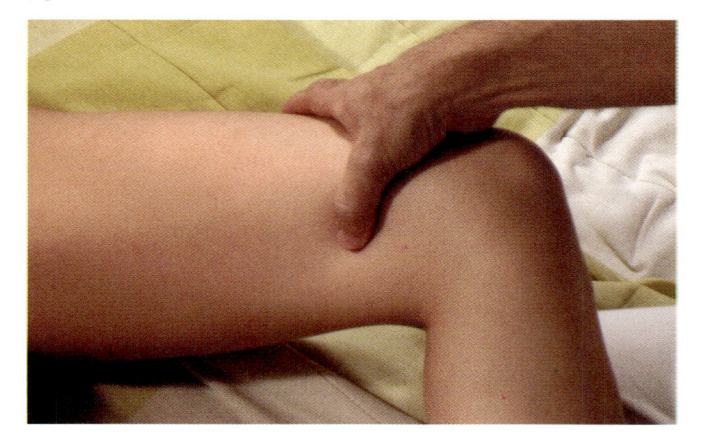

- Na face medial da coxa a 5 distâncias acima da linha articulatória do joelho
- Entre os músculos sartório e vasto medial.

F10

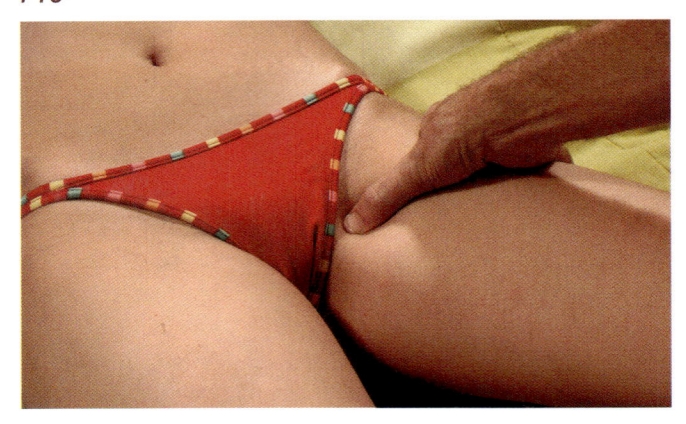

- Na face anteromedial da coxa, a 3 distâncias abaixo na borda superior do púbis a 2 distâncias da linha média (do ponto E30)
- No músculo adutor curto.

F11

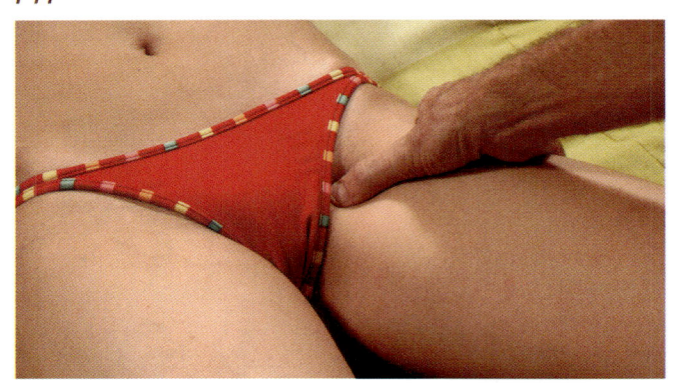

- Na face anterior do quadril, na prega inguinal, a 2 distâncias abaixo da borda superior do púbis (do ponto E30), a 2 distâncias da linha média
- No músculo pectíneo.

F12

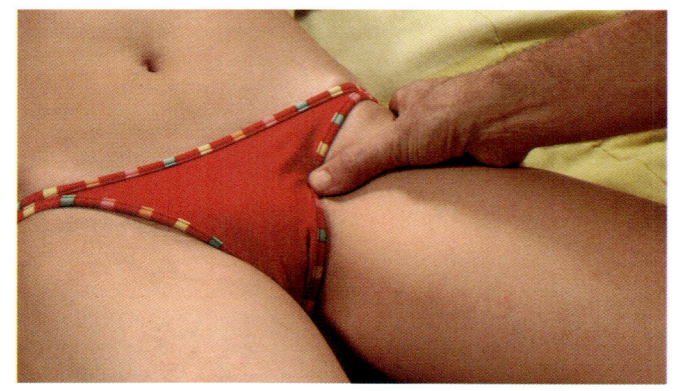

- Na face anterior do quadril, na prega inguinal, a 2 distâncias abaixo da borda superior do púbis, a 2,5 distâncias da linha média
- No músculo pectíneo.

F13

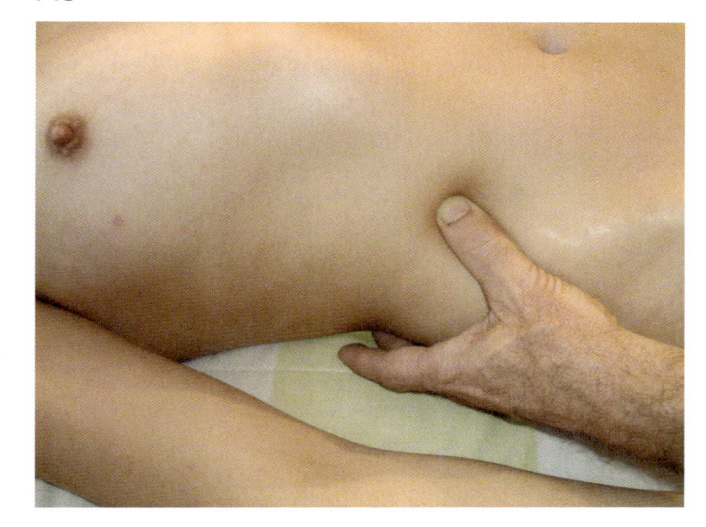

F14

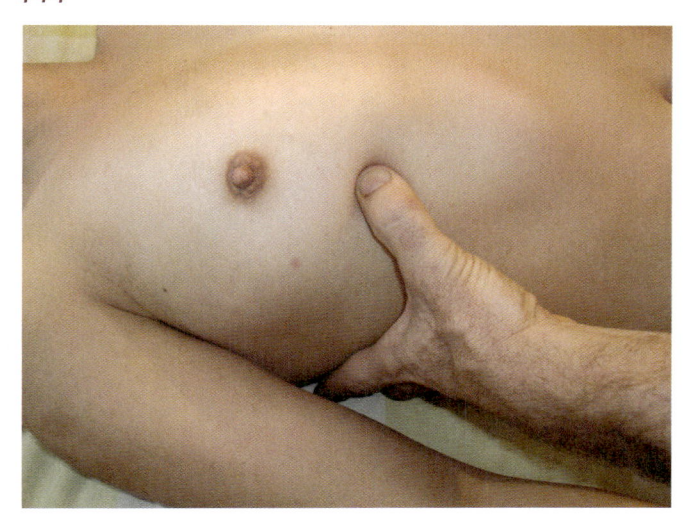

- No abdome, na extremidade livre da 11ª costela
- Nos músculos oblíquo externo, interno e transverso do abdome.

- No tórax, no 6º espaço intercostal, na linha vertical do mamilo
- Nos músculos oblíquo externo e intercostais.

Vaso da Concepção

- **Rèn mài** – Vasos maravilhosos.

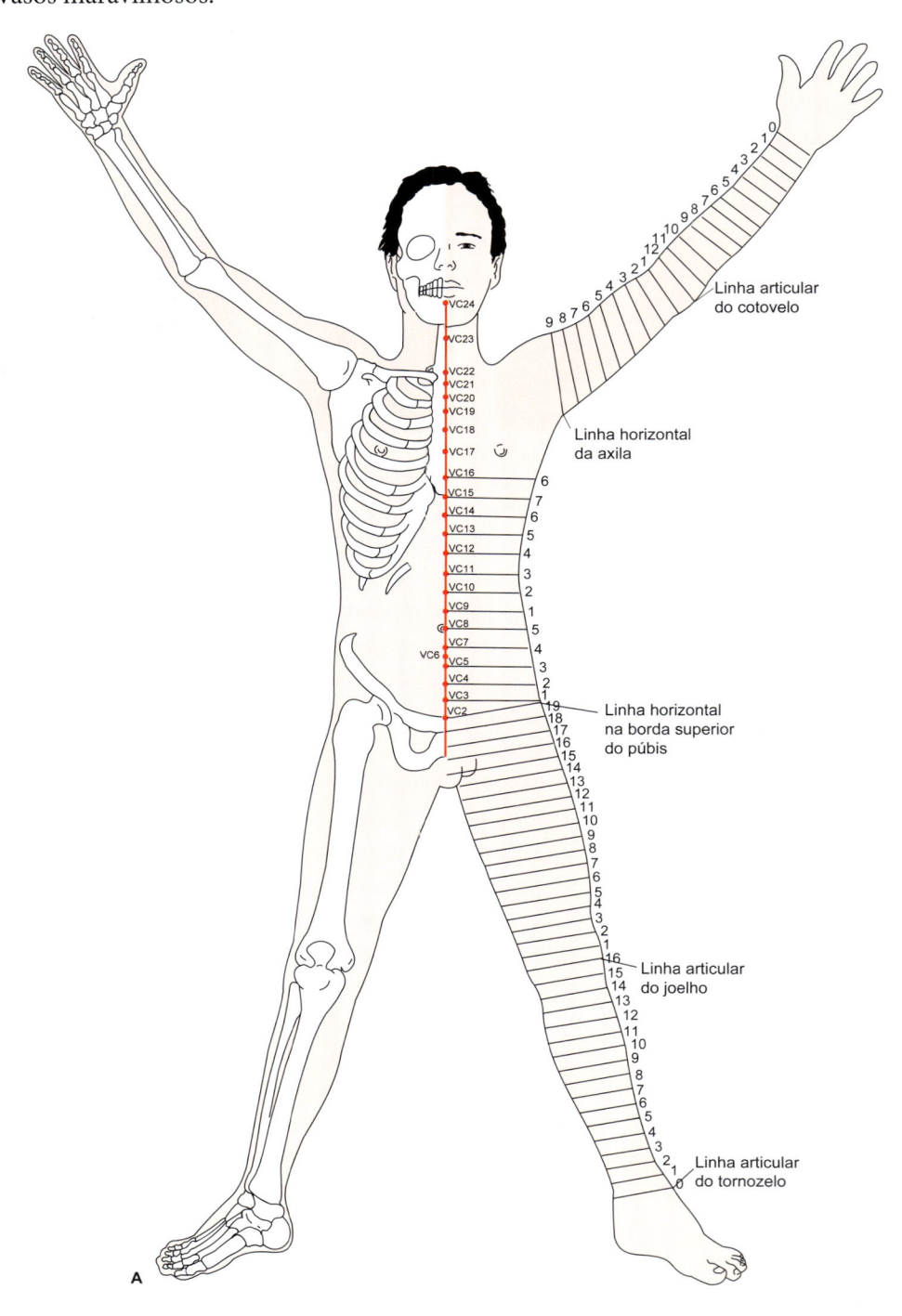

A

Trajeto: do pé para o tronco, pelas faces medial da perna e anterior do tronco (14 pontos)	
VC1	Inicia-se no centro do assoalho pélvico, no músculo perineal transverso
VC2, VC3, VC4, VC5, VC6, VC7, VC8, VC9, VC10, VC11, VC12, VC13, VC14, VC15	Sobe verticalmente no centro do púbis e abdome
VC16, VC17, VC18, VC19, VC20, VC21, VC22, VC23	Continua subindo, na linha média anterior, no tórax e na garganta
VC24	Termina externamente na mandíbula e se interioriza no corpo

B

Figura 9.29 A e **B**. Pontos do Vaso da Concepção.

Localização dos pontos
VC1

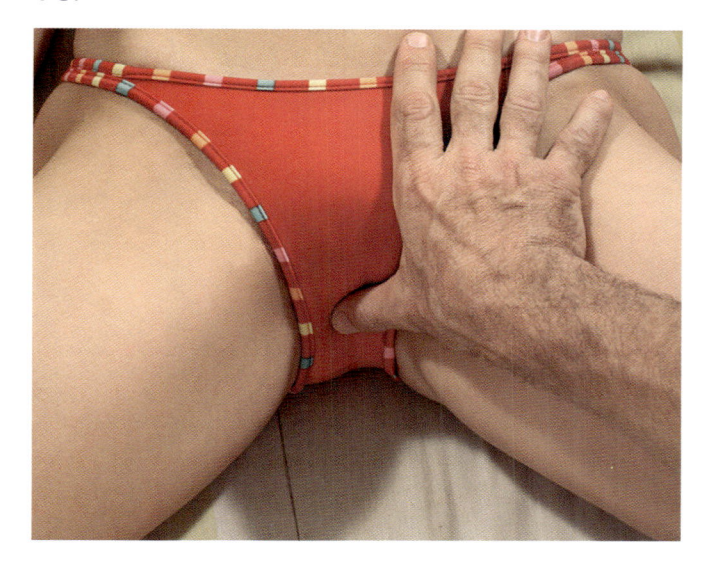

- No assoalho pélvico, na linha média no centro do períneo, entre o ânus e o escroto (homem) ou a comissura labial (mulher)
- Entre os músculos esfíncter externo do ânus e o bulbo esponjoso e superficialmente no músculo transverso superior do períneo.

VC2

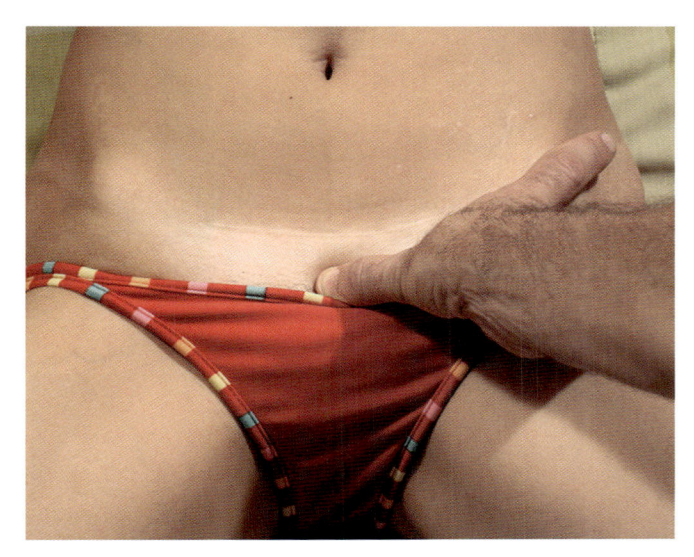

- No baixo ventre, na linha média anterior, acima da borda superior do osso púbis
- Na fixação dos músculos piramidal e reto do abdome no púbis.

VC3

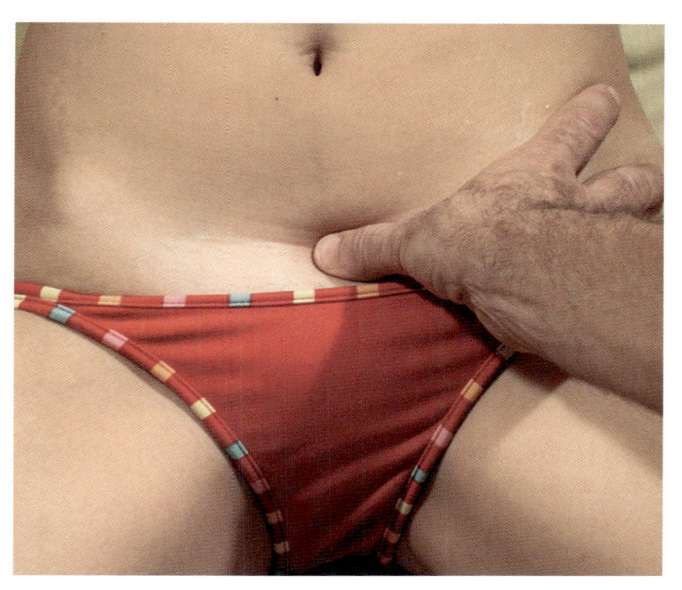

- No ventre, na linha média anterior, a 1 distância acima da borda superior do púbis
- No centro do músculo reto do abdome.

VC4

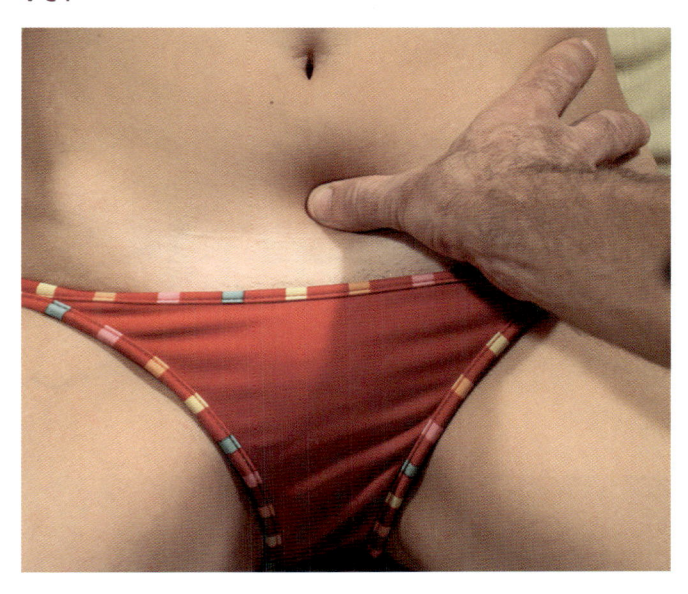

- No ventre, na linha média anterior, a 2 distâncias acima da borda superior do púbis
- No centro do músculo reto do abdome.

VC5

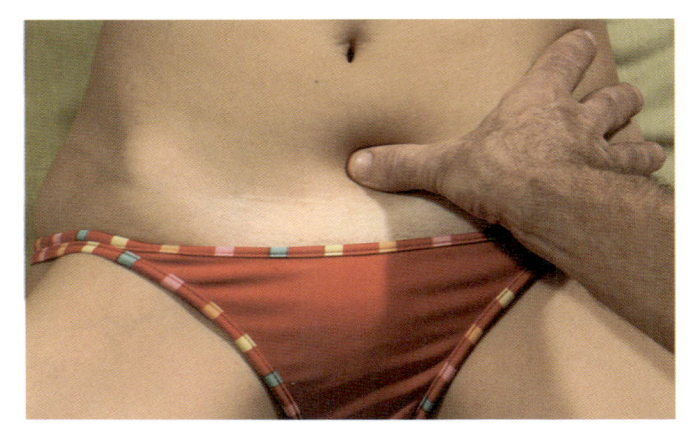

- No ventre, na linha média anterior, a 3 distâncias acima da borda superior do púbis
- No centro do músculo reto do abdome.

VC6

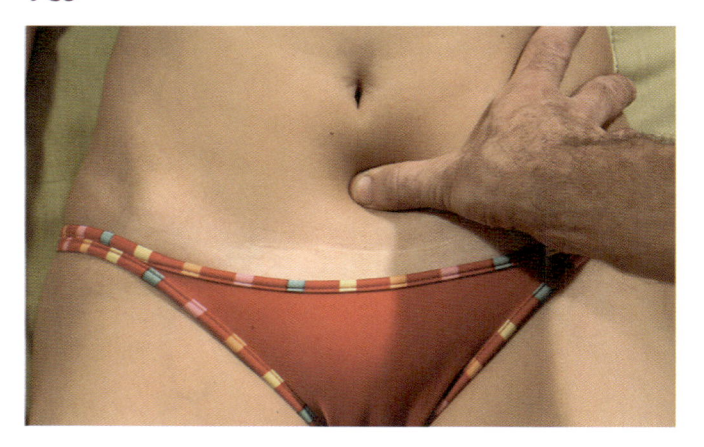

- No ventre, na linha média anterior, a 1,5 distância abaixo do umbigo
- No centro do músculo reto do abdome.

VC7

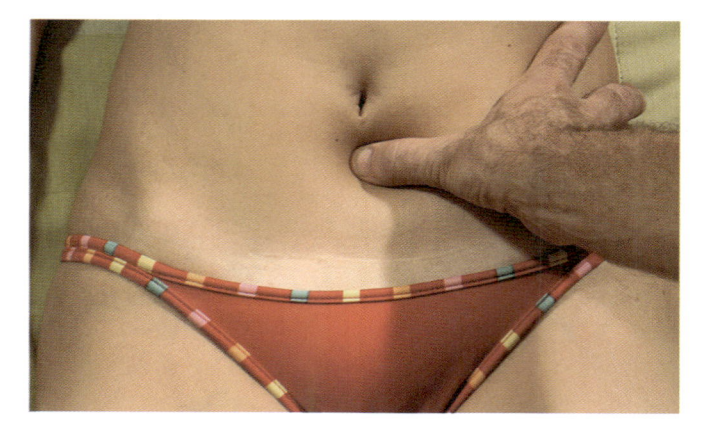

- No ventre, na linha média anterior, a 1 distância abaixo do umbigo
- No centro do músculo reto do abdome.

VC8

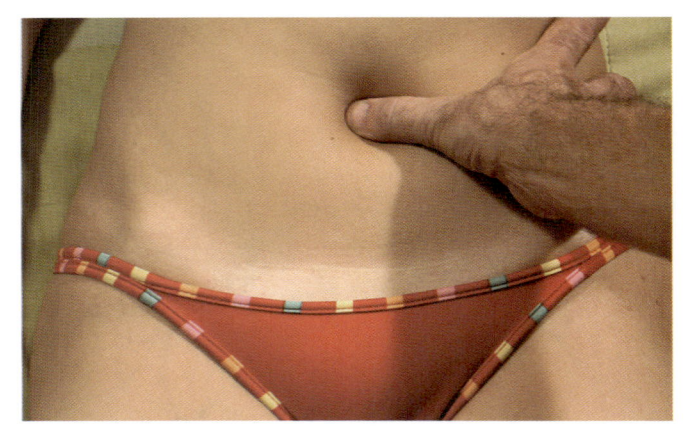

- No abdome, na linha média anterior, no centro do umbigo
- No centro do músculo reto do abdome.

VC9

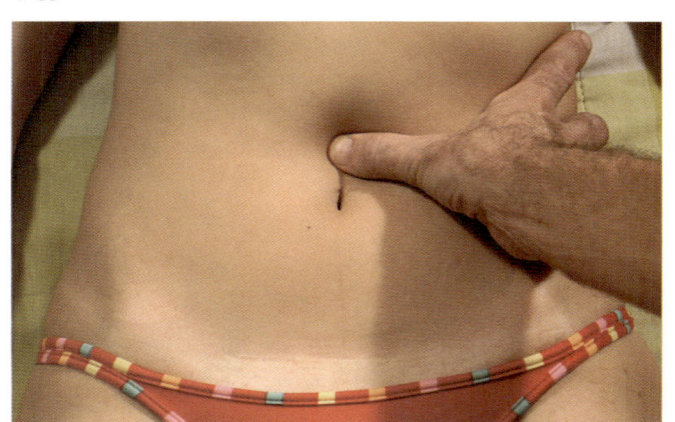

- No abdome, na linha média anterior, a 1 distância acima do umbigo
- No centro do músculo reto do abdome.

VC10

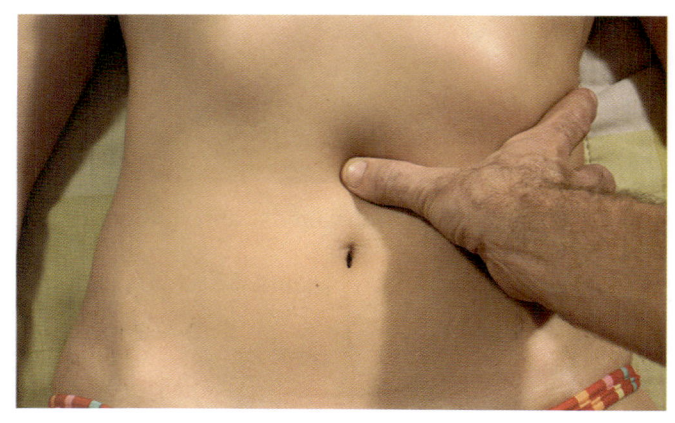

- No abdome, na linha média anterior, a 2 distâncias acima do umbigo
- No centro do músculo reto do abdome.

VC11

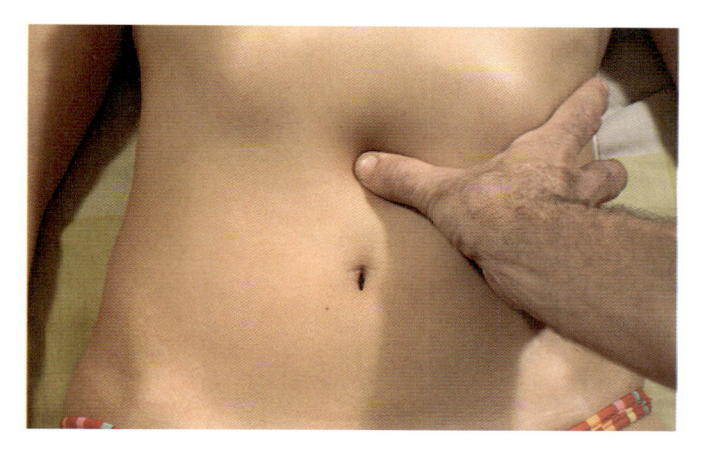

- No abdome, na linha média anterior, a 3 distâncias acima do umbigo
- No centro do músculo reto do abdome.

VC12

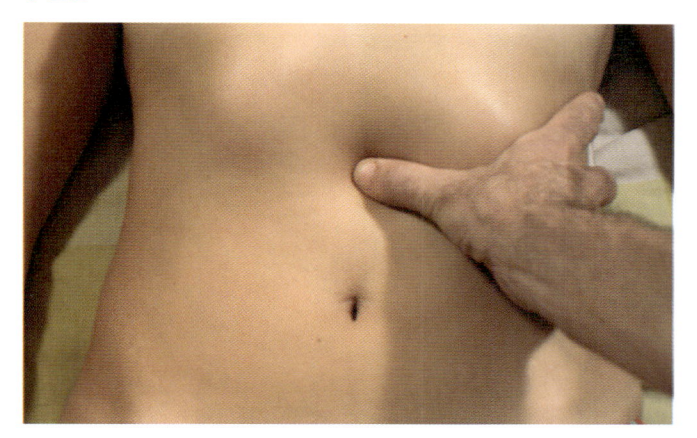

- No abdome, na linha média anterior, a 4 distâncias acima do umbigo
- No centro do músculo reto do abdome.

VC13

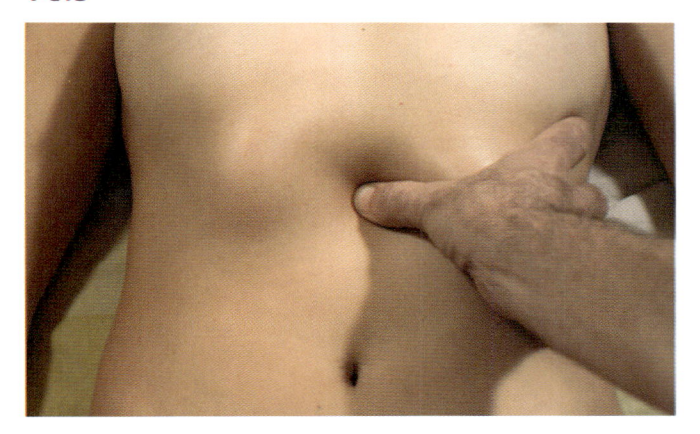

- No abdome, na linha média anterior, a 3 distâncias abaixo da borda inferior do osso esterno
- No centro do músculo reto do abdome.

VC14

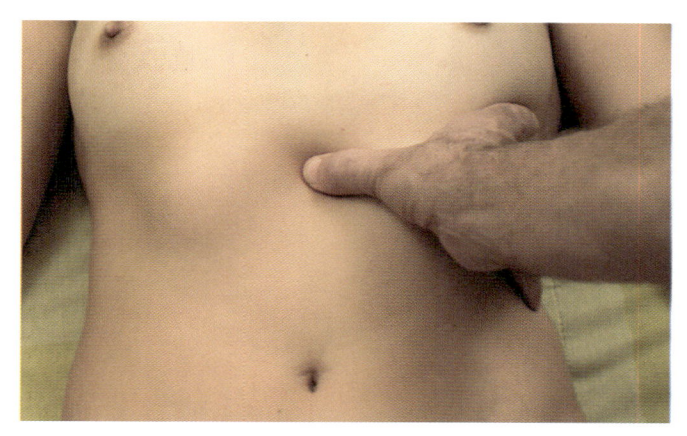

- No abdome, na linha média anterior, a 2 distâncias abaixo da borda inferior do osso esterno ou 1 distância abaixo do processo xifoide
- No centro do músculo reto do abdome.

VC15

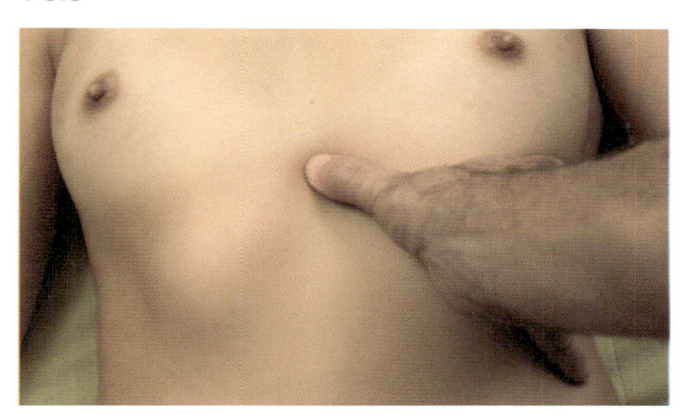

- No abdome, na linha média anterior, a 1 distância abaixo da borda inferior do osso esterno ou abaixo do processo xifoide. No centro do músculo reto do abdome.

VC16

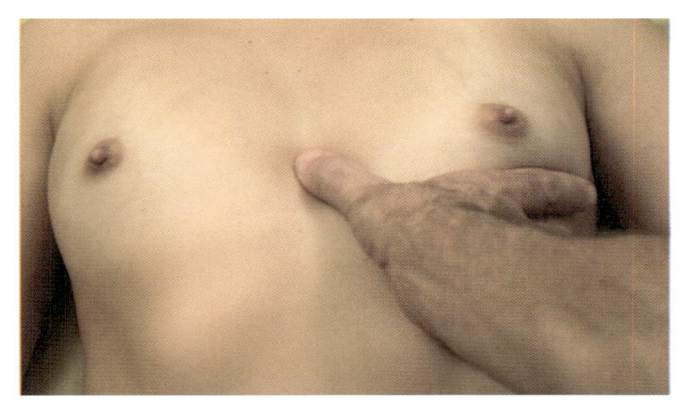

- No tórax, na linha média anterior, na borda inferior do osso esterno, na altura do 5º espaço intercostal
- No periósteo.

VC17

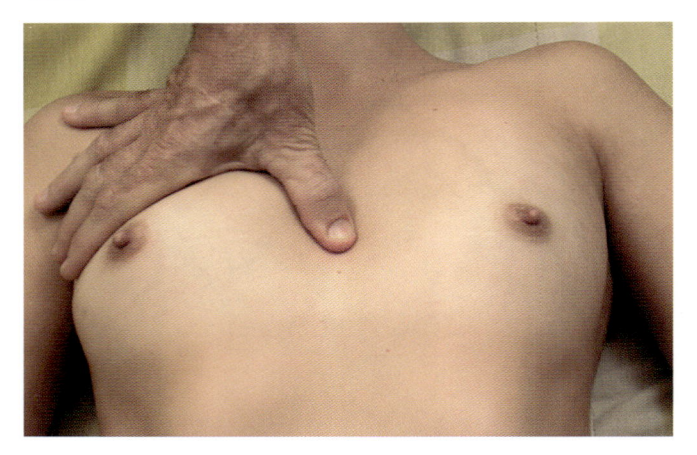

- No tórax, na linha média anterior, no osso esterno, na altura do 4º espaço intercostal, na linha horizontal entre os mamilos
- No periósteo.

VC18

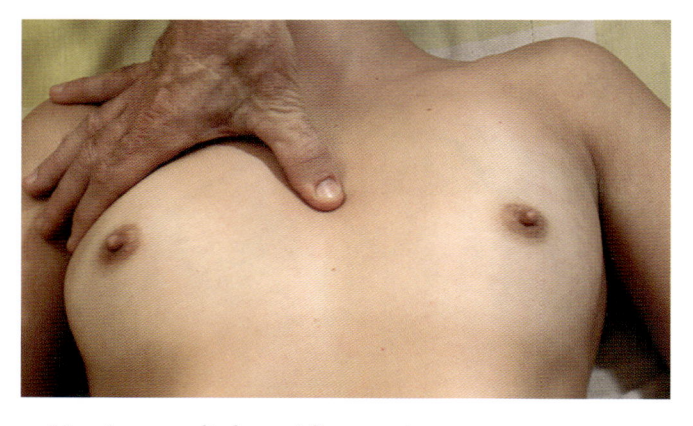

- No tórax, na linha média anterior, no osso esterno, na altura do 3º espaço intercostal
- No periósteo.

VC19

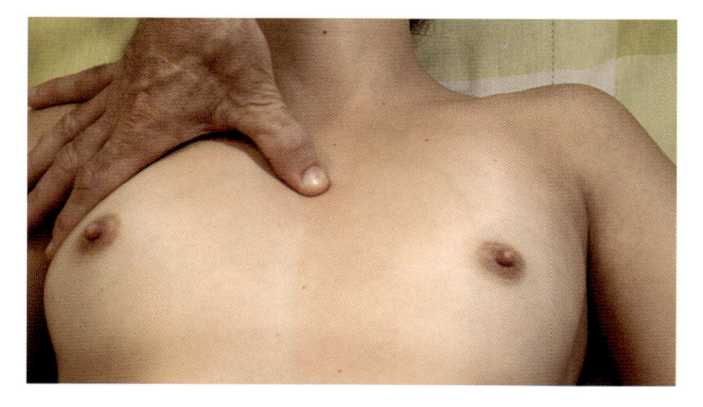

- No tórax, na linha média anterior, no osso esterno, na altura do 2º espaço intercostal
- No periósteo.

VC20

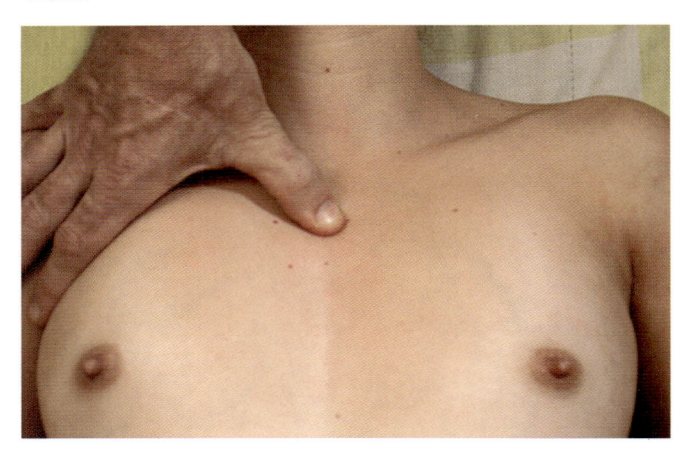

- No tórax, na linha média anterior, no osso esterno (manúbrio), na altura do 1º espaço intercostal
- No periósteo.

VC21

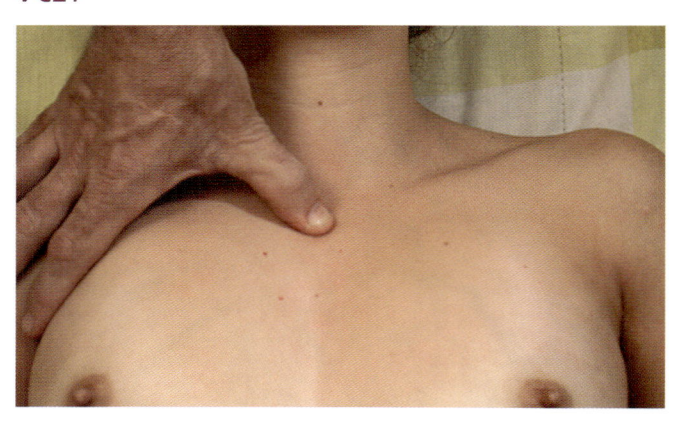

- No tórax, na linha média anterior, no osso esterno (manúbrio), a 1 distância abaixo da fossa supraesternal
- No periósteo.

VC22

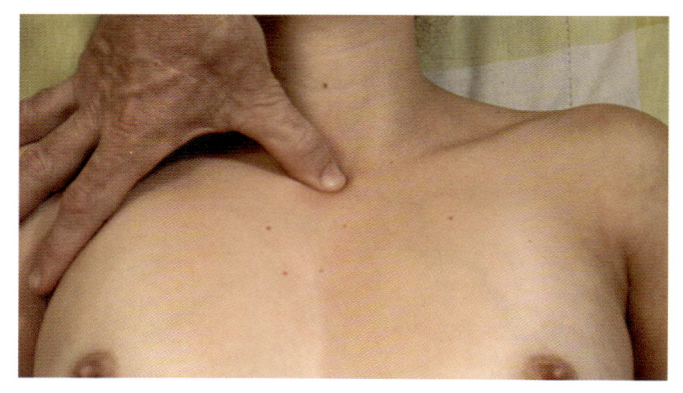

- Na face anterior do pescoço, na linha média anterior, acima da borda superior do osso esterno, no centro da fossa supraesternal
- No músculo esterno-hióideo

VC23

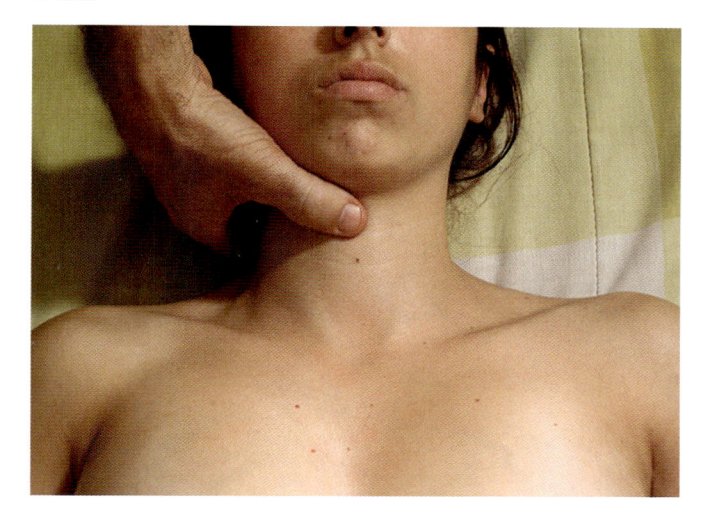

- Na face anterior do pescoço, na linha média anterior, acima da margem superior do osso hióideo (pomo de adão)
- No músculo milo-hióideo.

VC24

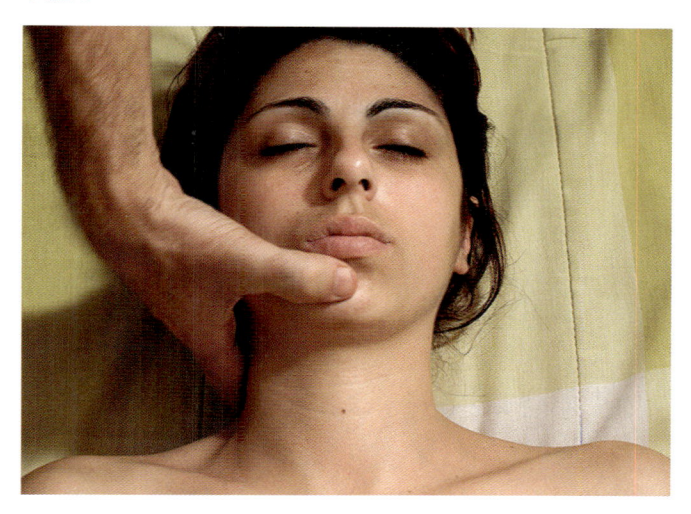

- No queixo, na linha média anterior, na mandíbula, em uma depressão entre o queixo e lábio inferior
- Entre os músculos mentonianos e orbicular da boca.

Vaso Governador ou Sistema Nervoso

- **Dú mài** – Vasos maravilhosos.

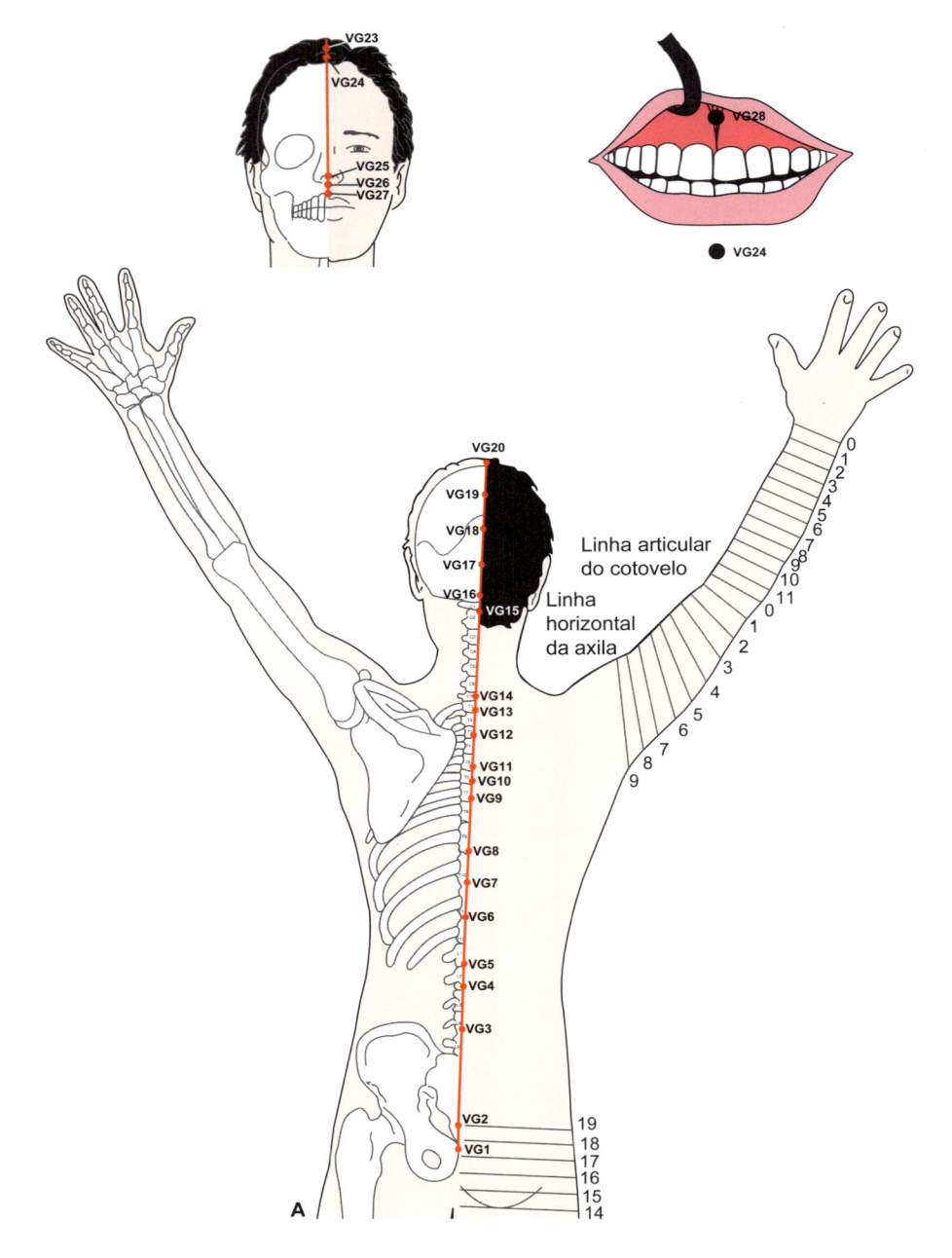

Trajeto: na linha mediana posterior, sobre a coluna vertebral, até cabeça e face (28 pontos)	
VG1	Inicia-se abaixo do osso cóccix, no músculo levantador do ânus
VG2, VG3, VG4, VG5, VG6, VG7, VG8, VG9, VG10, VG11, VG12, VG13, VG14, VG15	Sobe verticalmente sobre a coluna vertebral
VG16, VG17, VG18, VG19, VG20	Continua subindo, pelo centro do crânio até o vértice
VG21, VG22, VG23, VG24	Continua seu trajeto na linha mediana anterior da cabeça até a linha de inserção anterior dos cabelos
VG25, VG26, VG27	Desce pela linha mediana anterior na face até o lábio superior
VG28	Termina externamente na gengiva superior e se interioriza

Figura 9.30 A e **B.** Pontos do Vaso Governador.

Localização dos pontos

Os marcadores na cabeça indicam as distâncias que se iniciam na linha de inserção anterior e terminam na linha de inserção posterior dos cabelos. Na coluna indicam o processo espinhoso das vértebras.

VG1

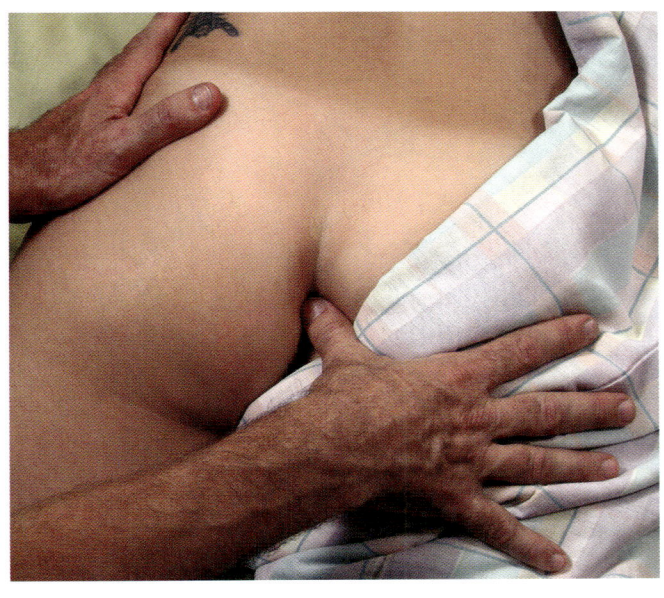

- No assoalho pélvico, na linha média da região perineal, abaixo da ponta inferior do cóccix, entre o ânus e o cóccix
- Músculo elevador do ânus.

VG3

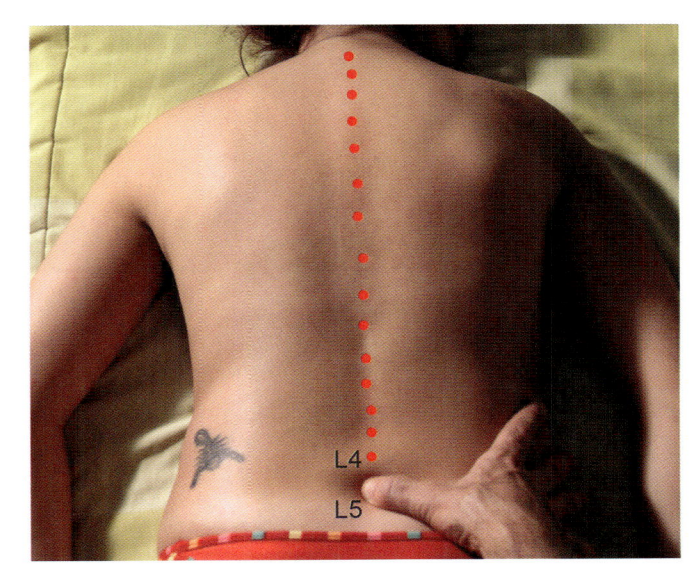

- Na coluna vertebral, na região lombar, no espaço intervertebral abaixo do processo espinhoso da 4ª vértebra lombar
- No ligamento interespinal, músculo eretor da espinha e fáscia toracolombar.

VG2

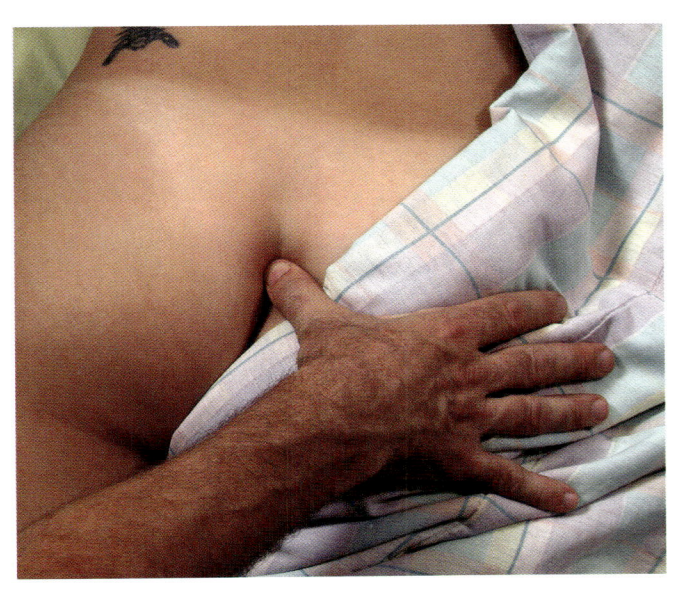

- Na coluna vertebral, no osso sacro, abaixo do processo espinhoso da 4ª vértebra sacral, acima da articulação sacrococcígea, onde se abre o hiato sacral
- Ligamento interespinal e músculo eretor da espinha.

VG4

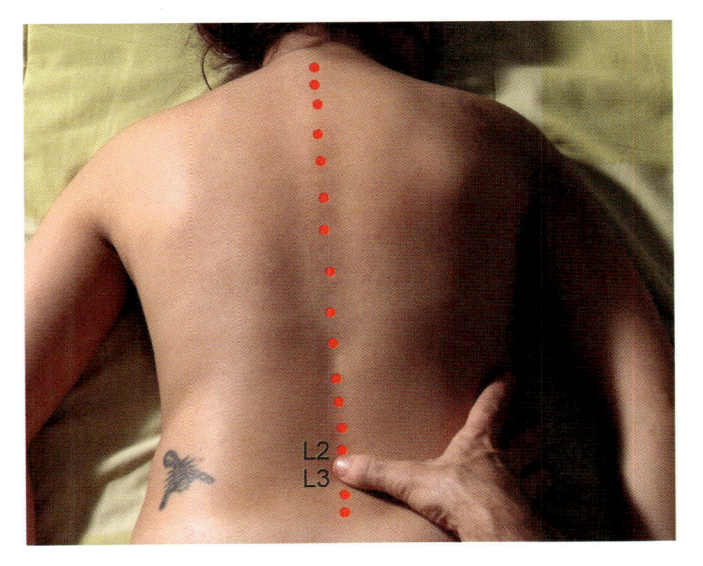

- Na coluna vertebral, na região lombar, no espaço intervertebral abaixo do processo espinhoso da 2ª vértebra lombar
- No ligamento interespinal, músculo eretor da espinha e fáscia toracolombar.

VG5

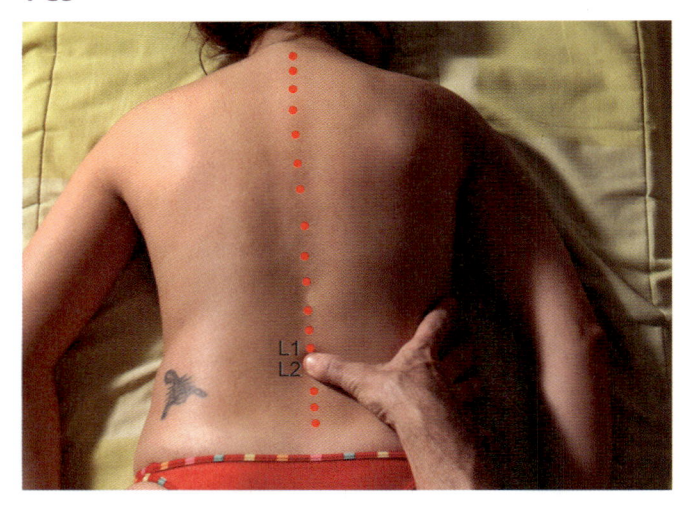

- Na coluna vertebral, na região lombar, no espaço intervertebral abaixo do processo espinhoso da 1ª vértebra lombar
- No ligamento interespinal, músculo eretor da espinha e fáscia toracolombar.

VG7

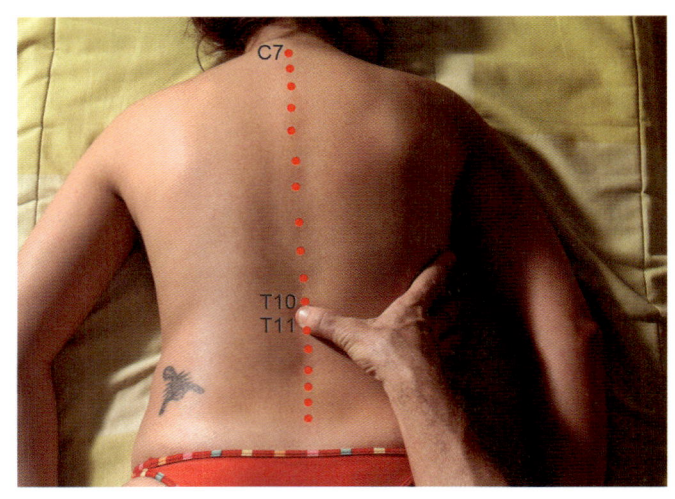

- Na coluna vertebral, na região torácica, no espaço intervertebral abaixo do processo espinhoso da 10ª vértebra torácica
- No ligamento interespinal, músculo eretor da espinha e fáscia toracolombar e tendão do músculo trapézio.

VG6

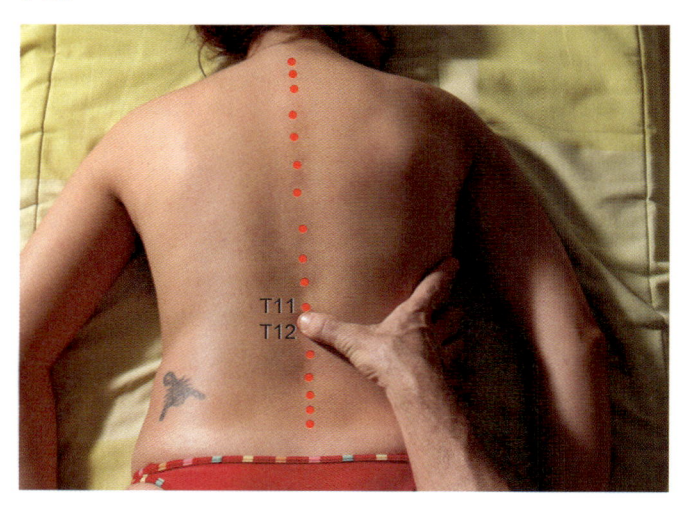

- Na coluna vertebral, na região torácica, no espaço intervertebral abaixo do processo espinhoso da 11ª vértebra torácica
- No ligamento interespinal, músculo eretor da espinha, fáscia toracolombar e tendão do músculo trapézio.

VG8

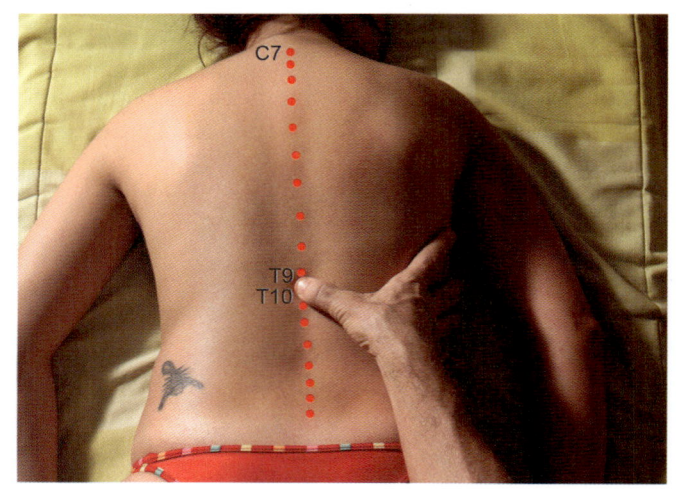

- Na coluna vertebral, na região torácica, no espaço intervertebral abaixo do processo espinhoso da 9ª vértebra torácica
- No ligamento interespinal, músculo eretor da espinha e fáscia toracolombar e tendão do músculo trapézio.

VG9

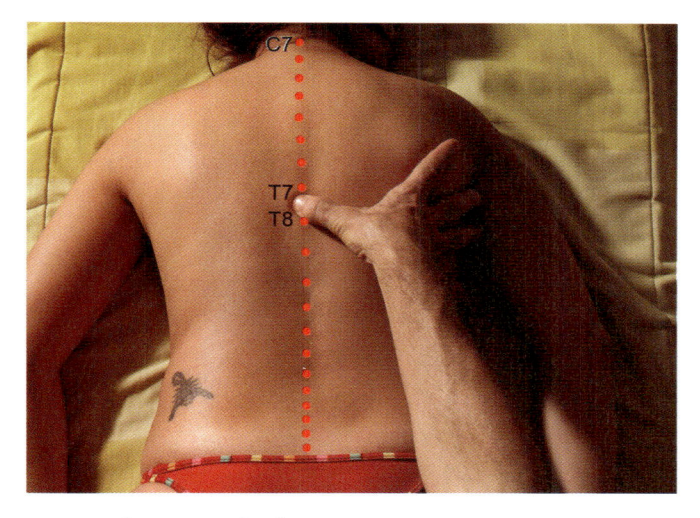

- Na coluna vertebral, na região torácica, no espaço intervertebral abaixo do processo espinhoso da 7ª vértebra torácica
- No ligamento interespinal, músculo eretor da espinha e fáscia toracolombar e tendão do músculo trapézio.

VG10

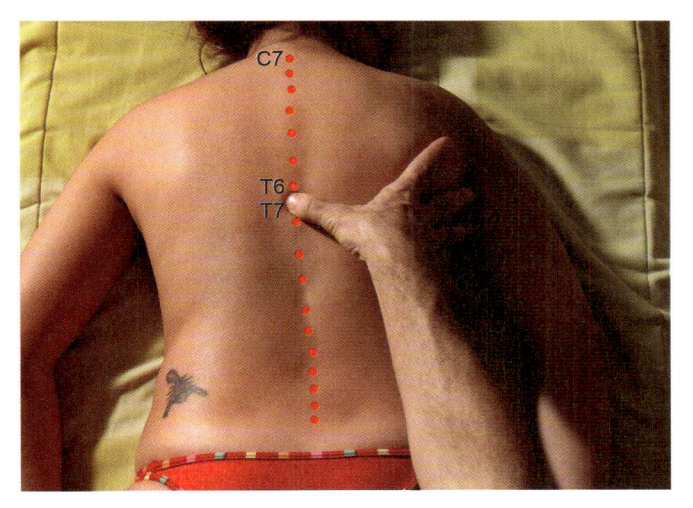

- Na coluna vertebral, na região torácica, no espaço intervertebral abaixo do processo espinhoso da 6ª vértebra torácica
- No ligamento interespinal, músculo eretor da espinha e tendão do músculo trapézio.

VG11

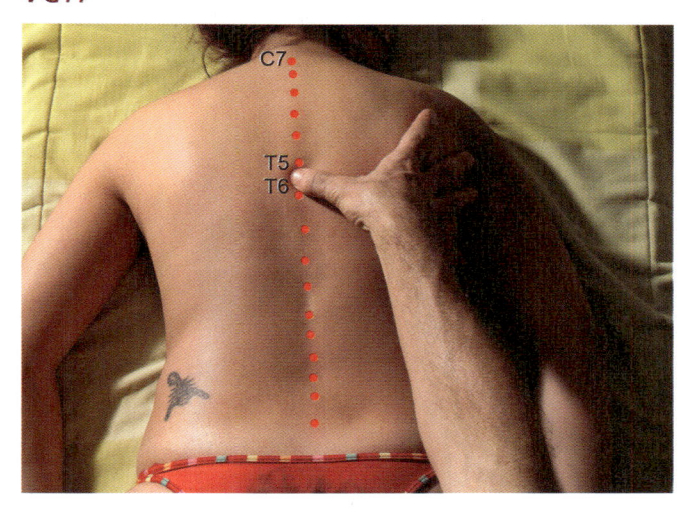

- Na coluna vertebral, na região torácica, no espaço intervertebral abaixo do processo espinhoso da 5ª vértebra torácica
- No ligamento interespinal, músculo eretor da espinha e tendão do músculo trapézio.

VG12

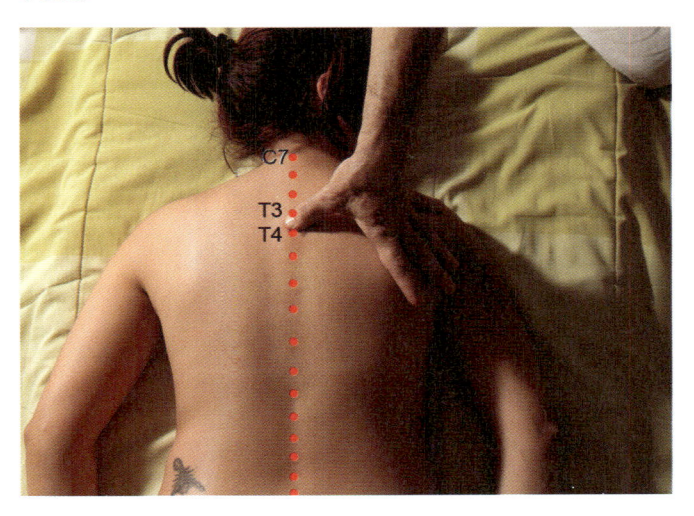

- Na coluna vertebral, na região torácica, no espaço intervertebral abaixo do processo espinhoso da 3ª vértebra torácica
- No ligamento interespinal, músculo eretor da espinha e tendão do músculo trapézio.

VG13

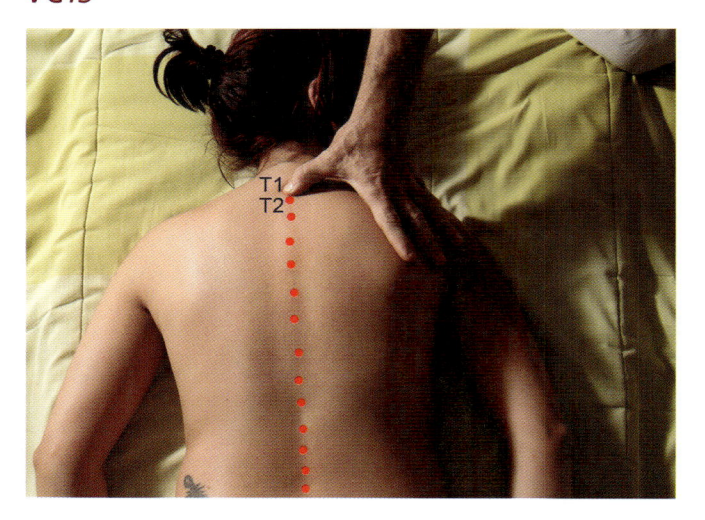

- Na coluna vertebral, na região torácica, no espaço intervertebral abaixo do processo espinhoso da 1ª vértebra torácica
- No ligamento interespinal, músculo eretor da espinha e tendão do músculo trapézio.

VG14

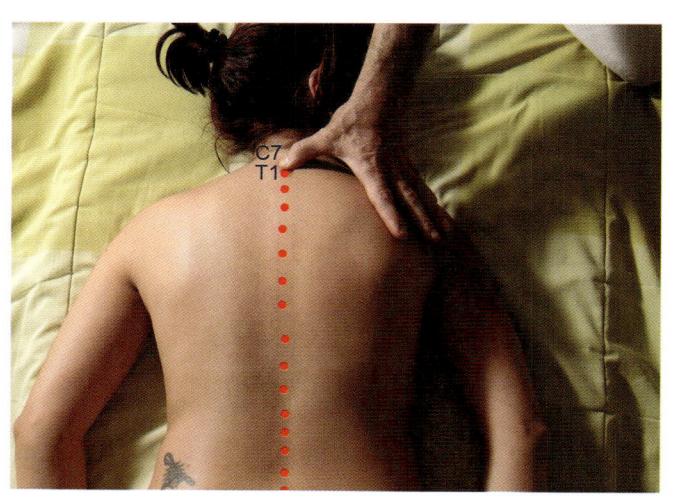

- Na coluna vertebral, na transição do pescoço e tórax, no espaço intervertebral abaixo do processo espinhoso da 7ª vértebra cervical
- No ligamento interespinal, músculo eretor da espinha e tendão do músculo trapézio.

VG15

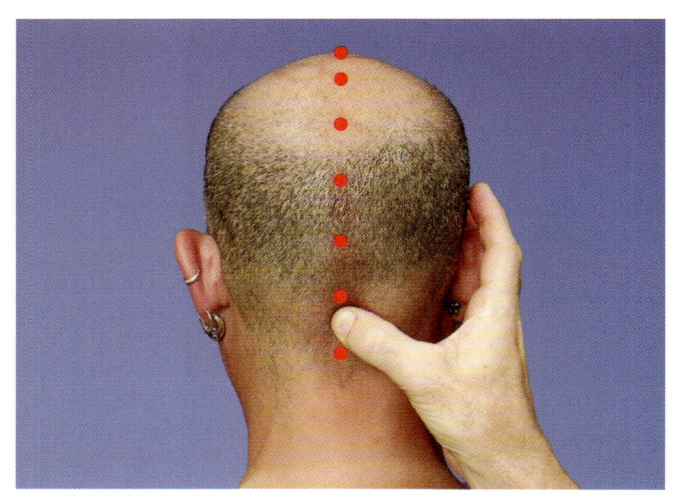

- Na coluna vertebral, na região cervical, no espaço intervertebral abaixo do processo espinhoso da 1ª vértebra cervical (atlas)
- No ligamento interespinal, músculo eretor da espinha, tendão do músculo trapézio e músculo reto da cabeça posterior menor.

VG16

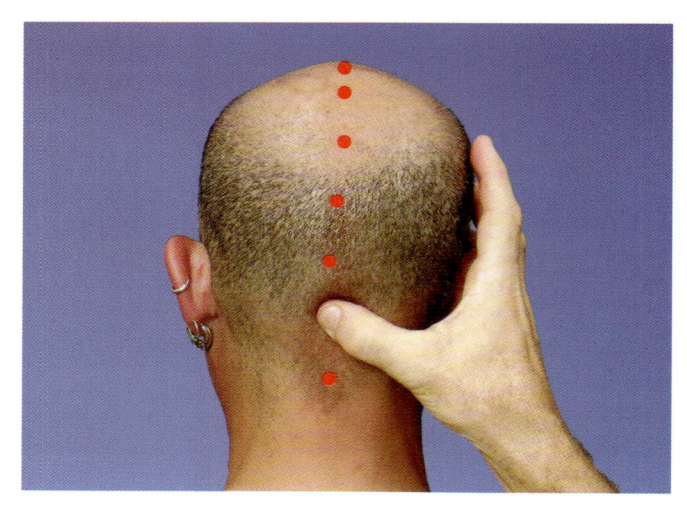

- Na cabeça, na linha média posterior, abaixo da protuberância do osso occipital, a 1 distância da inserção posterior dos cabelos
- No ligamento nucal, tendão do músculo trapézio, músculo reto posterior menor da cabeça.

VG17

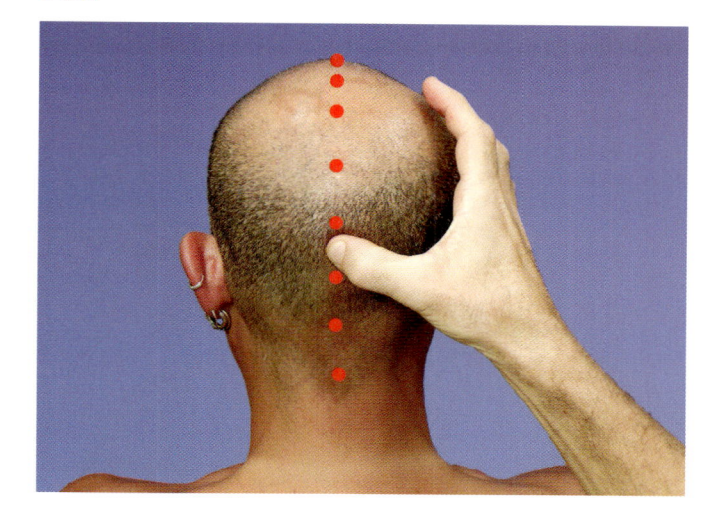

- Na cabeça, no osso occipital, na linha média posterior, a 2,5 distância acima da linha de inserção dos cabelos, ou a 1,5 distância acima do VG16
- Na aponeurose epicrânica.
  Os pontos na cabeça são as distâncias.

VG18

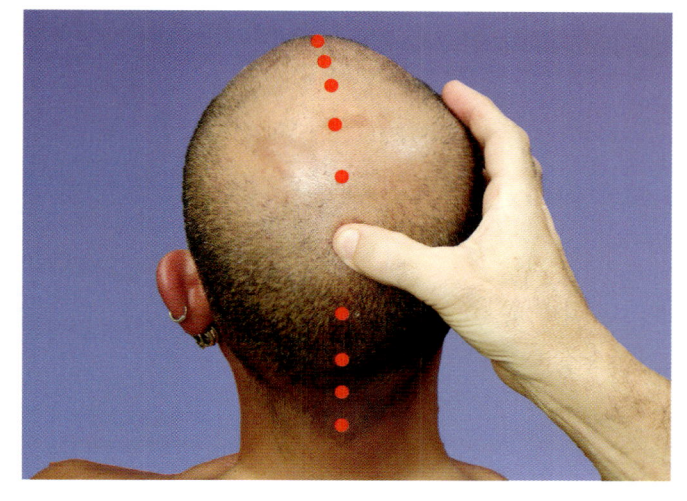

- Na cabeça, no osso occipital, na linha média posterior, a 4 distâncias acima da linha de inserção posterior dos cabelos, ou a 1,5 distância acima do VG17
- Na aponeurose epicrânica.

VG19

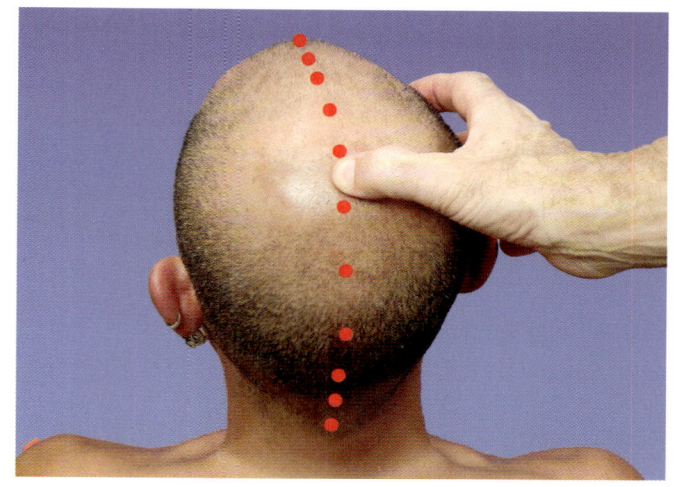

- Na cabeça, no osso parietal, na linha média posterior, a 5,5 distâncias acima da linha de inserção posterior dos cabelos, ou a 1,5 distância acima do VG18
- Na aponeurose epicrânica.

VG20

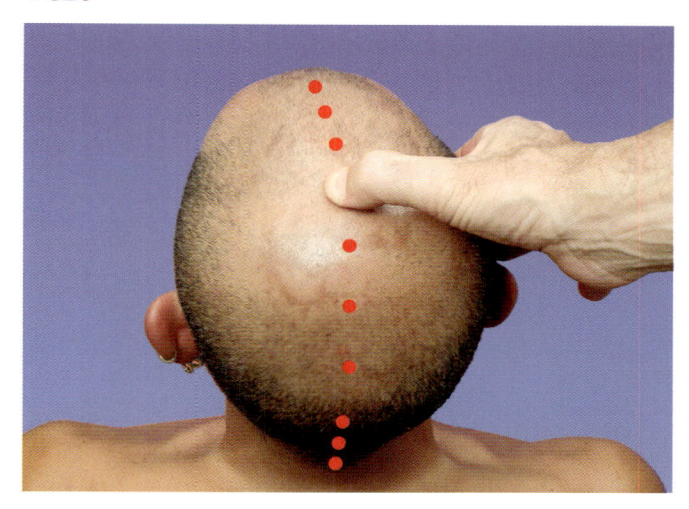

- No ápice superior no crânio, no osso parietal, na intersecção da linha mediana com a linha que une os vértices das orelhas, a 5 distâncias posteriores à linha de inserção anterior dos cabelos
- Na aponeurose epicrânica.

VG21

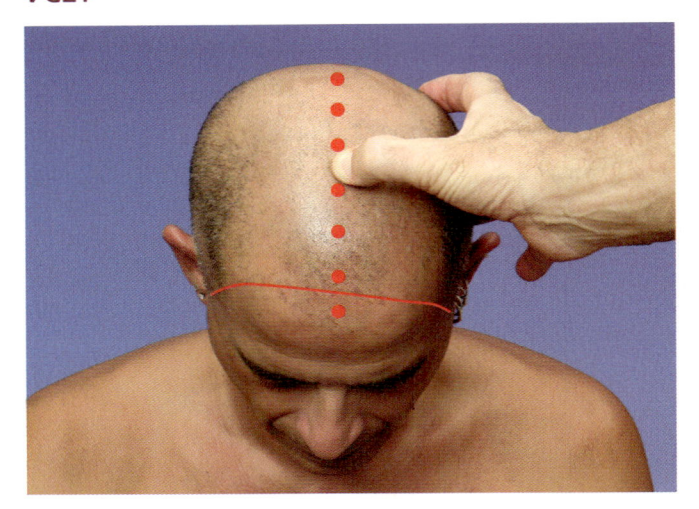

- Na cabeça, no osso parietal, na linha média sagital, a três e 0,5 distância posterior à linha de inserção anterior dos cabelos
- Na aponeurose epicrânica.

VG23

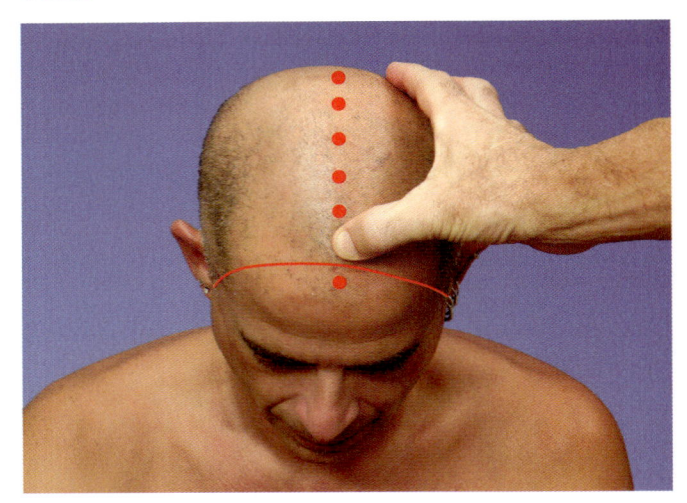

- Na cabeça, no osso parietal, na linha média sagital, a 1 distância posterior à linha de inserção anterior dos cabelos
- Na aponeurose epicrânica.

VG22

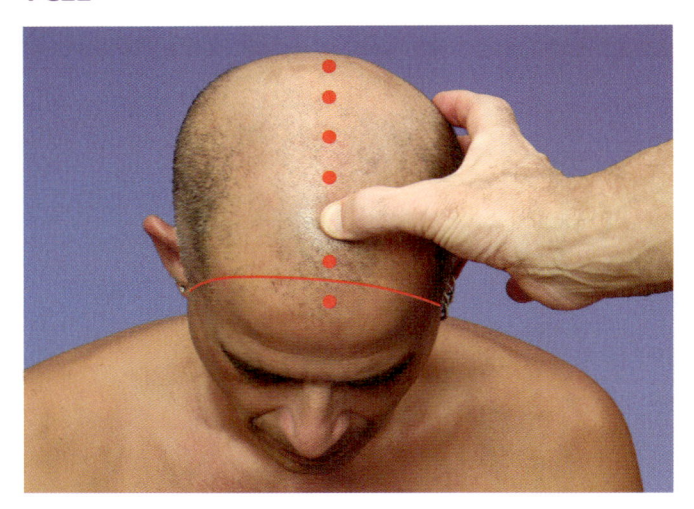

- Na cabeça, no osso frontal, na linha média sagital, a 2 distâncias posteriores à linha de inserção anterior dos cabelos
- Na aponeurose epicrânica.

VG24

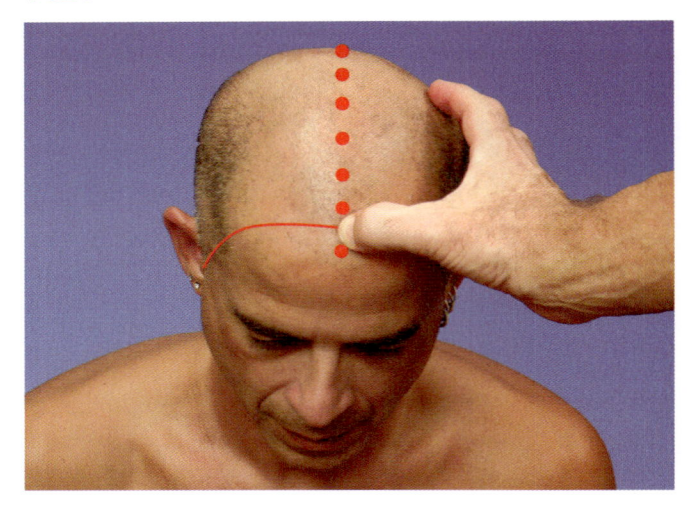

- Na cabeça, no osso parietal, na linha média sagital, a 0,5 distância posterior à linha de inserção anterior dos cabelos
- Na aponeurose epicrânica.

VG25

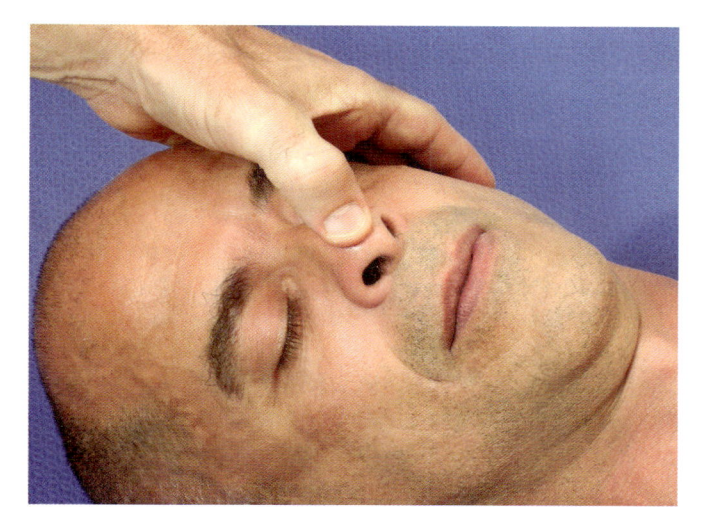

- No rosto, no osso nasal, na linha média sagital, na ponta do nariz
- No tecido cartilaginoso.

VG26

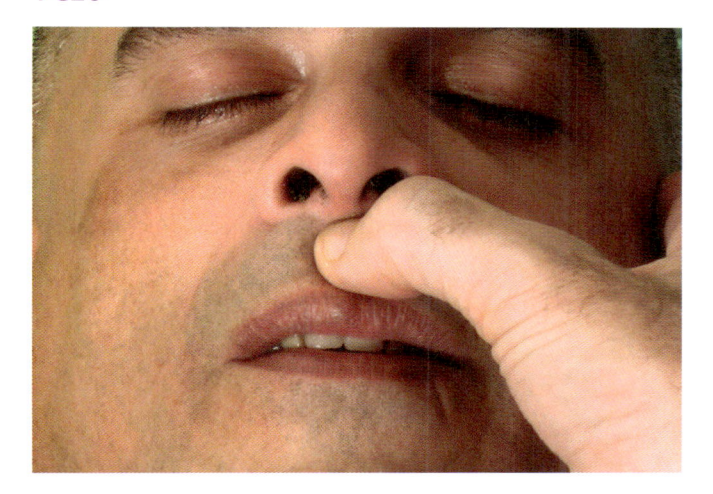

- No rosto, no osso maxilar, na linha média sagital, em um oco, no meio do lábio superior, bem abaixo do nariz
- No músculo orbicular da boca.

VG27

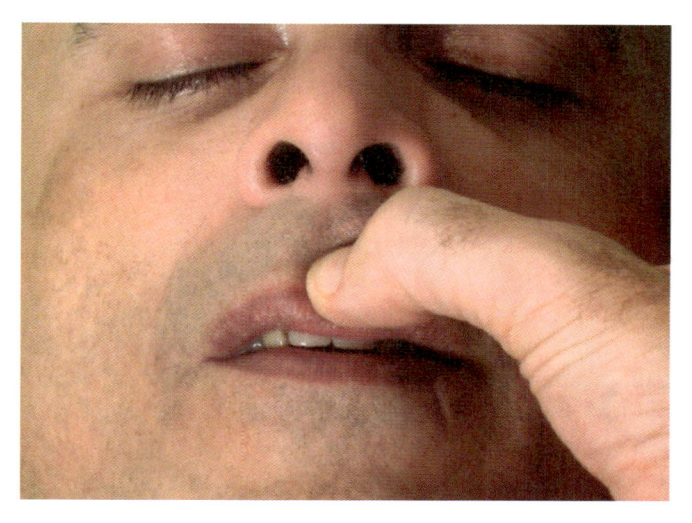

- No rosto, no osso maxilar, na linha média sagital, no meio do sulco do lábio superior, à sua margem distal
- No músculo orbicular da boca.

VG28

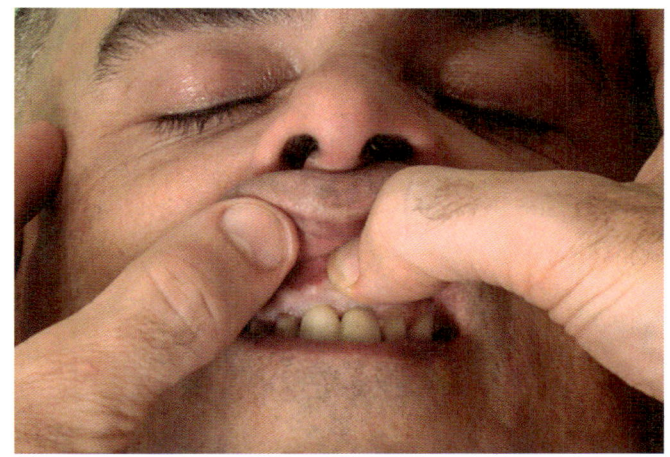

- Na boca, na linha média sagital, face interna do lábio superior na junção com a gengiva, sobre o freio do lábio
- Na gengiva.

Chakras | Centros de consciência

Este texto aborda o conceito dos *chakras* e a associação com outras visões filosóficas, os potenciais de cada *chakra* principal e as autopráticas para mobilizá-los.

Chakra é uma palavra sânscrita que significa "roda", são centros acumuladores de energia catalisada pelos seres, também são chamados de padma, que significa lótus. No *Dicionário da Língua Portuguesa Houaiss* consta: "chacra: centros de acumulação da energia espiritual".

As origens dos *chakras* remontam às civilizações antigas da China e da Índia, há mais de 5.000 anos. Os canais de energia do corpo são estudados na MTC e chamados "meridianos" (**jīng luò**, em chinês); em sânscrito, são chamados "nádis" e citados em textos hinduístas e do budismo tibetano.

Os centros de energia – *chakras* – são a convergência dos nádis, comunicando-se mais diretamente com o corpo. São utilizados no *Yoga*, que tem sua origem na mitologia indiana, com a referência inicial da entidade Shiva – Rei dos Bailarinos, há mais de 3000 a.C., e das culturas indianas do *Tantra* (matriarcal) e do *Sámkhya* (naturalista). Outras escolas filosóficas também utilizam os *chakras*, por exemplo, a Doutrina Espírita ou a Teosofia e, a partir do século 20, muitas terapias passaram a utilizá-los como um recurso valioso.

A força telúrica, que deu origem ao aspecto material do homem, sobe pela parte inferior da pelve (e pelos pés), subdividindo-se nos quatro elementos: terra, fogo, água e ar, correspondentes aos quatro primeiros *chakras*, e vai em direção ao sétimo. A força celestial, que deu vida à matéria, desce pelo topo da cabeça, subdividindo-se nos três *chakras* de cima, ligados ao éter, e vai em direção ao primeiro (Figura 9.31). Assim, a energia elemental e a essencial fundem-se formando uma corrente energética em movimento espiral, que passa pelo eixo central do corpo, onde os sete *chakras* são os centros e emanam por todas as faces do corpo (frente, trás e laterais do tronco), por cima – por baixo e pelas extremidades dos membros. Os *chakras* estão em permanente movimento circulatório, daí a denominação "roda", esse movimento circular das "rodas" tem as direções centrípeta, atraindo a energia para o seu centro, e centrífuga, irradiando a energia para o espaço.

Na milenar filosofia hindu, os *chakras* já eram vivenciados como níveis de consciência a serem percorridos pelos humanos. No *chakra* de base – *Muladhara* – reside a força da deusa da natureza, a poderosa *Kundalini*, que significa "a enrolada". A imagem é de uma serpente enrolada na base da coluna e o primeiro *chakra* é o portal para a sua "subida", que significa a ativação dos outros *chakras*, pois ela tem a força da energia cósmica criadora. No sétimo *chakra* – *Sahasrara* – reside a energia do espírito universal, ou Ishvara Brahma na terminologia hindu, que emana sobre todos os outros *chakras*, ascende à consciência e atrai a *Kundalini*.

Nesse "percurso" da *Kundalini*, os humanos podem vivenciar o potencial dos diferentes níveis de consciên-

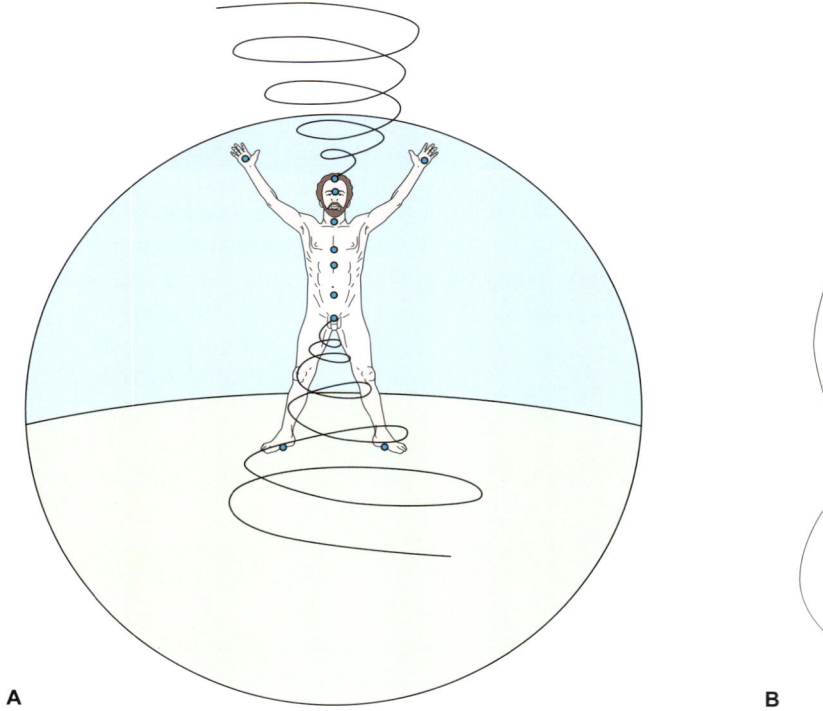

A

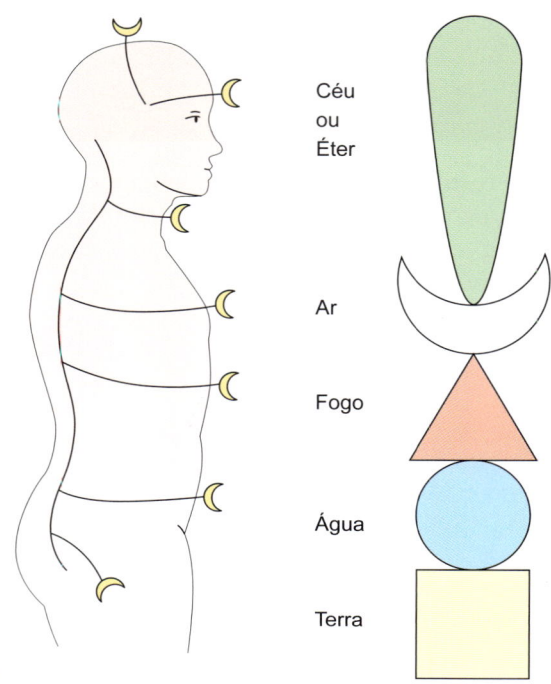

B

Céu
ou
Éter

Ar

Fogo

Água

Terra

Figura 9.31 A e **B**. Elementos e *chakras*.

cia. É como pensarmos em uma caminhada ao alto de uma montanha: no início partiremos de algum ponto e no caminho existem várias etapas, cada qual com sua paisagem e condições específicas, nas quais haverá novas experiências para se seguir o caminho que leva ao alto da montanha. A união da possibilidade do potencial com a vivência em si, depende de o caminhante estar presente e vivenciar profundamente os aspectos de cada etapa, adquirindo assim a consciência desses níveis no seu caminho interior.

Fazendo uma analogia com as fases da vida dos humanos: o recém-nascido tem o potencial instintivo, parecido com os animais, e vive um nível de consciência em que age impulsivamente conforme o que sente. Piaget define essa fase como sensório-motora, ou seja, há um estímulo que gera um sentimento, que gera uma ação sem discernimento. Mas, mesmo sem o discernimento, existe o potencial implícito no ser. O discernimento não é algo que virá de fora para dentro durante o crescimento, ele se manifestará a partir das vivências e da elaboração cognitiva.

Na fase dos bebês, toda a locomoção, a utilização da boca e dos orifícios excretores, e toda a expressão são relativas às necessidades imediatas: é a forma de se reconhecer vivo no mundo.

Muitas vezes, na idade adulta, agimos dessa forma, movidos pela impulsividade e em busca da satisfação imediata. Algumas vezes, esse comportamento se concretiza por meio da expressão verbal e da sexualidade, em situações em que mobilizamos os orifícios de contato com o mundo (boca e orifícios pélvicos).

Na infância, há o processamento do discernimento entre o sentir e o agir, já com o potencial do pensar. Há certa consciência mesclada com a individualidade imediata nos experimentos de dor e prazer, de dominância e abrigo. Por exemplo: a criança cai e se machuca um pouco, ela olha em volta e, dependendo da situação que a cerca e do que estava fazendo quando caiu, ela chora alto ou baixo ou nem chora. Isso demonstra que já há uma relação da sensação interna com o externo, ao passo que o bebê chora para manifestar a sua sensação, independentemente da situação externa.

Ao longo da infância, o aspecto cognitivo se desenvolve e possibilita a capacidade da relação com o mundo de diversas formas, mantendo o impulso como um estímulo e não mais como único meio. Despontam também o imaginativo e o figurativo, possibilitando o "se transportar" para outros lugares conhecidos ou não, também "trazer" para o presente uma pessoa reconstituindo suas características, no caso de alguém que conhecemos, ou construindo imaginativamente características de alguém que não existe, como os personagens; os príncipes encantados, as bruxas, o Papai Noel e os anjos passam a fazer parte ativa desse universo.

Desenvolvemos essa conexão do pensamento em relação ao mundo não visível, ativamente em brincadeiras entre crianças e também no relacionamento com o mundo dos adultos, praticando a livre intuição com comentários e perguntas que vão direto à essência dos fatos, muitas vezes totalmente inusitados para os adultos. Também desenvolvemos esse potencial do pensamento simbólico receptivamente: ouvindo ou lendo histórias e também nos sonhos.

Na infância, ocorre um ciclo da experiência dos sete níveis de consciência e do reconhecimento das potencialidades do impulso, da cognição e da conexão com a suprassensibilidade. Ao longo da maturidade, esse ciclo vai se repetindo, e individualmente há a oportunidade de ampliação e aprofundamento das experiências.

Em uma visão biorrítmica, esses ciclos se dão aproximadamente a cada 7 anos. No primeiro ciclo (de 0 a 7 anos), cada ano possibilita a vivência de cada um dos sete níveis com a base do 1º *chakra*: basal ou da raiz. No segundo ciclo (de 8 a 14 anos), vive-se também em cada ano, a possibilidade do aprofundamento de cada um dos sete níveis, porém com a base do 2º *chakra*: centro vital ou do sacro e, assim por diante, cada um em cada 7 anos, com a base correspondente aos sete níveis, completando sete ciclos na idade de 49 anos ou um ciclo completo: 7 × 7. Aos 50 anos, há o potencial de recomeçar o novo ciclo em uma "oitava superior" e/ou retomar os aspectos não amadurecidos.

Os hindus diziam que as pessoas que não se dedicavam às práticas de desenvolvimento interior não tinham a força, ou mantinham seus *chakras* atrofiados ou pequenos.

Depois do primeiro ciclo vivenciado, em 7 anos, com a mente inicialmente desperta, cada ser inicia uma nova oportunidade para explorar seus potenciais físico, psíquico e a compreensão do espiritual ou eterno. Na visão de causas e efeitos, há os fatores hereditários (ou cármicos, no ponto de vista hindu) e das circunstâncias atuais, para o grau de evolução em que o ser se encontra.

O Zen Budismo chinês fala de *Prajna* – a sabedoria ou uso ativo da mente – utilizado rumo ao interior e à compreensão do cosmo, como força complementar à *Dhiana*, que é a meditação passiva por meio da qual se capta a energia cósmica. Para a tradição hindu, os humanos que alçaram a plenitude do 5º *chakra* (amor universal) têm a capacidade de cura e autocura, e se a *Kundalini* ascendeu o 7º *chakra* alcançaram a união divina, ou as portas do Nirvana, onde todo potencial humano está preenchido. Em várias religiões, fala-se desse estado como iluminação ou beatitude.

Os chineses Taoistas falam do Sábio como aquele que vive em harmonia com o Céu e a Terra e cultiva a felicidade e a paz interior; na linguagem dos *chakras*, seria aquele com os sete níveis plenamente desenvolvidos.

Rudolf Steiner, em seu livro *Teosofia*, fala dos níveis de consciência da seguinte forma:

> Assim como o homem desenvolve no corpo físico olhos e ouvidos como órgãos de percepção, como sentidos para os processos corpóreos, pode ele desenvolver dentro de si órgãos perceptíveis anímicos e espirituais pelos quais se descortinam diante dele os mundos anímico e espiritual. Para quem não possui tais sentidos, esses mundos são "mudos e escuros", da mesma forma como, para um ser desprovido de órgãos auditivos e visuais, o mundo corpóreo é também "mudo e escuro". Não obstante, a relação do homem com esses sentidos superiores é algo diverso do que o é com os corpóreos. Do perfeito desenvolvimento destes últimos, encarrega-se ordinariamente a bondosa Mãe Natureza, sem que o homem interfira. Inversamente, no desenvolvimento dos sentidos superiores é necessário que ele próprio trabalhe. Deve ele cultivar a alma e o espírito, se quiser perceber os mundos anímico e espiritual, tal como a Natureza cultivou o seu corpo para que ele pudesse perceber seu ambiente corpóreo e nele orientar-se. Semelhante cultivo de órgãos superiores, que a Natureza não desenvolveu ainda por si mesma, não é antinatural, pois em um sentido mais amplo tudo quanto o homem realiza pertence também a Natureza… Compreenda-se então o sentido da evolução.

Estabelecendo um paralelo com o estudo dos *chakras*, fazemos as seguintes relações: o corpo físico ligado aos dois primeiros *chakras*, centros do instinto e da energia vital existentes só pelo fato de estarmos vivos. O físico fundido ao anímico no 3º e 4º *chakras*, associados ao sentimento (a alma) como base, e a sua relação com o físico por meio do metabolismo (3º *chakra*), e o sutil ou espiritual relacionado com a expressão criativa e transformadora (5º *chakra*), sendo o 4º o cerne da alma. Aqui compreendemos com mais clareza o dito hindu sobre o potencial de cura desperto nos humanos que ultrapassam o 4º *chakra*.

Os três últimos *chakras* estão ligados à suprassensibilidade ou aos órgãos superiores: o quinto ligado à expressão criativa, conectado com o potencial da alma (4º *chakra*), o sexto à intuição e à consciência e o sétimo como a conexão com o mundo espiritual.

É importante ressaltar que os termos superior/inferior e grau são referências para estabelecer relações e não qualidades de melhor ou pior.

Steiner diz "… a natureza faz do homem um ser natural e somente ele pode fazer em si mesmo um ser livre". Para isso, é necessário evitar o apego a determinado *chakra*, mas desenvolver-se e usufruir de liberdade da ampla consciência.

Cada *chakra* tem uma frequência e assim se relaciona com a frequência de cores, sons, sentimentos, glândulas e órgãos físicos. Podemos pensar nos *chakras* como elementos ativos energéticos, que nutrem e sustentam o pulso das glândulas. O sistema glandular se apresenta assim como a manifestação física do sistema dos *chakras* (Figura 9.32 e Tabelas 9.10 e 9.11).

O estudo de cada um dos sete *chakras* é importante para discernir o conjunto de características que compõe cada estágio, mas a fluência energética se dá na corrente inteira integralmente (como vimos, o *chakra* é um centro acumulador e distribuidor). No aspecto temporal da vida, a consciência está canalizada a um ou alguns níveis, ou seja, em cada fase estão se desenvolvendo determinados potenciais e características. Independentemente do *chakra* que está mais ativo, é fundamental a noção da unidade que compõe os sete níveis.

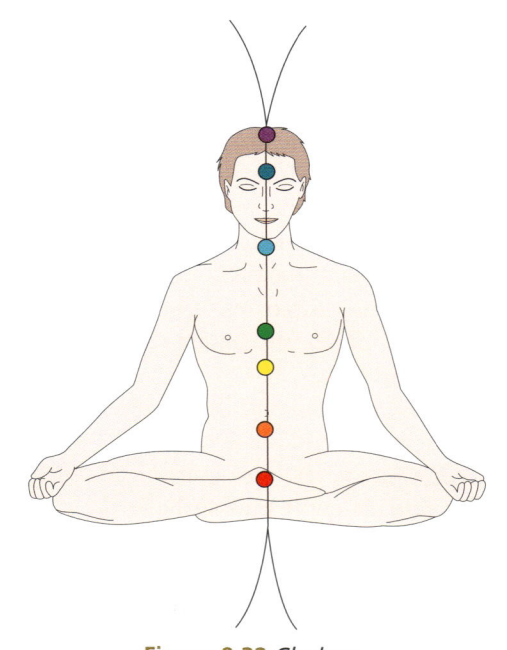

Figura 9.32 *Chakras*.

Tabela 9.10 Localização dos *chakras*.

Chakra	Localização
1. *Muladhara*: raiz, base (basal) ou coccígeo	Na linha do cóccix, no assoalho pélvico
2. *Svadhistana*: centro vital, centro do corpo, sacral, **Dan tián (tan tien)** ou *hara*	Na linha do sacro, abaixo do umbigo
3. *Manipura*: plexo solar	Na altura do estômago, na linha média e inferior da região torácica da coluna
4. *Anahata*: cardíaco (do coração)	No centro do osso esterno, na altura do coração, na linha média superior da região torácica da coluna
5. *Vishudda*: laríngeo (da garganta)	Na altura da garganta, na linha das vértebras baixas cervicais
6. *Ajna*: frontal ou do terceiro olho	No osso frontal, no meio da testa, na linha das sobrancelhas
7. *Sahasrara*: coronário (da coroa) ou da iluminação	No ápice superior da caixa craniana

Tabela 9.11 *Chakras* dos pés e mãos.

- Localização: no centro da palma das mãos e no centro da planta dos pés
- Os *chakras* das mãos estão ligados ao 7º *chakra* no aspecto de receptividade energética celestial e ao 2º, 3º e 4º *chakras* como canais de relação com o meio:
  – Mão direita: descarga de energia ao mundo dos fenômenos
  – Mão esquerda: recepção ativa do fluxo de energia circundante
- Os *chakras* dos pés estão ligados ao 1º *chakra*, como pontes com a força telúrica, e ao 5º *chakra* como descarga dos canais de expressão. Ambos fluem em direção ao 7º *chakra*:
  – Pé direito: descarga de energia rumo à Terra
  – Pé esquerdo: recepção de energia da Terra e estímulo para o movimento energético do corpo

Vivência em cada nível

1º *Chakra* – *Muladhara* – Cóccix – Base – Raiz

- Cor associada: vermelha
- Potencial: segurança, vontade
- Função ou sentido: olfato
- Glândula associada: suprarrenais
- Meridianos associados: Bexiga, Rins, Circulação-Sexo, Triplo Aquecedor, Vaso da Concepção, Vaso Governador
- Qualidade energética: Fluir – externação da energia
- Símbolo: Lótus de quatro folhas.

Esse *chakra* se localiza na base do tronco, no assoalho pélvico. É o centro da comunicação direta com a Terra, por isso propicia a sensação de segurança, de abrigo.

Estabelece-se nesse nível a relação com o mundo material, a fisicalidade, a noção do temporal e da vivência da poderosa energia primitiva da vida (a base da *Kundalini*). É a âncora do espírito.

A Terra é o símbolo da Mãe Natureza, que dá substância física para existência dos seres animais e humanos e acolhe essas mesmas substâncias transformadas depois do período de vida, assim esse nível propicia o instinto da sobrevivência e dá aceitação de tudo o que natureza dispõe.

Em certo período, a criança apesar de estar com outros, fala como que para si própria e praticamente não ouve o outro, reage ao impulso da conversa e ao falar procura assegurar-se. Às vezes, vemos esse mesmo comportamento em conversa de adultos, em que cada um fala de si intercaladamente, tendo o outro à sua frente apenas como impulso para falar, e não como complemento dos argumentos em questão.

O impulso pertence também a todos os seres animais, nos quais a sexualidade se dá de forma individualizada: cada um satisfaz separadamente seu impulso, em um evento em comum. No ser humano, a energia sexual também é experimentada nesse sentido, desde as sensações vividas pelas crianças durante as excreções, passando pela masturbação na adolescência e também em algumas maneiras de agir na maturidade, porém são experiências ligadas à afirmação e à "conquista" de territórios (comportamento semelhante ao dos cachorros que urinam e defecam para demarcar territórios), porém é uma energia canalizada no sentido de realizar uma excreção e não de vivenciar uma troca. A sexualidade humana tem essa força de base, mas se desenvolve com mais plenitude no 2º *chakra*, na troca interpessoal.

Esse *chakra* alimenta as glândulas suprarrenais, que produzem a epinefrina e norepinefrina, que favorecem a resistência somática, a temperatura do corpo e a virilidade, potencializando assim o espírito de luta e a capacidade de reação, podemos dizer que aí nasce a ação de "enfrentar ou fugir", diante das ameaças. Está ligado às funções reprodutiva e excretora, vísceras da bexiga e reto, musculatura do glúteo, do ânus e da coxa, pernas, ossos e dentes.

O seu desequilíbrio em excesso (extremo **yáng**) acirra o sentimento de posse e apego, gerando agressividade, perda das faculdades de nível emocional e social, alienação espiritual e hemorragias. As ações se tornam dirigidas às satisfações próprias, sem a consideração das circunstâncias dos outros, aos atrativos sexuais, fartura de alimentos e bebidas alcoólicas. Por outro lado, no hipofuncionamento desse nível (extremo **yīn**) o seu desequilíbrio se apresenta na insegurança e indecisão, causando submissão, abatimento, pouca resistência física e psíquica, excesso de sensibilidade à dor, retenção menstrual e intestinal, e disfunções renais. A sensação é de não ter um "solo firme debaixo dos pés".

A cor correspondente com a sua frequência é o vermelho.

Práticas para harmonizar o primeiro *chakra*:

- Mentalização da região do assoalho pélvico com a cor vermelha
- Toque com as duas mãos na região do períneo e polarização: toque leve com a mão direita no períneo e a esquerda no topo da cabeça
- Contração e relaxamento dos músculos do assoalho pélvico e esfíncter
- Banhos de assento com artemísia
- Conscientização das excreções (quantidade, frequência, odor e textura)
- Posições: de cócoras, de quatro apoios e de abertura das pernas (Figura 9.33)
- Movimentos
  – Articulação coxofemoral e dos joelhos

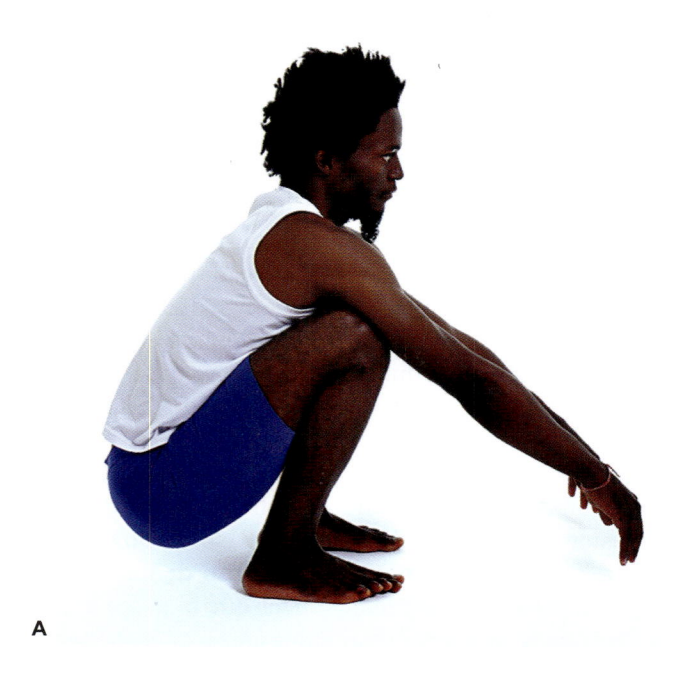

A

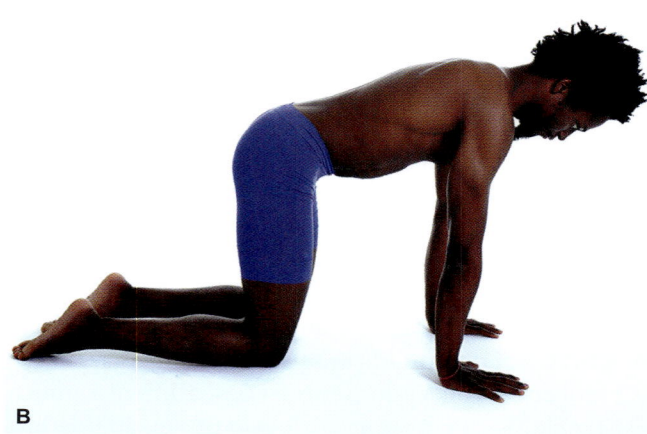

B

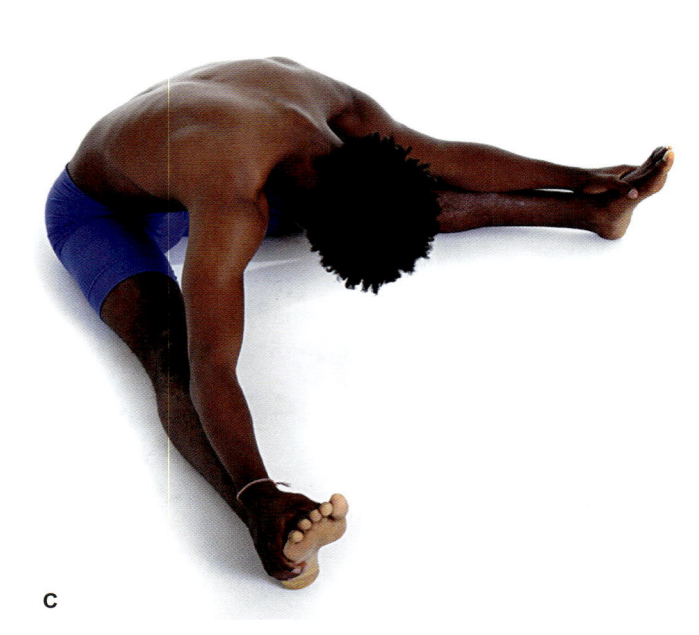

C

Figura 9.33 Posições de cócoras (**A**), quatro apoios (**B**) e abertura das pernas (**C**).

– Imposição dos pés no chão
– Rolar e rastejar no chão
– Chacoalhar: sinta a respiração, e foque a atenção em suas tensões, medos, pequenos traumas e inicie os movimentos de chacoalhar
  - Posição em pé, próximo a uma parede, com os joelhos um pouco flexionados, apoie uma das mãos na parede e inicie o movimento de chacoalhar o quadril direito, passando para a coxa, para a perna, tire o pé do chão e direcione o chacoalhar do quadril até o pé, enfatizando a expiração. Faça com a outra perna
  - Posição em pé, com os joelhos um pouco flexionados, inicie o movimento de chacoalhar o quadril e subindo pela coluna vertebral até chegar à cabeça, enfatizando a expiração
  - Com o corpo deitado lateralmente na posição fetal, promova o movimento de chacoalhar, nascendo no centro do corpo e se expandindo, enfatize a expiração
- Contato com a terra com os pés descalços, abraço em árvores e contato físico com elementos da natureza. Desenvolva a noção de descarga de energia como um fio terra de energia elétrica
- Danças tribais
- Emissão de som que "nasce" da região do *chakra* com a vogal "u", na escala musical, o Dó baixo
- Aromaterapia: cedro e cravo.

2º *Chakra* – *Svadhisthana* – Centro Vital – Sacro – *Hara* – **Dan tián**

- Cor associada: laranja
- Potencial: vitalidade, sexualidade, reprodução
- Função ou sentido: paladar
- Glândulas associadas: ovários, próstata, testículos
- Meridianos associados: Bexiga, Rins, Circulação-Sexo, Triplo Aquecedor, Vaso da Concepção
- Qualidade energética: Querer – mobilização da energia e Fluir – externação da energia
- Símbolo: Lótus de seis folhas.

Esse *chakra* se localiza no centro físico do corpo, quatro dedos abaixo do umbigo, na altura do osso sacro e se expande para todos os centros. Tem o potencial das forças criativas e da reprodução.

Na visão da MTC, esse centro é chamado de **dan tián** (pronúncia **tan tien**), que preserva a energia ancestral.

Nesse nível de consciência a energia vital é somada à afetividade, em outras palavras, a somatória do instinto de preservação (potencial do 1º *chakra*) com a necessidade de troca, da sociabilidade.

Nos animais, essa região, abaixo do umbigo, está voltada para a terra, nos bípedes está projetada no espaço, o que traz o desafio para os humanos, da relação harmônica com o meio ambiente e sua arbitrariedade.

No 2º *chakra*, a sexualidade é vivida plenamente, a atração com o outro se dá naturalmente no encontro entre dois seres, que pode possibilitar a procriação e a sobrevivência da espécie.

Nas culturas hindu e chinesa, existem escolas que exploram a sexualidade, maximizando a vivência do prazer físico de forma consciente (relação com o 6º *chakra*). O controle ejaculatório e as variadas posições sexuais existentes no *Tao do amor e do sexo* e nos *Kama sutra*, propiciam a harmonia entre os parceiros, vivendo assim a sexualidade efetivamente como troca, como diálogo e interação das forças vitais e a complementaridade das energias **yīn** e **yáng**.

Esse centro faz a ponte entre o desejo da experiência e a ação impulsiva. O controle dos impulsos emocionais ocorre pelas experiências vividas da ação e reação, possibilitando a ordenação e seleção. Experimentam-se as sensações de dor e prazer, erros e acertos, dificuldade de controle e autodomínio, de modo semelhante à fase em que a criança está conquistando o espaço, tentando ficar em pé. Vive-se uma batalha de emoções impelida por uma força que o manda erguer-se ao céu.

Esse *chakra* alimenta as glândulas sexuais, que excitam a esfera das emoções e estimulam as atividades intelectuais. Está ligado às funções reprodutoras e digestivo-excretoras, ovário, testículos, rins, bexiga, intestinos, musculatura do abdome e ventre e a região sacrolombar.

O seu desequilíbrio em excesso (extremo **yáng**) está ligado ao "excesso de força para viver", restringindo assim os campos mais sutis de experiências e gerando exagerados sentimentos egoístas, tendência à dominação, à iniciativa excessiva, ao desgaste físico e ao excesso da busca de prazer. Por outro lado, no hipofuncionamento (extremo **yīn**), vive-se a "sensação de incapacidade para viver", gerando apatia, timidez excessiva, falta de coragem e pouco rendimento em tudo que implique capacidade de transformação. Esses desequilíbrios podem causar desarranjos reprodutores e intestinais e alteração na imunidade.

A cor que se aproxima de sua vibração é o alaranjado.

Práticas para harmonizar o 2º *chakra*:

- Mentalização da região do sacro e baixo abdome com a cor alaranjada
- Toque com as duas mãos na região abaixo do umbigo (para sedar), toque de percussão com as mãos fechadas (para tonificar) e polarização: toque leve com a mão direita abaixo do umbigo e a esquerda no osso sacro

- Compressas no ventre
  - Em situações de inflamação ou febres com emplastro de argila
  - Em situações de dores e desconforto, compressa quente de flores (calêndula, camomila ou rosas)
- Nas posições sentada e em pé, percepção do centro do corpo e recolhimento dessa área
- Tonicidade dos músculos do abdome
- Posições
  - Deitado com as costas no chão com os membros inferiores elevados em direção ao teto com ou sem apoio de uma parede (Figura 9.34)
  - Em pé, tire um dos pés do chão trazendo a perna para frente do corpo (flexione o joelho e coxofemoral); em seguida, leve o membro inferior para trás do corpo, flexionando o joelho e usando uma das mãos para manter o membro inferior nessa posição (Figura 9.35)
- Movimentos
  - Circulares do quadril e vértebra lombares
  - Saltos e rodopios
- Contato e exploração de espaços amplos
- Dança do ventre, danças de salão
- Emissão de som que "nasce" da região do *chakra* com a vogal "o" (fechado), na escala musical, o Ré
- Aromaterapia: ilangue-ilangue, sândalo.

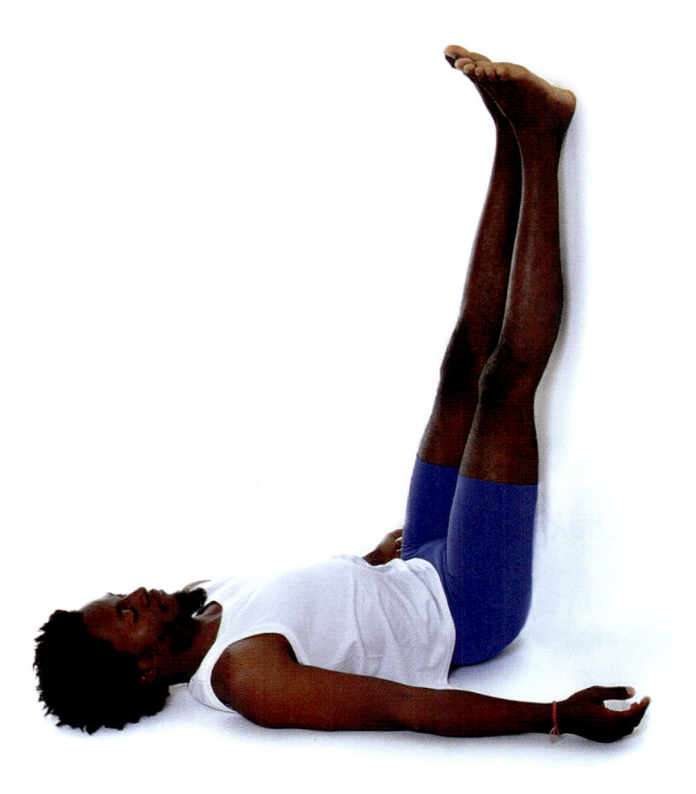

Figura 9.34 Posição deitado com as costas no chão com os membros inferiores elevados em direção ao teto com ou sem apoio de uma parede.

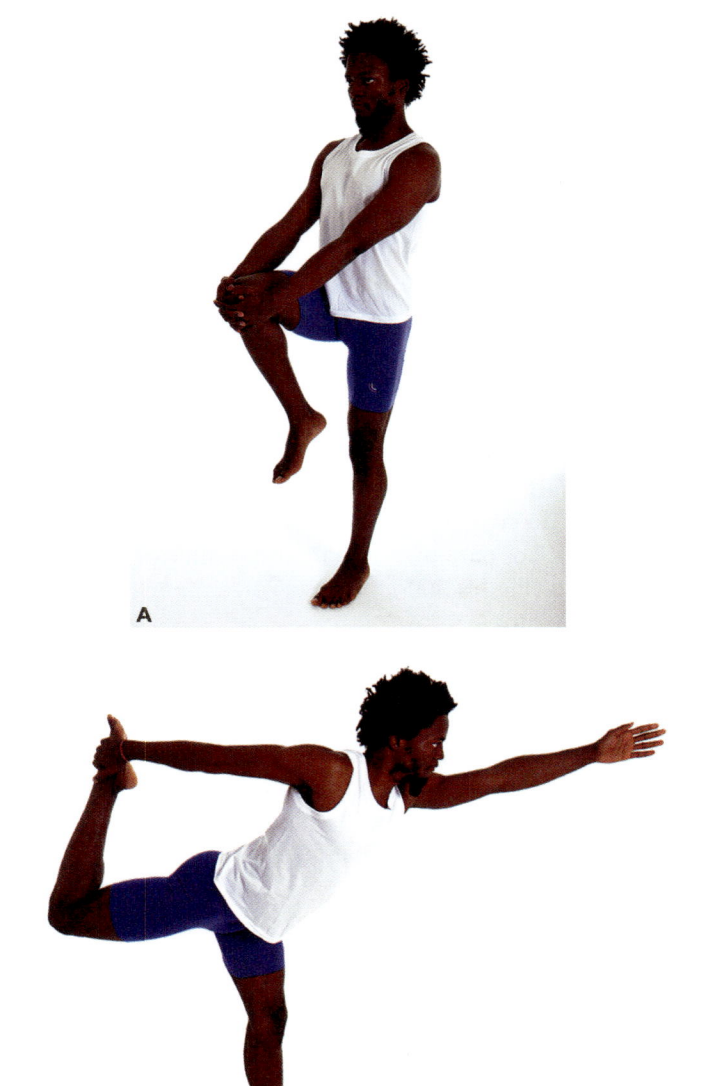

Figura 9.35 A. Posição em pé trazendo uma perna para a frente do corpo (flexione o joelho e coxofemoral). **B.** Posição em pé com o membro inferior para trás do corpo, flexionando o joelho e usando uma das mãos para manter o membro inferior nessa posição.

3º *Chakra* – Manipura – Plexo Solar

- Cor associada: amarela
- Potencial: poder pessoal, emoções
- Função ou sentido: visão
- Glândula associada: pâncreas
- Meridianos associados: Estômago, Baço-Pâncreas, Fígado, Vesícula Biliar, Intestino Grosso, Intestino Delgado, Triplo Aquecedor, Vaso da Concepção
- Qualidade energética: Querer – mobilização da energia
- Símbolo: Lótus de 10 folhas.

Esse *chakra* se localiza na região do plexo solar, logo abaixo das costelas e na região baixa torácica das costas. A sua atividade é toda ligada ao calor e ao movimento.

Comanda o metabolismo, ou seja, a ação constante das transformações das substâncias, pelo anabolismo (síntese) e catabolismo (desassimilação), que libera a energia para as funções vitais, como respiração, circulação, atividade glandular etc.

Está ligado ao sistema nervoso vegetativo e à funcionalidade vegetativa do ser, que se dá nas coisas básicas de sobrevivência como comer, dormir, procurar temperatura confortável etc.

No desenvolvimento da criança, observamos essa força latente, nas suas conquistas e na independência dos pais, o que é fundamental para a sua arbitrariedade. Na vida adulta, por vezes ficamos presos a esse nível e vivemos muito tempo ocupados com essas necessidades básicas e a autoafirmação, não dando margem à reflexão e ao aprofundamento dos nossos potenciais anímicos e suprassensíveis.

Em relação ao *chakra* anterior, em que a ação se dirigia no sentido de troca e do impulso, aqui temos a base da ação: a volição, que é a capacidade de escolher e decidir em relação às motivações, por isso a síntese do seu potencial é o poder pessoal.

Nesse nível, vivenciamos a passagem da existência física para a existência dos sentimentos (da alma), por isso reside aqui o poder da jovialidade e da harmonia das emoções, que são a ponte entre a pessoalidade e a interpessoalidade. Em outras palavras: é por onde se projetam no mundo os nossos sentimentos. Segundo o neurologista Damásio, as emoções são "públicas", observáveis diretamente e os sentimentos são experiências privadas, e afirma, que não temos a capacidade de impedir uma emoção da mesma maneira que um espirro. Podemos tentar impedir a expressão da emoção – por controle ou repressão – mas não bloquear as mudanças internas e viscerais.

A glândula correspondente a esse *chakra* é o pâncreas que regula o metabolismo dos açúcares e tem papel importante na transformação e digestão dos alimentos. Na visão da MTC o meridiano Baço-Pâncreas transforma a energia dos alimentos em energia para o organismo humano. Os órgãos relacionados são fígado, vesícula biliar, estômago e baço. Os músculos relacionados são: abdominais, diafragma e os grupos musculares da região lombotorácica das costas.

O seu desequilíbrio por um lado está ligado à "compulsividade de viver", produzindo excitabilidade acentuada, emocionalidade irregular, avidez e desejos vegetativos acentuados. E, por outro lado, a tendência à "crise existencial" causando apatia temperamental, inapetência, lentidão psíquica e insatisfação com as próprias realizações.

Em seu potencial, vivemos a plenitude do instinto emocional, alimentado pelos sentimentos e a mobilização do metabolismo.

A cor que se aproxima de sua vibração é a amarela.

Práticas para harmonizar o 3º *chakra*:

- Mentalização da região do plexo solar com a cor amarela
- Toque com os oito dedos no abdome, na face inferior das costelas e polarização: toque leve com a mão direita no lado esquerdo da parte alta do abdome e a esquerda no lado direito na mesma direção
- Compressas quentes com hortelã ou manjericão na região torácica da coluna
- Alimentação de boa qualidade, equilibrada em combinação e quantidade
- Movimento respiratório: em pé, joelhos ligeiramente flexionados e o tronco levemente inclinado para a frente, no final da expiração, causa um movimento de contração em sucção no músculo diafragma (Figura 9.36)
- Movimentos da coluna vertebral em todas as direções
- Posições
  - Em concha e sentado sobre os calcâneos (Figura 9.37)

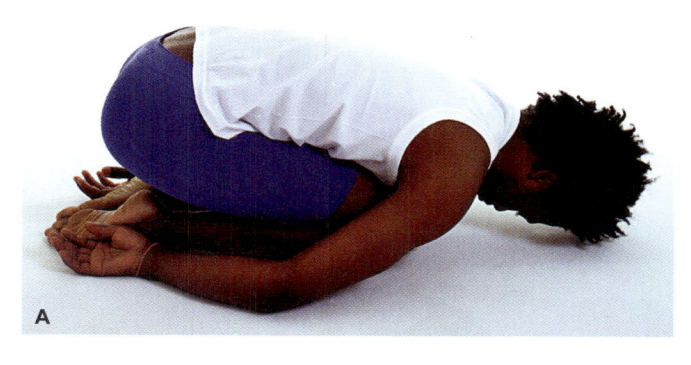

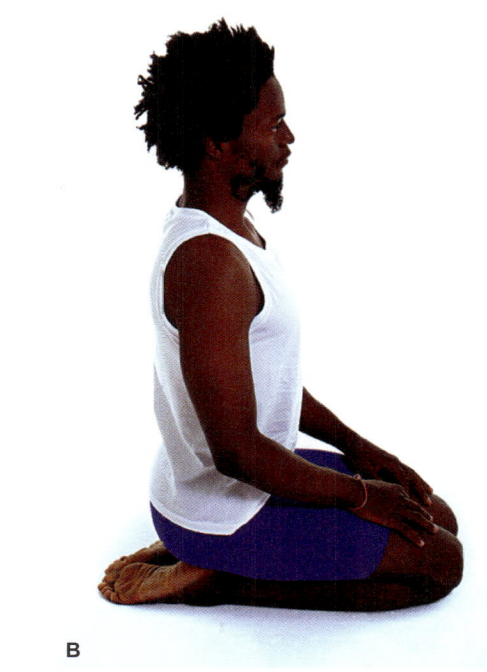

Figura 9.37 **A.** Posição em concha. **B.** Posição sentado sobre os calcâneos.

  - Em ponte
    - Com apoio nas tíbias e a cabeça no chão (Figura 9.38 *A*)
    - Com o apoio das tíbias e do dorso do pé, com as mãos apoiadas nos calcâneos (Figura 9.38 *B*)
    - Para quem tem treinamento, apoio nos pés e mãos (Figura 9.38 *C*)
  - Sentado em lótus, ou semilótus, abrindo a região do plexo solar com a respiração (Figura 9.39)
  - Relaxamento em decúbito dorsal
- Contato com pessoas e exposição das próprias vontades
- Conscientização das suas reações e ações
- Danças, não necessariamente rápidas ou agitadas, mas que mobilizem todo o tronco
- Emissão de som que "nasce" da região do *chakra* com a vogal "o" (aberto), na escala musical, o Mi
- Aromaterapia: bergamota, lavanda e rosmaninho (alecrim).

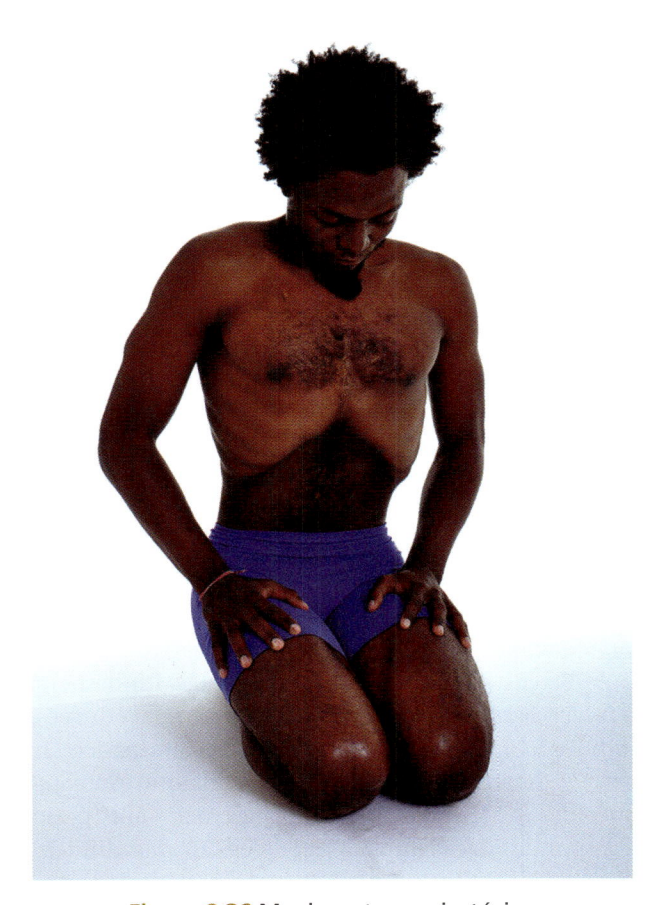

Figura 9.36 Movimento respiratório.

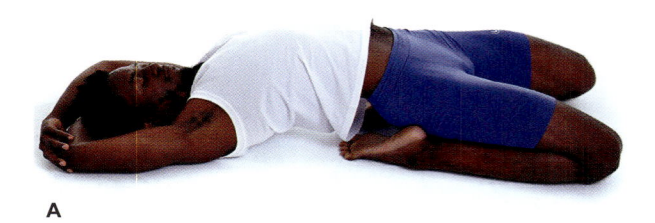

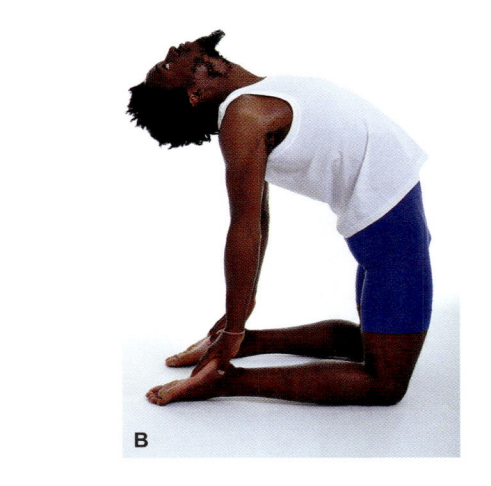

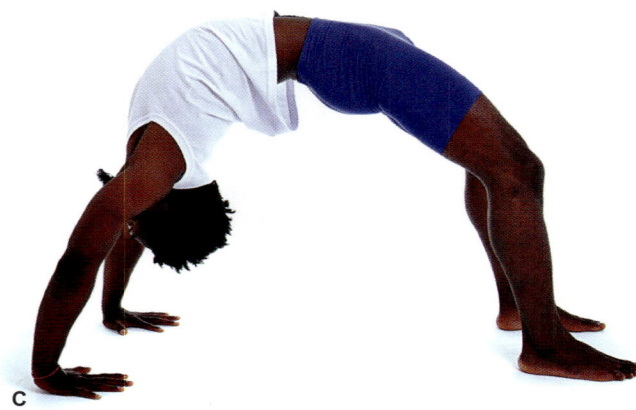

Figura 9.38 A a **C.** Posições de ponte.

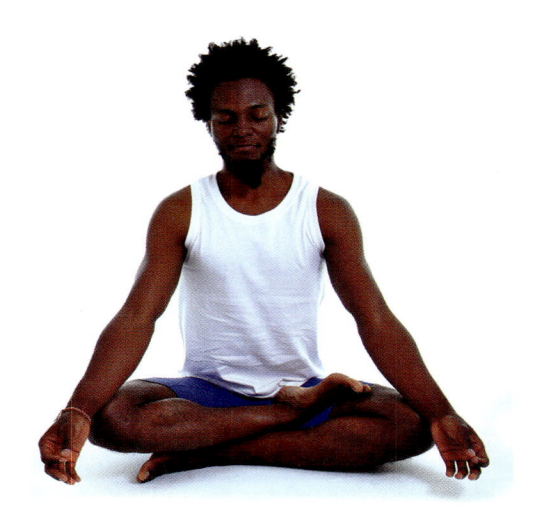

Figura 9.39 Posição de lótus.

4º *Chakra* – Anahata – Cardíaco

- Cor associada: verde, rosa ou dourada
- Potencial: amor universal
- Função ou sentido: tato
- Glândula associada: timo
- Meridianos associados: Coração, Pulmão, Circulação-Sexo, Triplo Aquecedor e Vaso da Concepção
- Qualidade energética: sentir – reconhecimento da energia
- Símbolo: Lótus de 12 folhas.

Esse *chakra* se localiza no tórax e na região média torácica das costas. É o centro dos sete *chakras*, ele une a força física e emocional com a força mental e espiritual.

Esse centro é o cerne do ser e impulsiona a união com os outros seres e com o universo. Está ligado ao nosso sistema límbico, que é a capacidade que permite aos seres terem a afetividade. Na MTC, o termo **xīn** significa coração, como sentimento ou mente, mas não o coração físico (que tem outro ideograma), podemos interpretar como um potencial do córtex ligado ao sentimento.

Nesse centro, ocorre o pulso rítmico do universo no organismo humano, por meio do sistema rítmico, na funcionalidade do pulmão e coração. O sentimento se eleva aos nossos órgãos sensíveis e se conecta com energias mais finas, discernindo-se do ego, mas ficando com o estímulo de sobrevivência. E, assim, torna o ser mais universal, focando a consciência da vida nas coisas e não nos valores e na satisfação física.

Vemos na criança a fase na qual ela passa a se comportar dando uma interpretação sentimental aos seus relatos, em que ela experimenta a tristeza ou a beleza das coisas de forma enfática. O que anteriormente era uma sensação ou uma noção, passa a ser um evento explícito, essa experimentação normalmente vai até a adolescência, é uma das formas de imprimir no mundo exterior o mundo anímico.

Na vida adulta, percebemos essa experimentação quando nos deparamos enfatizando uma impressão nossa de um acontecimento, mesmo já tendo compreendido o seu significado; às vezes influenciamos os outros com as nossas impressões de coisas vivenciadas por nós, e às vezes, percebemos que os outros não reagem sequer a algo que, para nós, era muito "significativo".

As forças da simpatia e antipatia são fundamentais na relação anímica. Aqui, os termos não devem ser entendidos como quem é simpático ou antipático, mas como a disponibilidade na troca com o(s) outro(s) – sim(pático) – ou o fechamento na troca –anti(pático). A disponibilidade implica a percepção das diferenças entre as pessoas e a possibilidade da alteridade nos relacionamentos.

A reciprocidade permite a intersecção das almas; quando citamos "alma", queremos dizer a soma de todas as experiências individuais de um ser; na intersecção, ocorre uma mescla anímica, em que, na harmonia, manifesta-se a essência coletiva.

Seja gostando ou desgostando de algo ou de alguém, ou querendo entrar ou sair de uma situação, podemos direcionar nossa energia de maneira a acrescentar algo a nossa alma e à dos outros, pois estamos mesclados animicamente. Por outro lado, essa mescla pode tender à conservação e estagnação, em razão das inseguranças, carências e da comodidade, e assim, minimiza a evolução da nossa individualidade.

Esse *chakra* alimenta o Timo, o qual é uma glândula que tem atuação intensa na infância, diminui significativamente na puberdade e, por fim, se atrofia; está ligada ao sistema linfático, sistema imunológico e ao crescimento do corpo em peso e altura. O órgão relacionado é o coração, a musculatura correspondente são os músculos intercostais, os da região torácica das costas e os dos hipocôndrios (face lateral do tronco).

O seu desequilíbrio oscila entre o excesso ou a falta das experiências do sentimento, originando, por um lado, um "apego sentimental à vida" ou, por outro lado, a "escassez de impressões das experiências da vida" e, o seu pleno desenvolvimento, proporciona uma intensa, porém serena, sensação de amor universal, que é a base da união.

A cor que se aproxima de sua vibração é o verde.

Práticas para harmonizar o 4º *chakra*:

- Mentalização da região do coração com a cor verde
- Mentalização da região do coração com chama dourada
- Mentalização de doação da chama dourada a outras pessoas
- Toque de fricções circulares no osso esterno e no peito e polarização
  - Toque leve com uma das mãos sobre a outra no osso esterno
  - Abrace-se, cruzando os braços no peito
- Compressas quentes no peito com pétalas de rosa branca ou rosa e, na região torácica da coluna, com lavanda ou hortelã
- Respiração completa e conexão dos sete centros: sente-se no chão sobre um apoio ou em um banco ou cadeira. Apoie os ísquios, que são os ossos na base do cíngulo pélvico, perceba o eixo central do seu corpo e visualize o espaço entre as vértebras, descomprimindo a coluna vertebral
  - Leve a atenção para a sua respiração. Observe o caminho do ar na inspiração: o oxigênio penetrando nas narinas, passando pela garganta e chegando ao pulmão, oxigenando as células. Na expiração, permita a exteriorização dos gases e o conforto do relaxamento

- Una as palmas das mãos na altura do peito; ao expirar, comprima a musculatura do abdome e desça os dedos para baixo com as mãos unidas. Ao inspirar, eleve os membros superiores acima da cabeça com as mãos unidas até estender os braços. Ao expirar, desça os membros superiores até a altura do peito e abra-os para fora até estendê-los, como se estivesse empurrando com as mãos duas paredes laterais. Ao inspirar, leve os membros superiores estendidos para a frente, una as palmas das mãos e retorne à posição inicial com as mãos unidas na direção do peito. Faça essa sequência 5 vezes
- Posições:
  - Com o corpo deitado em decúbito dorsal, eleve a caixa torácica para cima, apoiando os cúbitos (cotovelos) e a cabeça no chão (Figura 9.40)
  - Abertura das clavículas na direção horizontal, com o osso esterno direcionado anteriormente, os ombros relaxados e as escápulas direcionadas para baixo (Figura 9.41)

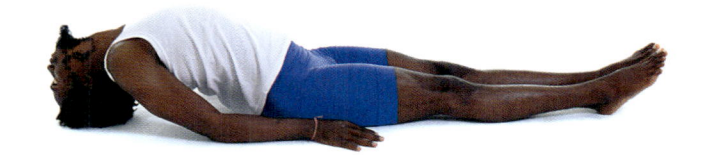

Figura 9.40 Paciente em decúbito dorsal, elevando a caixa torácica para cima, apoiando os cúbitos (cotovelos) e a cabeça no chão.

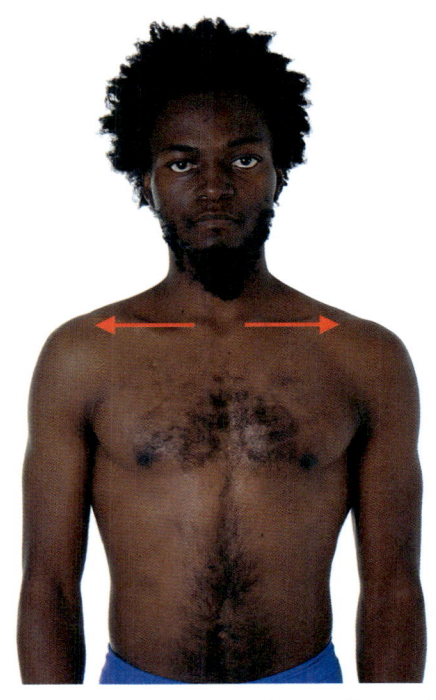

Figura 9.41 Abertura das clavículas na direção horizontal.

- Movimentos da caixa torácica e das escápulas e dos braços nas várias direções
- Contato consigo próprio, reconhecendo-se e dando margem aos seus sentimentos
- Exposição ao mundo das suas impressões interiores
- Abraçar
- Danças circulares, eurritmia, danças com músicas clássicas e sacras ocidentais e orientais
- Emissão de som que "nasce" da região do *chakra* com a vogal "a", na escala musical, o Fá
- Aromaterapia: rosa.

5º *Chakra – Vishudda –* Laríngeo ou da Garganta

- Cor associada: azul-celeste
- Potencial: expressão ou comunicação
- Função ou sentido: audição
- Glândula associada: tireóidea
- Meridianos associados: Vaso da Concepção, Vaso Governador
- Qualidade energética: passagem do sentir para o pensar (ordenação da energia)
- Símbolo: Lótus de 16 folhas.

Esse *chakra* se localiza na região da garganta, do pescoço e da nuca. É a ponte de ligação entre os quatro inferiores, relativos aos elementos terra, água, fogo e ar, com os três superiores, ligados ao éter.

Essa passagem do físico para o éter se expressa na volatilidade: no ciclo do vegetal essa expressão volátil se dá nas cores e aromas e no ciclo humano, assim como na expressão dos sons e das palavras.

Na infância, o som passa a ter uma expressão organizada. Por meio das palavras, a criança comunica os seus desejos básicos e consegue fazer-se clara. Também consegue expressar sensações e pensamentos mais figurativos e abstratos, sentindo muita satisfação em sua conquista, tanto que na fase dos 3 e 4 anos, fala continuamente.

O som e a palavra têm o poder de manifestar determinada vibração, e por terem a possibilidade de serem repetidos na mesma vibração, podem representar significados e intenções. Em todas as experiências religiosas e alquímicas, são usados sons, palavras de poder, fórmulas, rezas, sentenças, mantras e cânticos. Essas vibrações sonoras possibilitam a invocação de forças energéticas e espirituais e a evocação de frequências conectadas à natureza e verdades divinas, por meio da sensibilidade e da compreensão humana.

Quando falamos algo, produzimos um efeito reativo do ouvinte, que pode se estimular, ou não, a uma vivência interior. Mas sempre há um significado interior para o que se expressa, a experiência verbal projeta nossas emoções para o mundo, e esse mundo que sempre nos ausculta, criamos uma relação e um certo compromisso a partir do que expressamos.

Há um ponto de união do nosso interior com o mundo, que causa profunda satisfação ao se falar a verdade, diferentemente de situações nas quais não se fala o que se sente, ou quando a fala expressa verdades predeterminadas sem a sensação de verdade atual.

Esse *chakra* está ligado às glândulas tireóidea e paratireóideas, que estimulam o consumo de oxigênio pelos tecidos, regulam pela combustão, a taxa metabólica, desenvolvem a atividade nervosa apropriada e mantêm o nível de cálcio no sangue e nos tecidos, que regulam o desenvolvimento osseomuscular.

Está ligado a laringe, faringe, sistema vocal, garganta, canal alimentar, vértebras cervicais, musculatura dos ombros e pescoço, assim como à musculatura da boca e do nariz.

O seu desequilíbrio se dá quando não há uma integração do interior com o exterior. Por um lado, na inexpressividade de sentimentos, de valores humanos e da conexão divina. Não falando o que havia de ser expresso, a tendência é uma dor nodular ou um "nó" na garganta. Por outro lado, falamos muito para dizer pouco e a tendência é uma irritação na garganta.

> As palavras daquele que planeja revolta são confusas. As palavras daquele que abriga dúvida no íntimo do seu coração são dúbias. As palavras dos seres de boa fortuna são poucas. Seres agitados usam muitas palavras. Os caluniadores são tortuosos em suas palavras. As palavras daquele que perdeu seu ponto de vista são distorcidas.
> (I Ching)

O seu desequilíbrio também se manifesta em atividade mental diminuída, alucinações sensoriais, irreflexão, inquietude, fadiga, espasmos, convulsões, dificuldade respiratória e alterações na voz.

Em seu desenvolvimento, atingimos a expressão criativa e a inspiração, unindo as emoções e desejos com as verdades individuais e coletivas, o que possibilita a reflexão. Potencializa a expressão livre, e sem insegurança, dos sentimentos e também a capacidade de se calar e ouvir os outros "de coração aberto". A voz se torna harmoniosa e bela com variadas modulações. "Ora pensamentos sublimes vertem-se livremente em palavras, ora o pesado fardo da sabedoria deve fechar-se em silêncio" (*I Ching*).

A cor que se aproxima de sua vibração é a azul-celeste.

Práticas para harmonizar o 5º *chakra*:

- Mentalização da região da garganta, do pescoço e da nuca com as cores azul-celeste e prata

- Toque de pressão suave e intermitente na base da garganta e polarização: pressão suave da mão direita na base da garganta e a esquerda nas vértebras cervicais
- Massagem com movimentos de fricção circular na base da cervical
- Sustentação e direção da cabeça para o céu, equilibrando a caixa craniana no eixo da coluna vertebral
- Sopro do leão: sente-se sobre os calcâneos e leve a atenção para a respiração. Inspire profundamente e, na expiração, abra a boca projete a língua para fora, abra fortemente os olhos, projete os membros superiores para a frente com as mãos em garra e soltando um som expirado (Figura 9.42)
- Movimentos:
  - Movimento da cabeça junto do pescoço em todas as direções (anterior, posterior, laterais, rotações e circunduções), movimentando cervical como uma haste flexível, que não se dobra (Figura 9.43)

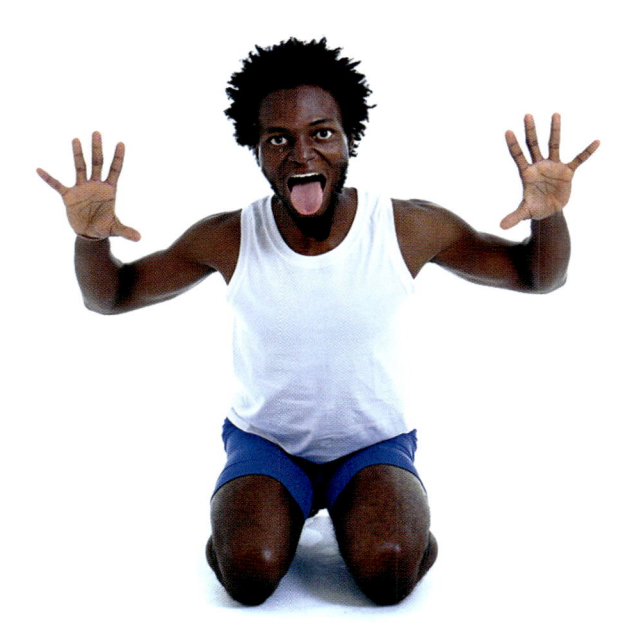

Figura 9.42 Sopro do leão.

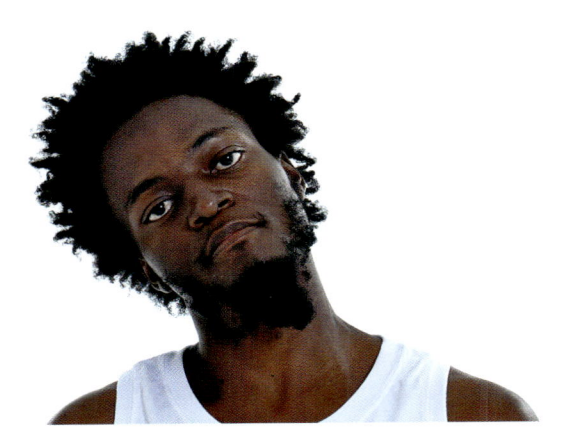

Figura 9.43 Movimento da cabeça.

- Movimentos da mandíbula e da língua
- Movimento de chacoalhar: sinta a respiração e foque atenção nas tensões, nos medos e nos pequenos traumas. Na posição sentada, sem apoiar as costas, relaxe os braços, inicie o movimento de chacoalhar a mão direita, passando para o braço e para o ombro, mantenha o chacoalhar direcionado do ombro para a mão como se estivesse espirrando água, enfatizando a expiração. Faça com outro braço. Esse movimento também pode ser feito em pé
- Percepção da ingestão de líquidos e sólidos com temperatura e textura agradáveis, que não agridam a garganta
- Fale sobre suas questões, emoções, vontades, seus sentimentos, sonhos e suas teorias
- Emita sons como reação a estímulos internos e externos
- Cale-se conscientemente em momentos adequados e experimente períodos falando o mínimo possível
- Entoação de mantras
- Cante e dance, desfrutando sua música
- Emissão de som que "nasce" da região do *chakra* com a vogal "e", na escala musical, o Sol
- Aromaterapia: eucalipto e sálvia.

6º *Chakra* – *Ajna* – Frontal

- Cor associada: azul-índigo
- Potencial: consciência e intuição
- Função ou sentido: todos os sentidos e a suprassensibilidade
- Glândulas associadas: hipófise (pituitária)
- Meridianos associados: Vaso Governador e segmentos iniciais dos meridianos **yáng** da perna (Estômago, Vesícula Biliar e Bexiga) e segmentos terminais dos meridianos **yáng** do braço
- Qualidade energética: direcionamento e ordenação da energia
- Símbolo: Lótus de 96 folhas.

Esse *chakra* se localiza na região na caixa craniana na altura da testa. Caracteriza-se pelo potencial de organização de todos os outros centros, é a sede do pensamento, o que possibilita a interação do aspecto quaternário dos elementos (ligados do 1º ao 4º *chakras*), com o trinário ligado ao éter (do 5º ao 7º *chakras*). No aspecto físico, está ligado ao sistema endócrino e a glândula associada é a hipófise, que libera os hormônios que estimulam a secreção das outras glândulas, ligadas aos outros *chakras*.

Da mesma forma que o 2º *chakra* se relaciona com todos os centros, na emissão de energia vital, que possibilita a vida material, o 6º *chakra* também se relaciona com os outros, no papel de comando, que viabiliza dosagem regulada dos potenciais humanos e a possibilidade do equilíbrio comportamental.

Esse centro é chamado de "terceiro olho": aquele que vê pela percepção, que enxerga a essência das coisas e não as suas formas. Na cultura ancestral hindu, havia uma visão da complementaridade dos olhos "subjetivos" com os olhos "objetivos", proporcionando uma integração das vivências anímicas.

Os órgãos do pensamento possibilitam o discernimento e a organização, cabe ao arbítrio individual a focalização nesses potenciais para a harmonia, tanto na vida prática e exterior, como na vida interior, por meio da consciência da essência universal. Nas crianças ocorrem os dois movimentos: um no sentido concreto, na sua busca de significados e normas que a situam na relação social, e outro no desprendimento das regras estabelecidas, na sua criação, na vivência do invisível, na expressão das suas intuições e sua capacidade telepática.

A consciência é um tema bastante amplo e tem abordagens diferenciadas de acordo com os pontos de vista da neurociência, medicina científica, psiquiatria, medicinas tradicionais (p. ex., as Medicinas Tradicionais da China e Índia), psiquiatria, culturas ancestrais (p. ex., o xamanismo) e escolas espirituais, mas a consciência sempre estará vinculada à capacidade de assistir o mundo interno (reações, emoções, sentimentos, pensamentos, intuições e conexão espiritual) e o mundo externo, além da reflexão e do planejamento.

O instrumento físico da consciência é o cérebro, que tem três camadas: o tronco cerebral (cérebro reptiliano), ligado às reações de ataque, fuga e defesa, correspondente ao 1º *chakra*; o sistema límbico (cérebro dos mamíferos), que tem o potencial da afetividade e emoções, correspondente aos 3º e 4º *chakras* e o neocórtex (cérebro humano), que tem o potencial da auto-observação, discernimento e interpretações, relacionado com os 6º e 7º *chakras*. O cérebro também se divide nos hemisférios esquerdo e direito. O esquerdo tem o comando lógico, temporal, analítico e aspectos externos, já o direito contempla a intuição, a não temporalidade, a visão global e os aspectos internos. Esses hemisférios comandam os lados opostos do corpo: hemisfério direito = lado esquerdo do corpo e hemisfério esquerdo = lado direito do corpo.

Esse *chakra* está ligado ao sistema nervoso e aos órgãos dos sentidos que têm um intenso fluxo energético que circula pela cabeça. Quando há muitas informações sensoriais ou excesso de pensamentos, ocorre um acúmulo na cabeça, não conseguimos mobilizar o fluxo energético no organismo, o que leva à somatização, como sinal de alerta, manifestando dores, vertigem, tontura e desconforto nos órgãos sensoriais.

Está ligado ao sistema nervoso, sistema glandular e especificamente na hipófise (pituitária).

O seu desequilíbrio é, de um lado, a hiper-racionalidade e o apego à vida, e de outro, a falta de organização dos pensamentos e planejamentos. O seu pleno desenvolvimento é a inspiração intuitiva e a inteligência, como capacidade inata ao ser humano, independentemente da sua cultura.

Vale ressaltar a complementaridade desses dois fatores: a intuição e a inteligência ou razão. Muitas vezes, usamos a inteligência para "dominar" as nossas emoções e não somos receptivos à nossa intuição, assim na verdade, nos privamos de experimentar e viver. Em outras situações, vivemos plenamente a inspiração intuitiva e não fazemos a ponte com a vida concreta, e dessa forma, não nos transformamos, nem o mundo onde vivemos. Outro exemplo ocorre quando não conseguimos realizar nossos projetos, ficamos confusos, irritados ou frustrados e insistimos nas repetidas tentativas de objetivação ou desistimos de tudo, e não nos damos conta de que a incapacidade de realizar se deve à falta de essência e inspiração intuitiva que estamos bloqueando.

A cor que se aproxima de sua vibração é o azul-índigo.

Práticas para harmonizar o 6º *chakra*:

- Mentalização da região do terceiro olho com a cor azul-índigo
- Mentalização da abertura do terceiro olho e a emanação de raios, como os do Sol, que se projetam para espaços e lugares desejados
- Mentalização de todos os outros *chakras* com suas cores
- Mentalização de círculo de luz, que pode ser canalizado para um ser ou grupo
- Visualização de luz dourada canalizada para regiões vulneráveis do corpo
- Observação dos pensamentos negativos e degenerativos, direcionando-os para as forças elementares, como se fosse um "fio terra"
- Percepção e valorização das intuições
- Toques de fricção circular nas têmporas e no centro da testa
- Usando as duas mãos tampe os olhos, mantendo-os abertos sem claridade
- Posição de meditação sentado com as mãos unidas na direção do peito ou da testa, observando seu fluxo energético e a conexão com o macrocosmos (Figura 9.44)
- Micromovimentos da cabeça sobre a 1ª vértebra cervical promova um pequeno "sim" com a cabeça, depois um pequeno "não", e desenhando um círculo com a ponta do nariz, para um lado e depois do outro lado
- Disponibilidade para a conexão com seu "eu observador", que é um aspecto da consciência, que observa o que ocorre nos pensamentos, afetos e volição antes de qualquer ação

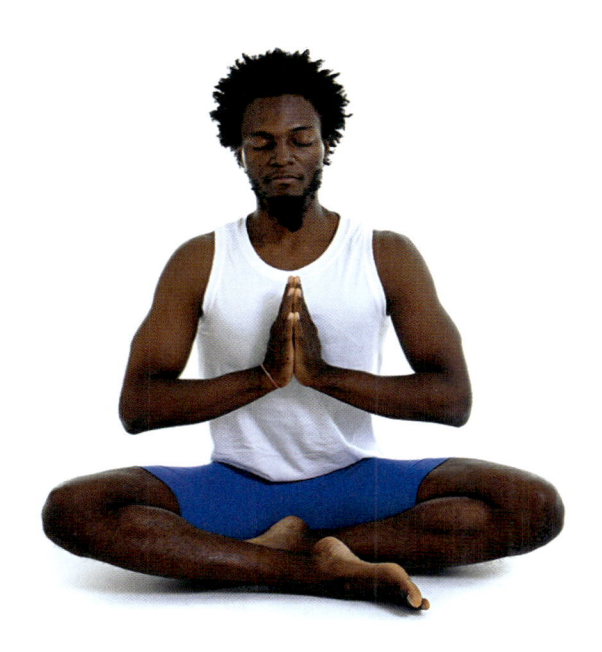

Figura 9.44 Posição de meditação.

- Emissão de som que "nasce" da região do *chakra* com a vogal "i", na escala musical, o Lá
- Aromaterapia: hortelã e jasmim.

7º *Chakra* – *Sahasrara* – Coronário

- Cor associada: violeta
- Potencial: conexão com a unidade
- Glândula associada: corpo pineal (ou epífise)
- Meridiano associado: Vaso Governador
- Qualidade energética: pensamento subjetivo e suprassensibilidade
- Símbolo: Lótus de mil folhas.

Esse *chakra* se localiza no ápice da caixa craniana, representa a unidade macrocósmica no ser humano e torna possível a conexão com sua essência atemporal ou espiritual.

A abertura plena desse nível se dá a partir da vivência e apreensão de todos os outros *chakras*, possibilitando a transcendência e a transmutação. A força individual telúrica e criativa, representada pela *Kundalini*, percorreu todas as etapas de evolução anímica e reencontra a origem criativa divina.

O ser humano conta com a qualidade do pensamento subjetivo, e, por meio do instrumento do cérebro, tem as funções sublimes da inspiração, contemplação, revelação e a experiência mística, que podem ou não estarem articuladas à religião, muitas vezes ocorrem em situações da vida que nos mobilizam, em catarses, doenças ou mortes. Essas funções são fatores intrínsecos na reciprocidade com a natureza, não partem de uma intenção.

Na visão do Taoismo e MTC, o ideograma chinês **shén** engloba os significados consciência e espírito. Aqui diferenciamos consciência como abordamos no 6º *chakra*, ligada a reflexão e planejamento. Segundo o mestre Cherng, "O **shén** é uma consciência universal, comum a todos os seres, pequenos seres como insetos, passando por grandes, como pedras e montanhas, a imensos, como planetas e galáxias, todos possuem essa consciência sem forma própria, transparente."

Segundo o *Tratado da Medicina Tradicional Chinesa* **Néi Jīng**: "O espírito não pode ser escutado com os ouvidos (…), o coração deve ser atento e aberto para que o espírito se revele subitamente através da própria consciência de cada um (…) o espírito torna-se claro para o homem como se o vento tivesse varrido as nuvens".

As "nuvens" são todos os laços que temos com o mundo concreto, com a vida prática. A consciência não se conecta aos planos sutis se as questões terrenas não estão em harmonia, pois estas agem como âncoras. A harmonia implica no intercâmbio da consciência individual com a consciência universal (Unidade), e esse se dá quando nos esvaziamos, possibilitando uma verdadeira experiência que transcende aos nossos limites dos níveis anteriores e a virtude da doação.

Quando, porém, arbitrariamente insistimos na conexão com energias transcendentes a nós, por meio do potencial peculiar do 6º *chakra*, sem a consciência de unidade e troca, estamos projetando a responsabilidade do rumo dos acontecimentos terrenos para fora de nós, e assim ficando a mercê da influência ou contaminação das energias das quais nos enlaçamos.

Esse nível potencializa a fé, não no sentido da fé projetada a uma realização, na espera de um retorno pela "devoção", mas no sentido de crer que o testemunho de todas as experiências vividas, possa ser proveitoso e possibilitar a evolução.

Esse *chakra* é chamado de coroa. O símbolo da coroa para os ancestrais orientais é a conexão da mente com os arquivos celestiais, possibilitando aos líderes das comunidades, governar com base na autonomia, paz e solidariedade.

Esse *chakra* está ligado à glândula pineal e a cor que se aproxima da sua vibração é o violeta, mas também brilha como uma luz branca e dourada.

Práticas para harmonizar o sétimo *chakra*:

- Mentalização da região do topo da cabeça com a cor violeta
- Mentalização da recepção de luz
- Meditação:
  - Sente-se sobre uma almofada com um bom apoio sobre os ossos ísquios e os joelhos na direção do chão, promover pequenos movimentos do qua-

dril e tronco buscando o eixo. Mantenha a coluna ereta, sem excesso de força. Sinta-se confortável

- Feche os olhos e manter a língua tocando o céu da boca
- Inspire profundamente pelo nariz e exale o ar pela boca. Repita 7 vezes
- Relaxe o corpo gradualmente. Na inspiração, visualize cada região e na expiração mande uma mensagem de relaxamento: couro cabeludo, músculos da face, nuca, pescoço e garganta, ombros, membros superiores, cúbitos (cotovelos), antebraços, punhos, mãos, região do tórax, região abdominal, órgãos e vísceras, laterais do tronco, costas (torácica), região lombar, ventre, assoalho pélvico, coxas, joelhos, membros inferiores, tornozelos, pés
- Com o corpo inteiramente relaxado, relaxe a respiração que deve ser lenta, suave, profunda e harmoniosa. Pode-se usar a técnica de contagem da respiração: conte mentalmente sete respirações, 3 vezes
- Procure se canalizar no "eu observador" (ver descrição nos tópicos de prática do 6º *chakra*). Ao surgir algum pensamento não o desenvolva, podemos usar o recurso de rotular "o pensamento" para que ele se vá
- A partir da respiração física passe a atenção para a energia (**qì**) no ar que absorvemos
- Procure esvaziar a mente
- Permita a ausência da sensação do corpo físico, busque a união da consciência com o fluxo energético
- No final da prática, faça movimentos lentos do tronco para a frente e para trás, laterais e rotações. Gire a coluna para os dois lados, flexionando-a anteriormente, depois volte ao eixo, esticar as pernas e levante os braços

- Exercite a quietude física, emocional e mental
- Suba em lugares altos e contemple a vastidão
- Exercite a disponibilidade e valorize a vivência da sensação de solidariedade
- Emissão de som que "nasce" da região do *chakra* com o som "m", na escala musical, o Si
- Aromaterapia: lótus e olíbano.

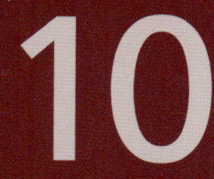

Profissional Massoterapeuta

Introdução

Este capítulo aborda as referências para a atuação legal no Brasil e a ética do profissional, tendo em vista que o massoterapeuta no Brasil atua nas seguintes frentes:

- Como autônomo em consultório particular, ou com um grupo dentro de uma escola ou clínica, ou em domicílio
- Como contratado registrado ou com acordo de porcentagem por atendimento em clínicas, escolas, clubes e spas.

Legislação

O exercício profissional dos massagistas, modernamente denominados de massoterapeutas, foi reconhecido no Brasil em 10/12/1945, com a edição do Decreto-lei nº 8.345, que dispôs sobre a habilitação para o exercício profissional (massagistas, protéticos, óticos práticos, práticos de farmácia, práticas de enfermagem, parteiras práticas e profissões similares). Posteriormente, a Lei Federal nº 3.968, de 5/10/1961, dispôs especificamente sobre o "exercício da profissão de massagista", estabelecendo critérios para tal, entre os quais a exigência de habilitação própria e as normas a serem observadas para a aplicação de massagens em pacientes, além de definir as punições cabíveis em caso de seu descumprimento.

A Câmara dos Deputados recebeu em 1999 o projeto de lei nº 263/99, do deputado federal e ministro da Justiça Aloysio Nunes Ferreira, autorizando a criação do Conselho Federal de Massoterapia. Em 2010, foi enviado o projeto de lei nº 6.959, de 2010, para a regulamentação da profissão do terapeuta naturista, porém, até hoje, não foi criado um Conselho Federal e Municipal que abarque a massoterapia. Atualmente, os massoterapeutas podem estar filiados a sindicatos de terapias naturais ou terapias orientais.

Em 2001, foi criado o Conselho Brasileiro de Auto-Regulamentação da Massoterapia (CONBRAMASSO), que busca contribuir para a normatização e regulamentação da profissão. Foram desenvolvidos um Código de Ética do massoterapeuta e a matriz curricular para os cursos técnicos e de formação em massoterapia, coordenado pelo professor Sidney Donatelli.

A massoterapia também está incluída na Classificação Brasileira de Ocupações – CBO – com o código nº 3.221-20 e na Classificação Nacional de Atividade Econômica (CNAE – 2.1).

Como não há a regulamentação, na área de saúde, da massoterapia, há um consenso nacional por meio de congressos da área e do COMBRAMASSO, habilitando profissionais em cursos livres de formação com carga horária de no mínimo 360 h, em uma instituição ou com professores com experiência profissional comprovada, ou em cursos técnicos (1.200 h) em escolas que têm o reconhecimento da Secretaria Estadual de Educação vinculada ao Ministério da Educação (MEC), reiterando que esse reconhecimento é do MEC, e não do Ministério de Saúde.

Por não haver os conselhos estatais, o massoterapeuta atua legal e regularmente como autônomo, devendo se inscrever no Cadastro de Contribuintes Mobiliários (CCM), contribuindo com o imposto sobre serviços (ISS), no município de São Paulo o código 04596 e a contribuição do Instituto Nacional do Seguro Nacional (INSS) e fazer a declaração do imposto de renda.

Perfil do profissional de massoterapia

1. Sólida base de conhecimentos das técnicas de massoterapia e das técnicas de consciência e práticas corporais.
2. Bases da filosofia universal, da ecologia e das ciências sociais.
3. Estudos dos novos paradigmas da ciência e consciência, e da interação do ser humano nos seus aspectos energético, somatopsíquico e espiritual.
4. Princípios humanísticos.
5. Vocação para lidar com pessoas.
6. Capacidade de perceber, sentir e discernir a situação e necessidade de cada pessoa.
7. Capacidade de comunicar e sustentar seus procedimentos.
8. Postura pessoal e ética profissional.
9. Desempenho com sensibilidade e habilidade.
10. Equilíbrio e manutenção da sua saúde integral.

Ética profissional e postura pessoal

A Ética (*ethos* = costume) pressupõe a busca de uma vida justa e elevada, na direção dos princípios da verdade e do exercício do Bem e da Beleza, para a realização da felicidade. *Ethos* em grego significa o conjunto de princípios que regem o comportamento humano, para que seja consciente, livre e responsável. Na profissão, ética implica saber e fazer o Bem para os indivíduos e para a sociedade.

Compromissos técnicos e postura pessoal

1. O massoterapeuta atua profissionalmente com o objetivo de prevenir as doenças, promover a saúde e facilitar a reabilitação do cliente, contribuindo para o seu bem-estar e a sua qualidade de vida.
2. O massoterapeuta tem compromisso permanente com seu desenvolvimento profissional, técnico e científico, e com seu desenvolvimento pessoal, filosófico e cultural. Deve desenvolver uma relação saudável e de cooperação com a sociedade e o meio ambiente.
3. O massoterapeuta deve ter sua formação comprovada e estar devidamente qualificado e habilitado para o exercício da profissão.
4. O massoterapeuta não diagnostica, não prescreve e não trata de doenças específicas. Doentes sem diagnóstico clínico devem ser orientados a procurar os médicos, aos quais caberá a exclusividade de solicitação de qualquer tipo de exame.

Deveres

1. Apoiar as outras modalidades terapêuticas, procurando integração com estas, com o objetivo do bem-estar do cliente.
2. Manter sempre o melhor padrão de higiene do próprio corpo, das vestimentas e da sala terapêutica.
3. Manter seu próprio bem-estar e sua saúde.
4. Aprimorar e atualizar regularmente seus conhecimentos, por intermédio de grupos de estudos, cooperativas, cursos, congressos e outros afins, mantendo o comprovante dessas atividades.
5. Respeitar e manter os pagamentos atualizados de todas as taxas e todos os impostos exigidos por lei.
6. Fornecer, quando solicitado por cliente, informações a respeito de sua formação e experiência profissional, bem como das técnicas que emprega na terapia e das suas afiliações a entidades de classe.

Relações com outros profissionais

1. Não interferir nos serviços de outros terapeutas ou de qualquer profissional da área da saúde.
2. Jamais recomendar a suspensão de qualquer terapia, tratamento ou medicamento.
3. Trabalhar dentro dos limites da técnica, procurar a integração e a cooperação com outros profissionais, com o objetivo de proporcionar o bem-estar do cliente.
4. Não criticar outro terapeuta ou profissional da área da saúde, em nenhuma circunstância.

Sigilo profissional

1. Manter sigilo absoluto das informações obtidas no atendimento e/ou anotadas na ficha pessoal do cliente.
2. O massoterapeuta poderá informar a outro profissional a avaliação técnica do cliente, nos casos em que isso se faça necessário, e com o devido aval do cliente.

Honorários profissionais

1. O massoterapeuta receberá a remuneração por seus serviços profissionais respeitando o valor mínimo estipulado por sessão (piso da categoria), conforme tabela sugerida por entidades representativas.
2. Os honorários poderão sofrer adaptação conforme as condições financeiras particulares do cliente e as variações socioeconômicas das diversas regiões do país, bem como nos atendimentos oferecidos por entidades filantrópicas e de utilidade pública.
3. O massoterapeuta deve manter um registro dos recebimentos.

Proibições

1. Usar qualquer tipo de objeto que viole a integridade do tecido cutâneo ou que penetre em qualquer orifício do corpo.
2. Abandonar o cliente durante a sessão de terapia.
3. Interromper o tratamento sem justificativa. (O massoterapeuta deve avisar o cliente sobre sua decisão com antecedência).
4. Utilizar o preço do serviço como forma de propaganda.
5. Comercializar diretamente produtos em sua sala terapêutica.
6. Prescrever medicamentos.
7. Suspender outras terapias, tratamentos ou medicamentos indicados por outros profissionais.
8. Criar ou divulgar falsas expectativas.
9. Anunciar tratamento de patologias específicas (doenças).
10. Publicar trabalhos que identifiquem o cliente, sem sua autorização.
11. Usar a sua posição ativa para interesse pessoal (afetivo, sexual e material).

Legalização

1. Manter todos os certificados de participação em cursos, congressos, palestras e seminários.
2. Manter os certificados dos exames de qualificação e habilitação, para apresentação quando necessário.
3. Manter registro atualizado do histórico dos clientes.
4. Manter todos os recibos de inscrição em Órgãos Públicos, das taxas e impostos exigidos por lei. Inscrição no CCM/ISS.

11

Relatos de Experiências Profissionais, Institucionais e de Pacientes da Massoterapia

Depoimentos de pacientes atendidos por Sidney Donatelli

Para os depoimentos dos pacientes, foi apresentado o seguinte roteiro:

Roteiro para o depoimento da recepção de massoterapia

Objetivo: registro do processo terapêutico de massoterapia, dos atendimentos com Sidney Donatelli, para a publicação no livro *A Linguagem do Toque | Massoterapia Oriental e Ocidental*.

Para a publicação, na opção do massageado, o nome pode ser fictício, para a sua preservação, ou real, como testemunho histórico clínico.

Este roteiro serve para nortear a pesquisa qualitativa, não é uma ficha a ser rigorosamente preenchida, fique à vontade para deixar em branco algum tópico do roteiro, acrescentar o que quiser, suas sensações e seus pontos de vista.

Nome:
Data de nascimento, cidade, estado, país:
Profissão:
Histórico do estado civil ou de convivência:
Reside com:

1. O que o levou a procurar a massoterapia?
2. Até o início dos atendimentos, o que você pensava sobre a massoterapia e o que pensa hoje?
3. No início havia algum sintoma físico, emocional. Qual(is)?
4. Descreva o histórico de manifestações e doenças ao longo do tempo em que recebe atendimento de massoterapia.
5. Diante desse histórico, como foi para você a relação da massagem com os outros tratamentos e abordagens (medicina, psicoterapia, psicologia, psiquiatria, terapias corporais, espiritualidade e outros)?
6. Quais são os benefícios que você identificou durante o processo da massoterapia?
7. Quais referências e informações recebidas, durante os atendimentos de massoterapia, foram incorporadas em sua vida? Como foi esse processo?
8. Como você sente no seu organismo o aspecto profilático da massoterapia (preservação da saúde e prevenção de doenças)?
9. Inclua outros comentários e outras observações ou percepções que julgar pertinentes.

Caso 1

Eliane Bambini Gorgueira Bruno
- Data de nascimento, cidade, estado, país: 27/06/1955, São Paulo, SP, Brasil
- Profissão: professora universitária (formação de educadores). Trabalha em projetos de formação continuada de educadores e como terapeuta
- Estado civil: fui casada com Leo, com quem tive uma filha, a Fabiana (38 anos). Hoje somos irmãos e amigos. Vivi com o Luiz a minha segunda experiência de amor
- Hoje sou avó do Enrico, experiência que tem me tocado muito
- Reside com: moro sozinha
- Início dos atendimentos em 1984, com frequência semanal até 1996 e, posteriormente, quinzenal até 2002.

Quando comecei este depoimento tentei me guiar pelo roteiro, para não deixar nada de fora. Posteriormente, fui sentindo dificuldade, me sentindo presa, e resolvi ter como base o roteiro, mas segui outro caminho. Escrevi todas as palavras que eu associava com meu processo na massoterapia como ponto de partida para minha reflexão, listadas a seguir:

- Entrega: dor e prazer
- Respiração, vazio, movimento
- O tamanho de cada coisa: nem exagerar, nem minimizar. Cada fato é como é
- O lugar momentâneo da emoção: o distanciamento e a aproximação
- Silêncio, meditação
- Totalidade: espiritualidade e corpo/meditação e alongamento (expansão)
- Pessoa e cosmo

- Simplicidade
- Conhecimento do corpo/terapia
- O que foi incorporado na minha rotina: meditação, alongamento
- Disciplina? Ritmo? Flexibilidade/assertividade
- Aprender com o exemplo
- A referência
- Aceitação/transformação
- Gratidão.

Sempre tive a necessidade de compreender meu jeito de ser, minhas manifestações e limitações físicas e de superá-las, e sempre tive a sorte de encontrar pessoas queridas no meu caminho que foram e continuam me ajudando neste processo de viver com mais plenitude cada dia.

Busquei o atendimento em massoterapia com o Sidney em 1984. Uma amiga fazia o curso de formação e me indicou. A principal motivação era a minha forte tendência a somatizações, principalmente enxaquecas e asma. Quando tinha 2 anos de idade, tive a primeira crise de asma, que me acompanhou durante toda a infância com intensidade. Na adolescência e na idade adulta, ela tornou-se mais branda, mas nunca deixando de se manifestar.

A primeira coisa que senti ao receber as massagens foi o imenso prazer em ser tocada, na perspectiva do cuidado. O desafio de aprender a receber, de não controlar, de entrar em contato comigo. Em cada expiração, buscar a profundidade com suavidade me fazia entrar em contato com a densidade do ar concentrado e preso no meu peito, compondo minha asma.

Perceber que a dor que eu sentia quando era tocada em um ponto acumulado de energia era concomitante com o prazer de distribuir essa energia foi uma sensação compartilhada com o Sidney que, serenamente, mas, com muita firmeza, ia me ensinando, traduzindo aquilo que nossa experiência como terapeuta e paciente estava me proporcionando.

Aos poucos, fui desenvolvendo o hábito de me observar, como se distante de mim pudesse me ver, e percebendo no meu cotidiano a presença de minhas limitações no corpo, aquelas que parecem quase imutáveis, muito estruturadas, e outras que desaparecem e comparecem novamente no fluxo da vida, mas sempre em menor intensidade.

Fui, com a ajuda do Sidney, descobrindo minhas fragilidades, como, por exemplo, o pulmão, e aprendendo a lidar com elas com mais intimidade, entrando em contato com as angústias e percebendo melhor a relação entre os órgãos, as estações do ano, os horários do dia, a alimentação... Fui compreendendo, a partir de cada explicação de meu terapeuta e mestre, a relação entre as questões físicas e sentimentais, as questões micro e macro, a totalidade e a singularidade, a complexidade e a simplicidade.

(Enquanto reflito e escrevo este texto, sinto claramente o limite das palavras para expressar uma experiência de tantos anos, tão única e tão essencial em minha existência.)

Poder viver em cada massagem a experiência de unidade entre corpo, intelecto, emoção e espírito, de unidade entre terapeuta e paciente, de convite ao movimento pela harmonia da respiração – pulsação – vida, do cuidar como expressão de amor e condução para a autonomia, da disciplina como ritmo para o fazer, considero um infinito presente.

Tenho certeza de que a minha aprendizagem pelo caminho da massoterapia só tem sido possível porque meu terapeuta e mestre tem um trabalho pessoal expresso em seu trabalho profissional, que integra cuidadosamente todas as dimensões do humano. Sua postura como pesquisador incansável do funcionamento de nosso corpo, seu compromisso com a espiritualidade como caminho de crescimento, libertação e transformação em cada atendimento é o que dá a consistência, o que fundamenta, o que realiza de fato, em cada toque corporal, um toque em minha alma, em minha vida.

Sou eternamente grata por esse encontro, por essa presença em minha vida.

"O desafio de aprender a receber, de não controlar, de entrar em contato comigo. Em cada expiração, buscar a profundidade com suavidade me fazia entrar em contato com a densidade do ar concentrado e preso no meu peito, compondo minha asma."

Eliane viveu um grande desafio que foi superado, não no sentido mecânico, na respiração, mas no aprendizado do passo a passo, de segundo por segundo, de não se desesperar na ausência da respiração, pois respirar é algo involuntário e voluntário concomitantemente. No aspecto involuntário, apresentam-se as emoções não expressas, os traumas, o desarranjo fisiológico; e, na ação voluntária, o esforço na busca de um fluxo satisfatório; e, entre eles, a consciência dos fatores restritivos e a capacidade da superação.

Iniciei os atendimentos profissionais de massoterapia em 1983; Eliane, em 1984, assim, foi uma das primeiras pessoas em que desenvolvi um processo terapêutico profundo em muitos anos e com resultados promissores para a consolidação do trabalho de massoterapia, que, nessa época, era algo muito novo, além da empatia e do afeto que se desenvolveram na nossa relação.

Caso 2

Gisele Kruchin
- Data de nascimento, cidade, estado, país: 19/09/1958, Porto Alegre, RS, Brasil
- Profissão: empresária
- Estado civil: união estável
- Início dos atendimentos em 2005, com frequência semanal até 2009 e, posteriormente, quinzenal até 2012, com alguns intervalos.

O que a levou a procurar a massoterapia?
A necessidade de relaxar.

Até o início dos atendimentos, o que você pensava sobre a massoterapia e o que pensa hoje?
Eu entendia a massoterapia como um meio de rel xamento, um momento para se desligar, exclusivame Hoje, ao contrário, aprendi que o momento é de c xão, organização e, aí, sim, relaxamento.

No início havia algum sintoma físico, emo Qual(is)?
Havia a dor.

Descreva o histórico de manifestações ao longo do tempo em que recebeu aten massoterapia.
No início do tratamento, apresentei-me nose conclusiva de fibromialgia associada estas em função de uma escoliose grav saíram de cena alguns sintomas e outr mados pelo período da menopausa. P processos se mostravam em forma d diferença. Não era um sintoma, ma

Diante desse histórico, com ção da massagem com os outr dagens (medicina, psicotera tria, terapias corporais, espi
Vários trabalhos associa tais como psicanálise e fisi cordar ainda mais com M anda em linha reta nunc

Quais são os benefícios que você identificou durante o processo da massoterapia?

Complementar. Foi um outro olhar. Aprendi a respirar, pisar, entender a pele; aprendi a prestar atenção.

Quais referências e informações recebidas durante os atendimentos de massoterapia foram incorporadas em sua vida? Como foi esse processo?

Que é necessário, essa é a palavra, haver disciplina e abertura para receber e ouvir novos conceitos. Durante o processo, por vezes não se identifica muitas coisas. E aí, quando você se percebe mudado, é porque o processo já aconteceu.

Como você sente no seu organismo o aspecto profilático da massoterapia (preservação da saúde e prevenção de doenças)?

Só pude ver como ação profilática depois de algum tempo. E não adianta argumentar, é necessário passar pelo processo. Até porque, para cada pessoa funciona de uma maneira diferente, e cada um tem que encontrar o caminho. Não acredito que sirva para todo mundo, assim como nenhuma outra prática.

"Aprendi a respirar, pisar, entender a pele; aprendi a prestar atenção." Essa percepção de Gisele é um fator fundamental para contrabalançar uma mente muito rápida, que é um grande potencial, mas que pode ficar presa na própria rapidez, não permitindo novos espaços.

"Quem sempre anda em linha reta nunca chega a lugar nenhum". O "andar sempre em linha reta" e a rapidez [...] são fatores que podemos associar à fibromialgia [...] é uma síndrome, pela qual a pessoa sente dores [...] corpo, nos tecidos moles e nas articulações [...] eríodos, e, no histórico de Gisele, somada a [...] estrutural. É como se houvesse um des [...] na força do sistema locomotor, causan [...] No decorrer do tratamento, abordáva [...] e a quanto manter, ou até mesmo [...] nto corporal, mas com movimen [...] adores e simples, como a mar [...] de mento corporal, às vezes, in [...] repela saúde. Não é fácil quando [...] à ansores, tudo fica mais difícil [...] mas [...] á o desgaste no padrão [...] no Ca [...] ocia-se a fibromialgia [...] dratar [...] manifestações extre [...] entre m [...] na busca [...] onsciente, descrito [...] cluindo [...] rticulações e hi [...] do trabal [...] to na dosagem [...] dor e desc [...] o é gradativo, [...] mos, em to [...] ividade, in [...] pontos dos [...] No início [...] causava [...] hega [...] cial, aos [...] entos.

Caso 3

Maria João D'Orey
- Data de nascimento, cidade, estado, país: 27/10/1956, São Paulo, SP, Brasil
- Profissão: paisagista
- Estado civil: divorciada. Possui dois filhos
- Reside com: mora sozinha
- Início dos atendimentos em 1985, com frequência semanal até 1996 e, posteriormente, quinzenal até hoje.

O que me levou a procurar a massoterapia foi a vontade e a necessidade do autoconhecimento e do equilíbrio como um todo.

Uma amiga me sugeriu esse caminho; e eu o trilho até os dias de hoje. Já se vão 26 anos.

Para mim, a massagem era apenas um toque. Aos poucos, a relação com meu terapeuta foi-se aprofundando, e eu fui, aos poucos, entendendo a profundidade do trabalho como um todo.

Nesses 25 anos, fui passando por muitas fases:

Cócegas… Vergonha… Desconfiança… Emoção… Alegria… Confiança… Prazer. Nessa ordem.

Nesses anos, não tive nenhuma doença séria, apenas as doenças normais, como tensão pré-menstrual (TPM), enxaqueca, menopausa e síndrome do cólon irritável.

A massagem frente a essas doenças foi sempre uma enorme ajuda, no autoconhecimento, ou seja, a entendê-las.

Esse autoconhecimento fez com que eu aceitasse e soubesse melhor como me equilibrar e, por conseguinte, lidar melhor com o momento.

Durante todos esses anos, os benefícios foram vários.

Aceitação, equilíbrio e autoconhecimento. Tornando-me mais serena ou, melhor ainda, sabendo qual caminho trilhar para atingir a paz interior.

As referências recebidas me serviram de guia e, aos poucos, foram incorporadas no meu dia a dia. O processo como um todo foi lento e gradual.

Por meio da massagem, fui aprendendo a liberar e entender as energias que passam por mim.

Acredito que isso me ajuda a prevenir doenças e a ficar mais saudável.

A massoterapia para mim foi uma benção.

"Aceitação, equilíbrio e autoconhecimento. Tornando-me mais serena ou, melhor ainda, sabendo qual caminho trilhar para atingir a paz interior."

Além dos sintomas citados, Maria João já fazia tratamento na medicina antroposófica para o fígado, teve quisto nos olhos e enxaqueca; esses fatores estão totalmente ligados ao movimento Madeira da Medicina Tradicional Chinesa, que possuem os atributos da determinação e eficiência e, por outro lado, irritabilidade, indignação e fúria. Assim, seu comentário de trilhar o caminho da paz interior é uma síntese de um vasto trabalho de não se afetar demasiadamente com o que vem do mundo exterior. Os pontos do meridiano do Fígado, principalmente o de Sedação (F2) e o Fonte (F3), descritos no Capítulo 9, sempre foram trabalhados, ficando, ao longo do tempo, mais acessíveis, o que significa uma abertura no diálogo dos aspectos estagnados, a abertura e, como ela finaliza nas suas sensações: o prazer.

Caso 4

Ademir Eder Brandassi
- Data de nascimento, cidade, estado, país: 08/07/1951, São Paulo, SP, Brasil
- Profissão: professor aposentado e comerciante
- Estado civil: casado
- Reside com: a esposa
- Início dos atendimentos em 1994, com frequência semanal até 2003 e, posteriormente, quinzenal até hoje.

Há muito tempo, estava passando por um processo que me abalou bastante emocionalmente, refletindo no meu corpo, sentia fortes dores, principalmente na região do pescoço, onde normalmente jogo toda a minha tensão nervosa. A indicação da massoterapia foi de um profissional da área de psicologia. Gostei muito.

Eu achava inicialmente que seria mais uma forma paliativa de acabar com as minhas dores, mas estava enganado, as dores foram diminuindo gradativamente até eu ficar sem senti-las.

Sempre me sinto totalmente relaxado nos atendimentos de massoterapia. É um momento de desligamento do mundo exterior, onde me sinto calmo, leve e livre dos problemas cotidianos.

É claro que, durante muitos anos, tive alguns problemas que, em geral, são dores em determinadas partes do corpo, mas sempre foram resolvidos nos atendimentos de massoterapia.

O massoterapeuta sempre me indica exercícios que serão importantes para aquela situação, eu os faço e sinto meu corpo responder positivamente. Alguns desses exercícios já fazem parte do meu dia a dia.

Não é nenhuma mágica, o massoterapeuta deve ser um profissional especializado, e você precisa estar disposto a receber a massoterapia e saber que esse processo lhe fará bem.

"Eu achava inicialmente que seria mais uma forma paliativa de acabar com as minhas dores, mas estava enganado, as dores foram diminuindo gradativamente…"

Esse comentário de Ademir nos traz a reflexão de como lidamos com as nossas dores. No Capítulo 6, foi abordado o significado intrínseco nas manifestações físicas e emocionais. Ademir procurou a massoterapia em um período de abalo emocional, e os seus sintomas se apresentam na maioria das vezes, até hoje, no lado esquerdo do corpo, que representa os aspectos emocionais, conceito dos hemisférios do cérebro abordado no Capítulo 6. As dores foram diminuindo paralelamente a sua entrega nas sessões, de modo que a sobrecarga do mundo externo passou a abalá-lo menos e a sua sensibilidade aflorou. Essa entrega também foi trabalhada no seu extremo, pois sentia muito sono durante a sessão, o que não possibilita a apreensão do trabalho da massagem. Ao longo do tempo foram se descortinando nuances entre a vigília e o sono, de maneira bastante produtiva no equilíbrio do **yáng** (projeção externa) e do **yīn** (interiorização e receptividade).

Caso 5

V. I. B.
- Data de nascimento: 27/02/1953
- Profissão: psicóloga e empresária
- Estado civil: divorciada
- Reside com: vive em comunhão estável há 17 anos
- Início dos atendimentos em setembro de 2010, com frequência quinzenal até hoje.

O que a levou a procurar a massoterapia?

A vontade de experimentar uma técnica que tivesse o efeito de relaxamento muscular e liberação miofascial. Eu tive espondilolistese, coloquei dois pinos na L4 e faço fisioterapia semanal há 10 anos, musculação e exercícios aeróbicos em academia de 3 a 4 vezes/semana.

Até o início dos atendimentos, o que você pensava sobre a massoterapia e o que pensa hoje?

Eu desconhecia a profundidade e extensão do efeito da massoterapia. Hoje, eu penso que o massoterapeuta é responsável pelo sucesso do tratamento em uma dimensão abrangente. Uma única sessão não traz resultados, é necessária uma experiência recíproca entre terapeuta e paciente com um bom *rapport*.

Quem recebe deve se acostumar ao toque e quem atua precisa ter um profundo conhecimento da fisiologia humana. Também deve ocorrer uma empatia entre o terapeuta e o paciente que permita a "entrega" nas mãos do profissional.

No início havia algum sintoma físico ou emocional. Qual(is)?

Meus dedos dos pés eram mais rígidos, a musculatura do corpo, como um todo, demorava mais tempo para ficar relaxada durante as sessões. A minha necessidade de controle dos fatos se refletia na minha postura em certas regiões.

Descreva o histórico de manifestações e doenças ao longo do tempo em que recebe atendimento de massoterapia.

Tenho dores lombares crônicas em decorrência de uma artrodese na L4/L5 e S1 (2006), que se intensificam quando fico psicologicamente mais tensa ou mesmo sem a regularidade de exercícios de alongamento ao longo da semana.

A minha tensão cervical é também um foco de manifestação crônica do corpo quando passo por períodos de preocupação. Com as sessões de massoterapia, aprendi a ter um maior controle e poder dosar a intensidade dessas tensões. A minha postura se mantém aprumada por mais tempo ao longo da semana, desde que iniciei a massoterapia.

Diante desse histórico, como foi para você a relação da massagem com os outros tratamentos e abordagens (medicina, psicoterapia, psicologia, psiquiatria, terapias corporais, espiritualidade e outros)?

A massoterapia é um fantástico complemento à fisioterapia, que faço semanalmente há 10 anos. Com o trabalho psicoterapêutico também pude reconhecer aspectos que geravam tensão e que foram mais integrados na minha emoção e, consequentemente, me permitem soltar, aceitar o benefício que as fáscias descoladas "agradecem".

Quais são os benefícios que você identificou durante o processo da massoterapia?

Maior integração das minhas áreas sensíveis à dor e mais mobilidade/fluidez no movimento.

Quais referências e informações recebidas durante os atendimentos de massoterapia foram incorporadas em sua vida?

Os atendimentos me proporcionam a oportunidade de reavivar conhecimentos que eu já possuía, o momento é um "oásis" no meio da rotina diária, e o terapeuta me impressiona sempre na sua sensibilidade em conseguir "ler o corpo".

Como foi esse processo?

Foi um conhecimento gradual adquirido a cada nova sessão.

Como você sente no seu organismo o aspecto profilático da massoterapia (preservação da saúde e prevenção de doenças)?

O trabalho com as fáscias deve prevenir que se depositem tensões antigas, que iriam gerar musculaturas cronicamente tensas e afetar futuramente todo o esquema esquelético.

Inclua outros comentários, observações e percepções que julgar pertinentes.

Recomendaria a massoterapia para pacientes com problemas de autoaceitação, insegurança e relacionamentos, pois o contato físico é uma forma de a pessoa sentir seu contorno e, assim, podendo se sentir "aceita", entrar em contato consigo própria, com os seus limites físicos, para depois extrapolar essa experiência física para a psíquica.

"Minha necessidade de controle dos fatos se refletia na minha postura em certas regiões…" O controle está diretamente ligado ao pescoço e à cabeça, qualidade energética do "pensar", abordada no Capítulo 6, área que, no corpo de V., apresentava menos passividade, ou seja, apresentava resistência na entrega. O controle também está relacionado com a instabilidade da volição, relacionada com a área lombar, onde teve o desarranjo que causou a inserção dos pinos na L4. As duas regiões são as lordoses da coluna, que instáveis originam compensações nos tecidos moles ao longo do tronco, rotações e inclinações na área toracolombar e retificação na cervical. Por esses fatores, a liberação miofascial, abordada no Capítulo 7, é um instrumento fundamental para a organização dos tecidos e para a integridade das partes específicas com a totalidade. Aqui vemos a importância da profilaxia como um fator de manutenção e de não agravamento de aspectos estruturais (no caso, a região lombar).

Caso 6

Luiz Gorgueira
- Data de nascimento: 12/04/1930
- Profissão: aposentado
- Estado civil: casado há 60 anos
- Início dos atendimentos em 1985, com frequência semanal até 1996 e, posteriormente, quinzenal até hoje.

Estou honrado em poder incluir neste livro a minha gratidão pelos 29 anos juntos em busca de saúde física e mental, os quais me permitiram chegar aos 84 anos em plena atividade.

Ao meditar sobre a nossa convivência, alguns dos muitos momentos tiveram a sua importantíssima participação, pois sábio e estudioso como é, ajudou-me nos momentos agudos da minha vida:

Os 8 meses que antecederam a decisão sobre a minha cirurgia de grave câncer em 1998 e, depois de 5 anos, a nova batalha contra o tumor que voltou tiveram nas nossas sessões paralelas ao tratamento médico, uma grandiosa estabilidade emocional.

Hoje até mesmo a sequela de uma delicada hérnia abdominal deixou de existir pelas suas mãos.

Ainda me lembro quando procurei você pela primeira vez, pelas dores musculares e pelas constantes enxaquecas, buscando uma massagem na nuca e nas costas. Esses problemas eram trazidos pelo perfeccionismo que me dominava e a responsabilidade à frente de uma grande multinacional.

Depois, aos 63 anos, veio a fase aguda, pela ansiedade de uma pré-aposentadoria compulsória de alguém que trabalhou desde os 12 anos de idade. Aí foi a mente que precisou dos seus cuidados, e que tornaram possível aceitar a situação de forma destemida.

A seguir, perseguido sempre por novos desafios profissionais, foi novamente na sua massoterapia que encontrei a estabilidade emocional para resolver sérios problemas de uma grande empresa de brasileiros localizada em Portugal. Nas seguidas viagens ao exterior, lá ia eu confiante e preparado para encontrar as soluções.

Falando um pouco sobre você, fico impressionado pela sua competência e vontade de estudar, saber sempre mais e pelo seu dinamismo pessoal, superando as próprias dificuldades com o objetivo de servir e fazer o próximo feliz e saudável.

Concluo registrando que minha família e eu aprendemos muito com os seus ensinamentos sobre alimentação, exercícios, controle da mente e até o ar que respiramos. Como seria bom se todos conhecessem a massoterapia.

"...buscando uma massagem na nuca e nas costas. Esses problemas eram trazidos pelo perfeccionismo que me dominava..." O perfeccionismo de sr. Luiz, também estimulado por uma vida bastante difícil em sua infância e juventude, de um lado se manifesta na sua impecável disciplina, expressa nos 29 anos nas sessões de massoterapia sem interrupções e da prática de exercícios, e, por outro lado, o aspecto do perfeccionismo como algo enrijecedor na autoridade, no hipercontrole e na falta de fluência, são fatores atuantes nas somatizações ocorridas no seu organismo, nas regiões da cabeça (enxaqueca e postura), qualidade energética do "pensar" e na região pélvica (hérnia e o câncer), qualidade energética do fluir. A terapêutica do toque, abordada no Capítulo 1, é um instrumento precioso para estabelecer a possibilidade da entrega, no seu sentido mais valioso, que é a força **yīn**, da receptividade, pela qual os laços se sustentam e se aprofundam. Eu também sou muito honrado e grato por ter essa experiência profissional, afetiva e de admiração com o sr. Luiz, por todo esse tempo.

Caso 7

Maria Amélia Kuhlmann Fernandes
- Data de nascimento, cidade, estado, país: 23/01/1950, São Paulo, SP, Brasil
- Profissão: gestora pública e terapeuta holística
- Estado civil: divorciada do primeiro marido, pai de seus dois filhos. Viúva do segundo marido
- Reside com: mora sozinha
- Início dos atendimentos em 2013, com frequência quinzenal até hoje.

O que a levou a procurar a massoterapia?

Eu estava com graves problemas na coluna e um profissional muito competente e generoso, o Dr. Salem, avô de um amigo de minha filha, estava me fazendo alguns atendimentos. Eu gostei demais e disse a ele: "Eu quero aprender essas técnicas", e ele respondeu: "Procure a Escola Amor". Foi então que conheci essa técnica da massoterapia.

Até o início dos atendimentos, o que você pensava sobre a massoterapia e o que pensa hoje?

Eu não a conhecia, portanto, não posso fazer comparativos. Conhecia, sim, as massagens mais simples. No entanto, hoje percebo claramente a inteligência e abrangência das técnicas envolvidas na massoterapia.

Penso que a massoterapia envolve conhecimentos milenares, que promovem e restabelecem nossa saúde, ativando o fluxo de energia vital de forma sistêmica no nosso organismo.

Definitivamente, hoje agradeço o universo por ter colocado no meu caminho esses ensinamentos.

No início havia algum sintoma físico ou emocional. Qual(is)?

Eu tinha muita dor nas costas e uma postura inadequada.

Também apresentava um constrangimento enorme relativo ao envelhecimento do meu corpo, fora dos padrões de beleza.

Descreva o histórico de manifestações e doenças ao longo do tempo em que recebe atendimento de massoterapia.

Ao longo do curso e dos atendimentos, eu fui percebendo as deficiências e os bloqueios dos fluxos energéticos dos meridianos e tomei contato com alguns problemas crônicos que tenho e suas causas: diabetes (grau baixo)/refluxo (antes eu só identificava uma azia constante)/um fígado sensível (hoje reconheço as emoções que o debilitam).

Além dessas "novidades", hoje sei administrar melhor as hérnias de disco e artroses na coluna. Percebo os sintomas, os pontos de tensão, as posturas erradas, os pesos que carrego tanto física quanto emocionalmente.

Estou mais atenta e alerta.

Diante desse histórico, como foi para você a relação da massagem com os outros tratamentos e abordagens (medicina, psicoterapia, psicologia, psiquiatria, terapias corporais, espiritualidade e outros)?

Na verdade, o tratamento de massoterapia que faço quinzenalmente me conecta comigo mesma, me traz um conforto físico que reflete no emocional e espiritual.

Estou mais apta para perceber minhas reais necessidades de atendimentos médicos tradicionais.

As sessões de massoterapia contêm forte vetor psicoterapêutico, pois nos coloca em contato com as causas dos males físicos nos nossos corpos sutis.

Os princípios taoistas que norteiam essa técnica também contribuíram para ampliar meus horizontes espirituais e na minha procura do equilíbrio **yīn/yáng**.

Quais são os benefícios que você identificou durante o processo da massoterapia?

Os benefícios são múltiplos: autoconhecimento; autoaceitação; autoestima; saúde mais estável; melhora de postura, tanto física quanto filosófica perante a vida; melhor aceitação de minhas limitações e críticas; melhor acuidade geral.

Quais referências e informações recebidas durante os atendimentos de massoterapia foram incorporadas em sua vida? Como foi esse processo?

Eu recebi muitas e diversas referências: alimentação, respiração, posturas física, filosófica e psicológica, e aos poucos naturalmente fizeram aderência na minha vida, nas minhas crenças e foram ficando e sendo incorporadas como hábitos.

Como você sente no seu organismo o aspecto profilático da massoterapia (preservação da saúde e prevenção de doenças)?

Definitivamente me sinto muito mais preparada para a vida, mais consciente de minhas limitações e realidade pessoal. Lido melhor com meus desafios físicos, e minha saúde está mais estável no geral. Estou mais segura física, emocional e espiritualmente.

Adquiri um conhecimento superior e de muita sabedoria ancestral.

Inclua outros comentários, observações, percepções que julgar pertinentes.

Eu e meu corpo éramos distantes desde que fiz 10 anos, quando, de uma menina pequena e graciosa, me transformei em uma menina grandalhona, gorda e desengonçada, resultado de uma avalanche desproporcional de hormônios.

A partir desse momento, criei uma profunda rejeição pelo que via no espelho.

Mesmo quando consegui emagrecer aos 14/15 anos, me achava gorda, feia e desengonçada.

Minha autoimagem transcorreu assim desconectada da realidade até que conheci a massoterapia. Ao fazer o curso aprendi a "domar" minha vergonha do meu corpo e aos poucos fui aceitando suas formas.

Hoje estou grata e feliz. Olho no espelho e enxergo uma imagem real. Reconheço e agradeço tudo que meu corpo me proporciona tanto estética quanto emocional e espiritualmente.

É muito gratificante tirar a roupa sem constrangimento.

É muito gratificante honrar a casa de minha alma.

Essa honra que Amélia expressa é o reconhecimento e a aproximação do nosso templo – o corpo –, que viabiliza a realização de todo o seu potencial, pois é uma pessoa com muito conhecimento em várias áreas (cognição e intuição), entusiasta (afetiva) e principalmente muito determinada (volição). Na MTC, o entusiasmo está ligado ao movimento Fogo e ao meridiano do Coração, que nela se manifestava mais em sua atitude e suas ações, sinalizando a busca do ponto de equilíbrio entre a euforia e o conhecimento dos próprios limites. A percepção dos limites é uma característica do movimento Água, aspectos que vêm sendo lapidados. A determinação está ligada ao movimento Madeira e os meridianos do Fígado e Vesícula Biliar, que nas sessões apresentavam muita sensibilidade, sinalizando o trabalho da busca da "boa dosagem" no uso do seu potencial. No seu corpo, as hérnias e a artrose da região baixa torácica e lombar e o refluxo também estão ligados ao movimento Madeira, mas já afetado em fatores estruturais, como a artrose e os cálculos na vesícula biliar (que foram diagnosticados após este relato). A rejeição estética na adolescência também é um fator de emoção reprimida, que fica gravada no movimento Madeira. Contudo, no seu relato vemos a capacidade de resignificar fatores traumáticos e excessivos, no caminho da evolução e saúde.

Caso 8

Laís Dias
- Data de nascimento, cidade, estado, país: 19/03/1964, São Paulo, SP, Brasil
- Profissão: arquiteta e *designer*
- Início dos atendimentos em agosto de 2013, com frequência semanal até dezembro de 2013 e, posteriormente, quinzenal até hoje.

O que a levou a procurar a massoterapia?

Dores nas costas, por causa das minhas atividades profissionais.

Até o início dos atendimentos, o que você pensava sobre a massoterapia e o que pensa hoje?

Eu realmente não conhecia a massoterapia. Sabia superficialmente que estava relacionada com o *shiatsu*. Só isso. E como conhecia o *shiatsu*, achei uma ótima ideia tentar o tratamento.

No início havia algum sintoma físico ou emocional. Qual(is)?

Sim, dores lombares e no meio das costas.

Descreva o histórico de manifestações e doenças ao longo do tempo em que recebe atendimento de massoterapia.

Durante o tratamento, as dores diminuíram. Sidney me explicava quais eram meus vícios posturais errados e como eles se refletiam em processos de dor. Portanto, gradativamente, fui obervando minhas posturas e corrigindo-as.

Diante desse histórico, como foi para você a relação da massagem com os outros tratamentos e abor-

dagens (medicina, psicoterapia, psicologia, psiquiatria, terapias corporais, espiritualidade e outros)?

Foi benéfico em relação à psicoterapia que já estava em andamento. Principalmente em relação à somatização que, inevitavelmente, aparecia e também era discutida durante a massoterapia.

Quais são os benefícios que você identificou durante o processo da massoterapia?

Maior autoconhecimento corporal, reconhecimento postural e, consequentemente, um bem-estar enorme.

Quais referências e informações recebidas durante os atendimentos de massoterapia foram incorporadas em sua vida? Como foi esse processo?

Várias referências e informações foram incorporadas ao dia a dia, estabelecendo um vínculo mais consciente das ações cotidianas e seus reflexos no esqueleto. Seja no ato de desenhar, pintar, fotografar e sentar-se diante do computador. Acabei mudando o modo como eu realizava exercícios físicos, estando mais presente e mais atenta aos excessos.

Como você sente no seu organismo o aspecto profilático da massoterapia (preservação da saúde e prevenção de doenças)?

É muito importante ter um *feedback* mensal ou quinzenal de como você está se relacionando com seu corpo. Seja em relação às posturas diárias, seja em relação às demandas profissionais ou excessos esportivos. Para mim, o atendimento de massoterapia é um conjunto de ações que começam no consultório e continuam na minha vida diária.

"O atendimento de massoterapia é um conjunto de ações que começam no consultório e continuam na minha vida diária." Essa síntese traz o aspecto terapêutico de conhecer o caminho das causas que levam aos desarranjos, no histórico de Laís, as posições repetitivas no seu trabalho e os aspectos posturais. Em sua base, seus pés, suas pernas e seu quadril em pouco tempo foram reorganizados por meio da consciência, das alterações dos apoios dos pés, do movimento regular da caminhada e do toque. Em seus ombros e seu pescoço, mesmo já com uma nova organização, há uma vulnerabilidade, pois, além dos aspectos físicos, há o trabalho interno ligado ao fluxo do 5º *chakra*, abordado no Capítulo 9. A sua disponibilidade para a percepção dos detalhes posturais e a sua atitude com o externo possibilitam a lapidação contínua no processo terapêutico.

Caso 9

Maria Luiza D'Orey
- Data de nascimento: 20/02/1935
- Profissão: voluntária
- Estado civil: viúva
- Reside com: mora sozinha
- Início dos atendimentos em 2002, com frequência semanal até hoje.

Há aproximadamente 30 anos (*por volta de 1985*) me foi apresentada miticamente, pela minha filha, a massoterapia aplicada pelo Sidney, como capaz de tirar qualquer dor. E eu tinha tantas...

Realmente adorei quando experimentei. Infelizmente saí de São Paulo, e consequentemente da sessão de massoterapia. Em um período posterior, coisas horríveis aconteceram na minha coluna, hoje tenho a certeza de que não aconteceriam, caso eu tivesse ficado aqui.

Por volta de 1988, fez uma cirurgia na qual foi retirada uma vértebra lombar. Por volta de 1995, fez nova cirurgia colocando prótese nas três últimas vértebras lombares.

Retornou às sessões de massoterapia em 2002, com a queixa de dores fortes na lombar e limitação de movimento para andar e deitar.

Em uma ressonância, foi detectada uma hérnia discal na segunda vértebra lombar (vértebra acima das próteses).

Penso que a massoterapia não é singular, mas, sim, múltipla. Pelos momentos que a vivenciei, também afirmo que ela transita com muita tranquilidade pelas várias áreas que compõem o ser humano: a estética, a física, a psíquica, a cerebral e, talvez a mais importante, a alma.

Os romanos já diziam: "Mente sã, corpo são".

Disponho-me a passar simplesmente a minha subjetividade e experiência. Vou começar pelo fim.

Sempre que saio do meu tratamento, carrego menos peso do que quando entrei, quero dizer que invariavelmente saio solta e vendo o mundo de outra cor. Será pelo que conversamos, será pela dor que quase desaparece, será pela energia positiva que voltou ou simplesmente pela deliciosa massagem que recebi?

Como eu já disse, é uma massagem múltipla: cuida do corpo cuidando da alma, e da alma cuidando do corpo. Só mesmo fazendo para crer.

Passou a receber as sessões regularmente, 1 vez/semana. As dores foram cedendo juntamente com a percepção das relações somáticas e anímicas.

Agora, em 2015, estou completando 80 anos, sinto que tenho mais capacidade para, em profundidade, chegar a áreas ainda não desenvolvidas do meu inconsciente, e isso é uma meta para mim. O apoio da técnica da massoterapia é uma ajuda imensa. Concluo que, cuidando do meu corpo, atinjo a alma, diminuem as dores, aumenta a minha consciência. É mágico? É técnico? Acho que é ambos, é com certeza um trabalho de muito amor!

Por tudo isso, sou extremamente grata a esse processo terapêutico que também está sempre crescendo. Sou testemunha disso.

"...cuidando do meu corpo atinjo a alma, diminuem as dores, aumenta a minha consciência." Esse comentário de Xinha (seu apelido afetuoso usado por todos os seus conhecidos) traz a relação direta do universo interno com o pulso do corpo, onde se inclui as dores e o cuidado. Estamos diante de uma pessoa intensa, ocupada com as injustiças sociais (atua como voluntária em instituições), que gostaria de transformar os sistemas estagnados. Esse querer se apresenta no corpo, com forças acumuladas que deram margem ao desarranjo na coluna lombar e geraram o enrijecimento dos tecidos moles (periodicamente a região lombar apresentava contraturas) e mais o desgaste nas articulações (tem artrose mais agravada nos joelhos), somado às limitações naturais da faixa etária, são exemplos da luta no seu dia a dia, diante da sua perspectiva de querer atuar no mundo. No Capítulo 6, no tópico Leitura corporal, foi abordada a qualidade energética do querer, ligado à região lombar da coluna, na qual Xinha tem as próteses e a hérnia discal, expressando a "boa" luta entre a volição e as possibilidades de ação.

Caso 10

Fernanda Cruz
- Data de nascimento, cidade, estado, país: 29/07/1977, Rio de Janeiro, RJ, Brasil
- Profissão: professora universitária, pesquisadora e coordenadora do Núcleo de Cultura Corpo e Arte (NUCCA) da Universidade Federal de São Paulo (Unifesp)
- Estado civil: companheira de Edson Teles há quase 3 anos
- Reside com: mora com o companheiro, Edson, e a filha, Aurora
- Início dos atendimentos em agosto de 2014, com frequência semanal durante 3 meses, com nove sessões.

A massoterapia é sempre um recurso, uma via ou um tratamento a que recorro quando tenho ou sinto que tenho algum tipo de desorganização, física ou emocional. Busquei esse último tratamento com a massoterapia para um problema específico e recorrente em meu histórico, diagnosticado clinicamente como síndrome do desfiladeiro torácico. Embora eu conhecesse já os sintomas, que são fortes dores na região torácica, com limitações importantes de movimento e força nos membros inferiores e formigamento por conta de compressão, o último episódio ocorreu 3 dias depois do parto da minha filha. Tive uma compressão na região, com muita dor, que me levou a um pronto-socorro durante a madrugada, onde fui medicada por um coquetel de medicamentos para, pelo menos, sair do estado de dor aguda. Pouco ou quase nada adepta à alopatia ou ao tratamento medicamentoso de sintomas, apenas esperei a fase agu-

da se estabilizar um pouco, fiz exames para descartar comprometimentos mais importantes e, na sequência, recorri ao trabalho em massoterapia com Sidney Donatelli. Eu sabia, em algum lugar, que aquela crise de compressão de nervos na região torácica estava relacionada com um evento importante, o parto e o nascimento de minha filha. Ou seja, eu precisava abrir caminhos e conhecer pelo próprio corpo o que estava havendo.

Iniciei, assim, o tratamento com uma avaliação e sessão inicial com Sidney. No início, sentia muitas dores na região cervical e torácica, pouco movimento de elevação de braços, muitas contraturas e inchaço na região dos ombros. Afora esses sintomas físicos mais evidentes, eu despendia muita energia para falar e andar. Embora estivesse revestida de alegria com a chegada de Aurora, eu tinha a impressão de sentir dor em todo o corpo. Durante as primeiras sessões, eu tomava ainda medicamentos fortes para dores. Com a amamentação e a rotina intensa com o bebê, não era possível deixar voltar à fase de crise aguda. No entanto, ao longo das sessões fui suspendendo os medicamentos. Ao final de cada sessão, o corpo estava mais organizado. Nos dois primeiros dias seguidos da sessão, eu sentia dores, mas tomava chá, passava óleo de lavanda e uma pomada à base de cuprum, para não recorrer aos analgésicos. Não recorrer aos analgésicos também significa que meu corpo começava a criar por ele mesmo recursos para lidar com aquela dor ou desconforto. Isso já fora um ganho enorme, se compararmos, por exemplo, ao estágio inicial em que eu não via escolha, a dor tirava toda a minha capacidade de me auto-organizar ou de encontrar algum meio de tolerar a dor. Com o tratamento continuado, as dores seguidas das sessões cessaram. Durante as sessões, eu me organizava não apenas fisicamente, mas emocional e espiritualmente. O ambiente já me coloca em estado de plena disponibilidade para receber o tratamento. Cada manobra ou movimento, aliado a respirações que iam se soltando cada vez mais fluidas e naturais, indicavam um pouco mais para mim mesma sobre aquele corpo e processo de cuidado e cura. Para mim, havia uma certeza: aquele processo representava um autoconhecimento. Mesmo que muitas informações ainda estejam por serem processadas, o corpo recebeu ali alimentos para meu autoconhecimento. A região torácica, ou o peito, completamente presa, com os ombros voltados para baixo e fechados, com os braços duros e quase sem movimento, me indicavam que eu precisava abrir espaço entre os músculos, ossos e nervos que compõem o tal desfiladeiro torácico, mas também espaço para a nova vida que chegaria, para os nascimentos que ainda estavam por vir com o nascimento de Aurora.

Esse entendimento aumentava cada vez mais minha disponibilidade em receber o tratamento e as orientações de exercícios que eu poderia fazer diariamente.

Com isso, chego hoje com o corpo e o espírito mais conectados. As dores não fazem mais parte do meu dia a dia, a coluna está alinhada, ombros abertos, respiração longa e braços se movimentando quase em sua amplitude completa.

A dança e as artes corporais têm sido ser o eixo principal desencadeador das demais relações de conhecimento que tenho experimentado com o corpo. No entanto, diante de uma crise como a que tive, que implicava dores agudas, perda de movimento e compressão de nervos, eu não conseguia, de maneira alguma, reencontrar a minha organização, via dança. Nesse momento, a massoterapia ocupou esse lugar central. No início, antes de iniciar meu tratamento com a massoterapia, havia passado por atendimentos médicos – vascular e ortopédico. Esse recurso permanece disponível e muito certamente lançarei mão dele se, porventura, houver necessidade. No entanto, ao priorizar a massoterapia e as terapias corporais para os tratamentos que busco, os recursos da medicina viram recursos complementares importantes, sobretudo, no que se refere a exames para verificar, no meu caso pelo menos, compressões, lesões etc. Vejo uma conexão mais forte, entretanto, entre massagem, dança, *yoga* e processo de psicanálise. Fico sempre impressionada como eles revelam ou deixam ver a mesma coisa, mas cada um a sua maneira (vocabulário, explicação, caminho). Na análise, por exemplo, eu estava justamente envolvida no duro processo de abrir espaço para os afetos, para o outro e de tentar trabalhar com o medo sem o movimento reativo e enrijecedor que ele pode construir. Nessa equação, eu parecia ver as dimensões mental subjetiva e objetiva completamente desconectadas. Eis que no processo de massagem, as partes do meu corpo que faziam o caminho de cabeça, peito e braços pareciam desconectadas: pensamento, emoção e ação estava desconectados. Essas são pistas importantes para eu buscar uma autocompreensão. Acho que isso ilustra muito o que sou e se a psicanálise me permite formular melhor via palavras, a massagem me permite formular melhor, via o corpo. A massagem participa de um modo interessante dos meus processos e experimentos com o corpo. Se, com a dança, eu consigo chegar a alguns lugares de consciência e conhecimento de mim mesma e do meu próprio corpo, quando danço, a massagem funciona justamente no momento isso, por algum motivo se quebra. Quando passei por esta última crise forte de compressão nos nervos e contraturas na região torácica, meu corpo não conseguia mais achar seu caminho de recuperação, via dança ou via exercícios que eu conhecia. Eu precisava de outras mãos e do toque. Eis que me parece fabuloso: o meu corpo, esse velho conhecido, precisava ouvir outra voz, precisava fazer o caminho que ele já conhecia conduzido por outras mãos. Esse é para mim o mistério da massoterapia: é preciso estar nessa condição de receber algo.

Obtive os benefícios de alegria, energia, autoconfiança, calma, ausência de dores, alinhamento da coluna e grande curiosidade em continuar a realizar o trabalho de massoterapia como uma investigação de mim mesma.

Ao longo das sessões, alguns exercícios eram sugeridos, como alongamentos, posturas que associavam respiração com movimentos e exercícios de respiração. No dia que eu fazia as sessões, meu corpo estava mais receptivo para praticar os exercícios. Com isso, eu sentia potencializar o trabalho feito durante as sessões. Ao longo da semana, eu praticava esses exercícios e fazia, um pouco antes de me deitar, uma boa respiração, deitada, com o peso do corpo agindo sobre o chão. Esse momento me reconectava com o processo de massagem e massoterapia, e eu sentia relembrar para o meu corpo os conhecimentos que ele tinha adquirido ao longo da semana. Parece ter funcionado, sinto como se meu corpo recebesse então conhecimentos nas massagens. E esses conhecimentos me chegam à consciência de forma mais ou menos rápida ou direta, mas chegam, mesmo que eu conscientemente não saiba ou não tenha me dado conta ainda.

"Durante as sessões eu me organizava não apenas fisicamente, mas emocional e espiritualmente...

Ao longo da semana, eu praticava esses exercícios e fazia, um pouco antes de me deitar, uma boa respiração."

Esses comentários remontam à visão da Medicina Tradicional Chinesa, abordada no Capítulo 9, em que não há a separação do físico, energético, emocional e espiritual, isso permite uma integração do ser que potencializa a sua capacidade de reequilíbrio e, somando à disciplina da Fernanda, em realizar as indicações dos exercícios, posições e respiração, temos uma recuperação bastante breve, proporcionalmente aos sintomas apresentados. Mesmo com a limitação de movimentos e as dores, seu corpo sempre se apresentou acessível, permitindo a aplicação plena dos recursos da massoterapia nas cinco camadas do corpo, abordadas no Capítulo 1, algo que motiva o massoterapeuta.

Atendimentos institucionais

Trabalhos coordenados pelo Professor Armando Austregésilo

As oportunidades de aplicar massagem por intermédio de alunos que estão completando a formação, desejosos de práticas, não poderiam ter sido mais bem aproveitadas, no momento que surgiram convites para conhecer creches e um asilo.

As visitas às instituições foram feitas em comissões compostas pela coordenação-geral, professores-coordenadores e alunos que já manifestavam interesse nos estágios. Reuniões para programar os detalhes eram marcadas para estabelecer a base de implantação dos trabalhos e cada um esforçava-se para anotar todos os detalhes das visitas. Uma grande transformação aproximava-se e ninguém queria ser esquecido.

Para os alunos, o desafio que representava atender fora da sala de aula protetora, excitava e incentivava. Aos coordenadores, o levantamento minucioso das etapas representava preocupação e carinho pelo trabalho. Para todos, um salto na direção de uma nova realidade, de um território alheio à escola com todos os obstáculos que a imaginação podia criar. Como a disputa pelo privilégio de iniciar os trabalhos, na ocasião era grande, decidiu-se por uma escolha que levasse em consideração: a experiência em ambulatórios, a disponibilidade de tempo para se dedicar à atividade, o interesse na pesquisa da área a ser trabalhada e a facilidade de arregimentar estagiários.

Para essa escolha, considerou-se o aproveitamento do aluno, sua experiência em ambulatórios, sua dedicação ao atendimento, disponibilidade de tempo para treinamento e atendimento e, finalmente, definiu-se por realizar uma entrevista com o candidato para averiguar suas características pessoais.

Para a elaboração de um contrato de estágio com os alunos, tomou-se como princípio o vínculo entre atendente e atendido, de modo que ficasse claro para todos, que o sucesso da parceria estabelecida entre a Associação de Massagem Oriental (AMOR) e a Instituição dependeria, fundamentalmente, desse vínculo. No compromisso, estavam incluídos: a pontualidade, a aparência pessoal, a dedicação ao estudo de caso, a ética profissional e o comparecimento às sessões de supervisão.

Com o contrato, pôde-se aprender a valorização de cada aspecto do atendimento, desde a aparência até a dedicação, pois não eram suficientes apenas os cuidados reservados ao paciente, mas, sim, os aspectos que fossem transformando o aluno em um profissional.

Para cada grupo de atendimento, foi aberto um livro de registro no qual eram anotados: data; coordenador do atendimento; estagiários presentes; número de atendimentos por estagiário e qualquer acontecimento digno de registro. Nele, cada participante assinava e registrava o número do documento de identidade, dele eram extraídos os dados para a emissão de certificado de estágio, bem como os dados estatísticos de atendimento.

Com o principal objetivo de facilitação ao reconhecimento dentro da instituição, decidiu-se pelo uso de uniforme branco, calça e camiseta com estampa do logotipo da AMOR. As fichas de atendimento foram rediscutidas e alteradas no sentido de obterem o maior número de informações sobre o atendido. Os dados traziam desde endereço, data de nascimento, atividade, número de horas dormidas, aspectos do sono, a prática de algum exercício sistemático, se o atendido fumava, se bebia, seus hábitos alimentares, informações sobre os tratos: respiratório, digestivo, excretor e circulatório e, também, histórico sobre disfunções graves, cirurgias, acidentes e, finalmente, as queixas do paciente.

As fichas de acompanhamento também rediscutidas incluíam as observações do paciente, referentes ao atendimento anterior, suas melhoras ou pioras; a leitura de pulsos (pulsologia chinesa); a verificação de pontos de alarme e a estratégia escolhida para o atendimento (estabelecida em comum com o coordenador) e, no final do atendimento, toda a descrição da massagem e observações do estagiário.

Essas reuniões foram programadas para abrir e fechar os atendimentos, quando o coordenador e os estagiários preparavam-se para o atendimento, revendo as fichas e reforçando estratégias de massagens e perguntas a serem feitas ao paciente, bem como aconselhamento sobre hábitos e exercícios a serem observados pelo indivíduo. No final do atendimento, verificavam as novidades quanto às reações, as modificações importantes e o planejamento de pesquisa a respeito dos casos em tratamento. Essas reuniões transformaram-se em um perfeito treinamento de toda a equipe, e várias foram realizadas para cada instituição que se acertava o convênio.

Inicialmente, concluída a escolha de coordenador e estagiários, realizava-se a apresentação dos participantes, quando eram estabelecidos os parâmetros e propósitos do atendimento. Discutiam-se as questões corporais gerais do público-alvo, as características dos pacientes, as estratégias de abordagem, desde a entrevista inicial para preenchimento da ficha de atendimento, passando pela inspeção visual e até os métodos de avaliação mais específicos (pontos de alarme, Pulsologia chinesa e as Reflexologias), além do estudo de cada sintoma associado.

Atendimentos na Casa dos Velhinhos de Ondina Lobo, no Alto da Boa Vista, em São Paulo

No ano de 1992, foram feitos contatos pelos responsáveis do asilo. A primeira visita foi feita com a curiosidade aguçada, descobriu-se um extraordinário campo de atendimento e pesquisa. O primeiro atendimento para 15 dias depois foi marcado, e as mangas foram arregaçadas para a montagem da equipe e, estudo de material que se referisse ao atendimento de idosos, além de buscar a orientação de um médico geriatra. Foram feitas várias consultas, que buscavam no próprio asilo, informações que facilitassem o atendimento.

O treinamento final foi feito na escola com a presença de colegas que já tinham trabalhado com idosos e que alertaram para várias situações prováveis, como a grande quantidade de medicação ingerida, que talvez dificultasse a compreensão do quadro do paciente. Ou, ainda, a dificuldade de compreensão das perguntas que compunham a ficha de atendimento por parte dos idosos. Os diferentes graus de senilidade que impedissem o atendimento em macas e necessitassem realizar o atendimento no leito do paciente ou cadeira de rodas.

Iniciaram-se os atendimentos sob tensão, com tamanha preocupação para não cometer erros, todos os movimentos eram acompanhados por coordenadores auxiliares, incluídos de última hora, somente com o objetivo de observar e anotar cada detalhe.

Os detalhes catalogados nos atendimentos foram avolumando-se e dando motivo para novas reuniões de discussão para maior compreensão do papel de estagiário, aquele que ajuda e que ao ajudar aprende.

Os idosos embora tomassem banho antes dos atendimentos, apresentavam, em alguns casos, incontinência urinária, de odor forte, referente à medicação, o que causava algum desconforto aos estagiários que os atendiam.

Em alguns casos, como a capacidade de locomoção era muito limitada, era necessário que o estagiário solicitasse ajuda para colocá-lo na maca.

Com outros idosos, era praticamente impossível estabelecer algum diálogo, em razão das dificuldades auditivas, de compreensão ou, mesmo, pelas respostas dadas que não eram compatíveis com as perguntas.

As reuniões multiplicavam-se, e era necessário ouvir a parceria, a instituição que nos orientava e acalmava. Desse diálogo, vieram as mudanças de ação e o amadurecimento que encaminhava para uma nova pesquisa.

Atendimento na Creche Jesus da Legião da Boa Vontade, Campos Elíseos, em São Paulo

No ano de 1992, o trabalho com crianças foi iniciado e, mesmo tendo durado somente alguns meses, mostrou-se importante pelo detalhamento e interesse provocados em todos os integrantes do projeto.

No primeiro contato, a recepção dada foi bem fria. Na ocasião, foi dito que trabalho semelhante ao da AMOR, já era feito pela psicóloga e professora de Educação Física. Temiam que o trabalho, de alguma forma, conflitasse com o que já estava em andamento. Outros fatores também motivaram essa frieza: propostas sem continuidade; trabalho executado de forma, totalmente, diferente do que foi proposto; sentiram que as crianças estavam sendo usadas como cobaias.

Aquela experiência duraria poucos meses. Mas essa experiência abriu espaço para outra empreitada, mais madura e duradoura, pode-se aprender também com os insucessos.

Atendimento na Creche Dom José Gaspar, coordenada pelo Mosteiro São Geraldo de São Paulo, e conveniada com a Prefeitura Municipal de São Paulo

Em 14 de abril de 1993, iniciou-se o trabalho, no primeiro semestre daquele ano, realizaram-se 12 sessões de atendimentos.

O tipo de crianças encontrado era bem diferente do da Legião da Boa Vontade (LBV), pois a maior parte morava na favela do Jardim Colombo e apresentava os mais diversos tipos de carências: física, emocional e afetiva. Este é o início do relatório do primeiro semestre de 1993, deve-se acrescentar que, além da diferença entre as crianças das duas creches que se conheceram naquela época, a recepção na Dom José Gaspar foi excelente, havia grande interesse na parceria, bem como foi facilitado todo o levantamento de informações e demonstrada total colaboração com encontros sistemáticos entre a coordenação dos atendimentos e a creche.

A respeito das primeiras crianças encaminhadas, por exemplo, estão arquivadas observações manuscritas pela coordenação da creche:

> *Aos Coordenadores, estamos mandando a relação das crianças da manhã, com os dados e um resumo de por que cada criança foi escolhida, e com relação aos problemas físicos, anotei o que consta na ficha de matrícula delas. Faremos uma reunião com os pais para explicar por que iniciamos a massagem para a turma da manhã, na sexta-feira, 27/8/93, portanto talvez tenhamos mais dados, até o próximo atendimento deste grupo.*

Informações passadas sobre algumas crianças para que pudessem ser preparadas, com antecedência, as rotinas de atendimento:

- "Menina, data de nascimento, 25/05/1983, sexo feminino, responsável: a mãe; principais problemas: apatia e postura ruim
- Menina, data de nascimento, 06/2/1981, sexo feminino, responsável: a mãe; principais problemas: gripe constante, amidalite, convulsões por febre, "água no joelho", costuma desmaiar
- Menina, data de nascimento, 29/11/1983, sexo feminino, responsável: a mãe; principais problemas: sinusite, alimenta-se mal, dores nas costas (carrega mochila) e o médico recomendou fisioterapia".

Deve-se informar que o ano de 1993 tornou-se propício aos avanços nas parcerias, o curso completava 13 anos de existência. A compreensão do papel de massoterapeuta ajudava a exercer um atrativo extra com o público, que se mostrava aberto ao toque, desejoso dele e, ao mesmo tempo, crescia o interesse por novas parcerias. Isso fez incluir no currículo as aulas de massagem para crianças e idosos, e a sugestão de que esses temas deveriam aparecer nos trabalhos de conclusão de curso, que se iniciava a solicitar como pesquisa dos alunos.

O relatório da coordenação de atendimento ilustra essa informação sendo entregue à creche, no final do primeiro semestre de 1993:

No que se refere às carências afetivas, chamaram a atenção as crianças que não se comunicavam com ninguém, crianças com algum tipo de raquitismo, crianças que queriam morrer, pois a perda de alguém da família as tinha atingido profundamente.
Já quanto ao nível físico, encontraram-se crianças com algum grau de subnutrição, crianças que, esporadicamente, tinham ataques epilépticos, crianças com prótese retal e um número significativo de crianças com alergias dos mais diversos tipos.

Em média, compareceram a cada atendimento, oito voluntários dirigidos por dois coordenadores que se revezaram semanalmente na creche. Foi, igualmente, indicada pela creche, uma pessoa como coordenadora. Sua colaboração foi bastante efetiva, pois, além do suporte que deu no trabalho propriamente dito, como auxílio na organização do trabalho grupal e entrega das pastas de acompanhamento, de cada criança ao atendente, ainda redigiu, a cada atendimento, um relatório com um enfoque bastante interessante: como se as crianças estivessem analisando o trabalho.

O trabalho, entretanto, foi bastante modificado. Baseado na experiência anterior, na creche da LBV, dividiu-se o atendimento em duas partes: grupal e individual. Um grupo de 40 crianças, escolhidas pelo pessoal da creche foi separado. Eram crianças que apresentavam problemas de aceitar comando, de relacionamento, tanto com adultos como com outras crianças. O trabalho foi realizado em um grande salão, resumiu-se em brincadeiras de roda, conscientização corporal, verbalização por meio de canto, de massagem feita com bexigas e bolas, além das mãos.

O maior problema enfrentado foi a adequação dos exercícios às faixas etárias das crianças de 4 a 14 anos de idade. Conseguiu-se melhor resultado, separando as menores das maiores, fazendo-se pequenas rodas de três ou quatro crianças e um estagiário.

No início do trabalho, havia crianças que choravam, não participavam e até agrediam os colegas, e o caso de uma que fazia xixi na calça a cada início das brincadeiras. Assim sendo, o trabalho dos voluntários foi quase totalmente voltado à conquista da confiança das crianças, com carinho e dedicação, incentivando-as sempre a cantar, dançar e participar das atividades. Com o passar do tempo, o atendimento grupal foi melhorando, mas para o semestre seguinte pretendia-se aperfeiçoá-lo ainda mais. A duração do atendimento grupal era de 20 a 30 min semanais e por classe.

No atendimento individual, houve também significativas modificações. Desde o início dos trabalhos, foi franqueado o acesso às pastas das crianças, contendo todo o seu histórico, a partir da entrada na creche. Isso propiciou o preenchimento de fichas de atendimento da forma mais completa, após o segundo atendimento, a Coordenadora da Creche enviou aos pais ou responsáveis das crianças um questionário perguntando se haviam notado alguma modificação significativa na criança, obtendo-se com isso respostas bastante importantes, tais como: as crianças estavam aplicando massagens nos pais e irmãos; desejavam tomar banho nos dias de atendimento com massagem; estavam mais alegres e vivas.

Após cada atendimento, o massagista ali mesmo preenchia suas observações na ficha de atendimento, devolvendo a pasta. Estas ficavam guardadas na creche, arquivadas em ordem alfabética.

A mudança que se operou nas crianças foi tão grande, que nos dias de massagem, quase não havia faltas à creche, aos poucos, o número de crianças atendidas foi aumentando de 24 para 27 por tarde, pois atendendo à solicitação das próprias crianças sempre eram incluídas no Atendimento Individual, algumas crianças do atendimento Grupal.

Trabalho de massagem com deficientes visuais

Em minha caminhada pela formação de massoterapeutas, atividade iniciada no Rio de Janeiro, e implementada em São Paulo a partir de 1980, teve um componente muito importante e significativo, que durou 12 anos na AMOR, com a participação de alunos deficientes visuais, que nomeamos como DeVis.

O que de início parecia simples, que era compor uma turma com um ou dois alunos DeVis, e que logo eram auxiliados pelos demais alunos, e que, com o decorrer dos meses se mostravam plenamente integrados e muito contribuíam, com sua sensibilidade e tenacidade, no objetivo de conhecer o ser humano pelo toque, mostrou-se um desafio quando decidimos montar uma turma composta exclusivamente de alunos que "não viam com os olhos". Friso aqui a questão da visão pelo tato, assunto abordado desde a Antiguidade pelos estudiosos da Massagem, que sugerem aos iniciantes a prática dos toques com os olhos fechados.

E é nesse ponto que a diferença aparece. Fechar os olhos não nos garante plena visão tátil, pois o costume da visão ocular nos dificulta a clareza da visão pelo tato. Tentamos "traduzir" a percepção do toque em imagem visual, e nesse esforço diminuímos nossa observação do que realmente está sendo informado pela sensibilidade da dor, pelo paciente, e principalmente pela percepção do local tocado, pelo massoterapeuta.

Aprendi muito no convívio com os alunos DeVis.

A dificuldade inicial na relação com eles estava associada ao desconhecimento da própria relação com pessoas especiais. Nossa sociedade vivia nos anos 80 e 90, a admiração pelo esforço natural de inclusão dessas pessoas nas sociedades mais antigas, como as da Europa e do Oriente, e a iniciativa nascente de certas pessoas ou instituições que lidavam com as dificuldades da inclusão em nosso país.

É uma vantagem inequívoca a percepção tátil do Deficiente Visual, pois ele treina a cada dia, a compreensão e a avaliação do meio ambiente e dos seres humanos, pelo tato.

Mestres indianos como o Osho (Bhagwan Rajneesh) estimam que cerca de 70% de nossa memória é composta de imagens, e que os demais 30% ficam divididos por tato, audição, olfato e o paladar.

Eu vivia nessa época a experiência difícil de lidar com a deficiência auditiva repentina de minha segunda filha, Lakshmi, que amanheceu um belo dia com uma perda quase completa da audição bilateral.

Iniciávamos o treinamento, com um professor por turma e um auxiliar para cada quatro DeVis. A sequência das matérias era igual a das demais turmas, sendo que as partes práticas eram mais detalhadas, com os auxiliares observando e corrigindo as duas duplas, enquanto o professor descrevia minuciosamente a manobra, a respiração adequada, a postura do terapeuta, o relaxamento, a entrega do paciente e a percepção desejada na leitura do corpo do paciente, pelo terapeuta.

Ao mesmo tempo em que eu conhecia um pouco mais da relação e da realidade vivida por cada aluno DeVis, buscava o paralelo do grupo de deficientes auditivos, em que Lakshmi se incluía. Pude conhecer na época um grupo de adolescentes, deficientes auditivos, que frequentavam o Derdic (Clínica de Audição, Voz e Linguagem da Pontifícia Universidade Católica de São Paulo – PUC-SP) que vivia uma experiência de teatro e música com a participação desses jovens, trabalho interessante que lidava principalmente com os nascidos surdos.

Fomos aprendendo com o tempo que, embora a sensibilidade e o adestramento do DeVis devessem espontaneamente se manifestar, não era o que acontecia de início, por conta do grande afastamento social que na época importunava esses grupos de pessoas. Acrescentamos um semestre ao curso para essas turmas e, desse modo, passamos a explorar a capacidade espacial dos alunos, percebendo a dificuldade da interação corporal entre eles nas práticas de massagem.

Vencida essa etapa inicial, de caráter social, muitos se desenvolviam com tamanha velocidade que nos demos

por satisfeitos pelo prolongamento do período de formação para esses profissionais. O estudo da massagem AMOR estava dando passos largos na capacitação inovadora de profissionais especiais na arte da Massagem.

Inovadora no Brasil, pois, que, na ocasião, nos demos conta de que no Japão, desde a década de 1960, já era garantida pelo governo a formação de massagistas Deficientes Visuais.

Com o passar do tempo e a aceitação da condição de deficiente auditiva que minha filha vivia, fui aprendendo com ela a entender que a leitura labial, a estimulação na correção da fala, que as fonoaudiólogas ajudaram muito, e a determinação que é a grande característica de Lakshmi, fizeram dela a pessoa completa que se desenvolveu.

E, foi na década de 1990, que fomos procurados por uma escola japonesa que se instalou em São Paulo, Instituto Oniki, em Santana, que viria a integrar os nossos deficientes visuais nessa nobre atividade profissional.

Penso que tanto para os Deficientes Visuais, como para os Auditivos, há hoje uma realidade. Ainda incipiente, mas já provida de lei na aceitação profissional, é ainda carente na compreensão da integração social que essas pessoas continuam necessitando.

Para poder desenvolver a sociedade, cada cidadão precisa compreender a importância da inclusão, e dos passos na educação, que precisam ser vividos desde a infância, nas escolas.

Trabalhos coordenados por Sidney Donatelli

Após 10 anos de funcionamento da Escola Amor, com atendimentos individuais e com a formação de alunos em Massoterapia, houve a agregação de profissionais terapeutas e professores, e naturalmente nasceu a necessidade de um atendimento aberto ao público, denominado *Atendimento Profissional Coletivo de Massagem Gratuito*. Iniciou-se no dia 17 de agosto de 1992, na sede da Escola Amor, e foi oferecido ao público, em geral, às sextas-feiras, em que os profissionais doavam um período do dia para essa atividade.

Havia os grupos da manhã, da tarde e da noite, a atividade decorria da seguinte maneira:

- Iniciava com uma harmonização do grupo com sensibilizações, cantos e exercícios físicos
- Entrevista com os usuários e o desenvolvimento da anamnese
- Atendimento de massoterapia
- Posteriormente aos atendimentos havia um compartilhamento com o supervisor
- Uma vez por mês, o estudo dos casos com a orientação do coordenador

- Uma vez por mês ministrava-se para os usuários aulas de trabalho corporal, alongamentos, relaxamento, respiração consciente, alimentação natural, fitoterapia e noções de psicologia.

Houve também um grupo específico para atendimentos de portadores do vírus da imunodeficiência humana (HIV, do inglês, *human immunodeficiency virus*), que, nessa época, era algo novo e com muitos preconceitos na sociedade, após os atendimentos havia uma coversa coletiva do grupo abordando o tema.

No projeto global da Escola, paralelamente aos atendimentos, havia os grupos de estudos, onde se estudava e discutia textos de filosofia e conceitos de saúde, e o de Abertura de Canais, onde se vivenciava a suprassensibilidade, por meio de meditações, cantos e danças.

Em 4 anos, foram realizados aproximadamente 2.000 atendimentos, o que trouxe a validação, consolidação e aceitação popular da massoterapia, que, nessa época, havia muito preconceito em geral e alguma discriminação de setores da área da saúde.

Participaram como massoterapeutas e orientadores: Adailton F. Cabral, Ana Maria Pereira, Ana Terra, Ana Velba Cofanni, Anna Ivanov, Aparecida Cymbalista, Arlete Esteves Cipriano, Cláudia Lallo Toledo, Cláudia Regina Passos, Cláudio dos Santos, Cláudio Messias Pazin, Conceição Veiga, Elaine M. Baldochi, Eliana Maria J. Assis, Eliana Maria Perin, Ethel Aparecida Padovesi, Fátima Pinsard, José Luís Rodrigues, Júlia Helena Sauder, Letícia Pereira Gomes, Luiz Antonio Gurgel, Madalena Caetano, Magna Oliveira, Marcos Antônio da Silva, Marcos Venceslau Carvalho, Maria Aparecida Comoti, Maria Elizabeth Jote, Marta Carvalho Paulini, Milton Mandel, Reinaldo S. Ferreira, Roberto Pinheiro, Roney Albert Chiaverini, Rosa M. Carreira, Rosana Fernandes, Sandra Parisi, Sidney Donatelli, Sussumu Watanabe, Suzana Ester Souza, Tânia Regina Rocha, Terezinha Aparecida S. Pereira, Valéria Belik, Vinciane Herck, Zilton Lemos.

Trabalhos coordenados pela professora Cláudia Regina Passos

Realizamos atendimentos a vários bebês e crianças desde 1995 por meio do Projeto Crescer – Tocar e Educar, desenvolvido pela Escola Amor. Esse projeto foi criado por massoterapeutas ligados à assistência social, pedagogia, educação informal e às artes em geral, e também por massoterapeutas, embora sem formação na área infantil, mas com forte identificação com a causa das crianças. Iniciamos esse projeto dentro do Coletivo de Massagem da Escola Amor e, na medida em que percebemos a necessidade de mantermos um diálogo com as instituições e os núcleos que atuavam com as crianças,

ampliamos nossas ações nessa direção. Sempre tivemos como foco tocar os pequenos, acolhê-los; também sensibilizar e instrumentalizar o público que estivesse ao redor deles, despertando o olhar para a infância e para a importância do toque no desenvolvimento infantil.

Utilizamos como método a massagem e as orientações psicopedagógicas voltadas à criança e ao adolescente, buscando promover:

- Restabelecimento do vínculo saudável por meio do toque
- A circulação da energia do corpo da criança por meio dos meridianos chineses e centros energéticos
- Relaxamento e ritmo respiratório
- Organização postural do corpo da criança
- Orientações psicopedagógicas conforme a realidade e rotina da criança e/ou instituição.

Nos projetos que realizamos até aqui, tivemos muitos desafios, foram breves os momentos que tivemos patrocinadores que nos auxiliaram a estruturar o trabalho, mas a força do propósito e do grupo gerou belos encontros, experiências marcantes para os pequenos e grandes, além de diversas pesquisas na área corporal, educacional e social da criança.

Abaixo, relatamos alguns projetos e parceiros que se destacaram nesse percurso.

Atendimento à creche – Projeto Crescer e CEI LAC – Lar do Alvorecer Cristão

Esse projeto realizou ações que foram se modificando, com o tempo e o conhecimento das necessidades da instituição. Primeiramente, algumas crianças de 3 a 5 anos foram atendidas na nossa sede; posteriormente, levamos o projeto para dentro da instituição, atendendo também as crianças de 0 a 2 anos e os educadores.

Procuramos semanalmente estar com cada grupo da creche, durante 40 min, realizando massagem nas crianças, ao mesmo tempo em que instruíamos os educadores nessa prática. Cada grupo de crianças exigia especificidades no trabalho:

- Berçário: dois profissionais e dois educadores realizavam a massagem nos bebês, um a um, enquanto os bebês que não estavam sendo tocados ficavam próximos, curiosos pelo movimento, esperando sua vez. Os educadores revezavam entre si os cuidados das crianças (trocas e cuidados, em geral, necessários no momento). Nos demais dias da semana, três crianças eram massageadas durante a rotina pelo educador, incorporando assim a prática no dia a dia dos pequenos
- 1 a 3 anos: o trabalho envolvia, além da massagem, atividades corporais dinâmicas. Inspirados na psico-

motricidade relacional, elegíamos determinado material intermediário (panos, cordas) e brincávamos com as crianças. Posteriormente, fazíamos massagem em um subgrupo, enquanto as demais crianças continuavam na brincadeira mediada por um educador
- 3 a 5 anos: as crianças recebiam atendimento individual de massoterapia, semanalmente, na nossa sede.

As crianças se beneficiaram muito desses momentos; assim como os educadores.

Levamos para a rotina da creche linguagens ainda não vivenciadas por eles e que fazem parte do universo da criança. Com certeza, os benefícios gerados estiveram também ligados à formação do educador na área corporal, pois obtiveram novos instrumentos para atuarem com as crianças.

Atendimento ao abrigo – Projeto Crescer e Abrigo Marly Cury

Nesse projeto, investimos em quatro núcleos interligados, procurando atender às necessidades específicas da instituição e das crianças:

- Psicopedagogia institucional: junto à direção e coordenação, refletíamos sobre a rotina que o abrigo oferecia às crianças, considerando a diversidade da faixa etária. Esse trabalho era feito por um massoterapeuta também psicopedagogo
- Trabalho em grupo para o educador: este era um espaço de sensibilização para o educador, que possui uma rotina desafiadora no abrigo. Reflexões existiam, assim como atividades corporais de automassagem e expressão corporal, com a finalidade de autoconhecimento, relaxamento e expressão de questões não elaboradas
- Atendimento terapêutico corporal em Massoterapia: cada criança foi atendida, semanalmente, em sessões de massoterapia visando à integração física, emocional e energética da criança. Esse trabalho promovia o contato por meio do toque, gerando um novo relacionar-se, auxiliando na construção de uma nova história
- Por meio de avaliações e declarações dos participantes – pequenos e grandes: pudemos atestar vários benefícios dessas ações, destacando: melhoria na autoestima e autoconhecimento das crianças; maior relaxamento; melhoria do sono da maioria dos participantes; ampliação do olhar do educador para o entendimento da história da criança e maior agilidade da instituição nos encaminhamentos ligados à educação e segurança da criança.

Esse projeto também teve a parceria da Associação Morungaba, ao recebê-lo na sua sede, cedendo o espaço para os atendimentos em massoterapia.

Fica aqui um agradecimento especial a: Ana Maria Alves, Cecília Panipucci, Fátima Majolo, Fernanda, Gilberto Geribola Moreno, Irene Begliomini, João Otávio, Lucia Leite, Maísa Misiara, Marcos Lobo, Maria Marta Alcântara, Mersey Brito, Renata Neves (Associação Morungaba) e a muitas outras pessoas que ajudaram a levar o toque a cada criança.

Depoimentos de profissionais massoterapeutas

O corpo enquanto matéria e emoção | Priscila Mayumi Kiguchi

Há milhares de anos, os orientais já acreditavam na energia circulante pelo corpo humano e que toda e qualquer emoção influenciava na matéria, ou seja, no nosso corpo, e que o toque de uma massagem produzia efeitos muito além do corpo físico. No entanto, isso demorou muito para ser aceito no mundo ocidental, e foi necessário um avanço enorme da neurociência e da física quântica para que a ciência entendesse como e por que tudo isso funciona.

Minha busca por esse conhecimento começou na adolescência, quando recebia tratamentos em casa de acupuntura e massagens. Na época da faculdade de Fisioterapia, identificava-me muito com as aulas de massoterapia e sabia que, de alguma forma, o corpo sempre queria dizer algo.

Mas, foi a partir do meu contato com a Integração Estrutural – Método Rolf, em 2007, que começaram minhas descobertas. A Dra. Ida Rolf, criou um tratamento que, a princípio, visava à integração das estruturas do corpo humano, dando mais conexão e continuidade ao movimento por meio da fáscia, e como cada parte do corpo tem relação com determinada emoção. Percebemos claramente isso quando vemos uma pessoa deprimida, que restringe sua respiração, e os movimentos da caixa torácica tornam-se menores. Dessa maneira, os músculos que auxiliam a respiração passam a não ser usados em sua amplitude potencial. A fáscia começa a perder sua plasticidade e, no momento em que essa pessoa quiser voltar a respirar amplamente, vai encontrar uma restrição que impede a expansão do tórax. Como tudo isso se passa em um nível sutil e inconsciente, ela não se dá conta e simplesmente nunca mais volta a respirar com toda a sua vitalidade e a sua capacidade vital fica diminuída.

Foi assim que entendi quando ouvia dizer que nosso corpo tem "memória" e que nossa história está registrada nele. Por isso, é difícil ver uma pessoa deprimida, com tórax alto e cheio, dizendo que está deprimida. Dessa forma, quando melhoramos seu padrão respiratório, seu estado de depressão também melhora. Assim, melhoramos o nosso equilíbrio, sentimos mais segurança no nosso contato com o chão. Com pernas e pés flexíveis, o peso do corpo é transmitido livremente e a parte superior do corpo fica mais bem sustentada, exigindo menos tensão muscular na manutenção da postura. Enriquecemos nossa autoimagem.

A Dra. Ida não teve tempo de vida para dar continuidade aos seus estudos. No entanto, a partir deles, novos cientistas começaram uma jornada pelo mundo fascinante no estudo da fáscia. O grande estudioso alemão Schleip apontou em suas pesquisas a fáscia como um sistema independente no nosso corpo e um órgão altamente sensorial e com uma contractilidade própria. Outro grande contribuinte foi o Dr. J. Guimberteau, um cirurgião plástico que fez um experimento, demonstrado no DVD *Stroling under the skin* (2002), revelando esse universo contínuo da fáscia, e a integração completa de cada movimento realizado pelo nosso corpo.

Após anos de estudos e questionamentos, tive a oportunidade de conhecer e estudar a microfisioterapia, uma técnica francesa em que os fisioterapeutas Benini e Grosjean mapearam o corpo humano e notaram em seus experimentos que todo e qualquer trauma vivido por nós se instala de maneira física no nosso corpo e, quando o corpo guarda essas experiências ruins, a vitalidade das nossas células diminuem, dando origem a doenças como insônia, alergia, enxaqueca, depressão e até câncer.

Pert (2009), psicofarmacologista, iniciou sua pesquisa para explicar melhor essa *conexão corpo, mente e espírito,* título do seu livro. Segunda a autora, temos espalhados pelo corpo, milhares de receptores que se comunicam de célula para célula, e isso é realizado por meio de um suco chamado *ligand* (neurotransmissor, hormônios e peptídios), que contém 98% da informação de transferência de dados no corpo e no cérebro. A teoria aceita de como eles se comunicavam era pela chave-fechadura (*ligand* – receptor). No entanto, hoje se sabe que esse relacionamento é mais dinâmico, algo que chamamos de atração vibracional, ou seja, um *ligand* vai buscar o receptor que vibra na mesma frequência, assim eles começam a ressoar juntos. Essa vibração em uma determinada frequência é o que conhecemos por emoção – a manifestação no mundo físico. Assim, nosso corpo físico pode ser modificado pelas emoções que experimentamos, no entanto, a maior parte nem chega a nossa consciência.

Outro evento importante ocorreu na década de 1920, quando a física quântica começou a estudar e quebrar paradigmas de informação linear newtoniano. Para os físicos, tudo é energia da matéria. No entanto, foi verificado que, quanto mais buscava algo físico dentro de um átomo, menos você enxergava. Como isso ocorre? Os átomos são constituídos de vórtices de energia que giram e vibram o tempo todo, irradiando um movimento, e têm uma constituição molecular própria. Por

isso emitem padrões de energia que podem ser identificados. Todo material no universo, incluindo eu e você, irradia uma assinatura energética única (Lipton, 2007). Imagine um vórtice de energia girando e se movendo na areia do deserto. Agora remova a areia. O que sobra é apenas um tornado invisível. Um átomo nada mais é que um conjunto desses vórtices microscópicos. De longe, parece uma esfera embaçada, mas, à medida que nos aproximamos, ela se torna cada vez mais indefinida até desaparecer totalmente. Portanto, o átomo é invisível.

Foi Niels Bohr, um físico ganhador do Prêmio Nobel, que em 1922, em um de seus experimentos, verificou que onda (energia) e partícula (matéria) são a mesma coisa. Tudo depende da interferência de um observador. Tendo isso em mente, Bohr foi para a China a fim de estudar um pouco sobre a sabedoria taoista e ao se deparar com o símbolo **yīn/yáng**, entendeu que, havia muito tempo, os chineses já utilizavam a física quântica dentro desse princípio. Percebeu o movimento dentro da natureza. A complementaridade. Dia e noite – quando a noite atinge seu apogeu, ela traz junto a semente do dia que transcende uma realidade contínua e ininterrupta.

Retirei este desenho do livro de Lipton quando ele explicava que o fluxo de informação do universo é quântico, ou seja, a estrutura das células (isso envolve fáscia) está envolta em uma complexa rede de comunicação simultânea e abrangente; diferente de um modelo newtoniano e linear que a ciência utilizou por muito tempo (Figura 11.1). Quando me deparei com a figura, lembrei-me da teoria dos cinco elementos na Medicina Tradicional Chinesa que utiliza o mesmo princípio. Para os chineses, esse diagrama também mostra a comunicação simultânea e abrangente dos cinco elementos (madeira, fogo, terra, metal e água). Cientistas estão descobrindo fisicamente, por meio das células, a comunicação física, emocional e mental que existe dentro de um corpo humano.

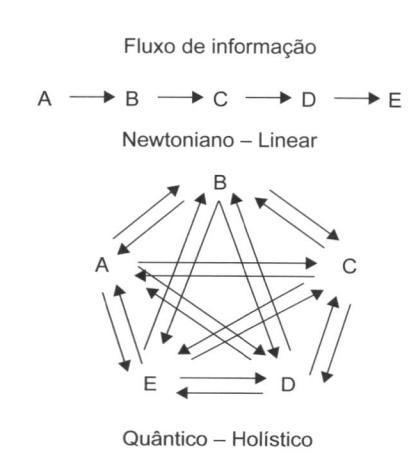

Figura 11.1 Fluxo de informação.